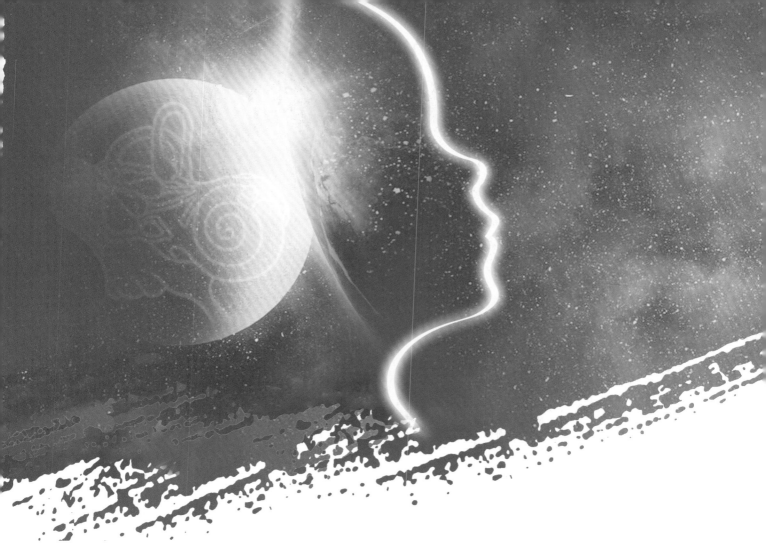

PRACTICAL PEDIATRIC
OTORHINOLARYNGOLOGY HEAD AND NECK

实用儿童 耳鼻咽喉
头颈科学

第2版 Second Edition

名誉主编 | 张亚梅

主 编 | 倪 鑫 张天宇

副主编 | 张 杰 李 兰 李晓艳

人民卫生出版社
·北京·

图书在版编目（CIP）数据

实用儿童耳鼻咽喉头颈科学 / 倪鑫，张天宇主编
. —2 版 . —北京：人民卫生出版社，2021.3
ISBN 978-7-117-30994-3

Ⅰ.①实… Ⅱ.①倪…②张… Ⅲ.①小儿疾病 —耳
鼻咽喉科病 —诊疗②小儿疾病 — 头部 — 疾病 — 诊疗③小儿
疾病 — 颈 — 疾病 — 诊疗 Ⅳ.①R762②R726.51

中国版本图书馆 CIP 数据核字（2021）第 000375 号

| 人卫智网 | www.ipmph.com | 医学教育、学术、考试、健康，购书智慧智能综合服务平台 |
| 人卫官网 | www.pmph.com | 人卫官方资讯发布平台 |

实用儿童耳鼻咽喉头颈科学
Shiyong Ertong Erbiyanhoutoujingke Xue
第 2 版

主　　编：倪　鑫　张天宇
出版发行：人民卫生出版社（中继线 010-59780011）
地　　址：北京市朝阳区潘家园南里 19 号
邮　　编：100021
E - mail：pmph @ pmph.com
购书热线：010-59787592　010-59787584　010-65264830
印　　刷：北京盛通印刷股份有限公司
经　　销：新华书店
开　　本：889×1194　1/16　印张：61
字　　数：1757 千字
版　　次：2011 年 4 月第 1 版　2021 年 3 月第 2 版
印　　次：2021 年 4 月第 1 次印刷
标准书号：ISBN 978-7-117-30994-3
定　　价：480.00 元

编者及其单位（按姓氏笔画排序）

干芸根　深圳市儿童医院

马　静　昆明市儿童医院

王小亚　广州市妇女儿童医疗中心

王秋菊　中国人民解放军总医院第一医学中心

王晓曼　首都医科大学附属北京儿童医院

王智楠　武汉北斗星儿童医院

王蓬鹏　首都医科大学附属北京儿童医院

史剑波　中山大学附属第一医院

华　玮　复旦大学附属眼耳鼻喉科医院

华清泉　武汉大学人民医院

刘　冰　首都医科大学附属北京儿童医院

刘剑锋　中日友好医院

许志飞　首都医科大学附属北京儿童医院

李　兰　深圳市儿童医院

李　娜　青岛大学附属医院

李树峰　复旦大学附属眼耳鼻喉科医院

李晓艳　上海市儿童医院

杨　军　上海交通大学医学院附属新华医院

杨大章　中日友好医院

肖才文　武汉市第六医院

何景春　上海交通大学医学院附属新华医院

沙　炎　复旦大学附属眼耳鼻喉科医院

张　杰　首都医科大学附属北京儿童医院

张　彬　北京大学肿瘤医院

张天宇　复旦大学附属眼耳鼻喉科医院

张亚梅　首都医科大学附属北京儿童医院

张君莉　复旦大学附属眼耳鼻喉科医院

张建敏　首都医科大学附属北京儿童医院

张秋航　首都医科大学宣武医院

陈　敏　首都医科大学附属北京儿童医院

陈仁吉　首都医科大学附属北京口腔医院

陈彦球　广州市妇女儿童医疗中心

陈望燕　武汉市第一医院

罗仁忠　广州市妇女儿童医疗中心

周　兵　首都医科大学附属北京同仁医院

周　梁　复旦大学附属眼耳鼻喉科医院

郑贵亮　上海交通大学医学院附属新华医院

赵　辉　中国人民解放军总医院第一医学中心

赵　靖　首都医科大学附属北京儿童医院

赵守琴　首都医科大学附属北京同仁医院

赵斯君　湖南省儿童医院

段晓岷　首都医科大学附属北京儿童医院

都　昕　中国人民解放军总医院第一医学中心

姚红兵　重庆医科大学附属儿童医院

桂晋刚　首都医科大学附属北京儿童医院

钱素云　首都医科大学附属北京儿童医院

倪　鑫　首都医科大学附属北京儿童医院

倪玉苏　复旦大学附属眼耳鼻喉科医院

徐　文　首都医科大学附属北京同仁医院

徐忠强　武汉儿童医院

高恒妙　首都医科大学附属北京儿童医院

陶泽章　武汉大学人民医院

黄　琦　上海交通大学医学院附属新华医院

黄振云　广州市妇女儿童医疗中心

葛文彤　首都医科大学附属北京儿童医院

韩　朝　复旦大学附属眼耳鼻喉科医院

韩维举　中国人民解放军总医院第一医学中心

程　雷　江苏省人民医院

曾健生　首都医科大学附属北京儿童医院

曾祥丽　中山大学附属第三医院

翟士芬　首都医科大学附属北京儿童医院

瞿颖华　上海交通大学医学院附属新华医院

编写秘书　刘悄吟

名誉主编

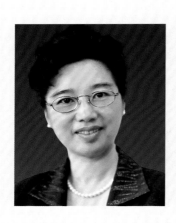

张亚梅

主任医师、教授、硕士研究生导师

国家儿童医疗中心、首都医科大学附属北京儿童医院耳鼻咽喉头颈外科

- 中华医学会儿科分会耳鼻咽喉学组组长
- 北京医学会变态反应专业委员会常务委员
- 中国医疗保健国际交流促进会耳内科分会常务委员
- *International Journal of Pediatric Otolaryngology* 编委，《中华耳鼻咽喉头颈外科杂志》《临床耳鼻咽喉头颈外科杂志》《山东大学耳鼻喉眼学报》《中华耳科学杂志》《中国耳鼻咽喉头颈外科杂志》编委

主编

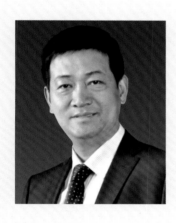

倪 鑫

主任医师、教授,博士研究生导师

国家儿童医学中心主任,首都医科大学附属北京儿童医院院长

- 北京市儿科研究所所长
- 首都医科大学儿科医学院院长
- 福棠儿童医学发展研究中心理事长
- 中华医学会小儿外科分会主任委员
- 中国医师协会小儿外科医师分会会长
- 中华医学会耳鼻咽喉 - 头颈外科学分会委员,小儿学组组长
- 中国医疗保健国际交流促进会出生缺陷精准医学分会主任委员
- *Pediatric Investigation* 主编,《中华耳鼻咽喉头颈外科杂志》《中国耳鼻咽喉组织杂志》等编委
- 国家级规划教材《耳鼻咽喉头颈外科》编委,《诸福棠实用儿科学》(第 8 版)执行主编,《张金哲小儿外科学》(第 2 版)主编

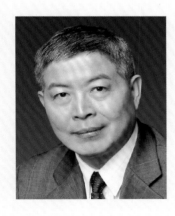

张天宇

主任医师,教授,博士研究生导师

复旦大学附属眼耳鼻喉科医院眼耳鼻整形外科主任兼耳鼻喉科研究院副院长

- 中华医学会数字医学分会常委
- 中国中西医结合学会耳鼻喉科分会秘书长
- 上海医学会数字医学分会主任委员、耳鼻喉科学分会副主任委员
- 主要研究领域为听觉医学,中外耳畸形的联合再造与听力重建外科及相关遗传学,中、内耳的生物力学机制等。多次获省部级科技进步奖,主持国家自然科学基金面上项目、科技部基金项目、上海市科委重大与重点科技创新项目等十余项。

副主编

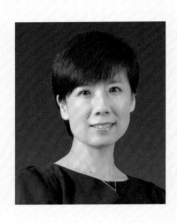

张 杰

主任医师、副教授、硕士研究生导师

首都医科大学附属北京儿童医院耳鼻咽喉头颈外科主任

- 中华医学会耳鼻咽喉 - 头颈外科学分会小儿学组副组长
- 中国医师协会耳鼻咽喉科医师分会小儿学组副组长
- 中国医疗保健国际交流促进会睡眠医学分会常委
- 国家儿童医学中心耳鼻咽喉头颈外科专科联盟主任
- 福棠儿童医学发展研究中心耳鼻咽喉头颈外科专业委员会主任委员
- 中国睡眠研究会儿童睡眠医学专业委员会常委
- 中国医师协会青春期医学健康与专业委员会常委、耳鼻咽喉保健学组组长
- 中国医疗保健国际交流促进会人工听觉分会常委
- 《中华耳鼻咽喉头颈外科杂志》通信编委，《中华耳科学杂志》编委，《中国医学文摘耳鼻喉咽喉科学》《中国耳鼻咽喉头颈外科杂志》《中国听力言语康复科学杂志》编委

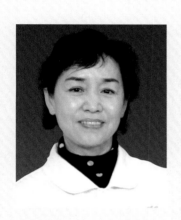

李 兰

主任医师、教授,硕士研究生导师

深圳市儿童医院耳鼻喉科主任

- 中华医学会儿科学分会耳鼻咽喉学组副组长
- 中国医师协会耳鼻咽喉科医师分会小儿学组副组长
- 中国睡眠研究会儿童睡眠医学专业委员会副主任委员
- 《中华耳鼻咽喉头颈外科杂志》《中国耳鼻咽喉头颈外科杂志》等杂志
  编委

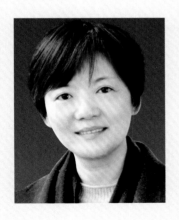

李晓艳

主任医师,硕士研究生导师

上海市儿童医院副院长

- 中华医学会耳鼻咽喉 - 头颈外科学分会小儿学组副组长
- 中国医师协会睡眠医学专家委员会委员
- 中国医师协会青春期健康与医学专业委员会耳鼻咽喉保健学组副组长
- 中国妇幼保健协会妇幼微创专业委员会儿童耳鼻喉科专委会副主委
- 中国医疗保健国际交流促进会耳鼻咽喉头颈外科分会委员
- 中国中西医结合学会耳鼻咽喉科分会委员
- 中国人体健康科技促进会儿童过敏性疾病专委会副主任委员
- 上海市医学会耳鼻咽喉科专科分会委员会委员,小儿学组组长
- 上海市中西医结合学会耳鼻咽喉科专业委员会委员,小儿学组组长
- 上海市学生健康促进工程专家指导委员会委员

序 一

耳鼻咽喉头颈外科（otorhinolaryngology head and neck surgery）是研究耳鼻咽喉与头颈部以及其关联器官解剖生理和疾病现象的科学。儿童耳鼻咽喉头颈外科学是耳鼻咽喉头颈外科学的重要组成部分。早在 20 世纪 40 年代，美国儿科学会（American Academy of Pediatrics，AAP）就曾提出建立儿童耳鼻咽喉科专科协会的构想。20 世纪 70 年代末 80 年代初，随着激光、内镜等新兴技术引入本专业领域，促进学科得到了长足发展。1985 年美国正式创立了儿童耳鼻咽喉科协会（American Society of Pediatric Otorhinolaryngology，ASPO）。

我国儿童耳鼻咽喉科学从 20 世纪 50、60 年代起一直受到毛承樾、姜泗长、阎承先等老一辈专家关注。1958 年由毛承樾教授主编出版了我国第一部儿童耳鼻咽喉科专著《小儿耳鼻咽喉病》。阎承先教授于 1986 年主编的《小儿耳鼻咽喉科学》，是国内第一部全面论述儿童耳鼻咽喉疾病的代表性教科书。2007 年为了适应学科专业化的发展要求，中华医学会正式批准成立"中华医学会耳鼻咽喉 - 头颈外科分会小儿学组"。至今，儿童耳鼻咽喉头颈外科历经半个多世纪，逐步发展成为临床医疗、基础研究等科目比较齐全的三级专业学科。

儿童在专科局部解剖、生理、病理以及病理生理机制等均与成人有所差异，其疾病分类以及临床表现均具有鲜明的学科特性，不可简单与成人疾病一概而论。对于从事儿童耳鼻咽喉头颈外科专业的医生而言，一本内容比较系统实用的专著对于正确指导疾病的诊断、治疗等，无疑具有重要的指导意义。《实用儿童耳鼻咽喉头颈科学》（第 2 版）本着"革故鼎新"的原则，查漏补缺，推陈出新，在第 1 版的基础上更新和修订了超过 30% 的内容，修订部分涵盖了儿童耳鼻咽喉头颈外科疾病谱的变化，汇集了大量具有时代标识的前沿知识；突出了新理论、新进展、新经验；在上版传承的基础上，更加注重理论研究结合临床实践，强化了适用技术的普适性，展示了我国儿童耳鼻咽喉头颈科学最新的发展水平。

以此，乐以为序，以示推荐之意。

中国工程院院士

序 二

　　时光流转,岁月变迁,弹指之间,《实用小儿耳鼻咽喉科学》(第1版)出版已过10年。第1版问世时,作为第一本儿童耳鼻咽喉头颈外科的专著,是目前国内公认的经典著作。时隔11年后,在北京儿童医院倪鑫院长的牵头带领下,组织国内专家学者将此书更新再版。倪鑫教授于2012年来到北京儿童医院工作之后,多次呼吁"儿童不是小大人,不是成人的缩小版",因涉及儿童生长发育、儿童心理等诸多问题,儿童有着自身的特点,所以有别于成人,应该培养专业的医师团队进行诊治。由倪鑫院长及时组织专家学者不遗余力地修订更新的这本《实用儿童耳鼻咽喉头颈科学》(第2版)正体现出为我国儿童耳鼻咽喉头颈外科的发展与提高而肩负的使命感。

　　近年来,无论在国际或国内,耳鼻咽喉头颈外科学的各个方面都取得了巨大的进步。推介新成果,总结新经验,反映新进展,展示新趋向,而又注重结合国情,讲求实用,是这本《实用儿童耳鼻咽喉头颈科学》(第2版)遵循的编写精神。本次修订的书名变更也体现了专业拓宽的现状,顺应了学科发展的步伐。全书涵盖基础研究与临床前沿,从宏观的疾病综合治疗原则到具体的疾病专业描述,其内容翔实,涉及面广而深度深,并且难能可贵的是增加了大量CT及MRI图片及描述,可见编者用心之深。这是一本对于专业和相关专科临床医师及研究生来说具有很高可读性和临床实用价值的参考书,希望这本书的出版能够成为国内同行们沟通的桥梁,能够为培养国内专业的儿童耳鼻咽喉头颈外科医师团队助力。

　　在医学的道路上没有捷径可走,只有耐得住寂寞、敢于付出、勇于奉献才有收获。我认为当一个人能踏踏实实做事情时,那些看似遥远的目标就不会那么遥不可及,因为机遇总是留给有准备的人。"春蚕到死丝方尽,蜡炬成灰泪始干。"这本书就是献给这群立志为中国儿童耳鼻咽喉头颈外科事业发展而默默奉献的人们。

张金哲

中国工程院院士

前　言

　　儿童耳鼻咽喉头颈科学的发展在我国经历两个阶段，第一阶段从 80 年代开始，以阎承先教授主编《小儿耳鼻咽喉科学》的出版为标志，到 1994 年在南京召开第一次全国性儿童耳鼻咽喉科学会议为止。之后儿童耳鼻咽喉科学在全国各地逐步得以开展。第二阶段以 2003 年中华医学会耳鼻咽喉 - 头颈外科分会组建小儿学组为起点，2007 年中华医学会正式批复成立小儿学组。时任主委的韩德民院士积极扶持，推进学组的学科建设。至今进入快速发展时期，其中《实用小儿耳鼻咽喉科学》（第 1 版）的出版，对本领域的发展起到重要的引领和规范作用。中华医学会耳鼻咽喉 - 头颈外科学分会小儿学组凝聚国内致力于儿童耳鼻咽喉头颈外科学事业的专业人员，极大地促进了本学科的发展和专业化。同时，得益于政府的大力支持和推动，全国各地儿童医院的建立为儿童耳鼻咽喉头颈外科的发展提供了重要的基础和平台。

　　2012 年以来，儿童耳鼻咽喉头颈科细化了专业学科，在耳科、鼻科、咽喉科和头颈科都取得了长足的进步。其标志性成果包括全国新生儿听力筛查技术的规范和普及，有效减少了听力言语残疾的发病率，极大提升了康复率，对听力损失儿童做到早期发现、及时干预，同时发挥儿童综合医院的优势，通过对其智力、全身系统发育进行综合评估，指导人工听觉植入的手术选择和预后判断，为儿童的听觉健康事业做出重要贡献。儿童鼻科学与成人有很大的区别，为此儿童耳鼻咽喉头颈外科学组主导制定了《儿童变应性鼻炎诊断和治疗指南》（2010 年，重庆）、《儿童鼻 - 鼻窦炎诊断和治疗建议》（2012 年，昆明），对进一步规范儿童变应性鼻炎和鼻 - 鼻窦炎的诊疗起到重要的指导作用，成为国内外同行重视和关注的重要成就。对于儿童咽喉气管疾病，我们不仅于 2007 年制定了《儿童阻塞性睡眠呼吸暂停低通气综合征诊疗指南草案（乌鲁木齐）》，并于 2020 年更新此指南。《儿童阻塞性睡眠呼吸暂停诊断和治疗指南（2020）》也是目前国内少有的与国际接轨的诊疗指南。另外儿童常见意外伤害儿童气管异物的诊治也进行了规范化、系统化的总结，形成了《中国儿童气管支气管异物诊断和治疗专家共识》。近几年在儿童头颈外科领域也取得了巨大的进展，特别是儿童头颈部良恶性肿瘤、淋巴管畸形、甲状舌管囊肿、先天性瘘管、鳃裂畸形等疾病的综合治疗，探索适合儿童疾病特点的诊断和治疗规范。儿童耳鼻咽喉头颈科学的发展进入新的历史时期，基于儿童耳鼻咽喉头颈领域的先天性、遗传性疾病多发的特点，这些疾病的遗传规律和相关基因的功能学研究必将成为未来的重要研究方向,在分子层面的精准干预和治疗将进一步改变本领域的诊断和治疗技术。同时,人工智能技术进一步发展和在医学领域的广泛应用,已经促使相关疾病的诊疗模式发生重大变化,作为本领域的专业人员,不仅需要重视本领域的新理论、新技术等进展,更应关注基础医学技术的突破性成果对本领域的影响和改变。

首版《实用小儿耳鼻咽喉科学》于2011年4月出版,是中国第一部系统介绍儿童耳鼻咽喉科专业的学术著作。时隔11年,在儿童耳鼻咽喉头颈科学飞速发展的今天,我们再次组织专家学者修订和扩充该书内容,并顺应学科发展更新书名为《实用儿童耳鼻咽喉头颈科学》(第2版),付梓出版。本书力求实用性与前瞻性兼具,凝炼新技术、新理念,希望继续成为儿童耳鼻咽喉头颈外科临床医生全面、经典的案头必备书。

本版作者以资深学者为主,会集全国儿童耳鼻咽喉头颈外科各个亚专业的领军人物,他们具有深厚的理论知识和丰富的临床经验,紧跟国内外儿童耳鼻咽喉头颈外科医疗领域的前沿动态与先进技术,在此向他们表示诚挚的谢意!

本书内容涉及面较广,学科发展日新月异,难免有不妥之处,望专家和读者批评指正,以便我们再版时继续完善。

国家儿童医学中心
首都医科大学附属北京儿童医院

复旦大学附属眼耳鼻喉科医院

2020 年秋

目 录

第二篇

耳科学　75

第四篇

咽喉科学及颌面
疾病 549

书中视频观看方法：

1. 手机下载"人卫图书增值"App 或登录 jh.ipmph.com，并注册登录

2. 在"人卫图书增值"App 中，扫描封底圆标二维码，输入激活码，激活本书视频。或按网站提示输入激活码，激活本书视频。

3. 手机 App 中扫描书中视频二维码，即可观看视频。或在网站在线观看视频。

第一篇
总　论

第一章
儿童耳鼻咽喉头颈科学的变迁和发展

一、儿童耳鼻咽喉头颈科学的起源

儿童耳鼻咽喉头颈科学是在增长的社会需求和逐步提高的诊疗手段协同下发展起来的。随着"儿科"概念的出现，与儿童相关的各种疾病也受到关注，尤其是儿童在其本质上不同于成人，教育和医疗也应该遵循儿童自身的特点，这一观点逐渐在欧洲和北美洲获得广泛认可。所有儿童，不论社会地位如何，其所在国家都有责任提供专门的教育和医疗服务，其中也包括大量的失聪儿童。到 19 世纪中下叶至 20 世纪初，随着对一些儿童特有的耳鼻咽喉疾病的诊治认识的深入，面向儿童耳鼻咽喉疾病诊治的专业需求也越来越强烈。1868 年，Wilhelm Meyer 研究腺样体相关疾病的发病机制时发现，它不仅与中耳炎有关，还与张口呼吸、睡眠障碍、面部表情呆板和易疲劳症状有关。到 20 世纪 20 年代末，扁桃体切除术和腺样体切除术才得以广泛开展。在北美国家，白喉是 19 世纪和 20 世纪早期致死率最高的儿童耳鼻咽喉疾病。患有白喉的儿童可能因窒息而死，或因并发心肌炎而心脏骤停。在此时期，Chevalier Jackson 等医师开始致力于儿童喉部、气管、支气管和食管异物的治疗。此时人们对儿童耳鼻咽喉头颈科学的认识仍局限在咽喉疾病。20 世纪初，医学界就开始关注学龄期儿童的听力问题，但当时并没有准确评估听力的方法，第一个商用真空管听力计的出现推动了儿童听力诊断和听力康复的发展。1922 年，E.P.Fowler Jr. 和 R.L.Wengel 引进其为临床设备，并利用该装置来客观地测试聋哑学生的听力后，Fowler 于 1946 年发表了一篇题为《内布拉斯加州的聋哑学童》（*The Deafened School Child in Nebraska*）的文章，这篇文章是推动公立学校系统建立儿童听力筛查项目的一个重要因素。可见学科的发展是逐步丰富完善的过程。越来越多的医师开始将他们的实践专注于儿童，耳鼻咽喉科医师群体也注意到这一趋势。Sylvan Stool 医生在 1971 年的美国眼科与耳鼻咽喉科学会（American Academy of Ophthalmology and Otolaryngology，AAOO）年会上召集当时从事儿童耳鼻咽喉科的大约 20 名医生动议成立儿童耳鼻咽喉医师组织，并在 1972 年的 AAOO 会议上确定 1973 年成立儿童耳、鼻、咽喉协会（The Society of Ear, Nose and Throat Advances in Children，SENTAC）。直到 1985 年与美国耳科协会及喉科协会等平行的美国儿童耳鼻咽喉科协会（American Society of Pediatric Otolaryngology，ASPO）正式成立，这是一个非盈利性的跨学科专业组织。其成员大都是耳鼻咽喉头颈外科医师、儿科医师、外科医师、言语病理师、听力师、护士和基础医学工作者，他们都对儿童获得性或先天性耳鼻咽喉头颈外科疾病感兴趣并致力于开展与推广对此的研究。到目前,大部分儿童特有的耳鼻咽喉相关疾病得以分类施治。同时在不同国家和地域,从创建到成熟,其发展也呈现不同的发展历程。近 20~30 年来,头颈外科也逐渐加入了耳鼻咽喉科体系,形成耳鼻咽喉头颈外科的概念。

二、国外儿童耳鼻咽喉头颈科学的发展

20 世纪 40 年代后期,在北美地区,洛杉矶的 Seymore Cohen、波士顿的 Charles Ferguson、加拿大多伦多的 Blair Fearon 以及丹佛的 Sylvan E.Stool 开创性地将他们的实践集中于儿童耳鼻咽喉头颈科学。儿童耳鼻咽喉科研究小组于 1977 年在美国匹兹堡儿童医院召开了一次会议,会上决定在美国儿科学会内组建一个儿童耳鼻咽喉科学和支气管食管科学分会,并建立了一套规章制度。这一新分会将增进儿科医学界对儿童耳鼻咽喉学和支气管食管学的认识,并为儿科医师和耳鼻咽喉头颈外科医师的教育提供了平台。随后,美国儿童耳鼻咽喉学会成立,并于 1985 年在百慕大召开了第一次会议。随着北美地区儿童耳鼻咽喉头颈科学的学科发展,对于拟从事儿童耳鼻咽喉头颈科的医师建议需通过不同项目的培训,从而成为专业的儿童耳鼻咽喉头颈科医师。随着受训医师的增加,儿童耳鼻咽喉头颈科相关的职位数量也逐年增加,这也与美国医师整体向专业化的转向的发展一致。在过去三十年里,儿童耳鼻咽喉头颈科已经发展成为北美地区一门重要的医学学科。现在几乎每个主要的儿科医院都配备训练有素、经验丰富的儿童耳鼻咽喉科医师,专门负责儿童的耳、鼻、咽、喉、头颈部等疾病的诊疗。在欧洲,波兰是儿童耳鼻咽喉头颈科发展的先行者。随着 20 世纪 40 年代末期,耳鼻咽喉科学开始在欧洲形成,儿童耳鼻咽喉科这一重要专业日益受到重视,1977 年在意大利西尔米奥奈(Sirmione)召开了具有里程碑意义的第一届世界儿童耳鼻咽喉科大会。此次大会也促成了欧洲儿童耳鼻咽喉科学工作组的建立,该工作组即为欧洲儿童耳鼻咽喉科学会(European Society of Pediatric Otolaryngology,ESPO)的前身,同时这次大会也对《国际儿童耳鼻咽喉科期刊》的创刊进行了初步规划。1978 年,欧洲儿童耳鼻咽喉科学工作组(European Work Group of Pediatric Otolaryngology,EWGPO)的章程建立,该章程不仅体现了多国医师的成功合作,也体现了儿童耳鼻咽喉科医师、儿科医师、听力学家和言语病理学家合作工作的理想模式。目前,法国、英国、荷兰、匈牙利、意大利等多个欧洲国家都已经建立了专门的儿童耳鼻咽喉学会。在大洋洲,澳大利亚和新西兰成立了澳大利亚 - 新西兰儿童耳鼻咽喉科学会(Australian and New Zealand Society of Pediatric Otolaryngology,ANZSPO),学会成员包括耳科、鼻科、咽喉科和头颈外科专家。澳大利亚和新西兰的外科医师可以通过申请而获得该协会的成员资格。在南美洲,1995 年,南美国际儿童耳鼻咽喉科学会(Interamerican Association of Pediatric Otolaryngology,IAPO)在阿根廷正式成立。自 1996 年以来,IAPO 在巴西、厄瓜多尔、美国、智利、哥伦比亚、阿根廷和巴拿马分别举行了几次大会,并每隔一年在巴西圣保罗举行一次国际研讨会。该组织成功地将许多拉丁美洲的医师聚集在了一起,如今,IAPO 拥有来自五大洲、85 个国家的 6 000 多名成员。2007 年在亚洲成立了亚洲儿童耳鼻咽喉协作组,为亚洲地区协作组成员国的儿童耳鼻咽喉同行深入交流搭建平台。作为成员国之一,我国于 2017 年成功地举办了第六届亚太儿童耳鼻咽喉科年会。

三、我国儿童耳鼻咽喉头颈科学的发展

近十几年,我国的儿童耳鼻咽喉头颈科学也得到了蓬勃发展。从 2003 年开始筹备并成立了中华医学会耳鼻咽喉科学分会小儿学组,集合了国内致力于儿童耳鼻咽喉头颈外科学事业的专业人员,极大地促进了学科的发展和专业化,并细化学科建设,在耳科、鼻科、咽喉科和头颈外科都取得了很大的进步。儿童听力筛查的普及和完善,对听力损失儿童做到早期发现,及时干预,发挥儿童综合医院的优势对听力损失儿童的智力、全身系统发育的综合评估,对人工听觉植入的手术选择和预后起到了重要指导作用,2008 年以学组名义制订《儿童中耳炎诊断和治疗指南》(草案),为儿童中耳炎的诊治确立了规范。儿童鼻科学与成人鼻科学有很大的区别,我国制订的《儿童变应性鼻炎诊断和治疗指南(2010 年,重庆)》《儿童鼻-鼻窦炎诊断和治疗建议》(昆明)对规范了儿童变应性鼻炎和鼻窦炎的诊疗发挥了积极主导作用。在儿童咽喉、气管疾病的诊疗方面,我国不仅制订了《阻塞性睡眠呼吸暂停低通气综合征治疗指南草案(乌鲁木齐)》和《中国儿童气管支气管异物诊断与治疗专家共识》,同时组织了全国多中心的儿童阻塞性睡眠呼吸暂停的相关研究,对儿童阻塞性睡眠呼吸暂停的流行病学、发病机制和评估、治疗等进行了系统研究。近几年儿童头颈外科获得了巨大的发展,特别是在良恶性肿瘤、淋巴管畸形、甲状舌管囊肿及先天性瘘管、鳃裂畸形等疾病探索适合于儿童的诊断和治疗的综合手段。儿童耳鼻咽喉头颈科学的发展使相关疾病的治疗更专业化和规范化。

随着耳鼻咽喉头颈外科的概念推广,其涵盖的多学科、交叉学科的思想也逐渐形成,也就能名副其实的称其为儿童耳鼻咽喉头颈科学。儿童耳鼻咽喉头颈科学的变迁与进展当中,无一不融合了生命科学技术进步的思想与方法。

随着科技的进步,人工智能领域也逐步融入了儿童耳鼻咽喉头颈科学的发展。人工智能技术自 1956 年诞生以来,获得了巨大发展,已成为一门理论基础日臻完善、应用领域日益广泛和多学科广泛交叉的前沿科学。近 10 多年来,人工智能在儿童耳鼻咽喉领域也得到了一定的应用。基于患者数据建模预测异常病变和发病风险,进行疾病的辅助诊断,为医师提供参考,减轻医师负担的同时提升效率和诊断准确率。时代变迁,儿童耳鼻咽喉头颈科学从最初的蹒跚起步,到如今专业日趋完整成熟,是一个逐步积累和渐次演变的过程。如今,绝大部分发达国家的儿童都能得到专业的耳鼻咽喉头颈外科医疗服务。但在发展中国家,此领域仍存在着不少的临床空白与发展空间,需要政府部门、卫生管理者与专业医疗人员的共同努力。

(张亚梅　王秋菊　韩 冰)

参考文献

1. RUBEN RJ. Development of pediatric otolaryngology in North America. Int J Pediatr Otorhinolaryngol, 2009, 73 (4): 541-546.
2. STOOL SE. A brief history of pediatric otolaryngology. Otolaryngol Head Neck Surg, 1996, 115 (4): 278-282.
3. RUBEN RJ. The origins of the international journal of pediatric otorhinolaryngology. Int J Pediatr Otorhinolaryngol. 2009, 73 (4): 511-512.

4. KAGA K. Activities of 30 years of Japan Society for pediatric otorhinolaryngology. Int J Pediatr Otorhinolaryngol. 2009, 73 (4): 535-536.

5. TAN L, HOLLAND SK, DESHPANDE AK, et al. A semi-supervised Support Vector Machine model for predicting the language outcomes following cochlear implantation based on pre-implant brain fMRI imaging. Brain Behav. 2015. 5 (12): e00391.

6. BING D, YING J, MIAO J, et al. Predicting the hearing outcome in sudden sensorineural hearing loss via machine learning models. Clin Otolaryngol. 2018, 43 (3): 868-874.

7. FOWLER EP. The deafened school child in Nebraska. Nebraska State Medical Journal, 1946, 31 (3): 91-93.

第二章
检　查　学

一、诊室环境

儿童耳鼻咽喉头颈科医师的检查室应当宽敞、明亮,能够让患儿感到心情放松。干净、整洁和现代化的诊室装饰远胜于儿童化或者普通彩色的装饰。房间内摆放简单、静态的玩具和读物对特殊儿童会有帮助。如果有其他成人帮助照顾儿童,在儿童不在场的情况下与父母交流,会有助于病情的了解,对家长也有一定的帮助。因此,检查室应当宽敞,足够容纳家长、儿童。柔软、宽大带垫子的座椅有利于父母坐在上面照顾儿童。

二、病史询问

准确完整的病史信息,对儿童疾病的诊断治疗具有特别重要的意义。但儿童病史采集的特点在于患儿很少能自己提供病史,而父母代其向医师描述的病史可能详细准确,亦可能模糊不清,有时可能并不是问题的关键所在。父母难以区分症状是由器质性病变或是由心理因素引起,由父母主诉的模糊表述可能是父母自己所关注的事情。为了明确真正的就诊原因,可详细问询一些具体问题,并尽可能直接从父母处获取病情。直接获取的病史不仅能提供第一手资料,而且能发现患儿潜在的疾病。必要时可采取问卷调查,这种方式可使医师考虑问题更详细,同时对不易注意到的地方给予更多关注。问卷调查在了解儿童病史敏感部分,比面对面的问诊更有效。由于多数儿童不能自述详尽的病情,父母的记忆有时又有偏差,因此有关的病史记录,甚至护理资料都是必要的。对于大龄儿童,特别是青少年可以参与到病史的记述中,有助于医师进行全面完整的判断。儿童的病史采集需包括父母的患病史、家族遗传病史、母亲既往生育史、本次妊娠史(包含产前及分娩时情况)、喂养史和预防接种史等。

病史应从其母亲怀孕、分娩阶段开始,以确定在此阶段是否存在影响中枢神经系统发育的因素。医师必须详细询问父母是否有接触毒物、嗜酒、吸烟、应用药物及各种感染病史,母亲是否有慢性疾病史,分娩过程有无异常、是否早产,有无新生儿颅内出血和缺氧性脑损伤等并发症。其他因素如儿童生长发育不良、慢性疾病都能显著地影响儿童的正常发育。如果新生儿在出生时有上述并发症,应该获取既往的相关诊断和治疗资料,证实有无窒息、心动过缓和高胆红素血症等病史。

三、体格检查

1. **检查体位** 检查时儿童坐在父母的腿上,可使父母的参与最大化。儿童与父母接触紧密,会有一种安全感。这种情况下,父母和儿童的紧张感消失,医师也可以观察父母的照顾行为。父母可以把儿童抱在腿上,儿童的腿夹在父母腿中间,父母一只胳膊搂着儿童的手臂,另一只胳膊固定儿童的头部,改变手的位置,可以对双耳及其他需要检查的部位进行检查。如果儿童太大或者父母不能固定儿童,需要一定的辅助。在检查时,如果儿童不能配合,可以在检查室令儿童仰卧位并用被单固定,在助手协助下完成相应的检查。比较而言,坐位时儿童的焦虑感会减少,建议尽量采用坐位。检查结束时要向儿童示意检查完成,对于听力损失儿童,可用手势告知。配合好的情况下给予适当鼓励,有助于下次检查。

2. **专科检查** 儿童的头颈部是感觉比较敏感的区域,医师检查时尽量动作轻柔以免引起患儿的不适反抗。儿童的耳鼻咽喉检查不必拘泥于固定的顺序,需视其年龄和配合程度灵活进行,先完成容易进行且不易引起儿童不适的检查,后完成容易引起不适的检查。因此,可先进行无触碰的视诊和听诊,如呼吸系统检查(包括呼吸频率、呼吸力度、胸部回缩情况、嘴部呼吸情况、是否有听得见的喘鸣),听力评估如声音反应评价、唇读、语言反应等。吞咽活动度可通过给患儿喂食瓶装液体来观察。睡眠检查包括观察睡眠中婴儿的喘鸣、打鼾、胸部回缩、呼吸暂停情况等。鼻部检查时,首先要轻触儿童的鼻尖,然后在头灯的协助下快速地完成前鼻孔、鼻中隔、下鼻甲、中鼻甲等部位的检查。小月龄婴儿可以采用电耳镜进行鼻腔检查。耳部检查要配备电耳镜,需要注意因患儿哭闹所致的诊断不准确(包括过度诊断为中耳炎)。咽部检查相对简单,注意动作轻柔,诱导患儿张口时快速观察咽部。儿童喉部检查比较困难,大龄儿童可以进行间接喉镜检查,必要时需进行内镜检查。关于头颈部的检查,通过颈部及颌下三角双手触诊检查较易完成。

四、视频检查

儿童视频检查时,患儿必须制动后监测。设备要调试到位,使患儿舒适的同时能够观察到相关的解剖区域,获得理想的视频记录结果,有助于明确诊断。制动法可根据患儿的年龄采取不同的方式,如膝上检查或用床单裹覆制动。如果大龄儿童能够配合,可以单独坐着检查。对于婴幼儿来说,由家长抱患儿来控制,是最安全、最人性化并且是最方便的方法。其益处在于施行制动的人与患儿熟悉,而且患儿知道他是安全的、不会受到伤害的,家长会在患儿需要的时候停止制动。即使患儿能够坐着配合检查,有家长陪伴,也会减少恐惧心理,获得安慰。如果患儿仍然大哭或不合作,检查无法进行,可以酌情使用保留意识的镇静,目的是减少焦虑、止痛或镇痛,并阻断患儿对侵入性操作的记忆。美国儿科学会建议行保留意识的镇静时应该保留保护性的反射、保留患儿维持气道开放的能力、保留对于某些生理刺激和口头命令的反应。临床中应用保留意识的镇静必须同时具备一些适当的预防措施,如心电监护和准备心肺复苏的相关设备。

对于儿童视频检查的设备要求最好备有摄像和录像功能。有录像资料,检查者不需在紧张和匆忙中得出结论,同时可反复观察录像记录,对需观察的动态变化不需重复检查,最终可节约时间也减少了被检查者的痛苦,提高诊断的准确性。摄像机可使医师与患儿之间保持令患儿舒适的距离,降低检查的侵入性。对大龄儿童还可指导其看监视器,或通过家长已录制的在家庭活动的视频,进行初步判断。

对鼻内镜或喉内镜的要求,需根据患者的年龄选择合适大小的镜体。电子内镜的影像品质高于纤维内镜,氙灯光源好于卤素灯。具体检查方法见内镜检查相关章节。

（李　兰）

第三章
儿童耳鼻咽喉头颈系统发育和生长发育特点

第一节　耳鼻咽喉头颈部的胚胎发育

一、耳的发生

耳的发生分为内耳、中耳和外耳的发生。

1. **内耳的发生**　膜迷路来自外胚层,骨迷路来自中胚层。胚胎第4周,菱脑两侧的表面外胚层在菱脑的诱导下增厚,形成听板,继之向下方间充质内陷,形成听窝,最后听窝合并与表面外胚层分离,形成一个囊状的听泡。听泡初为梨形,以后向背腹方向延伸增大,形成背侧的前庭囊和腹侧的耳蜗囊,并在背端内侧长出一小囊管,为内淋巴管。前庭囊形成三个半规管和椭圆囊上皮;耳蜗囊形成球囊和耳蜗管上皮。听泡及其周围的间充质演变为内耳膜迷路。胚胎第3个月时膜迷路周围的间充质分化为一个软骨囊,包绕膜迷路。约在胚胎第5个月时,软骨囊骨化成骨迷路。

2. **中耳的发生**　胚胎第9周,第1咽囊向背外侧扩伸,远侧盲端膨大形成管鼓隐窝,近端细窄形成咽鼓管。咽鼓管鼓室隐窝上方的间充质密集形成3个听小骨原基,至第6个月,形成3个听小骨。同时,咽鼓管鼓室隐窝的末端膨大成原始鼓室,3个听小骨周围的结缔组织被吸收而形成腔隙并向上部扩展形成鼓室。咽鼓管鼓室隐窝顶部的内胚层与第1鳃沟底部的外胚层相对,分别形成鼓膜内外上皮,两者之间的间充质形成鼓膜内的结缔组织,形成具有3层结构的鼓膜,位于鼓膜与外耳道底之间。

3. **外耳的发生**　胚胎第2个月末,第1鳃沟向内深陷,形成漏斗状管演变成外耳道外侧段。管道的底部外胚层细胞增生形成一上皮细胞板,称为外耳道栓。胚胎第7个月,外耳道栓内部细胞退化吸收,形成管腔,形成外耳道的内侧段。胚胎第6周,第1鳃沟的间充质增生,形成6个结节状隆起,称耳丘,后来这些耳丘围绕外耳道口,演变成耳郭。

二、鼻的发生

鼻的发生与额鼻突及第1鳃弓密切相关。第1鳃弓发生后不久,其腹侧份即分为上、下两支,成为上颌突和下颌突。在胚胎第5周,额鼻突下缘两侧外胚层增生,形成两个椭圆形的增厚区,称为鼻板。胚胎第6周时,鼻板中央凹陷,形成鼻窝,其下方以一细沟与口凹相通。鼻窝的内、外侧缘高起,分别称为内侧鼻突和外侧鼻突。胚胎第6周,左右内侧鼻突向中线生长并相互融合,形成鼻梁和鼻尖。胚胎第6~7周,左右上颌突也向中线生长并先后与同侧的外侧鼻突和内侧鼻突融合,这样,外侧鼻突形成鼻翼和鼻腔外侧壁大部。额鼻突形成前额和鼻根。胚胎第6周末,左右鼻窝向深部扩大并融合为一个大腔,称为鼻囊及原始鼻腔。起初,原始鼻腔与原始口腔之间隔有口鼻膜,该膜于胚胎第7周破裂,形成原始鼻后孔,使原始鼻腔和口腔相通。

三、咽的发生

胚胎第2月,有前肠头端化为咽部,颊咽膜与颊鼻膜自行穿破喉后,咽腔与口腔和鼻腔相通。颊咽膜的位置在成体约相当于两侧咽腭弓和舌盲孔所形成的平面上。在此平面前方发生的器官来源于外胚层,其后的来源于内胚层。腭扁桃体在胚胎第3月发生,先是淋巴细胞侵入第2对咽囊周围的结缔组织中,以后覆盖其表面上皮形成一些实体细胞索,长入淋巴组织内;然后从内到外,细胞索逐渐管道化,形成开口于表面的管道,称之为隐窝。扁桃体的被膜在胚胎第5月直接由位于器官周围的间充质发生。出生后,扁桃体的隐窝系统和淋巴组织均迅速发育,至青春期或青春期之前开始退化。

四、喉的发生

喉部由喉气管头端的内胚层及周围的第4、第6鳃弓间充质发育完成。在发育至24~30mm的胚胎末期(胚胎第8~11周),喉部发育成出生后的形状。新生儿的喉部相对较小,以后逐年增大,6岁到青春期前这段时间,厚度生长基本停止。青春期开始后,男性的喉部会显著发育,特别是在矢状位,声带明显增长,其长度几乎为新生儿的6倍,结果是使男性变声,此期称为"变声期"。女性的喉部在青春期开始后有所增长,但缓慢而均匀。

第二节　儿童耳鼻咽喉相关生长发育特点

儿童的发育涉及儿科学的各个方面,包括身体发育与心理发育(包括认知和行为发育)。儿童发育状况在儿童耳鼻咽喉头颈科疾病的诊治中非常重要,尤其对听力和言语的评估。首先需要了解年龄相关的标准,识别儿童早期发育的异常情况,用多种方法筛查儿童的发育障碍,在敏感期采取适当的干预,有效地治疗发育相关疾病。对于儿童发育状态的评估,需要多学科多专业综合评价。儿童耳鼻咽喉头颈科有关发育状况的评估,需要特别关注年龄相关的听力与言语发展(详见第二篇第三章第二节"听力检查")。

一、语言发展特点

儿童言语发展是渐进性的过程,2月龄婴儿与父母之间开始用咯咯声及相互间的发音游戏进行交流。6~10月龄婴儿开始牙牙学语,口腔肌肉控制能力的提高促进了发"嗒——嗒——嗒"等重复音节的声音。牙牙学语在1岁时达到高峰,这时候儿童可以用自己的语言来表达他所想要从事的活动。18个月时所能掌握的词汇量差异很大,平均词汇量可达20~50。一般2岁时儿童言语能力真正发展起来。父母或周围的人如果不善于用语言交流,或过度使用非语言的交流形式(如用手指等),以及引起听力损失的任何因素(如反复发作的中耳炎等)会对早期的言语发育造成不利影响。语言理解比言语表达发展更早。9 月龄婴儿的语言理解能力快速上升,到 13 月龄幼儿大约可以理解 20~100 个词。18 月龄以后,儿童语言理解和表达能力发展显著加快。接近 2 岁时,言语的快速发展使儿童的认知水平发生巨大的改变。他们开始将单词和短语融合在一起,并用这些语言来表达一个"新世界"(即一个象征性的世界)。可以说,儿童刚到 1 岁时只能用简单的词来表达周边的人或事,到 2 岁时他们的言语能力才真正发展起来。

二、神经发育评估

神经发育的评估集中在以下方面:①确定儿童在语言、运动、视觉空间、注意力和社交能力等各方面的发育水平;②确定儿童发育迟缓的原因;③针对发育问题制订治疗计划。这些项目最好由临床医师、心理医师、言语病理师以及教育专家组成的小组共同完成。心理学家的任务通常是提供适合儿童年龄的标准化智能测试,运动和言语学专家进行临床测验来证明儿童在这方面的缺陷,并制订治疗计划。教育学家则对学龄儿童进行学习能力的测试,并通过学校制订特殊教育辅助课。临床医师则综合专家组的所有信息,获得详尽的医学方面和发育方面的病史,并指导身体和神经学方面的检查。例如孤独症是一种神经功能障碍,具有以下三种特征:①社会交往上存在质的减少;②语言交流上存在质的损害;③行为、兴趣和活动范围有限,呈重复与刻板的模式。由于所有孤独症患儿存在言语障碍,故所有孤独症患儿都应常规进行听力学检查和言语发育评估。

(李 兰)

第四章
儿童常见遗传性综合征

一、遗传性疾病概述

了解遗传学对认识与诊断遗传性综合征和一些先天性颅面畸形具有重要的意义。遗传性疾病分为染色体异常、单基因疾病和多基因病。

1. **染色体畸变** 染色体畸变包括数目、形态和结构的异常。人类有 23 对、共 46 条染色体，其中 22 对常染色体，1 对性染色体。由染色体数目异常所致的疾病最常见的是 Down 综合征，即 21- 三体综合征，最常见的先天愚型。染色体部分丢失成为缺失；某一段断裂后又颠倒接上为倒位；某一条染色体断片接到另一条染色体上为易位；一条染色体的断片转移到同一染色体或另一染色体中接合为插入。若染色体上有部分区段增加称为重复。

2. **单基因病** 单基因病是指由单个基因发生突变引起的遗传性疾病，包括常染色体显性遗传、常染色体隐性遗传、性连锁遗传，符合孟德尔遗传规律。

3. **多基因病** 多基因病又称多因素病，是由一个或多个基因与一种或多种环境因素共同作用产生的疾病。多基因病的表现为由遗传因素决定的个体对环境因素作用的易感性，在家族中显示重发风险增加，但不符合孟德尔遗传规律。

儿童耳鼻咽喉头颈科医师应该对相关领域的综合征有全面和深入的理解与认识，熟练掌握一些常见的综合征在耳鼻咽喉头颈部的表现、外科治疗的影响和危险以及预后，如 Down 综合征、Pierre-Robin 综合征、Goldenhar 综合征、Branchio-oto-renal 综合征、Apert 综合征、Treacher-Collin 综合征、Alport 综合征、CHARGE 综合征。对一些少见的综合征，需要同遗传学家合作，进一步进行相关的检查，以明确诊断。

二、常见遗传综合征

(一) Down 综合征

Down 综合征（Down syndrome）即 21- 三体综合征，是最常见的染色体异常疾病，发生率随其母生育年龄增大而升高，新生儿发生率为 0.7%~2%，母亲生育年龄为 35 岁者生育新生儿的发病率约 1/385，到 45 岁，可达 1/28。

【临床表现】

1. **耳鼻咽喉头颈部表现** ①小耳；②外耳道狭窄；③易发生"胶耳"；④耳声发射常无法引出；⑤听小骨异常；⑥混合性或感音神经性听力损失；⑦腺样体肥大、扁桃体肥大；⑧巨舌；⑨声门下狭窄；⑩寰枢关节易半脱位。

其他特殊面容表现：短头，前后囟闭合晚，扁平脸，肌张力低，步态笨拙。通贯掌纹，生殖器官发育不良。精神智力发育迟缓，智力低下，智商 20~85。

【治疗及预后】

易患上呼吸道感染，需抗感染治疗，伴有先天性心脏病者易因此早亡。脏器发育畸形者，根据身体条件，选择手术治疗。智力发育迟缓者，应加强教育和训练，改善其发育的进度，增强体力及社会生活能力，部分患者可以达到做较简单的社会工作而自食其力。

（二）Pierre-Robin 综合征

Pierre-Robin 综合征（Pierre-Robin syndrome）为常染色体显性遗传病，发生率约占新生儿的 1/50 000。本病与宫内巨细胞病毒感染有关。感染发生越早，胎儿受累越重。

【临床表现】

小颌畸形、舌后坠和吸气性呼吸困难三者并存时可诊断为 Pierre-Robin 综合征，常出现在新生儿期和婴儿期。患者呈鸟状面容，舌后坠阻塞呼吸道可致吸气性呼吸困难，呼吸时出现喉鸣、发绀及三凹征。喂养困难易呛咳。症状常轻重不一，轻者可自己吸吮，俯卧时无呼吸困难；重者需鼻饲和气管插管。26%~82% 的患者合并其他畸形，如颅面部畸形、肌肉骨骼畸形、心血管畸形、智力低下等，腭裂发生率约为 50%~68%。

【治疗】

轻者可俯卧，减轻舌后坠的程度，并可用这种姿势喂奶。患者出生后如能获得充分的营养，小颌畸形能在 6~8 个月内得以纠正并发育到接近正常。14%~66% 的患者需要手术治疗，最常用的方法是将舌尖牵出缝合于下唇形成舌唇粘连，目的是阻止舌后坠，宜早期进行，以改善患者的缺氧症状；舌骨下颌骨固定术也可阻止舌根后坠，但手术时插管困难，手术后影响下颌骨的发育；呼吸道阻塞严重者需行气管切开术，并给予间歇正压呼吸。

【预后】

若为单纯的 Pierre-Robin 畸形而无其他并发症，只要妥善处理好呼吸道问题及安排后续的整形手术，并给予足够的营养支持，通常预后良好，智能均正常。如患儿合并其他器官异常或智力发育迟缓等情况，则应接受更为完整的评估，常需儿科、整形外科、耳鼻咽喉头颈外科医师及康复师共同提供服务。本病死亡率可高达 30%~65%，早产和合并有其他畸形是引起本病死亡的主要原因。

（三）Goldenhar 综合征

Goldenhar 综合征（Goldenhar syndrome）又名眼 - 耳 - 脊柱发育不良综合征（oculoauriculovertebral syndrome，OAVS），一般由第 1 鳃弓和第 2 鳃弓发育异常所致，常伴有其他系统发育异常。常有半侧颜面短小，故有时又称半脸短小症（hemifacial microsomia）。

【临床表现】

总体特征表现为单侧面部不对称。眼部异常包括角膜皮样瘤，斜视。耳鼻咽喉科的特征包括部分或完全小耳畸形，外耳道闭锁，耳前皮肤赘肉，听力损失。骨骼异常包括下颌畸形、脊柱侧弯。其他器官异常包括心脏畸形和肾功能异常。

【治疗】

通常仅限于外科手术能帮助患儿成长发育的:如颌骨牵引/骨移植、眼部皮样瘤切除,修复腭/唇裂,修复心脏畸形或脊柱侧弯矫正术,听力重建手术。有些斜视者需要配戴眼镜矫正。

【预后】

Goldenhar 综合征在通过改善畸形后可获得较好预后。

(四)鳃-耳-肾综合征

鳃-耳-肾综合征(branchio-oto-renal syndrome,BOR),是常染色体显性遗传综合征,大多数是 *EYA1* 基因突变引起。特征是耳部发育异常、鳃裂瘘管/囊肿、肾畸形。任何合并听力损失和鳃弓异常的患者需排除肾脏疾患。

【临床表现】

BOR 典型的临床表现包括:①耳前瘘管和鳃裂瘘管、囊肿、窦道,多为单侧;②耳发育不良:外耳表现为耳前瘘管、耳垂畸形、外耳道闭锁或狭窄,中耳表现为听骨链融合、镫骨固定,内耳表现为 Mondini 畸形,前庭水管扩大等,常伴有不同程度的听力损失;③肾脏发育不全或先天萎缩:肾重吸收系统异常、多囊肾或肾缺如,囊腔输尿管反流等。

【治疗】

耳前瘘管、鳃裂瘘管/窦道/囊肿可以行手术切除。改善听力损失者语言交流质量可选配合适的助听器。亦可行鼓室探查术,但总体效果不佳。对无症状或症状轻微的肾脏畸形患者者一般不用处理,肾脏畸形严重导致肾衰竭时需要透析或行肾移植术。

(五)Apert 综合征

Apert 综合征(Apert syndrome)又名尖头并指综合征。1906 年法国医师 Apert 报道了 9 例并称之为 Apert syndrome。它是一种少见的常染色体显性遗传病,也可能为隐性遗传,发病率为 1/160 000,散在发病。

【临床表现】

特点是颅缝早闭,颅面部畸形,严重的对称性并指(趾)畸形(皮肤和骨骼融合)。病例可以是新发的,也可以是遗传于 Apert 综合征家族。症状表现有早期急性颅内压升高出现头痛和呕吐,在多发颅缝早闭病例中更为显著,有哮鸣音和睡眠呼吸暂停史,角膜炎、结膜炎等引起视力损害,中耳畸形致听力下降,智力迟缓等。体征表现:尖头、眼突、前额突、鞍鼻、腭弓高、对称性并指(趾)畸形。

【治疗及预后】

1. **手术的年龄** 如果不早期手术,颅缝早闭会引起颅脑的缩小和智力发育迟缓;

2. **颅脑畸形** 胼胝体和脑室的大小对于最终的智力水平没有影响或影响较小,但是透明间隔的畸形对智力水平影响则很大;

3. **家庭环境的影响** 送到专门福利机构的患者中只有 12.5% 达到正常智力,而在正常良好的家庭环境中成长的患者中有 39.3% 能恢复正常。

(六)Treacher-Collin 综合征

Treacher-Collin 综合征(Treacher-Collin syndrome)是一种先天性的颅面复合畸形。1846 年 Thomson 首先报道,1900 年 Treacher-Collin 对此病症进行了描述。Treacher-Collin 综合征是一种常染色体显性遗传病,但有 1/2 以上的患者表现出新的突变。在有些家庭这一疾病与 5 号染色体长臂 32~33.2 位点连锁有关。

【临床表现】

共同特征包括:①不同程度的颧骨及下颌骨发育不良,小颌巨口;②眼裂下斜,下睑外眦发育不全,部分睫毛缺如;③耳郭发育不良呈杯状,外耳道狭窄,传导性听力损失;④一度腭裂,牙列不齐,缺齿;⑤发际线低等。此外大部分患者都存在不同程度的智力障碍,儿童学习困难,成人处理日常生活能力差,个别患者有眼睑下垂,耳前陷窝,通贯掌,脊柱平直且活动受限等。

【治疗及预后】

治疗重点在于中面部颧眶部再造,包括软组织修复和骨性整复。Treacher-Collin综合征外貌比较丑陋,最早在 1 岁以内就可以开始治疗,但此时颅面部骨骼发育尚不完全,面部骨骼轮廓较成年时有较大差距,所以其治疗仅限于软组织的整复。6 岁之后即可进行耳郭再造和 / 或听力重建术。如至青春期后仍存在颧骨发育不良,可以再次手术。

(七) Alport 综合征

Alport 综合征(Alport syndrome)又称遗传性血尿—肾病—耳聋综合征。存在三种遗传方式:X- 连锁显性遗传(约占 80%)、常染色体隐性遗传(约占 15%)和常染色体显性遗传(极少数)。X- 连锁危害极大,男性患者症状重,常于青壮年时期进展至终末期肾病,女性有 50% 的可能性将突变基因遗传给后代。

【临床表现】

Alport 综合征是血尿、肾功能进行性减退、感音神经性听力损失和眼部异常的遗传性肾小球基底膜疾病。听力损失呈进行性,婴儿早期没有,但多于 30 岁前出现,表现为双侧 2~8kHz 的感音神经性听力损失。眼部表现为前圆锥形晶状体、后囊下白内障和视网膜斑点等病变。

【治疗及预后】

目前关于药物干预尚无理想结论,但初步研究显示有一定的效果。已用于 Alport 综合征试验性治疗的药物有血管紧张素转换酶抑制剂和环孢素,有效治疗措施之一是实施肾移植手术。

(八) CHARGE 综合征

CHARGE 的 6 个字母分别代表了眼缺损(colobomas)、心脏病(heart disease)、后鼻孔闭锁(atresia choanae)、生长落后(retardation of growth and development),生殖器异常(genital defect)以及耳异常(ear abnormalities and/or deafness),是其首字母的缩写。CHARGE 综合征(CHARGE syndrome)的损害起源于腹侧神经嵴细胞结构,包括眼和中脑的发育异常。有报道称发病率约 1/12 000,大多数是由 CHD7 基因突变引起,诊断主要依靠临床表现和颞骨 CT。后鼻孔闭锁的患者需要排除此综合征。

【临床表现】

1. **耳鼻咽喉头颈部特征性表现** ①后鼻孔闭锁 / 狭窄;②外耳郭短、宽,耳垂异常;③听小骨畸形;④内耳畸形;听力下降。

2. 此综合征中一定伴有耳发育异常、面部不对称,眼缺损也是一种常见表现。

【预后】

对存活患者的研究表明,由于呼吸道和喂养并发症,引起的神经元损伤对发育落后的形成起重要作用。部分预后较好。

此外,合并有听力损失的综合征还有 Waardenburg 综合征、Usher 综合征、Pendred 综合征,参阅第二篇第五章第七节"先天性内耳畸形"。

(李 兰 袁虎威)

参考文献

1. BLUESTONE CD, SIMONS JP, HEALY GB, et al. Bluestone and Stool's Pediatric otolaryngology. 5th Ed. Connecticut People's Medical Publishing House-USA Shelton, 2014.
2. JOHN MG, GLENIS KS, PETER DB, et al. Pediatric ENT. Berlin: Springer-Verlag, 2007.
3. WILLIAM WHJ, ANTHONY RH, LEVIN ML, et al. 现代儿科疾病诊断与治疗. 16 版. 李成荣, 译. 北京: 人民卫生出版社, 2004.
4. TAYLOR MR. Consultation with the specialist: The Piere Robin sequence: a concise review for the practicing pediatrician. J Pediatr Rev, 2001, 22 (4): 125-130.
5. MARSZALEK B, WOJCICKI P, KOBUS K, et al. Clinical features, treatment and genetic background of Treacher Collins syndrome. J Appl Genet, 2002, 43: 223-233.
6. 高英茂. 组织学与胚胎学. 北京: 人民卫生出版社, 2001.
7. 王锡山. 未来医学时代——人工智能诊疗. 中华结直肠疾病电子杂志. 2017, 6 (4): 349-351.

第五章
儿童耳鼻咽喉疾病的重症监护

耳鼻咽喉头颈外科的危重症患儿常需在重症监护室（intensive care unit，ICU）进行全面监护治疗。当涉及喉气管的手术、术中有大量出血、重度阻塞性睡眠呼吸暂停、复杂的头颈部手术后以及严重外伤等，需在ICU严密观察生命体征，适当给予镇静镇痛，并可通过机械通气保证气道通畅，同时进行营养支持。耳鼻咽喉头颈外科医师需与ICU密切配合，及时观察病情变化，待病情稳定后返回普通病房。随着现代重症监护技术及管理的进步，ICU为耳鼻咽喉头颈外科重症患儿的监护和治疗提供了有力的保障。

第一节　喉、气管术后的重症监护

一、术后一般监护

喉、气管术后容易发生气道阻塞，并可能出现一些并发症危及生命。因此术后患者常需要在ICU进行严密观察和护理。

1. **生命体征监测**　严密监测心率、呼吸、血压、体温和经皮氧饱和度变化，随时观察患儿意识、瞳孔变化。

2. **保持气道通畅**　喉、气管术后可因咽喉部肌肉松弛引起舌后坠、咽部肿胀、渗血、血肿压迫等导致上气道阻塞。可在患儿肩部垫一块枕巾，使颈部处于轻度过伸体位，以保持气道通畅。同时使头偏向一侧，以利呕吐物流出口外，防止误吸。口咽分泌物增多是导致气道阻塞的另一重要原因。术后应及时将口咽分泌物吸除，既有利于保持气道通畅，又可保持口腔清洁，预防、控制手术后切口感染。如果通过改变体位、清除分泌物不能保持气道通畅，应予气管插管。使用糖皮质激素类药物，可防止和减轻咽喉部水肿。雾化吸入可稀释痰液，利于痰液排出。

如患儿术后带有气管导管，须稳妥固定，待患儿循环稳定、呼吸平稳、吞咽和咳嗽等气道保护性反射功能完全恢复后拔管。拔管前可静注地塞米松，以防手术创面和喉头水肿。拔除气管导管前应做好再次气管插管或气管切开的准备，以防患于未然。

3. **观察呼吸情况**　应注意呼吸快慢、节律和深浅等变化。呼吸浅快、呼吸困难、鼻翼扇动、发绀和经皮氧饱和度降低是呼吸衰竭的重要临床表现，需分析原因，迅速处理。

如气管插管患儿突然出现呼吸困难,应考虑导管脱出、堵管或气胸可能。缺氧、CO_2 潴留可使患儿烦躁不安,甚至出现意识障碍。对于有呼吸困难的患者,应根据严重程度选择不同方法的吸氧和呼吸支持。血气分析能较好地评价肺部通气及换气功能;有呼吸困难、缺氧者应行胸部 X 线检查了解肺部情况。

4. **镇静镇痛**　儿童喉、气管术后应尽量避免过度兴奋和刺激,疼痛、哭闹可加剧伤口出血,易致呼吸道阻塞或误吸,还会增加气管插管患者脱管的风险,故应在严密观察的同时,行适度镇静、镇痛治疗,以减轻患儿术后不适感,减少术后并发症。

5. **维持体液平衡**　因术后局部疼痛及容易呛咳等原因,患儿多暂时不能进食,因此应静脉补充液量。待麻醉药效过后可予鼻饲以增加热卡摄入。

6. **预防感染**　咽喉部非无菌区域,手术创面容易感染,因此吸痰时须严格无菌操作,吸痰前后应洗手、戴消毒手套、使用一次性吸痰管。还应根据临床情况选用抗生素。

7. **积极救治并发症**　喉、气管手术,可发生多种并发症,如出血、皮下气肿、纵隔气肿和气胸等。有些并发症可导致死亡,应及时发现和处理。

二、气管插管术

气管插管是保持气道通畅和保证通气效果的有效手段。

1. **指征**　①心搏、呼吸骤停;②严重上气道阻塞;③呼吸功增加导致呼吸肌疲劳;④失去气道保护性反射;⑤排痰无力,自主清理气管和排出分泌物能力不够;⑥需要长时间机械通气。

2. **气管导管选择**　从新生儿至年长儿声门大小有较大差别,须根据年龄选择适宜的气管导管,推荐的导管内径及插入深度如表 1-5-1-1。可以根据患儿小指粗细估计气管导管内径大小。2 岁以上患儿气管导管内径亦可用以下公式计算:导管内径(mm) = [年龄(岁)/4] +4。选择导管尺寸不只看年龄,应根据个体差异有所增减,插管时应准备三根连号的导管。

表 1-5-1-1　不同年龄气管插管号选择及插入长度

年龄		导管内径 /mm	插入长度 /cm		吸痰管 /F
			经口插管	经鼻插管	
新生儿	早产儿	2.5~3.0	7~9	8~12	5~6
	足月儿	3.0~3.5	10	12	6~8
6 月龄		3.5	11	13	8
1 岁		4.0	12	15	8
2 岁		4.5	13	16	8~10
4 岁		5.0	15	17	10
6 岁		5.5	16	19	10
8 岁		6.0	18	20	10~12
10 岁		6.5	20	22	12
12 岁		7.0	21	22	12
14 岁		7.0	22	23	12

三、插管方法

插管方法有经口和经鼻两种途径。经口气管插管操作简便,是急诊抢救中最为常用的气道管理方式。操作时宜两人配合,助手固定患儿,使其仰卧,双手持头部使之略后仰,双前臂压住患儿肩关节。术者位于患儿头侧,左手持喉镜,将叶片从患儿右口角进入,用叶片将舌推向左侧,同时将叶片前推,暴露声门。右手持气管导管于吸气相将导管直接插入声门。用管芯可使气管导管坚硬一些,易于弯成曲棍状,但应注意其尖端要离气管导管顶端 0.5~1cm,以防损伤气管。儿童声门下环状软骨处是气管最狭窄的部位,若气管导管通过有困难,不可强力插入,以免损伤环状软骨。此时可换用小 1 号气管导管。

四、评估

一旦气管插管完成,使用加压给氧气囊给予正压呼吸,注意观察胸部运动并听诊双侧呼吸音。若气管导管位置正确,胸部随着正压通气均匀抬起并很容易在肺野和腋下区听到呼吸音,此时上腹部应听不到呼吸音。呼出气 CO_2 检测仪有助于确定导管位置。由于婴幼儿气管短,较成人更易插入右侧支气管,应注意避免。判断导管位置后用胶布固定,并记录插管深度。摄胸片确定导管位置,以导管末端在气管隆嵴上 1~3cm 最合适。

五、拔管指征及拔管前处理

1. **拔管指征** ①需要气管插管的原发病好转;②咳嗽、吞咽反射活跃;③自主呼吸良好,呼吸规则有力;④循环功能稳定。

2. **拔管前处理** 拔管前应给予纯氧通气,充分抽吸口腔和气管内分泌物。拔管后继续给氧一段时间,观察患者呼吸循环情况。拔管后如病情不稳定可考虑重新插管。

六、气管切开术的围术期管理

气管切开术是一种比较传统的外科方法,适用于抢救、手术、预防情况下进行。气管切开使得空气可以直接进入气管及肺,而无需通过鼻腔及咽喉部。气管切开术是否达到预期效果与术后的护理工作密切相关。

1. **室内保温及保湿** 术后应尽量将患儿置于安静、清洁、空气新鲜的病室内,室温以 20~24℃,湿度在 60%~70% 为宜,病室内定时通风,严格限制陪床探视人员。

2. **急救设备** 床旁应准备吸引器,复苏囊,气管切开包,另一套同号气管套管、喉镜,气管插管等急救设备,以防意外脱管,气管套管堵塞出现呼吸困难时可及时应用。

3. **保持气道通畅** 勿将被褥、衣物等盖住气管套管。吸痰是保持气道通畅的关键,吸痰前应选择合适的吸痰管及调节吸引负压,每次吸痰不超过 15 秒,以免发生低氧血症。小婴儿可由于头位过度后仰,气管受牵拉呈弓状,内腔变扁平,可使套管远端开口被气管前壁堵塞,从而发生呼吸困难。此时应立刻将儿童头位摆正,使气管套管恢复原位。

4. **气道温化湿化** 气管切开后,气体未经鼻咽部加温湿化就直接进入肺部,因此应注意吸入气的加温湿化,使气体温度达 32~34℃,相对湿度达 95%~100%。雾化吸入有利于雾滴在终末细支气管沉降,利于痰液排出。人工鼻是模拟人体解剖湿化系统机制所制造的替代性装置。将呼出气中的热量和水气收集和利用以温热和湿化吸入气体,改善肺功能,降低肺部感染发生率,且有利于吸痰,也减轻了护理人员操作的繁琐程序。

5. 防止感染　术后伤口易被痰液污染而感染。应保持切口局部清洁、伤口敷料干燥,并根据分泌物的量、敷料清洁程度决定换药频率。每天使用生理盐水清洗套管口周围,促进伤口愈合。口鼻腔吸痰管和气管内吸痰管严格区分,吸痰时注意无菌操作。特别注意术后吸引装置的消毒和管理。如已发生感染,可酌情给予抗生素。

6. 防止外管脱出　经常检查套管是否在气管内,若套管脱出,又未及时发现,可引起窒息。患儿烦躁、气管套管太短、固定带过松、气管切口过宽和颈部肿胀等,均可导致套管脱出。对于清醒但有烦躁表现的患儿应合理约束其活动,并使用有效镇静剂,以预防意外脱管。

7. 防止气管坏死　气管切开后如气管套管位置不正确,可引起气管内壁长时间受压,导致气管缺血坏死,甚至引起气管食管瘘。另外气管套管外套囊压力过高也是导致气管坏死的重要原因。应经常检查套管位置和套囊压力。

8. 更换气管套管　伤口感染、气管套管干痂堵塞和脱管时需要更换套管。术后3天内不宜更换外管,因术后3天内气管前软组织尚未形成窦道,如更换外管时发生插管困难易导致意外。如气管切开时间3天以上,气管造口与皮肤已形成瘢痕、窦道,可更换套管。如术后3天内发生脱管或因其他原因必须重新插入或更换套管时,危险性极大。换管前应做充分准备,包括气管切开器械及相同型号的套管。打开原切口,暴露气管切口后方可插入套管。

9. 拔管　气管切开者病情好转时,应尽早拔管。对因喉阻塞行气管切开者,须先行纤维/电子喉镜检查,了解声门和声门下情况,判断吞咽功能是否良好。拔管前应逐步由部分到完全堵管,并观察24小时以上,呼吸无异常时再拔管。有些患儿长期戴管,已适应经气管切开口呼吸,不习惯经正常途径呼吸,对此可逐渐改小1号气管套管,并逐渐过渡到堵管,使其习惯于经鼻呼吸后才拔管。拔管后应严密观察,随时做好抢救准备。如又出现呼吸困难者,需重新插入气管套管,并进一步追查原因。

（曾健生　钱素云）

参考文献

1. 孔维佳,周梁.耳鼻咽喉头颈外科学.第3版.北京:人民卫生出版社,2015.
2. 郭玉德.现代耳鼻咽喉实用手术学.武汉:湖北科学技术出版社,2009.
3. 田勇泉.耳鼻咽喉头颈外科学.8版.北京:人民卫生出版社,2013.

第二节　氧气疗法

生物体内的代谢过程必须有氧气的参与,氧气是维持人生命必需的物质,但人体的氧气储备极少。代谢所需的氧气全靠呼吸器官不断从空气中摄取,并借助血液和循环系统运往全身的器官和组织。缺氧导致体内的代谢异常和生理功能紊乱,严重者致使重要脏器组织损害和功能障碍,甚至细胞死亡危及生命。氧气疗法是一种用以纠正缺氧的治疗方法。"氧气"是一种"药",使用时应掌握适应证、使用方法、疗程,并监测疗效。

一、适应证

凡低氧血症和有组织缺氧者,均为氧疗指征。但由于机体具有代偿能力和适应能力,因此决定氧疗时应根据临床情况,特别是呼吸和循环系统情况,并结合血气分析结果全面考虑。

1. **低氧血症**　根据血气分析确定,急性缺氧者 $PaO_2<60mmHg$ 是氧疗指征,慢性缺氧者 $PaO_2<55mmHg$ 为长期氧疗指征。

2. **发绀**　严重发绀患者 PaO_2 大都明显降低,是明确的给氧指征。但应注意,影响发绀的因素包括末梢循环状态、血红蛋白含量和皮肤颜色等。发绀与低氧血症程度并不完全一致,有时发绀并不能确切反映血氧下降情况。

3. **呼吸情况**　呼吸困难,呼吸过快、过慢或频繁呼吸暂停均为给氧指征。

4. **心功能不全或贫血**　此时氧的运输能力下降,严重感染、高热,氧消耗量增加,给氧宜偏早。

二、禁忌证

虽然氧疗尚无绝对禁忌证,但有些情况使用氧疗时应谨慎。

1. **动脉导管依赖性先天性心脏病**　患有该类疾病的新生儿由胎儿循环至生后循环的转变后,往往体循环或肺循环系统受累严重,其生存必须依赖于各种体 - 肺分流,尤其依赖动脉导管的开放才能维持适合的体循环及肺循环。对于发绀性先天性心脏病,在未确定是否是导管依赖性心脏病之前,吸氧慎重。因吸氧后血氧分压升高会刺激动脉导管平滑肌收缩,导致其关闭,迅速加重引起全身代谢紊乱,甚至猝死。

2. **早产儿**　对早产儿实施氧疗应特别谨慎,尽量吸低浓度氧,以防早产儿视网膜病变或支气管肺发育不良。

三、氧疗装置和使用方法

临床上有各种各样的给氧装置和吸氧方法,应根据患者的临床情况并结合实际条件选择。

1. **低流量鼻导管吸氧**　将一导管经鼻孔插入鼻前庭处,优点是简便实用,不影响进食、服药,患儿较易接受。缺点是吸入氧浓度不恒定,分泌物易阻塞,张口呼吸时效果受影响。过去有人主张鼻导管深插至鼻咽部,由于氧气直达咽部减少了鼻腔的加湿作用,而使咽部黏膜干燥,患儿较难长期耐受,也有可能使大量氧气进入胃内,出现不良后果,儿科不宜使用。鼻导管吸氧一般只适宜低流量供氧。若流量过大(如 5L/min 以上)则因流速和冲击力很大,患儿多很难耐受,并易致气道黏膜干燥和痰结痂。因此,该方法多用于轻中度缺氧者。吸氧浓度与氧流量按照以下公式计算:吸氧浓度(FiO_2)=［ $21 +$ 氧流量（L/min）$\times 4$ ］$\div 100$。

2. **鼻塞吸氧**　鼻塞有单塞和双塞两种:单塞法选用适宜的型号塞于一侧鼻前庭内,并与鼻腔紧密接触(另一侧鼻孔开放),吸气时只进氧气,故 FiO_2 较稳定。双塞法为两个较细小的鼻塞同时置于双侧鼻孔,鼻塞周围尚留有空隙,能同时呼吸空气,患儿较舒适,但 FiO_2 不够稳定。

3. 面罩吸氧　分为开放式和密闭面罩法。开放式是将面罩置于距患儿口鼻 1~3cm 处,适宜儿童及不易合作的患者,可无任何不适感。密闭面罩法是将面罩紧密罩于患儿口鼻部并用松紧带固定,适宜较严重缺氧者,FiO_2 可达 40%~50%,患儿较舒适,无黏膜刺激及干吹感觉,吸氧浓度较高。但氧耗量较大,供氧流量常需 5~10L/min,进食和排痰不便为其缺点。Veturi 面罩可调节吸入氧的浓度,对需控制吸氧浓度者尤宜。

4. 头罩或氧帐吸氧　将患儿头部或上半身置于透明罩内,不完全密闭,给氧流量 5~10L/min,氧浓度为 40%~50%。优点是其罩内由于呼出气中水分的存积,湿度高、舒适、可靠,适用于痰液稠厚者或气管切开者。缺点是耗氧量大,温度湿度调节困难,不便于护理与观察。使用时面罩内闷热,故不宜夏季使用。

5. 无创正压通气　无创正压通气是不经人工气道(气管插管或气管切开)进行的机械通气。儿科常用的无创正压通气模式为持续气道正压(continuous positive airway pressure,CPAP)和双水平气道内正压通气(biphasic positive airway pressure BiPAP)。CPAP 是在自主呼吸条件下,提供一恒定的压力水平使整个呼吸周期内气道均保持正压的通气方式,而 BiPAP 是在呼吸周期中提供吸气相和呼气相 2 个不同水平的压力支持。无创正压通气利于抵抗上气道塌陷,保持气道通畅,减少阻塞性呼吸暂停的发生频率和持续时间;增加功能残气量,防止肺不张,改善通气 / 血流比值,改善肺部氧合等。该方法可精确调节吸氧浓度,且气体温化湿化较好。适用于多种原因导致的呼吸功能不全或呼吸衰竭早期。相对有创通气而言,无创通气有诸多优点,如:连接方便,应用较为灵活;患儿能说话、进食和饮水;患者痛苦小,可以减少镇静剂用量,增加患者舒适度。使用前应仔细评估患儿病情,选择合适患者,并根据患儿大小、脸型和配合程度选择合适的连接方式,如鼻塞、鼻导管或面罩;使用后应严密监测效果。

6. 高流量鼻导管吸氧　高流量鼻导管吸氧指经鼻塞式鼻导管给予高流量加温湿化气体的呼吸支持方式,可以精确调节吸入氧浓度。气体流速:婴儿一般为 2L/(kg·min),最高为 8~12L/min;儿童为 1L/(kg·min),最高达 30~60L/min。加温湿化可改善气道黏膜纤毛功能,利于气道分泌物排出。高流量气体可以冲刷鼻咽部生理性无效腔,促进 CO_2 排出。由于气流速度高,可在气道内形成持续气道正压,降低吸气阻力和呼吸功。持续气道正压的大小与气流速度、患儿体重和鼻导管粗细有关。

7. 机械通气给氧　用各种人工呼吸机进行机械通气时,在正压通气的同时,利用呼吸机上的供氧装置进行氧疗。可根据病情需要调节供氧浓度(21%~100%)。

8. 高压氧疗　将患者放入特制的高压氧舱内,在 1.5~3 个大气压下供患者吸氧的疗法。可使患者血液内物理溶解氧量大大提高,从而较快缓解组织缺氧,提高组织器官细胞的代谢功能。主要用于急性一氧化碳中毒及其后遗症,急性氰化物中毒,减压病,心肺复苏后的脑复苏,脑血管病及后遗症,发生意外事故(如溺水、窒息、自缢、电击等)经初步心肺复苏后。

四、氧疗监测

1. 生命体征　其包括呼吸频率、心率、血压变化情况。呼吸频率和心率不仅是反映病情严重程度和病情变化的指标,也是反映氧疗效果的指标。如吸氧后呼吸困难和发绀减轻或缓解,心率降至正常或接近正常,血压维持正常,则表明氧疗有效。否则应寻找原因,及时处理。

2. **动脉血气分析** 氧疗后定期抽动脉血作血气分析,观察各项氧合指标及其变化趋势,评价氧疗效果。

3. **经皮氧饱和度** 属无创监测方法,能连续经皮测定氧饱和度。其原理是通过置于手指末端、耳垂等处的红外光传感器来测量氧合血红蛋白的含量,所测的经皮氧饱和度与动脉血氧饱和度的相关性很好。影响经皮氧饱和度测定值的主要因素有局部皮肤颜色、末梢灌注状态、皮肤角化层厚度。

4. **经皮氧分压** 血中的氧经毛细血管到达皮下组织,再弥散到皮肤表面,通过测量电极和微处理器,直接显示经皮氧分压。为了增加测量局部血流量,使毛细血管动脉化,所用的经皮氧测量电极内含有加热装置,将皮肤加热到44℃左右。在末梢循环良好的条件下,经皮氧分压反映动脉血氧分压动态变化。低温、休克可使局部血流减少,经皮氧分压测量值不准确。

五、注意事项

1. **注意氧气加温和湿化** 呼吸道内保持37℃温度和95%~100%湿度是黏液纤毛系统维持正常清除功能的必要条件,故吸入氧应通过湿化瓶和必要的加温装置,以防止吸入干冷的氧气刺激损伤气道黏膜,致痰干结和影响纤毛的"清道夫"功能。低流量给氧时所用的气泡式湿化瓶很难保证充分湿化效果。应用加温湿化器效果较好。

2. **防止污染和导管堵塞** 对吸氧导管、输氧导管应专人使用,湿化加温装置、呼吸机管道系统等应经常定时更换和清洗消毒,以防止交叉感染。

3. **防火和安全** 氧是助燃剂,氧疗区应禁烟、禁火,以保证安全。

4. 重视全面综合治疗,氧疗只是纠正低氧血症和组织缺氧,对于导致缺氧的基础疾病必须针对病因,采取各种综合性措施。氧疗的直接作用是提高肺泡内氧分压,继而使 PaO_2 升高,组织缺氧是否得到改善还取决于循环情况、血红蛋白浓度等多种因素。常用 FiO_2 为40%~60%,严重缺氧者开始可用100%浓度,后再据病情渐降至40%以下,以免长时间高浓度吸氧引起氧中毒。

六、并发症

1. **氧中毒** 是由于组织中氧分子在还原过程中产生的氧自由基对细胞损害造成的。高氧可损伤人体任何组织,但由于肺接触的氧分压最高,损伤最严重。肺氧中毒可表现为毛细血管内皮破坏、毛细血管通透性增加、肺间质性水肿、肺泡表面活性物质合成减少、肺透明膜形成,最终出现肺纤维化。婴儿可发生支气管肺发育不良。一般吸氧浓度 <40% 是安全的,40%~60% 时可引起氧中毒,>60% 肯定有毒性,氧疗时间不宜超过 24 小时。吸纯氧时间不宜超过 6 小时。新生儿吸氧浓度应控制在 40% 以下。

新生儿尤其是早产儿视网膜发育不成熟,对高氧极为敏感,可发生视网膜血管收缩性缺血,晶体后纤维形成,出现视网膜病变,严重者导致失明。早产儿氧疗时动脉血氧分压一般不宜超过 80mmHg,并对眼底变化进行监测。

2. **抑制通气** 高浓度吸氧可抑制呼吸中枢,导致低通气,发生 CO_2 潴留。

3. **吸收性肺不张** 呼吸时,肺内所含氮气起支架作用。高浓度吸氧时,肺泡内的氮气被氧气所取代,低通气区域肺泡内氧气被吸收,可引起肺泡萎陷,发生局部吸收性肺不张。

4. 连接装置引起的并发症　如鼻导管损伤鼻黏膜,面罩吸氧引起结膜炎、鼻出血,经气管导管给氧时的分泌物干结等。

(曾健生　钱素云)

参考文献

1. 赵祥文. 儿科急诊医学. 4 版. 北京:人民卫生出版社,2015.
2. 喻文亮,钱素云,陶建平. 儿童机械通气. 上海:上海科学出版社,2011.
3. 朱蕾. 机械通气. 4 版. 上海:上海科学技术出版社,2017.

第三节　血气分析

　　溶解在血液中的气体与血液酸碱度关系密切。耳鼻咽喉头颈外科患者常因通气或摄食障碍引起机体氧合和酸碱平衡紊乱。动态监测血气变化对判断患儿呼吸功能和酸碱失衡类型、指导治疗、判断预后均有重要作用。

　　动脉血能反映肺部气体交换和全身酸碱状态。儿童常选择桡动脉和颞动脉取血。通过热敷耳垂或手指,使毛细血管达到动脉化后采血所测得的数据与动脉血气接近,但影响检查结果的因素较多,尤其在末梢循环不佳(如休克、心衰)时误差较大。

一、常用血气指标与正常值

1. **反映氧合状态的指标**

(1)动脉血氧分压(PaO_2):是血液中物理溶解的氧分子所产生的张力。健康人在海平面大气压下呼吸时 PaO_2 正常值为 80~100mmHg。

　　PaO_2 低于同年龄人正常范围下限者,称低氧血症。PaO_2 降至 50mmHg 以下,机体已临失代偿边缘,也是诊断呼吸衰竭的标准;$PaO_2<40$mmHg 为重度缺氧;PaO_2 在 20mmHg 以下,由于不同组织器官间氧降阶梯消失,脑细胞不能再从血液中摄氧,有氧代谢不能正常进行,生命难以维持。

(2)动脉血氧饱和度(SaO_2):指血红蛋白(Hb)被氧饱和的百分比,即 Hb 的氧含量与氧容量之比。一般情况下,每克 Hb 可结合 1.34mL 氧,SaO_2 正常范围为 95%~98%。

2. **反映体液酸碱状态的指标**

(1)pH:是表示体液氢离子浓度的指标。血液 pH 实际上是没有分离血细胞的动脉血浆中氢离子浓度[H^+]的负对数值,正常值为 7.35~7.45;静脉血 pH 较动脉血低 0.03~0.05。

　　血 pH 是判断酸碱平衡调节中机体代偿程度最重要的指标,它反映体内呼吸和代谢因素综合作用的结果。但单凭一项 pH 只能说明是否有酸血症或碱血症,必须结合其他指标才能判断酸碱平衡紊乱类型。

(2)二氧化碳分压($PaCO_2$):是动脉血中物理溶解的 CO_2 分子所产生的张力,正常值 35~45mmHg。CO_2 是有氧代谢的最终产物,经血液运输至肺排出。

测定 $PaCO_2$ 的临床意义是：①结合 PaO_2 判断呼吸衰竭的类型与程度；②判断是否有呼吸性酸碱平衡失调，$PaCO_2>45mmHg$，提示呼吸性酸中毒，$PaCO_2<35mmHg$ 提示呼吸性碱中毒；③判断代谢性酸碱平衡失调的代偿反应，代谢性酸中毒经肺代偿后 $PaCO_2$ 降低，最大代偿 $PaCO_2$ 可降至 $10mmHg$；代谢性碱中毒经肺代偿后 $PaCO_2$ 升高，最大代偿 $PaCO_2$ 可升至 $55mmHg$；④判断肺泡通气状态，因 CO_2 弥散能力很强，$PaCO_2$ 与肺泡二氧化碳分压（$PACO_2$）接近，$PaCO_2$ 反映整个 $PACO_2$ 的平均值。

(3) 碳酸氢根（HCO_3^-）：是反映机体酸碱代谢状况的指标。包括实际碳酸氢根（actual bicarbonate，AB）和标准碳酸氢根（standard bicarbonate，SB）。AB 是指隔绝空气的动脉血标本，在实际条件下测得的血浆 HCO_3^- 实际含量，正常值 $21\sim27mmol/L$。SB 是动脉血在 $38℃$、$PaCO_2$ $40mmHg$、SaO_2 100% 条件下所测得的 HCO_3^- 含量，正常值 $22\sim27mmol/L$。

(4) 缓冲碱（buffer bases，BB）：是血液中一切具有缓冲作用的碱（负离子）的总和，包括 HCO_3^-、HB、血浆蛋白和 HPO_4^{2-}，正常值 $45\sim55mmol/L$。BB 反映机体对酸碱平衡紊乱时总的缓冲能力，它不受呼吸因素和 CO_2 改变的影响。代谢性酸中毒时 BB 减少，代谢性碱中毒时 BB 增加。临床检测中若出现 BB 降低而 AB 正常，提示患者存在 HCO_3^- 以外的碱储备不足，如血浆蛋白、血红蛋白含量过低。此时不宜补充 HCO_3^-。

(5) 剩余碱（base excess，BE）：是在 $38℃$、$PaCO_2$ $40mmHg$、SaO_2 100% 条件下，将血液标本滴定至 pH 7.40 时所需要酸或碱的量。若血标本偏碱（pH>7.40），则需用酸滴定，说明缓冲碱增加，固定酸减少。所用滴定酸的量称碱剩余，以正值表示；反之则需用碱滴定，所用滴定碱的量称碱缺失，以负值表示。正常范围 $\pm3mmol/L$。由于在测定 BE 时排除了呼吸因素的影响，只反映代谢因素的改变，与 SB 的意义大致相同，但因反映总的缓冲碱变化，故较 SB 更全面。

(6) 二氧化碳结合力（CO_2-CP）：是血浆中以"结合"形式存在的 CO_2 含量，是血标本在室温下分离血浆后与正常人肺泡气[PCO_2 $40mmHg$、PO_2 $100mmHg$]平衡后，测得的血浆中所含 CO_2 总量再减去物理溶解的 CO_2，正常范围为 $23\sim30mmol/L$。因它主要反映体内碱储备，其临床意义基本与 SB 相当。在代谢性酸碱平衡失调时，能较及时地反映体内碱储备的增减变化，但在呼吸性酸碱平衡失调时，CO_2-CP 意义有限。

二、血气正常值

1. 动静脉血气正常值比较（表 1-5-3-1）

表 1-5-3-1　正常动静脉血气比较

项目	动脉血	静脉血
pH	$7.35\sim7.45$	$7.35\sim7.45$
$PaCO_2$/kPa（mmHg）	$4.7\sim6.0$（$35\sim45$）	6.1（46）
SB（HCO_3^-）/mmol·L^{-1}	$22\sim27$	$22\sim27$
BE/mmol/L^{-1}	±3	$2\sim2.5$
PaO_2/kPa（mmHg）	$10.6\sim13.3$（$80\sim100$）	5.3（40）
SaO_2/%	$95.0\sim97.7$	75

2. 不同年龄儿童动脉血气的正常值（表 1-5-3-2）

表 1-5-3-2　儿童动脉血气正常值

项目	新生儿	1 月龄~2 岁	2~18 岁	成人
pH	7.30~7.40	7.30~7.40	7.35~7.45	7.35~7.45
$PaCO_2$/kPa（mmHg）	4.0~4.7（30~35）	4.0~4.7（30~35）	4.7~6.0（35~45）	4.7~6.0（35~45）
SB（HCO_3^-）/mmol·L^{-1}	20~22	20~22	22~24	22~27
BE/mmol·L^{-1}	−6~2	−6~2	−4~2	± 3
PaO_2/kPa（mmHg）	8.0~12.0（60~90）	10.6~13.3（80~100）	10.6~13.3（80~100）	10.6~13.3（80~100）
SaO_2/%	90.0~96.5	95.0~97.7	95.0~97.7	95.0~97.7

三、血气分析步骤

与其他任何化验检查一样，对血气结果作分析时一定要结合临床情况，如病史、临床表现、其他化验检查（尤其是电解质等）、以前治疗情况和多次血气的动态观察。不能单凭一张血气报告单诊断。

1. 判断有无低氧血症及其程度　临床上常根据 PaO_2 并参考 SaO_2 确认有无缺氧，并将低氧血症分为轻、中、重度（表 1-5-3-3）。

表 1-5-3-3　低氧血症的程度划分

低氧血症	是否发绀	PaO_2/mmHg	SaO_2/%
轻度	无	50~80mmHg	80%~90%
中度	有	30~50mmHg	60%~80%
重度	显著	<30mmHg	<60%

2. 判断有无呼吸衰竭及类型　根据 PaO_2 和 $PaCO_2$ 诊断确定有无呼吸衰竭及类型。通常呼吸衰竭血气诊断标准是：在海平面安静状态下呼吸空气，无异常分流情况下，PaO_2<50mmHg 或并 $PaCO_2$>50mmHg。

根据血气将呼吸衰竭分为：

（1）Ⅰ型呼吸衰竭：以 PaO_2 降低为主，$PaCO_2$ 正常或降低，以换气障碍为主。

（2）Ⅱ型呼吸衰竭：PaO_2<50mmHg，同时伴 $PaCO_2$ 升高（>50mmHg），为通气障碍或通气换气混合障碍所致。

3. 判断有无酸碱失衡及类型　评价血液酸碱失衡的指标较多，详细分析血气报告单上的每一项指标对于诊断一些复杂的酸碱失衡有用。但临床常用的方法是抓住 pH、$PaCO_2$、HCO_3^- 或 BE 这几项指标进行分析。

（1）根据 pH 和 $PaCO_2$ 将四种酸碱失衡缩减为确切的一种（表 1-5-3-4）。

表 1-5-3-4　不同类型酸碱失衡的 $PaCO_2$ 和 pH

pH	$PaCO_2$	临床意义
<7.35	<40mmHg	代谢性酸中毒
	>40mmHg	呼吸性酸中毒
>7.45	>40mmHg	代谢性碱中毒
	<40mmHg	呼吸性碱中毒

（2）选择合适的代偿公式排除或确定其他的酸碱平衡紊乱：通过前一步骤确定出一种酸碱平衡紊乱，但并没有排除其他三种酸碱平衡紊乱。实际上其他原发性酸碱平衡紊乱可能存在。使用合适的代偿公式就是要发现其他的酸碱平衡紊乱。将计算值与实际数值进行比较，如果测定的 $PaCO_2$ 或 HCO_3^- 与计算值不一致，即存在其他酸碱平衡紊乱。

（3）评价阴离子间隙：阴离子间隙（anion gap，AG）增加，通常表明存在 AG 增高型代谢性酸中毒。一般情况下，血清阴离子间隙越高，AG 增高型代谢性酸中毒越严重。

（4）pH 正常时的酸碱紊乱判断：如果 pH 在正常范围，前面分析酸碱紊乱的规则就不再起作用。pH 在正常范围而 $PaCO_2$、$[HCO_3^-]$ 异常，说明同时存在两种程度相等的酸中毒和碱中毒（假设不存在三重酸碱平衡紊乱），见于代谢性碱中毒合并呼吸性酸中毒、代谢性酸中毒合并呼吸性碱中毒和代谢性酸中毒合并代谢性碱中毒。

如果 pH 正常而 $PaCO_2$、$[HCO_3^-]$ 均升高，则存在代谢性碱中毒合并呼吸性酸中毒。

如果 pH 正常而 $PaCO_2$、$[HCO_3^-]$ 均降低，则存在代谢性酸中毒合并呼吸性碱中毒。

（5）三重酸碱失衡的判断 三重酸碱失衡指同时存在三种原发失衡，临床有两种类型 呼吸性酸中毒型（呼吸性酸中毒 + 高 AG 代谢性酸中毒 + 代谢性碱中毒）和呼吸性碱中毒型（呼吸性碱中毒 + 高 AG 代谢性酸中毒 + 代谢性碱中毒）。AG 及潜在 HCO_3^- 是揭示三重酸碱失衡的重要指标。潜在 HCO_3^- 的作用就是揭示被高 AG 代谢性酸中毒所掩盖的代谢性碱中毒。

（6）检查尿 pH：尿液在正常情况下呈酸性。若酸中毒时尿呈碱性（pH>6.0），可能存在肾小管酸中毒或存在产生尿素酶的细菌引起的尿路感染。

四、上气道阻塞时的血气变化

急性喉炎、会厌炎、喉异物、气管异物可导致上气道阻塞，呈吸气性呼吸困难，严重者可出现烦躁、出汗、三凹征。血气变化主要为通气障碍所致的呼吸性酸中毒。上气道阻塞时血气变化特点如下：

1. $PaCO_2$ 原发性升高 由于上气道阻塞，通气出现障碍，造成 CO_2 潴留。$PaCO_2$ 升高程度与气道阻塞程度成正比。

2. HCO_3^- 代偿性升高 呼吸性酸中毒时机体可通过缓冲对系统、细胞内外离子交换、肾脏代偿等机制，使 HCO_3^- 代偿性升高。临床上按呼吸性酸中毒发生时间将其分为急、慢性两型。急性呼吸性酸中毒时机体代偿快，但最大代偿程度仅为 HCO_3^- 升高 3~4mmol/L，即 HCO_3^- 代偿极限为 30mmol/L。慢性呼吸性酸中毒主要靠肾脏代偿，发挥作用较缓慢。慢性呼吸性酸中毒代偿程度为 $PaCO_2$ 每升高 1mmHg，可引起 HCO_3^- 代偿性升高约 0.35mmol/L，其代偿极限为 $HCO_3^- \leqslant 42~45mmol/L$。

3. pH 降低 pH 降低程度与 $PaCO_2$ 升高程度及机体代偿程度有关。对 $PaCO_2$ 急性升高，肾脏代偿不完全，pH 降低明显。如肾脏完全代偿，pH 可逐渐回升，但仍低于正常。

4. PaO_2 正常或升高 上气道阻塞患儿肺部一般正常，氧合功能较好，PaO_2 多正常，尤其在吸氧患儿，PaO_2 可能较正常升高。但当病情严重时，也可出现缺氧表现，血气表现为 PaO_2 下降。

5. AG 正常或升高 在无乏氧代谢性酸中毒时，AG 多正常。当呼吸衰竭严重，缺氧明显，导致代谢性酸中毒时，AG 可升高。

（曾健生 钱素云）

参考文献

1. 范红，陈雪融．简明临床血气分析．3 版．北京：人民卫生出版社，2017．
2. 赵祥文．儿科急诊医学．4 版．北京：人民卫生出版社，2015．
3. 韩志钧，胡成进，黄志锋等．血气酸碱分析．2 版．沈阳：辽宁科学技术出版社，2004．

第四节　危重症的营养支持

　　营养支持是危重症综合治疗的重要组成部分。耳鼻咽喉头颈外科重症患者与其他危重症一样，也可导致营养和代谢紊乱，降低患儿对疾病的抵抗和修复能力。尽快改善患者营养状况是保证危重患儿尽快康复的关键因素之一（表 1-5-4-1）。

表 1-5-4-1　不同年龄儿童每日能量和蛋白质需要量

年龄 / 岁	每日能量需要量 /kcal·kg^{-1}	每日蛋白质需要量 /g·kg^{-1}
< 1	90~120	2.0~3.5
1~7	75~90	2.0~2.5
7~12	60~75	2.0
12~18	30~60	1.5

一、危重患儿的营养支持的代谢和能量、蛋白质需求特点

　　危重患儿消化、吸收和代谢功能在应激状态下均有一定程度的紊乱，同时机械通气等治疗措施本身也对上述功能有一定影响。在进行营养支持时，应考虑这些因素，合理选择营养支持的方法、剂量和疗程。

　　机体对多种损伤刺激（如创伤、脓毒症和急性炎症等）做出的一系列代谢改变统称为急性代谢应激（acute metabolic stress，AMS）反应。AMS 反应以代谢亢进及高分解代谢为特点，可导致内源性组织储备的丢失，并伴血糖 / 游离脂肪酸含量及氧化增加、能量消耗增加及蛋白质分解增加。生长发育是一个合成代谢过程，在 AMS 发生时被抑制。为恢复 AMS 反应所造成的损失，机体出现适应性合成代谢。

　　急性损伤反应时葡萄糖稳态显著改变，以高血糖为主要特点。AMS 时外源性葡萄糖对内源性葡萄糖生成的正常抑制作用消失。葡萄糖生成增加与应激反应强度成正比，生成速率主要由肾上腺素和胰高血糖素启动的肝糖原分解及皮质醇启动的糖异生决定。肝糖原是能够即刻获取的内源糖储备，在营养状况良好的年长儿童可供能 2~3 天，应激状态下的婴儿尤其是早产儿则仅能供能数小时或更短。

　　危重患儿不同阶段对能量的需求有很大变化，因此如有条件，应尽量选择间接测热法测定患儿的能量需求。无条件测定时，以下的能量供给可作为急性期预估能量需求的参考，1~8 岁儿童每日能量需求约为 50kcal/kg，5~12 岁儿童为 880kcal/d。危重患儿每日的蛋白质供给至少应达到 1.5g/kg。

二、危重患儿的营养支持方法

营养支持的目的：补充适当的营养物质，逆转急性蛋白质能量营养不良所致的机体变化，恢复患儿抵抗力和修复能力，提高原发病治疗效果，改善预后。

营养支持的方法选择主要取决于患儿的胃肠功能。肠内营养（enteral nutrition，EN）是首选的营养支持方法，胃肠道消化吸收功能良好者选用完全肠内营养。消化吸收功能严重障碍者选择完全肠外营养（parenteral nutrition，PN）。介于二者之间者则首选肠内营养，不足部分采用部分补充肠外营养。耳鼻咽喉头颈外科患儿多数消化道功能良好，故多选用肠内营养。

（一）完全肠内营养

1. **适应证**　①各种原因导致的不能经口摄入足够营养素，但却仍有一定胃肠功能，例如严重口咽疾病、神经性厌食等。②胃肠道疾病：如短肠综合征、胃肠道造瘘、炎症性肠病等。

2. **禁忌证**　包括腹膜炎、肠梗阻、顽固性呕吐、空肠瘘，以及严重吸收障碍患儿。

3. **实施方法**

（1）选择合适的输入途径：根据患儿情况，可经口、鼻胃管、空肠置管、胃或空肠造瘘置管等。多数耳鼻咽喉头颈外科患儿是因咽喉部疾病不能进食，而胃肠道功能良好，故多采用经鼻胃管管饲。少数患儿，如咽喉和食管烧伤、误吸风险大等不能经口进食或不宜放置鼻胃管者，可采用胃造瘘放置胃管或空肠喂养管。

（2）肠内营养制剂的选择和配制：消化吸收功能完好者可用以全蛋白为氮源的制剂；消化功能部分受损、但吸收功能完好者选择以水解蛋白为氮源的制剂；消化功能严重受损、但吸收功能存在者选择以结晶氨基酸为氮源的制剂；牛奶蛋白过敏者应首选短肽制剂，严重过敏者选用氨基酸制剂。使用水剂时应适当加温，粉剂则应温水调配，最好每次配制 4~6 小时用量，以防污染变质。

（3）输入方法和速度：能够口服的患儿应尽量口服。不能口服者可采用管饲喂养。胃肠功能良好者，每日供给量可分次间歇输入。胃肠功能差，不能耐受分次喂养者，应选择以营养泵持续喂养。喂养量应在数天内逐渐增加至目标喂养量。具体可参考表 1-5-4-2 实施。

表 1-5-4-2　肠内营养输入方法和速度

方式	年龄	初始速度	增加速度	最终速度
持续输注	0~12 月	1~2mL/（kg·h）	1~2mL/kg，2~8 小时/次	6mL/（kg·h）
	1~6 岁	1mL/（kg·h）	1mL/（kg·h），2~8 小时/次	4~6mL/（kg·h）
	>7 岁	25mL/h	2~4mL/kg，2~8 小时/次	100~150mL/h
间歇输入	0~12 月	5~10mL/kg，2~3 小时/次	每次 1~2mL/kg	20~30mL/kg，4~5 小时/次
	1~6 岁	8~10mL/kg，3~4 小时/次	每次 30~45mL	15~20mL/kg，4~5 小时/次
	>7 岁	90~120mL/h，4~5 小时/次	每次 60~90mL	300~500mL，4~5 小时/次

（4）肠内营养的监测：需监测导管管端位置和胃内残余量。开始喂食的前 5 日，每日记录液量、热量及蛋白质（氮）摄入量。肠内营养输入量恒定后，每周记录 1 次。至少每

周 2 次检查全血细胞计数及血生化分析。

4. **并发症** 并发症按病因性质可分为物理性、机械性和代谢性三类。

（1）物理性：包括恶心、呕吐、腹胀、腹泻、腹部不适等。

（2）机械性：包括胃管移位、阻塞，以及胃管经过部位刺激引起的损伤，如鼻咽黏膜损伤、中耳炎等。

（3）代谢性：是营养液供给不足或过剩所致，与肠外营养所致者相似，详见后文中"肠外营养的并发症"。

（二）完全肠外营养

1. **适应证**

（1）患儿营养状况良好，但预计 2 周或更长时间内不能接受肠内营养。

（2）患儿营养状况差，预计 5 天以上不能经胃肠道进食。

（3）预计至少 1 周内每日经胃肠道提供的营养素不足人体所需的 60% 或预计 3~5 天内经胃肠道提供的营养素不足人体所需的 80%。

2. **完全肠外营养的途径**

（1）外周静脉：虽有操作简单、容易实行，继发全身感染危险小等优点，但缺点是维持时间短、耐受的最高糖浓度仅 12.5%，故只适用于：①短期营养支持；②患轻度蛋白质热能营养不良患儿的围手术期；③暂时不能确定禁食时间；④使用中心静脉导管前后；⑤不能使用中心静脉导管者。

（2）中心静脉：具有耐受糖浓度高、维持时间长、液体外渗率低等优点。但缺点是操作复杂，价格较高，容易出现严重并发症等，限制了中心静脉导管的广泛使用。

3. **实施方法**

（1）营养液的组成和配制。

1）葡萄糖：是主要的非蛋白质供能物质，所提供的热量应达总热量的 50%。临床常用 5%、10% 和 50% 葡萄糖溶液配制营养液，可根据患儿所需液体总量和葡萄糖总量选择。配制营养液时，除考虑血管的耐受能力外，更重要的是患儿对输入葡萄糖速度的耐受情况。一般情况下输注速率可由 3~4mg/（kg·min）开始，随耐受增加，可逐渐提高至 6~7mg/（kg·min）。应激状态下，儿童对葡萄糖的耐受能力降低，应适当降低葡萄糖的输注速率，维持血糖正常水平，避免出现高血糖。

2）脂肪乳剂：是另一种主要的非蛋白质能量来源，所供热量应占总热量的 35%。完全肠外营养时，脂肪乳剂不仅要提供热量，还提供必需脂肪酸，而危重症患者常由于肉毒碱缺乏有不同程度的长链脂肪酸利用障碍，因此最好选用中、长链脂肪酸混合制剂。

脂肪乳剂的使用剂量从 0.5~1.0g/（kg·d）开始，若患儿耐受良好，可每 1~2 天增加 0.5g/kg，最大剂量不超过 3.5g/（kg·d）。全天总量输入时间不短于 16 小时，最好 24 小时匀速输入。首次使用脂肪乳剂时，最初 15~20 分钟应慢速试验输入，观察患儿是否过敏。

3）氨基酸：儿童处于生长发育期，其必需氨基酸种类多于成人。因此，应选用适合儿童需要的氨基酸制剂，不可以成人用氨基酸代替。目前市场上销售的儿童用氨基酸注射液均为 L-结晶注射液，浓度多在 5%~7%，含 18~20 种氨基酸，不含电解质和葡萄糖。渗透压 520~620mmol/L，pH 5.5~7.0。

氨基酸的首次用量为 0.5~1.0g/（kg·d），若患儿耐受良好，可每日增加 0.5g/kg，最大剂量可达 2.5~3.5g/（kg·d）。氨基酸应与葡萄糖和脂肪乳剂同时或混合输入，氨基酸的氮量(g)与非蛋白能量(kcal)之比最好在 1:150~1:200。

4)矿物质:儿童宏量元素的需要量如下:钠离子 2~4mmol/(kg·d),常用 0.9% 或 3% 氯化钠注射液提供;钾离子 2~3mmol/(kg·d),常用 10% 或 15% 氯化钾注射液提供;钙离子 0.5~2mmol/(kg·d),常用 10% 氯化钙注射液或 10% 葡萄糖酸钙注射液提供;镁离子 0.25~0.5mmol/(kg·d),常用 25% 硫酸镁注射液提供;氯离子 2~3mmol/(kg·d),可由氯化钠和氯化钾注射液提供;磷酸根 1~2mmol/(kg·d),可由甘油磷酸钠提供。微量元素的补充可用微量元素制剂如多种微量元素注射液(Ⅱ)(体重 >15kg)或多种微量元素注射液(Ⅰ)(体重 <15kg),剂量根据药品说明书决定。

5)维生素:肠外营养时脂溶性维生素和水溶性维生素分别由特殊制剂提供,如脂溶性维生素注射液(Ⅱ)和注射用水溶性维生素,剂量参考药物说明书。

(2)营养液的配制与保存:应在无菌清洁的环境中进行,可使用洁净台操作。操作者工作前须严格洗手,戴无菌手套。操作过程要迅速。配制好的营养液应立即封闭,保存于 4℃ 冰箱内,保存时间不超过 24 小时。

为保持溶液稳定性,营养液中一般不加其他药物。治疗的药物可通过 Y 形管在营养液进入静脉前并入,同时要考虑药物与营养液的配伍禁忌。

(3)营养液的输入:营养液应在 24 小时内匀速输入,将所有营养液置于一个全合一(all-in-one)袋中,由输液泵控制输液速度。

4. 肠外营养的监测 每日监测体重、身高、头围、生命体征和出入量。监测电解质、肾功能、血糖、肝酶和胆红素、血浆蛋白、血脂和血常规。及时准确的监测,可以了解患儿营养和代谢状况,及早发现和处理存在的问题,促进患儿尽快康复。但监测项目过多、频率过高则会加重患儿负担,因此应根据具体情况决定监测的项目和频率。

5. 肠外营养的并发症 肠外营养并发症较多,主要有导管相关性(机械性和感染性)与代谢性并发症两大类。严重者可危及生命。

(1)与导管相关的并发症:①插管损伤,包括气胸、空气栓塞、血胸或皮下血肿、臂丛损伤、纵隔血肿、心包填塞等,若导管位置不当还可能导致心律失常、心包积液等。②感染,如静脉入口处感染、细菌栓塞、导管相关性败血症,其中以败血症最为严重,常见病原菌为金黄色葡萄球菌、表皮葡萄球菌和白色念珠菌。

(2)代谢并发症

1)低血糖或高血糖:低血糖多由营养液输入突然中断或输入葡萄糖速度过低所致,严重低血糖可导致脑损害。高血糖则多由输入葡萄糖速度过快导致,严重者可致高渗昏迷。

2)电解质紊乱:常见钾、磷、镁的异常,应分析原因,及时处理。

3)肝功能异常:可表现为肝酶学指标增高,胆红素增高,多发生于肠外营养后的 2~14 天,多数停用肠外营养后逐渐恢复正常。近年来随着肠外营养液配方的改善,肠外营养引起的肝功能异常逐渐减少。

4)胆汁淤积:发生率与肠外营养持续时间呈正相关。有报道肠外营养超过 6 周,100% 发生胆汁淤积。临床表现为肝脏肿大和黄疸。

5)高脂血症:脂肪乳剂输入量大或速度过快可导致高脂血症,严重者脂肪在肺毛细血管和巨噬细胞内积聚,表现为发热、黄疸、肝脾肿大、消化道出血、肺部弥漫性浸润,甚至发生抽搐、休克,称为脂肪超负荷综合征。

6）高氨血症：与氨基酸制剂输入过多、过快有关。

7）高氯性酸中毒：其与市售氨基酸制剂多为盐酸结晶体、氯含量高，所添加电解质液也多含氯有关。

6. 肠外营养的终止　原发病好转，考虑恢复肠内营养时，须给予胃肠道充分的时间和条件"复苏"。对于婴儿，可先经口、胃管等给予等渗葡萄糖溶液，逐渐加量，之后过渡到稀释奶、全奶。逐渐过渡到全奶。增加肠内营养量的同时，注意相应减少肠外营养液的量。当经肠道喂养的量 >50mL/(kg·d)时，可停用肠外营养。此过程至少需 1 周时间。

（三）部分肠外营养

部分肠外营养指所需营养素和热量部分来自胃肠途径，部分来自静脉通路，是临床最常用的方法。多数危重患儿都保留有一定的胃肠功能，因此，根据胃肠道状态选择适当的肠内营养制剂，在此基础上利用静脉途径补充肠内营养不足的部分。应用过程中需注意，部分肠外营养是指部分成分及量的补充，但营养液不应在全天中的部分时间内给予，仍需 24 小时匀速输入，以免发生代谢性并发症。并在营养支持过程中根据胃肠功能的变化，及时、适当地调整肠外营养在全部营养中所占比例，当肠外营养提供的能量低于全部能量的 20% 时，可停用肠外营养。

（高恒妙　钱素云）

第六章
儿童免疫缺陷病

免疫系统由免疫器官、免疫细胞和免疫分子组成，具有抵抗感染和清除衰老、病损或癌变细胞等功能，免疫细胞的发育缺陷，代谢平衡失调及功能异常和感染、过敏反应性或自身免疫疾病及肿瘤的发生密切相关。无论是先天或后天继发性免疫缺陷均可导致机体多种不同的临床疾病，其中部分突出或同时表现在耳鼻咽喉等器官。有效的免疫评价有利于及时发现机体存在的免疫缺陷异常，及早的使病患得到有效的治疗。

第一节 免疫功能评价

免疫功能评价的对象主要针对免疫功能受损的患儿，免疫功能受损的表现基于免疫防御、免疫耐受和免疫监视功能受损所造成的感染、自身免疫性疾病或过敏性疾病和肿瘤。因此免疫功能评价的对象主要是这三类患儿。

免疫功能评价有两个层次，一是常规免疫功能评价，主要针对相对常见的免疫缺陷所建立的常规评价手段，随时间和各个机构条件而有所不同，常规免疫功能评价可以基本确立免疫受损环节；二是根据常规免疫功能评价所确立的疾病可能种类进行个体化的免疫功能性分析和基因分析，需要具备一定的基础研究手段。通过上述手段以达成对免疫缺陷患儿免疫受损环节的定位。如确定是先天性免疫还是获得性免疫受损，受损环节位于固有免疫的细胞还是分子组分抑或适应性免疫的体液免疫还是细胞免疫。通过个体化的研究性分析还可以进一步明确。

一、临床病史和体格检查

临床评价的主要价值在于指导正确合理地使用进一步相关的辅助检查手段，并可以帮助初步定位免疫受损环节。以感染为例，常规治疗效果不佳的感染应注意患儿可能存在免疫功能受损的可能。反复而严重的特定病原感染对提示免疫功能受损的环节具有提示作用（表1-6-1-1）。感染的部位也提示可能的免疫受损环节。体液免疫缺陷一般多累及呼吸道，中性粒细胞功能缺陷可能突出表现为皮肤、淋巴结等感染。表1-6-1-2总结了不同免疫环节受损其易感的机体组织和器官。

由于免疫系统受损后其临床状况往往通过其他组织器官体现出来，很多表现往往不具有特异性。此外重要的是免疫缺陷的种类繁多，各种疾病之间的临床表现差异悬殊。许多严重的免疫缺陷患儿可能同时伴有各种不同类型的皮损,包括湿疹、血管神经性水肿、皮肤出血、毛细血管扩张、溃疡等。皮肤的反复感染还可能形成肉芽肿。胸腺发育不良的 DiGeorge 综合征或高 IgE 反复感染综合征(hyper-IgE recurrent infection syndromes)可有特殊面容或骨骼发育异常。除了可能存在的肺炎体征外,还可出现肺脓肿、肺膨出、肺不张、脓胸等表现;长期反复感染可引起慢性支气管扩张。一些免疫缺陷疾病可引起淋巴增殖性改变,发生肝脾大,常见的疾病类型包括自身免疫性淋巴增殖综合征、X 连锁淋巴增殖综合征、常见变异型免疫缺陷病、高 IgM 综合征等。这些疾病引起肝脾肿大的原因可由感染、淋巴细胞凋亡及增殖异常或肿瘤所致。需要指出的是很多免疫缺陷疾病的患者较正常同龄人具有更高的肿瘤发生风险。一些特征性临床表现对免疫缺陷的提示作用见表 1-6-1-3。

表 1-6-1-1 不同病原感染对免疫受损环节的提示作用

病原体	免疫受损环节
病毒(肠道病毒,脊髓灰质炎接种后感染)	T 细胞、B 细胞
真菌	
念珠菌	T 细胞
曲霉菌	T 细胞或吞噬细胞
寄生虫	
贾第鞭毛虫	B 细胞
卡氏肺孢菌、弓形虫	T 细胞
细菌	
分枝杆菌(如卡介苗)	T 细胞
有荚膜细菌	B 细胞
低毒细菌	中性粒细胞 / 吞噬细胞

表 1-6-1-2 感染部位对免疫受损环节的提示作用

感染部位	T 细胞(联合)免疫	体液免疫	中性粒细胞
皮肤	+	+	+++
中耳炎	++	+++	-
肺炎	+++	+++	+++
淋巴结炎	-	±	+++
牙龈炎	+	+	+++

表 1-6-1-3 部分眼耳鼻咽喉相关临床表现对免疫缺陷的提示作用

临床表现	常见疾病
口腔、全身真菌感染,腹泻,发育不良,严重难以控制的全身多脏器感染	严重的联合免疫缺陷,T 细胞为主免疫缺陷
反复化脓性中耳炎、鼻窦炎,肺炎,败血症	抗体缺陷病
伴耳郭位置低的特殊面容,低钙抽搐,先天性心脏病	DiGeorge 综合征
眼 - 皮肤白化,神经系统改变,淋巴结肿大	Chédiak-Higashi 综合征

续表

临床表现	常见疾病
牙齿畸形,反复严重感染,皮肤色素异常沉着	NEMO 综合征
牙周炎,伤口愈合不佳,脐带脱落延迟,白细胞增多	白细胞黏附功能缺陷症
口腔溃疡,鼻窦堵塞,淋巴结肿大,脓肿,皮肤或深部组织肉芽肿形成,肺炎,骨髓炎	慢性肉芽肿
口腔真菌感染,口咽部溃疡,葡萄球菌感染所致反复皮肤、肺、关节和内脏脓肿,肺气肿,脸部皮肤粗糙,瘙痒性皮炎,哮喘等	高 IgE 综合征
面部、球结膜、耳郭等部位毛细血管扩张、共济失调,反复鼻窦和肺部感染,神经系统退行性变	伴共济失调毛细血管扩张免疫缺陷
持续口腔念珠菌感染,指甲萎缩,内分泌异常(甲状旁腺功能减退,Addison 病)	慢性皮肤黏膜念珠菌病
慢性牙龈炎,反复口腔溃疡和皮肤感染,粒细胞严重减少	严重先天性粒细胞减少症

二、实验室免疫检查

1. 固有免疫

(1)补体的检测:补体激活系统中包含了 14 种主要蛋白和超过 10 种以上的调节蛋白。另外,至少 7 种受体介导了补体激活剪切。血清中补体相关蛋白占了总蛋白的 5% 左右,可以在炎症状态下上升至 7% 左右。补体的检测包括血清总补体(CH50)和各组分的检测。CH50 以单位 /mL 表示结果,正常值因检测方法不同而异。补体 C1~C9 中任何一个组分的含量降低,均可使总补体量降低,故可以此作为过筛试验。补体组分的测定可帮助明确其含量。因为不同补体成分缺失对应特定的临床症状。对于特定补体成分的测定有利于明确诊断。

补体系统异常的临床意义:先天异常主要有遗传性血管神经性水肿(C1 抑制物缺乏)、补体各个(单一)组分缺陷病等。后天异常中补体含量增多见于部分感染性疾病的早期。补体量减少可由于:①免疫机制激活而消耗了补体,如系统性红斑狼疮(systemic lupus erythematosus,SLE)活动期、急性肾小球肾炎早期、SLE 伴肾病者、高球蛋白血症、冷球蛋白血症、溶血性贫血发病后、重症类风湿性关节炎、血清病、重症肌无力、急性移植排斥反应、基膜增生型肾小球肾炎及感染性休克等;②补体合成减少,如某些慢性肝病、儿童进行性肾小球肾炎等。由于脑膜炎双球菌感染和补体缺陷的紧密相关性,并且在缺陷人群中呈现较高的复发性,对于有系统性脑膜炎双球菌感染的任何患儿,都有理由考虑补体的测定和筛查。另外对于 SLE 以及溶血性尿毒综合征(heomlytic uremic syndrome,HUS),都要积极地对补体成分进行测定。

(2)中性粒细胞功能检测:中性粒细胞具有趋化性、吞噬活力及杀菌等功能。趋化性试验中以大肠杆菌培养过滤液提供趋化因子,在一特殊小培养盒(Boyden 小盒)内,观察细胞移行入滤膜中的距离(也可用琼脂糖做试验),判断白细胞趋化性的强弱。吞噬功能测定乃将白细胞与葡萄球菌混合培养,计算 100 个白细胞吞噬细菌数及吞噬指数。吞噬颗粒后的代谢活性,还可用四唑硝基蓝(tetranitroblue tetrazolium chloride,NBT)试验或化学发光法进行测定。近年来使用流式细胞仪测定二氢罗丹明的氧化反应来判定中性粒细胞氧化呼吸功能的呼吸爆发实验,更为简便和客观。杀菌功能检测是将白细胞与金黄色葡萄球菌混合,加入健康人血清(用以提供补体),并作细菌培养及菌落计数,以推算白细胞的杀菌功能。

2. 适应性免疫

(1)体液免疫评价:体液免疫评价主要包括两方面内容:B 细胞数量和 B 细胞的功能(包括免疫球蛋白和特异性抗体)。

1)B 细胞数量检测:目前主要通过流式细胞仪进行检测,CD19 分子是正常成熟 B 细胞的表面标志。通过检测 CD19+ 细胞的量可以帮助确定 B 细胞数是否正常。检测内容一般包括 B 细胞占外周淋巴细胞的百分比和 B 细胞的绝对计数。前者可通过流式细胞仪自动获得,后者需使用专门的试剂检测,费用增高。简单的方法是同时对样本进行白细胞分类计数,获得淋巴细胞占外周血的数量,以此结合流式检测的百分比进行计算获得(T 细胞绝对计数也可以同样方法获得)。

计算公式如下:

白细胞计数 × 淋巴细胞百分比 ×CD19 + 细胞百分比 = CD19 + 细胞数

T 细胞和 NK 细胞数目也可按此公式计算。

临床上 B 细胞数量减少的情况主要见于 X 连锁无丙种球蛋白血症和一些肿瘤患儿。B 细胞增多则主要见于 B 细胞克隆增殖和血液系统肿瘤。少数病毒感染也可造成 B 细胞数增多。许多情况下需要甄别 B 细胞在外周血淋巴细胞中比例的变化是由于 B 细胞直接变化造成还是其他淋巴细胞组分的变化间接引起(见 T 细胞部分)。由于体内淋巴细胞数量是一个动态过程,其变化可以较大。

2)B 细胞功能检测:成熟 B 细胞的主要功能是产生免疫球蛋白和病原特异性抗体。不同地区人群的免疫球蛋白正常值范围可略有差异,儿童 Ig 正常值因年龄而变化。正常新生儿由于来自母亲的 IgG 的影响,出生时其 IgG 水平接近正常成人,而后迅速下降。婴儿期 IgA、IgM、IgE 均呈生理性低下,不能因此而诊断为抗体缺陷。如 IgA 和 IgM 过高,一般为患儿自身感染所致。测定同种血凝素是临床上最简便且有意义的检查机体抗体应答的方法,检测体内是否存在病原特异性抗体也有利于了解抗体产生的能力。一些特异性抗原刺激后机体产生抗体的能力可以帮助判断是否存在特异性抗体产生缺陷,如抗细菌脂多糖抗体缺陷等。IgE 总量与年龄相关,一般脐血中 IgE <2kU/L,新生儿 IgE 水平十分低下。儿童期血中 IgE 含量随年龄递增,12 岁以后逐渐接近并稳定在成人水平。有资料显示婴幼儿总 IgE 增高罹患过敏性疾病的可能性增大。

(2)细胞免疫评价:T 细胞的表面标志目前临床主要使用 CD3+、CD3+CD4+、CD3+CD8+ 三种,CD16+/CD56+ 为 NK 细胞。

1)T 细胞数量检测:在对 T 细胞百分比进行评价时必须首先掌握三个公式,正常情况下所获得的流式细胞仪检测结果应满足:①(CD3+ 细胞百分比)+(CD19+ 细胞百分比)+(CD16/56+ 细胞百分比)=100%,常规检查可有出入,一般认为 ±5%,如相差过于悬殊临床上具有一定提示意义;②(CD3+CD4+ 细胞百分比)+(CD3+CD8+ 细胞百分比)=(CD3+ 细胞百分比),当检测结果偏离此等式时提示存在双阴性或双阳性 T 细胞,临床上这种情况发生较多,其中以双阴性 T 细胞最为常见;③(CD3+CD4+ 细胞百分比)>(CD3+CD8+ 细胞百分比),通常可以用 CD4/CD8 来体现,但目前还没有这一比值的正常值范围。一般而言 CD4/CD8 应大于 1,也就是说 CD3+CD4+T 细胞数应多于 CD3+CD8+T 细胞数。当发生比值倒置时应注意判别是由于 CD3+CD4+T 细胞减少还是由于 CD3+CD8+T 细胞增多所致。

2）T 细胞功能检测：T 细胞功能主要由其分泌的细胞因子体现。但目前细胞因子的检测尚难在临床实践中常规应用。Luminex 高通量多因子测定技术能够同时测定多种细胞因子的变化，对于免疫相关疾病的诊断起到积极的作用，但是限于其技术要求高，价格昂贵，目前的普及还有很大困难。一般作为 T 细胞功能的粗筛试验可根据临床在体试验得到初步判断。这些试验包括 PPD 试验、链激酶 - 链道酶、流行性腮腺炎病毒、白念珠菌素等。淋巴细胞增殖（转化）试验尤其是 T 细胞增殖实验有助于原发性及继发性免疫缺陷病的诊断，也有助于肿瘤等疾病患者免疫功能状态的观察。利用荧光染料的强度随着细胞分裂在子代细胞中减半分配的原理，利用流式细胞术可以推断培养 T 细胞在刺激培养下的增殖情况。但一般往往存在严重 T 细胞功能障碍时（如重症联合免疫缺陷）才可能发现异常。近年来有通过检测 T 细胞活化时一些特殊表型的出现来帮助判断，但仅仅处于研究阶段，尚无法作为常规使用。

此外，根据不同的疾病类型还有许多不同的功能试验，如检测凋亡状况的淋巴细胞凋亡实验、检测机体对特殊病原反应的实验等。目前有 120 余种原发性免疫缺陷病的基因已经明确，基因分析免疫缺陷中的重要作用是显而易见的，除了可以帮助最终明确诊断外，还有一个重要意义是指导优生优育。目前国内已有一些单位可以开展相关基因分析。其他辅助检查还有胸腺的影像学检查，尤其是胸腺增强 CT 检查可有助于先天性胸腺发育不良的诊断。

第二节 原发性免疫缺陷病

原发性免疫缺陷（primary immunodeficiencies）是一类遗传性疾病，它们可以是单发的疾病，也可以是综合征的表现之一。现在已发现超过 200 种原发性免疫缺陷病，而且每种免疫缺陷病还可能由不同的疾病组成。超过一半的免疫缺陷病已知其分子病理基础。原发性免疫缺陷常表现为儿童期（尤其婴儿期）频繁（反复）发生的特殊感染。大约80% 的患者发病年龄小于 20 岁，因其遗传模式常为 X 连锁遗传，所以 70% 的患者为男性。有临床表现的免疫缺陷发病率总体上约为 1/10 000。

原发性免疫缺陷是按照免疫系统的主要成分缺陷、缺失或无功能进行分类，包括 B细胞（或免疫球蛋白）、T 细胞、NK 细胞、吞噬细胞或补体成分。随着认识的深入，根据其缺陷的分子基础进行免疫缺陷分类应该更有价值。

一、体液免疫缺陷病

（一）选择性 IgA 缺陷

选择性 IgA 缺陷（selective IgA deficiency）是西方国家最常见的抗体缺陷病，发病率约为 1/500~1/700。中国、日本等东方人种为 1/10 000~1/100 000。这种疾病除 IgA 缺乏或明显低于正常外，其他抗体均正常，分泌型 IgA 通常也降低，T 细胞功能和 IgG、IgM 的特异性抗体反应正常。由于在 IgA 缺陷患者中，IgA 来源的 B 细胞数量正常，因此这种缺陷主要是由于 B 细胞功能缺陷所致。虽然被称为选择性 IgA 缺陷，在一些病例中也会出现 IgG$_2$、IgG$_4$ 和 IgE 的缺失。

大多数选择性 IgA 缺陷患者,尤其是部分缺陷者(如,IgA 水平低于正常值 2 个标准差以上,但高于 5mg/dL 者)是完全无症状的。然而,IgA 缺陷者较正常人群在反复感染(呼吸道、胃肠道)、过敏性疾病和自身免疫疾病三方面有较高的发生率。感染和过敏性疾病可归因于 IgA 黏膜屏障功能的缺失。微生物黏膜穿透力的增加导致反复感染;过敏原穿透力的增加导致 IgE 介导的过敏反应。对这类患者胶原血管疾病发生率增加的病因所知甚少,但是可能与不同抗原全身暴露的增加引起自身抗体交叉反应有关。

30%~40% 的 IgA 完全缺陷的患者中存在 IgA 循环抗体。有证据显示母传 IgA 也能诱发婴儿选择性 IgA 缺陷。所以,这些患者如果接受含有 IgA 的血液制品,将会发生严重的过敏反应。由于儿童期 IgA 本底水平偏低,儿童选择性 IgA 缺陷较成人不易诊断。但通常在儿童期 IgG$_2$ 和 IgG$_4$ 缺失,示选择性 IgA 缺陷高度可能性。

(二)IgG 亚类缺陷

IgG 亚类缺陷(IgG subclass deficiency)也较常见,这种情况通常是总的血清 IgG 水平正常,4 种 IgG 亚类中一种或多种缺乏或水平低于正常。和选择性 IgA 缺陷一样,并不是所有的患者有临床症状。通常表现为反复的呼吸系统细菌感染(支气管炎、肺炎)及相关器官感染(鼻窦炎、中耳炎)。

IgG 亚类缺陷患儿病史及反复感染是多变的。大多数在幼儿时期出现感染,随年龄的增加,反复感染的趋势无确定性。尽管成人 IgG 亚类缺陷感染亦有报道,但是大多数 IgG 亚类缺陷和反复感染的研究对象主要是儿童。仅有少数研究在数年后重新检测了 IgG 亚类水平。这些研究数据表明随时间推移这些缺陷可能会持续存在。

特异性抗体形成缺陷在有或者没有 IgG 亚类缺陷患者中均有发现。这些患者感染或免疫后,仅有较少的抗体产生或者没有抗体产生。一些患者可以对某些特定的抗原反应,而不能对其他的抗原反应。特别的是,在反复呼吸道感染的患者中发现其对多糖类抗原具有更差的反应。由于大多数常见呼吸道病原具有多糖类外壳,这些发现可能具有临床相关性。对多糖类抗原的反应主要是产生 IgG$_2$ 亚类抗体,部分患者对多糖类抗原反应的缺陷与 IgG$_2$ 亚类缺陷相关。IgG$_1$ 和 IgG$_3$ 亚类主要是对蛋白类抗原反应产生,例如破伤风毒素、白喉类毒素、病毒类抗原等。

(三)婴儿暂时性低丙种球蛋白血症

婴儿暂时性低丙种球蛋白血症(transienthypogammaglobulinemia)表现为免疫球蛋白产生过程中成熟落后。正常新生儿内源性抗体水平较低,主要受孕后期通过胎盘传递的母亲 IgG 保护。母体来源的 IgG 逐渐分解代谢,导致 3~6 月龄时出现抗体水平的生理性低谷。正常婴儿对抗原刺激的反应使内源性抗体产生,总 IgM 和 IgG 抗体水平随之上升。暂时性低丙球蛋白血症婴儿不能在正常时间产生内源性抗体,导致 IgG、IgA 降低,有时还包括 IgM 在 3~6 月龄时降至低谷并持续数月。大多数病例在 1 岁开始抗体产生增加,通常在 2~3 岁达到正常(少数患儿 4~5 岁抗体水平仍不能达到正常水平)。IgA 水平上升最慢,少数患者有持续的 IgA 缺陷。尽管抗体水平较低,但是通常可以发现对免疫具有较好的特异性抗体反应。

暂时性低丙种球蛋白血症患儿可能没有症状,也可能表现为反复的呼吸道及相关器官感染,包括中耳炎、鼻窦炎、肺炎和咽炎。很少出现严重的全身感染。通常出现反复感染的初始时间为 6 月龄左右。早产儿由于错过了妊娠晚期母体 IgG 的传递,出现 IgG 低水平的时间更早。

（四）X 连锁无丙种球蛋白血症

X 连锁无丙种球蛋白血症（X-linked agammaglobulinemia，XLA），又称为 Bruton 综合征（Bruton syndrome），是由于编码 B 细胞酪氨酸激酶（B cell tyrosine kinase，BTK）基因突变所致，以循环 B 细胞和浆细胞完全或接近完全缺乏为主要特征，IgG、IgA 和 IgM 均明显低下，为 X 连锁隐性遗传。这些患儿通常在 6 月龄后出现反复的细菌感染。尽管有明显的抗体缺陷，少数患儿可到 3~5 岁才出现严重感染问题。除上、下呼吸道感染外，败血症、脑膜炎、骨髓炎和化脓性关节炎也常见。一部分患者以反复化脓性中耳炎为突出表现。患者典型的表现包括腺样体、扁桃体和外周淋巴结均发育不良，即使经反复接种抗原物质后局部淋巴结仍无生发中心。在淋巴结和骨髓中不见浆细胞，骨髓中有正常量的前 B 细胞。患者细胞免疫正常，对病毒感染能够正常处理。然而，活脊髓灰质炎疫苗接种后，疫苗相关的脊髓灰质炎有显著的危险性。易于出现慢性的埃可病毒（enteric cytopathic human orphan virus，ECHO）或柯萨奇病毒感染，表现为慢性进展的脑膜脑炎和皮肌炎样综合征。

及早开始丙种球蛋白的替代疗法，能预防全身感染、改善预后、过正常人生活。需按每月按 0.35~0.5g/kg 的剂量或每 2 周按 0.15~0.25g/kg 的剂量注射丙种球蛋白，才能使患者血清 IgG 的低谷水平维持在 3~4g/L，以免易感。但仍有不少患者发生反复上呼吸道感染，包括慢性鼻窦炎及肺部感染可造成支气管扩张和肺功能不全。对这些患者需给予间歇的或长期持续的抗生素治疗。

（五）常见变异型免疫缺陷病

常见变异型免疫缺陷病（common vaviable immunodeficiency disease，CVID）是属于最常见的原发性体液免疫缺陷病。有家族史者可呈常染色体显性或隐性遗传，部分患者常伴慢性肉芽肿和自身免疫病，其影响了全球 1/10 000~1/100 000 的个体。此种疾病有多种病因存在，目前已经发现少数患者存在可诱导协同刺激分子（inducible co-stimulator，ICOS）基因缺陷或 CD19 缺陷。大部分患者的基因缺陷尚不明确。本病临床表现类似 XLA。只是 CVID 发病年龄不定，多见于青壮年，无性别差异，以及对感染的易感程度低些。一般可有反复的化脓性呼吸道感染，有些患者因明显的慢性肺疾患如支气管扩张等，才被发现为 CVID。有的患者可发生少见肠道病毒的感染，出现慢性脑膜脑炎、皮肌炎样综合征等。CVID 患者很容易患胃肠道疾病，且常常继发于贾第鞭毛虫感染；并有淋巴网状组织和胃肠道癌肿的高发率，与 XLA 相反，约 1/3CVID 患者脾大和/或弥漫性淋巴组织增生。此外，CIVID 患者还易患恶性贫血、溶血性贫血、特发性血小板减少性紫癜、SLE、Graves 病、Addison 病，类风湿性关节炎，胰岛素依赖型糖尿病等自身免疫病。而 HLA 患者很少伴有自发免疫症状。CVID 患者的抗体和血清 IgG 明显不足（<2.5~3g/L），往往伴 IgA 缺乏和 IgM 低下；循环 B 细胞数量低下或正常，T 细胞中 CD4/CD8 的比值下降，特别缺少 CD4+CD45RA+ 幼稚 T 细胞（未与抗原接触过的 CD4 T 细胞）。CVID 的原发病损环节多种多样。可能是 B 细胞内在缺陷，更多见的是患者存在 T 细胞的信号传入缺损，导致 B 系列抗体应答无能。综上所述，CVID 的特点一是"常见"，二是"变异"，表现为起病年龄、临床表现和发病机制很不一致。人们往往把不能明确列为某种特定的低丙种球蛋白血症的患者都归属于 CVID。本症的治疗与 XLA 基本相同。

常见变异型免疫缺陷是一个临床综合征，通常表现为以前健康良好的儿童或成人出现反复的细菌感染和低丙种球蛋白血症。由于临床症状和实验室异常的多变性，通常假定几种缺陷可出现这种综合征。大多数患者具有正常数目的成熟 B 淋巴细胞,但是 B 淋巴细胞不能发育成熟为浆细胞和产生特异性抗体。常见变异性免疫缺陷患者也可以出现不同的 T 淋巴细胞亚群和功能缺陷,通常怀疑这种异常是由于 T 淋巴细胞和 B 淋巴细胞交互作用导致不能产生正常的抗体反应。

常见变异型免疫缺陷和 XLA 在临床表现上除初发年龄外,非常相似。虽然常见变异型免疫缺陷偶尔在婴儿时期被诊断,但是其症状主要在出生后第二个或第三个十年出现。反复的呼吸道细菌性感染是最主要的表现,在未治疗的患者中,也很少进展为支气管扩张。常见变异型免疫缺陷患者亦经常出现反复的单纯疱疹和带状疱疹。由于寄生虫和细菌的感染,胃肠道症状是经常出现的问题。成年患者自身免疫病和恶性肿瘤的发生率增加。

二、联合免疫缺陷和 T 细胞为主的免疫缺陷

联合免疫缺陷中存在 B 细胞和 T 细胞介导的两种免疫缺陷。大多数联合免疫缺陷的患者除了有鼻窦炎、中耳炎和支气管肺炎的高发生率之外,还表现 T 淋巴细胞功能异常的临床症状,例如真菌、病毒、原生动物的机会性感染。

严重联合免疫缺陷综合征通常在婴儿早期即表现为严重的慢性肺病、慢性腹泻和慢性鹅口疮。临床上经常出现上呼吸道感染,通常表明患儿具有严重的免疫系统问题,耳鼻咽喉头颈外科医师通常不易诊断。

(一) 严重联合免疫缺陷病

严重联合免疫缺陷病(severe combined immunodeficiency,SCID)是以各种获得性免疫功能都明显丧失为特征的先天性疾病,若不行骨髓造血干细胞移植以重建免疫,或无菌隔离,患儿将在 1 岁以内死亡。

SCID 包括常染色体隐性遗传 SCID、X- 连锁隐性遗传 SCID、腺苷脱氨酶(adenosine deaminase,ADA) 缺陷、网状组织发育不全(reticular dysgenesis) 等多种不同疾病。*IL2RG*、*IL7R*、*JAK3*、*ADA*、*RAG1*、*RAG2* 和 Artemis(*DCLRE1C*)这 7 个基因的突变占 SCID 案例的 90% 以上。患儿在生后最初数月内频繁发生中耳炎、口腔念珠菌感染、肺炎、败血症、腹泻和皮肤感染,继而出现消瘦、甚至生长停滞,还可发生白念珠菌、卡氏肺孢菌、巨细胞病毒等条件性感染或在接种活疫苗后出现的全身性疫苗病。患儿常因不易确诊或缺乏有效治疗而死亡。这类患儿缺乏排斥非己组织的能力,处于移植物抗宿主病(graft versus-host disease,GVHD)高危状态。通过胎盘进入儿童体内的母亲免疫活性细胞或儿童输注了含有 HLA 抗原不一致的淋巴细胞的血制品,都可发生 GVHD。

免疫学检查发现血清 Ig 水平很低或缺如,接受抗原免疫后也不产生抗体。细胞免疫功能几乎全无,淋巴细胞 <1.2×10^9/L (1 200/mm^3),CD3+ 细胞低于 10%,对丝裂原或同种异型细胞的增殖反应极低或没有,不出现皮肤迟发型超敏反应,对非己组织不能排斥。典型患者的胸腺都小于 2g,且常常尚未降到颈部。镜下胸腺缺乏皮髓差别,几乎见不到胸腺淋巴细胞,且往往没有胸腺小体。淋巴结的滤泡和副皮质区都见不到淋巴细胞。扁桃体、腺样体和肠集合淋巴结都极度发育不良甚至缺如。

治疗方面,丙种球蛋白替代疗法不能阻止 SCID 病程恶化,但予以 HLA 基因型一致或 D 位点相配的异体干细胞移植能使患者的免疫缺损得以纠正。大部分这类患者经干细胞移植可获得根治。我国目前已开展针对这类疾病的干细胞移植工作并获得成功。

对于半相合造血干细胞移植效果不理想的 ADA 突变造成的 SCID,ADA 酶替代疗法可以达到很好的效果,在患儿尤其是早期发育阶段的治疗,甚至可以在改善细胞代谢毒性的同时,纠正免疫细胞的发育异常。

(二) X 连锁高 IgM 综合征 -CD40 配体缺陷

本病为男性发病。6 月龄 ~2 岁起反复上呼吸道感染、中耳炎、肺炎等。病原微生物可以是化脓性细菌、耶氏肺孢子菌、念珠菌及巨细胞病毒感染。耶氏肺孢子虫肺炎几乎成为此病的特征性临床症状,31.7%~48.1% 的欧美 CD40L 缺陷患者具有此类肺炎。50% 的患者伴有腹泻,并易发展为慢性症状最终需要肠道外营养支持。由于抗原连续刺激 B 细胞产生 IgM,患者扁桃体、淋巴结、肝脾可增大。自身抗体的作用可以导致血小板减少、溶血性贫血及甲状腺功能减退等表现。约有 50% 的患者有间断或持续性的中性粒细胞减少,并出现反复口炎或口腔溃疡。实验室检查发现:B 细胞数量正常,B 细胞表面 IgM、IgD 正常,其他种类 Ig 减少或缺如;血清 IgG、IgA、IgE 水平降低,IgM 正常、升高甚至降低。所以要特别注意其早期命名的误导性。特异性抗体通常是 IgM。大多数患者 T 细胞数量、亚群和淋巴细胞增殖功能正常。流式细胞仪检测体外诱导激活 T 细胞的 CD40 配体减少或缺如对此疾病的判断有一定的指导作用,但必须谨慎判断结果排除其他可能,比如 CVID 患儿由于其他原因造成的激活 T 细胞不能有效的表达 CD40L。同时患者的年龄也要考虑,CD40L 在较小的婴幼儿激活 T 细胞中的本底表达并不高。经 IVIG 可以使 HIGM 患者反复感染得到改善。干细胞移植可起根治作用。

三、免疫缺陷综合征

免疫缺陷综合征是指除了免疫缺陷外还合并有其他组织器官的异常。

(一) Wiskott-Aldrich 综合征

Wiskott-Aldrich 综合征(Wiskott-Aldrich syndrome)为 X 连锁隐性遗传。于婴幼儿时期起病。临床特征为湿疹、血小板形态变小、减少和容易感染。有阳性家族史的新生男婴出现血小板减少性紫癜就应考虑本病。在疾病早期血清免疫球蛋白水平可能正常,而对多糖抗原缺乏抗体应答,临床上可表现为反复而难治的有荚膜的细菌感染,化脓性中耳炎、肺炎、脑膜炎和败血症。以后血清 IgM 下降,随年龄增长,不但 IgG 含量日益下降,细胞免疫功能也逐渐减退,耶氏肺孢子菌肺炎及疱疹病毒感染的概率增加。一般都缺乏皮肤迟发型超敏反应。患者血清中测不到抗血小板的抗体,血小板减少与其内在缺陷有关。患者还可能出现严重的血管炎、肾小球肾炎等自身免疫病以及淋巴网状组织肿瘤,往往在 10 岁以前死亡,感染或出血是主要死因,也有少数死于恶性肿瘤。

治疗上主要是控制出血和感染,可给患者输血小板。有的患者行脾切除术后,出现血小板显著上升,加上长期给抗生素治疗和预防感染,可获良好的临床疗效。近来有个别报道,在全身亚致死量照射等处理后,进行 HLA 型别相配的同胞骨髓移植,完全纠正了血小板和免疫两方面的异常。

(二) 伴共济失调和毛细血管扩张的免疫缺陷症

伴共济失调和毛细血管扩张的免疫缺陷症(immunodeficiency with ataxia telangiectasia)是一种伴有神经、免疫、内分泌、肝和皮肤异常的复杂常染色体隐性遗传综合征。此病最明显的临床表现是进行性的小脑共济失调,眼结膜和皮肤毛细血管扩张,慢性呼吸道和肺部疾患,恶性肿瘤发生率高,以及不定型的体液和细胞免疫缺陷。典型病例在儿童会走路后不久即出现共济失调,成为诊断本病的线索,且进行性恶化,通常在 10~12 岁以前患儿就因严重的共济失调而不能行走,只能坐轮椅移动。一般在 3~6 岁以前发生毛细血管扩张。约 80% 的患者发生反复的鼻窦炎和肺部细菌性感染,绝大部分患者的甲胎蛋白含量升高,可伴有性腺发育不良、肝功能异常、非酮症性的高血糖、抗胰岛素性糖尿病等。血清 Ig 减少,包括 IgA、IgE、IgG$_4$ 和 IgG$_2$。产生特异性抗体的功能正常或下降。缺乏皮肤迟发型超敏反应。同种异型移植物在患者体内的存活时间延长,但仍能被排斥。体外实验显示细胞免疫功能下降或正常。

(三) DiGeorge 综合征

DiGeorge 综合征(DiGeorge syndrome)是胚胎早期累及多种器官的一系列邻近基因综合征之一。因心脏畸形(C),异常面容(A),胸腺发育不良(T),腭裂(C)和低钙血症(H)都有 22q11-pter 丢失,因而称为 "CATCH22"。第 3、4 咽囊发育障碍的病理表现为胸腺和甲状旁腺发育不良或不发育,也可伴有大血管异常和 / 或小颌等特殊面容。出现新生儿不易纠正的低钙抽搐和 / 或心力衰竭是最常见的临床表现,由此应怀疑本症。在 DiGeorge 综合征病例中,胸腺完全不发育较不同程度的胸腺发育不全少得多。故有的患者还存有一些细胞免疫的功能,感染也不太多,且有 T 细胞功能自然转为正常的可能。可称之为部分性 DiGeorge 异常,个别病例尚有自愈可能。胸腺严重发育不全的患者可能出现类似 SCID 的表现。治疗上可试注射胸腺肽(1~2mg/kg 每日肌肉注射,2~3 周后可逐渐减到维持量),胎儿胸腺移植可有疗效,轻症患者中也有自发好转者。

(四)自身免疫性多内分泌腺病 - 念珠菌病 - 外胚层营养障碍病

自身免疫性多内分泌腺病 - 念珠菌病 - 外胚层营养障碍病(autoimmune polyendo-crinopathy with candidiasis and ectodermal dystrophy, APECED)是常染色体隐性遗传,编码胸腺自身耐受所必需的转录调节蛋白的 AIRE(autoimmune regulator gene)缺陷。外周血 CD41 细胞增多,B 细胞和免疫球蛋白正常。临床表现为自身免疫病,尤其累及甲状旁腺、肾上腺和其他内分泌器官,伴有念珠菌病、牙釉质发育不全及其他畸形。

(五) 高 IgE 综合征

高 IgE 综合征(hyperimmunoglobulin E syndrome)是一种病因未知的原发性免疫缺陷病,以反复的葡萄球菌感染的脓肿和过度升高的血清 IgE 水平为主要特征。尽管与慢性肉芽肿病有临床相似性,但是高 IgE 综合征没有中性粒细胞功能的缺陷。血液和痰液中嗜酸性粒细胞增多常见,一半以上的患者中存在细胞免疫异常。虽然大多数患者血清中 IgG、IgA、IgM 水平正常,但是有学者报道了 IgG 抗体的回忆应答缺陷。有少数的家族性病例报道,遗传方式近似于不完全外显的常染色体显性遗传。

临床表现通常开始于婴儿早期。疖和皮肤脓肿是最常见的临床表现,鼻窦炎、中耳炎和肺脓肿也常见。特征是在肺部感染发生后出现持续的肺大疱。除了金黄色葡萄球菌和常见的儿童易感病原细菌外,鼻窦炎和肺膨出大疱时真菌感染常见。许多患者有慢性瘙痒性皮炎,尽管 IgE 明显升高,患者通常没有呼吸道过敏症状。在多数患者中其他相关的发现包括明显的骨质疏松和粗糙的面部特征。

四、吞噬细胞数量异常和/或功能缺陷

(一)慢性肉芽肿病

慢性肉芽肿病(chronic granulomatous disease, CGD)多在婴幼儿期发病,临床特征

为对各种过氧化氢酶阳性菌属如葡萄球菌、沙雷菌、曲菌属等高度易感,表现为长期不愈或反复发作的慢性感染及局部的慢性肉芽肿,常有淋巴结炎、肝脾大,根据定量硝基四唑氮蓝(NBT)试验(或更加敏感的化学发光试验)和杀菌试验可确立诊断。本病患者中有的是与 X 染色体短臂的 Xp21 位点丢失基因有关,呈 X 连锁遗传;有些病例与 16 号染色体有缺陷相关,呈常染色体隐性遗传。治疗采用针对病原菌足量长疗程的抗感染治疗、预防性使用抗生素。由于病原菌对抗生素的敏感性可能会发生变化,应经常进行感染部位的细菌培养并做药敏试验,据此调整抗生素的使用。磺胺类用于预防本病的感染效果较好。近年采用人重组 INF-gamma 50μg/m^2(体表面积 >0.5m^2 患者),每周 3 次皮下注射预防 CGD 的感染,取得效果。使用 INF-γ 的主要不良反应是发热、寒战、头痛和腹泻等。骨髓移植对本病可有效果。近年基因治疗 CGD 在动物和患者身上都取得了成功。

(二) 白细胞黏附缺陷

白细胞黏附缺陷(leukocyte adhesion defects,LAD)是由于它们共同的构建成分 β 链(CD18)的生物合成异常。β 链的编码基因位于 21 号染色体。这类缺损称为白细胞黏附缺陷 1(LAD1)。第二型的白细胞黏附缺陷(LAD2)是一种黏附分子——选择素(selectin)合成障碍。LAD 患者若出现了白细胞运动、黏附及吞饮等损害,则往往发生皮肤感染、愈合障碍、牙周炎以及肠道或肛周瘘管,LAD1 型患者还可伴智力发育滞后。可选用抗生素、外科手术和输注嗜中性粒细胞(若发生了败血症)治疗感染。预防性服用磺胺类药物有意义。骨髓移植治疗在有些 LAD1 患者取得了成功。

第三节 继发性免疫缺陷

当正常的免疫系统由于营养不良、代谢性疾病、蛋白质消耗、药物、手术或感染等受损后,可发生继发性免疫缺陷。多数这类患者除了表现其基础疾病的症状和体征外,还表现为反复的呼吸道感染。在本节中主要阐述由于人类免疫缺陷病毒感染所致的继发性免疫缺陷。儿童获得性免疫缺陷综合征(acquired immunodeficiency syndrome,AIDS)是由人类免疫缺陷病毒(human immunodeficiency virus,HIV)感染所致,发生率在世界范围迅速增加。儿童获得人类免疫缺陷病毒感染目前主要是由于围生期感染所致,一些年龄较儿童可由输注血液制品感染。

人类免疫缺陷病毒感染病程是多变的。尽管病毒在淋巴组织、中枢神经系统和内脏器官广泛传播,通常在围生期感染的婴儿中没有明确的症状。抗病毒免疫反应在最初的几星期内形成,循环的游离病毒数量减少。感染后无症状期可持续数月至数年,在这期间,病毒继续感染和破坏 CD4+T 淋巴细胞(T 辅助细胞)。当 CD4+T 淋巴细胞数量迅速减少,患儿即出现反复感染的临床症状。

儿童 AIDS 早期常见鼻窦炎、中耳炎等反复的上呼吸道感染。这些患儿和普通上呼吸道感染患儿的区别是前者常有持续的口腔念珠菌感染和 / 或腮腺炎。早期很少看到播散性淋巴结病和肝脾大。随着疾病的进展,患儿不仅出现持续的呼吸道感染,而且开始表现更严重的感染和多种全身症状,如生长迟缓、慢性腹泻、慢性肺病,可以涉及不同的器官、系统,如中枢神经系统、心脏、肾脏、肝脏等。

由于反复的中耳炎和 / 或鼻窦炎而就诊于耳鼻咽喉头颈外科医师的患儿中,免疫缺陷病并非少见。熟悉这些疾病及其临床特征、实验室结果,有利于早期诊断,并能够对根本疾病给予适当的处理,减少并发症。

(桂晋刚)

参考文献

1. 王晓川 . 原发性抗体缺陷病的诊断和治疗 . 实用儿科临床杂志 , 2006, 21 (21): 1516-1517.
2. 王晓川 . 儿童临床免疫功能评价 . 实用儿科临床杂志 , 2008, 23 (21): 1635-1638.
3. WANG Y, KANEGANE H, WANG X, et al. Mutation of the BTK gene and clinical feature of X-linked agammaglobulinemia in mainland China. J Clin Immunol, 2009, 29 (3): 352-356.
4. GEHA RS, NOTARANGELO LD, CASANOVA JL, et al. Primary immunodeficiency diseases: An update from the International Union of Immunological Societies Primary Immunodeficiency Diseases Classification Committee. J Allergy Clin Immunol, 2007, 120 (4): 776-794.
5. BALLOW M. Primary immunodeficiency diseases//BENNET JC, PLUM F. eds. Cecil Textbook of Medicine. 20th ed. Philadelphia: Saunders, 2007: 1925-1934.
6. OCHS HD, SMITH CIE, PUCK JM. Primary Immunodeficiency Diseases: A Molecular and Genetic Approach. London: Oxford University Press, 2014.

第七章
儿童耳鼻咽喉头颈部临床相关的基因组学

现代遗传学认为基因(gene)是遗传信息的基本结构与最小功能单位；基因组(genome)则是指一个生物体的整套基因，即全部遗传信息的总和，在真核生物中指含有一整套基因的染色体组。而研究基因组和如何利用基因的学科，就是所谓的基因组学(genomics)，它以生物基因组为核心，主要研究基因组的组成、组内各基因的精确结构、相互关系及表达调控。这一新兴学科伴随着人类基因组计划(human genome project, HGP)的启动应运而生，并随着 HGP 的推进而不断发展。于 20 世纪 90 年代初启动的 HGP，历时 13 年，成功绘制了人类基因组 3×10^9 DNA 核苷酸序列、23 对染色体(22 对常染色体和 1 对 XX/XY 性染色体)上 30 亿碱基的 DNA 全序列测定，破译了基因这本天书。基因组学尤其临床基因组学，以疾病相关(或致病)基因的筛选和克隆为核心，从分子水平探寻疾病发生的机制，从基因组和蛋白质组水平认识疾病，进行疾病相关基因检测、早期诊断及防治对于先天性缺陷的患者，在进行药物治疗的同时，希冀以基因治疗从根本上彻底治疗该疾病。此外，对疾病预后的判断，不仅要依靠临床经验，更要找寻疾病的分子基础，综合分析，才能做出准确判断。临床基因组学势必在 21 世纪的医学发展进程中独领风骚，而其在耳鼻咽喉头颈外科学中的应用也必将造福遗传性疾病患者。

第一节 基因组学基本概念

人类现有疾病分为 2 035 类，18 000 种。现代医学认为，造成人类疾病的因素有两大类：遗传和环境。大部分疾病都是遗传因素和环境因素共同作用的结果。

一、遗传物质

随着人类基因组计划的成功实施，医学已经进入一个基因组医学时代。现代遗传学认为，基因是携带有遗传信息、具有遗传效应的特定核苷酸序列的总称，是控制性状的基本遗传单位，故也称为遗传因子(mendelian factor)。除了某些病毒的基因由核糖核酸(ribonucleic acid, RNA)构成以外，人和其他所有生物的基因都是由脱氧核糖核酸(deoxyribonucleic acid, DNA)构成，并在染色体上作线状排列(图 1-7-1-1)。由于细胞里的 DNA 大部分在染色体上且含量稳定，因此基因的主要载体是染色体。人的细胞核中含有 23 对、共 46 条染色体(图 1-7-1-2)。在第 1~22 对染色体中,组成每一对的两条染色体是一样的,它们含有相同的基因,其中一条来源于父亲,另一条来源于母亲,这就是所谓的常染色体。第 23 对染色体与前述的 22 对常染色体不同,其含有决定性别的 X 和 Y 染色体,故被称为性染色体,男性含有 X 和 Y 染色体,而女性则含有两条 X 染色体。每一个染色体含有一个 DNA 分子;DNA 分子是含有几千或几万个脱氧核苷酸的一个小片段,即一个基因(gene);每个 DNA 分子含有很多个基因。染色体的 DNA 分子中共有四种脱氧核苷酸,四种脱氧核苷酸不仅在不同的基因中具有不同的排列顺序,而且在每个基因中还有自己特定的排列顺序。如果我们把生物的具体性状用"信息"来表示,那么基因的脱氧核苷酸的排列顺序(碱基序列)就代表遗传信息。因此,不同的基因就含有不同的遗传信息。生物的性状遗传主要是通过染色体上的基因传递给后代的,实际上就是通过脱氧核苷酸的排列顺序来传递遗传信息。

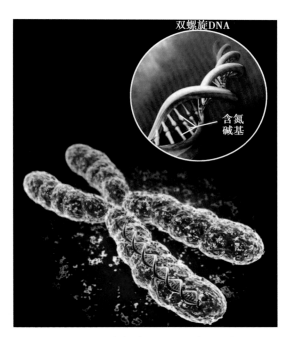

图 1-7-1-1　染色体及 DNA 结构示意图

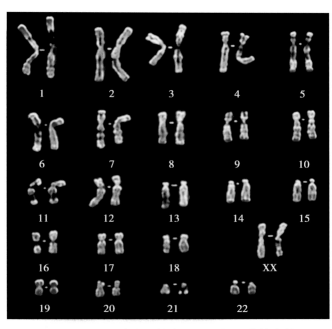

图 1-7-1-2　人类细胞核中共 23 对、46 条染色体

二、基因的功能

人类基因组大约有 10 万个基因左右。基因的基本功能一方面是通过半保留复制,将母细胞的遗传信息传递给子细胞,以保证个体的生长发育,并在繁衍的过程中保持遗传性状的相对稳定;另一方面是经过翻译、转录而控制蛋白质的合成,构成各种细胞、组织,形成各种酶,催化生命活动中的各种生化反应,从而影响遗传性状的形成,使遗传信息得以表达,这就是遗传信息传递的中心法则。因此,基因不仅是上下代之间遗传物质传递的基本结构单位,也是一个功能上的独立单位,它通过指导蛋白质的合成来表达自己所携带的遗传信息,从而控制生物个体的性状表现。不同人种之间头发、肤色、眼睛、鼻子等不同,就是基因差异所致。

三、基因突变

基因突变(gene mutation)是指基因 DNA 序列中核苷酸的排列顺序或组成发生的变化。

1. **按突变的性质分类** 其可分为长度变化和碱基置换突变(又称点突变)两种。后者又可分为:转换和颠换。转换指基因 DNA 序列上发生的单个碱基的置换,一种嘌呤被另一种嘌呤所置换,或一种嘧啶被另一种嘧啶所置换;颠换指一种嘌呤被另一种嘧啶所置换,或一种嘧啶被另一种嘌呤所置换;缺失指 DNA 链被删除一个或多个碱基对,常引起严重的表型改变;插入指 DNA 链中插入一对或几对碱基。

2. **按突变的结果分类** 根据突变发生在基因的位置和突变性质,会使遗传密码的阅读和蛋白质翻译发生变化。目前大约 1 000 多种引起人类各种疾病的基因已得到确认,其中也包括多种儿童耳鼻咽喉头颈科疾病,比如一些儿童先天性耳鼻咽喉头颈畸形、遗传性听力损失等。虽然目前已查明的致病基因或者与疾病相关的基因还为数不多,但应用基因技术分析具体个体的疾病已经作为一种全新的手段应用到医疗实践中。

第二节　基因缺陷相关的儿童耳鼻咽喉头颈科疾病

长久以来,人们对疾病有着不同的认识,因此对疾病也有着各种各样的定义。遗传学家通常认为形态或代谢异常的性状就是疾病;临床学家则认为疾病是有特定症状和体征的病态过程;生物学家又将疾病看成是内环境稳态的失衡。但是如果从环境与机体统一的观点看,无论哪种疾病都是环境因素(外因)和机体(内因)相互作用而形成的一种特殊的生命过程,伴有组织器官形态、代谢和/或功能的改变。遗传因素是构成内因的主要因素,而遗传因素的本质在某种程度上说就是基因水平的异常。人类的衰老和疾病均与基因的结构及表达异常有关。基因异常是造成人体疾病的最大因素,变异、重叠、跳跃、易感等因素造成了机体疾病的发生,也造成了衰老的现象。耳鼻咽喉科的众多疾病亦无例外地与基因相关。随着基因技术的不断发展,目前科学家们已经认识到基因异常与各种疾病的相关性,并开始在基因领域寻找疾病发生的原因和根本的解决办法,这也将为儿童耳鼻咽喉头颈科疾病的临床诊疗提供崭新的思路和方法。

儿童疾病一直以来都是以传染性、感染性及营养性疾病为主。但随着医学科学的发展,人们已能基本上控制这些病。在发达国家中,其发病率已明显下降,而遗传病或具有遗传因素的疾病(多基因遗传病)的患病率则相对上升。人类主要由遗传物质异常而引起的疾病可以分为:单基因病、多基因病。

一、单基因病

单基因病(monogenic disease)是指由单个基因发生突变所引起的遗传性疾病。从遗传模式可分为常染色体显性遗传、常染色体隐性遗传、性连锁遗传。

1. **常染色体显性遗传** 常染色体显性遗传(asutosomal dominant inheritance,AD)致病基因在常染色体上,等位基因之一突变、杂合状态下即可发病。致病基因可以是生殖细胞发生突变而新产生,也可以是由双亲任何一方遗传而来的。此种患者的子女发病的概率相同,均为 1/2。根据异常性状的表达程度不同又分为完全外显、不完全外显、不规则外显及失显等情况。

2. **常染色体隐性遗传**　常染色体隐性遗传(autosomal recessive inheritance,AR)中,控制遗传性状的致病基因位于常染色体上,其性质是隐性的,在杂合状态时不表现相应性状,只有当隐性基因纯合子(aa)时方得以表现。此种遗传病患者的双亲表现正常,但均为致病基因的肯定携带者,故多见于近亲婚配者的子女。子代有 1/4 的概率患病,男女发病机会均等,患者大部分出现在同胞之间,其后代子女往往正常,近亲结婚的后代中发病概率显著升高。

3. **性连锁遗传**　性连锁遗传(sex-linked inheritance)分为 X- 连锁遗传和 Y- 连锁遗传。

(1) X 连锁遗传病(X-linked inheritance):其的致病基因在 X 染色体上。如果性状是隐性的,称为 X 连锁隐性遗传(X-linked recessive inheritance),其特点为:女性大多只是携带者,这类女性携带者与正常男性婚配,子代中的男性有 1/2 概率患病,女性不发病,但有 1/2 的概率是携带者;男性患者与正常女性婚配,子代中男性正常,女性都是携带者。因此,X 连锁隐性遗传在患病家系中常表现为女性携带、男性患病。由于男性的致病基因只能随着 X 染色体传给女儿,不能传给儿子,故又称为交叉遗传。如果性状是显性的,称为 X 连锁显性遗传(X-linked recessive inheritance),其特点是:患者双亲之一必定是患者,女性患者都是杂合子,她们的致病基因可传给儿子和女儿,但男患者的致病基因只传给女儿,因此系谱中男患者的女儿全部发病。也是以隐性遗传病为多见。

(2) Y 连锁遗传(Y-linked inheritance):其的致病基因位于 Y 染色体上,并随着 Y 染色体而传递,故只有男性才出现症状。这类致病基因只由父亲传给儿子,再由儿子传给孙子。由于这些基因控制的性状,只能在雄性个体中表现,这种现象又称为限雄性遗传(holandric inheritance)。

4. **母系遗传**　母系遗传(maternal inheritance)是指核外染色体所控制的遗传现象,不同于孟德尔遗传规律的遗传现象。线粒体突变母系遗传与遗传性听力损失、中耳毒性药物性听力损失及老年性听力损失的发病相关。

在儿童耳鼻咽喉头颈科疾病中,单基因遗传性疾病可以说很常见,最典型的就是遗传性听力损失尤其非综合征型听力损失(nonsyndromic hearing impairment,NSHI)。目前发现,至少 50% 以上的听力损失是由遗传因素引起的,在儿童中的比例更高,全世界平均每 1 000 名新生儿中就有 1 名先天性听力损失的患儿,在我国每年新增听力损失儿童达 3 万余例。同时其他原因引起的儿童听力下降也受遗传因素的影响。可以说,听力损失已成为儿童耳鼻咽喉头颈科最常见的遗传性疾病之一。遗传学家们估计约有 200 个基因与遗传性听力损失相关。语前遗传性听力损失绝大部分属于只表现听力下降症状而无其他系统异常的 NSHI,系单基因致病,目前已经定位了 135 个 NSHI 基因座,克隆相关基因约 50 个,常见的耳聋基因包括 *GJB2*、*PDS*、*OTOF*、线粒体 DNA *A1555G* 基因等,现已广泛应用于耳聋基因诊断的临床实践中。

二、多基因病

多基因病(polygenic disease)又称为复杂性状病(complex disease)或多因素病(multi-factorial disease),事实上多数与遗传基因相关的疾病都是多基因病,目前十分常见的高血压、心脑血管病、糖尿病、肿瘤、风湿、肾脏病等,是由一个或多个基因与一种或数种环境因素共同作用产生的疾病。多基因病表现为由遗传因素决定的个体对环境因素作用的易感性,在家族中显示重发风险的增加,但不符合孟德尔遗传规律,即同胞中的患病率远比 1/2 或 1/4 低,大约只有 1%~10%。与单基因疾病比较,多基因疾病涉及的易感基因数量多,发病原理也更为复杂。对引起多基因疾病的易感基因的定位和克隆,目前已成为国际上疾病基因组学研究的重点。儿童耳鼻咽喉头颈科的原发肿瘤并不少见,可累及头颈(包括耳颞部)、咽喉及全身多部位,临床上以良性肿瘤居多,但恶性者亦非罕见,且近年有增多趋势。以头颈肿瘤为例,可有恶性淋巴瘤、横纹肌肉瘤、纤维肉瘤、嗅神经母细胞瘤等非上皮源性恶性肿瘤,以及未分化癌、乳头状癌等上皮来源的恶性肿瘤。良性肿瘤以鼻咽部纤维血管瘤、血管瘤、乳头状瘤及纤维瘤较常见。

三、获得性基因病

获得性基因病(acquired genetic diseases)是由于病原微生物感染引起的传染病。这类疾病虽然不符合经典的遗传病的概念,但大多数都是病原微生物的基因组与人类基因组相互作用的结果,最终通过破坏人类基因的正常协调与功能而使人体致病。HIV病毒感染的研究已证明了这一点。

所有疾病(外伤性疾病除外)都有遗传因素在起作用,只是程度有所不同而已。基因重组及突变在扮演着物种进化动力的同时,也产生基因缺损导致基因缺陷并可能将这一缺陷遗传给下一代,甚至往往只要基因中的一个脱氧核苷酸发生遗失或置换,就可能导致整个基因的功能丧失。随着人类基因组计划的完成和基因芯片测序技术的发展,使得我们有了前所未有的工具从遗传角度可以对各种儿童耳鼻咽喉头颈科遗传性疾病的致病机制进行深入高效分析,亦使得我们对此类疾病的预防有了科学的指导和强有力的武器。这就是我们即将谈到的基因组学研究在儿童耳鼻咽喉头颈科学临床实践的应用——基因诊断与治疗。

第三节 基因组学在儿童耳鼻咽喉头颈科临床实践的应用

古往今来,人类一直希望有一种可以预知疾病的方法,让人能在疾病发生之前进行防范。我国古代第一部医书《黄帝内经》指出:“上医治未病”,即最高明的医师会帮助人们在未发病的时候做好预防,避免疾病的发生。在科技高速发展的今天,能否预测自己的未来健康? 能够在出生时就知道几十年后可能患上什么样的疾病吗? 能否提前获知日常生活中知道哪些药能用? 哪些药不能用? 伴随着人类基因组计划的完成、临床基因组学研究快速突破,基因检测诊断技术的迅速发展和基因治疗方法的不断探索成熟终于使这一连串的问题得到了或即将得到答案。

一、基因诊断

基因诊断是通过各种基因检测技术,在分子水平上解读不同的疾病,找出疾病发生的根本原因,并给予患者和易感者更加及时准确的诊断、治疗、预防以及遗传咨询等。

人类目前发现的单基因遗传疾病有 4 000 余种,对于那些已经明确致病基因的单基因病,利用基因检测完全可以实现早期明确诊断。尤其对父母双亲有遗传病的基因携带者,可进行体外受精,然后取早期胚胎细胞进行基因检查,选取正常的早期胚胎植入母体妊娠,将有助于优生。此外,基因诊断目前已逐渐扩展到疾病易感基因的检测。虽说基因来自父母,个人无法选择或者决定,但是由于基因"缺陷",对于某些人来说,天生就容易患上某些疾病。也就是说,人体内一些基因型的存在会增加患某种疾病的风险,这就是所谓的疾病易感基因。利用基因诊断的各种检测方法,便可以找到疾病易感基因这一"定时炸弹";以此来帮助人们及时采取措施进行直接的医学干预,或及早改变生活习惯,避开可能"引爆"缺陷基因的条件,从而预防疾病的发生。例如目前研究发现在某些乳腺癌患者家属中,*BRCA* 基因发生突变的女性更易患乳腺癌,由此即可筛选出乳腺癌易感人群,有针对性地进行相应临床干预。

此外,通过基因诊断还可了解个体体内与药物代谢有关的基因,这样既有助于判断个体对不同药物的代谢强弱与快慢,指导医师合理用药,采取更佳的治疗方案,提高用药的安全性和有效性,同时可以规避药物不良反应所造成的损害,减少药物治疗的费用和风险。此外,基因诊断还可以通过检测父母的遗传基因情况,有效指导如何减少遗传病的发生,对婴儿的优生优育起到积极作用。

伴随着人类基因组计划的顺利完成,分子生物学技术和遗传学的快速发展,基因诊断技术得到了迅猛发展,为耳聋基因研究带来新的契机。以 Sanger 测序为基础的第一代测序技术是遗传病分子诊断是金标准,但是该方法具有明显的缺点:效率低,成本高,检测通量无法大幅提高。2005 年以来,新一代测序技术(next-generation genome sequencing,NGS)的诞生,极大地提高了测序通量,降低了测序成本,积极推动基因组科学和大数据研究的进展。目前在美国平均每年有 400 万 ~500 万人接受基因诊断,致使家族性大肠癌的发病率下降了 90%,乳腺癌的发病率下降了 70%。如今科学家已鉴定出糖尿病、骨质疏松、高血压、白血病等多种疾病的易感基因。目前临床上可以进行基因诊断的疾病涉及:行为疾病、癌症、结缔组织疾病、内分泌疾病、泌尿生殖系统疾病、免疫系统疾病、消化系统疾病、循环系统疾病,以及生长发育相关疾病等各个方面,具体如大肠癌、乳腺癌、心律异常、自闭症、家族性骨髓瘤、血友病、肺癌、前列腺癌、白内障、青少年血色病等,不一而足。在儿童耳鼻咽喉头颈科相关疾病中,除去一些染色体异常导致的先天性畸形和综合征性疾病,还有多基因相关的变应性疾病,遗传性听力损失相关基因诊断包括产前诊断、基因芯片开发等临床应用已较为成熟,在我国乃至世界范围内均获得广泛应用。

听力损失的预防一直是我国政府及各级主管部门、医疗部门工作的重点之一,长期以来,经过很多有识之士的努力,这方面的工作也已取得了巨大的进步,但是由于我国幅员辽阔、人口众多,地域经济发展不均衡以及技术手段的不发达,进而决定了我国听力损失的预防工作是一项需要长期坚持而且持续关注的事业。值得关注的是,我国学者率先提出了新生儿听力即耳聋基因联合筛查的听力筛查新模式,将耳聋基因分子诊断的理念成功引入传统的新生儿听力筛查项目,使得该项目更加完善及科学化,不仅可准确排查先天性听力损失儿童,对于后天迟发型听力损失儿童的及时发现、早期诊断更具有不可忽视的优势和积极意义,而相关的耳聋基因筛查结果也将为后续可能的基因治疗提供科学依据和实验基础。

二、基因治疗

从 1990 年世界上的首次"基因治疗"开始,人类基因治疗的第一个认可的临床试验报告始于 1990 年 9 月,即腺苷脱氨基酶缺陷症的治疗,证明基因治疗在适当的情况下是一种有效的、崭新的治疗方法。自此以后,科学家便开始在这一前沿科学道路上进行孜孜不倦的探索。尤其是人类基因组计划完成后,人们对基因治疗有了进一步的认识,在认识和熟练使用遗传生物学单位基因的新进展后,它已经帮助科学家改变患者的遗传物质,向治病防病的目的迈进新的一步。基因治疗的一个主要目标是用一种缺陷基因的健康复制去提供给细胞。这一方法是革命性的:医师试图通过改变患者细胞的遗传物质,来代替给患者治疗或控制遗传疾病的药物,最终达到医治患者疾病的目的。基因治疗对治疗人类多种疾病有潜在的优势,不良反应发生率较低。虽然基因治疗作为疾病治疗手段具有光明前景,但将其开发为有效的临床医疗方案仍进展缓慢,其瓶颈在于安全有效的基因输送系统的开发,以及基因表达的长效和稳定性。

基因治疗研究的基本目标是开发一种能被注射的载体,使它靶定特殊细胞,把产生的安全、高效基因以高百分率转化进细胞中,载体本身将嵌进合适的基因组区域(或以稳定的附加体保持),将既被管理又被人体自身的生理信号调节,将低成本制造、高效率治病。靶细胞的数量可能是成千上万,非常高效的转基因和大量基因治疗载体的注射是必要的。目前基因治疗所存在的几个主要技术问题包括:在病毒和非病毒中微弱的输送系统,以及基因被输送后微弱的基因表达。人类疾病中转基因和基因表达低效的原因是我们仍未掌握应如何构思载体的方法,比如,哪一种细胞类型适合什么类型调节序列,如何克服体内免疫对抗,如何按我们的要求去制造载体等。虽然基因治疗还存在诸多问题,但它的理论基础和强大生命力是显而易见的。基因治疗,特别是原位修复基因治疗,是一种全新的治疗方法。科学家预期基因治疗在未来 25 年将有重大突破,将成为医疗领域的一种常规的治疗手段,也必将为预防和治疗目前危害儿童健康的耳鼻咽喉头颈科遗传相关疾病提供极好的机遇。

三、遗传咨询

"遗传咨询(genetic counseling)"最早于 1941 年被提出,1975 年美国人类遗传学学会(American Society of Human Genetics,ASHG)对其赋予定义,简言之,是帮助咨询者理解遗传因素对疾病的作用,解释遗传检测结果及其在疾病诊断、治疗和预后上的意义,告知遗传方式和预测遗传风险,指导再生育方法选择的交流沟通过程(communication process)。目前在国内尚无遗传咨询师这个职业,遗传咨询都是由专科临床医师兼任。

每个人基因组中都有 400 万 ~500 万个基因变异位点,这些位点中有些是在正常个体和患者个体中均有的中性基因变异(neutral variants),有些才是致病变异位点,在人与人之间只有 0.1% 的序列差异中,致病性变异位点往往是在人群中罕见的或是唯一的,准确和完整的临床信息对于众多临床意义不明确或存在分歧的检测结果的解读至关重要。遗传咨询医师作为解读咨询者基因密码的专业人员,需要直面遗传咨询的患者及其家庭,直面复杂的大数据检测结果,遗传咨询师除了需要懂基因,更需要懂临床,当基因检测结果只是唯一的证据时,需告知家庭变异致病的可能性,并制订出一系列可被咨询者理解和接受的精准指导和干预措施。

第四节　儿童耳鼻咽喉临床基因组学研究展望

2008 年 1 月 22 日由中国、英国和美国的科学家组成"国际协作组"在深圳、伦敦和华盛顿同时宣布：国际"千人基因组计划"（1 000 genome project）正式启动。国际千人基因组计划不仅是人类基因组计划的延续和发展，更标志着基因组学研究向临床医学研究的渗透和深入，对于临床医学的发展意义颇为重大。

基因组学研究带来了临床诊断技术的更新。使用目前常用的临床诊断技术，诊断一经确定，疾病已经发生。而实际上作为根本病因的基因异常在发病前即已存在，利用基因诊断技术就可以在疾病发病前，甚至在胚胎期作出诊断，免除了人们因疾病带来的痛苦和经济负担。基因技术将使药物治疗更加个性化。药理学家可以根据患者各自不相同的遗传背景配制药物，通过基因来预设最佳疗法包括最敏感的药物，使药物治疗更为高效，而相关的药物不良反应降到最低甚至消失。在基因治疗中，甚至还可使用基因技术将基因导入进行分裂的干细胞中，不必用药疾病就可治愈。对于儿童耳鼻咽喉头颈科恶性肿瘤、先天性畸形、听觉言语语言功能障碍等一些死亡率、发病率或致残率较高的疾病，从基因入手设计治疗方案，可以达到高效、及时效果。目前国际上已有近 400 个基因治疗方案处于研究或临床试验阶段，预计在 21 世纪的后半叶，不少基因治疗方法将直接用于疾病的治疗。

21 世纪临床基因组学研究将为医学发展提供更为广阔的前景，改变现有的临床诊疗模式——将从基因的角度重新认识疾病，运用基因技术预防和治疗疾病。不久的将来，科学家们将解开人体基因组蕴含的全部秘密，许多人会拥有记载着个人生理和疾病奥秘的基因组图，它被复制到芯片上，即所谓的"基因 ID 卡"。就诊时只要带上它，所有相关的遗传信息可在数秒钟内显示，医师就可根据芯片上的遗传信息作出综合评估和给出处理意见。在未来 20 年里，新生儿都将会被提供基因 ID 卡，这对医疗大有益处，同样也有助于治疗和预防疾病。届时，不仅耳鼻咽喉头颈外科先天性畸形儿或先天性听力损失儿童的出生率将大大受到控制，即使对于罹患此类遗传性疾病的新生儿亦可即刻明确其致病基因，并可通过基因修复或导入等手段从分子水平上根治此类疾病。在未来的 25 年里，更多与疾病有关的基因将被证实，疾病分类将更加细化，比如癌症甚至可能被分为几百种甚至几千种类型，从而使研究者设计出更为有效而不良反应更小的治疗药物。有专家指出：随着筛检技术、基因改造和修复基因缺陷技术的进展，有可能使得人类能够决定自己的进化过程，从而建立一个"更健康"的物种。但是，任何事物都有其两面性。从另一角度而言，随着基因技术日益深入、广泛地干预生命，亦不得不让人产生诸多忧虑，从伦理、道德、法律、社会的角度来重新审视基因技术的应用。这些方面正在越来越多地引起社会各界的关注和思考。

最近我国已经启动的基础研究中长期计划，将人类"疾病基因组学"理论和技术的创立作为人口与健康领域的优先启动课题，围绕我国高发和有研究特色的若干疾病，如神经系统单基因病、肿瘤（肝癌、鼻咽癌）、多基因病（高血压、糖尿病、精神疾病）等展开研究，会使人们了解更多的基因方面的情况，为防治这些疾病提供更多有价值的信息。

总之,正如科学家所预言,21 世纪的医学必将"分子"化,也就是说,必须追根到疾病的"基因与分子发病机制"水平。基因组学正方兴未艾,其现实意义和深远意义已得到全人类的共识,预计在不远的将来,基因组学尤其临床基因组学将对人类的健康、计划生育、优生优育产生重大影响。

(王秋菊 纵 亮)

参考文献

1. Hereditary Hearing Loss Homepage.(2020-07-14)[2020-07-14]. https://hereditaryhearingloss. org/.
2. HELGA VT, SHELLEY DS. Hereditary Hearing Loss and Its Syndromes, Third Edition. Oxford University Press, 2013.
3. 王秋菊 , 关静 . 耳聋的临床遗传咨询——走进基因组新医学时代 . 中国听力语言康复科学杂志 , 2017, 15 (4): 241-246.
4. CHARLES RC. Genomics: The Science and Technology Behind the Human Genome Project. Wiley-Interscience, 1999.
5. COTTON RT, MYER CM Ⅲ . Practical Pediatric Otolaryngology. New York: Lippincott-Raven, 1998.

第八章
儿童耳鼻咽喉头颈科手术麻醉

儿童耳鼻咽喉头颈科手术对于麻醉医师来讲颇具挑战性。多数情况下患儿身体情况尚佳,而局部症状比较突出。手术前麻醉医师必须要做好麻醉前访视和术前评估,判断存在的特殊问题。

耳鼻咽喉头颈外科手术病种丰富,麻醉医师远离手术野,气道及口咽部手术时麻醉医师和手术医师要共用气道,如何保障患儿通气氧合良好,又要方便手术操作是完成手术保证安全的关键。儿童年龄跨度大,呼吸系统具有其特殊性,麻醉管理难度明显大于成人。其麻醉的最大进步,不仅在于麻醉药物和器械上的不断改进,也在于术中监测和支持疗法水平的提高。麻醉医师只有具备丰富的知识和扎实的麻醉技术,做到在紧急情况下快速诊断并及时处理与耳鼻咽喉头颈科手术麻醉有关的问题,才能有效合理地保证围术期安全。

第一节　儿童耳鼻咽喉头颈科手术麻醉特点

儿童耳鼻咽喉头颈科手术因术中麻醉医师和手术医师共用气道,故气道问题是术中麻醉需关注的重点问题。气道问题是造成儿童围术期呼吸不良事件的主要危险因素,常见的有喉痉挛、支气管痉挛、气道阻塞、低氧血症和困难插管等,且是儿童围术期心搏骤停的主要原因。其主要与下列因素有关:

1. **解剖特点**　儿童喉头呈圆锥形,高而向前,5 岁以前的儿童,环状软骨是气道中最狭窄的部位,而成年人最狭窄的部位是声门。会厌呈 Ω 形或 U 形下垂,颈短、头部枕区大,舌大口腔小,气管直径小,1mm 的水肿都会引起相当严重的后果。随着麻醉的加深,维持上气道开放的肌肉松弛,易导致上气道塌陷、阻塞。

2. **生理特点**　儿童功能残气量低、氧耗高,吸气时胸壁塌陷,呼气末肺残余体积相对减少。肺功能余气量的降低有重要的意义,年龄越小的儿童对缺氧的耐受时间越短,越容易引起高碳酸血症,当发生低氧血症时易引发喉痉挛或支气管痉挛。

3. **麻醉药物特点**　吸入麻醉药最低肺泡有效浓度较高,静脉麻醉药诱导剂量较大,阿片类药物静脉给药时易引起胸壁僵硬,对肌松药反应敏感且作用时间也较长,麻醉时药物作用下易发生呼吸抑制。

4. **气道器械特点**　在不同年龄以及特殊儿童(如肥胖儿童),气道器械都必须有不同的尺寸,包括面罩、口咽通气道、喉镜片、可视喉镜、气管导管、喉罩等。无套囊气管导管尺寸不当会引起漏气、通气氧合不足、呼气末二氧化碳丧失。有套囊导管过粗易损伤喉部。

第二节　儿童耳鼻咽喉头颈科手术与麻醉有关的特殊问题

一、术前上呼吸道感染

儿童患有上呼吸道感染时,各种肺功能指标会减弱,第一秒用力呼气量(forced expiratory volume 1,FEV_1)降低,黏膜纤毛的清洁能力降低,气道对各种刺激的反应性增加,这种异常可以持续4~6周。如果手术如期进行,必然增加围术期并发症的风险,发生喉痉挛和支气管痉挛,若手术延期,则不利于手术的正常安排,也给患儿及家属带来不便。气道内手术尤其要注意手术安排的问题。

【麻醉处理】

如有发热(≥38.5℃)、咳嗽伴有脓痰、精神萎靡、肺部听诊有喘鸣音或血氧饱和度低于96%等现象,手术应该推迟至少4周;流清涕或轻微的咳嗽可以酌情安排手术,选择面罩或喉罩通气的方式下完成。维持适当的麻醉深度非常重要,插管前用2%利多卡因液喷洒气道,在深麻醉状态下插管和清醒状态下拔管,静脉给予阿托品或格隆溴铵以减少气道分泌物等措施均可有助于降低并发症的发生率。

二、围术期喉痉挛

喉痉挛是儿童麻醉期间常见并发症。喉痉挛是由于咽喉部的肌肉反射性收缩引起的声门关闭。儿童氧消耗大,所以喉痉挛的结果很严重,常见于麻醉诱导和苏醒拔管时。诱因包括气道分泌物、血液、误吸胃液、气管异物、气管插管等。如果对喉痉挛处理不及时,患儿会进一步发生低氧血症、高碳酸血症、负压性肺水肿,甚至更严重的后果。术中发生的喉痉挛大多是因为麻醉深度不够或手术操作刺激引起。

【麻醉处理】

在麻醉诱导时要给予阿托品,麻醉药要达到一定深度后才可放置喉罩或气管插管。在苏醒拔管时容易发生喉痉挛,一旦发生立即在面罩纯氧下正压辅助通气。

三、围术期支气管痉挛或喘息

支气管痉挛或喘息是由于各种刺激诱发的支气管和细支气管树平滑肌持续性收缩所致,表现为呼气相喘息音及呼气相时间延长;有支气管哮喘或近期有呼吸道炎症的患儿,由于迷走神经张力较高,支气管平滑肌处于应激状态,围麻醉期容易发生支气管痉挛。在婴儿多与细支气管炎有关,在儿童多与哮喘病史有关;年龄越小,越容易发生支气管痉挛;麻醉深度不够、气道分泌物、异物及气管插管、喉支气管内镜检查等均可以成为诱因。

【麻醉处理】

如术前肺部听诊有明显的喘息音,择期手术应延期。患儿应接受1~2周的吸入性支气管扩张药、吸入性激素或口服激素治疗。如症状轻微而手术必须进行,应在术前30

分钟给患儿吸入支气管扩张药作为预防性治疗。对于无气管插管的患儿,术中发生支气管痉挛的处理原则是:实施面罩纯氧正压辅助通气,同时增加吸入麻醉药浓度或静脉推注丙泊酚以加深麻醉深度;如果以上措施不能改善患儿情况,则应静脉推注丙泊酚和肌松剂,实施气管插管。对于有气管插管的患儿,一旦发生了支气管痉挛,其处理原则是:实施纯氧正压通气,同时提高吸入麻醉气体浓度以加深麻醉,并通过呼吸环路应用支气管扩张剂;在严重病例,静脉注射肾上腺素 0.5~1μg/kg 将有助于快速缓解支气管痉挛;给予阿托品或格隆溴铵以减少呼吸道分泌物也有助于逆转支气管痉挛;静脉给予激素,虽不能即刻缓解病情,但有远期治疗效果。在气管拔管后或在麻醉苏醒室的患儿,可在面罩纯氧通气的同时给予雾化吸入支气管扩张剂,如不能维持正常的血氧浓度并伴有二氧化碳蓄积,应立即气管插管并将患儿转入重症监护病房作进一步处理。

预防和治疗肺支气管痉挛及肺喘息的药物有:① β₂ 受体兴奋性喷雾剂(沙丁胺醇)具有快速短效的扩张支气管功能;左旋沙丁胺醇喷雾剂是近几年开始使用的制剂,其作用与沙丁胺醇一样,优点是对心率影响小;②吸入性激素类作用缓慢但持续时间长;③口服 β₂ 受体兴奋剂:扩张支气管效能可以持续 12 小时;④激素制剂甲基强的松龙 1~2mg/kg+5%GS 中半小时内静脉滴入;⑤皮下注射的药物有硫酸特布他林及肾上腺素;⑥在严重病例,静脉推注肾上腺素(0.5~1μg/kg)是最快和最有效的方法之一。

四、诱发上呼吸道阻塞及喘鸣的疾病

多数上呼吸道阻塞是由于胸外气道疾患引起,少数为胸内气道狭窄所致,造成固定性阻塞和非固定性阻塞两种结果,前者气道横截面积不受呼吸的影响,后者气道横截面积随呼吸时气道壁压力的变化而变化。由于幼儿气道阻塞的部位、原因及严重程度往往很难及时识别,因此处理这类情况时麻醉医师和耳鼻咽喉科医师的密切配合尤其重要。常见的病因如表 1-8-2-1、表 1-8-2-2。

表 1-8-2-1　引起急性上呼吸道阻塞及喘鸣的病因

病因类型	疾病
感染性	急性会厌炎、喉气管支气管炎、细菌性气管炎、扁桃体周围脓肿、咽后壁脓肿
过敏性	过敏性神经源性水肿
喉痉挛	手术前后浅麻醉下刺激气道
气道水肿	手术插管后、创伤性、吸入性、化学腐蚀性
气管异物	异物误吸

表 1-8-2-2　引起慢性上呼吸道阻塞及喘鸣的常见病因(按解剖区域分类)

解剖部位	病因
头面部	Pierre-Robin 综合征、小颌畸形综合征、颌面骨发育不全综合征
鼻咽部	后鼻孔闭锁、舌肥大症、巨舌下垂综合征、扁桃体肥大
喉区	喉软化、喉裂、喉蹼、环杓软骨脱位
声门区	声带麻痹、喉乳头状瘤、声带息肉
声门下区	声门下区狭窄(先天性、获得性)、血管瘤、肉芽、瘢痕组织
气管与支气管	气管支气管软化、异物误吸、动脉压迫

临床上可根据喘鸣的音调及与呼吸的关系判断气道阻塞的位置:尖声调的喘鸣提示喉部以下的气道阻塞;低声调(类似于鼾症)则表明阻塞部位在喉部以上,如口咽部;音调可变化的喘鸣则可能气道阻塞在声门区。如喘鸣发生在吸气相,阻塞多为声门以上;持续性的吸气和呼气相喘鸣,阻塞常常在声门或声门以下。此外,一些特殊体征也可有助于判断阻塞的原因,如坐位、身体前倾、颈项前伸、大量口腔流液和吞咽困难提示患儿可能是急性会厌炎或是咽喉部脓肿。

声门以上的疾患可用纤维/电子喉镜诊断,声门以下可使用支气管镜检查。纤维/电子喉镜检查可以在患儿安静或熟睡时进行,必要时可给予咪达唑仑或芬太尼以提供镇静,而支气管内镜检查可在全麻或表麻下进行。对于炎症和水肿引起的急性上呼吸道阻塞,最初的处理是消旋肾上腺素雾化吸入,如症状无改善,可行支气管内镜检查确定阻塞部位和程度并决定是否应行气管插管;对于急性会厌炎导致的重度气道阻塞,则应避免支气管内镜操作,尽早行气管插管,如插管失败则应行紧急气管切开术;对于慢性严重气道阻塞,患儿往往需多次手术,包括喉支气管内镜检查、气管造口术、气道重建术等,每一次手术过程都需要有相应的麻醉技术相配合。

五、气管插管后喘鸣

气管插管后喘鸣的产生机制:正常气管插管后,气管与气管导管之间的漏气压介于 $10~30cmH_2O$,如使用与年龄不匹配的气管导管,当此压力大于 $30cmH_2O$ 时,则压迫毛细血管,造成局部缺血缺氧,组织水肿,结果是气道直径缩小,产生气管插管后喘鸣。

以往在 8 岁以下的儿童多使用无气囊气管导管,插管后将听诊器放在环状软骨上方测试漏气压,正常值应在 $10~30cmH_2O$ 范围内,现在的临床麻醉实践中,不管年龄大小,使用有气囊的导管越来越普遍;在插管后,如漏气压小于 $20cmH_2O$,可以注入少量气体于气囊内;正确的方法是:在听试漏气压的同时,缓慢向气囊内注入空气到漏气声刚好消失时停止。如果在麻醉诱导时,患儿经历了多次气管插管,术中应该给予地塞米松以减少术后气道水肿的程度。

六、术后恶心呕吐的预防和治疗

儿童术后恶心呕吐的发生率是成人的 2 倍,耳鼻咽喉科手术后发生率又高于其他手术,尤其是中耳和扁桃体手术的发生率最高,有文献报道可达 70%。恶心呕吐不但使患儿在术后恢复时产生不舒适感,而且可能导致误吸、手术切口撕裂或出血,使患儿在术后恢复室滞留的时间延长。术后恶心呕吐的危险因素包括:有晕车史,既往术后恶心呕吐病史,围术期使用大剂量吗啡及氧化亚氮等。

预防措施包括:除了有效地使用抗恶心呕吐药物外,术前禁饮 2 小时;术中充分补充缺失的液体;术中避免使用大剂量吗啡类镇痛剂;除了在气体诱导时,麻醉维持尽可能不使用氧化亚氮;苏醒拔管前行胃肠减压;术后控制吗啡用量。

可用于预防和治疗术后恶心呕吐的药物有:5-羟色胺受体拮抗剂(昂丹司琼、盐酸格拉司琼)、小剂量氟哌利多、地塞米松和异丙嗪也有辅助性降低术后恶心呕吐发生的作用。麻醉方案选择全静脉麻醉,静脉持续性输注丙泊酚可以有效地预防术后恶心呕吐;在麻醉诱导时静脉注射咪达唑仑或甲哌氯丙嗪也有明显降低术后恶心呕吐的作用,但效应不如丙泊酚、地塞米松和昂丹司琼的组合。

七、术后疼痛处理

过去认为儿童(尤其是新生儿)对疼痛不敏感因而不需要术后镇痛,现在这种观点已被否定,患儿对镇痛的需求与年龄没有关系。但是为不同年龄的患儿制订疼痛治疗方案,还是应当考虑到其各自不同的特点。由于难以评估镇痛药的作用,常常导致儿童镇痛药用量不足。应用强效镇痛药的另一局限性在于担心该类药物特有的严重不良反应。

处理原则:一是要简单,可2~3类药物配伍使用;二是尽可能首先使用非阿片类镇痛剂以减少呼吸抑制和恶心呕吐等不良反应;三是手术恢复期使用镇痛剂应根据疼痛程度采用小剂量多次重复给药的方法。

非阿片受体类镇痛剂:多用于轻度或中度疼痛的处理,在手术开始前使用可减少大约15%的阿片受体镇痛剂的需求。对乙酰氨基酚无耐受性和躯体依赖性,除了超大剂量可能致肝功能损害外(每天>90mg/kg),无明显的不良反应,尤其是不会引起呼吸抑制和恶心呕吐。注射用对乙酰氨基酚制剂已开始在临床使用。

非甾体类消炎镇痛药(nonsteroidal antiinflammatory drugs,NSAIDs):通过抑制前列腺素合成而达到镇痛的作用,适当的NSAIDs剂量可大约减少30%阿片受体镇痛药的剂量,无中枢镇静作用,不会引起呼吸抑制,也不会引起恶心呕吐等。常用的如异丁苯丙酸(10mg/kg)口服、酮咯酸氨丁三醇(0.5mg/kg)静脉或肌肉注射,可以每6小时重复使用,与乙酰水杨酸比较,消炎剂量更易出现耐受。其镇痛效能仅次于阿片类药物,但不会出现阿片类药物的严重不良反应。

第三节　儿童耳鼻咽喉手术麻醉相关的特殊技术

一、儿童气道手术有关的麻醉通气供氧技术

1. **气管插管与麻醉维持技术**　通过气管插管的方式维持麻醉是最容易控制的模式,其优点是能确保通气,提供准确的供氧浓度,能监测呼气末二氧化碳水平,能相对平稳地维持麻醉深度以及降低呼吸道误吸的可能。缺点是在气道内手术中即便使用相对小号的导管,仍然限制手术医师的视野,不方便手术操作;在激光手术中可能增加明火灼伤的风险;有时为了满足手术医师的需求,采取插管与手术交替进行,反复插管会造成呼吸道损伤和水肿。

2. **非气管插管的麻醉维持技术**

(1)麻醉下维持自主呼吸:此技术应该作为气道手术首选的通气模式。优点是气道开放,良好的手术视野,便于手术操作;因患儿保持自主呼吸,手术医师可观察气道动态变化以明确诊断;无插管麻醉能明显增加激光手术时的安全度。缺点是麻醉气体会污染手术室空气;如果操作者技术不熟练,难以维持恒定麻醉深度;术中不能监测呼气末二氧化碳水平,有可能发生高碳酸血症;气道没有受到保护,增加误吸的风险。此方式需要麻醉医师有较高的麻醉技能和对麻醉药物准确把握和判断的能力,年龄偏小或有严重呼吸道阻塞耐受缺氧能力差,如果手术时间长,会发生组织缺氧肺不张,所以在激

光手术间隙可以通过采用间歇性气管插管行间断通气方式支持。

麻醉下维持自主呼吸的三种方式：①气体吹入法：多用于 2 岁以下的婴幼儿或新生儿。将气管导管或吸引管经口或鼻放置于咽部，利用 8L/min 氧气流量将 8% 的七氟烷吹入患儿气道以维持麻醉深度。悬吊喉镜和支气管内镜操作时，可将螺纹管直接连接到其侧口以达到供氧和通气的目的；②麻醉气体吹入法辅以间断性静脉推注小剂量丙泊酚（每次 1mg/kg）以免呼吸抑制：此法常用于 2~5 岁的幼儿；③采用气体吹入法供氧，而麻醉的维持则用全凭静脉丙泊酚输注法：该方法适用于 5 岁以上儿童或手术时间较长者。

（2）呼吸暂停技术：又称间断性呼吸暂停法，麻醉方案可采用静脉诱导、吸入诱导或静吸复合诱导，必要时可使用肌松剂。一般先用面罩给氧去氮通气，增加麻醉深度直到患儿没有自主呼吸，血氧饱和度达到并维持在 100%，然后停止通气，移开面罩，允许手术操作；当血氧饱和度降低到 90%~92% 时，重新面罩通气给氧，通气与手术交替进行。麻醉维持可间断追加静脉麻醉药或吸入麻醉药。此法只适用于短小的手术或作为麻醉下自主呼吸无法维持时的补救方法。

（3）喷射通气（jet ventilation）技术：此技术利用气体和液体流动的物理原理（Venturi 效应），当高压氧气流通过一个狭小的开口时，气流通道压力迅速降低，致大量空气卷吸入氧气流中，使总潮气量明显加大，从而达到有效通气的目的。

（4）喉罩通气法：纤维支气管镜即可以行检查也可以部分实施气管异物的取出。喉罩通气为纤维支气管镜检查提供了很大方便，可以采用全身麻醉的方法放置喉罩，通过特殊的三通接头，在保证通气的条件下置入纤维支气管镜，满足了镜检及异物取出操作。在麻醉过程中可以使用吸入麻醉、全凭静脉麻醉或静吸复合麻醉；既可以保留自主呼吸也可以辅助机械通气；无论采用哪种控制通气方式，使用喉罩麻醉都保证足够的麻醉深度来避免屏气、体动、喉痉挛、支气管痉挛，可以观察声带和气管的运动也可以进入支气管进行深部检查。缺点是使用喉罩时无法观察喉部和会厌的动态变化。

二、气道激光手术中的麻醉

气道激光手术对手术室内人员及环境的主要危险包括气道着火、健康组织损害和手术人员受伤。

1. **气管导管的选择**　CO_2 激光是最常用的激光，较少引起瘢痕等并发症，但容易引发聚乙烯、橡胶及硅胶材料的气管导管明火燃烧，因此最好使用特制的气管导管，并按年龄选择小号的导管以尽可能减少对手术视野和操作的干扰。因为激光仍有可能穿透金属胶带引发导管燃烧，以前的铝或铜金属胶带缠绕的气管导管已不再提倡使用。一种金属海绵包裹的气管导管已通过美国食品药品监督管理局（Food and Drug Administration，FDA）批准，它可以抵抗 CO_2、绿激光和氩气激光的热量，但不能防止钇铝石榴石激光引发的燃烧，此种导管比金属胶带缠裹的导管表面光滑，但其直径比正常导管大 2mm，因此不适用于婴幼儿激光手术。其他可抵抗激光的导管有：可弯曲不锈钢螺纹状导管和铝金属螺纹状导管，其远端的气囊用硅材料覆盖，防护 CO_2 激光的效果尤佳。激光 Shield Ⅱ型导管是近年来开始使用的以硅材料制成的气管导管，其表面用金属材料包被，但导管的气囊依然是聚乙烯材料，是最易损伤的部位。

2. **插管方式选择**　在儿童狭窄的气道内，气管导管不可避免地妨碍手术视野和操作。在婴幼儿,气管插管可能导致无法使用激光治疗,应该首选无气管插管的全麻,维持自主呼吸通气。有些医师担心自主呼吸时,由于喉部组织和声带的运动,可能造成激光误伤正常组织。临床实践证明,在深麻醉下声带和喉部组织运动非常微小,没有气管插管,视野清晰,便于手术医师切除所有可见的病变组织,同时避免呼吸道明火燃烧的潜在风险,因此自主呼吸状态下实施激光手术是利大于弊。由于此类患儿一般均有气道内占位性病变,较高的耗氧及在全身麻醉情况下功能残气量可以减少45%,容易发生缺氧,因此麻醉医师必须做好处理围术期任何时候可能发生急性呼吸道阻塞的准备。

三、耳部及面部手术中神经监测中的麻醉

术后面神经麻痹是耳部及面部手术重要的并发症之一,医源性面神经损伤在初次手术中的发生率是0.6%~3.6%,在再次手术中的发生率可增至4%~10%。术中面神经诱发肌电位(evoked electromyography,EEMG)监测有助于手术医师识别面神经在骨管及软组织中的走行,减少面神经的医源性损伤并缩短手术时间,因此在耳科、颅底外科和腮腺手术中已得到广泛的应用。儿童耳部及面部手术均需全麻,镇静、镇痛和制动是全麻的三大要素,避免镇静药、镇痛药和肌松药对神经肌肉接头传导功能的影响是保证术中面神经监测成功的关键。

面神经监测属于运动神经诱发电位的一种,因此,常规应用剂量下,麻醉剂对面神经监测的影响没有明显的临床意义。临床和实验研究均表明阿片类镇痛药对运动神经诱发电位的影响非常小,因而不会对术中面神经监测造成干扰。

面神经监测依赖于正常的神经肌肉接头电生理信息传递功能,而肌松药恰恰是阻断了该部位的信号传递,因此从理论上讲,实施面神经监测时应该避免使用肌松药。对于较小的幼儿在一些手术中(如人工耳蜗植入术)可以实施无肌松麻醉,常用的麻醉方案有丙泊酚合并瑞芬太尼全身静脉麻醉或七氟烷合并瑞芬太尼静脉输注静吸复合麻醉。问题是在较大的儿童,无肌松麻醉可能难以确保患儿不发生体动,在耳显微外科手术这样的精细操作过程中,突然的体动可能造成灾难性的后果,脑电双频指数(bispectral index,BIS)进行麻醉深度监测,显示与丙泊酚和七氟烷之间均存在线性相关,在围术期使用BIS可以指导麻醉药物的用量,减少体动,减少麻醉药物相关不良反应的发生,缩短拔管时间,从而减轻患儿负担的效果。近年来的研究认为部分外周神经-肌肉阻滞是较好的选择,把神经-肌肉阻滞程度控制在一定的水平,既满足面神经监测的需要,又能保证制动,50%的肌松程度是该类手术较为理想的选择。

第四节　耳科手术的麻醉

一、鼓膜切开和鼓膜置管术的麻醉

1. **术前评估**　鼓膜切开或鼓膜置管术皆为日间手术,手术时间短,出血极少。应在麻醉门诊完成患儿术前麻醉评估,以及家长术前术后健康教育。由于分泌性中耳炎患儿经常发生反复性上呼吸道感染,易导致围麻醉期呼吸道应激反应发生,故术前指导家长预防患儿上呼吸道感染是工作之重。

2. **麻醉处理**　应遵循儿童日间手术麻醉原则,麻醉诱导及维持尽量使用短效麻醉药品。鼓膜切开或鼓膜置管术特点是显微手术,操作时间短,疼痛刺激小,但要求患儿术中绝对不可出现体动反应,所以麻醉必须维持足够深度,使手术顺利进行。幼儿的麻醉诱导可在瑞芬太尼复合丙泊酚完成喉罩的置入,学龄儿童需复合适量肌松药,舒适置入喉罩。麻醉维持可用七氟烷全凭吸入麻醉或七氟烷复合瑞芬太尼的静吸复合麻醉。

如果患儿有面罩通气困难、胃食管反流等情况存在,或需同时行扁桃体或腺样体切除术,则必须行气管插管。鼓膜紧张部的神经支配较丰富,有下颌神经的耳颞支、迷走神经的耳支和鼓室神经,故麻醉镇痛需完善,否则可诱发咳嗽或体动反应。鼓膜切开或鼓膜置管术术中体位需要将患儿头部偏向健侧,搬动时注意喉罩移位,尤其对于双侧都行手术的病例,麻醉医师更应关注术中通气情况。婴儿的外耳道几乎全部由软骨构成,随着年龄的增长逐渐形成 1/3 骨性结构的 S 形通道,麻醉必须考虑的重要问题是如何提供条件便于在有限的手术野和狭窄的外耳道部位实施手术操作。

3. **术后管理**　喉罩或气管插管的拔除应在有一定麻醉深度下进行,防止患儿躁动及剧烈呛咳反应导致支撑管的移位或脱落。一般术后疼痛比较轻微,但个别婴幼儿可能会有明显疼痛,尤其是第一次行鼓膜切开术者。口服或直肠给予 NASID 类药物,如对乙酰氨基酚(acetaminophen)、布洛芬(ibuprofen)等均是有效的镇痛手段,有助于患儿平稳复苏。

二、中耳手术的麻醉

儿童中耳手术有人工耳蜗植入术、中耳成形术、乳突根治术等。

1. **术前准备**　耳科患儿大多有听力下降,对父母的依赖性较强,表现出对陌生环境的恐惧,与麻醉医师交流的障碍使患儿更加烦躁不合作,术前通过与患儿家长的沟通,取得患儿的信任尤为重要。少数极度烦躁不合作的患儿,术前有必要使用镇静剂,使患儿能安静地接受麻醉。先天性小耳畸形的患儿可能同时合并有颅面部的发育异常(如 Treacher-Collins 综合征),因此需注意气道方面的评估。中耳手术刺激迷路可能性大,术后呕吐发生率较高,术前就应予以充分考虑。

2. **麻醉处理**　中耳手术常规吸入或静脉麻醉诱导,手术时间较长且需要特殊体位,因此必须气管插管。手术体位一般为仰卧位,诱导后将患儿头部转向健侧,在麻醉状态下动作务必要轻柔,不可过伸拉长颈部以免损伤颈部肌肉,压迫颈部血管神经或造成寰枢关节脱位。由于术中头部被遮盖,且手术使用电钻可能摇晃头部,易造成导管受压扭曲甚至接头脱开,也影响显微镜下手术操作,因此必须仔细固定好头部和导管,可在头旁导管下方放置垫枕,并用胶带固定好头部防止摇晃。

(1)一氧化二氮(N_2O,俗称笑气)和中耳压力:正常情况下咽鼓管起到平衡中耳内外压力的作用,吞咽和哈欠动作均可主动开放咽鼓管,但是全麻状态下这种反应缺失,而且耳科患儿往往由于慢性炎症导致咽鼓管阻塞,使中耳鼓室成为一个密闭的空腔。腔内压力在 N_2O 吸入后 30~40 分钟可达到最高,停用 45 分钟后恢复到麻醉前水平。中耳鼓室内压力的波动除增加术后恶心呕吐外,还可能导致鼓膜移植片移位、镫骨关节脱位、鼓膜膨出甚至修补过的鼓膜再穿孔等严重后果,因此中耳手术麻醉应避免使用 N_2O。但是在术中鼓室开放条件下,鼓室内压等于大气压,此时 N_2O 的气体空腔效应并不存在,因此中耳手术并不是绝对不可以使用 N_2O,而是应掌握吸入浓度和时间,原则上不要在诱导期使用,维持期浓度控制在 50% 以下,在放置鼓膜移植片前 15 分钟停止吸入 N_2O。

(2)手术视野清晰度:①体位调节,可采取头高位 10°~15°,降低静脉压;②使用吸入麻醉药降低平均动脉压;③术者局部注射 1:10 万浓度的肾上腺素 10mL 以收缩局部血管;④控制性降压,维持收缩压在 85mmHg 左右,以达到减少出血的目的。现代手术学的进步(如电凝技术)已经减少了对术中降血压的要求,特别是对于幼儿,一般不需使用特殊的降血压药物,吸入麻醉药复合瑞芬太尼 0.1~0.5μg/(kg·min)静脉输注可维持稳定的麻醉深度和血压水平,并提供清晰的手术视野。

(3)面神经监测:为避免手术操作导致面神经损伤,术中需进行面神经诱发肌电位监测,而麻醉肌松药可阻断神经肌肉接头电生理信息的传递,影响监测。研究认为与骨骼肌相比,面肌对非去极化肌松药敏感较低,适当应用小剂量非去极化肌松药维持 50% 的外周肌松程度,确保术中制动并提供面神经监测的需要。

3. 术后管理　恶心呕吐是中耳手术后较常见的并发症,主要与手术刺激前庭迷路有关。丙泊酚有减轻术后呕吐的作用,但在中耳手术中的效果不确定;术中给予地塞米松也有效果;5-HT3 受体拮抗剂昂丹司琼的化学结构与甲氧氯普胺相似,具有外周性和中枢性的双重止吐作用,安全性好,不良反应甚少,麻醉诱导后给予 0.06mg/kg 效果较好。

一般不需要术后镇痛,如有需要可选用术前口服或麻醉诱导后经直肠给予对乙酰氨基酚、布托啡诺鼻喷剂等,3 岁以上儿童可在手术结束前 15 分钟予以氟比洛芬酯(前列腺素合成酶抑制剂)静脉注射。

综上所述,儿童耳科手术采用静吸复合麻醉是较好的选择,注意头位摆放,适当增加麻醉深度,减少肌松药使用,维持平均动脉压在诱导后水平,放置鼓膜移植片前 15~30 分钟停止吸入 N_2O,适当使用止吐药,一般不需术后镇痛。先天性小耳畸形的耳郭成形术手术时间较长,在取完肋骨关闭伤口前行几次鼓肺(实施呼气末正压,使气道压力 >30mmHg 并维持 20 秒),以确认未损伤脏层胸膜。

第五节　鼻腔和鼻窦手术的麻醉

一、鼻腔异物取出术及鼻骨骨折修复术的麻醉

儿童鼻腔异物多为小玩物、塑料珠、纽扣等,可根据异物种类、性质、大小、形状、存留时间、鼻腔部位考虑麻醉方式。异物位置比较浅、存留时间不长、比较容易取出时,可以采用七氟烷吸入全麻,保留自主呼吸,待麻醉达到一定深度(下颌松弛)以后由耳鼻咽喉头颈外科医师取出异物。异物部位深,存在时间长的患儿,取出过长对患儿刺激较大,更安全的做法是采用气管内插管或喉罩全麻。有些异物经前鼻孔取出有困难,如圆形纽扣、电池等,可采用器械经鼻孔插入,将异物推至口咽部再经口腔取出,采用此种途径取异物必须行气管插管,并在咽喉部填塞纱条,以挡住异物避免落入食管;如已有鼻腔感染分泌物较多或鼻中隔脓肿形成则必须使用有气囊的气管导管行气管插管以免分泌

物或脓液误吸。术前哭闹,与麻醉医师合作困难的患儿,条件允许下麻醉诱导前使用丙泊酚 1~2mg/kg 镇静,防止异物被吸入气道。

儿童鼻骨骨折复位术操作时间短,但疼痛刺激大,如达到理想的镇痛麻醉深度,需在喉罩或气管插管全麻下进行。术中复位器伸入鼻腔,抬起塌陷的鼻骨,并填入凡士林纱条以起到支撑及止血的作用,麻醉恢复期应避免患儿哭闹躁动,这样利于压迫鼻腔活动性出血。

二、鼻腔和鼻窦手术的麻醉

1. **术前评估** 进行鼻腔和鼻窦手术的患儿由于先天或后天的原因常导致鼻腔通气阻塞(如后鼻孔闭锁、鼻息肉、鼻中隔偏曲、鼻腔黏膜肿胀、鼻腔肿块等),可能会影响面罩通气,如伴有扁桃体肥大或腺样体肥大或肥胖、颌面部变形等,有可能无法维持面罩通气。术前评估患儿有无合并阻塞性通气功能障碍,可结合鼻咽部 X 线检查及多导睡眠监测的结果对气道进行评估。这类患儿大多有过敏性鼻炎,可能伴有其他过敏性疾病如哮喘,术前需详细了解哮喘发作史和治疗情况。过敏体质患儿气道高反应性,麻醉插管和拔管时均容易诱发喉痉挛和支气管痉挛,应给予充分的术前药物治疗,包括抗生素、激素、解痉平喘药等。鼻腔黏膜血供丰富,术中易出血,术前应了解患儿有无血液病家族史、近期服用解热镇痛药物史,并常规检查凝血功能。后鼻孔闭锁患儿更应了解是否有其他先天性发育异常,术前应做好详细的眼、耳、心及全身各系统的检查。对于婴幼儿的鼻腔肿物需详细了解肿物来源,与颅内是否有交通,是否合并颅内感染或颅内高压。

2. **麻醉处理** 儿童鼻腔和鼻窦手术可在喉罩全麻或气管插管全麻下进行,注意点如下:①由于鼻腔通气阻塞,面罩正压通气时需上提下颌,必要时放置口腔通气道以维持气道通畅;②手术经鼻腔途径进行,可选择经口气管插管;选择带气囊的气管导管以防血液流入气道,必要时可使用异型导管或钢丝加强型导管以避免术中导管扭曲打折;如喉罩通气可使用食管引流型喉罩(Proseal 型喉罩)以防血液流入气道,或使用钢丝加强型喉罩以减轻对手术操作的干扰;③患儿眼睛应涂眼膏并用纱布遮盖以免角膜擦伤或血液流入眼睛;④手术体位将头和肩部略为抬高 10°,头轻度后仰,使得血液易流入鼻咽部而不是流入口腔和咽部,从而有利于术后口咽部的清理;⑤突然的体动可能导致手术误伤重要结构(如视神经),故术中必须确保制动;⑥对于较大儿童为保持术野清晰可行控制性降压;⑦有些手术可能术中有大量失血(如鼻咽纤维血管瘤摘除术),应连续监测血流动力学指标,注意术中检测血红蛋白和红细胞比容,准备好深静脉通路以便及时补足血容量,尤其在钳取肿瘤时,短时大量出血可能导致低血容量性休克,应及时输血;⑧术毕彻底清除鼻咽、口咽和喉部积血,待患儿完全清醒、咽部反射恢复,头偏向一侧拔管,以防血液误吸;拔管时尽量少刺激咽喉部以免诱发喉痉挛。

3. **术后管理** 由于术后鼻腔内填塞纱条造成鼻腔不能通气,必须确保患儿清醒,避免舌根后坠阻塞气道;术后镇痛要慎重,充分考虑对气道通畅的影响;术后呕吐发生率高,必须重视;鼻咽血管瘤手术后仍应监测血红蛋白和红细胞比容,及时补充血容量,必要时输血。

第六节　咽喉手术的麻醉

一、扁桃体和/或腺样体切除术的麻醉

1. 术前评估

（1）术前合并症：扁桃体肥大和 / 或腺样体肥大患儿常合并间歇性气道阻塞、呼吸暂停、慢性肺通气不足等并发症，尤其是阻塞性睡眠呼吸暂停（obstructive sleep apnea，OSA）患儿，睡眠时上气道塌陷，导致呼吸暂停和低通气，频繁 SpO_2 下降。长期患有 OSA 的患儿可能发生低氧血症、高碳酸血症、肺动脉高压，甚至并发肺心病。OSA 患儿血常规检查出现红细胞增多，心电图检查可能出现心律失常，心室电压升高，心动过缓等必要时做心脏彩超，了解心肌肥厚程度及心脏功能。由于存在异常的吞咽反射，患儿存在胃食管反流情况。OSA 患儿可能是低氧饱和度和觉醒反复发生，交感神经系统张力增加，多伴有血压升高。这类患儿术前访视的重点在于评估是否存在插管困难，特别是麻醉诱导使用肌松药后，喉部肌肉松弛、塌陷，加重气道阻塞甚至无法维持面罩通气。了解患儿是否有间歇性发绀、呼吸性酸中毒和心脏的失代偿表现对于确保患儿平安度过围术期非常重要。对于有 OSA 的患儿术前给药应避免使用镇静剂以免加重呼吸道阻塞和低氧血症，术后 24 小时内应密切监护生命指征。

（2）上呼吸道感染（upper respiratory infection，URI）：扁桃体、腺样体慢性炎症或肥大的儿童，发生上呼吸道感染的比例要明显高于行其他部位手术者。引起的相关风险主要包括两类病理生理改变：外周气道黏膜炎性改变及气道高反应性，进而导致喉痉挛、气道痉挛等呼吸道相关并发症，从而影响下呼吸道上皮细胞功能，导致弥散功能障碍、闭合容量增加、肺分流增加，出现插管或拔管后的低氧血症，虽然上呼吸道感染仅涉及上呼吸道，但也可累及下呼吸道，并导致低氧血症和肺部感染，尤其是在较长手术、肺部先天解剖异常（肺囊性纤维化、激素依赖性哮喘）、手术损伤至肺实质等情况时。但这类患儿经常有呼吸道感染症状（如流涕、咳嗽等），因此如患儿有发热、流涕时应考虑暂缓手术，如仅有轻度咳嗽和流清涕，肺部听诊无明显下呼吸道感染的征象，可适当放宽手术指征。

（3）凝血功能的评估：扁桃体和 / 或腺样体切除术创面较大，且局部血运丰富，止血困难，近年由于等离子电刀的应用，止血情况有所好转。凝血检查异常患儿，术前必须筛查血液病家族史，异常出血史（如拔牙后出血不止、经常性皮肤青紫淤斑等），近期服药史（如乙酰水杨酸类）。

2. 麻醉处理

实施扁桃体和 / 或腺样体切除术，可在气管插管全麻下进行。气管插管采用钢丝加强型气管导管或异形导管，可预防手术医师放置张口器时，导管受压扭曲。如使用普通气管插管，术中要密切观察气道压力及 $P_{ET}CO_2$ 的变化，一旦发现导管受压扭曲，即刻通知术者重新放置张口器。术毕应由手术医师将柔软的吸引管插入胃内进行吸引。另外还应置入牙垫，防止苏醒期咬住气管导管。轻柔吸引外鼻孔内的分泌物和血液，吸引管不宜深入鼻腔，以免引起鼻出血。口腔内吸引也应轻柔，不可触及扁桃体窝。如苏醒期持续吸出鲜红色血液，需考虑及时手术探查止血。扁桃体、腺样体

切除术后有两种拔除气管导管的方法:完全清醒状态下拔管或深度麻醉状态下拔管。清醒拔管的优点是,处于完全清醒状态的患儿已具备保持气道通畅的能力。清醒拔管的缺点是苏醒期容易因呛咳引起手术部位的凝血块脱落,导致出血。深麻醉拔管可以避免因苏醒期呛咳引起的出血,还可加快手术室的周转。但是。深麻醉拔管可能发生呼吸抑制,不能保持下呼吸道通畅。半清醒状态时,如患儿喉部存在分泌物或血液,可能触发喉痉挛。

扁桃体和/或腺样体切除术特点是手术时间较短(20~60分钟),创面止血困难时,术中疼痛刺激较大,术中要求患儿无躁动,这对麻醉提出较高的要求。应特别注意还未完全清醒的患儿舌根后坠与扁桃体水肿造成气道阻塞。此类手术术后呕吐的发生率也高,尤其存在胃食管反流 OSA 患儿,可在麻醉诱导后预防性给予地塞米松或 5-HT$_3$ 受体拮抗剂托烷司琼。对于咽喉部水肿明显、止血不充分、呼吸道有炎症及 OSA 患儿应在完全清醒的情况下头低转向侧位拔管。由于 OSA 患儿对缺氧有一定耐受,拔管后患儿多有一过性血氧下降,托下颌维持气道通畅,适当疼痛刺激等有利于呼吸恢复正常。不应立即面罩加压给氧,因为此时患儿已经清醒,对加压给氧会产生屏气反射,加重缺氧发生。扁桃体和/或腺样体切除术术后疼痛明显,术毕前应使用镇痛,包括静脉镇痛泵、肛栓 NASID 类药物等多种方法。OSA 患儿麻醉诱导时减缓给药速度,随时观察心电图变化,了解心肌抑制情况;术中心率维持基础水平,血压不可降低过多,较基础血压降低 10% 以内较为安全。术中密切观察心电图变化,如出现心肌供血不足征象时,应适当提高心率血压。

3. 术后处理　术后出血是最主要的并发症,分为原发性和继发性两种。严重的出血需再次入手术室行全麻下止血。麻醉医师须重点考虑以下问题:①低血容量:由于大量血液被吞入胃内,失血量往往难以估计,麻醉诱导前交感兴奋可掩盖低血容量症状,可通过复查血红蛋白、红细胞比容、出血时间和了解病史来估计出血量,并决定有无必要输注新鲜冰冻血浆或浓缩红细胞。②饱胃:患儿胃内可能积聚大量吞入的血凝块,麻醉诱导时应作为饱胃情况处理。准备好两个吸引器以随时迅速吸除呕出的血凝块,先通过面罩纯氧呼吸数分钟,以确保患儿血液和肺脏的氧储备达到最大,然后采用 Selick 手法(即在环状软骨水平加压)以降低胃内容物反流的风险。③注意前一次手术残留麻醉药的作用,再次手术麻醉诱导时要谨慎选择合适的剂量。④再次核对患儿的病史和家族史,了解是否有凝血功能异常,并做相应的实验室检查。⑤术后待患儿完全清醒,一侧卧位,头低位拔管。有些患儿术后可能因咽喉部水肿、血肿、继发喉痉挛而导致严重的气道阻塞,尤其是术前已有严重心肺疾患的患儿对缺氧的耐受性差,可能会产生严重后果,故术后严密监测是很重要的,对于有严重 OSA 的患儿必要时可留置气管导管呼吸支持治疗 1~3 天。

扁桃体、腺样体切除术后还需关注疼痛和恶心呕吐。调整阿片类药物剂量,即要获取满意的镇痛效果,又不能抑制呼吸和发生上呼吸道阻塞。

二、颈部及咽喉肿块引起上呼吸道阻塞的麻醉处理

麻醉处理的关键在于能否顺利气管插管,建立有效的气道通气。麻醉医师术前详细了解肿块部位、大小、肿物对气道的压迫情况、肿物的活动度以及气道阻塞程度。术前必须尽可能了解头颈部和口咽部的影像学检查结果、患儿张口程度、咽喉部暴露情况等。尤其咽喉部囊肿患儿,多为婴幼儿,声门高,气管短,舌体相对较大。麻醉诱导后由

于囊肿的移动性,造成面罩给氧困难,更加重了气管插管的困难度。麻醉首要步骤是建立气道,在七氟烷吸入麻醉下保留自主呼吸,有些肿块仰卧位会造成气管压迫因而需采用特殊体位(如侧卧位或坐位)下吸入麻醉诱导,用喉镜轻轻挑起会厌,予 1% 丁卡因或 2% 利多卡因在咽喉声门处局部喷雾,行面罩辅助通气后再插入气管导管,慢诱导气管插管优点是安全保障,保留自主呼吸,对于声门暴露困难患儿较适合,缺点是操作过程刺激大,可能出现屏气、喉痉挛、气道痉挛等并发症,且操作过程中易造成出血、组织损伤水肿等意外。麻醉医师要对病情有充分的了解,麻醉后咽喉部暴露清晰,方可顺利完成气管插管,麻醉诱导可以在丙泊酚、瑞芬太尼、罗库溴铵快速诱导下完成气管插管,迅速建立气道通气。优点是对患儿损伤小,缺点是要求麻醉医师要有百分之百的把握,快速气管插管,建立气道通气。插管时不要头过分后仰以免抬高喉头造成插管困难。儿童气管切开宜在气管插管后进行,插管后将肩部垫高、头后仰,有利于施行气管切开时气管的暴露。如有严重上呼吸道阻塞且采用 PVC 气管导管插管困难时,先插入硬支气管镜后再行麻醉诱导,然后施行气管切开也可以成为一种急救的方法。

三、咽瓣成形术治疗发音异常

常见于腭裂术后发音不良的患儿。手术最佳年龄是在 4~8 岁,手术时将咽后部的组织做成黏膜瓣,然后将其缝到软腭部。

麻醉处理:麻醉诱导和维持与其他手术相同。关键是在手术结束时,手术医师会将两根与年龄相当的气管导管从鼻孔插入直至咽后部,在鼻孔外留 1cm,然后将剩余的导管剪去,其目的是防止缝线脱落,黏膜瓣阻塞气道。麻醉医师必须用胶布把气管导管仔细地固定在鼻孔部,以免滑脱。术后给予适量的镇痛药和镇静剂,避免患儿躁动造成导管意外脱出。过夜后,如果患儿情况稳定,可将导管从鼻孔拔出。

第七节　气道重建手术的麻醉

一、儿童气道内镜检查与手术的麻醉

1. **手术特点**　行内镜检查和治疗的患儿多有先天性气道疾患,存在气道解剖的异常,合并通气和氧合障碍,因而围术期发生呼吸系统并发症的危险性极高。特别是手术医师与麻醉医师共用同一气道,医师之间密切及时交流与合作是确保手术成功和生命安全的关键。

用于气道内检查与手术的内镜有可弯曲内镜和硬质内镜两种。可弯曲内镜有纤维支气管镜、电子支气管镜、综合型支气管镜、荧光支气管镜四种,用于鼻咽部、喉、声带、气管和支气管的检查和活检。硬质内镜 3 种:①硬式喉镜:用于喉部及声带的检查或气管插管;②悬吊式喉镜:用于上呼吸道的手术,如呼吸道喉乳头状瘤、声门下血管瘤的手术或激光治疗等;③硬支气管镜:可用于整个气道的检查以及气管和支气管部位的手术,比如气管异物取出术等。

2. **麻醉与通气**

(1)麻醉处理的基本原则:在安全控制气道的前提下尽可能为手术医师提供最佳手

术条件,如采用无气管插管麻醉和保留自主呼吸技术以降低对手术区的干扰;减少手术野分泌物;维持足够麻醉深度以防止体动、咳嗽、屏气、喉痉挛或支气管痉挛。

(2)麻醉要点和步骤:气道内检查时间短、刺激小,多在门诊局麻下完成。内镜治疗则手术操作时间长,刺激大,目前多在机械通气全麻下进行,优点是减少患儿痛苦,利于术者操作,减少气道损伤,提供良好供气,防止气道痉挛等并发症发生,缺点是对麻醉提出较高的要求,由于麻醉手术共用同一气道,麻醉既要维持良好通气,保障患儿生命体征安全,又要满足术者操作要求。全麻可采用气管插管或喉罩两种方法。

应用可弯曲内镜时,镜体可通过改良喉罩内进入患儿气管支气管,优点是对咽部刺激轻,易于操作;气道内手术部位不受限制;能够提供持续的氧供;通气类型不受限制;操作空间增大。缺点是通气压力超过 $20cmH_2O$ 时,易发生漏气和胃胀气;部分由于解剖结构的原因,对位不良,导致进镜困难;有反流误吸的危险。

全麻常见并发症有:①气道痉挛:原因有麻醉过浅、患儿合并气道感染、操作过程刺激咽喉部黏膜或肺组织等,处理方法可以停止操作;纯氧加压手动通气;加深麻醉;清除口咽分泌物、减少刺激。②喉水肿:原因是儿童口腔及呼吸道黏膜薄弱,反复操作刺激易引起水肿。处理方案提拉下颌,尽量保持呼吸道通畅;纯氧通气;给予类固醇激素,如地塞米松 $0.2\sim0.5mg/kg$;如以上措施效果不佳,需行气管插管。③高碳酸血症:原因是患儿气道狭小,空间有限,操作时通气不畅,导致 CO_2 蓄积,处理方案呼气末二氧化碳缓慢升高,不超过 55mmHg,生命体征无特殊表现,尚可接受;如果呼气末二氧化碳急剧升高,超过 55mmHg,应停止操作,改善通气,调整呼吸机参数设置。④肺水肿:原因是上呼吸道阻塞后,患儿用力吸气,导致胸腔内负压增大,右心回心血量增加;缺氧导致交感神经兴奋,引起周围血管收缩,液体快速摄入肺泡导致肺水肿。处理方案避免在复苏期出现严重的呼吸道阻塞;呼吸支持,纯氧吸入,可行持续正压通气(continuous positive airway pressure,CPAP)和呼气末正压通气(positive end expiratory pressure,PEEP),并给予利尿剂。

内镜治疗过程中应用热治疗(高频电刀、氩气刀、激光)麻醉机吸入氧浓度应 <40%。激光的应用也应注意安全,有用于组织热消融的医疗激光均属于第Ⅳ类激光产品,可造成对眼睛和皮肤的伤害;汽化组织产生的激光烟雾,其中包含有毒气体颗粒、血液、病毒和细菌,需要正确的吸除烟雾;激光引起气道燃烧在内镜下气道手术中是最可怕的致死性并发症。

喉镜支气管镜操作结束后,可根据患儿气道的情况决定是否行气管插管,无明显气道阻塞者可继续维持自主呼吸,有气道阻塞表现者则必须行气管插管后再做进一步处理。由于行气道内镜检查时无法进行 $P_{ET}CO_2$ 监测,而 PaO_2 监测不容易及时反映低氧血症和高碳酸血症(两者是气道内镜检查的最主要并发症),在维持自主呼吸时必须密切观测患儿的胸壁起伏运动及口唇颜色变化,并放置胸前听诊器仔细听诊呼吸音。

二、气管切开术

麻醉与通气:多数拟行气管切开术的患儿已经在重症监护病房实施了气管插管,麻醉医师应该护送患儿到手术室,及时处理在护送过程中发生的任何意外,护送途中应带好急救设备、药品和监护设备等。如患儿在转送过程中躁动,应及时给予丙泊酚或芬太尼,以避免意外脱管。

对于没有气管插管者,麻醉医师应全面了解患儿情况,需气管切开的患儿大都有咽喉部气管上段狭窄、解剖异常,气管插管困难。如无法实施气管插管,喉罩通气也可以作为一种考虑的通气手段;在气管插管和喉罩通气都无法完成情况下,可以使用面罩通气进行气管切开术。

三、喉气管成形术

喉气管成形术可以Ⅰ期完成,也可以分Ⅱ期或多期完成。绝大多数患儿在喉气管成形术前已行气管造口术,Ⅰ期完成的手术术后封闭气管造口,患儿需入住重症监护病房并保留经鼻气管插管3~5天后,回手术室接受支气管内镜检查。如气道内伤口生长良好,则用小半号的气管导管经鼻气管插管并继续观察,如无呼吸障碍,则24小时后拔管。Ⅱ期完成的喉气管成形术先修复气管造口术以上的狭窄,患儿术后仍然保留气管套管,以后择期修复气管造口处的狭窄。

麻醉要点及步骤:①如患儿已有气管套管可以保障通气,术前应该使用镇静剂以便于麻醉诱导;②首选利用气管套管吸入麻醉气体诱导,特别是对于静脉穿刺难度大的患儿,先建立静脉通道然后行静脉麻醉诱导是不可取的方案;③吸入麻醉诱导后,建立静脉通路,连接麻醉监护设备;④手术医师首先要作支气管内镜检查,此时,可用吸入麻醉或静脉麻醉维持,也可给予阿片类镇痛剂,少数情况下手术医师可能发现当时的气道状况不适合喉气管成形术而暂停手术,因此一般不可过早给予肌松药;⑤一旦决定手术,即可给予肌松药并开始机械控制呼吸;⑥手术中,为了充分暴露邻近气管造口的组织,手术医师会将气管导管从气管造口暂时拔出,此时应遵循间断性呼吸暂停法的原则;⑦在手术结束前缝合皮下组织时,应逐渐恢复患儿自主呼吸,以避免高压机械通气引起的皮下气肿;⑧张力性气胸是气道重建术最严重的并发症之一,当患儿 SpO_2 降低,吸气峰值不断升高,在排除气管导管的因素后,应首先考虑张力性气胸的存在,尽快行胸片检查确诊后实施胸腔引流。

四、喉软化症

多数患儿无需手术治疗,随着年龄增长到18月龄后症状可自行改善,有严重症状者则必须手术治疗。传统的气管切开术已基本上被会厌成形术取代。

激光手术治疗喉软化症,具有出血少、水肿轻等特点,最理想的麻醉维持是术中保留自主呼吸,以避免气道燃烧的风险并可提供条件允许手术医师随时观察声门活动度从而获得最佳手术效果。在大多数婴幼儿,利用气体吹入法将氧气和高浓度的七氟烷送入气道即可维持足够的麻醉深度和稳定的自主呼吸,麻醉深度不足时可间断性静脉注射丙泊酚(每次 1mg/kg)。用手术剪的优点是麻醉可以实施气管插管控制呼吸,缺点是出血较多和水肿较严重,术中应使用激素和阿托品,术后一般要在留置气管导管下将患儿送入重症监护病房,2~3 天后观察手术效果,然后试验性气管拔管。

第八节　气道感染诱发气道狭窄的麻醉

急性会厌炎、喉水肿、急性喉炎、喉黏膜下水肿,气管插管加重损伤,可导致严重的出血,除非急救,禁忌气管内插管。

一、急性会厌炎诱发气道狭窄的麻醉

麻醉处理:患儿大多急诊就医,确诊后应避免对患儿咽喉部刺激,先行雾化吸入初步处理,经急救绿色通道尽快把患儿送到手术室行紧急气管插管。进手术室后首先建立静脉通路,面罩加压纯氧辅助呼吸,并准备好气管切开包。气管插管前可静脉给予小量镇静药物,保留患儿自主呼吸,麻醉医师应用可视喉镜检查咽喉部,对会厌解剖位置、气道阻塞情况、气管插管暴露充分了解。如无困难插管表现,麻醉诱导应用短效麻醉药物,可静脉给予瑞芬太尼、罗库溴铵、丙泊酚快速诱导,1 分钟内完成气管插管。如患儿存在气管插管困难,麻醉诱导可吸入七氟烷,静脉给予阿托品以减少分泌物和预防心率减慢,禁用肌松药,可应用小量镇痛镇静药物,保留自主呼吸下气管插管。在任何一种情况下,出现气管插管困难,无法建立有效通气,手术医师随时需要准备行紧急气管切开。呼吸道严重阻塞患儿存在负压性肺水肿可能性大,气管插管后都应作相应的预防处理,应用呼气末正压通气,吸纯氧,控制输液等预防肺水肿发生。

二、急性喉气管支气管炎诱发气道狭窄的麻醉

治疗措施包括消旋肾上腺素雾化吸入和静脉注射地塞米松以减轻气道水肿。大多数患者不需要紧急气管插管,对有严重呼吸困难的患儿,可以先行支气管内镜检查然后决定是否需要实施气道插管。

三、急性细菌性气管炎诱发气道狭窄的麻醉

采用抗生素治疗和雾化吸入消旋肾上腺素;与急性会厌炎不同的是:对有严重呼吸困难者,需先行支气管镜检查,然后决定是否行气管插管。

四、咽后壁脓肿诱发气道狭窄的麻醉

严重的咽后壁脓肿会挤压咽喉导致解剖结构变化,引起气道阻塞,因此麻醉术前访视特别要注意可能存在的插管困难,仔细观察颈部 X 线片以判断颈部正常结构的可能变化。

五、扁桃体周围脓肿诱发气道狭窄的麻醉

多发生在年龄较大的儿童,由于脓肿将会厌、悬雍垂等其他喉部结构推向健侧,可能会有插管困难。诱导时患儿应取垂头仰卧位(Trendelenburg 体位),并略将头部转向患侧,以降低一旦脓肿破裂引起误吸的可能;待吸入麻醉达到适当深度时,仔细暴露咽喉部,确定能够气管插管后才能给予肌松药。

第九节　急诊喉镜支气管镜手术的麻醉

一、复发性呼吸道喉乳头状瘤的麻醉

1. 术前评估　了解气道阻塞的程度,有无喘鸣、发绀和三凹征,喉镜检查会厌声门暴露情况,有无困难插管。长期持续性气道阻塞可引起漏斗胸,甚至肺动脉高压、肺心

病,术前应做相应化验检查,了解心肺功能。术前用药避免镇静剂和麻醉性镇痛药,以免加重呼吸困难,可用抗胆碱药减少呼吸道分泌物。

2. 麻醉诱导　喉乳头状瘤具有一定的活动性,部分患儿吸气时瘤体覆盖声门,造成严重吸气困难,可在表面麻醉下清醒气管插管,插管前静推 0.1mg/kg 阿托品,预防咽心迷走神经反射。

Ⅲ度以下喉阻塞的患儿,由于气道部分阻塞,对患儿通气影响相对较小,可采用保留自主呼吸全麻,诱导后先让手术医师行喉支气管内镜检查以确定病变范围,然后设置悬吊喉镜,在此过程中一直保留自主呼吸;Ⅲ度以上喉阻塞者,紧急气管插管解除喉阻塞是首要的考虑。由于瘤体生长部位及程度不同,插管前无法估计声门裂大小,因此诱导前必须准备好多种型号的导管,暴露声门后再根据窥视所见选择合适的导管型号,导管内均应放置硬质导芯,从声门裂瘤体的间隙插入;严重喉阻塞患儿无法窥清声门裂,可由麻醉助手按压患儿胸部,根据呼出气流从瘤体间隙冒出的气泡来判断声门裂的位置;如采用上述方法仍无法窥见声门裂,可由手术医师迅速钳取部分瘤体,暴露声门裂再行插管,但这是最危险的做法,必须争分夺秒。

麻醉维持可采用三种通气方式:第一种是保留自主呼吸,使用麻醉气体吹入法或静脉麻醉或两者结合维持麻醉深度。第二种是喷射通气法,使用全凭静脉麻醉辅以肌松药。这两种通气方式只适用于Ⅰ度和Ⅱ度喉阻塞患儿。第三种是气管插管控制通气,应作为最后的选择或其他方法失败后的补救方法,或用于Ⅲ度以上喉阻塞解除气道阻塞时,如使用激光手术则应使用特制的抗激光气管导管。

严重喉阻塞患儿术中需要根据手术步骤改变通气方式:清理声门上乳头状瘤时,可行气管插管控制通气,成功的气管插管是挽救生命的关键步骤;导管的气囊可保护气道,避免声门上瘤体碎块和血液流入气道。清理声门下或气管内乳头状瘤时,气管插管会妨碍手术视野,这时可拔出气管导管改用保留自主呼吸或呼吸暂停法;儿童可耐受较短时间的呼吸暂停,3~4 岁儿童可耐受时间约为 3 分钟,但此方法需要手术医师和麻醉医师的密切配合;气道内吹入七氟烷维持保留自主呼吸的麻醉可以使得手术时间不受限制,避免反复插管造成气道损伤,但需要熟练的麻醉技术。与其他气道手术一样,术中应常规给予激素和阿托品以减轻气道水肿和减少气道分泌物。麻醉诱导时如有时间应给予喉部和气管内喷洒利多卡因液,有助于减轻气道应激反应和维持平稳的麻醉。

喉乳头状瘤切除术是麻醉风险较高的手术,术前需详细了解瘤体的生长部位,以及气道阻塞程度,避免应用抑制呼吸的术前药物。麻醉维持尽量选择对呼吸循环影响小的药物,在保证手术麻醉深度的同时,尽量维持自主呼吸。麻醉诱导时务必要有经验的手术医师同时在场,准备好肉芽钳等,并做好气管切开的准备。

3. 拔管期和拔管后的管理　手术后是否需留置气管导管根据患儿的气道恢复情况而定,大多数患儿因气道阻塞明显改善,拔管并无困难。不应在深麻醉下拔管,以免分泌物、血块、肿瘤碎片流入气道,患儿又无力咳出,再次造成气道阻塞或诱发喉痉挛。拔管后还要密切监护,严重气道阻塞的患儿在拔管后,应警惕有反应性呼吸暂停的可能,这是由于长时间缺氧导致 CO_2 蓄积,使得呼吸中枢兴奋性阈值提高,一旦阻塞解除,中枢对相对较低的 CO_2 刺激反应性降低而导致呼吸暂停。

二、气管异物取出术的麻醉

硬支气管镜(最常用的是 Karl-Storz 支气管镜)下取异物仍是目前气管异物取出术最常用的手术方法,喉罩的应用为纤维支气管镜检查和异物取出术中维持良好的通气和氧供提供了便利。一般认为,对于诊断明确的病例,首选用硬支气管镜检查、定位并取出异物;而对于可疑病例,首选用纤维支气管镜来检查、诊断或排除异物。除异物嵌顿声门造成窒息需紧急处理外,异物取出术可在全麻下进行,麻醉的关键是如何处理好共享的气道,必须在确保足够的麻醉深度的同时,给手术者提供一个安全且便于操作的气道。但即使是经验丰富的手术医师也难免发生潜在的并发症,如喉或支气管痉挛、咯血、喘鸣、喉水肿、气胸、低氧血症、心脏骤停及死亡等,其中最常见的不良反应为术中或术后的低氧血症,表现为 PaO_2 的急剧下降。

1. **麻醉前评估** 包括患儿一般情况(患儿的年龄以及是否合作对于麻醉诱导方案和通气方式的选择非常重要)、异物的位置、大小、种类、存留时间、是否存在呼吸系统的合并症和异物导致的并发症、对医疗团队的评估。

2. **麻醉处理** 一般按照气管异物的位置和术前是否有明显的呼吸窘迫来选择不同的麻醉方法,术前有明显呼吸窘迫或高度怀疑异物嵌顿在声门周围或声门下时,应该尽可能保留自主呼吸;术前无明显呼吸窘迫、考虑异物在一侧支气管内时,可以使用肌肉松弛药控制呼吸。若患儿因异物阻塞总气道而有明显发绀、意识不清等表现时,应立即由耳鼻咽喉头颈外科医师插入支气管镜取出异物或将异物推入一侧支气管,条件不具备时也可由麻醉医师尝试气管插管。气管异物取出术麻醉总体目标是减少患儿损伤、镇静遗忘、减少气道反射、减轻心血管反应。

(1)麻醉方案:声门上异物或声门周围异物可以通过七氟烷吸入麻醉,保留自主呼吸完成。声门下气管异物常常会引起不同程度的吸气性呼吸困难,预计异物比较容易取出时,可以采用吸入七氟烷的方案;预计异物取出比较困难、手术时间比较长时,考虑吸入药物浓度会逐渐降低,导致麻醉深度不稳定,而持续吸入又有空气污染的顾虑,所以一般采用全静脉(瑞芬太尼复合丙泊酚、右美托咪定等)麻醉方案。保留自主呼吸的麻醉方法需 1%~2% 的利多卡因(3~4mg/kg)行完善的气管内表面麻醉都有助于保持麻醉平稳。儿童支气管异物的麻醉可以采用控制通气方式,也可以采用自主呼吸方式。使用肌松剂可以为耳鼻咽喉头颈外科医师提供更好的手术条件,但是必须牢记,只有在确保能够有效通气的情况下才能使用。控制通气方式有两种:经支气管镜侧孔行控制通气以及经喷射通气导管行手动喷射通气。无论采用哪种控制通气方式,都强调要保证足够的麻醉深度以避免屏气、体动、喉痉挛、支气管痉挛等,上述情况下控制通气有可能带来气压伤,严重时还可能导致纵隔气肿、气胸等并发症。

控制通气方式麻醉方案:①经支气管镜侧孔行控制通气,其优点是耳鼻咽喉头颈外科医师的操作视野较好,缺点是置入支气管镜的过程中不得不中断通气,此时如果耳鼻咽喉头颈外科医师置镜时间过长,容易造成低氧血症。此外,该通气方式经由支气管镜进行,当支气管镜进入患侧支气管时间较长时,因健侧肺通气不足也会造成低氧血症。这种通气方式必须使用可通气硬支气管镜,术中经支气管镜的侧支可与麻醉呼吸回路相连进行辅助或控制通气。由于取异物时支气管镜的目镜端是开放的,气体会从此端泄漏,因而必须使用较大的气流和气压。此通气方式的优点是麻醉深度和通气量均容易控制。缺点是在插镜或拔镜过程有一个呼吸停止期,需要手术医师和麻醉医师的熟练配合;正压通气情况下,可能把气道内异物吹入支气管远端,造成活瓣性阻塞,增加取出的难度;当支气管镜深入支气管远端钳取异物时,通气会局限于患肺因而造成通气不足。②经喷射通气导管行手动喷射通气。优点是通气不依赖于支气管镜,为耳鼻咽喉头颈外科医师提供了从容的置镜时间,也避免了支气管镜进入患侧时健侧肺通气不足导致的低氧血症;缺点是需要在总气道置入喷射通气导管,在婴幼儿可能影响支气管镜的置入和操作视野,此外还有气压伤的风险。全麻诱导后喉镜引导下经鼻插入喷射通气导管至声门下 2cm(避免置入过深),将喷射通气导管连接手动喷射通气装置(如 Manujet Ⅲ)行手动喷射通气,以胸廓起伏来判断通气量是否足够。③麻醉诱导静脉注射丙泊酚、瑞芬太尼、罗库溴铵,面罩控制呼吸 2 分钟。术中维持持续输注丙泊酚、瑞芬太尼。由于存在呼吸道漏气现象,术中适当加大潮气量到 15~20mL/kg/ 次,增加麻醉机氧气流量,维持风箱正常充气。④手术结束时,患儿多处于深麻醉状态,需置入喉罩或气管插管维持通气。麻醉恢复期间,吸除气管内分泌物,降低体内二氧化碳蓄积,加压通气使萎陷肺叶充分复张,以利于患儿术后恢复。

(2)并发症处理

1)低氧血症(hyoxemia):年龄小、术前合并肺炎、异物种类为植物类、手术时间长、保留自主呼吸的通气方式是术中低氧血症的危险因素;异物种类为植物种子及退出硬支气管镜后麻醉复苏时间较长,是术后低氧血症的危险因素。从手术操作和麻醉的角度来看,发生低氧血症的常见原因有两种:一是气道痉挛,二是支气管镜深入气道远端时患肺通气不足。前者处理应加深麻醉,必要时加深肌松程度,经支气管镜控制通气,待低氧纠正后继续手术;后者只要将支气管镜退到总气道,封堵目镜端后予以充分通气,可继续手术。其他并发症如气胸、纵隔积气、气管黏膜出血等多与异物种类和手术操作有关,怀疑有尖锐异物嵌顿应注意避免使用喷射通气。

2)喉痉挛(laryngospasm)。喉痉挛常常由于在浅麻醉下进行气道操作而诱发。部分喉痉挛时托起下颌、以纯氧行正压通气通常可以缓解;完全喉痉挛时,气道完全阻塞,以吸入七氟烷或静脉丙泊酚加深麻醉,给予肌松药经面罩给氧或插入气管导管行正压通气。

3)支气管痉挛(bronchospasm):支气管痉挛常因气道处于高敏状态而受到刺激或缺氧、二氧化碳潴留等因素而诱发。除了去除这些因素以外,以吸入麻醉药加深麻醉,给予沙丁胺醇、丙酸倍氯米松喷雾治疗,静脉给予氢化可的松、氨茶碱、小剂量肾上腺素或硫酸镁都可以起到治疗作用。发生支气管痉挛而插管以后,在尝试拔管时常常因减浅麻醉后痉挛加重而无法拔管,此时可以静脉注射右美托咪定,使患儿在耐受气管导管的同时自主呼吸恢复,改善缺氧和二氧化碳潴留,同时通过上述解痉治疗缓解支气管痉挛以后拔管。

4)气胸(pneumothorax):气胸可以因手术操作损伤支气管壁、正压通气压力过高、患儿屏气导致胸腔压力升高等因素而诱发。发生气胸后要尽快使患儿恢复自主呼吸,避免正压通气,请胸外科医师评估以后行保守治疗或行胸腔闭式引流术。气胸严重而导致呼吸循环不能维持时,要及时果断地在患侧第二肋间肋骨上缘行胸腔穿刺减压术。

5)肺不张(atelectasis):肺不张多由于异物取出后肺叶没有复张或分泌物(残留异物)堵住支气管开口所致,有时会导致比较明显的低氧血症。在取出异物以后耳鼻咽喉头颈外科医师应常规检查有无异物残留并吸尽分泌物。必要时再次置入支气管镜将分泌物吸除。

6）声门水肿（edema of glottis）：声门水肿可以因多次置入支气管镜、操作粗暴或取出较大异物时异物擦伤声门所致。表现为拔管后哮鸣，呼吸困难，可给予激素、雾化吸氧。

7）异物嵌顿窒息：钳取异物过程中可能发生异物脱落、嵌顿于声门下造成窒息等紧急情况，此时如果难以快速取出异物，可将异物推入一侧支气管，待通气状况改善以后再行支气管镜检查。异物嵌顿于健侧支气管甚至异物被钳碎脱落嵌顿于主气管是最危险的情况，麻醉医师必须与手术医师密切配合，一面加大正压控制通气，一面尽可能快速取出异物。

儿童耳鼻咽喉头颈科麻醉所涉及的知识面广，麻醉操作技术难度大，与手术医师之间的密切合作非常重要。此外，患儿病情变化快，并发症（特别是呼吸道并发症）发生概率大，因此，麻醉医师应该预先充分准备多套应急计划，才能及时有效处理围术期可能发生的各种意外状况，以达到手术成功和麻醉安全的目的。

（辛　忠　张建敏　陈莲华）

参考文献

1. FERNANDEZ-BUSTAMANTE A, IBANEZ V, ALFARO JJ, et al. High-frequency jet ventilation in interventional bronchoscopy: factors with predictive value on high-frequency jet ventilation complications. J Clin Anesth, 2006, 18 (5): 349-356.
2. BARAM A, SHERZAD H, SAEED S, et al. Tracheobronchial Foreign Bodies in Children: The Role of Emergency Rigid Bronchoscopy. Global pediatric health, 2017, 4: 2333794x17743663.
3. TAMIRU T, GRAY PE, POLLOCK JD. An alternative method of management of pediatric airway foreign bodies in the absence of rigid bronchoscopy. International journal of pediatric otorhinolaryngology 2013, 77 (4): 480-482.
4. 王萍, 张建敏. 静吸复合麻醉用于儿童气管异物取出术. 临床麻醉学杂志, 2010, 26 (2): 174-175.
5. 中华医学会麻醉学分会. 2017 版中国麻醉学指南与专家共识. 北京：人民卫生出版社, 2017, 57-65.

2

第二篇
耳科学

第一章
耳的发育和解剖

第一节　耳的发育

一、耳器官的发育

人耳具有两种不同的功能,即机体的位置感觉和听觉,故称位听感觉器官。耳由外耳、中耳与内耳组成,发生上分别有三个来源。外耳收集声波,主要由头颈部外胚层来源的第 1 鳃沟及周围发生的 6 个耳结节融合形成。中耳传导声波,主要由内胚层来源的第 1 咽囊发育形成。内耳将声波转变成神经冲动信号,主要由头部外胚层形成的听泡演变而来。外耳、中耳畸形很少合并内耳畸形,是因为在外、中耳发育过程中,内耳已经发育完全。

(一) 外耳的发育

1. **外耳道**　外耳道(external acoustic meatus)起源于第 1 鳃沟(外胚层)。从胚胎第 4 周开始,第 1 鳃沟逐渐深陷而成为原始外耳道,包括软骨性外耳道和一小部分骨性外耳道。在新生儿期的外耳道内可以看到一个狭窄部分,将外耳道分为外侧段和内侧段,外侧段直接从第 1 鳃沟衍生,内侧段则从上皮细胞柱分裂、溶解而成。第 1 鳃沟的外胚层衍化成鼓膜外层的上皮、外耳道上皮及耵聍腺。胚胎期第 7 个月,外耳道发育完成。如果上皮细胞吸收凹入受阻,则造成鼓膜缺如,被骨性闭锁板替代,即外耳道闭锁;或外耳道狭窄伴上皮细胞堆积而形成的外耳道胆脂瘤。若在妊娠后期,外耳道停止发育,则将造成近狭窄部的闭锁。第 1 鳃沟发育异常可发生外耳道瘘,瘘管的上口在外耳道底部,下口在胸锁乳突肌的前缘、下颌角的后方。

2. **耳郭**　第 1 鳃弓后缘和第 2 鳃弓前缘的外侧部分形成耳郭(auricle)。胚胎第 6 周,在第 1 鳃沟周围的第 1 和第 2 鳃弓上发生 6 个小丘样结节。第 1 结节将发育成为耳屏,第 2 结节成为耳轮脚,第 3 结节形成耳轮上部,第 4 结节形成耳垂,第 5 结节将成为对耳屏,第 6 结节成为耳轮下部及对耳轮。耳郭的成分 15% 来自第 1 鳃弓,85% 来自第 1 鳃弓。耳郭大约在胚胎 20 周时形态基本定形,但出生后仍然继续生长,大约 9~10 岁达到成人大小。如在胎儿第 3 个月之前发生第 2 鳃弓的发育障碍,则可引起耳郭缺如或畸形。此时,中耳的发育也尚未完善,故上述发育异常常伴有严重的听骨畸形。若在胎儿第 6 个月发生发育障碍,此时,听骨与耳郭的发育已结束,但外耳道发育尚未完成,故可出现外耳道狭窄和闭锁。临床上,第 1 鳃弓发育不全还可出现小颌或无颌畸形,常伴耳屏缺失。在耳郭的形成过程中,若结节融合不全,则会产生瘘管(图 2-1-1-1)。

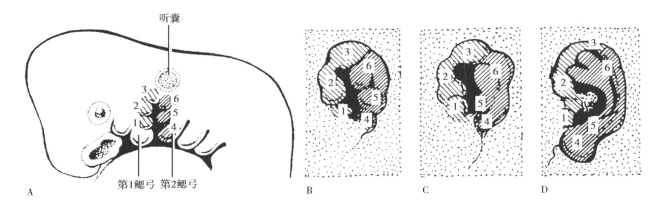

图 2-1-1-1 耳郭的发生示意图

A. 1~3 为前列结节,4~6 为后列结节;B~D. 1 为耳屏结节,2 为耳轮脚结节,3 为耳轮上部结节,4 为耳垂结节,5 为对耳屏结节,6 为耳轮下部及耳轮结节

(引自:黄选兆,汪吉宝,孔维佳.实用耳鼻咽喉头颈外科.2 版.北京:人民卫生出版社,2008)

(二) 中耳的发育

中耳包括鼓膜、鼓室、咽鼓管和乳突气房,其发育与鳃器发育密切相关。胚胎时期头部发育的比例较大,胚胎第 4 周时,胚体头端两侧中胚层呈柱状的弓形隆起,称鳃弓,左右对称,共有 5 对。鳃弓外覆外胚层。相邻两鳃弓之间凹陷成沟,称鳃沟,与鳃弓平行,共 4 对。介于第 1 和第 2 鳃弓之间的第 1 对咽囊最大,在胚胎第 8 周时,其背外侧部向外渐渐扩大而形成管鼓隐窝,将来构成鼓室的下部,其余部分则比较狭小,将形成咽鼓管。第 1 与第 2 鳃弓之间的第 1 鳃沟形成外耳道,第 1 鳃沟与第 1 咽囊之间的鳃板,或称封闭板,则分化成鼓膜。胚胎第 28 周,外胚层细胞内陷至最深处,形成了鼓膜的上皮层。内外胚层之间的中胚层组织则渐渐吸收形成鼓膜中间的纤维固有层。鼓膜内侧面的黏膜则源自于第 1 咽囊的内胚层。

在耳的感受结构发育的同时,传导声音的中耳也在形成。胚胎期 18~21 周时,间充质组织更为疏松,并具有空泡化和黏液样的特性。胚胎第 22 周时,黏液样结缔组织被吸收,镫骨、砧骨、锤骨逐渐形成,并有鼓索长入。听骨链除镫骨足板及环韧带之外,主要由第 1 鳃弓的 Meckel 软骨和第 2 鳃弓的 Reichert 软骨发育而成。其中 Meckel 软骨形成锤骨头、砧骨体和砧骨短脚。Reichert 软骨形成砧骨长脚、锤骨柄、镫骨板上结构和足板的鼓室面。而镫骨足板及环韧带则由耳囊和内耳原基发育而来。胚胎第 6 周时首先形成锤骨和砧骨始基,胚胎第 16 周时骨化,胚胎第 30 周时完全发育成形。镫骨出现更早,在胚胎第 5 周,镫骨的始基就已经可以辨认,是环绕在镫骨动脉周围的指环形状的结构。此后向内发育,在胚胎第 7 周的时候与发育中的耳囊在相当于前庭窗的位置相接、融合,形成足板。胚胎第 14 周,镫骨前后弓开始成形,胚胎第 18 周开始骨化,胚胎第 32 周基本发育成婴儿型。足板充分发育成形后,前庭窗软骨开始退行发育,周边形成纤维组织,发育成环韧带,最后在胚胎第 35 周发育为成人型。如果在最初阶段镫骨和前庭没有相接,则形成无前庭窗畸形;如果在最后一个阶段停滞,则无法发育成环韧带,形成足板固定。其他的发育不全或部分缺失畸形则介于这两种状态之间。至此,鼓室的发育完成。胚胎第 6 周时,原始听骨开始具有成人听骨的形状。听骨的发育顺序为镫骨、砧骨和锤骨。原始听骨周围的胚胎结缔组织在妊娠后半期迅速吸收,鼓室扩大,最后听骨悬挂于扩大的鼓室内。但出生时,鼓室仍有少量尚未吸收的胚胎结缔组织的残余。乳突在胚胎期第 6~7 个月才出现,但气房则在妊娠后期才开始发育,到婴儿和儿童时期才有较大的进展,发育最活跃的时期是在儿童恒牙萌出时(图 2-1-1-2)。

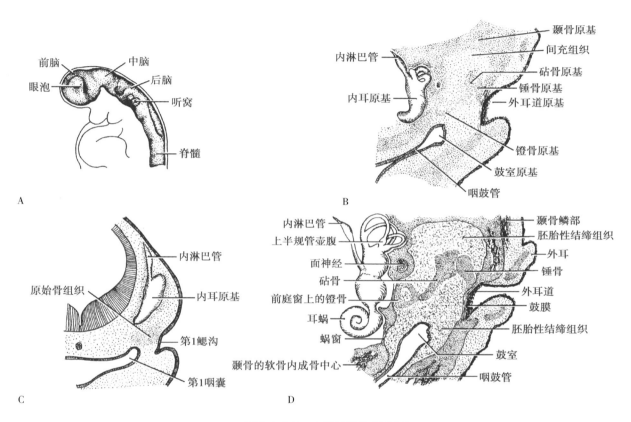

图 2-1-1-2 中耳的发生示意图
A. 3 周半胚胎,可见听窝位置;B~D. 鼓室、咽鼓管、鼓膜及外耳道的发生过程
(引自:黄选兆,汪吉宝,孔维佳.实用耳鼻咽喉头颈外科.2 版.北京:人民卫生出版社,2008)

(三) 内耳的发育

内耳又称迷路,有膜迷路和骨迷路,为两套套叠的管道,骨迷路在外,膜迷路较小,被套在内侧,膜迷路和骨迷路之间狭窄的空隙称为外淋巴间隙,里面充满外淋巴液。执行位、听感觉的感受器分别为壶腹嵴、位觉斑和 Corti 器,均在膜迷路内(图 2-1-1-3)。

1. **膜迷路的发生** 听泡是膜迷路的始基,来源于外胚层,最早发生于胚胎的第 3 周。听泡继续发育,向背内侧突出延伸形成一个较大的内淋巴管,听泡也由最初的梨形分成明显的两部分:背侧的前庭囊和腹侧的耳蜗囊。至胚胎第 10 周,两囊完全分开成为各自与内淋巴管相通的倒置的 Y 形结构。"Y"的双臂即为位于背侧的椭圆囊和位于腹侧的球囊。内淋巴管虽在胚胎期发育最早,但它不像膜迷路的其他部分,于妊娠中期即已发育到成人形状及大小,而是在出生后发育成熟,即婴儿和儿童时期,甚至到了青

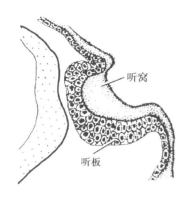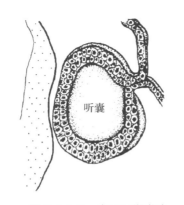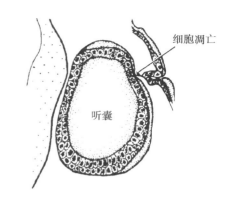

图 2-1-1-3　内耳早期发生

（引自：黄选兆，汪吉宝，孔维佳．实用耳鼻咽喉头颈外科．2 版．北京：人民卫生出版社，2008）

春期仍可继续发育和增长。这一情况说明它具有重要功能——内淋巴的吸收作用。在胚胎第 10 周时已经可以看到椭圆囊内的淋巴管瓣膜，瓣膜可使椭圆囊关闭，以免椭圆囊及 3 个半规管中的内淋巴外溢，从而保持前庭功能的作用。椭圆囊的发生相当早，在胚胎 4.5~5 周时已经开始，3 个半规管的发生也相当早，且进展迅速，在胎儿 8.5 周后，3 个半规管的体积及管腔逐步扩大，直到胚胎中期，它们与膜迷路的其他结构一样，也均已发育到成人形状和大小。球囊形成在胚胎第 5~6 周，其腹侧伸出一个小管状突起，即蜗管的始基，在 6.5 周时蜗管仍为一短突起，到胚胎中期（25 周）蜗管的内径才达到成人大小。胚胎期 10 周后，蜗管外开始形成前庭阶和鼓阶。胚胎期 16 周时蜗管已从底圈开始变成三角形，出现前庭膜和基底膜。同时人体位置的感觉器官——位觉斑已大部分完成，胚胎期 22 周时球囊位觉斑的毛细胞及支持细胞已和成人位觉斑上的完全一样。发源于外胚层的壶腹嵴是 3 个半规管壶腹中的平衡感觉器官，可以感受角加速度的刺激。到胚胎期 23 周时，其大小及结构已与成人相似。

Corti 器又称螺旋器，也发源于外胚层，由膜迷路蜗管的上皮分化而来。Corti 器因感受听觉的需要，比感受平衡觉的位觉斑、壶腹嵴更精密，故在胚胎发育中必须经历一个高度分化的过程从而发生外、内毛细胞以及多种不同形状的支持细胞，共同组成一个精密的听觉感受器。母体妊娠期第 2~3 个月（胚胎期 8~12 周）是 Corti 器发育的关键时期，在此期间内，若母体患某些疾病，如药物中毒、梅毒、风疹、流行性感冒等，则胎儿的 Corti 器发育易受阻，以致出生后孩子出现严重的听力损失（图 2-1-1-4）。

2. **外淋巴间隙的发育**　到胚胎期 16 周时，外淋巴间隙组织已充分发育，但尚处于未成熟阶段。外淋巴间隙有四个主要延伸部分，此时已分别进入周围的骨迷路中，它们是内淋巴管、外淋巴管、窗前裂及窗后窝。

3. **骨迷路的发育**　胚胎期第 16 周时，第 1 个骨化中心开始在蜗窗周围出现。当半规管在胚胎期 21~25 周停止生长时，最后一个骨化中心在半规管周围出现。全部共有 14 个骨化中心。骨化一旦开始，迅速进行，到胚胎期第 23 周时，除外半规管上的一个区域、前庭窗及窗前裂周围的一条狭窄的软骨外，骨化均已完成。骨化后的迷路壁分三层，即外层的骨外膜骨、中层的软骨内成骨以及内层的骨内膜骨。骨内膜骨和软骨内成骨，一旦胚胎期第 14~27 周形成后，便保持相对稳定而终生不变。骨外膜骨开始儿童期仍可继续增厚，直至成年。

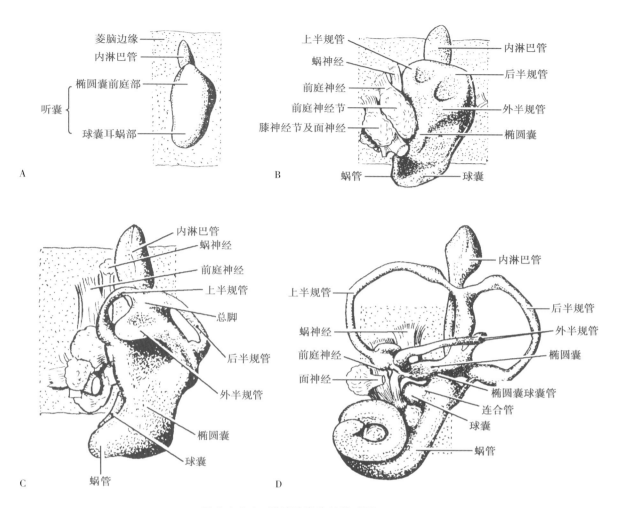

图 2-1-1-4　膜迷路发生的模式图

A. 6.5mm 人胚的听囊；B. 11mm 人胚的膜迷路；C. 13.5mm 人胚的膜迷路；D. 22mm 人胚的膜迷路

（引自：黄选兆，汪吉宝，孔维佳．实用耳鼻咽喉头颈外科.2 版．北京：人民卫生出版社，2008）

二、听觉系统的发育

在听板—听窝—听囊的变化过程中，胚胎期第 4 周时在神经嵴两旁、听囊内侧形成了位听神经的感觉神经节，以后此神经节分为前庭神经节和螺旋神经节。这些神经节由双极的成神经细胞组成，成神经细胞的周围突（树突）分布到听囊壁，发出神经纤维到椭圆囊、球囊及壶腹，以后支配膜迷路的特殊感觉上皮区；成神经细胞的轴突则走向后脑相应的神经核。胚胎期第 7 周时，螺旋神经节生长很快，胚胎期第 9 周时已成螺旋状并长入耳蜗的螺旋板中，随蜗管而旋转。根据胎儿听觉诱发电位测试结果，胚胎期第 28 周胎儿的听觉传导已基本建立，听阈为 75dB nHL，随胎龄增长阈值逐渐下降，胚胎期第 35 周时听阈已降至 0~10dB nHL，与成人的阈值相近。也有研究证明，胚胎期第 7 个月时外界声音可以通过母体腹壁，经羊水传给胎儿，胎儿相应会出现头部转向、肢体运动、心音亢进等反应，表明 7 个月大的胎儿已初具听力。虽然胎儿在出生后听功能还在继续成熟，但生后 3~5 天的新生儿已具有对刺激强度、音调高低及节律的分辨力，婴儿出生后 1 个月就能对语言、哭声等不同声音做出不同的反应。听囊为单层上皮结构，但在位听神经纤维进入处,上皮增生变成复层上皮,并分化成该部位的各感觉终器,即壶腹嵴、耳石器及 Corti 器。

三、面神经的发育

面听始基(facilacoustic primordium)在胚胎 3 周时出现,鼓索于第 4 周出现,支配第 1 鳃弓。面听始基于第 5 周分化成第Ⅶ、Ⅷ对脑神经,岩浅大神经于胚胎第 6 周出现,胚胎第 7 周出现分泌和特殊感觉纤维。镫骨肌神经(nerve to stapedius)于胚胎第 7 周出现。面神经第一膝是由于耳囊发育而将面神经向前推移形成,胚胎第 10 周形成第二膝。面神经刚分化时位置较出生后更向前方,在胚胎第 26 周随着面神经管部分关闭而向后移至出生后的位置(被鼓环、后鼓室推向后,被外耳道和乳突发育推向下)。面神经和镫骨一样也是由第 2 鳃弓形成。面神经骨管在胚胎期第 4 个月时形成,并且在出生后 1 年内完全骨化。面神经鼓室段骨壁管裂的出现率为 25%,为正常解剖变异。

60% 的小耳畸形患者伴面神经走行异常,鼓室段较正常位置偏下,遮住了前庭窗的位置。胚胎第 6 周时的面神经位置异常会妨碍镫骨与耳囊的接触,造成镫骨不发育,面神经也会绕镫骨而分叉。

(王秋菊　赵守琴　王丹妮)

第二节　耳的应用解剖

耳由外耳(external ear)、中耳(middle ear)和内耳(inner ear)三部分组成。外耳和中耳为传音装置,内耳和第Ⅷ对脑神经及其神经核组成感音装置和音分析装置(图 2-1-2-1)。

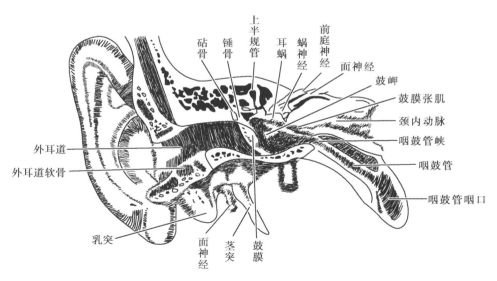

图 2-1-2-1　耳的解剖示意图

(引自:黄选兆,汪吉宝,孔维佳.实用耳鼻咽喉头颈外科.2 版.北京:人民卫生出版社,2008)

一、外耳的应用解剖

外耳分为耳郭及外耳道。耳郭两侧成对,分内、外两侧面,一般与头颅成 30° 左右夹角,分前(外)、后(内)两面。由皮肤、软骨、韧带和 6 条小肌肉构成,表面凹凸不平。婴儿及儿童的耳郭较软且有弹性,其耳轮及耳甲腔较成人相对大些,而耳垂则相对较小(图 2-1-2-2)。

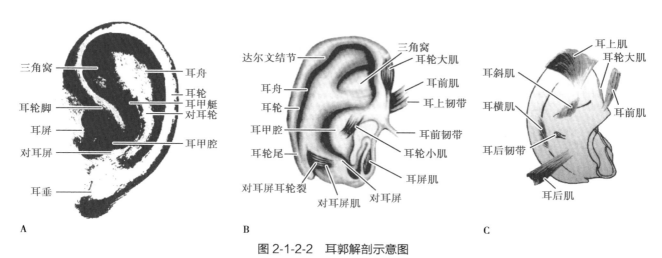

图 2-1-2-2　耳郭解剖示意图

A. 左侧耳郭正面观(引自:黄选兆,汪吉宝,孔维佳. 实用耳鼻咽喉头颈外科.2 版. 北京:人民卫生出版社,2008);
B. 耳郭肌前面观;C. 耳郭肌背面观

外耳道分为骨部和软骨部:前者不可动,占耳道内 2/3 ;后者可动,占耳道外 1/3。骨性外耳道由颞骨鳞部及鼓部形成,新生儿和婴幼儿的骨部外耳道尚未发育成熟,长度较短;1 岁以下婴儿的外耳道几乎全部为软骨组成。鼓部由新生儿时期的鼓环发育而来,内端形成鼓沟,为鼓膜附着处,上方有一缺口,名鼓切迹,为鼓膜松弛部所在。新生儿外耳道如小裂隙,内部常覆有胎脂。婴幼儿外耳道呈弧形弯曲,其长度随年龄增加,2 岁时外耳道已相当宽敞,6 岁后外耳道与成人相似。到 10~12 岁时可达 2.5cm,管腔渐成椭圆状,较成人小。外耳道软骨部和骨部相交成钝角,管径最窄,名为峡部,异物常嵌顿于此处。软骨部外耳道皮肤多毛囊、皮脂腺和耵聍腺,骨部外耳道皮肤无上述结构,因此外耳疖肿和耵聍栓塞仅见于软骨部。软骨部前方有裂隙,为外耳道软骨切迹,增加了外耳道的活动性,也是外耳道与腮腺相互感染的途径。外耳道前、下壁与腮腺及下颌关节近邻,吸吮和咀嚼时外耳道管径有所改变。外耳道并非一直管,婴幼儿的外耳道呈弧形弯曲,方向系向内、向前、向下。故在检查婴幼儿鼓膜时须将耳郭向下牵拉,同时将耳屏向前牵引。

外耳的血液来自下列三条动脉,即耳后动脉、颞浅动脉、上颌动脉,与动脉同名的静脉汇流入颈外静脉,部分回流入颈内静脉。外耳由三叉神经和迷走神经耳支等支配。三叉神经主要支配外耳道的前半部,故口腔疾病等疼痛可传至外耳道;迷走神经主要分布在后半部,刺激外耳道皮肤时可引起反射性咳嗽(图 2-1-2-3)。

颞骨为一复合骨块,可分为 5 部分:鳞部、鼓部、岩部、乳突部、茎突。中耳和内耳位于颞骨岩部内。新生儿中耳和内耳大小几乎与成人相同,岩部和鳞部结合处有岩鳞裂,鼓室黏膜和脑膜的血管经此相通,故临床上婴幼儿急性中耳炎常可引起虚性脑膜炎。岩部、鳞部和乳突内的结缔组织,随婴儿发育成长逐渐为骨组织所代替。小血管和神经束贯穿于结缔组织和骨组织中,常成为相互感染的通路。

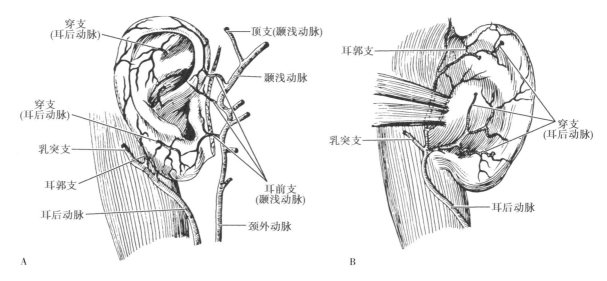

图 2-1-2-3 外耳动脉示意图

A. 前面观；B. 后面观

（引自：黄选兆,汪吉宝,孔维佳. 实用耳鼻咽喉头颈外科.2版. 北京：人民卫生出版社,2008）

二、中耳的应用解剖

中耳由鼓室、咽鼓管、鼓窦和乳突组成,并经咽鼓管与鼻咽部相通。

（一）鼓室

新生儿鼓室极小,充满胶样组织,之后胶样组织迅速吸收消失。鼓室（tympanic cavity）是一个不规则的含气室,其上下径和前后径较长,横径甚短,最小处在鼓岬处,宽仅 2mm。鼓室按其与鼓膜的关系可细分为三部分：上鼓室,即鼓膜紧张部上缘平面以上的鼓室腔；下鼓室,在鼓膜紧张部下缘水平以下至鼓室底；上下鼓室之间的固有鼓室为中鼓室。因各部病变后果不同,此种区分在临床上具有重要意义（图 2-1-2-4）。

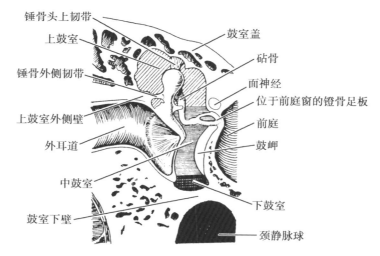

图 2-1-2-4 鼓室额断面前面观（右侧）

（引自：黄选兆,汪吉宝,孔维佳. 实用耳鼻咽喉头颈外科.2版. 北京：人民卫生出版社,2008）

鼓室壁为黏膜所覆盖,分内、外、前、后、上、下六个壁(图 2-1-2-5)。

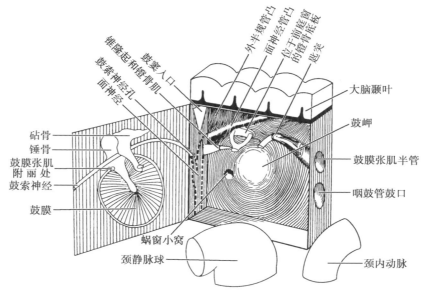

图 2-1-2-5　鼓室六壁示意图(右侧)

(引自:黄选兆,汪吉宝,孔维佳.实用耳鼻咽喉头颈外科.2 版.北京:人民卫生出版社,2008)

1. 外壁　大部分为鼓膜,其位置随年龄增长而不同。婴幼儿鼓膜呈圆形,可分为紧张部和松弛部。紧张部由表皮层、纤维层和黏膜层构成,松弛部则缺少纤维层。新生儿鼓膜几乎与成人等大,缺乏光泽,位置几近水平,倾斜度为 10°~12°,至成人时倾斜度为 40°~50°。

鼓膜有三个重要标志:①锤骨短突,呈点状突出,前有前皱襞,其后有后皱襞;皱襞之上为鼓膜松弛部,其下为紧张部;②锤骨柄,自锤骨短突向后下方,呈细条状,色浅黄;③光锥:光线投射鼓膜后,自鼓膜中心脐部向前下构成三角形反光区(并非解剖结构),称为光锥。在小于 5 月龄婴儿,由于鼓膜的角度近乎水平位,故检查时见不到光锥。鼓膜附着于骨性鼓环上,骨性鼓环如图(图 2-1-2-6),共同构成鼓室外壁。

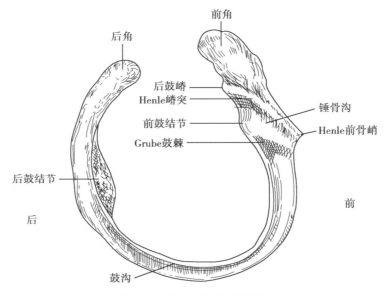

图 2-1-2-6　骨性鼓环示意图

(引自:许庚,王跃建.耳鼻喉科临床解剖学.济南:山东科学技术出版社,2010)

2. **内壁** 内壁中央为鼓岬,为耳蜗底周所在。鼓岬后上方有前庭窗,被镫骨足板及其环状韧带封闭,经此可进入内耳前庭部。鼓岬后下方为蜗窗,为蜗窗膜覆盖,可通向耳蜗的鼓室阶。前庭窗上方是面神经管凸,面神经水平段在此管中通过。向下转入外耳道后壁而出茎乳孔(图2-1-2-7)。儿童可因管壁不全致面神经水平段暴露于中耳腔内。

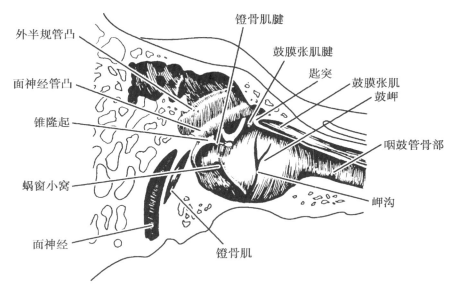

图 2-1-2-7　鼓室内壁示意图

(引自:黄选兆,汪吉宝,孔维佳.实用耳鼻咽喉头颈外科.2 版.北京:人民卫生出版社,2008)

3. **前壁** 前壁上部有两个口,上为鼓膜张肌半管开口,下为咽鼓管半管的鼓室口;前壁下部以极薄的骨板与颈内动脉相隔,此骨板有时存在先天性缺损,中耳感染可经此影响到颈内动脉或动脉壁外的交感神经纤维。

4. **后壁** 后壁又称乳突壁,结构比较复杂。上半部有鼓窦入口与砧骨窝,为鼓室和乳突腔的通道,新生儿鼓窦通道较宽而短。下半部具有两个有重要意义的骨性隐窝,即分别位于面神经管垂直段外侧和内侧的面神经隐窝和鼓室窦,在需要保留外耳道的乳突手术和人工耳蜗植入术,面神经隐窝还可以作为进入中耳腔和蜗窗龛的进路。锥隆起是面神经管上的一个骨性突起,包含镫骨肌腱,后者附着于镫骨颈。婴幼儿面神经管有时存在骨质缺损,尤以佝偻病患儿多见。

5. **上壁** 即鼓室盖,与颅中凹相邻。此处有岩鳞裂,婴幼儿时期尚存在,中耳感染可经此向颅内扩散;随年龄增长,此裂多呈骨性愈合。

6. **下壁** 即颈静脉窝之顶部,骨壁较薄,如有骨质缺损时,颈静脉球可突入鼓室下部。鼓室腔内含有黏膜、听小骨、肌肉等组织。鼓室的黏膜为鼻咽部黏膜的延续,除咽鼓管口部被覆柱状纤毛上皮外,其余各部均覆以单层扁平上皮。听骨链包括锤骨、砧骨和镫骨,借韧带和关节互相连结,听骨链连接鼓膜和前庭窗,鼓膜接收到的声能通过听骨链传递到前庭窗。镫骨肌向前上聚成镫骨肌腱,出锥隆起附于镫骨颈上,为面神经分支所支配,收缩时牵引镫骨向后,可减弱听骨链传递的声能。鼓膜张肌为镫骨肌的拮抗肌,居于中鼓室前部的骨性半管内,位于咽鼓管口之上,然后聚成肌腱,绕过并被扣于匙突,再急转向外,经咽鼓管上方附于锤骨颈上,受三叉神经分支所支配,收缩时向内牵引锤骨,加强镫骨足板的压力,增加内耳的声压。

（二）咽鼓管

咽鼓管（pharyngotymapnic tube）是沟通鼻咽与鼓室之间的基本结构，上为鼓膜张肌半管，下为颞骨岩嵴，内靠颈动脉，外邻岩鳞裂，藉管口之开闭以保持鼓室内气压平衡，咽鼓管与水平面呈 30°~40° 角，与矢状位约呈 45° 角，由骨部和软骨部组成。外 1/3 为骨部，位于颞骨鼓部与岩部交界处，在颈内动脉外侧，上方仅有薄骨与鼓膜张肌相隔，经常处于张开状态。新生儿的咽鼓管短而宽，鼓口与咽口接近水平，故咽部感染易逆行进入鼓室，而成人的鼓室口则高于咽口 2~2.5cm。新生儿的咽鼓管长约 1.9cm，随年龄增长其长度增加、管径缩小，至成人时管长 3.5~4cm。咽鼓管近鼓室段为骨部，约为全长的 1/3，经常处于张开状态；近鼻咽部之 2/3 为软骨部，通常处于关闭状态。咽鼓管两端较宽，中部稍窄，以两部交界处最窄，即咽鼓管峡，管径仅 1~2mm。吞咽、吮吸和打呵欠时，腭帆提肌和腭帆张肌收缩，管径开大，可调整鼓室气压。咽鼓管咽口位置很低，与硬腭水平相当，鼓室口正对着鼓膜的上部，所以儿童时期上鼓室感染较多。新生儿咽鼓管咽口常为咽侧索遮蔽，儿童期咽口附近则多腺样体组织（图 2-1-2-8）。

咽鼓管黏膜被覆柱状纤毛上皮，纤毛向鼻咽方向运动。软骨部黏膜的黏液腺和杯状细胞极为丰富，其间常有许多积聚成块的淋巴滤泡，在预防感染中起一定作用；骨部黏膜中此类组织极少。

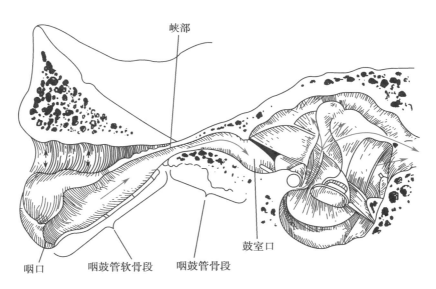

图 2-1-2-8　咽鼓管纵面观及咽鼓管咽口开放气流至鼓室的路径示意图

（三）鼓窦

鼓窦（tympanic antrum）直接位于颞骨外板下，在外耳道后上角处，是鼓室向后上方延伸的一个含气腔，出生时即已存在，是鼓室和乳突气房间的交通枢纽。新生儿鼓窦位置较高，几近位于外耳道的正上方，随乳突发育而渐位于外耳道后下方。婴儿鼓窦距骨质表面很浅，随乳突发育而逐渐加深。新生儿鼓窦腔直径约 4mm 并随年龄增长，一般 15 岁时可达 10mm，与成人相似。

（四）乳突

胎儿无乳突（mastoid process），出生后空气经咽鼓管进入鼓室、鼓窦才开始发育，至 1 岁末乳突外观才较明显，6 岁左右气房才有较广泛的延伸，但直至 15 岁时也尚未完全发育。儿童乳突的气化过程常受外在环境、新陈代谢和全身营养的影响,在鼻呼吸功能正常的情况下,大气压力也起着重要作用。婴幼儿期中耳感染,黏膜结构改变,乳突气化也会受影响,因此乳突腔里常留有髓质残迹。依乳突气房的发育情况可将乳突分为四型,即气化型、板障型、硬化型和混合型。气化型乳突全由含气小房组成,气房间为菲薄骨板相隔;板障型乳突气化不良,气房小而多,又名儿童型乳突;硬化型乳突未气化,骨质致密;混合型为上述三型中任两型或三型同时存在(图 2-1-2-9)。

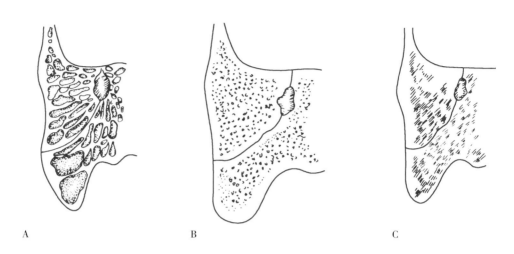

A   B   C

图 2-1-2-9 乳突气化分型示意图
A.气化型乳突;B.硬化型乳突;C.松质型(板障型)乳突
(引自:黄选兆,汪吉宝,孔维佳.实用耳鼻咽喉头颈外科.2 版.北京:人民卫生出版社,2008)

(五)中耳的血供

中耳的动脉血供主要来自颈外动脉,静脉流入翼静脉丛和岩上窦。供应中耳腔的动脉,包括上颌动脉鼓室前支、脑膜中动脉发出的鼓室上支、茎乳动脉分支及咽升动脉的分支鼓室下动脉。听骨的血供来源于鼓室前动脉、鼓室后动脉和鼓岬表面的血管丛分支(图 2-1-2-10)。听骨链血供最薄弱的环节是砧骨长突的末端,其血供受到损伤后,常导致坏死。中耳静脉分布的特点对严重的颅内并发症的发病机制有重要作用,如乙状窦为颅内所有静脉系统的总汇处,接受鼓室的静脉血液并借乳突静脉沟通颅内、外的静脉血液;颅内静脉均无瓣膜且有许多自然弯曲,乳突静脉也无瓣膜,因此,血液流速减慢为形成静脉窦血栓创造了条件。

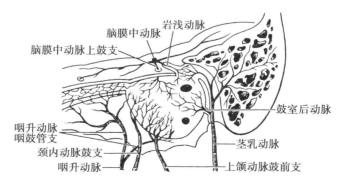

图 2-1-2-10 中耳的动脉示意图
(引自:黄选兆,汪吉宝,孔维佳.实用耳鼻咽喉头颈外科.2 版.北京:人民卫生出版社,2008)

(六) 中耳的神经

鼓室的神经主要为鼓室丛和鼓索神经,鼓室丛位于鼓岬表面,司鼓室、咽鼓管及乳突气房黏膜的感觉;鼓索神经由岩鼓裂出鼓室,与舌神经联合止于舌前 2/3 处,司味觉和感觉(图 2-1-2-11)。

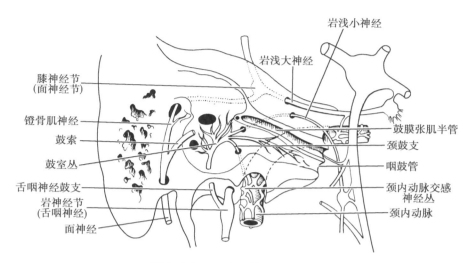

图 2-1-2-11 中耳的神经示意图

(引自:黄选兆,汪吉宝,孔维佳.实用耳鼻咽喉头颈外科.2 版.北京:人民卫生出版社,2008)

三、内耳的应用解剖

内耳(internal ear)位于颞骨岩部内,因其结构复杂而精细,故又称迷路。内耳各部分结构生后已发育完成,包括听觉感受器和前庭感受器。内耳分骨迷路和膜迷路,膜迷路位于骨迷路之中。膜迷路含内淋巴,两迷路之间充满外淋巴,内、外淋巴互不相通(图 2-1-2-12)。

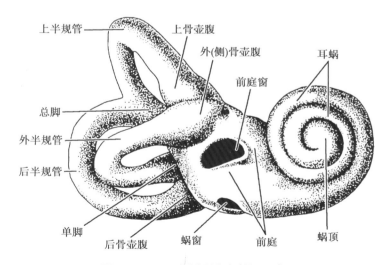

图 2-1-2-12 右侧骨迷路(外面观)

(引自:黄选兆,汪吉宝,孔维佳.实用耳鼻咽喉头颈外科.2 版.北京:人民卫生出版社,2008)

（一）骨迷路

骨迷路（osseous labyrinth）由致密骨质构成，分为耳蜗、前庭和半规管3部分。

1. 耳蜗 耳蜗（cochlea）始于前庭前下方，为一条环绕蜗轴旋转的盲端骨管，管周随蜗轴上升而变小。蜗底向后内方，构成内耳道底；蜗顶向前外方，靠近咽鼓管鼓室口，整个蜗管盘旋两圈半，螺旋的骨蜗管全长30~32mm，顶周直径约为3mm，底周外侧壁相当于鼓岬。自蜗轴向蜗管伸出片状骨隔，盘旋至蜗顶，名螺旋板，将骨管分成上、下两腔。上腔又被前庭膜分为两腔，故骨蜗管共有三腔：上为前庭阶，自前庭开始；中为膜蜗管（又名中阶），系膜迷路；下为鼓阶，起自蜗窗，为蜗窗膜（第二鼓膜）封闭。前庭阶和鼓阶的外淋巴经蜗孔相通。在耳蜗基底处，前庭阶与前庭外淋巴间隙相通，鼓阶则借蜗水管与蛛网膜下腔相通（图2-1-2-13）。

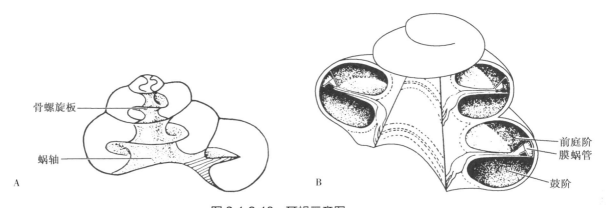

骨螺旋板

蜗轴

A

前庭阶
膜蜗管

鼓阶

B

图 2-1-2-13　耳蜗示意图

A. 耳蜗透视图；B. 耳蜗剖面图

（引自：黄选兆，汪吉宝，孔维佳. 实用耳鼻咽喉头颈外科. 2版. 北京：人民卫生出版社，2008）

2. 前庭 前庭（vestibule）位于耳蜗和半规管之间，前有椭圆孔通入耳蜗的前庭阶，后有3个骨半规管的5个开口通入，并经外壁的前庭窗通向鼓室。内壁构成内耳道底，前庭腔内面有从前上向后下弯曲的斜形骨嵴，称前庭嵴。有两个凹陷，嵴的前方是球囊隐窝，内含球囊；嵴的后方为椭圆囊隐窝，容纳椭圆囊，其下方有前庭水管内口。前庭嵴的后下端呈分叉状，其间有小窝，名窝隐窝。

3. 半规管 其骨半规管（semicircular canals）位于前庭后上方，共3根，互成直角，分别为外（水平）、前（上）、后（垂直）半规管。每个半规管的两端均开口于前庭，始端膨大称壶腹，前、后半规管末端合成1个总脚，外半规管末端为单脚，故3个半规管共有5个孔通入前庭。两侧外半规管在同一平面上，当头前倾30°时外半规管平面与地面平行；两侧前半规管相互垂直，两侧后半规管也相互垂直，一侧后半规管与对侧前半规管相互平行（图2-1-2-14）。

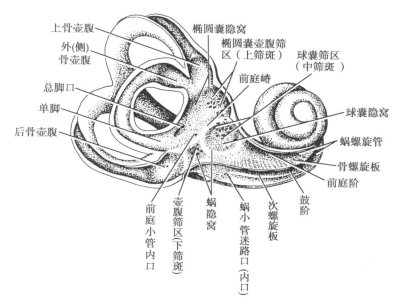

图 2-1-2-14　右侧骨迷路示意图（半规管、前庭和耳蜗底周已被揭开）

（引自：黄选兆，汪吉宝，孔维佳．实用耳鼻咽喉头颈外科．2 版．北京：人民卫生出版社，2008）

（二）膜迷路

膜迷路（membranous labyrinth）借纤维束固定于骨迷路内，由膜管和膜囊组成，分前庭和耳蜗两部分。前庭由椭圆囊、球囊及 3 个膜半规管组成。椭圆囊壁上有椭圆囊斑，球囊壁上有球囊斑。球囊经连合管与蜗管相通。膜半规管约占骨半规管腔隙的 1/4，借5 个孔与椭圆囊相通。膜耳蜗即膜蜗管，位于前庭阶与鼓阶之间，内含内淋巴，而前庭阶和鼓阶内为外淋巴。膜蜗管断面呈三角形，有上、下、外三壁，上壁为前庭膜，外壁为螺旋韧带和血管纹，下壁由螺旋缘和基底膜组成。基底膜上的 Corti 器，由内、外毛细胞，支柱细胞和盖膜组成，是感音装置的末梢感受器（图 2-1-2-15）。

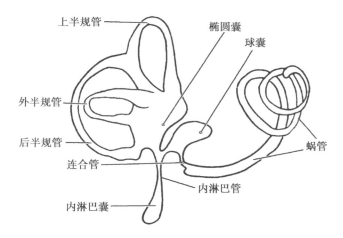

图 2-1-2-15　膜迷路示意图

（引自：黄选兆，汪吉宝，孔维佳．实用耳鼻咽喉头颈外科．2 版．北京：人民卫生出版社，2008）

（三）内耳道

内耳道（internal acoustic meatous）为一骨管，位于岩锥后方前、中 1/3 交界处。内耳道与迷路相隔处名内耳道底。内耳道底面神经和蜗神经位于前庭神经的前上与前下,面神经位于蜗神经上方,被内耳道横嵴分开,面神经由 Bill 嵴与前庭神经前后分开(图 2-1-2-16)。面神经和前庭蜗神经穿过内耳道后,前庭蜗神经支配内耳听觉及前庭感受器,面神经穿越颞骨经茎乳孔出颅。第Ⅷ对脑神经的终末,即听觉感受器和前庭感受器均分布于膜迷路内,共有6组末梢感受器:椭圆囊和球囊各一,半规管壶腹3组,Corti 器 1 组。

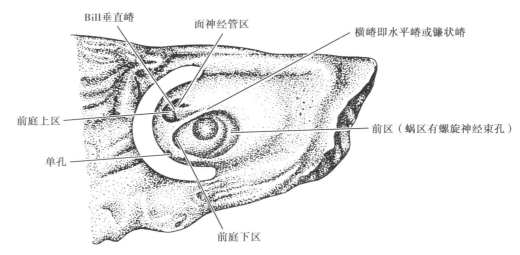

图 2-1-2-16　内耳道底示意图

(引自:许庚,王跃建.耳鼻喉科临床解剖学.济南:山东科学技术出版社,2010)

(四)内耳的血液供应

主要由来自迷路动脉,间有耳后动脉的茎乳动脉分支分布于半规管。迷路动脉可来自椎动脉、小脑下后动脉、基底动脉或小脑前下动脉。有 3 个分支分别供给耳蜗、前庭及半规管。此诸动脉支皆为终末支,无侧支循环,因此发生阻塞时,不能由其他动脉供血补偿。内耳静脉分布与动脉不同,分别汇成迷路静脉、前庭水管静脉和蜗水管静脉,然后流入侧窦或岩上窦及颈内静脉(图 2-1-2-17)。

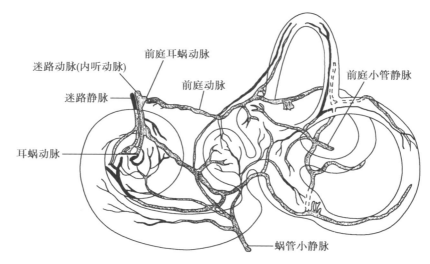

图 2-1-2-17　内耳血液循环示意图

(引自:黄选兆,汪吉宝,孔维佳.实用耳鼻咽喉头颈外科.2 版.北京:人民卫生出版社,2008)

四、听觉传导通路

听觉传导通路（auditory transduction pathway）主要由 3 级神经元组成。第 1 级神经元为双极细胞,其胞体位于耳蜗内的螺旋神经节内。周围支至内耳的 Corti 器;而中枢支组成蜗神经,入脑桥终于蜗神经核。第 2 级神经元的细胞体在蜗神经核内,它们发出的纤维一部分形成斜方体越到对侧向上行,另一部分在同侧上行;上行纤维组成外侧丘系,其大部分纤维止于内侧膝状体。第 3 级神经元的细胞体在内侧膝状体内,其轴突组成听辐射,经内囊枕部至大脑皮层的听区,包括海马横回、颞上回和颞横回等区域,之后听觉皮层发出下行听觉系统,延伸至耳蜗和毛细胞。由于听觉传导通路的二级纤维将左、右两耳的听觉冲动传向双侧听觉中枢,当一侧外侧丘系、听辐射或听区损伤时,不致产生明显的听力障碍;只有中耳、内耳、蜗神经或蜗神经核病变时,才能仅引起患侧的听力障碍(图 2-1-2-18)。

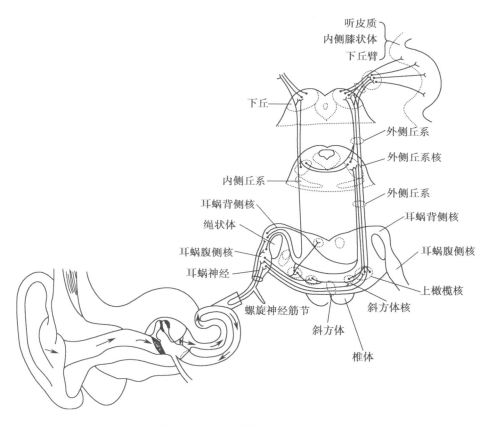

图 2-1-2-18 听觉传导通路示意图

五、面神经的应用解剖

面神经为第Ⅶ对脑神经,是以运动神经为主的混合神经,含有 3 种纤维成分:支配面部表情肌的运动纤维;支配舌下腺、下颌下腺和泪腺的分泌的副交感纤维和司舌前 2/3 的味觉纤维。

面神经的运动神经核位于脑桥下部,由此向上通向大脑皮层前中央回的下端,向下与其感觉部分——中间神经伴同第Ⅷ对脑神经前庭蜗神经进入内耳道,在内耳道底的面神经区进入面神经管,走行于耳蜗与前庭间为迷路段,向外微斜向前行走,到达鼓室内壁时稍膨大,形成膝神经节(第一膝)。然后在鼓室内壁水平向后行走为鼓室段(水平段),到鼓窦入口底部时弯曲向下形成乳突段(垂直段),转弯处位于锥隆起层面即为锥段(第二膝),面神经乳突段出茎乳孔后向前上方折转约105°角到达腮腺。在腮腺内分为颞面干和颈面干上、下两支并再分成颞支、颧支、颊支、下颌支和颈支等分支,呈扇状分布于同侧面部表情肌。

面神经在鼓室内的主要分支为:①岩大浅神经,位于膝神经节前方。②镫骨肌神经,从面神经垂直部的起始处分出后,向上、向前走行。镫骨肌神经支配镫骨肌,当接受强音刺激时即产生"镫骨肌反射",镫骨肌收缩而使镫骨足板自前庭向外移位,以减轻内耳的压力。如"镫骨肌反射"消失,则当接受强音刺激时将产生听觉过敏及疼痛感觉。③鼓索常在面神经垂直段下1/3分出,有时,鼓索管靠近茎乳孔附近单独开口,其确切分出的平面不定,可在镫骨肌神经支下1~2mm或距茎乳孔3~4mm,甚至在茎乳孔之下进入鼓室,或可起源于面神经干前、外后侧。甚至有时位于外耳道前壁或平行越过前庭窗。这些解剖变异在手术中常带来许多困难,术中可以鼓索作为面神经主干的标志之一。鼓索在面神经水平段前外侧,而在垂直段后内侧,它从鼓室前壁的岩鼓裂处离开鼓室而入颈部与舌神经汇合(图2-1-2-19、图2-1-2-20)。

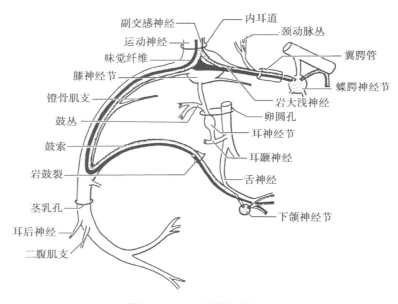

图2-1-2-19　面神经的组成

(引自:黄选兆,汪吉宝,孔维佳.实用耳鼻咽喉头颈外科.2版.北京:人民卫生出版社,2008)

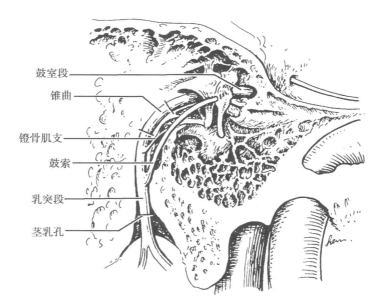

鼓室段

锥曲

镫骨肌支

鼓索

乳突段

茎乳孔

图 2-1-2-20　面神经鼓室段、乳突段及其分支

（引自：黄选兆，汪吉宝，孔维佳．实用耳鼻咽喉头颈外科 .2 版．北京：人民卫生出版社，2008）

（赵　辉　苏　钰　张　淼）

第二章
耳 部 生 理

一、听觉系统的生理

听觉系统可分三部分:传音装置,主要包括外耳及中耳;感音装置,即 Corti 器;听觉信息的中枢传递与分析处理部分,即脑干、下丘脑以及大脑颞叶皮层的听区。Corti 器是听觉系统的末梢感受器,听神经是末梢感受器与中枢的传导部分,大脑中枢的皮层是听觉中枢系统,三部分协调完成听觉的中枢传递及分析处理,任一部分受损均引起听觉障碍。

(一) 传音装置

耳郭有收集声波的作用,并可判断声音的方向;外耳道起共鸣腔作用,平均长 2.5cm,对波长为其 4 倍的声波能起到最佳的共振作用,故 2 500~4 000Hz 纯音传至鼓膜时可增强 10~12dB。

中耳是传音装置中最重要的组成部分,起传声变压作用。鼓膜和听骨链能集中声音振动的能量传到前庭窗或迷路,在传递过程中两者协调运动,则有减低声波振幅和增强其能量的作用。声波主要通过听骨链由大面积的鼓膜传到小面积的镫骨足板,两者面积之比约为 17∶1,因此可使声强增加 25~26dB。此外,锥形鼓膜有利于保持各种传入频率的声波相应的音色,避免失真。由于镫骨肌和鼓膜张肌的拮抗作用,振幅大的低音也不致于使镫骨过分推入前庭窗,因此对内耳 Corti 器有保护作用。

耳蜗也有传音功能,即将前庭窗所受的声能传送到毛细胞。声波振动能量通过镫骨足板传至外淋巴时,迅速传至整个耳蜗系统,引起基底膜的振动,振动遂以行波的方式于基底膜上从蜗底向蜗顶传播。蜗底区域感受高频声,蜗顶部感受低频声。

(二) 感音装置

声波经外耳、中耳传入内耳,引起基底膜和 Corti 器的振动,毛细胞的纤毛发生弯曲或偏转,这就是感受声音的开始。毛细胞的纤毛运动引起毛细胞兴奋,并将机械能转变为生物电能,使附于毛细胞底部的蜗神经末梢产生神经冲动,经蜗神经、耳蜗核、上橄榄核、下丘等逐级上传到听觉皮层,从而产生听觉。听觉信息上传过程中,大部分神经纤维交叉到对侧,少部分直接同侧上传;大部分听觉信息经过上述几级中继站,少部分跳跃式上传。这种同时具备交叉及不交叉纤维,并通过逐级上传与跳跃式上传的方式,为听觉信息的上行传导通路提供了足够的冗余度,不至于因某一部位的病变而导致信息传递的完全中断。

(三) 听觉信息分析处理部分

大脑颞叶皮层的听区是听觉中枢,来自耳蜗的声音在此完成分析或综合过程并形成听觉。听觉系统出生后已完全发育形成,出生后不久便可对强音作用产生耳蜗眼睑反射和耳蜗瞳孔反射,其有助于婴幼儿听力损失的诊断。声音经传音装置传送到声能转换器的内耳毛细胞后,毛细胞受到声波振动而变位,产生电位变化,并对传入声音的强度大小进行初步分析,发出生物电冲动后相继引起神经兴奋,后者再沿着神经传导装置的耳蜗背核、耳蜗腹核、斜方体、上橄榄核、外侧丘系、后双叠体、内侧膝状体等向上传递,同时在传递过程中对传入的各种音频性质进行辨认加工处理,最后抵达听觉系统高级中枢部分对声音进行综合分析,以得出正确完整的概念。总之,听觉系统正确完成对各种声音的感受和分析,有赖于传音装置和感音装置以及听觉中枢处理装置的结构完整和功能健全。

二、前庭系统的生理

3 个壶腹嵴与 2 个囊斑(球囊斑和椭圆囊斑)为前庭系统的末梢感受器,前庭神经为冲动的传导部分,大脑颞叶或额叶皮层是前庭系统的中枢。前庭系统和小脑、大脑及其他各系统相互联系合作,共同管理身体在空间的位置和平衡,调整肌张力则为前庭系统独有的功能。前庭系统与听觉系统的共同点:①能感受各种不同性质的振动;②产生内淋巴移位。不同之处在于,Corti 器是对外在环境的声波起反应,而前庭系统是对身体在空间的移动起反应。半规管壶腹嵴感受角加速度,前庭的耳石装置感受直线加速度,因此,体位在空间里的一定移动、运动时的速度变换和重力方向的改变,均为前庭系统的生理刺激。当前庭系统受双侧传入的不平衡刺激时,可通过各神经核群的联系引起前庭 - 眼反射和前庭脊髓反射,如眼球震颤(眼球节律性的运动)、呕吐、四肢运动和躯干运动(反应性运动),临床上常根据这些前庭 - 眼反射及前庭 - 脊髓反射所表现的反射幅度或异常程度来判断前庭系统的功能状态。

(曾祥丽)

参考文献

1. 黄选兆,汪吉宝,孔维佳.实用耳鼻咽喉头颈外科学.2 版.北京:人民卫生出版社,1998.
2. SNOW JB, WA CKYM PA. Ballenger 耳鼻咽喉头颈外科学(耳科学与耳神经科学分册).17 版.李大庆,译.北京:人民卫生出版社,2012.
3. 荣独山.X 线诊断学(第三册).2 版.上海:上海科学技术出版社,2000.450-454.
4. 中华放射学杂志编委会.头颈部 HRCT、MRI 扫描规范指南(修改稿).中华放射学杂志,2007.41 (9):996-999.
5. PEARL MS, ROY A, LIMB CJ. High-resolution secondary reconstruHRCTions with the use of flat panel HRCT in the clinical assessment of patients with cochlear implants. AJNR American Journal of Neuroradiology, 2014, 35 (6): 1202-1208.
6. DAHMANICAUSSE M, MARX M, DEGUINE O, et al. Morphologic examination of the temporal bone by cone beam computed tomography: comparison with multislice helical computed tomography. European Annals of Otorhinolaryngology Head & Neck Diseases, 2011, 128 (5): 230-235.
7. FACCIOLI N, BARILLARI M, GUARIGLIA S, et al. Radiation dose saving through the use of cone-beam HRCT in hearing-impaired patients. La Radiologia Medica, 2009, 114 (8): 1308-1318.
8. 杨正汉,冯逢,王霄英主编.磁共振成像技术指南:检查规范、临床策略及新技术应用(修订版).北京:人民军医出版社,2010: 508-511.

第三章
耳 部 检 查

第一节　耳部一般检查

　　儿童耳科疾病的诊断除了病史的问诊,耳科的专科检查十分重要。其他头颈部的一般查体对诊断也有重要的提示作用。例如 21-三体综合征、Treacher-Collins 综合征的患儿具有特殊的外貌,其中耳疾病的发病率也高;鼻腔脓涕、咽后壁黏脓涕倒流和唇腭裂术后手术瘢痕等提示检查者重视是否存在中耳炎的可能。接诊患儿时和患儿的互动交谈,能大概了解孩子的听觉反应和语言发育情况,也可以大致预测听力水平。

一、检查体位

　　耳部常规检查首先要摆好体位。低龄儿童不一定配合耳部检查,所以固定头部非常重要,可参照以下方式固定。孩子坐在家长一条腿上,家长双腿固定孩子下肢,一手固定孩子双上肢,另一只手将孩子头部靠近家长胸部,固定头部。更小年龄的孩子可以侧卧在家长双腿上,一手固定孩子身体,另一只手固定孩子的头部,耳部向上。良好的固定是检查的基础,一方面可以更好的检查,另一方面也预防检查中孩子不配合、挣扎等,预防耳镜检查带来的二次损伤(图 2-3-1-1)。

二、耳郭、外耳道口及耳周检查法

　　1. 视诊　观察耳郭的形状、大小及位置,注意两侧是否对称,有无畸形、局限性隆起、增厚及皮肤红肿、触痛等。如耳郭向前外方推移,应注意耳后有无脓肿。此外,尚应注意耳周有无红肿、瘘口、瘢痕、赘生物及皮肤损害等。

　　2. 触诊　检查者触诊两侧乳突尖及鼓窦区,注意有无压痛,耳周淋巴结是否肿大。指压耳屏或牵拉耳郭时出现疼痛或疼痛加重者,提示外耳道炎或疖肿。如耳后肿胀,应注意有无波动感。遇有瘘口,对于配合的儿童可以探针探查其深度及瘘管走向。

　　3. 嗅诊　某些疾病的分泌物有特殊臭味,有助于鉴别诊断。如中耳胆脂瘤的脓液有特殊的腐臭,恶性肿瘤的分泌物常有恶臭。

　　4. 听诊　根据听力损失儿童语言清晰度及语音的高低有助于初步判断听力损失的程度及性质。传导性听力损失的患儿常常语言清晰,而感音神经性听力损失的患儿常常语言不清晰或无语言。

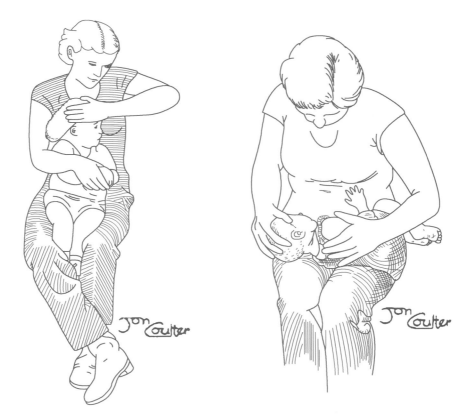

图 2-3-1-1　儿童耳部检查的体位

三、外耳道及鼓膜检查法

外耳道和鼓膜的检查有徒手检查法和电耳镜检查法。

1. **徒手检查法**　检查者坐定后调整光源及额镜,使额镜的反光焦点投照于受检耳之外耳道口。检查者可一手牵拉耳郭,使外耳道变直;另手食指将耳屏向前推压,使外耳道口扩大,以便观察外耳道及鼓膜。婴幼儿外耳道呈裂隙状,检查时应向下牵拉耳郭,并将耳屏向前推移,方可使外耳道变直,外耳道口扩大。

2. **电耳镜检查法**　电耳镜(electro-otoscope)可仔细地观察鼓膜,发现肉眼不能察觉的较细微的病变,有的电耳镜放大镜的焦距可在一定程度内随意调节,放大倍数较高,利于观察鼓膜的细微病变。电耳镜便于携带,无需其他光源。

无论是徒手检查法还是电耳镜检查法,开始检查,如若发现耳道有耵聍栓塞、分泌物堵塞,需先清理耵聍及分泌物后,才能更好地观察外耳道及鼓膜。

视频 1　耳部一般
检查

3. **鼓气耳镜检查法**　鼓气耳镜(Siegle speculum)是在耳镜的一侧开一小孔,通过一细橡皮管使小孔与一橡皮球连接;耳镜底部安装一放大镜,以此将底部密封;检查时,将适当大小的鼓气耳镜口置于外耳道内,使耳镜与外耳道皮肤贴紧,然后通过反复挤压和放松橡皮球,在外耳道内交替产生正、负压,同时观察鼓膜向内、向外的活动度。鼓室积液或鼓膜穿孔时鼓膜活动度降低或消失,咽鼓管异常开放时鼓膜活动明显增强。鼓气耳镜检查有助于发现细小的、一般耳镜下不能发现的穿孔,通过负压吸引作用还可使一般检查时不能见到的脓液经小穿孔向外流出。鼓气耳镜亦可自带光源。

耳镜检查需要选择合适的直径,检查时需稍变换受检者的头位,或将耳镜的方向向上、下、前、后轻轻移动,方能看到鼓膜的各个部分。在鼓膜各标志中,以光锥最易辨识,可先找到光锥,然后相继观察锤骨柄、短突及前、后皱襞,区分鼓膜的松弛部和紧张部。除鼓膜的各标志外,还应注意鼓膜的色泽、透明度、活动度,以及有无穿孔等。鼓膜或中耳病变时,鼓膜皆可出现不同程度的变化,急性炎症时鼓膜充血、肿胀;鼓室内有积液时,鼓膜色泽呈黄、琥珀、灰蓝色,透过鼓膜可见液面或气泡。鼓室硬化症时鼓膜增厚,萎缩变薄,出现钙斑。若鼓膜有穿孔,应注意穿孔的位置和大小,鼓室黏膜是否充血、水肿,鼓室内有无肉芽、息肉或胆脂瘤等。

(王小亚 罗仁忠)

第二节 听力检查

临床听功能检查法分为主观测听法和客观测听法两大类。主观测听法要依靠受试者对刺激声信号进行主观判断,并做出行为反应。由于主观测听法可受到受试者主观意识及行为配合的影响,故在某些情况下(如认识能力低下、婴幼儿等)其结果不能完全反映受试者的实际听功能水平。主观测听法包括音叉试验、纯音听阈及阈上功能测试、言语测听等。与主观测听法相反,客观测听法无需受试者的行为配合,不受其主观意识的影响,故其结果客观、可靠。临床上常用的客观测听法有声导抗测试,耳声发射测试以及听觉诱发电位等。由于各种原因,儿童特别时婴幼儿主观测听配合欠佳,临床工作中更常使用客观测听方法,也需要根据临床情况进行交叉验证。纯音测听是进行听力学诊断的标准,对于能配合完成行为阈值测试的患儿,客观测听是其有力的补充,那些不能配合行为阈值测试的患儿,单独依靠客观测试的结果来判断听力损失的程度须慎重。

一、音叉检查

音叉检查(tuning fork test)是最常见的门诊听力检查,方便易行,在测听室更为详尽的听力检查之前或者没有条件做听力测试时,音叉检查是很好的选择。由于小年龄的孩子音叉检查的可靠性欠佳,现在有很多儿童耳科医生不再把音叉检查作为儿童耳科检查的常规检查了,但对于 6 岁以上儿童和青少年患儿,音叉检查结果仍然真实可靠,可以更直接快速地提供重要的临床线索。

检查者手持叉柄,将叉臂向另一只手的第一掌骨外缘或者肘关节处轻轻敲击,使其振动,然后将振动的叉臂置于距外耳道口 1cm 处,两叉臂末端应与外耳道口在一平面,检查气导(air conduction,AC)听力。检查骨导(bone conduction,BC)听力时,将叉柄末端底部压置于颅面中线上或者鼓窦区。音叉检查可以初步鉴别听力损失的性质,但不能准确判断听力损失的程度。

1. Rinne 试验 Rinne 试验(Rinne test,RT)旨在比较受试耳气导和骨导的长短。方法:先测试骨导听力,一旦受试耳听不到音叉声时,立即测同侧气导听力,受试耳此时若又能听及,说明气导 > 骨导(AC>BC)为 RT 阳性(+)。若不能听及,应再敲击音叉,先测气导听力,当不再听及时,立即测同耳骨导听力,若此时又能听及,可证实为骨导 > 气导(BC>AC),为 RT 阴性(–)。若气导与骨导相等(AC=BC),以"(±)"表示之。

2. Weber 试验 Weber 试验(Weber test,WT)用于比较受试者两耳的骨导听力。

方法:取 C_{256} 或 C_{512} 音叉,敲击后将叉柄底部紧压于颅面中线上任何一点(多为前额或额部,亦可置于上颌中切牙之间),同时请受试者仔细辨别音叉声偏向何侧,并以手指示之。记录时以"→"示所偏向的侧别,"="示两侧相等。

3. Schwabach 试验　Schwabach 试验(Schwabach test,ST)用于比较受试者与正常人的骨导听力。方法:先试正常人骨导听力,当其不再听及音叉声时,迅速将音叉移至受试耳鼓窦区测试。然后按同法先测受试耳,后移至正常人。如受试耳骨导延长,以"(+)"示之,缩短以"(-)"表示,"(±)"示两者相似。

传导性听力损失和感音神经性听力损失的音叉试验结果比较见表 2-3-2-1。

表 2-3-2-1　音叉试验结果比较

试验方法	正常	传导性听力损失	感音神经性听力损失
Rinne 试验(RT)	(+)	(-)(±)	(+)
Weber 试验(WT)	(=)	→患耳	→健耳
Schwabach 试验(ST)	(±)	(+)	(-)

二、行为测听

儿童听力诊断中,行为测听是重要的主观听力测试之一,儿童的年龄、智力、交往能力、言语发育水平等决定了儿童主观听力评估比成人听力测试面临更多的困难和挑战,临床医师的经验和技巧是成功评估的关键。这种测试需要儿童主动对声音产生反应并通过某种行为表现出来,如将头转向声源或做出某种动作,检查者通过这些反应判断儿童的听阈,明确听力损失程度和性质。由于需要儿童的主动配合,因此其年龄和成熟程度决定着检测结果的可靠性。

要正确地完成儿童行为测听,应具备以下技能:能正确使用和熟练掌握纯音测听技术,以保障在儿童行为测听中能灵活正确运用;熟练掌握 4 月龄~5 岁正常儿童的生长发育特点,尤其是听觉言语发育指标,以保障正确选择测试方法和判断结果;理解和掌握儿童的心理活动和心理需求,以保障在测试过程中能够准确观察和判断儿童的反应结果;具备与儿童家长顺利沟通的技巧,即问诊技巧,以保障制定恰当的测试方案和测试流程。

常用于婴幼儿听力检测的行为测听方法如下:

(一) 行为观察测听

行为观察测听(behavioral observation audiometry,BOA)是当刺激声出现时在时间锁相下观察者决定婴幼儿是否出现可察觉的听觉行为改变,从而评估婴幼儿听力状况。行为改变如中止吮吸、眨眼等。行为观察测听适用于 0~6 个月的婴幼儿,以及不能主动控制头部运动的婴幼儿。

用发声玩具和言语信号作为婴幼儿听力反应评估的声刺激,听力师要能控制并解释由发声玩具引起的简单行为反应,由于这种测试无条件化和强化刺激的过程,因此仅作为听力正常或疑有听力损失的初级指标。但对于出生到 6 个月的儿童听力的评估,BOA 测试无疑是最具有效的方法。BOA 在儿童听力评估的工作中应用范围非常广泛,快捷又简单,且对于听力损失患儿的父母来说,BOA 的测试过程具有很强的演示性,很容易让家长理解听力损失对儿童带来了怎样的困难和问题。

测试在隔声室中进行,要求室内灯光明亮。发声玩具的种类较多,选择时需要覆盖从低到高的各个频率,常见的发声玩具包括:大鼓(250~500Hz)、大锣(800~1 000Hz)、响铃(约 2 000Hz)、手摇铃(大约 4 000Hz)、沙锤(8 000~10 000Hz)等等;此外,言语声也是重要的声源,如 ba-ba-ba(约 500Hz)、si-si-si(约 4 000Hz)等等。

一般 BOA 测试需要两位工作人员合作完成,分别充当测试者和诱导观察者。两位测试者应该互相配合,分工协作,在儿童的注意力以及状态较好时获得尽量多的信息。诱导观察者要利用玩具吸引儿童的注意力,尽量使婴幼儿维持在平静舒适的状态,以确保婴幼儿的反应能及时被观察到;同时,诱导观察者应该避免儿童太过专注于面前的玩具,否则儿童将会放弃或减弱对刺激声的反应。测试者负责在适当的时机使用适当的玩具发出刺激信号,并记录该信号的声压级参数。

婴幼儿在 BOA 测试中听到刺激声后可以产生的听性反应,分为两类:听觉行为反射和听觉行为注意。听觉行为反射包括:惊跳反射,听眼睑反射以及听觉 - 心跳反射。听觉行为注意,根据身体的发育能力可以表现为:①在浅睡眠状态下,声刺激时引起的吸吮动作变化、微微睁眼、眉毛挑起、皱眉、嘴角抽动等;②在清醒状态下,出现的各种"倾听"活动,如安静状态下四肢停止活动、吸吮活动停止或增加,屏住呼吸或呼吸节律变化,寻找声源,眼球慢慢转向声源等。

(二)视觉强化测听

视觉强化测听(visual reinforcement audiometry,VRA)是使儿童建立起对刺激声的操控性条件化,将听觉声信号与视觉闪亮活动玩具信号结合起来,从而获得婴幼儿听阈的测试方法。在测试过程中,当儿童听到刺激声时,同时吸引和操控儿童头转向有趣闪亮活动玩具,使用这种诱导性的视觉奖励与强化,激励儿童即使在刺激声本身不再有趣时,仍持续能将头转向视觉强化奖励器(图 2-3-2-1)。

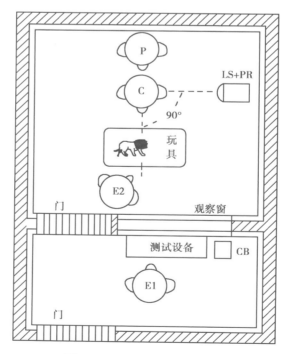

图 2-3-2-1　VRA 测试示意图

P. 父母　C. 儿童　E1. 测试者　E2. 测试者(诱导观察者)

LS + PR. 扬声器和视觉强化灯箱　CB. 控制盒

训练受试儿童建立条件化。测试者给出刺激声,刺激声一般常用啭音或窄带噪声,强度为估计的阈上 15~20dB,观察儿童出现的任何行为反应,如:出现转头、微笑以及表明其听到声音的任何反应。当捕捉到这种信息时,迅速显示灯箱的奖励玩具,此时诱导观察者应当引导儿童看闪亮的玩具,并微笑晃动手中玩具,给予口头的称赞,让其感到游戏有趣。训练进行 2~3 次,直到完全建立通过视觉刺激强化对声刺激引起的转头的条件化。或者开始建立条件化时,如果肯定儿童能听到所给的刺激声,测试者可同时给予刺激声和奖励玩具,训练进行 2~3 次后,仅给刺激声观察其能否自愿做出反应,如果听性反应肯定,迅速跟随奖励玩具。正式测试可以根据儿童情况和测试目的使用以下两种方式:①纯音测听法,使用声场或耳机寻找受试儿童的听觉阈值;②筛选法,给予"最小级"(minimal level)的声音,了解儿童是否能通过筛选。

VRA 为同期进行的儿童助听器验配方法提供精确的测量基线,并对助听器验配的有效性提供可靠依据。VRA 适于 6 月龄 ~2.5 岁的儿童听力测试,对于早产儿和发育迟缓儿必须待其运动和认知年龄达到 6 个月以上,再进行测试更为合理。由于婴幼儿期的行为测听受到儿童的清醒状态、活动能力及注意力是否集中等因素的影响,当儿童的各方面状态都比较好时,阈值会更准确。对于极重度听力损失儿童,测试前的多次训练十分必要。

(三) 游戏测听

游戏测听(play audiometry,PA)是用刺激声结合各种游戏建立条件反射来进行测听。教会儿童对所给的刺激声做出明确可靠的反应,被测试的儿童必须能理解和执行这项游戏,并且在行为反应之前可以等待刺激声的出现,从而获得受试儿童每侧耳各频率的气导和骨导听力阈值。

PA 测试主要适用于 2.5~6 岁的儿童,此年龄段儿童的智力、运动、认知均已发展到一定水平,具备遵从一定指令的能力,通过训练可以让儿童以听声放物这种游戏形式完成听力测试的过程。这种反应形式的优点在于吸引儿童的注意力,调动儿童的主观能动性,测试不枯燥,得到的测试结果可靠性和有效性大大提高,可以真实反映儿童听力,获得准确的听阈。对于某些听力损失较重或多发残疾的儿童、在测试中无法进行有效的言语交流的儿童、大龄儿童不能理解纯音测听的过程时,即使儿童年龄为 10 岁,仍可采用此方法进行听力测试。

PA 可以使用头戴式耳机,插入式耳机,骨导耳机和声场扬声器,但声场测试无法区分左右耳,仅能反映两耳中听力较好耳的结果。使用声场扬声器的测试可以获得助听听阈完成一些特殊的测试,例如:助听器或人工耳蜗的效果验证评估等。

玩具的选择要符合年龄特点,考虑游戏任务是否能完成。2.5~3 岁的儿童可以选用 5~7 层的套圈或套塔等叠叠乐类玩具,4~5 层的三柱套柱形状的积木套;3~4 岁的儿童可以选择四柱或者五柱几何形状配对的套柱积木、十柱数字形状的套柱积木、直径大些的插片玩具套;4~6 岁的儿童可以选择色彩鲜艳、小巧、数量多的插片套、串珠子套、玻璃球滚层盒等玩具,在测试中可以设计出不同颜色和数量的搭配活动。

在条件化建立过程中,初始给声强度的选择和确定是关键。游戏测听刺激声一般选择啭音或纯音,需要选择恰当的初始刺激强度,所给条件化刺激强度必须在阈上 15dB 或更高些。可通过以下几种方法确定条件化的初始给声强度和频率:①问诊判断,通过问诊了解儿童大致听力损失的程度,判断阈上强度,如大声呼叫儿童名字能做出反应,可以选择初始给声强度 60~70dB;②听力师独立观察,确认家长提供信息的可靠性,可通过测试诱导者与儿童玩耍,请家长站在儿童身后 0.5~1m 处,用最大声音呼叫儿童的名字,观察儿童的行为反应,如:抬眼、转头,转头方向可视为较好耳。当儿童听力损失过重,可使用 BOA 测试用的发声玩具,如:用力击低频声的大鼓,持续时间 3s 以上,出现行为反应,则测试频率可首选 500Hz 作为条件化测试频率,并以此设定测试强度;③使用声场下的行为观察:扬声器给出 1 000Hz 的啭音,从 40dB 开始,以 20dB 步距上升,直到观察到儿童的行为反应,如:儿童出现微笑、抬头、转头以及表明儿童听到声音的任何反应,此强度上作为初始给声强度;④电生理的各项检查结果作为参考,预估初始强度和频率。

三、声导抗测试

声波在介质中传播需要克服介质分子位移所遇到的阻力称声阻抗(acoustic impedance),被介质接纳传递的声能叫声导纳(acoustic admittance),合称声导抗。声强不变,介质的声阻抗越大,声导纳就越小,两者呈倒数关系。介质的声导抗取决于它的摩擦(阻力),质量(惯性)和劲度(弹性)。质量对传导高频音的影响较大,而劲度对传递低频音的影响最大。就中耳传音系统讲,它的质量主要由鼓膜及听骨的重量所决定,比较恒定;听骨链被肌肉韧带悬挂,摩擦阻力小;劲度主要由鼓膜、韧带、中耳肌张力及中耳空气的压力所产生,易受各种因素影响,变化较大,是决定中耳导抗的主要部分。声导抗测试(acoustic immittance measurement)用低频探测音检测中耳的声顺(compliance,劲度的倒数),测量此部分就可基本反映出整个中耳传音系统的功能,并通过声反射测试对听功能疾患做出定位、定性诊断。

目前常用于测量中耳声导抗的仪器多是根据等效容积原理设计的,由刺激信号、导抗桥和气泵三大部分组成,经探头内的 3 个小管引入被耳塞密封的外耳道内;经上管发出 220Hz 或 226Hz 85dB 的探测音,鼓膜返回到外耳道的声能经下管引入微音器,转换成电讯号,放大后输入电桥并由平衡计显示。经气泵中管调整外耳道气压由 +200mmH$_2$O 连续向 –400mmH$_2$O 变化,以观察鼓膜在被压入或拉出状态时导抗的动态变化。刺激声强度为 40~125dB 的 250、500、1 000、2 000、4 000Hz 纯音,白噪声及窄频噪声,可经耳机向另一耳或经小管向同侧耳发送以供检测镫骨肌声反射。

(一) 鼓室图

在 +200~–200mmH$_2$O 范围连续逐渐调节外耳道气压,鼓膜连续由内向外移动所产生的声顺动态变化,用记录仪以压力声顺函数曲线形式记录下来,称之为鼓室图(tympanogram)。对于刺激音为 220Hz 或 226Hz 的低频鼓室图,根据曲线形状,声顺峰与压力轴的对应位置(峰压点),峰的高度(曲线幅度)以及曲线的坡度、光滑度等,可较客观地反映鼓室内各种病变的情况。Liden-Jerger 分型,分为 A、As、Ad、B、C 型。一般来讲,中耳功能正常者曲线呈 A 型;As 型常见于耳硬化、听骨固定或鼓膜明显增厚等中耳传音系统活动度受限时;若其活动度增高,如听骨链中断、鼓膜萎缩、愈合性穿孔以及咽鼓管异常开放时,则曲线可呈 Ad 型;B 型曲线多见于鼓室积液和中耳明显粘连者;C 型曲线表示着咽鼓管功能障碍、鼓室负压(图 2-3-2-2)。

声导抗测试可以得到以下指标:①鼓室图的形态;②由外加压力数值间接测得的中耳压力;③测量面的声导纳值;④耳道容积;⑤补偿静态声导纳值(即测量面声导纳值减耳道容积);⑥给予的正负压值和探测音频率。

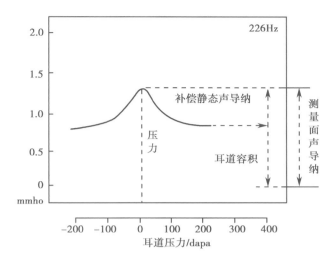

图 2-3-2-2 鼓室图示意

在成年人和儿童中,以低频纯音(220Hz 或 226Hz)为探测音的鼓室声导抗测试被证明对于诊断多种中耳疾病、鼓膜异常以及咽鼓管功能障碍有很好的作用,但并不适用于诊断婴儿的中耳病变,特别是小于 6 月龄的婴儿。这与婴儿外、中耳的特点和出生后的发育有关。婴儿的外耳和中耳出生后经历了一系列结构的改变,生后到 1 岁外耳道大小和直径逐渐增加,由于骨性外耳道形成、顺应性降低,可能降低共振增益,在较小的婴儿共振频率较高,推荐 1 岁以下的婴儿采用 1 000Hz 鼓室导抗图。目前关于 1 000Hz 探测音鼓室图曲线有多种解读方法,推荐使用 Baldwin 基线法及其改良法,即在声导纳鼓室图的 +200daPa 起点和 −400daPa 终点之间画一条基线,在此基线上方为正峰,在基线下方为负峰,无法鉴别正负峰的为不确定型,只有正峰提示中耳正常。

(二)镫骨肌声反射

镫骨肌声反射(acoustic stapedius reflex)的原理在听觉生理学中已作介绍,正常耳诱发镫骨肌声反射的声音强度为 70~100dB。正常人左右耳分别可引出交叉(对侧)与不交叉(同侧)两种反射。

1. 检测内容 ①反射阈是能引起镫骨肌收缩导致声导抗变化的最小刺激声强度,有可重复性,通常声反射阈在纯音听阈上 70~95dB;②振幅;③潜伏期;④衰减;⑤图形等。镫骨肌声反射弧中任何一个环节受累,轻者影响它的阈值、潜伏期、幅度、衰减度等,重者可使其消失。因此,根据反射的有无和变异,对比交叉与非交叉反射,就可为许多疾病的诊断提供客观依据。

2. 临床意义 镫骨肌声反射的应用较广,目前主要用于:①估计听敏度;②鉴别传导性与感音神经性听力损失;③确定响度重振与病理性适应;④识别非器质性听力损失;⑤为蜗后听觉通路及脑干疾病提供诊断参考;⑥可对某些周围性面瘫做定位诊断和预后预测及对重症肌无力做辅助诊断及疗效评估等。

四、耳声发射测试

耳声发射(otoacoustic emissions,OAE)起源于耳蜗,经听骨链和鼓室传递到外耳道,利用敏感麦克风在外耳道能记录到的一种能量信号。多数学者认为其发生与外毛细胞的正常功能有关。

OAE 分为两类:

1. **瞬态诱发性耳声发射** 瞬态诱发性耳声发射(transient evoked otoacoustic emission, TEOAE)是由单个瞬态声刺激信号诱发的耳声发射。临床上常用短声(click)作为刺激声。

2. **畸变产物耳声发射** 畸变产物耳声发射(distortion product otoacoustic emission, DPOAE)是由两个不同频率的纯音(f_1 和 f_2,且 $f_1>f_2$),以一定的频比值(一般 $f_2:f_1$= 1:1.1~1.2),同时持续刺激耳蜗所诱发的耳声发射,DPOAE 与该两个刺激频率(又称基频)呈数学表达关系,如 $2f_1-f_2, f_2-f_1, 3f_2-f_1$ 等,人耳记录到的畸变产物耳声发射中,$2f_1-f_2$ DPOAE 的振幅最高,故临床常检测 $2f_1-f_2$ DPOAE。

诱发性耳声发射阈值与主观听阈呈正相关,尤其是畸变产物耳声发射具有较强的频率特性。听力正常人的瞬态诱发性耳声发射和 $2f_1-f_2$ 畸变产物耳声发射的出现率为 100%。耳蜗性听力损失且听力损失 >20dB~30dB(HL)时,诱发性耳声发射消失。中耳传音结构破坏时,在外耳道内亦不能记录到耳声发射。蜗后病变未损及耳蜗正常功能时,诱发性耳声发射正常。由于诱发性耳声发射的检测具有客观、简便、省时、无创、灵敏等优点,目前在临床上耳声发射已用于:①婴幼儿的听力筛选方法之一;②对耳蜗性听力损失(如中毒性听力损失、噪声性听力损失、梅尼埃病等)的早期定量诊断;③对耳蜗性听力损失及蜗后性听力损失的鉴别诊断。此外,通过测试对侧耳受到声刺激时对受试耳耳声发射的抑制效应,还有助于蜗后听觉通路病变的分析。

五、听觉诱发电位测试

诱发电位是相对于自发电位而言,人为地刺激感受器或传入神经引起中枢神经系统的电活动称为诱发电位。声波在耳蜗内通过毛细胞转导、传入神经冲动,并沿听觉通路传到大脑,在此过程中产生的各种生物电位,称为听性诱发电位(auditory evoked potentials,AEP),它是一种不需要受试者作主观判断与反应的客观测听法。

听性诱发的生物电位种类较多,目前儿童临床测听主要有听性脑干诱发电位、多频稳态反应等,它们的信号都极微弱,易被人体的许多自发电位、本底噪声及交流电场等所掩盖,需要在隔音电屏蔽室内进行检测,受检者在保持安静状态下,利用电子计算机平均叠加技术提取电信号。

(一) 听性脑干诱发电位

听性脑干反应测听(auditory brainstem response audiometry,ABR)是检测声刺激诱发的脑干生物电反应,由数个波组成,又称听性脑干诱发电位。

刺激声为短声、滤波短声(filtered click)或短纯音,刺激重复率 20 次 /s。记录电极为银 - 氯化银圆盘电极,置颅顶正中或前额发际皮肤上,参考电极置同侧或对侧耳垂内侧面或乳突部;前额接地电极。带通滤波 100Hz~3 000Hz,平均叠加 1 000~2 000 次,分析窗宽 10ms。

听性脑干诱发反应由潜伏期在 10ms 以内的 7 个正波组成,它们被依次用罗马数字命名。波 I 来源于耳蜗,波 II 来源于耳蜗核,波 III 来源于上橄榄核,波 IV 来源于斜方体,波 V 来源于下丘,波 VI 来源于内膝体,VII 波来源于听放射。ABR 中 I、III、V 波最稳定,而 VI、VII 两波最差。ABR 具有真正的阈值,不受被测人员是否处于清醒、安静的影响,如果避免了肌电的干扰,ABR 分化更为清楚。通过各波潜伏期的变化可了解神经冲动传导是否受各种病理因素的影响而引起神经传导阻滞。

听性脑干诱发反应可用于判定高频听阈、新生儿和婴幼儿听力筛查、鉴别器质性与功能性听力损失、诊断小脑脑桥角占位性病变等；对听神经病、多发性硬化症、脑干胶质瘤，脑外伤、昏迷、脑瘫痪、脑死亡等中枢神经系统疾病的诊断、定位与治疗选择、结果判断等，可提供有价值的客观资料。

短声（click）能够在极短时间内达到最大强度，具有很好的瞬态特性，因此成为目前临床上使用最广泛的刺激信号。但是限于短声的宽频谱特性，短声 ABR 所测得的反应阈是电生理阈值而非"听阈"，该阈值与 2 000~4 000Hz 的纯音听阈相关性较好，在成人通常比实际听阈高出 5~10dB，其无法满足更高的频率特异性要求，因而在听阈评估等方面具有一定的局限性。近年来，研究者提出了多种办法改善 ABR 的频率特异性，包括短纯音 ABR、陷波白噪声掩蔽、纯音掩蔽、分频段 ABR（derived—band ABR）等等，用于低龄婴幼儿早期听力阈值，明确其他频段的听力损失程度，以全面了解听力图构型。

（二）多频稳态诱发电位技术

多频稳态诱发电位（multiple-frequency auditory steady-state evoked responses，ASSR）技术是近年来才发展起来的一种新的客观听力检测技术，因为测试结果频率特异性高，客观性强，可适用于重度和极重度听力损失儿童，技术逐渐完善和普及。

由调频（FM）和调幅（AM）处理后的不同频率声波（载频 CF），刺激耳蜗基底膜上相应部位听觉末梢感受器，其听神经发出神经冲动，沿听觉通路传至听觉中枢，并引起头皮表面电位变化，这种电位变化通过放大技术，可由计算机记录下来。计算机再对反应信号振幅和相位等进行复杂的统计学处理，系统自动判断是否有反应出现，自动判断结果，得到客观听力图、相位图、频阈图和详细的原始数据。

通过与其他一些听力测试方法如纯音测听、ABR、40Hz AERP 等相比较，证明 ASSR 有很好的临床应用价值。据报道，ASSR 与 Click-ABR 结果的相关性高达 0.90 以上，ASSR 与纯音阈值也有良好的相关性，500、1 000、2 000、4 000Hz 的相关性均在 0.75~0.89 间，听力损失越重，差值越小，并且在听力图结构上也很相似；ASSR 阈值与 40Hz AERP 相比较，500Hz 时差值在 15dB 以内，1 000Hz 时差值在 10dB 以内。

多频稳态诱发电位技术属于客观测听方法，在不能进行行为测听或行为测听不能得到满意结果人群的听力测量中，有实用临床价值。多频稳态诱发电位可以用于新生儿听力筛查；它还是婴幼儿听力检测中一种可靠而重要的手段，对于确定婴幼儿（尤其 <6 个月）各个频率的听力损失程度极为重要，是决定是否早期听力干预不可缺少的检测手段；在人工耳蜗植入的术前评估中，利用多频稳态诱发电位获得各个频率点的听力状况是非常重要的，它还可以用于助听器佩带和人工耳蜗植入效果的判断。

（王小亚　罗仁忠）

第三节　咽鼓管功能检查

咽鼓管功能障碍（Eustachian tube dysfunction，ETD）是导致分泌性中耳炎、慢性化脓性中耳炎、粘连性中耳炎、中耳胆脂瘤等中耳疾病发生、发展的一个重要影响因素，也是鼓室成形手术失败的一个重要原因。咽鼓管功能障碍在成人的发病率为 0.9%~4.6%，

10 岁以下儿童发病率为 40% 左右。有效、实用的咽鼓管功能评价方法具有重要临床意义。

(一) 观察鼓膜法

请受试者做吞咽动作,同时观察其鼓膜,若鼓膜可随吞咽动作而向外运动,示功能正常。或利用鼓气耳镜检查鼓膜的活动度,有利于间接了解咽鼓管功能。在临床实践工作中,为进一步了解咽鼓管功能状态,可在耳内镜下检查鼓膜,可要求患儿配合行 Valsalva 法及 Toynbee 法,引起鼻咽部气压的快速变化,使咽鼓管主动开放,中耳气压随之发生改变,从而可在耳内镜下观察到鼓膜活动情况,有助于对咽鼓管功能状态进行初步判断,但依赖于检查者的经验,具有一定的主观性。鼓气耳镜则可用于评估中耳压力和鼓膜活动度,也是评估中耳积液相对准确的方法。

(二) 纤维 / 电子鼻咽喉镜检查

通过纤维 / 电子鼻咽喉镜检查可以直观了解和排除咽鼓管鼻咽口的阻塞及异常开放的情况,在一定程度上了解咽鼓管开口的功能。

(三) 声导抗测试

咽鼓管最重要的功能是调节中耳压力变化,且咽鼓管是实现这一功能的唯一通道。当鼻咽部气体通过咽鼓管进入鼓室时,可维持鼓膜的正常振动,从而保证听力维持在最佳状态。咽鼓管功能障碍(如闭塞)可导致鼓室呈相对负压,使鼓膜内陷、听力下降,因此检测中耳压力可间接反映咽鼓管的功能状态。声导抗测试是目前应用最广泛的咽鼓管功能定量评估方法。Bluestone 应用声导抗测量法进行压力平衡试验,称九步试验(nine-step inflation/deflation test),其步骤为:①记录静息时鼓室图、中耳压力;②外耳道压力增加至 +200mmH$_2$O,鼓膜向内侧移位使中耳压力相应增加,令患儿吞咽以平衡中耳超压;③令患儿停止吞咽,将耳道压力恢复正常,造成中耳轻度负压,记录导抗图;④令患儿吞咽,平衡中耳负压;⑤记录鼓室导抗图评估压力平衡情况;⑥耳道压力减至 −200mmH$_2$O,鼓膜向外移位,使中耳相应形成负压,令患儿吞咽以平衡中耳负压;⑦令患儿停止吞咽,将耳道压力恢复正常,造成中耳轻度超压,记录导抗图;⑧令患儿吞咽,平衡中耳超压;⑨记录鼓室导抗图评估压力平衡情况。这一试验操作方法简单,可以对咽鼓管通气功能做出直接评价,推荐用于临床疑诊咽鼓管功能障碍的成年患儿,但目前仅用于鼓膜完整且鼓室内无积液者。

(四) 影像学检查

随着影像学技术的发展与普及,HRCT、MRI 也逐渐应用于咽鼓管功能的评价,在咽鼓管功能障碍的临床诊断中占据重要位置。HRCT 和 MRI 能够从不同的侧重点显示咽鼓管的结构,因此临床上可联合使用。在进行咽鼓管手术前行 HRCT 扫描尤为重要,可在冠状位和水平位上清楚显示咽鼓管的骨性结构及其与颈内动脉的毗邻关系。

(五) 咽鼓管测压

咽鼓管测压(tubotympanometry,TMM)是近年来临床较为常用、相对简单的一种咽鼓管功能障碍诊断技术,不论鼓膜完整还是穿孔均能评估咽鼓管功能。

TMM 最早由 Estève(2001)进行改良,通过前鼻孔探头向鼻咽部施加恒定压力(一般设置为 30、40、50mBar,不足以引起咽鼓管的被动开放),若咽鼓管具有正常的通气功能,在吞咽时咽鼓管主动开放,鼻咽部的压力可经开放的咽鼓管传递至中耳,引起中耳(鼓膜完整时)或外耳道 - 中耳系统(鼓膜穿孔或鼓膜通气管通畅时)压力变化,外耳道内的压力感受器探头可以记录到相应的压力变化曲线（如图2-3-3-1）。

通过比较鼻咽部及外耳道压力变化的时间差,得到咽鼓管开放延迟指数R(opening latency index)。当咽鼓管功能正常时,吞咽引起的咽鼓管开放应在C1和C2之间,R应在0~1。$R \leqslant 0$往往提示咽鼓管开放提前,$R>1$则表明咽鼓管开放延迟,若外耳道未探测到明显的压力变化,表明咽鼓管不能主动开放。目前咽鼓管测压计已用于咽鼓管球囊扩张术前后患者咽鼓管功能评价,在许多国家开展。结合临床实践,在咽鼓管测压的基础上加上主观评分形成咽鼓管评分量表(Eustachian tube score,ETS),对咽鼓管通气功能评估更加全面。

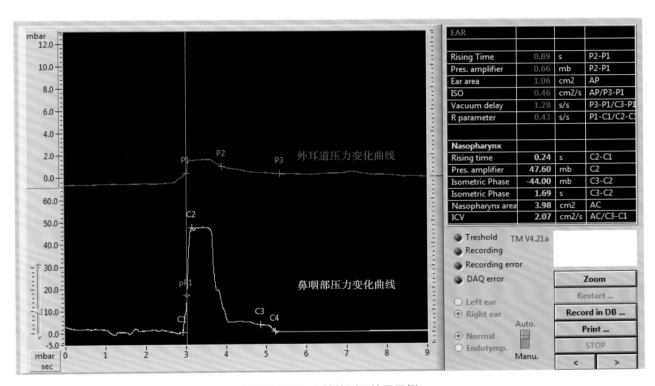

图2-3-3-1　咽鼓管测压结果示例

图示为53mBar压力下患者右耳TMM结果。$R=(P1-C1)/(C2-C1)$,其中P1为外耳道压力开始变化的时间,
C1为鼻咽部压力开始上升的时间,C2为鼻咽部压力达到峰值的时间

(六)主观症状量表——七项咽鼓管功能障碍症状评分量表

七项咽鼓管功能障碍症状评分量表(the seven-item Eustachian tube dysfunction questionair,ETDQ-7)是将咽鼓管功能障碍常见的7项症状表现,按照严重程度进行综合评分,是目前唯一通过初始效度验证的系统。

2012年McCou等以鼓室导抗测量结果B型或C型图作为咽鼓管通气功能障碍的参考标准,以耳压迫感、耳闷堵感、蒙蔽感、耳痛、喀啦声、耳鸣及感冒或者鼻窦炎后出现耳部症状作为评分指标、建立了咽鼓管通气功能障碍的7项症状评分量表(ETDQ-7),见表2-3-3-1、表2-3-3-2),并在50名患者及25名对照中进行了信度和效度等的检验,发现当界值设为2.1分时其ROC曲线上的敏感度和特异度可达到100%,成为第一个定量诊断咽鼓管通气功能障碍的量表工具。我国学者高下等以同样的界值对中文版ETDQ-7进行信度及效度验证,其诊断灵敏度为95.7%,特异度为99.2%。

表 2-3-3-1 七项咽鼓管功能障碍症状评分量表(英文版)
The Seven-Item Eustachian Tube Dysfunction Questionnaire(ETDQ-7)

Over the past 1 month, how much has each of the following been a problem for you?	No Problem		Moderate Problem			Severe Problem	
1. Pressure in the ears?	1	2	3	4	5	6	7
2. Pain in the ears?	1	2	3	4	5	6	7
3. A feeling that your ears are clogged or "under water"?	1	2	3	4	5	6	7
4. Ear symptoms when you have a cold or sinusitis?	1	2	3	4	5	6	7
5. Crackling or popping sounds in the ears?	1	2	3	4	5	6	7
6. Ringing in the ears?	1	2	3	4	5	6	7
7. A feeling that your hearing is muffled?	1	2	3	4	5	6	7

表 2-3-3-2 七项咽鼓管功能障碍症状评分量表(中文版)

过去 1 个月中,下列症状对您的困扰	严重程度 (1~7 分,1 分为无影响,7 分为严重影响)
1. 耳内压力感	
2. 耳痛	
3. 耳堵塞感、耳进水的感觉(耳堵)	
4. 感冒或鼻窦炎发作时出现耳部症状	
5. 耳内连续或短暂的爆破音	
6. 耳鸣	
7. 耳朵被蒙住的感觉(耳闷)	

（王小亚 罗仁忠 张 杰）

参考文献

1. SHAN A, WARD BK, GOMAN AM, et al. Prevalence of Eustachian Tube Dysfunction in Adults in the United States. JAMA Otolaryngol Head Neck Surg. 2019; 145 (10): 974-975.

2. BROWNING GG, GATEHOUSE S. The prevalence of middle ear disease in the adult British population. Clin Otolaryngol Allied Sci. 1992 Aug; 17 (4): 317-21.

3. ESTEVE D, DUBREUIL Ch, DELLA VEDOVA Cl, et al. Evaluation par tubomanométrie de la fonction d'ouverture tubaire et de la réponse tympanique chez le sujet normal et chez le sujet porteur d'une otite séro-muqueuse chronique : Comparaison des résultats - 1re partie. Journal français d'oto-rhino-laryngologie, 2001, 50:223-232.

4. 杜雅丽, 段清川. 咽鼓管通气功能的评价方法. 中华耳科学杂志, 2016, 14 (05): 577-581.

5. MCCOUL ED, ANAND VK, CHRISTOS PJ. Validating the clinical assessment of eustachian tube dysfunction: The Eustachian Tube Dysfunction Questionnaire (ETDQ-7). Laryngoscope, 2012, 122 (5): 1137-1141.

6. 陈彬, 俞晨杰, 沈晓辉, 等. 七项咽鼓管功能障碍症状评分量表的应用分析. 中华耳科学杂志. 2016,5(14), 582-585.

第四节 前庭功能检查

视觉、本体感觉与前庭系统是维持人体平衡的基本器官,称"平衡三联",前庭系统是人体维持平衡最主要的器官。前庭系统由迷路、前庭神经、前庭神经核和前庭中枢及其所属径路共同组成。前庭功能检查是评价人体平衡状态的重要指标,对眩晕疾病的诊断和鉴别诊断非常重要,是耳科临床检查必不可少的检测方法之一。前庭功能检查包括眼动功能检查、前庭 - 眼反射功能检查、前庭 - 脊髓反射检查。

一、眼震电图

目前临床上常用的记录、分析眼动的方法包括眼震电图(electronystagmography,ENG)和视频眼震图(video-nystagmography,VNG)。这两种方法观察眼动和眼震反应的基本特点一致,只是在采集眼动或眼震方式上的区别。

眼震电图检查前庭系统和视眼动系统功能主要包括:自发性眼震、扫视试验、跟踪试验、视动性眼震试验、位置性眼震、冷热试验、变位试验、旋转试验、前庭自旋转试验等。

(一)自发性眼震

自发性眼震(spontaneous nystagmus)是指在没有任何外界干预的暗环境中睁眼,且正位直视前方出现的自发性眼动反应。

【机制】

由前庭 - 眼动系统和视眼动系统在不同水平上产生的兴奋性不对称,使两侧对应的眼外肌兴奋性不对称,或两侧眼外肌本身的紧张性不对称所致。做任何前庭功能检查时都要先观察有无自发性眼震,除了要判断是否为病理性的外,对生理性的也要考虑自发性眼震对诱发性眼震的影响(图 2-3-4-1)。

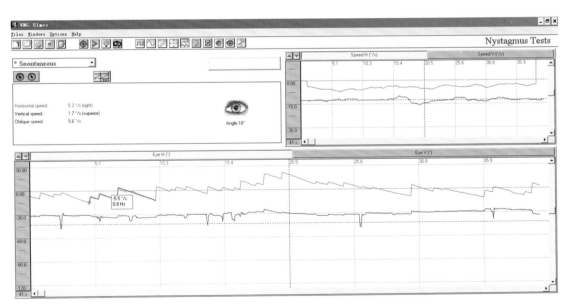

图 2-3-4-1 自发性眼震(前庭神经炎)

可见水平右向自发性眼震

【临床意义】

1. **强自发性眼震**　眼震慢向速度 >5°/s。多见于急性单侧前庭障碍期、前庭神经炎、局部缺血、梅尼埃综合征等。

2. **轻、中度自发性眼震**　眼震慢向速度:0.5°~2°/s 为轻度,2°~5°/s 为中度。见于缓慢渐进性的单侧前庭功能减弱(神经瘤)、单侧前庭功能持续减弱已被代偿(局部缺血、某些前庭神经炎)等。

(二)扫视试验

扫视试验(saccade test)是一种快速眼动,为获取感兴趣目标影像快速改变眼轴方向的眼动。

【检查方法】

头直立位,双眼平视,注视前方以一定频率左、右,或上、下交替亮的灯光点。通常检测 5 个扫视波(图 2-3-4-2)。

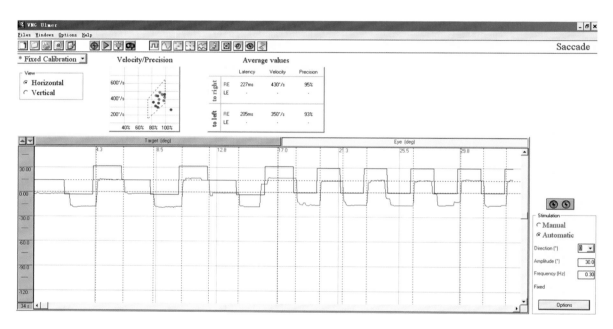

图 2-3-4-2　正常人扫视波形

【临床意义】

1. **过冲扫视**　提示损伤在小脑蚓部背侧或顶核。

2. **扫视慢化**　(特点)提示脑干损伤或视动系统损伤。

(三)平稳跟踪试验

平稳跟踪试验(smooth pursuit test)是一种平稳的眼动,用于把缓慢运动的目标影响稳定在视网膜中心凹上或中央凹附近,保障对运动目标的最佳视力。

【检查方法】

头直位,双眼跟随正前方以一定频率呈正弦样摆动运动的目标。分为水平和垂直跟踪,通常只做水平跟踪(图 2-3-4-3)。

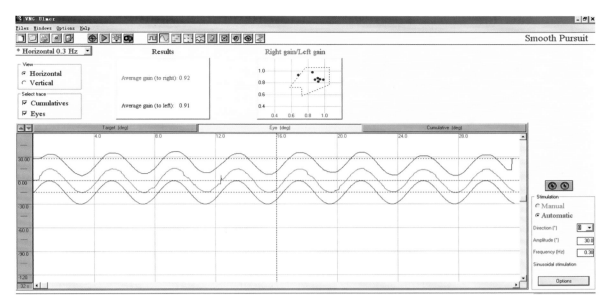

图 2-3-4-3　正常视跟踪眼动反应（水平跟踪）

【临床意义】

平稳跟踪曲线异常提示有中枢病变，也可见于服用巴比妥类药物者。

（四）视动性眼震试验

视动性眼震试验（optokinetic nystagmus test，OKN）是在视觉刺激情况下，由正常脑干反射产生的一种生理性眼球运动。

【检查方法】

受检者取头直端坐位，睁眼注视正前方移动的光条或方块格，观察有无自发眼震（图 2-3-4-4）。

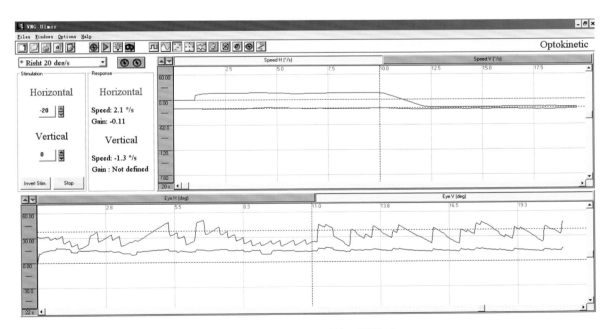

图 2-3-4-4　正常视动性眼震图形

【临床意义】

异常视动性眼震的特点:①反应不对称;②反应强度不随视动刺激强度增大而增强。

(五) 变位试验

位置试验和变位试验是以受试者在某一个或几个特定头位(位置试验)和头位变化后(变位试验)是否诱发出位置性眼震或变位性眼震为特征的临床常用前庭试验技术。变位试验是确定良性阵发性位置性眩晕(benign paroxysmal positional vertigo, BPPV)眼震的有效方法,临床上常用 Dix-Hallpike 试验和滚转试验(roll maneuver)。

- Dix-Hallpike 试验

【检查方法】

患儿头向一侧转 45° 后快速卧倒,使头悬置床下,与床平面呈 20°~30° 夹角,回到坐位;再向另一侧转头后仰,重复上述动作,观察有无眩晕和眼震出现。

【临床意义】

Dix-Hallpike 试验是评价后半规管功能的常用方法。其眼震特点:患耳向地时出现以眼球上极为标志的垂直扭转性眼震(垂直成分向眼球上极,扭转成分向地),回到坐位时眼震方向逆转。管结石症眼震持续时间 <1min,嵴帽结石症眼震持续时间 ≥ 1min。

- 滚转试验

【检查方法】

仰卧,头体同轴分别向左或右侧卧位,以引发出与转头方向一致的向地性水平眼震者为阳性。

【临床意义】

滚转试验是评价外半规管功能的常用方法。

(六) 冷热试验

冷热试验(caloric test)仍是目前临床最常用的前庭功能检查方法之一,可对双侧前庭功能分开评价,确定前庭功能损伤的侧别。检查时最常应用水或空气灌注外耳道。

【检查方法】

受检者戴好 VNG 眼镜,在暗室睁眼取平仰卧位,同时头抬高 30° 使水平半规管处于垂直位;灌水前在灌水头位观察有无自发性眼震,并记录;灌水顺序:按一定顺序灌注,一般先冷后热,先左后右;灌注水的温度高或低于体温 7℃ (即 44℃ 和 30℃)。每次灌注 1 耳。灌注中间休息。灌气温度:冷气 24℃,热气 48℃。从开始灌水起 100s 时令受检者注视其眼水平线处的灯光点(视觉 1°)10s,观察固视抑制作用(图 2-3-4-5)。

【临床意义】

冷热试验只能用于评价外半规管的功能,而且是低频的检查。冷热试验的评价指标主要包括半规管轻瘫(canal paralysis, CP)值和优势偏向(directional preponderance, DP)值。CP 值反映了双侧前庭功能的不对称性,是前庭损伤定侧的主要指标。冷热试验眼震反应前庭动眼反射通路的功能状态。一侧眼震反应减低多反映该前庭外周部分功能减低,如前庭神经炎、梅尼埃病、迷路炎等。固视抑制失败可见于中枢病变(如小脑疾病)。

(七) 旋转试验

旋转试验(rotational testing)主要评价外半规管的功能。在旋转试验中,目前正弦摆动模式是采用最广泛的旋转刺激模式。

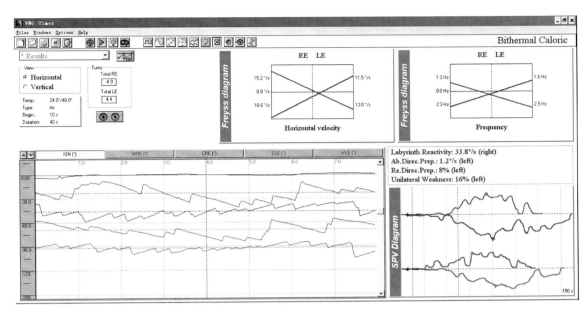

图 2-3-4-5　正常冷热试验图形

1. 正弦谐波加速试验　患儿坐于转椅上,保持头位固定不动,保证头与转椅同步运动。旋转试验检查可用于记录自发性眼震、凝视性眼震、多种频率的正弦谐波加速度检查等。正弦谐波加速度检查是将患儿以特定的频率旋转,一般在 0.01~0.64Hz,一些可达 1.28Hz。转椅可在 2 个方向以各种速度旋转,分别分析每个频率的增益、相位和对称性。

2. 旋转试验　它是诊断双侧前庭功能低下最重要的检查项目之一。此外,旋转试验可以评定前庭代偿的状态及监测前庭功能的动态恢复情况。由于旋转试验刺激小,容易接受,儿童患儿也可采用,因此,儿童在冷热试验等不能配合时,可采用旋转试验检查。

二、耳石器功能检查

前庭耳石器功能包括椭圆囊和球囊的功能。前庭诱发肌源性电位(vestibular evoked myogenic potential,VEMP)是球囊或椭圆囊经高强度的短声或短纯音刺激后,通过前庭神经至中枢神经反射系统引起躯体浅表骨骼肌收缩而被记录下的电反应过程。根据诱发电位记录部位的不同,VEMP 可以有颈肌前庭诱发肌源性电位(cervical vestibular evoked myogenic potential,cVEMP)、眼肌前庭诱发肌源性电位(ocular vestibular evoked myogenic potential,oVEMP)。

1. 目前认为,cVEMP 来源于球囊,反映同侧球囊及前庭下神经功能状态。其反射通路为:外耳→中耳→球囊斑→前庭下神经→脑干前庭神经核→内侧前庭脊髓束→颈部运动神经元→胸锁乳突肌。oVEMP 来源于椭圆囊,其反射通路为:外耳→中耳→椭圆囊斑→前庭上神经→脑干前庭神经核→内侧纵束→对侧动眼神经核→对侧眼下斜肌。反映同侧椭圆囊及前庭上神经功能状态。

2. **关于儿童耳石系统功能发育评价**　临床上可应用 cVEMP 评估儿童球囊 - 丘系反射(sacculo-collic reflex)的发育情况,从而得知头部位置相对于重力作用之间的发育变化。oVEMP 甚至可以在 3 岁的幼儿中引出,其检查的前庭 - 眼反射(otolithic-ocular

reflex）是评估儿童独立步态发展的重要检查。

3. 前庭诱发肌源性电位的测量参数 一般包括以下内容：潜伏期、波间潜伏期、振幅、耳间振幅比、阈值、耳间潜伏期差、耳间不对称比等（图 2-3-4-6、图 2-3-4-7）。

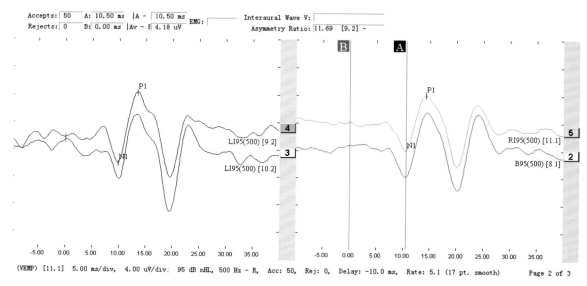

图 2-3-4-6 oVEMP 检查正常图形

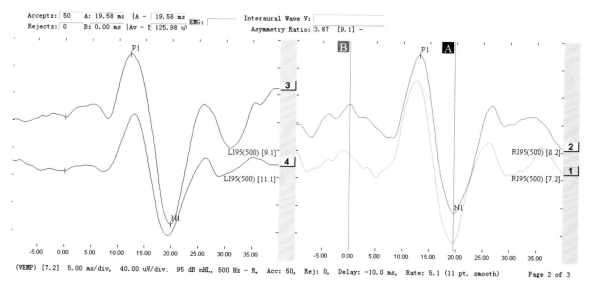

图 2-3-4-7 cVEMP 检查正常图形

【影响因素】

1. 刺激方式 包括气导短声刺激（click）、气导短纯音刺激（tone burst）、骨导振动刺激和直流电刺激。现多认为 cVEMP 及 oVEMP 的首选刺激方法是 500Hz、强度 95dB nHL 的短纯音。

2. 性别 男女之间肌肉力量的差别，因此性别也会影响 oVEMP 的振幅，男性较女性的振幅高。

3. 年龄 随着年龄的增加，振幅逐渐减低，阈值逐渐增大。

【临床应用】

目前 VEMP 已应用于前庭神经炎、梅尼埃病、前半规管裂综合征和脑干病变等的诊断和研究。对于前庭神经炎，VEMP 可帮助前庭神经损伤的精细定位：一侧前庭上神经炎而前庭下功能正常的 oVEMP 波幅明显变小或消失；而一侧前庭下神经炎的患儿 oVEMP 正常引出，cVEMP 异常。

三、头脉冲试验

头脉冲试验（head impulse test, HIT），又称甩头试验，目前该技术逐渐发展为视频头脉冲试验（video-head impulse test, vHIT），用以评估前庭-眼动反射（vestibular-ocular reflex, VOR）功能。vHIT 是高频前庭诱发性试验，作为眩晕患儿床边检查中的一种，可有效鉴别中枢性与外周性前庭疾病，在全部六个半规管系统功能的分别测试和病变的准确定位评估中具有优势。

【检查方法】

受试者取端坐位，佩戴的轻型目镜与视频摄像头、头动传感器固定于头部，检查者站立于受试者后方并双手扶持其头部，在受试者无法预测时间及方向的条件下，将其头在相对应的一组半规管平面内突然甩动，测试不同的半规管。vHIT 检查，正常情况下受试者眼球代偿逆向转动仍能保持注视目标，一侧外周前庭功能下降时 VOR 减弱，患儿的眼球则不能保持固视，先随头部偏向转动侧，然后纠正性转回注视目标。vHIT 增益值反映了前庭-眼反射慢相中眼动与头动的相对关系，正常人二者的运动轨迹基本吻合，因此增益值也接近于 1；增益减低意味着与头动角速度相比眼动角速度减低，眼球凝视位置出现障碍。

【临床意义】

通过 vHIT 增益和扫视的存在可以很容易区分正常和异常的前庭-眼反射。外周前庭疾病中，增益减低的同时伴扫视是常见的体征。

目前，vHIT 技术已能对两侧六个半规管分别进行检测，全组半规管 vHIT 结合前庭肌源性诱发电位，可以评估外周前庭器官各部分的功能状态；vHIT 作为高频诱发性检查，结合低频率的冷热试验、中频率转椅试验等，可以获得前庭-眼反射通路全频段的信息。

四、平衡功能检查

平衡（balance）是指身体所处的一种姿态以及在运动或在外力作用时能自动调整并维持姿势的一种能力。平衡分为静态平衡和动态平衡，其中静态平衡是指相对静止状态时控制身体重心的稳定性，动态平衡是指在活动中控制身体重心并调整姿态平衡的能力。故平衡功能检查有静态和动态平衡功能检查之分。

【检查方法】

（一）静态平衡功能检查

1. 闭目直立检查法 闭目直立检查法（Romberg's test）主要用于站立平衡功能的筛选。检查时患儿双脚并拢站立，双手手指互扣于胸前并向两侧拉紧，观察受试者睁眼及闭目时躯干有无倾倒。检查者出现向某一方向大幅度摆动，为可疑阳性，出现偏倒为阳性，可能有前庭功能障碍，摆动较剧的侧别可能为病变侧。睁眼或闭眼过度的均衡性摆动可能提示本体觉减弱。

2. Mann 试验法　又称强化 Romberg 试验,也分别在睁眼和闭眼时检查姿势稳定性。检查时患儿一脚在前、另一脚在后,前脚跟与后脚趾相触,其他同 Romberg 试验。前庭功能低下代偿的患儿该测试可正常,而本体感觉功能丧失的患儿则难以完成检查。

3. 静态平衡仪检查法　又称为静态姿势描记法。检查时要求受试者站在受力平台上保持直立静止姿势,受力平台的压力传感器实时记录两脚间压力在微小晃动时的改变情况,该信号通过模数转换后由计算机绘制出人体重心的平面投影与时间关系曲线,即静态姿势图。

（二）动态平衡功能检查

1. 原地踏步检查法　先在地上画两个半径为 0.5m 和 1.0m 的同心圆,通过圆心作直线把圆分成 12 等分,患儿立于圆心向前平举双臂蒙目在原地踏步,以 100 步 /min 的速度,踏 50 步停止,观察身体有否移动。根据移行距离 50cm 以上、角度旋转 30° 以上为异常。迷路性损害时,身体旋转方向与眼震慢向相同。

2. 动态平衡仪检查法　又称为动态姿势描记法。是在静态平衡仪基础上将其固定的受力平台加以控制。使其可以水平移动或转动,可以记录人体在不同运动状态和姿势改变时的重心改变情况 . 绘制动态姿势图并进行数据分析。

【临床意义】

平衡仪用于测定前庭、视觉和本体感觉的不同协同形式对平衡的影响,还可测试自主姿势反应和运动协调能力,评价患儿在维持平衡的过程中对前庭觉、视觉和本体感觉的依赖程度,同时也可以对前庭康复疗效进行系统和科学的评价。

五、前庭功能检查在儿童的应用

眼震图检查可以客观记录眼动:儿童一般可以接受眼震图检查,在儿童眩晕的诊断中应作为常规。前庭功能减退或丧失可能是良性阵发性眩晕、前庭神经炎和儿童阵发性斜颈唯一可发现的异常。单侧前庭功能低下,考虑进行冷热试验;双侧前庭功能低下,考虑进行旋转试验检查。随着前庭功能检查技术的不断发展,此外还可进行前庭诱发肌源性电位、头脉冲试验、姿势描记检查等,以更全面评估前庭器官功能,区分半规管和耳石器的功能及不同频率范围的损伤。

儿童前庭功能检查的年龄选择:3~10 岁患儿 95% 可以完成检查。一般情况下,3 岁以上的儿童可以进行旋转试验检查,5 岁以上的儿童可以进行冷热试验,6 岁以上前庭诱发肌源性电位检查及头脉冲试验。

（刘　冰）

参考文献

1. 于立身 . 前庭功能检查技术 . 2 版 . 西安 :第四军医大学出版社 , 2013.
2. 刘铤 . 内耳病 . 北京 :人民卫生出版社 , 2006.
3. 吴子明, 张素珍 . 前庭功能检查的意义与临床应用 . 中华耳鼻咽喉头颈外科杂志 . 2007, 42 (3): 237-240.
4. 张道宫 , 樊兆民 . 前庭功能检查在眩晕症诊断中的意义及临床应用 . 临床耳鼻咽喉头颈外科杂志 . 2015, 29 (1): 5-8.

5. 范文君,许为青.前庭诱发肌源性电位临床研究现状与展望.国际耳鼻咽喉头颈外科杂志.2016, 40 (6): 329-332.
6. 高林,溪林颖,邱建华.视频头脉冲试验临床研究进展.听力学及言语疾病杂志.2015, 23 (5): 554-558.
7. BARTOLOMEO M, BIBOULET R, PIERRE G, et al. Value of the videohead impulse test in assessing vestibular deficits following vestibular neuritis. Eur Arch Otorhinolaryngol, 2013, 271 (4): 681-688.
8. 刘波,孔维佳.头脉冲试验评价单侧外周前庭病前庭眼动反射功能.中华耳鼻咽喉头颈外科杂志.2011, 46 (1): 40-43.
9. 黄选兆,汪吉宝.实用耳鼻咽喉科学.北京:人民卫生出版社,1998.
10. 关静子,刘博.静态和动态平衡仪的研究进展与临床应用.中华耳科学杂志.2007, 5 (4): 450-452.

第五节　颞骨影像

一、颞骨影像检查技术

近年来,随着影像学检查技术的不断发展,以及检查设备的进步,目前耳部影像学检查方面已主要采用 HRCT 和磁共振 MRI 检查,而 X 线摄影已基本被取代。选择合适的检查方法,有助于作出全面正确的诊断。

(一) X 线摄影

耳部 X 线摄影以往采用的投照位置有:颞骨侧位(劳氏位,Law 位)、颞骨侧斜位 35°位(伦氏 II 位,Runström II 位)、颞骨侧斜位 25°位(许氏位,Schüller 位)、颞骨后前斜位(斯氏位,Stenver 位)、颞骨岩部水平位(梅氏位,Mayer 位)、经眼眶内耳道前后位(格氏位,Granger 位)等。这些检查方法目前在临床工作中多数已基本不再使用。

斯氏位片目前仍可用于人工耳蜗植入术后复查,可以简单可靠的了解植入电极的位置(图 2-3-5-1)。标准斯氏位摄片使用向头端倾斜 12°的摄片架,受检者俯卧,头颅矢状位向受检侧旋转 45°角,使眶下缘和外耳孔连线垂直于暗盒,X 线中心自后枕部通过外耳孔到胶片中心。对于较大儿童或成人,也可采用坐位或立位摄片。对于儿童患儿,常在其熟睡后采用仰卧位拍摄,头颅矢状位向对侧旋转 45°角,并使听眦线垂直于暗盒。斯氏位图像中在岩锥中央可见一圆形透亮区为前庭,其外侧及上方呈垂直相交的条形状或弧形透亮管道影分别为外半规管及前半规管,前庭内下方即为耳蜗区。

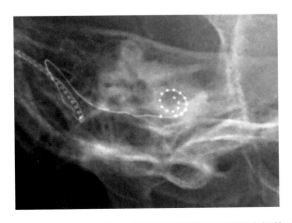

图 2-3-5-1　右侧耳部斯氏位 X 线片示多通道人工耳蜗电极位于耳蜗内

(二) HRCT 检查

HRCT 检查是目前耳部及颞骨最主要的影像学检查方法,从 HRCT 种类来说,目前国内在颞骨检查方面仍主要使用多层螺旋 CT(multislice helical CT,MSCT),而近年来,锥形束 CT(cone-beam CT,CBCT)的应用也由口腔颌面部逐步拓展至其他部位,比如鼻窦、颞骨、关节等。与 MSCT 相比,CBCT 高空间分辨率更高,可达 0.15mm,甚至 0.1mm,而目前 MSCT 空间分辨率 0.4~0.6mm;辐射剂量更低;金属伪影也较轻。CBCT 这些特点使其非常适合儿童中耳炎和耳部畸形等病变的检查,以及人工耳蜗植入术后电极位置及数目的准确评估。但 CBCT 密度分辨率较差,尚不适合软组织结构的显示。此外,市场上 CBCT 各厂家型号众多,而颞骨骨质结构致密,国外有学者认为只有管电压达到 110kV、具有较大扫描视野、并且采用卧位检查的一些高端的 CBCT,才能在临床工作中较好的用于颞骨检查。本节仍从 MSCT 的角度阐述颞骨的 HRCT 检查规范。

HRCT 基本扫描方位包括水平位和冠状位。耳部解剖结构细小,综合水平位和冠状位观察,可以互为补充,有助于更好的判断解剖结构和病变的部位及范围。水平位扫描基线通常采用眶下缘与外耳孔连线,以尽量减少眼球受照射的剂量。扫描范围上界达颞骨岩部上缘,下界至少达外耳道底。实际工作中通常需扫描至鼻咽部,尤其对于中耳乳突有渗出性改变的患儿,以观察腺样体是否肥厚或鼻咽部是否有占位。冠状位扫描基线大致与听眦线垂直,以外耳道孔为中心,从外耳孔前方大约 5mm 开始扫描,前部需包全耳蜗及面神经膝部,向后需包全后半规管。冠状位图像可以直接 HRCT 扫描获得,也可以利用多层面重组图像后处理技术获得。

HRCT 扫描电压 ≥ 120kV,电流 ≥ 200mA,扫描野(FOV)为 14cm × 14cm~18cm × 18cm,图像矩阵通常 ≥ 512 × 512,层厚通常采用 1~2mm。若为多层螺旋 CT 扫描时,采集层厚应小于 1mm,通常采用 CT 扫描仪最薄采集层厚,螺距(pitch)宜小于 1,源图像重组成相应层厚的水平位薄层图像,每层之间重叠 30%~50%,以便进行图像后处理。观察中内耳结构时应采用高分辨率算法,即骨算法,并采用骨窗观察,通常窗宽 4 000HU,窗位 700HU;观察小脑脑桥角区或鼻咽部等软组织结构时,需采用软组织算法,窗宽 200~250HU,窗位 40~60HU。由于中内耳解剖结构细小,打印图像时可单侧放大摄片。

HRCT 图像后处理技术在临床工作已广泛应用,可以获得更多以及更直观的影像学信息,在耳部影像学中主要应用如下:

1. **多层面重组** 多层面重组(multi-plannar reformation,MPR)是临床工作中最常用的图像后处理技术,可用于获取冠状位、矢状位图像。水平位图像双侧不对称时,可以通过 MPR 调整出双侧对称的图像。通过各个听小骨长轴的 MPR 图像可以清晰直观地显示各个听小骨的形态。通过各个半规管长轴面的 MPR 图像,可以完整的显示各个半规管的形态。通过面神经管水平段、垂直段的 MPR 图像可以直观地显示其形态。

2. **曲面重组** 曲面重组(curved planar reformation,CPR)可将通过感兴趣区所画曲线的曲面,展开为平面。在耳部可用于将面神经管迷路段、鼓室段、乳突段显示在同一平面内。但需要注意,CPR 有时不能真实地反映解剖结构的空间关系。

3. **最大密度投影** 薄层最大密度投影(maximum intensity projection,MIP)可

用于显示听小骨形态。尤其在显示锤砧关节层面时,薄层 MIP 图像较 MPR 图像更为清晰。

4. 表面阴影显示　表面阴影显示(surface shaded display,SSD)可以显示颞骨表面大体形态,颞骨骨折时可以用来直观显示骨折线的走向。也可以用来显示锤砧骨的大体形态,但对镫骨显示较差。

5. 容积重建　容积重建(volume rendering,VR)可以用来显示颞骨的大体形态、听骨链、内耳迷路的立体形态。在显示听骨链方面,VR 与 SSD 相仿,可以清晰显示锤砧骨形态,但对于镫骨形态显示均不如 MPR。在内耳迷路显示方面,VR 显示的体素包括了内外淋巴液,故其显示的是骨迷路形态,而非膜迷路的形态。

6. CT 仿真内镜　CT 仿真内镜(CT virtual endoscopy,CTVE)可于外耳道、中耳腔、听小骨、内耳道底的仿真内镜观察,也可以观察内耳道底神经孔道。

(三) MRI 检查

MRI 检查具有很好的软组织分辨率,在耳部主要用于耳部胆脂瘤、肿瘤的影像学检查,以及内耳及内耳道内神经的检查。

颞骨 MRI 检查通常采用头线圈,仅扫描外中内耳时也可采用表面线圈。水平位扫描基线为听眶上线,冠状位扫描基线为听眶下线的垂线。常规检查序列应包括 T_1WI 和 T_2WI、水平位和冠状位、脂肪抑制像和非脂肪抑制像。对于炎性或肿瘤性病变还需要增强扫描,包括脂肪抑制后水平位及冠状位 T_1WI。耳部常规 MRI 检查序列依次为:头颅 T_2WI(主要用于定位及确定扫描范围)、冠状位 T_2WI(脂肪抑制)、水平位 T_1WI、水平位 T_2WI(脂肪抑制),增强后脂肪抑制水平位及冠状位 T_1WI,层厚 2~3mm,间隔 0~10%。

对于怀疑内耳畸形或听神经发育异常的病例,可增加内耳水成像以及听神经成像(斜矢位扫描,基线垂直于内耳道),层厚采用 0.5mm 或 1mm,听神经斜矢位成像通常采用较小 FOV(10cm × 10cm)。对于内耳水成像,图像后处理通常采用最大信号强度投影。需要指出的是,在内耳水成像中,内淋巴液、外淋巴液、内耳道中脑脊液均呈高信号,而不能单独显示内淋巴液,故 MRI 内耳水成像所显示的形态实质上亦为骨迷路的形态,而非膜迷路形态,这一点与 CT 内耳 VR 成像相一致。

根据实际临床工作需要,还可以选择一些特殊的 MRI 检查序列。弥散加权成像(diffusion-weighted imaging,DWI),可用于颞骨胆脂瘤、炎症或脓肿的诊断,也有助于肿瘤的良恶性鉴别。T_2FLAIR 序列可用于判断内耳迷路的信号有无改变,可用作突发性聋患儿的补充序列。MR 血管成像 MRA、MRV 可用于显示颈内动脉、乙状窦和颈内静脉等结构,可用搏动性耳鸣患儿的补充序列。经鼓室或经静脉迷路造影可用于梅尼埃病以及迟发性膜迷路积水的诊断。

二、正常颞部影像解剖

(一) 常规 CT 影像解剖

1. 水平位 HRCT 断层影像解剖　颞骨水平位 HRCT 系列图像如图 2-3-5-2。

2. 冠状位 HRCT 断层影像解剖　颞骨冠状位 HRCT 系列图像如图 2-3-5-3。

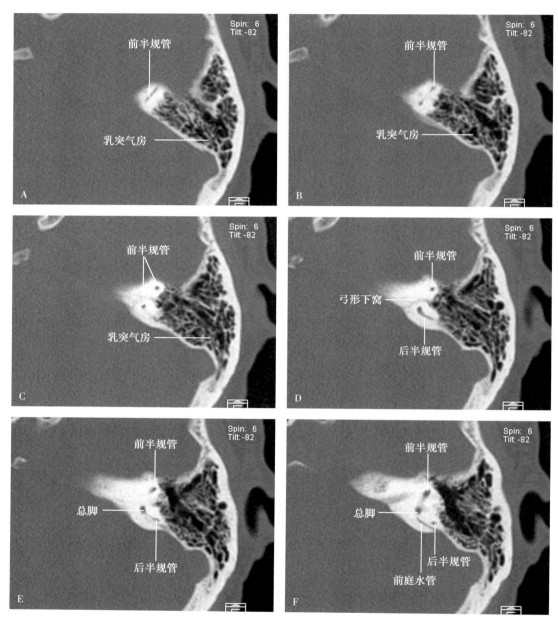

图 2-3-5-2 颞骨水平位 HRCT 断层影像解剖（自前半规管至外耳道底，层厚 1mm，间隔 1mm）

A. 前半规管顶层面；B. 前半规管顶至前后脚移行层面；C. 前半规管两脚及两脚之间可见呈弧形的弓形下窝，其内走行弓下动脉；D. 后半规管顶层面；E. 后半规管及总脚层面；F. 为总脚层面，可见前半规管、后半规管的一脚，在后半规管内后方可见呈裂隙状的前庭水管，内淋巴管走行于其内

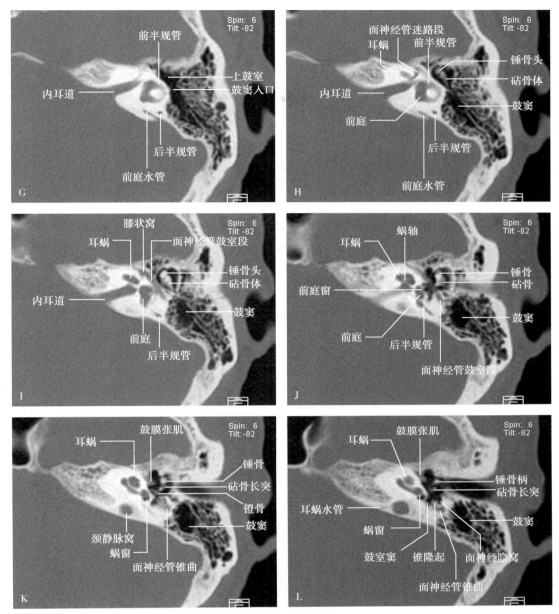

图 2-3-5-2 颞骨水平位 HRCT 断层影像解剖（自前半规管至外耳道底，层厚 1mm，间隔 1mm）（续）

G. 外半规管横切面和内耳道层面；H. 为前庭 - 外半规管层面，内耳结构可见前庭、外半规管、后半规管、前庭水管，外半规管外侧为鼓窦入口。并可见内耳道、面神经管迷路段；I. 为锤砧关节层面，可见锤骨头与砧骨体形成的砧锤关节呈"蛋筒冰激凌"样，鼓室内侧壁可见面神经管鼓室段，面神经管鼓室段走行于外半规管下方，通常在外半规管下方层面出现，但有时受扫描角度影响，难以清晰显示，有时需结合 MPR 判断。内耳结构可见前庭、耳蜗、后半规管、内耳道；J. 为前庭窗层面，前庭窗外侧可见镫骨，但受扫描角度及部分容积效应影响，常规水平位 HRCT 通常难以准确的判断镫骨的解剖细节，需结合镫骨 MPR 图像。锤骨、砧骨长脚亦可见，鼓室前壁可见鼓膜张肌，鼓膜张肌位于鼓膜张肌半管内，在鼓室内形成鼓张肌腱，该肌腱在匙突处向外弯曲，附着于锤骨柄和锤骨颈的内侧面。内耳结构可见前庭、后半规管、耳蜗、内耳道，耳蜗在此层面可显示中周和顶周，其内稍高密度影即为蜗轴，耳蜗与内耳道底相通处为蜗神经通道；K. 耳蜗切面可显示耳蜗底、中、顶周，可见中耳听骨结构锤骨、砧骨、镫骨的连接，并可见面神经的锥曲段；L. 为蜗窗层面，内耳结构可见耳蜗、前庭、蜗窗、蜗水管。鼓室内可见锤骨柄、砧骨长突、鼓膜张肌。鼓室后壁可见锥隆起，内藏有镫骨肌，镫骨肌腱从锥隆起尖端开口穿出，向前附着于镫骨颈后侧，有时可显示此肌腱。锥隆起内侧为鼓室窦，外侧为面神经隐窝。并可见外耳道

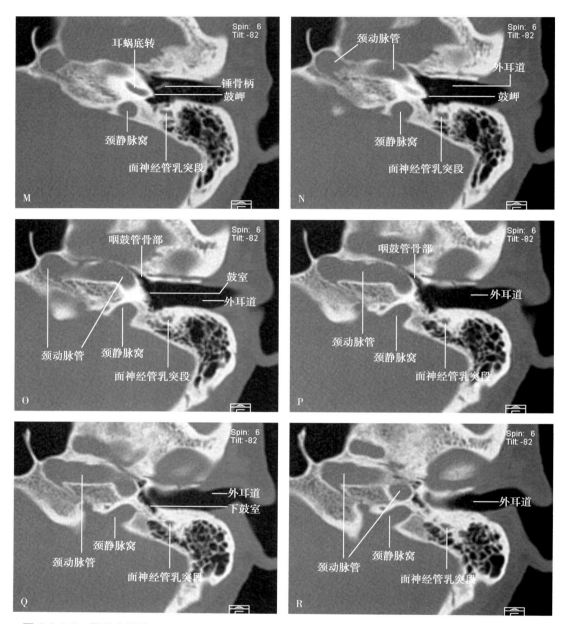

图 2-3-5-2 颞骨水平位 HRCT 断层影像解剖（自前半规管至外耳道底，层厚 1mm，间隔 1mm）（续）

M. 鼓岬层面，此层面可见外耳道、锤骨柄、耳蜗底周。鼓室内侧壁耳蜗底周最突出处即为鼓岬。乳突气房内侧可见面神经管垂直段。岩部后缘处可见颈静脉球窝。需注意面神经管乳突段和颈静脉窝之间的关系，有时两者相距甚近；N. 外耳道层面，可见颈动脉管部分结构；O. 咽鼓管层面，可显示咽鼓管骨性段、下鼓室、外耳道、颈动脉管、颈静脉窝、面神经管乳突段；P. 颈动脉管层面，可见颈动脉管全长前方为咽鼓管鼓口处；Q. 下鼓室层面，可见下鼓室与外耳道的关系；R. 颞下颌关节层面，可见颞下颌关节及与外耳道的关系

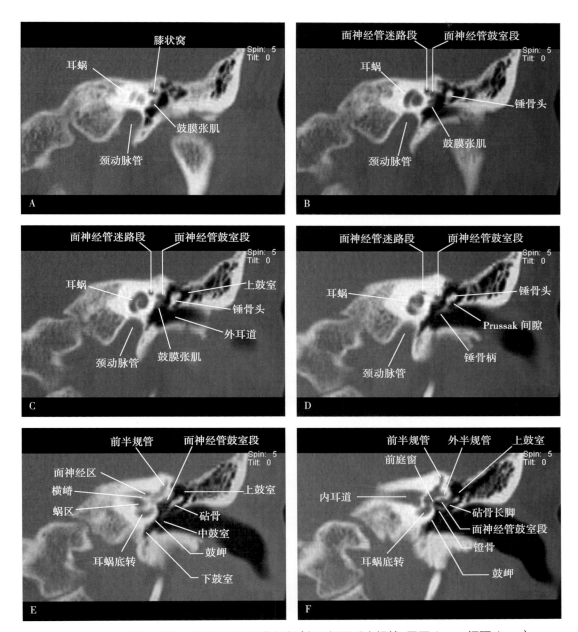

图 2-3-5-3　颞骨水平位 HRCT 断层影像解剖（自耳蜗至后半规管，层厚 1mm，间隔 1mm）

A. 冠状位膝状窝层面，可见面神经管膝部，其下方为鼓膜张肌。并见耳蜗前缘，内下方为颈动脉管；B. 冠状位面神经迷路段，可显示耳蜗层面；C. 冠状位耳蜗层面，可见呈螺旋状的耳蜗顶周及中周；耳蜗外上方面神经管迷路段和鼓室段的断面形成"蛇眼征"，内侧为迷路段，外侧为鼓室段。面神经鼓室段下方可见鼓膜张肌，并见鼓膜张肌腱附着于锤骨颈部；D. 冠状位鼓室层面，此层面主要观察 Prussak 间隙，即锤骨颈部与上鼓室外侧壁之间的间隙，为上鼓室胆脂瘤易累及部位；E. 冠状位中鼓室层面，可见鼓岬、砧骨结构，面神经水平段位于外半规管的下方；F. 冠状位前庭窗层面，可见外耳道、砧骨长脚、前半规管、外半规管、前庭、耳蜗底周、鼓岬、内耳道等结构，砧骨长突及砧镫关节呈 L 形。面神经管鼓室段位于外半规管下方，应注意其有无低位或脱垂。内耳道底横嵴亦以冠状位容易观察

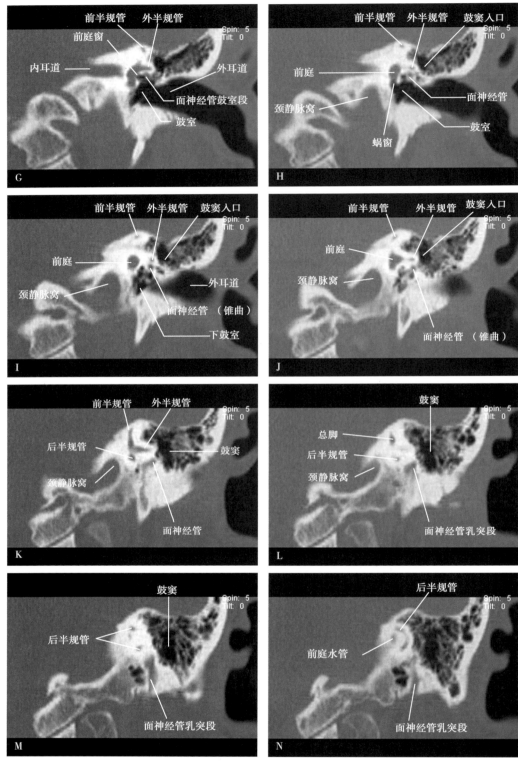

图 2-3-5-3 颞骨水平位 HRCT 断层影像解剖（自耳蜗至后半规管，层厚 1mm，间隔 1mm）（续）

G. 冠状位内耳道层面，可显示前庭窗、面神经水平段；H. 冠状位蜗窗层面，可见蜗窗、前半规管、外半规管、前庭，面神经管鼓室段在外半规管下方开始转折向下，相当于面神经管锥曲段。蜗水管亦常在此层面显示；I. 冠状位颈静脉窝层面，可见下鼓室及面神经锥曲段起始处；J. 冠状位前庭及鼓窦入口层面；K. 冠状位前半规管、外半规管、后半规管及总脚层面；L. 冠状位鼓窦层面；M. 冠状位面神经乳突段层面，同时可见后半规管两脚及鼓窦；N. 后半规管层面，可见呈弧形后半规管，后半规管内侧可见裂隙状的前庭水管。后半规管层面附近可见面神经管乳突段

（二）HRCT 特殊后处理成像

耳部解剖结构细小，常规水平位及冠状位 HRCT 容易受到层厚及扫描角度影响而对某些结构显示不够全面直观，实际工作中常常需要用到 HRHRCT 后处理成像，主要有以下几种：

1. **听小骨成像** 听小骨成像主要用于听骨畸形或听骨破坏的诊断。通常采用 MPR 分别显示各个听骨的形态。VR 成像可以显示听小骨的立体形态。但对于镫骨显示不佳（图 2-3-5-4）。

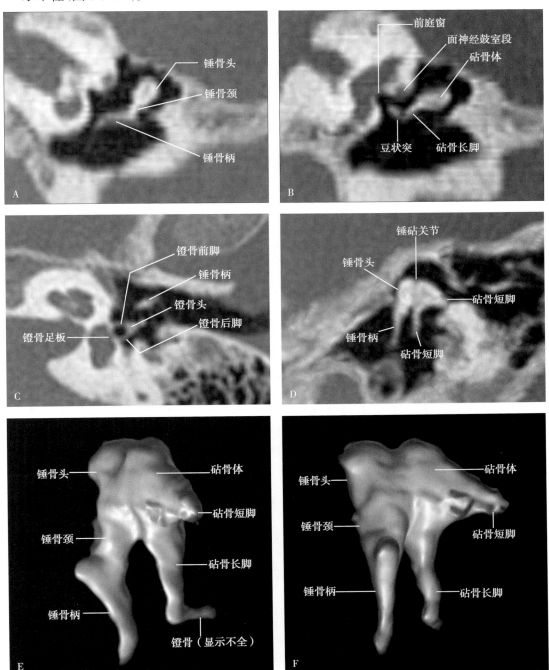

图 2-3-5-4 听小骨 HRCT 重组成像

A. MPR 图像，可见锤骨；B. MPR 图像，示砧骨长脚、豆状突、砧镫关节，并能显示面神经管鼓室段及前庭窗；C. MPR 图像，示镫骨的完整形态，并能显示砧镫关节；D. 为薄层 MIP 影像，显示锤砧骨及锤砧关节；E. VR 图像，示听小骨立体形态，但对镫骨显示欠佳；F. VR 图像，示听小骨立体形态，但对镫骨显示欠佳

2. 半规管成像　半规管成像主要用于判断半规管管壁是否有缺损或破坏,常用于怀疑有前半规管裂综合征或迷路瘘管患儿的检查,通常采用 MPR 沿各个半规管的平面进行后处理(图 2-3-5-5)。

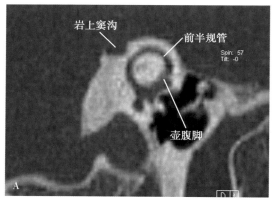

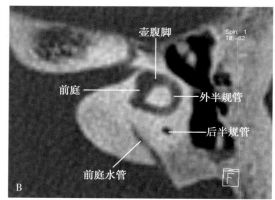

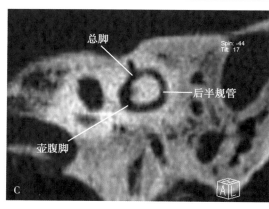

图 2-3-5-5　半规管 HRCT 重组成像
A. 示前半规管;B. 示外半规管;C. 示后半规管
通过各半规管长轴面的 MPR 影像,可以直观显示各半规管形态

3. 面神经管成像　面神经管成像主要用于面神经管骨折或面神经肿瘤的诊断。面神经管走行曲折,只有采用曲面重组才能将其全程显示在一个平面内,但曲面重组易造成解剖结构显示变形。实际工作中,我们通常采用 2 个 MPR 层面来观察面神经管,斜水平位(图 2-3-5-6A)显示迷路段、膝部、鼓室段,斜矢状位(图 2-3-5-6B)显示鼓室段和乳突段。还可以增加通过面神经管乳突段的斜冠状位 MPR 图像以观察其内外侧壁。

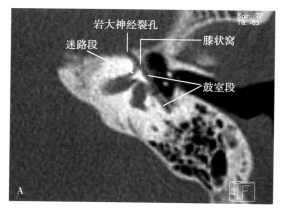

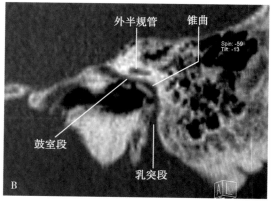

图 2-3-5-6　面神经管 HRCT 重组成像
A. 斜水平位 MPR 图像示面神经管迷路段及鼓室段;
B. 斜矢状位 MPR 图像示面神经管鼓室段和乳突段

（三）常规 MRI 影像解剖

耳部 MR 主要观察内耳及内耳道结构。内耳迷路断层影像解剖基本类似 HRCT（图 2-3-5-7、图 2-3-5-8）。在内耳道层面（图 2-3-5-7D、E，图 2-3-5-8C、D），MRI 图像可以区分内耳道内面神经和听神经，并可判断出听神经分为蜗神经和前庭神经，若不能清楚显示其形态，可行听神经成像。

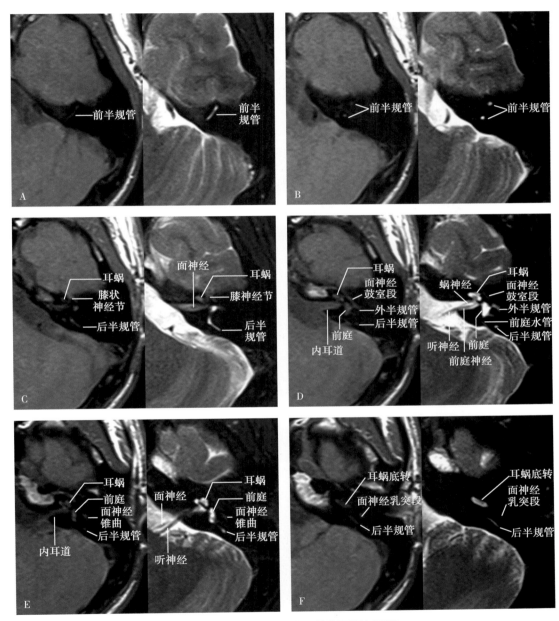

图 2-3-5-7 耳部 MR 水平位断层解剖图像

自前半规管上缘至耳蜗底周下缘，层厚 2mm，间隔 0.2mm，二维快速自旋回波序列采集，每个分图左侧为 T_1WI、右侧为 T_2WI，脂肪抑制

A. 前半规管顶 T_1 和 T_2 像；B. 前半规管两脚 T_1 和 T_2 像；C. 后半规管顶 T_1 和 T_2 像并显示部分内耳道面神经及耳蜗；D. 内耳道、耳蜗及外半规管 T_1 和 T_2 像；E. 内耳道内蜗神经及耳蜗、前庭 T_1 和 T_2 像；F. 耳蜗底转 T_1 和 T_2 像可显示部分后半规管及面神经的乳突段

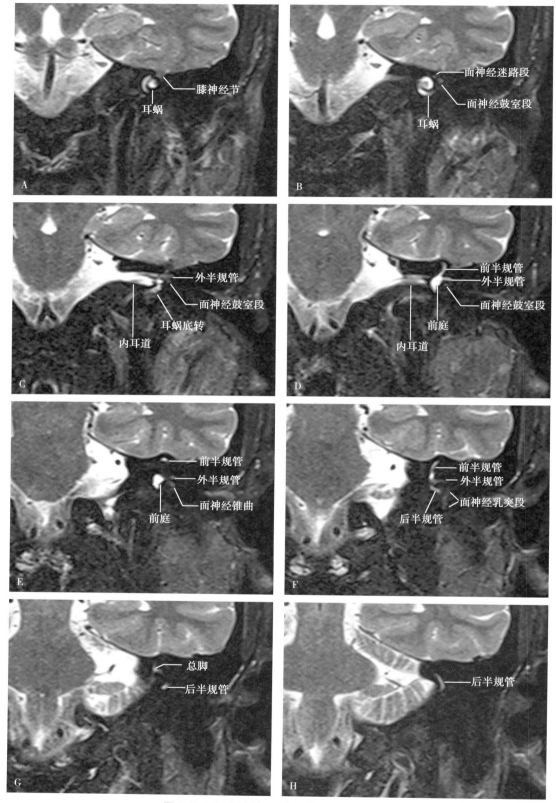

图 2-3-5-8 耳部 MR 水平位断层解剖图像

A. 冠状位耳蜗及面神经膝状神经节;B. 冠状位耳蜗及面神经迷路段和部分鼓室段;C. 冠状位内耳道和耳蜗底转;D. 内耳道和前庭及部分前、上半规管;E. 可见前庭及面神经锥曲段;F. 部分前、后、外半规管及面神经的乳突段;G. 前庭总脚及部分后半规管;H. 可见后半规管

自耳蜗至后半规管,层厚 2mm,间隔 0.2mm,二维快速自旋回波序列采集,脂肪抑制

　　除观察内耳形态外,还需注意其信号有无改变,正常情况下,耳蜗、前庭、半规管信号与脑脊液信号一致,前庭信号均匀,耳蜗中央稍低信号为蜗轴结构,而半规管边缘处受磁敏感伪影影响可能会显示中断,应结合具体情况分析。

　　面神经在 T_1WI、T_2WI 均呈中等信号,不易识别,需根据其行径以及与耳蜗、外半规管、后半规管的相对位置关系进行综合判断。

(四) MRI 内耳水成像及听神经成像

　　MRI 内耳水成像(图 2-3-5-9)和听神经成像(图 2-3-5-10)主要用于内耳畸形、蜗神经发育异常的诊断以及人工耳蜗植入的术前评估。需要指出的是,在内耳水成像中,内淋巴液、外淋巴液均呈高信号,故其显示实际为骨迷路的形态,而非膜迷路形态。

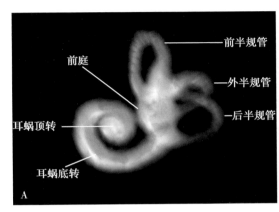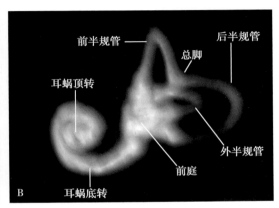

图 2-3-5-9　MR 内耳水成像
A、B 为不同角度,示内耳的立体形态,采用 SPACE 序列扫描,MIP 后处理

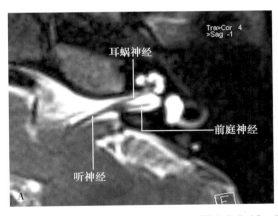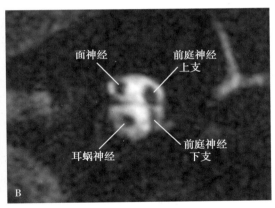

图 2-3-5-10　听神经 MR 成像
A. 为 SPACE 序列 T_2WI 像,采用 MPR 后处理,示听神经分成蜗神经及前庭神经;B. 为 CISS 序列 T_2WI 像,垂直于内耳道直接扫描,示内耳道内面神经、听神经各分支及其相对位置关系

(沙 炎)

第四章
耳部症状学

儿童耳科常见的症状主要有耳痛、听力损失、耳溢液、耳鸣、眩晕等,以下分述之。

一、耳痛

耳痛(otalgia)是儿童常见的症状,分为原发性和牵涉性两种,前者疼痛产生的原因与耳部(外、中耳)本身疾病有关,耳部检查一定有阳性发现,如外耳道红肿、鼓膜充血等;后者与耳部周围结构,如口腔、咽喉、腮腺、颞下颌关节、鼻腔鼻窦、颈部肌肉的疾病有关,耳部检查无异常,但周围部位检查常有阳性发现,如儿童常见的扁桃体术后;咽部炎症、溃疡、疱疹;龋齿;腮腺炎等。

【产生机制】

原发性耳痛涉及的神经有三叉神经、面神经、舌咽神经、迷走神经等脑神经的耳支以及颈丛第 2、3 颈神经来源的耳大神经、枕小神经等,它们在耳郭、耳道及中耳形成神经网,在耳部密集分布;兼之耳郭、耳道皮肤与软骨/骨之间的皮下组织少,轻度炎症肿胀即可刺激皮下组织内的神经产生严重的耳痛,在儿童往往难以忍受,表现为哭闹、夜不能寐。牵涉性耳痛(referred otalgia),是由于具有耳部分支的脑神经(三叉神经、面神经、舌咽神经、迷走神经)、脊神经(颈丛)分布区域发生病变刺激引起,是耳部疾病的"伪信号",需要进行耳及以外结构的更细致、更广泛的检查。儿童常见牵涉性耳痛原因见表 2-4-0-1:

表 2-4-0-1　儿童牵涉性耳痛常见病因

涉及神经	三叉神经	舌神经	面神经	颈神经	舌咽神经	其他
病变部位及疾病	牙	喉	Bell 面瘫	淋巴结	扁桃体	偏头痛
	下颌	下咽	带状疱疹	囊肿/肿物	咽	鼻窦
	颞下颌关节	食道	肿瘤	颈部感染	咽鼓管	中枢神经
	口腔(舌)颞下窝肿物	甲状腺		颈椎	舌后 1/3 腮腺	神经痛

【分类】

1. 炎症性

(1)中耳炎:临床工作中最多见的耳痛见于儿童急性中耳炎,冬春感冒高发季节多见,常在夜间或午睡后发生,呈单或双侧、间断发作性锐痛,较剧烈,常导致患儿夜间哭闹、间断入眠,但在发作间期可嬉闹如常;可伴发热、腹痛、恶心、呕吐、甚至腿痛等全身表现。而化脓性中耳炎,由于脓液集聚的压迫,耳痛呈持续性、跳动性,多伴高热,可影响患儿睡眠、食欲及精神状态,常在耳流脓后症状缓解。大疱性鼓膜炎,是一种特殊类型的中耳炎,可导致剧烈耳痛,疱破裂后可有淡红色血水流出,疼痛消失。分泌性中耳炎常因听力下降、间断耳鸣就诊,多无耳痛。

(2)外耳道炎及疖肿:患儿耳痛剧烈持续,触碰耳郭、耳周时疼痛加重,可致整夜不眠,必要时可给予镇痛治疗。夏季多见,多发生于挖耳、游泳后;与中耳炎不同,牵拽耳郭、按压耳屏可加重疼痛引发哭闹。由于疼痛剧烈,常导致患儿家长焦虑。

(3)耳周围部位炎症:以扁桃体术后牵涉性耳痛为代表,其余还有急性咽炎、疱疹性咽炎、咽部溃疡等,咽痛严重的同时伴有耳痛,影响患儿进食。腮腺炎引起的耳痛为钝痛、闷痛,可见耳垂后、下方隆起。颞下颌关节紊乱也可见于儿童,无明显诱因或见于咀嚼硬物后,嘱患儿开闭口时按压关节处可出现疼痛加剧。

2. **外伤性** 往往有明显的车祸伤、坠地伤、冻伤、烧伤等外伤诱因,耳郭及耳道可见擦伤、挫伤、裂伤,但此时耳痛常不剧烈,临床更多关注有无听力损伤、面瘫、脑脊液耳漏等。

3. **肿瘤性** 源自咽旁系或翼腭窝的肿瘤,如横纹肌肉瘤、淋巴瘤等,可导致患儿耳深部持续、剧烈疼痛,常常需要镇痛的对症治疗。

二、听力损失

听力损失(hearing loss)临床上曾称为耳聋(deafness),表现为听觉系统的听敏度或听理解力下降,一般指语言频率(500、1 000、2 000、4 000Hz)平均听阈大于 25dB 以上的听力状态。根据 WHO 在 2021 年的规定,按程度分为轻度(20~35dB)、中度(35~50dB)、中重度(50~65dB)、重度(60~80dB)、极重度(80~95dB)、全聋(>95dB)。

儿童由于处于语言发育期,听力损伤可以造成言语发育落后;重度及极重度以上者,如不干预可导致聋哑。由于儿童听力的重要性,2012 年美国听力协会建议儿童听力损失增加轻微听力损失(15~25dB)分级。儿童"轻微和轻度感音神经性听力损失"包括三种不同听力损失类型:①单侧感音神经性听力损失,即患耳气导听力平均阈值超过 20dB HL;②双耳感音神经性听力损失,即双耳气导平均阈值 20~40dB HL;③高频感音神经性听力损失,即在单耳或双耳 2 000Hz 以上两个或更多频率上的气导平均阈值超过 25dB HL。

国家卫生健康委员会新生儿疾病筛查听力诊断治疗组于 2018 年提出的《婴幼儿听力损失诊断与干预指南》中明确推荐的婴幼儿"听力正常范围"标准如下:①声导抗测试(含 1 000Hz 探测音)鼓室图正常;②短声听性脑干反应测试 V 波反应阈 ≤ 35dB nHL;③耳声发射测试,畸变产物耳声发射各分析频率点幅值在正常范围内且信噪比 ≥ 6dB,瞬态诱发耳声发射各频率段相关系数 >50%,总相关系数 >70%;④行为测听听阈在相应月(年)龄的正常范围内。

结合儿童特点,听阈的测试多借助于客观测试的估计,如听性脑干反应、听觉稳态反应、40Hz 听性反应等;为了评估中耳状态、鉴别听神经病,声导抗及耳声发射也可作为常规测试。使用交叉验证、动态随访原则可以应对儿童听力的复杂性,最大程度了解儿童的真实听力状况。

【分类】

按性质分为器质性聋、功能性聋及伪聋。本节主要涉及器质性聋,根据病变部位及听力损失特点进一步分为传导性听力损失、感音神经性听力损失及混合性听力损失。

1. 传导性听力损失 一般认为,病变位于外、中耳,如:先天性外、中耳畸形,耵聍栓塞,外耳道胆脂瘤,中耳炎,中耳胆脂瘤及其他占位等,导致声波传导障碍。传导性听力损失(conductive hearing loss)特点为骨导阈值正常,气导阈值增高(一般不超过 60dB),表现为存在气骨导差(范围 10~60dB)。患儿表现为对声音反应不佳,对给予的问话或指令频以"啊?啊?"反诘,先天性者可有咬字不清、言语表达不清等。少数病变位于内耳的疾病,如:前半规管裂、大前庭水管综合征,由于存在"第三窗",声波经由外耳、中耳传导至外淋巴后,部分经"第三窗"泄露,对基底膜的振动减弱,患儿听力会存在气骨导差。

2. 感音神经性听力损失 感音神经性听力损失(sensorineural hearing loss)指病变位于耳蜗、听神经、听觉中枢的听力下降,可细分为感音性听力损失、神经性听力损失、中枢性听力损失。感音神经性听力损失特点为气骨导一致性下降。重度、极重度先天性感音神经性听力损失可导致聋哑。

3. 混合性听力损失 混合性听力损失(mixed hearing loss)兼具传导性、感音神经性听力损失两者的特点,气骨导均下降,但同时存在气骨导差。可见于先天性镫骨足板固定、蜗窗闭锁等两窗效应消失者;感音神经性听力损失同时患中耳炎者。儿童混合性听力损失的定性诊断是临床工作中的难点。

三、耳溢液

耳溢液(otorrhea)又称耳漏,是指外耳道有异常的液体存留或外流,主要由外耳、中耳疾病引起,也可由内耳迷路、颅内及耳周围疾病引起。儿童耳溢液的描述要包括性质、色泽、气味、量的大小及变化、持续时间、伴随症状(如:发热、夜间哭闹、挠耳等)。

外耳道皮肤含有耵聍腺、少量的皮脂腺,其分泌物与脱落的鳞状上皮构成耵聍,一般较干燥,为黄、褐色碎屑状、片状或球状固体物。部分呈棕黄色、油性、黏稠状,即"油耳",为人群的正常变异,白种人多见,呈常染色体显性遗传,但会被误以为耳溢液。

耳溢液的性质是疾病诊断的重要依据,根据性质,耳溢液可有浆液性、黏液性、脓性、血性、脑脊液性及混合性,以下分述之。

【分类】

1. **浆液性** 主要见于外耳道湿疹,儿童常见,以婴儿期为著。为稀薄渗出,常与耵聍混合呈淡黄色结痂,表现为耳道、耳郭及周围皮肤散在丘疹、水疱,全身其余部位也可见对称性皮肤改变。抓挠或摩擦后水疱破裂,发生皮肤糜烂渗液,继发感染可出现外耳道弥漫性肿胀或疖肿形成,引发严重耳痛,影响儿童睡眠、触之加重。

急性外耳道炎、某些轻型的急性中耳炎时,耳道内可见稀薄液体,耵聍常呈白色碎渣状;而大疱性鼓膜炎疱破溃时,可表现为耳道内稀薄红色液体。

2. **黏液性** 外耳道皮肤为复层鳞状上皮,中耳黏膜含有黏液腺,黏液性分泌物都来自于中耳。儿童多见于鼓膜置管术后,少数可见于鳃裂瘘管等。有时黏液性和脓性无法完全区分。

3. **脓性** 在儿童多见于急慢性化脓性中耳炎、外耳道疖肿、弥漫性外耳道炎。少见的情况有鳃裂瘘管继发感染;化脓性腮腺炎者,有时可见耳道前壁有脓性分泌物。

4. **血性** 多与外伤有关,轻则为外耳道或鼓膜挖伤,重则为车祸、坠落等意外伤害导致的颅底骨折伤及颞骨。仅有耳部症状的汗血症患儿可被误认为耳出血,临床罕见。

5. 脑脊液性 见于先天畸形或颅底骨折伤及颞骨者,表现为耳内清水样分泌物。

四、耳鸣

耳鸣(tinnitus)是指在没有外界相应声源或刺激的情况下耳内有声音的一种主观感觉,是耳鼻咽喉头颈外科门诊就诊的常见症状之一,成年人发病率较高。在儿童,以耳鸣为单一主诉就诊者较少,但有研究显示在听力正常的儿童中,耳鸣发生率高达15%~29%,与成年人发病率类似。在有听力损失的儿童中,耳鸣发生率更是高达50%以上。但是儿童耳鸣的高发生率与缺乏主诉之间的明显不一致,其原因尚不完全清楚。先天性听力损失的患儿很少出现耳鸣的主诉,可能是由于患儿认为耳鸣是正常情况,是与生俱来的,每个人都有耳鸣,不认为是一种疾病,因此缺少心理上的负担。

【分类】

耳鸣分为生理性耳鸣、病理性耳鸣;病理性耳鸣根据病因和功能障碍部位分为:传导性耳鸣、感音神经性耳鸣及中枢性耳鸣。

【表现】

引起儿童耳鸣的原发病,呈现明显的年龄性特征:4~6岁儿童引起耳鸣的主要病因为分泌性中耳炎,10岁以上则以内耳病变为主,而现代生活的各种噪声,已经成为儿童早期内耳损伤的主要原因。与听力正常或极重度听力损失者比较,耳鸣更容易发生在听力下降的儿童。而且在多数情况下,耳鸣常发生于听力损失耳。但也有学者报告,89%单侧感音神经性听力损失儿童的耳鸣出现在听力较好耳;因重度感音神经性听力损失而配戴助听器的患儿,耳鸣常发生于戴助听器的一侧。极重度听力损失的患儿很少有耳鸣主诉,其原因尚不清楚。

儿童耳鸣是否就诊,首先取决于患儿是否向家长诉说,或家长是否及时发现其听力问题。对于医学知识欠缺的儿童来说,基本上不会认为耳鸣是一种非正常的病态问题,大多不会像家长主动倾诉,这可能是儿童耳鸣就诊率远低于发生率的主要原因。

目前国内外用于耳鸣严重程度的评估多为主观量表评估,主要是针对耳鸣出现的环境以及耳鸣对生活、工作、睡眠等的影响。目前国内使用较多的为医院焦虑抑郁量表(hospital anxiety and depression scale,HADS)以及耳鸣残疾评估量表(tinnitus handicap inventory,THI)等(附录1、附录2)。

儿童耳鸣的治疗比较困难,应根据患儿的具体情况制订个体化的治疗方案。传导性耳鸣在彻底治疗引起耳鸣的外耳、中耳疾病后大多可消失或减轻;如清理外耳道耵聍、异物,积极治疗分泌性中耳炎、化脓性中耳炎等。对于感音神经性耳鸣,急性期可参照突发性聋治疗方案积极治疗,慢性期可采用药物治疗、声音治疗、习服治疗、心理治疗等。

五、眩晕

眩晕(dizziness)是指无外界刺激的自身或外物运动错觉,主要为旋转感或漂浮感,也可为上升下降、前后左右晃动感等。是临床最常见的症状之一,门急诊患儿中仅次于头痛与发热。与成人相比,儿童眩晕发病率较低,儿童眩晕却是很多疾病的症状之一。而且由于儿童认知水平、语言表达能力有限,不能对眩晕症状做出正确的表述。因此,对于儿童眩晕的诊疗充满了困难与挑战。

【分类】

眩晕根据病变部位、发病原因分为前庭性眩晕、前庭中枢性眩晕、非前庭性眩晕等。前庭性眩晕包括耳蜗前庭疾患和单纯的前庭疾患,前庭中枢性眩晕根据发病原因分为血管性、肿瘤性、外伤性、神经变性等。

【流行病学特点】

儿童眩晕症状可出现在各年龄段,但各年龄段引起眩晕症状的疾病却有所不同,不同的眩晕疾病也有各自好发的年龄段,比如良性阵发性眩晕好发于学龄前儿童(1~7 岁),而偏头痛性眩晕则多见于学龄期儿童(7~14 岁),而且学校或社会环境中的压力也会诱发其发作。

【病因】

儿童眩晕症状多因不同的疾病而表现不同,可以表现为感觉自身或外物的旋转,也可表现为动作笨拙、运动发育迟缓、怕黑、走路时抓紧大人的手或衣服等。偏头痛性眩晕也有表现为周期性腹痛等其他不同于眩晕的表现。发作性眩晕不伴有听力损失的常见疾病主要有:良性阵发性眩晕、基底型偏头痛及等位症、前庭性癫痫等;发作性眩晕伴有听力损失的疾病主要有:分泌性中耳炎、化脓性中耳炎、迷路炎、儿童梅尼埃病、内耳畸形等;持续性眩晕不伴听力损失的常见疾病主要为前庭神经炎;持续性眩晕伴听力损失的常见疾病主要有突发性聋伴眩晕、病毒感染、外伤性眩晕等。

以眩晕为主要症状前来就诊的患儿,都应该进行必要的听力学及前庭功能检查,以及选择性的影像学、血液学检查等。

儿童眩晕预后良好,除了药物治疗和前庭康复治疗外,应积极为患儿提供良好的外部环境,规律的生活和合理的饮食,减轻生活和学习上的压力。

(陈 敏)

第五章
先天性耳畸形

第一节　先天性外中耳畸形概述

先天性外中耳畸形（microtia and atresia，MA）包括耳郭畸形、外耳道畸形和中耳畸形，这三部分畸形可独立存在，但相互之间互相影响联系密切。先天性外耳畸形（external ear malformation）为胚胎期第 3 个月之前第 2 鳃弓的发育障碍，引起耳郭缺如或畸形，常伴有严重的听小骨畸形。外耳畸形常可合并中耳畸形，也可合并其他同源鳃弓发育结构异常如面神经管异常。内耳发育与鳃器无关，故外耳畸形较少合并内耳畸形。在临床上，外耳有畸形者，听小骨畸形以锤砧骨明显，外耳无畸形者，听小骨畸形以镫骨为多。中耳各部畸形包括鼓膜畸形、鼓室壁畸形、鼓室腔畸形，听小骨畸形、面神经畸形、两窗畸形、咽鼓管畸形、中耳肌畸形、乳突、鼓窦畸形、中耳血管畸形。

外耳畸形中，耳郭畸形可以分为耳结构异常和耳形态异常两大类。通常将皮肤或软骨发育不全归为耳结构异常即通常所说的小耳畸形，是头面部最主要的严重出生缺陷之一。但这一畸形又非单一表现，常涉及耳郭、外耳道、中耳甚至内耳，可单独发生或联合出现，除影响外观之外，通常伴有传导性为主的听力损失，部分伴有颌骨发育畸形（半面短小），大多数患儿为散发。同时，还有综合征类的耳郭畸形。

耳郭形态异常发生率高，形态各异、分类繁多，随着人们对耳朵在五官美学的认识越来越深和关注越来越高，耳科医生开始广泛的介入耳郭形态异常的矫治过程中。耳郭形态异常包括招风耳（prominent ear）、猿耳（Stahl's ear）、垂耳（lop ear）、杯状耳（cup ear）、隐耳（cryptotia）、耳甲腔异常凸起（conchal crus）、耳轮畸形（helical rim deformity）、耳甲粘连畸形以及合并两种以上畸形的复合耳畸形（mixed ear deformity）以及其他耳廓扭曲变形。近年来从最初"持续牵拉"的原始朴素想法，到"出生后早期婴儿体内雌激素水平高、耳郭软骨透明质酸含量高、耳郭可塑性强"的认识，促使综合式矫形装置的发明和广泛应用。近年来国内外同行应用这一发明为众多的耳郭形态异常者带来了良好的矫形效果。这一理论和技术创新展现出原始创新过程的曲折和巨大的影响力，既往各类畸形矫治手术技术和方法将无用武之地。

先天性外中耳畸形的病因多种多样。综合征型小耳畸形的发病可能与遗传有关，而非综合征型小耳畸形以散发为主，病因不清楚。根据我国卫生部发布的《中国出生缺陷防治报告》，从全国出生缺陷监测系统来源的数据，小耳畸形的发生顺位基本位列前十，发生率为 2.86~3.60/ 万，单侧病变比较常见，约占 70%，右侧多于左侧，为双侧病变的 3~5 倍。城镇发病率高于农村,无性别差异。患儿多数表现为耳郭畸形及外耳道闭锁或狭窄。无耳和小耳以伴发颌面部畸形最多,其次是心脏畸形,以及肌肉骨骼系统和中枢神经系统。

(张天宇 赵守琴 王丹妮)

第二节 先天性外耳中耳畸形的分类与分型

先天性外耳、中耳畸形的分级分类有许多种。耳鼻咽喉头颈外科和整形外科根据其不同的学科特点以及手术处理原则,进行不同的划分。

一、耳郭畸形分类

耳郭畸形一般是根据其严重程度来制定分级系统。所有分级系统基本上都将正常或者基本正常的耳郭定为 I 型,然后随着畸形的加重又分出其他的分型。最重的一般都是指花生状的条索样耳郭或者无耳畸形。

1. Marx 分型系统 最早的分型系统是由 Marx 在 1926 年提出来的,将耳郭畸形分为四型(表 2-5-2-1、图 2-5-2-1):

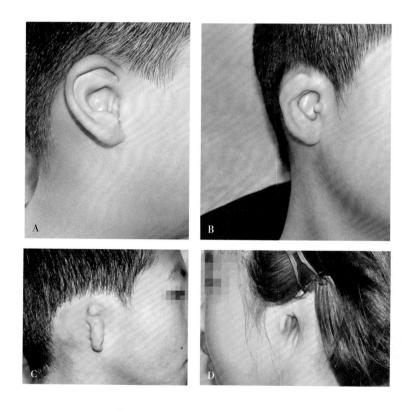

图 2-5-2-1 Marx 分型系统外观

A. Marx I 型,耳郭有畸形,但耳郭的各个结构仍可辨认;B. Marx II 型,耳郭有畸形,某些结构不可辨;C. Marx III 型,仅有很少量的发育残迹可辨;D. Marx IV 型,无耳畸形(图中患儿仅有狭窄的耳道口,耳郭缺如)

表 2-5-2-1　耳郭畸形 Marx 分型系统

分型	表现
Ⅰ 型	耳郭有畸形,但耳郭的各个结构仍可辨认
Ⅱ 型	耳郭有畸形,某些结构不可辨
Ⅲ 型	仅有很少量的发育残迹可辨
Ⅳ 型	无耳畸形

2. Nagata 分型系统　Nagata 根据手术矫正的分类将耳郭畸形分成耳垂型状（lobule-type）、耳甲腔型（concha-type）、小甲腔型（small concha-type）三种类型。

1988 年 Jarhsdoerfer 和 Aguilar 在 Marx 的基础上提出了改良后的分级系统（表 2-5-2-2）。

表 2-5-2-2　Jarhsdoerfer 和 Aguilar 改良后耳郭畸形分级系统

分级	内容
一级	耳郭外型正常,只是整体比对侧均小
二级	耳郭结构部分缺失,如舟状窝缺失,耳垂缺失,耳轮缘增宽,耳轮缺失,耳甲腔缺失,对耳轮缺失
三级	无任何可辨耳郭结构,或无耳畸形

Aguilar 改良后的三分法很简单,方便临床使用。一级是基本正常的耳郭;二级是耳郭有明显畸形,但有一部分解剖结构是正常的;三级就是典型的花生状耳。

二、外耳道与中耳畸形的分类

对于外耳道及中耳畸形,分类方法较多,有些还兼顾外形问题和颞骨发育情况（表 2-5-2-3）。

表 2-5-2-3　外耳道与中耳畸形的不同分型方法

分型方法	分型	表现
Altmann 分型	轻度畸形	外耳道部分存在但发育不全,可合并听小骨畸形和鼓膜发育不全,鼓室腔大小正常或发育不全
	中度畸形	外耳道完全缺如,可为骨性或部分骨性闭锁,鼓室腔小,锤砧骨融合
	重度畸形	外耳道完全缺如,鼓室腔明显狭小或缺如,听小骨缺如
De La Cruz 分型	轻度	乳突发育正常,前庭窗正常,面神经与前庭窗关系正常,内耳正常
	重度	乳突发育不良,前庭窗畸形或缺如,面神经水平段走行异常,内耳畸形
Schuknecht 分型	A 型	纤维软骨性外耳道狭窄,伴中度传导性听力损失
	B 型	骨性和纤维软骨性外耳道狭窄、弯曲,伴中到重度听力损失(因听骨链畸形)
	C 型	完全骨性闭锁,有中耳腔,乳突含气,无鼓膜,以闭锁板替代,听骨链畸形,见锤砧融合,面神经走行异常
	D 型	完全骨性闭锁,中耳腔发育不全,乳突不含气,听骨链和面神经严重畸形

续表

分型方法	分型	表现
冷同嘉分型	先天性外中耳畸形，外耳道骨性闭锁	
	先天性外中耳畸形，外耳道骨性狭窄	
	单纯中耳畸形	

1. Altmann 分型　最先提出分型的是 Altmann，他在其 1955 年发表的文献中提出根据外耳道与中耳发育状况分为轻、中、重三组。

2. De La Cruz 分型　在 Altmann 分类基础上，De La Cruz 将耳畸形分为轻度和重度两型。De La Cruz 同时提出，轻度畸形手术效果良好，重度畸形不宜手术，最好配戴助听器。

3. Schuknecht 分型　Schuknecht 根据外耳道与中耳发育状况，分为四型。

4. 冷同嘉分型　冷同嘉教授提出将先天性外中耳畸形的外形畸形和中耳畸形综合在一起进行简单分型。

5. Jahrsdoerfer 评分系统　该评分系统基于颞骨 HRCT 表现以及畸形耳郭情况（表 2-5-2-4、表 2-5-2-5）。首先要经过纯音测听或脑干诱发电位检查证实骨导听阈正常，并且影像证实内耳结构正常。该评分最高分数为 10 分，其中镫骨完整性的权重大于其他因素，因为它是整个听骨链中决定手术成败的最关键环节。最终得分决定是否合适行闭锁耳道的再造和听力重建，以及其手术预后。

表 2-5-2-4　Jahrsdoerfer 评分法（仅适用于外耳道骨性闭锁）

项目	得分
镫骨完整	2
锤砧复合体无严重畸形如砧骨长脚缺失或听骨游离	1
砧镫骨连接	1
前庭窗开放且垂直径 2mm（只有 1mm 不得分）	1
蜗窗正常（垂直径 <1mm 不得分）	1
乳突气化良好（硬化型不得分）	1
中耳腔测量从鼓岬至闭锁板的横径 ≥ 3mm	1
面神经不遮盖前庭窗	1
耳郭Ⅰ、Ⅱ级（Ⅲ、Ⅳ不得分）	1
总分	10

表 2-5-2-5　Jahrsdoerfer 评分法选择先天性外中耳畸形听力重建术适应证

得分	手术适应证
10	非常适合（excellent）
9	很适合（very good）
8	适合（good）
7	尚可（fair）
6	可以尝试（marginal）
>5	不适合（poor）

上述几种分类分型方法中,常用的是 Schuknecht 分型和 Jahrsdoerfer 评分法,尤其是后者,有了相对量化的评分,临床医生容易掌握。

(赵守琴　王丹妮)

第三节　外中耳畸形的影像表现

一、外耳畸形

在临床上,外耳有畸形者常伴有听骨畸形,故影像学中检查观察要点需要关注外耳道以及听小骨情况。CT 检查是最佳影像学检查方法。

【CT 表现】

1. 不同程度的耳郭畸形。

2. **外耳道骨性或膜性闭锁**　外耳道骨性或膜性闭锁多为颞骨鼓部未发育所致,HRCT 上表现为没有外耳道(图 2-5-3-1)。膜性闭锁表现为外耳道骨管已发育,在鼓室外下方位于髁突与乳突之间可见软组织影充填(图 2-5-3-2)。

3. **外耳道狭窄**　骨性外耳道狭窄是指前后径或者上下径小于 4mm(图 2-5-3-3),临床上常有小鼓膜。

4. 先天性外耳道狭窄可并发胆脂瘤,表现为狭窄外耳道内见膨胀性软组织病灶,骨性外耳道膨大,骨壁吸收(图 2-5-3-4)。

5. 常伴有中耳畸形,包括鼓室狭小,锤砧骨形态异常,锤砧关节融合,镫骨缺如或发育异常,也可伴有前庭窗闭锁,面神经管鼓室段低位和垂直段前位以及颞骨畸形(详见中耳畸形部分)。

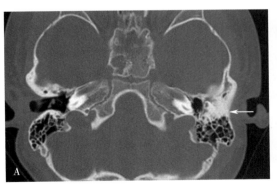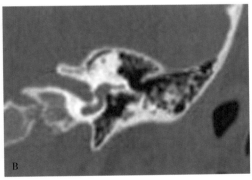

图 2-5-3-1　外耳道骨性闭锁的 HRCT 表现

A. 水平位图像示左侧外耳道缺如(白箭),右侧外耳道正常;

B. 冠状位图像示左侧外耳道骨性段和软骨段闭锁

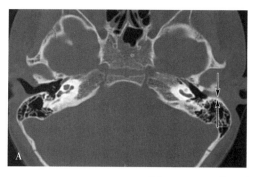
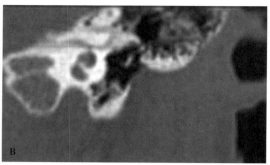

图 2-5-3-2 外耳道膜性闭锁的 HRCT 表现

A. 水平位图像示左侧外耳道骨管形成（黑箭），被软组织影充填，软骨段闭锁；

B. 冠状位图像示左侧鼓室外下方外耳道区被软组织影充填

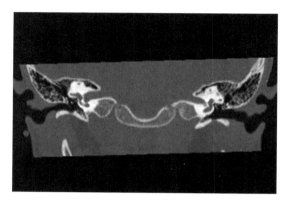

图 2-5-3-3 外耳道狭窄冠状位的 HRCT 表现

颞骨 HRCT 面图像示右侧外耳道骨性段与软骨段
狭窄，上下径小于 4mm，左侧外耳道正常。

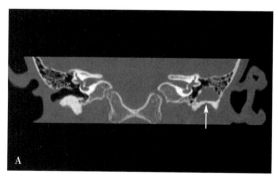
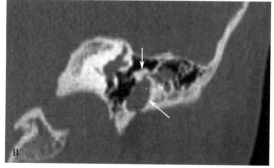

图 2-5-3-4 外耳道狭窄并发胆脂瘤的 CT 表现

A. 冠状位图像示左侧外耳道骨性段与软骨段狭窄，狭窄骨性外耳道内见膨胀性低密度灶（胆脂瘤），骨壁吸收（白箭），左侧耳郭畸形，右侧外耳道正常；B. 颞骨 HRCT 多平面重建（斜冠状位）示左侧锤砧关节融合（短白箭），砧骨长脚细小，锤骨柄缺如，鼓室外下方外耳道区胆脂瘤（长白箭）

二、中耳畸形

通常鼓膜畸形临床检查即可发现，中耳肌和中耳血管畸形术中可发现，而 HRCT 却难于明确诊断。现将中耳其他各部畸形的 HRCT 表现分别加以阐述。

【HRCT 表现】

1. **鼓室壁畸形**　有岩磷裂未闭合、鼓室上壁、下壁缺如,致颈静脉球凸入鼓室腔,检查时呈"蓝鼓膜"。

2. **鼓室腔畸形**　表现为鼓室缩小或形态异常。小鼓室分为狭小(等于正常的 1/2)(图 2-5-3-5)、极狭小(等于正常的 1/3-1/4)及未发育。鼓室狭小主要见于先天性外耳道闭锁。

3. **听骨畸形**　听骨畸形在中耳畸形中最多见,主要表现为听小骨融合固定(图 2-5-3-6),听小骨部分或完全未发育(图 2-5-3-7),听小骨位置异常(图 2-5-3-8),以及听小骨与鼓室壁发生粘连固定(图 2-5-3-9);其中以锤骨柄、砧骨长突发育不全、锤砧关节融合及砧镫关节离断最多见(图 2-5-3-10),镫骨畸形或缺如也较多见。锤骨畸形可表现为锤骨头变小、畸形、关节面消失,锤骨柄可变短、畸形、弯曲(图 2-5-3-11)、锤骨可和上鼓室或闭锁骨板固定;砧骨畸形以长突发育不全最多(图 2-5-3-12),豆状突发育不全或缺失、砧镫关节分离或呈纤维组织连接,长突可增厚、变扁平、缺失、向前下移位等,砧骨体可发育不全、畸形、移位、与锤骨融合成畸形骨块;镫骨畸形有镫骨头及镫骨弓未发育(图 2-5-3-13A、B),镫骨头可缩小、畸形。镫骨弓可未分化,呈单柱状(图 2-5-3-13C)、足弓弯曲、纤细,镫骨足板可缺失或呈软骨性或骨性固定。

4. **面神经畸形**　中耳重度畸形,乳突发育不良,伴有颌面骨发育不全时易有面神经畸形,表现为未发育、发育不全。HRCT 上可见面神经位置异常,多为向前下移位,面神经可在前庭窗下方横越鼓岬,或在镫骨足弓间穿越足板,或遮盖前庭窗,前庭窗闭锁,镫骨位置异常(图 2-5-3-14);垂直部可在正常部位前方或后方下行,或不经茎乳孔,在圆窗龛水平弯向前方。

5. **两窗畸形**　前庭窗畸形表现为卵圆床狭小,呈小于 1mm 的裂隙状(图 2-5-3-15A),或未发育(图 2-5-3-15B)。镫骨缺如常有前庭窗未发育,前庭窗缺如常有蜗窗缺如、面神经畸形、内耳畸形等。

6. **咽鼓管畸形**　有咽鼓管狭窄、增宽(图 2-5-3-16),无圆枕或咽鼓管咽口闭塞等。

7. **乳突、鼓窦畸形**　鼓窦畸形有小鼓窦。鼓窦缺如或位置内移等。乳突畸形有鳞乳缝未封闭、乳突尖未发育等。

8. **先天性胆脂瘤**　由异位鳞状上皮所致,可见于岩尖、乳突、鼓室或鳞部,可合并颞骨其他畸形。

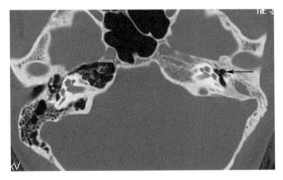

图 2-5-3-5　鼓室狭小的水平位 HRCT 表现

示左侧外耳道闭锁,鼓室狭小(黑箭)(约为正常 1/2),右侧外中耳正常

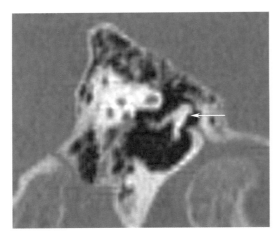

图 2-5-3-6 听小骨融合畸形的斜冠状位 HRCT
多平面重建图像

示左侧锤砧关节融合（白箭）

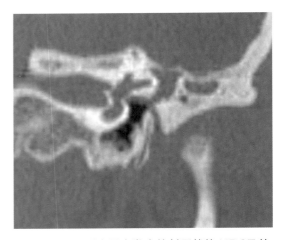

图 2-5-3-7 听小骨未发育的斜冠状位 HRCT 的
多平面重建图像

示左侧听小骨未发育

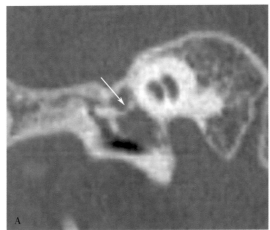

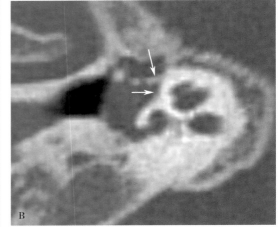

图 2-5-3-8 听小骨位置异常的 HRCT 表现

A. 颞骨 HRCT 多平面重建斜冠状位示右侧锤砧关节融合，砧骨长突及镫骨向前方走行（白箭）；
B. 颞骨 HRCT 多平面重建斜水平位图像示镫骨单弓（长白箭），位于前庭窗前方，前庭窗闭锁（短白箭）

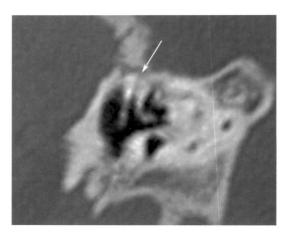

图 2-5-3-9 听小骨固定的 HRCT 多平面重建图像

示右侧锤砧骨与上鼓室融合固定（白箭）

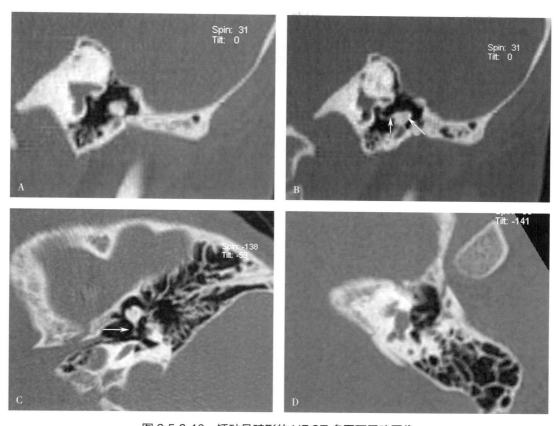

图 2-5-3-10　锤砧骨畸形的 HRCT 多平面重建图像

A. 示左侧外耳道软骨段与骨性段闭锁,锤骨柄缺如;B. 示锤砧关节融合(长白箭),砧骨长脚细小(短白箭);
C. 示左侧砧镫关节离断(白箭);D. 示左侧镫骨弓形态正常

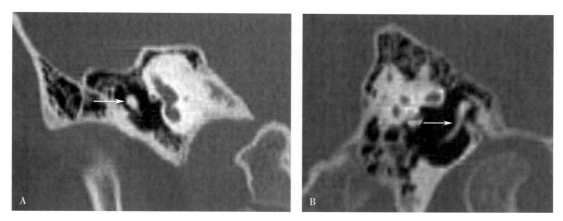

图 2-5-3-11　锤骨畸形的斜冠状位 HRCT 多平面重建图像

A. 示右侧锤骨仅见锤骨头(白箭),锤骨柄、外侧突结构缺如;
B. 示左侧锤骨头小,锤骨柄弯曲畸形(白箭),不见正常外侧突和前突结构

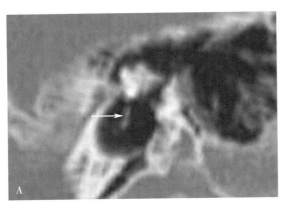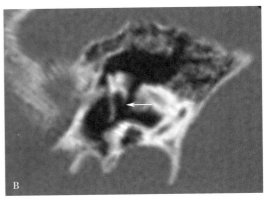

图 2-5-3-12　砧骨长脚发育不良的 HRCT 多平面重建图像

A. 示右侧锤骨柄细小（白箭），砧骨长脚缺如；

B. 示右侧锤骨形态正常，右侧砧骨长脚纤细，远端呈软组织密度（白箭）

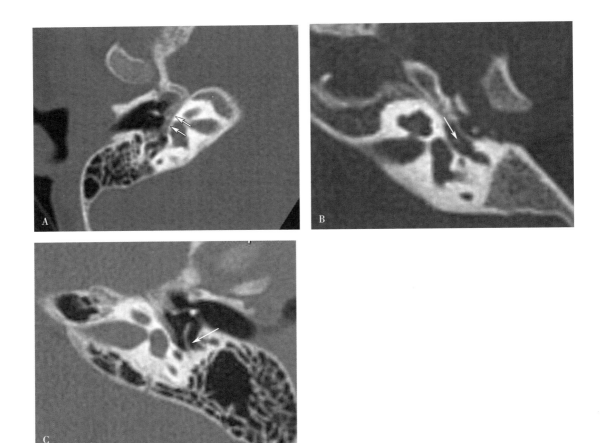

图 2-5-3-13　镫骨畸形的水平位 HRCT 多平面重建图像

A. 示右侧镫骨完全缺如，前庭窗区被低位的面神经管（双白箭）遮盖；B. 示左侧前庭窗上仅见镫骨（白箭），镫骨头缺如；C. 示左侧镫骨前弓短小（白箭），后弓登在前庭窗后方鼓室壁

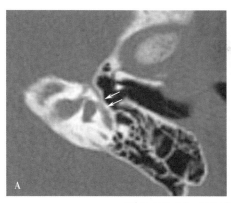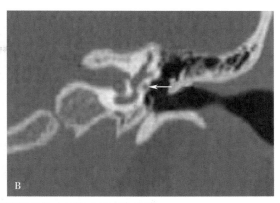

图 2-5-3-14　面神经管低位的水平位 HRCT 表现

A. 示左侧面神经管（双白箭）在前庭窗水平横越鼓岬，遮盖前庭窗；B. 示左侧前庭窗未发育，
镫骨缺如，低位面神经管呈圆点状（白箭）遮盖前庭窗区

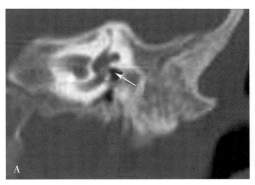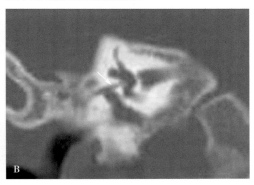

图 2-5-3-15　前庭窗畸形的冠状位 HRCT 表现

A. 示左侧前庭窗呈裂隙状狭窄（白箭），水平半规管短小；B. 示右侧前庭窗未发育，局部为
骨板封闭，水平半规管短小，面神经管垂直段前移至前庭水平（白箭）

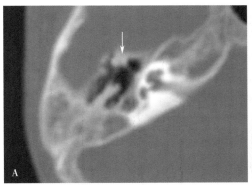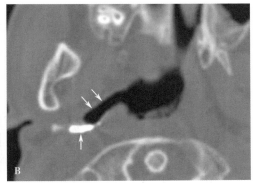

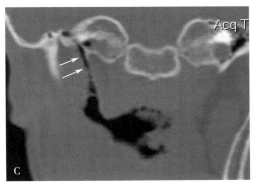

图 2-5-3-16　外中耳畸形合并咽鼓管扩大的 HRCT 表现

A. 水平位 HRCT 示右侧锤砧骨畸形，与上鼓室融合（白箭）；B. 水平位 HRCT 示右侧咽鼓管扩大（双箭），咽鼓管圆枕缺如，咽鼓管口见高密度造影剂（白箭）（合并第 3 鳃裂瘘管）；C. 冠状位 HRCT 示右侧咽鼓管扩大（双箭）

（沙　炎）

第四节　先天性耳郭畸形的修复

一、手术发展史

早期的耳郭再造术多是针对外伤性耳郭畸形的修复。由于皮瓣技术和麻醉技术都不成熟,早期的耳郭再造术并发症高而且效果很不理想。在 1597 年,Tagliacozzi 报道了前臂带蒂皮瓣再造耳郭的手术,19 世纪中期 Dieffenbach 报道了用乳突折叠皮瓣修复外伤耳郭缺损。耳郭畸形的现代整形手术出现的比较晚,直到 20 世纪中期,小耳畸形的全耳郭再造对于多数外科医师还是个无法想象的难题。Pierce 等在 20 世纪 30 年代初期开始尝试应用自体肋软骨,开创了耳再造手术的新纪元。现代耳郭再造技术是由 Tanzer 开创的,他完善了应用自体肋软骨进行耳再造的技术规范和评估标准,1959 年在 *Plastic Reconstruction Surgery*(《整形重建外科学》杂志)上发表了第一篇关于应用自体肋软骨进行耳郭再造的论著。其后,Brent、Nagata 等在其基础上又进行了各种改良。Brent 在 1974 年发表了其关于应用自体肋软骨耳郭再造工作的报告,至今仍是耳郭再造方面的经典著作。

二、手术方法

耳郭再造的手术方法多种多样,经典方法为分期手术。手术期数取决于畸形的轻重,残余耳郭的形状、大小、位置和术者的手术习惯。近年来随着手术技术的提高,也出现了合并手术。但总体来说,分期手术可以使得伤口在手术间期得到有效恢复及愈合;贸然将分期手术合并,有可能造成支架外露、耳垂坏死或皮瓣坏死。

1. Tanzer 法　Tanzer 文献报道了数种方法,可以将手术分三、四或六期进行。经典手术是四期法。Ⅰ期行耳垂移位术,将残余的耳垂横向移位,固定到正常解剖位置上。Ⅱ期取患耳对侧的第 6、7、8 肋软骨雕刻成支架,经耳垂后 V 形切口埋植于乳突部皮肤下。第 6、7 肋软骨用于雕刻对耳轮的底座,第 8 肋形成耳轮缘。用细线将各部分连接在一起。第三期立耳手术将耳郭支架从耳部掀起,应用全厚皮瓣修补耳后缺皮区。最后Ⅰ期手术重建耳甲腔和耳屏。随后 Tanzer 又改良了手术,将Ⅰ、Ⅱ期手术合并,耳垂移位和耳郭支架埋植同期进行,其余和四期法相同。但是他强调如果有条件,还是分四次进行手术比较好,以防止耳垂移位后的血液供应发生改变。

随后在 Tanzer 法的基础上,很多人都尝试了各种改良。其中有两种方法效果比较确切,得到了多数整形科医师的支持和应用,即 Brent 法和 Nagata 法。

2. Brent 法　Brent 法分三期或四期手术,和 Tanzer 法相比只有轻微顺序区别,即Ⅰ期和Ⅱ期手术顺序变换。

(1)Ⅰ期手术:将肋软骨雕刻成耳郭支架、并埋植于乳突区皮下。

(2)Ⅱ期手术:行耳垂移位术,将耳垂旋转接于支架下端。Brent 认为此时进行耳垂移位更安全更容易。Ⅱ期手术应该在Ⅰ期手术数月后进行。

(3)Ⅲ期手术:行立耳术。在支架边缘旁数毫米处做切口,然后沿支架后表面的包囊分离,直至形成足够的颅耳夹角。在耳郭支架后方的包囊内放置一块储存的肋软骨进行支撑。将耳后头皮向前牵拉以减少瘢痕。其他缺皮区用中厚裂层皮瓣覆盖。

（4）Ⅳ期手术：行耳屏再造术及耳甲腔再造术，并且对外形进行精细调整。在行Ⅳ期手术之前，Ⅲ期立耳手术的伤口已经愈合，这样才能对于正面观双侧耳郭高度的对称性进行调整。耳屏再造的材料可以从对侧耳甲腔切取。

（5）注意事项：Ⅰ期手术时需要用废弃 X 线片参照对侧正常耳郭制作模板，同时在耳郭支架雕刻时应略小数毫米，因为表面皮瓣还有一定厚度。耳垂的大小应考虑到残余耳郭的情况，对于发际线非常低的患者，Brent 建议将耳郭缩小一些以减少再造耳郭表面的毛发。

Brent 很强调雕刻软骨的重要性，他建议使用雕刻刀和木工圆凿雕刻，应尽量将耳郭的凹凸感通过雕刻清晰呈现。同时应严格禁止使用电钻雕刻，因为这样容易引起软骨炎。不过与多数新手更加关注雕刻的细节相比，Brent 认为，术后耳郭轮廓不清的原因与覆盖支架皮瓣的厚度有关，而不是支架本身雕刻的轮廓不清。在平面的皮瓣下方放置立体的支架，如果皮瓣较厚，可能会削弱支架的雕刻细节。

随后 Brent 又进行了数次手术方式的改良，最近一次手术改良是增加一块游离的软骨条，并用尼龙线固定，形成对耳屏、耳轮脚及耳屏切迹。同时 Brent 建议对于发际低的患者术前先行头皮表面的激光褪毛术。Brent 在一生中行超过 3 000 台耳郭再造手术，其手术安全性及手术效果经受住长期随访。

对于 Brent 法最大的争议就是手术分期过多，特别是当患者需要考虑花销和手术安全性时。虽然多数患者都是分四期手术，但如果患者血运条件允许，Brent 有时会将耳垂移位术和软骨支架植入术合并。

Brent 法的不足之处：再造的耳屏外形欠佳，如果术者欠熟练，软骨瓣可能发生扭曲变形。耳甲腔、耳屏间切迹及对耳屏的形状欠佳。因为没有重建耳轮脚，所以耳甲腔和耳甲艇的分界不明显。而且 Brent 法需要单独行耳甲腔成形术，如果耳甲腔移植皮瓣不是取自对侧，可能会导致色素沉着，从而影响最终效果。

3. Nagata 法 Nagata 法首先于 1993 年报道，并且经过了多次技术改进。除了耳轮缘、耳轮脚、对耳轮和耳甲腔，Nagata 法还将耳屏和耳屏切迹作为再造的重点结构。

Nagata 法手术分两期。Ⅰ期手术切取肋软骨制作包括耳屏的耳郭支架，埋植于皮下，并且将耳垂移位接于支架下端，基本上相当于 Brent 法的前三期手术。与 Brent 法中使用三截对侧肋软骨制作支架不同的是，Nagata 法用的是同侧第 6、7、8 和 9 肋软骨。除第 6、7 肋融合部的软骨膜留在软骨表面一并取下之外，其他所有软骨膜都留在供区原位。雕刻软骨支架时，耳甲腔和耳甲艇在同一高度水平；耳轮脚、三角窝和舟状窝在同一高度；耳轮、对耳轮、耳屏和对耳屏在最突出高度。耳郭基座由第 6、7 肋融合部制成，耳轮缘和耳轮脚由第 8 肋制成，第九肋用于制作耳轮上脚、下脚和对耳轮。其他结构用剩余软骨制成，最后用细钢丝固定成形。

Nagata 法用残余耳郭后方和乳突表面皮肤覆盖软骨支架，将 Tanzer 法中应用的残余耳郭后 V 形切口改良成 W 形切口，这样可增加支架表面的皮肤面积，避免了像在 Tanzer 法（或 Brent 法）中那样需要用对侧耳甲腔皮肤瓣或者局部转皮瓣才能行耳垂移位术。切开皮肤后，小心取出残余软骨，避免损伤皮下静脉丛，然后由此将软骨支架置入皮下，前部皮瓣覆盖耳屏，后上覆盖耳郭支架主体，在下部切去大约 2mm 直径的圆形皮肤,缝合时此处缺皮区向下翻折,形成耳屏切迹。对于耳垂型畸形,可以在皮瓣中部保留部分与皮下组织相连,以确保皮瓣的血液供应。对于小耳甲腔型畸形,前部切口变动不大,沿凹陷处直接切开。

Ⅱ期手术在Ⅰ期手术6个月后进行。经Ⅰ期取肋软骨切口切开胸壁,取第五肋软骨制成新月形材料。在耳郭支架后5mm处做切口切开皮肤并掀起再造耳郭,将新月形软骨置入耳郭后表面。掀颞肌筋膜瓣,经皮下隧道翻折覆盖耳郭后表面和乳突表面。将耳后皮肤向前推以缩小可见瘢痕,缺皮区用头皮裂层皮瓣覆盖。

Nagata强调雕刻耳郭支架时的立体效果,特别注重耳屏的形状,这是同时期其他耳郭再造术的薄弱环节。他认为将耳轮脚在基座层面直接雕出可以保证耳轮缘和耳垂相接处弧度自然、形态逼真。由于不像Brent法需要单独行耳甲腔成形术,Nagata法重建的耳甲腔更深更自然。

尽管Nagata法重建的耳郭形态很好,但其他学者在应用Nagata法后发生了耳垂周围皮瓣血供不良,有14%出现皮瓣坏死。另外,就Ⅰ期术后耳郭表面皮瓣张力而言,Nagata法的要大于Brent法。因为Nagata法支架比较高,而且同期行耳垂移位术也会影响血运。另外,Nagata法肋骨用量大,再造的耳郭会比较厚。

Nagata不足之处:因为应用自身肋软骨重建耳郭的方法可能会造成胸壁畸形,Nagata法需要的肋软骨的量更多(第6~9肋),因此引起胸壁畸形的可能性更大。为减少胸壁畸形的可能,Nagata强调要将肋软骨膜保留在供区原位,以促进软骨再生。

4. Ⅰ期全耳郭再造术　Ⅰ期成形的耳郭再造以往都是用于部分耳郭缺失的情况,如耳垂缺失或上半部分耳轮缺失。随后宋儒耀教授提出了Ⅰ期成形的全耳郭再造术,此术式包括制作软骨支架,联合应用局部皮瓣、筋膜瓣和游离皮瓣覆盖软骨。遗憾的是由于乳突区无毛发皮肤的面积有限,多数不能满足耳郭再造所用的皮量,再造的耳郭边缘带有毛发,外形效果和分期手术相比相差甚远。

Ⅰ期全耳郭再造术可以大大缩短手术历程,所以仍然有许多术者在此方面进行不断改进提高。目前比较成熟的技术是应用颞浅筋膜瓣包裹支架,耳郭支架表面植皮Ⅰ期耳郭再造法。耳郭支架的材料可以选用自体肋软骨,也可以应用多孔聚乙烯人工材料(详见下文)。术前定位颞浅动脉走行,术中取出残耳软骨,再造耳屏及耳垂;在头皮下方参照颞浅动脉走行,小心游离颞浅筋膜瓣,此筋膜瓣将耳郭支架整体包裹,在筋膜瓣表面覆以游离皮片,加压包扎塑型。这种方法结合应用生物材料耳郭支架,可以将手术历程缩到最短,一次手术完成耳郭再造。Ⅰ期耳郭再造的不足之处:手术时间较长,头皮内遗留瘢痕,移植皮肤色素沉着以及早期肿胀轮廓不清等,需要结合患者的具体情况谨慎选择。

5. 皮肤扩张法　为解决耳郭表面无毛发皮肤面积不足的问题,庄洪兴教授提出并推广了皮肤扩张法耳郭再造手术。根据皮肤的扩张量,可以细分为部分扩张皮瓣加筋膜瓣耳再造法和完全扩张皮瓣覆盖耳再造法。

完全皮瓣覆盖耳再造法一般分为三期进行,Ⅰ期将扩张器埋置于残耳后乳突区无毛发皮肤,术后7天开始逐渐扩张器注水(一般是每周三次)并维持扩张。Ⅱ期手术取出组织扩张器,并剥离形成皮下筋膜瓣,然后取自体肋软骨制作软骨支架放置于扩张皮瓣和皮下筋膜瓣之间,类似于Nagata法的Ⅰ期手术,只是同期即直接立起耳郭,以扩张的皮瓣同时覆盖耳郭的正面和背面,同期成形耳后沟。Ⅲ期为耳屏再造及耳甲腔成形手术。部分扩张皮瓣覆盖耳再造法与之类似，区别只是在Ⅱ期手术时，扩张皮瓣仅用于覆盖支架的正面，从胸部取全厚皮片覆盖耳郭支架背面。

6. 联合手术法　由于先天性耳郭畸形与外耳道骨性闭锁经常是伴发的，所以患者经常需要既行听力重建又行耳郭再造的联合手术。但是，整形外科医师通常比较重视耳郭的整形，而忽略听力的改善。另外，耳科医师通常更关注患儿的听力修复，忽略了耳郭的外形。两方面缺乏沟通会导致很多麻烦。因此，耳科医师及整形外科医师都应该对患者进行宣教和告知，让患者能全面获得有关耳畸形的相关知识，以获得最佳治疗方案。

外耳道鼓室成形术与耳郭再造术配合进行，耳科医师与整形外科医师需共同协商以确定再造外耳道口位置、耳郭皮瓣的血供及耳道重建时切口的方向。Brent认为听力重建要在耳郭再造之后进行，但也有人报道将两者整合在一起。

冷同嘉与宋业光于1986年提出先天性小耳畸形患者的听力重建手术与耳郭再造手术可同期完成。手术采用两期法：

Ⅰ期手术通过双U形切口，于软骨膜下剥除畸形的耳郭软骨。定位筛区，经鼓窦径路定位听骨，行听骨链重建术及外耳道重建术。在取肋软骨时的胸壁切口内切取腹直肌鞘膜行鼓膜移植，外耳道骨壁移植大腿裂层薄皮片，填塞抗生素甘油纱条。同时行全耳郭再造术。取同侧第6、7肋软骨融合部及第8肋雕刻耳郭支架，埋植于颞部皮下，将耳垂转位后与支架下端相接，支架周围放置持续负压引流管5~7天。6个月后行Ⅱ期立耳术，方法与Nagata法的Ⅱ期手术相似。

Ⅰ期耳郭再造术能否成活，取决于皮瓣的血供是否丰富。故同步手术中应强调微创操作的原则，切勿损伤颞浅动脉、耳后动脉以及枕动脉等分支。此外因为听力重建及耳郭再造手术同期进行，步骤复杂，手术分多组同时进行，参与手术者众多（术者及助手至少4人，护士1~2人），且术时较长，故术前除外一切局部感染因素，术中严守无菌操作原则，防止术后并发感染造成手术失败。

Aguilar在1996年提出了由整形外科医师和耳科医师共同完成的全耳重建步骤（integrated auricular reconstruction protocol，IARP）。手术分五个阶段进行：

Ⅰ期：支架制作及植入。切取自体第6、7、8肋软骨；雕刻成耳郭支架；在耳周头皮区域皮下分离形成囊袋，置入支架。

Ⅱ期：耳垂成形。利用现有耳垂制作蒂向下的皮瓣，然后移至支架下端形成耳垂。

Ⅲ期：听力重建。取耳后进路行耳道成形及听力重建术。

Ⅳ期：耳屏成形。用复合软骨瓣行耳屏成形术。

Ⅴ期：立耳。立起再造耳郭，用裂层皮瓣覆盖缺皮区。

这一方案有四个目的：①强烈建议先天性外耳、中耳畸形的患儿尽早去整形外科和耳科就诊；②提出一个将耳郭整形和听力功能重建手术整合在一起的方案；③提倡患者家人对整个治疗方案的参与，利于患儿的心理康复工作，并且使患者及其家人能对手术的术后效果有正确的期望值；④倡议对于耳郭再造感兴趣的耳科医师至少每年能保证不低于十台的工作量，以保证手术的质量。

三、手术时机

对于耳郭再造手术，首先要考虑外耳发育成型的年龄，以及能否获取到足够的肋软骨。尽管耳郭的宽度一直要到 10 岁左右才能停止发育,但 85% 的发育过程在四至五岁前。要想获取足够量的肋软骨,患儿最小不能小于五六岁。而且,为了适应对侧耳郭将来的发育,对于幼年患者,一般都将耳郭支架雕刻成比对侧耳稍微大一些。Brent 在至少五年的随访期内发现 48% 的再造耳也会增长。目前耳科医师与整形外科医师达成共识的标准是患儿 6 周岁以上,发育良好,身高 1.2m 以上,胸围(剑突平面)大于 55cm。另外部分外科医师,特别是应用 Nagata 法进行重建术的医师们,建议将手术延迟至十岁左右或更晚,胸围达到 60cm,这是由于 Nagata 法手术中需要的软骨量较多。

四、耳郭支架材料的选择

关于自体材料和非自体材料的争论始终存在,每种材料的支持者都有各自的理由,包括手术需要分期进行和供区的并发症(自体肋软骨需要多期手术),植入体的变形、移位以及暴露、感染(特别是异体支架材料)。

截至目前,最安全、应用最广泛的耳郭再造的支架材料仍然是自体肋软骨,其组织相容性好,特性与天然耳郭软骨最接近。但它也有其缺点,首先在切取肋软骨时会在胸壁上留下明显瘢痕以及胸廓畸形可能,而且在术后几天内会有一定的疼痛不适。软骨一般取自第 6、7、8 肋骨和肋软骨交界处,虽然将软骨膜和软骨一同取下可以帮助支架在颞部生长固定,而且可以改善形态。但是考虑到胸廓的明显畸形和塌陷问题,应保留部分软骨膜在原位以帮助供区软骨再生。为解决这个问题,可以将软骨表面的软骨膜连带取下,而保留深方的软骨膜在原位。另外,自体肋软骨的缺点是支架的雕刻比较繁琐。

Cronin 和随后的 Ohmori 在 20 世纪 50~60 年代报道使用硅胶支架。硅胶支架最开始的外形效果非常好,也不存在供区并发症的问题,但是硅胶材料的组织相容性差,与周围组织无法结合成一体而只是单纯的囊性包裹,长期随访很多都会有自发的植入体外露和排异。而且,即使是表皮很小的擦伤也会造成植入体外露导致手术失败。Jahrsdoerfer 认为,如果是硅胶植入体的耳郭支架,尽量不要行耳道再造及听力重建术,以免手术造成支架暴露引起感染排异。如果要行听力重建,最好更换成自体肋软骨支架。众多的并发症使得最初倡导应用硅胶支架的 Cronin 等最终放弃使用这种支架。

还曾有报道使用同种异体软骨材料,但试验发现会发生排异反应和严重的吸收变形。即使经戊二醛处理过的同种异体软骨克服了排异和吸收的问题,接踵而来的肝炎病毒和 HIV 病毒的传播问题也是尚待解决的难点。

尽管问题重重,但由于异体移植可以有效避免切取肋软骨的供区发生各种并发症的可能,所以对于异体移植物的研究仍然没有放弃。近年来出现的一种产品化的医疗级高密度多孔聚乙烯(Medpor,PorexSurgical,Inc.,Noonan,Georgia),新生组织可以快速地长入其多孔结构内,形成性质稳定的复合物,在皮下的固定作用非常好,克服了硅胶材料只是简单囊性包裹的缺点。Medpor 的优势是取材不受患者肋骨发育条件的限制,容易塑形加工到更加逼真的形态,可以避免因切取肋软骨引起的胸疼。缺点是本身质硬,无弹性,受力后会分层裂解成颗粒,引起慢性炎症反应。但是随着皮瓣技术的改进,特别是结合筋膜瓣技术和植皮技术,Medpor 耳郭支架更多应用于 I 期耳再造法,缩短了手术历时,减少了患者的痛苦,已有多家中心报道疗效随访效果,成功率可达97.3%。对于这种材料的远期疗效观察目前还没有结束,希望其可以成为一种相对安全和可靠的耳郭再造材料(图2-5-4-1)。

耳郭支架材料的另一个重要研究方向就是组织工程软骨。利用各种具有扩增能力的种子细胞定植于支架材料内,在体内或者体外培养构建组织工程学软骨,作为全耳再造的支架材料。Vacant等用聚合物框架和小牛软骨细胞在裸鼠身上预制了人耳;曹谊林首次在裸鼠体内形成了具有精细三维结构和皮肤覆盖的人形耳郭软骨;金骥等报道了以残耳软骨作为种子细胞形成了与人耳软骨相似的组织工程软骨。2017年,曹谊林教授等人又报道了利用自体软骨细胞体外培养扩增形成软骨后进行雕刻塑形,再进行体内培养的方法,已经应用于临床,正在进行长期临床随访。将组织工程技术应用于临床耳郭再造还有很长的路要走,曹教授团队目前报告的是5例患者的资料,远期耳郭支架是否稳定、有无吸收变形等问题,需要进一步研究。但是,这种组织工程软骨方法获得令人满意的、个性化的人体耳郭将是未来全耳再造较理想的方法和发展趋势。

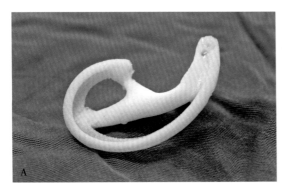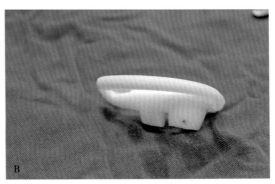

图 2-5-4-1　Medpore 耳郭支架
A. 正面观;B. 后面观

五、全耳再造常见问题

1. 毛发问题　许多小耳畸形患者因为发际比较低,所以耳郭支架部分植入了含毛囊的头皮区,造成术后在再造耳郭上会有毛发生长。而且含毛囊的头皮比一般皮肤厚,轮廓效果比较差,影响最终效果。另外,有毛发生长的区域容易发生感染、角化物堆积、浸渍,不容易保持清洁。为解决这些问题,许多术者建议行人工脱毛术,但是这样的手术会影响耳郭皮瓣血运,有造成皮瓣坏死和瘢痕的可能。Brent建议行电解除毛术,或者转局部皮瓣覆盖此处。激光除毛技术广泛应用于先天性耳畸形患者,并取得了令人满意的效果。

2. 软组织问题　决定耳郭再造成功与否的关键环节就是能否有足够的皮瓣覆盖。皮瓣必须较薄,而且血运丰富,能够包裹支架并且贴附于凹凸处形成立体效果。如果皮肤表面有毛发、有外伤史或手术史等,则会降低皮肤的质量。另外,有些患者的皮肤本身弹性差,不容易塑形。这些都会影响耳郭再造的效果。

1976年,Fox 和 Edgerton 首先报道了利用颞顶筋膜瓣(temporoparietal fascial flap)

行耳郭再造术,随后经 Tegtmeier 在 1977 年推广开来。这种皮瓣一般用于再整形的挽救性手术,或者也首选用于软组织比较缺乏的患者。Nagata 建议在复杂耳再造时将颞肌筋膜瓣和头皮裂层皮瓣联合应用,或者用于再整形的患者。此皮瓣的供应血管为颞浅动静脉,在术前应该用多普勒超声定位并且标注出来。术中小心沿层面分离,避免损伤毛囊、供应血管和面神经额支。然后从颞深筋膜表面掀起皮瓣并且按需要翻转覆盖支架。手术并发症一般为毛发缺失(28.6%)、头皮麻木(17.4%)和形成比较明显的瘢痕(25% 的男性患者)。由于耳畸形患者颞浅动静脉走行的变异很大,所以手术方案也会因人而异。用颞肌筋膜瓣也会造成术后耳郭立体感不强,所以在雕刻耳郭支架时要考虑到这一点,要加深支架的凹凸感。

组织扩张器理论上可以增加软组织覆盖量,在耳再造术中应用此技术持续完善。Hata、Park、Chi 都曾报道了扩张皮肤和筋膜层后,利用双皮瓣行耳再造术,将两层分离后把耳郭支架夹在两层之中。反对者认为扩张器植入过程痛苦,对于未成年人来说耐受性差。而且放入植入体本身也需要入院全麻手术,所以并未真正缩短住院数天。另外扩张器周围生成的厚厚的纤维包囊会影响再造耳郭的立体效果。近年来有关扩张器技术逐步完善(例如庄洪兴等报道超过 3 000 例使用皮肤扩张器行耳郭再造的很好手术疗效),成为耳再造技术的重要方法之一,在特殊病例,是必须使用的技术。

3. **包扎及术后护理** 术后的包扎同样是个重要环节。支架表面的皮瓣本身张力已经很高,加压包扎会更加影响血供,造成皮瓣坏死、支架暴露。所以有学者认为在 I 期术后要严格禁止加压包扎。但 Nagata 报道在确保皮瓣张力不大的前提下,I 期术后应用轻加压包扎是安全的,而且可以使皮瓣与支架更紧密贴合,帮助塑形。术后的负压引流对帮助皮瓣塑形方面有相当大的帮助,可以一定程度上代替加压包扎,而且可以减少积液感染引起的并发症。放置引流时一定要确保其气密性,术后要密切观察引流情况,避免血凝块阻塞引流引起血肿或皮下积液。

4. **耳郭再造手术并发症**

(1)表面皮瓣坏死:软骨外露对于耳郭重建术来说,即使是很小的术后并发症都有可能导致整个重建手术的失败;小血肿或血管损伤都可能造成部分皮瓣坏死。术后近期出现的表面皮瓣坏死多是因为术中过度结扎止血,损伤皮瓣供养血管造成了局部血运不良,也可能是因为皮瓣设计不当造成张力较大,或者术后引流不畅皮瓣下积液。术后远期皮瓣坏死多是因为耳郭外伤、受压造成表面皮肤缺血。早期干预对于提高手术效果非常关键。对于肋软骨支架,如果仅仅是少部分软骨暴露(1cm 以内),而软骨膜完好,可以口服针对葡萄球菌和假单胞菌抗生素,同时软骨表面抗生素湿敷,待肉芽生成后 II 期修复。但如果是人工材料支架,或者是肋软骨支架比较大的缺损,应该用局部皮瓣及颞肌筋膜瓣修复,同时还需应用较长时间抗生素以避免感染扩散造成软骨吸收。

因而要强调,在手术放置引流的时候要特别注意远离颞浅动静脉区,防止损伤血管和颞肌,以备挽救手术应用。术中分离皮下囊袋时要特别注意避免损伤皮下血管丛。术后不能加压包扎,以保证皮瓣的血液供应。另外,术前还要首先清除所有周围的感染灶,如化脓性中耳炎和外耳道及中耳胆脂瘤,防止引起术后感染坏死。

（2）耳郭并发症：支架导致的并发症主要表现为支架吸收、变形或者患者对支架材料产生过敏反应或排异反应。就支架而言，尽量使用自体肋软骨支架，这样可减轻软骨支架被吸收，避免排异反应。一般软骨支架引起的并发症都比较轻，但如果软骨吸收严重，则需要再次手术植入软骨以获得满意的外形效果。一旦发现软骨吸收，应尽量找到原因，否则吸收的问题还会继续加重。支架表面皮肤有瘢痕相对缺血就会引起吸收，严重者可能需要切除瘢痕然后用健康的血供丰富的组织，如颞肌筋膜覆盖。如果是软骨融合部发生吸收，可能会造成耳郭折叠，也可能需要再次手术。Medpor支架理化性质较稳定，选用之可避免支架变形。但是由于质地比较硬，会出现受压外露的情况。无论采用何种材料，一旦患者发生过敏反应或排异反应，应及时取出支架。

（3）气胸：肺不张取自体肋软骨时的急性期并发症为气胸、肺不张，为切取肋软骨时损伤胸膜所致，严重者可出现血气胸。Ohara 等曾报道 10 岁之前儿童的气胸发生率为64%，而 10 岁之后仅为 20%，两者有明显差异，因而他们建议耳郭重建术应在 10 岁之后进行。随着技术进展，取肋软骨而发生气胸及肺不张的可能性非常小。

（4）胸廓畸形：耳郭再造患者的年龄段恰好处在瘢痕活跃增生的年龄。随着时间推移，瘢痕会逐渐减轻。切取肋软骨术后短期内疼痛会非常明显。可以考虑术后应用镇痛泵等减轻患儿痛苦。

六、骨整合义耳修复

既往义耳多是通过皮肤的负压吸附、软组织的倒凹，以及眼镜式固位体、胶粘剂等进行赝复义耳修复。往往出现义耳固位不良，如在公共场合不能摘眼镜，或遇水、出汗发生脱胶等情况。骨整合义耳修复是近些年来的新技术，20 世纪 70 年代后期Branemark 教授开创颅颌面种植体的临床研究，设计出一种口外穿皮肤式特殊的凸型种植体，植入颅骨内可以作为种植义耳或耳助听器的固定装置，由此开创了一个全新的义耳种植领域。

手术一般分两期：Ⅰ期手术为骨整合手术，将 2 颗纯钛种植体植入耳郭缺损的特定位置，使其与正常骨组织生长融合成骨性结合，一般需 3~4 个月时间。Ⅱ期手术为假体制作和安装术，首先取正常耳模，再以其为蓝本雕刻出缺损耳的蜡模（双侧畸形可按患者要求随意选择正常人耳郭），然后用石膏翻制成义耳模具，最后用液态硅胶按患者正常耳郭及面部颜色进行调配，分别置入对应石膏模具中加热，完成义耳制作。佩戴前再进行修理加工，患者就获得一个近似自然外观的耳郭。

一般来说义耳的适应证为自体肋软骨耳郭再造失败者，耳部肿瘤患者，曾经接受放射治疗者，颌面外伤（尤其是化学烧伤）致耳郭缺损者，严重颅骨和软组织发育不良者，颞部皮肤角化病者和发际过低者，高龄患者或其他原因无法耐受手术者。但是义耳修复手术的问题也出自义耳本身。尽管目前义耳假体的制作技术越来越高，但仍然需要每日清洁及每 4~5 年更换一次。

常见并发症有以下几种情况：

1. 颅骨穿透钻孔过程中意外穿透颞骨内板，可导致颅内相应组织的损伤，如硬脑膜的损伤、脑实质的损伤、乙状窦出血等。为避免颞骨内板穿透，术前应常规行颅骨 CT 检查，选择有足够厚度的颞骨作为受植区。此外术中钻孔时应逐级加深，严格控制在 4mm

以内深度。同时在种植体旋入时要避免用力过度。

2. 种植体松动脱落主要发生在植入早期,主要原因是:颞骨缺乏足够的厚度;种植窝制备过大,植入种植体无法旋紧;钻孔过程中降温措施不当,发生骨坏死;乳突骨质极为疏松,种植体缺乏初期稳定性。为避免上述原因造成的种植体脱落,临床上术者一定要利用患者颞骨的实际厚度植入相应长度的种植体,如涉及骨质疏松位置时可调整植入点;在钻孔时要有充分的冲水降温措施,并保持钻头稳定,避免多次反复上下提拉造成钻孔制备过大。

3. 种植体周围炎种植体周围皮缘不同程度的炎症反应和感染是术后最常见的并发症,是由于种植体周围皮肤的不稳定、频繁移动而致。此外,局部卫生不良如脂溢性皮炎等均可引起炎症。因此,要求术者在 Ⅱ 期手术时,尽可能将种植体周围皮肤的皮下组织去除,使其与骨膜紧贴,减少皮肤移动度。对于局部有毛发或瘢痕组织的皮肤,可予以切除后行小块薄层皮片移植,亦可减少或避免种植体周围炎的发生。

(赵守琴　王丹妮)

第五节　先天性外中耳畸形闭锁耳道的听力重建

一、手术发展史

在公元 7 世纪,Paulus 首先准确描述了先天性外耳道闭锁畸形。直到 1883 年,Kiesselbach 尝试了第 1 例外科治疗外耳道闭锁的听力修复手术,但不幸的是这位患者术后出现了面瘫。从此以后,很长一段时间关于耳道骨性闭锁的外科治疗,只有零散报道。1947 年,Pattee 和 Ombredanne 分别报道了其关于小耳畸形听力重建的文章,即通过取出固定的砧骨使镫骨活动来重建听力的手术,同时 Ombredanne 还报道了半规管开窗重建听力的手术。但直到 20 世纪 50 年代,随着 Zollner 和 Wullstein 的听骨链重建和鼓室成形术技术的成熟,耳畸形的听力重建手术才真正开展起来。Bellucci 和 Crabtree 改良了手术径路,行听骨链重建成形。Glasscoc 和 de la Cruz 都强调了经乳突径路比较安全,因为容易定位闭锁板和面神经。Jahradoerfer、Mattox 以及 Fisch 报道了一种经过闭锁板进行听力重建的路径,可以尽量少地开放乳突气房,而且解决了开放式乳突根治的术腔塌陷问题,不需要使用软组织瓣或者骨片填塞缩小术腔,也不会形成一个大术腔不方便术后清理。但是此路径相对技术要求高,有时手术会比较困难,特别是闭锁板较厚的患者。1968 年,Durlacky 提出在术前行断层扫描术检查,并在术前分析手术径路。随后听性脑干诱发反应(auditory brainsten response,ABR)技术和 HRCT 扫描技术的发展,推进耳畸形外耳道骨性闭锁的听力重建手术的进步。

二、听力修复方式

先天性外中耳畸形患者的听力康复方式包括:软带骨导助听器配戴,外耳道成形鼓室成形术,人工中耳植入及骨传导(BAHA 或骨桥)植入。本节主要是介绍外耳道成形鼓室成形手术的相关内容,而人工中耳及骨传导植入详见本篇第十三章第四节。

软带骨导助听器主要用于未达手术年龄的患儿,尤其是双侧畸形的患儿,建议尽早佩戴,以帮助其言语发育。

三、手术适应证

耳畸形患儿的听力重建术(即外耳道成形及鼓室成形术)是一项极具挑战性的技术,因考虑到面瘫、感音神经性听力损失等严重并发症,到目前为止,此项技术仍然只是由少数经验丰富的耳科医师完成。因此,传统观念认为对于单侧小耳畸形对侧耳听力正常的患儿,不推荐进行听力重建手术。因为有学者观察发现听力重建术后,患儿仍然习惯于依靠健侧耳交流,无法形成真正的双侧听觉。只有自幼就拥有双侧正常听力的患儿才能发育出双侧听觉。所以,对单侧耳畸形的患儿的传统治疗都是保护正常听力耳,患耳配戴助听器。然而最近的研究显示无论何种原因造成单耳听力的儿童,其都会有言语发育迟缓,注意力缺陷,从而影响学习成绩。而且,听觉系统的可塑性远比人们此前认为的强,一些患儿即使在多年的听觉剥夺之后,仍然可以重塑部分双侧听觉。对于单侧听力缺陷的患儿,在听力重建手术或者助听器佩戴后,接受到双侧听觉刺激后,听觉发育仍然可以得到提高。因此,单侧耳畸形也应该手术。

尽管中耳手术可以使 70% 患儿改善听力,但术中面神经损伤及感音神经性听力损失的手术并发症仍然存在,而且手术风险和手术效果并不成正比,同时,远期效果并不理想,所以,先天性外中耳畸形患者的听力重建手术应严格掌握手术适应证。外耳道骨性闭锁患者听力重建手术适应证选择的重要依据是颞骨 CT 检查和听力学检查,前者详见本章第三节“先天性外耳中耳畸形的分类与分型”中 Jahrsdoerfer 评分表,后者是要确保手术患者为传导性听力损失,而非混合性或感音神经性听力损失。

对于外耳道狭窄的患儿,手术适应证可适当放宽,如果有胆脂瘤形成或者抗生素治疗后中耳炎仍然迁延不愈,那么即使不能进行听力重建,也应该行手术治疗去除病变重建健康的外耳道。

四、手术禁忌证

1. 内耳畸形尽管先天性外中耳畸形患儿很少合并内耳畸形,但是,一旦合并内耳畸形(例如,大前庭水管或半规管发育畸形)或伴感音神经性听力损失者,就是听力重建手术的禁忌证。

2. 中耳严重畸形详见本章第三节“先天性外耳中耳畸形的分类与分型”。严重中耳畸形可能会导致包括面瘫、眩晕、听力下降等多种手术急性期及远期并发症。

3. 患者依从性问题有文献报道,术后不能保持耳道清洁、不能按时随访者也是听力重建手术的相对禁忌证。因为这些患儿容易出现术后感染、外耳道狭窄等并发症,影响手术疗效。

五、术前检查

1. **全身检查**　患儿首诊时,首先要仔细检查下颌骨、口腔、脊柱和眼部,除外相关的其他畸形。当耳郭再造与听力重建同期完成时,需要检查患侧耳部皮肤健康情况、发际线高度、残余耳的位置。还应评估患侧面神经功能,因为小耳畸形通常和面神经功能异常相关联。

2. **听力学检查** 根据患儿年龄可选择纯音听力检查或者 ABR 检查。

单侧小耳畸形外耳道骨性闭锁的患儿通常对侧耳的听力是正常的,但其患侧的听力一定是异常的,其可能是传导性、混合性或者感音神经性听力损失。80%~90% 的患耳都是传导性听力损失,10%~15% 会是感音神经性听力损失。Goldenhar 综合征患儿的对侧耳也可能是感音神经性听力损失或传导性听力损失。

一般来说,患侧纯音听阈的气骨导差为 40~60dB。在新生儿听力筛查时,通常采用耳声发射的方法进行听力检测,外中耳畸形的患儿是不能通过的。单侧畸形的患儿,如果健侧耳可以通过筛查,应该在生后 6~7 个月之后进行骨导 ABR 的检测,确定患侧耳听力损失的性质。如果健侧耳未通过听力筛查,应尽早行 ABR 检查以确定健侧耳的听力状况,以决定是否进行早期听力干预。

3. **影像学检查** 颞骨 CT 检查是先天性外中耳畸形患儿术前的常规检查项目,用于了解颞骨发育状况,尤其是中耳和内耳的畸形情况,以选择合适的手术适应证。对于外耳道骨性闭锁患儿,如果未达手术年龄,不建议做颞骨 CT 检查。

因为外耳道狭窄患耳容易合并有胆脂瘤形成,患儿一旦出现耳痛、耳流脓等症状,应尽早进行颞骨 CT 检查,如果无任何症状,同样延迟至手术前进行颞骨 CT 检查。

4. **其他** 目前的技术水平还无法在出生前准确诊断出先天性耳畸形,这对家长来说是一次精神创伤。所以对家庭成员的心理辅导也是一个重要的内容。家长的期望值和目前的现实情况很可能不相符,术前与家长的沟通尤为重要,要告知家长,耳郭再造术可以改善外形,但绝非完全正常。同样,听力重建术也不能使患者听力完全恢复正常。更重要的是要除外其他相关畸形,然后制订个性化的整体治疗计划。

六、手术径路的选择

小耳畸形外耳道骨性闭锁的手术从 Kiesselbach(1883)时代开始,直到 Pattee(1947)之后,有过多种手术径路,目前比较成熟的有以下几种:直入式径路(前方径路),乳突径路和鼓窦径路。

1. **直入式径路** 直入式径路(anterior approach)由 Jahrsdoerfer 在 1978 年首先报道,随后 Mattox 和 Fisch 在 1986 年也发表了关于该径路的相关工作。直入式径路,即通过闭锁板,直接到达听骨链。行前方径路手术时在耳郭后方切口切开皮肤和皮下组织,向前掀起骨膜直至颞下颌关节窝。如果颞骨鼓部发育尚可,筛区尚可辨认,可以从筛区开始磨。如果颞骨鼓部完全没有发育,颞骨表面无法辨认筛区,就从颞线水平颞下颌关节窝后方开始,向前内侧磨。用切割钻配合金刚钻头。首先定位鼓室盖,然后沿鼓室盖找到上鼓室,暴露畸形的听骨。最常见的听骨畸形为锤砧融合,而镫骨完好。小心磨去闭锁板以完全暴露、松解听骨。面神经一般都在融合听小骨的内侧,但也可能出现在中耳腔的下部和后部。术中尽量避免开放过多的乳突气房,一般再造耳道的直径要达到正常耳道宽度的 1.5 倍。

听骨链重建可以利用患儿原先的听骨,也可以利用人工听骨。用颞肌筋膜做人工鼓膜,要注意用明胶海绵或膨胀海绵压在前下方形成鼓膜与耳道的夹角。再造耳道内壁要衬有皮瓣,一般使用取自下腹部或者大腿内侧的大约 $6cm^2$,厚约 0.3mm 的裂层皮瓣,在耳道内塞入支撑物使皮瓣与耳道骨面紧密贴合,防止耳道狭窄。最后要在耳道口行耳甲腔成形,并将外耳道皮瓣和耳道口皮肤间断缝合,最后在耳道口压入抗生素敷料防止耳道口瘢痕狭窄,此类手术有一定的创伤性,现阶段,也有趋于保守的治疗方案,包括人工皮肤的取代。

这种径路最大的好处就是重建的外耳道形态最接近正常状态。它可以最大限度地减少开放的气房数,减轻术后耳道清理的频次。这点对于气化良好的乳突尤为重要。但手术难度较大,特别是在闭锁板较厚的病例中,硬化的乳突内几乎没有任何解剖标志,很难定位。易伤及内耳和面神经,造成术后高频感音神经性听力损失及面瘫。另外,再造的外耳道容易过窄。

2. 乳突径路(transmastoid approach) 这一径路的手术方式与开放性乳突根治术类似,经乳突径路伴、不伴面隐窝开放,由 Bellucci、Shambaugh 和 De La Cruz 分别报道。从颞线水平颞下颌关节后方乳突筛区开始,首先定位窦脑膜角,然后沿着找到鼓窦,最后定位外半规管和闭锁板。用金刚钻和刮匙小心将听骨与闭锁板分离。乳突轮廓化,其余步骤与直入式相同。

乳突径路解剖标志清楚,容易定位闭锁板和面神经,可顺利找到听骨,明视下把听骨链与闭锁板分离,减少了内耳及面神经的损伤,易掌握,安全。但术后遗留大的乳突腔,特别是气化型乳突,气房不易全部切除,外耳道会非常宽大,术后不易干耳,且遗留的大乳突腔,易感染。这一手术进路目前已经不再采用。

3. 鼓窦径路 鼓窦径路(tympanic sinus approach)首先由戴海江等人在 2001 年报道。这一径路介乎直入式径路和乳突径路之间,在颞下颌关节窝后缘,颞线下方,筛区前方进入,先定位鼓窦,然后确定乳突、上鼓室、听骨及面神经方位,直接向前开放鼓窦入口及上鼓室,暴露砧骨短脚,其次在其外侧定位闭锁板。然后向前向下磨除致密的闭锁板,显露中鼓室,探查整个听骨链。术中不全部开放鼓窦,不开放乳突,前壁骨质尽量磨薄。再造耳道用电钻磨光,耳道口向外开大形成一喇叭状,深部上下径不小于 1cm,前后径可达 1.2cm,耳道口直径约 1.8~2.0cm,如鼓窦外侧壁开放过大,则用备用的骨片或者骨粉修补,以避免人工鼓膜下陷,影响听骨链运动及乳突蜂房分泌物引流。耳道壁上如有较大蜂房口则用骨粉填塞,待植入人工鼓膜后,耳道植入取自大腿内侧的裂层皮片。

鼓窦径路介乎于乳突径路与直入式径路之间,优点就是解剖标志清,易掌握,安全,省时,术中较易暴露听骨及断离听骨与闭锁板融合处,减少对内耳的损伤。同时因为开放了鼓窦入口及部分鼓窦,可以增加骨性耳道宽度,增加人工鼓膜振动面积,预防耳道狭窄及移植鼓膜外侧愈合,提高远期听力效果。乳突蜂房分泌物仍可通过鼓窦鼓室从咽鼓管引流,成形后的耳道是一个近乎正常生理的通道。术中不全部开放鼓窦,不开放乳突,术后不会遗留大的乳突腔,减少感染的机会。

七、面神经畸形的前庭开窗术

前庭窗闭锁最早是 1958 年由 Hough 报道。Lambert 认为是由于面神经发育时前移至耳囊和镫骨之间,影响了前庭窗和镫骨足板的发育,前庭窗闭锁是一种罕见的畸形。

前庭窗闭锁的手术治疗比较复杂,预后结果不一,伴面神经畸形时,手术损伤面神经的风险比较大。前庭开窗术(vestibular fenestration)或外半规管开窗术(fenestration of external semicircular canal)有时会引起外淋巴瘘造成感音神经性听力损失。既往国内外文献及一些教科书认为耳畸形中镫骨足板畸形是半规管开窗的适应证,但 Jahrsdoerfer (1980)、Lambert(1990)及方耀云(1995)等的报道均认为对耳畸形患儿行前庭开窗术优于半规管开窗术,因为:①内耳开窗术较复杂,极易损伤膜迷路;②前庭开窗术疗效高于内耳开窗术;③儿童不宜行半规管开窗术,不能行前庭开窗术者或术后再次前庭窗骨性封闭者可先配戴助听器,待成年后再行内耳开窗术。赵守琴等(2003)报道对于双侧重度中耳畸形面神经低位遮住前庭窗的患儿,至少应对一侧耳的手术适应证放宽,以给患儿一次避免配戴助听器的机会。对于面神经严重下移且无前庭窗的患儿,直接在面神经上部的前庭窗龛部位开窗,或者将面神经移位后再行前庭开窗术,均取得了较好的手术疗效。此种手术突破了面神经畸形与前庭窗闭锁并存时只能行半规管开窗术的观念,扩大了前庭开窗的手术范围。

近年来,随着人工听觉植入技术的不断进步,前庭开窗术的适应证范围越来越小,更多情况下患者及术者会选择风险相对较小的人工中耳植入或骨传导植入装置如 BAHA 或骨桥来帮助改善听力。

八、听力重建手术并发症

1. 术后急性并发症

(1)术后高频感音神经性听力损失:可能是术中伤及镫骨或半规管所致。术中首先探查听骨链,预防性断开砧镫关节,预防镫骨的过度扰动,可预防术后感音神经性听力损失。

(2)面瘫:由于面神经发育和颞骨发育的密切相关性,50% 的小耳畸形患儿都同时伴有面神经走行的异常或面神经本身的畸形(如面神经多分支畸形和面神经骨管缺如),术中容易损伤面神经。文献报道其发生率可高达 8%。近年来随手术器械条件和技术水平的提高,面神经损伤的发生率大大下降至 1% 以内。冷同嘉等报道的发生率为 0.3%。

2. 术后迟发并发症

(1)外耳道狭窄或闭锁:耳道狭窄是外耳道骨性闭锁患儿术后最常见的并发症,即使外耳道口开的足够大也不能完全避免再狭窄或闭锁。Harold 报道外耳道狭窄发生率为 26%,韩东一等报道外耳道狭窄发生率为 36%,Shih 等报道外耳道狭窄发生率为 33%~60%,赵守琴等报道外耳道狭窄发生率为 18.48%。耳道狭窄的原因可能与畸形的严重程度及乳突腔用软组织填塞或外耳道植入全厚皮瓣有关。也可能与外耳道未及时清理,耳道发生湿疹或感染,耳道口瘢痕形成有关。因此,听力重建术后的患儿及其家长一定要注意耳道及耳郭卫生,定期随访清理耳道,一旦有感染发生要积极治疗。还可以在耳道口注射激素,防止瘢痕形成,同时制作硅胶耳塞,用于长时间扩张。尽量在瘢痕生成过程中给予处理。一旦瘢痕生成影响手术效果,只能再次行外耳道成形术。

(2)外耳道感染:Shih 等报道其发生率为 31%,韩东一等报道发生率为 18%,赵守琴等报道发生率不到 1%。预防外耳道感染的有效措施包括:采取直入式径路或鼓窦径路开放术腔,减少乳突气房的开放,避免术后遗留开放的乳突腔;外耳道内植入裂层皮片以加快上皮化过程,减少外耳道渗出物和感染的机会。

（3）远期听力下降：远期听力下降的主要原因是外耳道再狭窄甚至闭锁，也有一部分是由于术后外耳道皮瓣回缩，鼓膜外侧愈合，听骨链与鼓膜脱开连接所致。另外还有一部分是由于听骨再固定引起。

九、手术时机

耳畸形的听力重建手术时机很重要。除非发现外耳道狭窄合并胆脂瘤急需手术者，双侧畸形中，手术年龄一般不应小于 5 岁，通常在 6 岁左右进行以满足患儿入学的需求。因为年龄越小，外耳道狭窄等并发症的发生率会越高。单侧畸形的患者，听力重建手术可以推迟到 10 岁以后或者成年以后，此时患者心智发育比较成熟，能够理解手术的重要性和必要性，可以更好地配合手术，同时术后外耳道再狭窄的可能性会相应减小。

有关听力重建手术与耳郭再造手术顺序，两者可以同期手术，如果不能同期手术，应该先进行耳郭再造手术，再进行外耳道成形鼓室成形术。如果是外耳道狭窄伴胆脂瘤患者，则应该先行胆脂瘤切除及外耳道成形鼓室成形术，再行耳郭再造术。

（赵守琴　王丹妮）

第六节　先天性外中耳畸形伴外耳道狭窄的治疗

临床上将外耳道直径小于 4mm 定义为外耳道狭窄（stenosis of external auditory canal），可按病因不同分为先天性和继发性。先天性外耳道狭窄为胚胎发育期间第 1 鳃裂及其周围结构发育畸形所致，表现为颞骨鼓部发育不良（图 2-5-6-1）、外耳道狭窄和小鼓膜，常伴听骨链畸形。后天性外耳道狭窄则多由外伤或手术操作不当所致，表现为外耳道内瘢痕增生或病变堵塞。本节阐述先天性外耳道狭窄。外耳道成形术是常用的手术干预方法，目的是扩大狭窄的外耳道，避免或减少外耳道狭窄带来的慢性炎症以及继发外耳道胆脂瘤等问题，使重建的外耳道恢复健康状态，部分患者有条件通过同期听骨链的松解或重建提高听力。

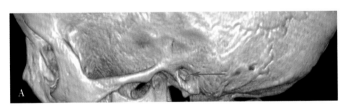
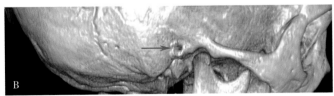

图 2-5-6-1　单侧先天性外耳道狭窄 CT 三维重建
颞骨鼓部及外耳道

A. 左侧耳道发育正常，颞骨鼓部发育正常，蓝箭示外耳道口发育正常；B. 右侧先天性外耳道狭窄及颞骨鼓部发育不良，蓝箭提示外耳道口狭窄

【术前准备】

由于相当比例的外耳道狭窄可伴发外耳道胆脂瘤,外耳道成形术前需常规行中耳乳突 HRCT 检查及听力测试。CT 检查可明确外耳道形态、是否并发胆脂瘤及骨质破坏、病变范围等情况,同时可以观察听骨链、面神经的畸形状态。常规的纯音听力测试可明确骨传导、气传导情况,以初步判断听骨链的畸形状态。若儿童年龄尚小不能配合进行纯音听力测试的,需进行骨导及气导多频稳态或听性脑干反应测试。如果有耳道内流脓、耳后红肿疼痛等炎症状态存在,通常需要先控制急性炎症后再择期进行外耳道成形术。

【手术方法】

外耳道成形术需在全身麻醉状态下进行,通常设计耳屏耳甲切口,即在耳轮脚及耳屏间切开,然后弧形转向耳甲腔后下直至骨面(图 2-5-6-2)。电钻扩大狭窄的外耳道,将外耳道扩大成直径约 1.2~1.5cm 左右垂直的状态。根据病变及听力情况决定手术是否需要继续进入鼓室腔行鼓室探查术。外耳道扩大成形后存在外耳道表面皮肤缺损,需测量缺损面积,取刃厚头皮修补外耳道皮肤缺损处。用金霉素油纱条填塞外耳道,使植皮良好贴合骨面便于存活。手术中要高度重视残存原狭窄外耳道上皮的保护,这些皮肤对维持新外耳道的健康状态至关重要。

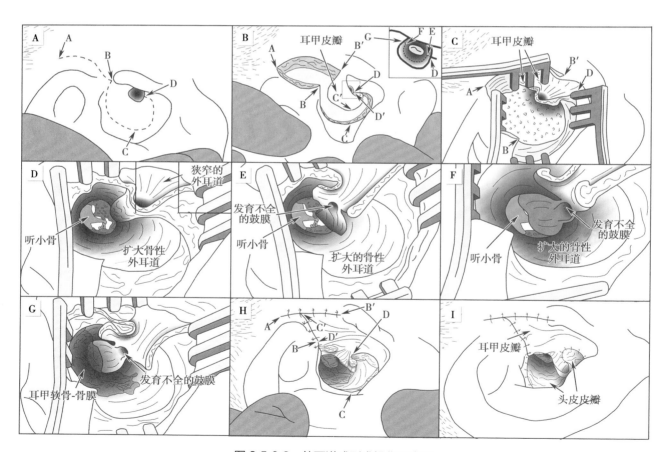

图 2-5-6-2　外耳道成形术操作示意图

A. 耳甲耳内切口(A-B-C-D);B. 通过耳甲耳内切口(A-B-C-D)和三个耳道内切口(F-G、D-E 和 E-F)形成耳甲瓣;C. 骨性耳道入口的暴露;D. 骨性耳道的扩大;E. 原耳道后 Y 形切口形成的皮瓣设计;F. 鼓膜重建;G. 软骨膜覆盖形成鼓膜后部;H. 耳甲皮瓣旋转覆盖上部缺损;I. 刃厚头皮覆盖植皮于耳道后壁皮肤缺损处

【术后处理与常见并发症防范】

1. **术后处理** 头部取皮处凡士林油纱压迫,常规 3~5 天拆除,剩一薄层凡士林油纱待头皮生长自然脱落;耳道内填塞金霉素油纱条,建议填塞时间为术后 1 个月,以便耳道植皮生长良好。若患耳提早出现耳道异味,渗液增多等情况,可在可视的情况下提早小心抽出纱条。

2. **并发症防范** ①面神经损伤,外中耳畸形患儿常伴发面神经位置异常。外耳道成形术前应仔细阅读薄层颞骨 HRCT,明确面神经的位置,特别是其与外耳道后壁,胆脂瘤病变等的关系,避免损伤面神经。②听骨链损伤,手术操作靠近听小骨的位置或探查鼓室时应该动作轻柔,精细控制动作幅度,避免损伤听骨链。③感音神经性听力损失,听骨链常有与闭锁板融合等现象,电钻的能量能通过骨性连接传至内耳,造成内耳不可逆损伤。注意术中关键部位轻柔操作。④耳道成形术后再狭窄,应将耳道直径扩大到至少 1.2cm,术后新外耳道口应用软性支撑(如棉球等)直至稳定状态,可以有效地预防皮肤回缩,避免再次狭窄。

(傅窈窈　张天宇)

第七节　先天性内耳畸形

先天性内耳畸形(congenital malformation of inner ear)亦称先天性迷路畸形(congenital malformation of labyrinth),是胚胎发育早期(胚胎期 3~23 周)基因突变、缺失或其他遗传因素,以及其母亲妊娠期间感染(病毒、细菌、螺旋体)、药物(氨基糖苷类、反应停)、理化因素(如 X 射线)等非遗传因素导致的内耳发育停止或变异,是造成先天性听力损失的重要原因。先天性内耳畸形可以单独发生,亦可伴随外耳、中耳畸形,部分病例伴有颜面器官、眼、口、齿畸形和/或伴有肢体与内脏畸形,耳部畸形仅为综合征中的部分表征。按畸形的范围和程度可分为:①非综合征型(单纯性)内耳畸形,为单纯的内耳发育障碍所致,不伴其他畸形;②综合征型内耳畸形,此类内耳畸形除伴发外耳、中耳畸形外,尚有头面部不同器官及肢体、内脏畸形相伴发生,组成不同综合征。

一、概述

【流行病学特点】

目前国内外尚无针对先天性内耳畸形的流行病学调查研究。根据国外研究报道,先天性感音神经性听力损失的病因中,HRCT 和 MRI 所能分辨出的骨性内耳畸形所致者占 20%~30%,其余为膜性畸形以及细胞水平的病理所致。

【病因】

SLC26A4 是常染色体隐性遗传基因座 4(*DFNB4*)常见的致聋基因,*DFNB4* 患儿中 50% 的内耳影像表现为前庭水管扩大。*SLC26A4* 基因突变与前庭水管扩大综合征和不完全分隔 Ⅱ 型畸形(Mondini 畸形)的发生紧密相关。

X- 连锁遗传性听力损失的 40% 是 *POU3F4* 基因突变所致。这种基因突变导致的听力损失,内耳影像上常见有内耳道异常扩大,与耳蜗和/或前庭异常相通,蛛网膜下腔与外淋巴腔直接相同,镫骨足板固定。这与不完全分隔 Ⅲ 型内耳畸形密切相关。

其他与先天性内耳畸形可能相关的基因包括 *FGF-3*、*LMX1a*、*KCNJ10*、*TBX-1* 等,但其是否会直接导致内耳畸形还需要深入研究。

【相关因素及研究进展】

戴朴等报道 PDS IVS7-2A-G 热点突变的病例中可以成为颞骨 HRCT 替代诊断工具首先诊断大前庭水管综合征。Hardys 研究发现鼠类同源基因 *Nkx5* 失活会导致严重的半规管畸形。Torres 等发现内耳中 *Pax-2* 基因突变导致耳蜗及螺旋神经节发育不全。

【临床表现】

1. 听力损失 先天性内耳畸形大多患有感音神经性听力损失,多数出生时即为重度或极重度。内耳完全不发育的 Michel 畸形,出生后即听不到任何声响。共同腔和耳蜗发育不全者多为极重度感音神经性听力损失。Mondini 畸形患儿可保留部分高频听力。单纯的前庭水管扩大出生时听力可正常,到幼年或青年时出现突发性聋或波动性听力改变。

2. 眩晕 前庭器障碍时可有眩晕或平衡失调,但较少见。大前庭水管综合征患儿受到强声刺激后可出现眩晕或眼震(Tullio 现象)。

3. 脑脊液耳漏或脑脊液耳、鼻漏 一些先天性内耳畸形如 Mondini 畸形、共同腔畸形等,在内耳和蛛网膜之间、内耳和中耳之间有先天性通道存在,可发生脑脊液耳漏或脑脊液耳、鼻漏。

二、分型

1. 非综合征性(单纯性)内耳畸形

(1)传统分类法

1)全内耳未发育型(Michel 型):属显性遗传,内耳完全不发育。镫骨及镫骨肌缺如,岩锥完全缺如者则属罕见。外耳、中耳、锤骨、砧骨及鼓膜张肌存在。有的内耳成分仅为未分化的胚胎原基,有的则为一单纯圆腔,含感觉结构的痕迹。可为单侧或双侧。此种病例,听功能及前庭功能全无。岩锥 X 线体层摄片及 HRCT 有助诊断,但难以同骨化性迷路炎相区别。

2)Mondini 型:亦属显性遗传,为耳蜗发育畸形,骨性耳蜗扁平,仅见一单曲小管,有时卷曲可达一周半或两周。Corti 器和螺旋神经节呈现各种程度的发育不全。内淋巴管及球囊扩大,内淋巴囊移位到岩锥后面的宽凹内。蜗水管不通,前庭结构亦可发育不全,有时甚至缺如或仅有部分感觉上皮。Mondini 型内耳畸形常伴发脑脊液耳、鼻漏,其所致外淋巴瘘主要在前庭窗或其附近,镫骨足板及蜗窗部位。这种畸形可仅属单侧性。颞骨 HRCT 扫描均能发现内耳骨迷路结构异常。患耳常有残余听力,前庭功能可有不同程度障碍,也可正常。

3)蜗管发育不全型:即 Alexander 型,本型属显性遗传,其特点是发育障碍,并非不发育,骨性包囊及膜性结构均有异常,程度不一,其主要表现为蜗管发育不全。如蜗管发育不良只侵及耳蜗基底回,基底周 Corti 器和神经节细胞的病变最明显,主要表现为高频听力损失;亦可侵及蜗管全长,表现为极重度听力损失,而前庭功能可能尚正常。

4)蜗管球囊发育不全性听力损失:即耳蜗球囊型或 Scheibe 型。本型为最常见的内耳畸形,多为隐性遗传,少数家庭中为伴性遗传。据近来观察,这种畸形也可为胚胎期的风疹或其他感染所致造成。而且,不论其原因为遗传或上述感染,这种病例还可有其他先天性缺陷,可为单侧性。

骨迷路发育正常。内耳上部结构(椭圆囊和膜性半规管)亦充分发育,仅下部结构(即球囊和蜗管)呈未分化的细胞堆,盖膜缩卷,内阶萎陷,前庭膜盖在未分化的细胞堆和血管纹上,血管纹和 Corti 器呈结缔组织的纤维状。球囊壁扁平,倒塌在原始的感觉上皮和位觉砂膜上。耳蜗神经纤维和神经节细胞减少。

蜗水管发育宽大,平时听力正常,一旦脑压变动,外淋巴液压力上升,即可出现蜗窗膜破裂,产生眩晕、耳鸣。部分患儿可伴有前庭水管扩大,发热、轻度头部外伤等可诱发听力下降,有的可发作眩晕,听力下降,颞骨 HRCT 检查有助于诊断。

(2)Jackler(1987)分类法(表 2-5-7-1)

表 2-5-7-1 Jackler(1987)分类法

分类	亚分类	描述
耳蜗缺失或者畸形	迷路缺失	即 Michel 畸形,无耳蜗及前庭,非常罕见
	耳蜗未发育	耳蜗缺失,前庭畸形,文献报道占 3%,较罕见
	耳蜗发育不全	耳蜗短小,前庭和半规管正常或发育不良
	鼓阶间隔发育不全	耳蜗小,耳蜗内骨间隔部分或完全缺如,前庭和半规管正常或发育不良
	共同腔	又称囊状耳蜗,耳蜗与前庭融合一腔,缺乏内部结构,半规管正常或发育不良
耳蜗正常,但前庭或前庭水管畸形	前庭-外半规管发育不完全畸形	前庭扩大,外半规管短而宽,其余半规管正常
	前庭水管扩大	前庭水管扩大,合并正常的半规管,前庭正常或扩大

(3)Seanaroglu 分类法(表 2-5-7-2)

表 2-5-7-2 Seanaroglu 分类法

分类	亚分类	描述
迷路完全未发育(Michel 畸形)		是指耳蜗、前庭、半规管、前庭水管及耳蜗水管缺如,岩骨可能发育不全,而耳囊可能发育不全或未发育
原基的耳泡		表现为没有内听道的耳囊,呈不全的毫米级的形态(圆形或椭圆形)
耳蜗未发育		是指耳蜗完全缺失
共同腔		有一囊腔代表耳蜗和前庭,但未分化成耳蜗和前庭
耳蜗外形正常的发育不全和不全分隔	不全分隔Ⅰ型(IP-Ⅰ)	耳蜗缺少整个蜗轴和阶间分隔,呈一个明显的空的囊性结构;耳蜗有接近正常的外径,伴扩张的前庭
	不全分隔Ⅱ型(IP-Ⅱ)	即 Mondini 畸形,指仅存在下面提到的三联畸形:蜗轴的尖部有缺陷、有小的扩张的前庭和大前庭水管
	不全分隔Ⅲ型(IP-Ⅲ)	指耳蜗阶内有隔,但蜗轴完全缺失
耳蜗外形异常的发育不全和不全分隔	耳蜗发育不全Ⅰ型(CH-Ⅰ型)	呈芽状耳蜗,耳蜗像一个小芽,圆形或椭圆形,从内听道伸出,内部结构严重不成形,蜗轴和阶间结构不能确定
	耳蜗发育不全Ⅱ型(CH-Ⅱ型)	呈囊样发育不全的耳蜗,耳蜗尺寸小,蜗轴和阶内分隔有缺陷,但是有正常的外形轮廓
	耳蜗发育不全Ⅲ型(CH-Ⅲ型)	为少于 2 回的耳蜗,有短的蜗轴,阶内分隔整体长度减少

续表

分类	亚分类	描述
大前庭水管		有正常的耳蜗、前庭和半规管,存在一扩大的前庭水管
蜗孔畸形		蜗孔宽度小于1.4mm可认为窝孔发育不良,当管道完全被骨质代替或在中轴位切面上没有管道时可以认为窝孔没有发育

（4）M（C）ND分类法（表2-5-7-3）

表2-5-7-3　M（C）ND分类法

英文缩写	代表内容	分类
M-IAM	内耳道（internal auditory meatus）	0-IAM 缺如 1-IAM 狭窄 2-IAM 扩大或正常
C-CNC	耳蜗神经管（cochlear nerve canal）	0-CNC 闭锁 1-CNC 狭窄 2-CNC 扩大或正常 X-CNC 未显现或无法测量
N-CN	耳蜗神经（cochlear nerve）	0-CN 不发育 1-CN 发育不良 2-CN 正常 X-CN 未显现或无法测量
D	合并其他内耳畸形	0- 合并重度畸形包括 Michel 畸形、耳蜗未发育、共同腔畸形、不完全分隔Ⅰ型（IP-Ⅰ型） 1- 合并非重度畸形包括耳蜗前庭发育不全、不完全分隔Ⅱ型（IP-Ⅱ型）、前庭水管和耳蜗水管畸形、单纯前庭畸形、单纯半规管畸形 2- 不合并耳蜗 - 前庭畸形

2. 综合征性内耳畸形　此类内耳畸形除伴发外耳、中耳畸形外,尚有头面部不同器官及肢体、内脏畸形相伴发生,构成多种综合征。常见的综合征性内耳畸形有:

（1）家族性颌面发育不全综合征（Treacher-Collins syndrome）:这是涉及头、颈部畸形的8种所谓第1鳃弓综合征的一种。为常染色体显性遗传。不少环境因素,如孕妇早期（胚胎第6~8周）维生素 A、B_2 缺乏,放疗,服用沙利度胺、奎宁等药物,均可影响胎儿发育,致发生类似畸形。其临床表现包括下睑切迹,上、下颌骨发育不全,下睑内侧部睫毛发育不良,外眦下垂使睑裂呈斜形,眼小,耳部畸形,外耳道闭锁或听小骨缺如和听力损失。上述各种畸形亦常统称为颌面部不全。听力下降为传导性或混合性。腭、颈椎、脊柱和生殖器畸形亦可相伴发生。内耳骨囊、耳蜗和前庭轻微畸形,前庭窗缺损。有感音神经性听力损失者,耳蜗顶周减缩,蜗管水肿,面神经径路异常,半规管扩大并呈盲端。

（2）耳聋 - 甲状腺肿综合征（Pendred's syndrome）:其为甲状腺肿伴发听力语言障碍的综合征,属隐性遗传。据统计,本症占隐性遗传性听力损失的10%。与见于高山地区的地方甲状腺肿和甲状腺功能低下所伴有的听力损失、白痴、呆小病（克汀病）等不同。本病的甲状腺功能正常,放射性碘检查多为正常值。本症患儿无机碘合成有机碘的过程有缺陷,服用过氯酸盐后,甲状腺释出无机碘,有机碘即显著下降。患儿生下即存在听力损失,青年期甲状腺肿大,成人时则加重。CBCT 及 HRCT 检查显示内耳呈Mondini 型畸形。病理改变有耳包囊骨化不全,镫骨固定,砧骨短脚固定,耳蜗缩成两周,蜗轴不育,无毛细胞,盖膜萎缩,耳蜗变形,螺旋神经节细胞和纤维减少,椭圆囊下部扩大且与球囊广泛交通,前庭阶内有纤维组织和新骨,球囊内亦有纤维组织。

(3) Klippel-Feil 综合征(Klippel-Feil's syndrome):有颈椎畸形,颈短,呈蹼状,后发际低垂。内耳、内耳道及中耳结构均可有不同程度畸形,镫骨足板缺损者,蛛网膜下腔与鼓室相通,可发生脑脊液耳漏。

(4) 颈 - 眼 - 耳三联征:颈 - 眼 - 耳三联征(Cerico-oculo-acoustic trias)亦称颈 - 眼 - 耳三联征,除 Klippel-Feil's syndrome 所具有的颈、内耳畸形外,尚有眼球运动障碍。

(5) Usher 综合征(Usher's syndrome):此为伴有色素性视网膜炎的综合征,属隐性遗传,但也可为伴性或显性遗传。一个家族中常有数名患儿。随着视网膜的色素沉着,视野逐渐缩小,或可发生白内障,有严重或中等度先天性感音神经性听力损失。颞骨的病理变化近似 Alexander 型内耳畸形。底周的 Corti 器萎缩,仅余上皮成分;血管纹不规则变性,有 PAS 阳性反应的结石和包涵体;迷路血管终支萎缩。

(6) Waardenburg 综合征(Waardenburg's syndrome):表现为额部白化、鼻根增宽、听力损失,本症约占先天性听力损失的 1%~7%。属不完全性显性遗传;也可为隐性或隐性伴性遗传。其主要特点为内眦和泪点向外侧移位(100%),鼻根扁平(75%),眉毛过多(50%),睑裂狭小,虹膜部分或全部异色(25%),额上一束头发白化(20%),先天性听力损失(25%)。听力损失有时于年长后出现,听力可为全部丧失到仍有高频听力的中度下降。前庭功能低下。体层摄片、HRCT 检查可见骨性结构改变,内耳发育不全。内耳病理主要是 Corti 器缺损,血管纹萎缩,螺旋神经节细胞减少。动物实验证实,基因的作用可影响胚胎的神经嵴,而色素细胞和神经节原基都从神经嵴发育。因此,原始的神经嵴异常,即反映到螺旋神经的分化和色素改变。

(7) 先天性成骨不全症(Ven der Hoeve's syndrome):属于先天性骨质构造缺陷,表现为蓝色巩膜,临床性耳硬化(镫骨足板固定)极容易发生多处长干骨骨折,听力损失表现为进行性传导性听力损失,累及双耳。

(8) 耳聋 - 掌跖皮肤角化综合征:其特点为先天性听力损失,全身皮肤过度角化,并可发展为棘状角质突起。毛发稀少,甚至缺如,皮肤干而粗糙。内耳变性,盖膜蜷缩成圆或长圆形,外罩一层单细胞层。球囊壁塌陷在变性的球囊斑上。Corti 器有散在性变性。

(9) Jervell-Lange-Nielsen 综合征(Jervell-Lange-Nielsen syndrome):这是一种极为少见的隐性遗传性听力损失,其主要特点为听力损失、心电图异常和昏倒发作,常在儿童期暴亡,也有活至成年者。心电图的 Q-T 间期延长,提示心肌极性恢复缓慢。心脏的病理局限于窦房结及其动脉和传导系统的浦肯野纤维。颞骨病理为椭圆囊及球囊的感觉上皮萎缩,前庭膜粘贴在萎缩的血管纹表面。后者有许多 PAS 阳性的沉积物。盖膜蜷缩至内沟或螺旋缘上,或埋在变性的 Corti 器残堆内。

【听力学检查】

对听力损失儿童常规进行,包括纯音测听、ABR、耳声发射、听觉多频稳态和声导抗等检查,明确听力损伤类型及听力损伤严重程度。

【影像学检查】

内耳畸形可发生于骨迷路和膜迷路的任何部分,其中约 20% 为骨迷路畸形,80% 为膜迷路畸形。膜迷路畸形发生在细胞水平,迷路解剖形态可无异常改变,影像学检查无法显示。骨迷路畸形因其特有的形态学异常可被 CT 及 MRI 等影像学诊断。目前,多排螺旋 CT 和高场强 MR 的三维扫描技术都得到了长足的发展。CT 可采用 MPR(多平面重建)、VRT(容积再现)和 VE(仿真内镜)等重建技术更加直观地显示内耳畸形的整体结构和迷路腔及内耳道情况。MR 3D 成像技术(3D-FIESTA 序列或 3D-CISS 序列))进行内耳水成像,重建膜迷路三维图像,更加直观显示内耳畸形,内耳道矢状位和垂直内耳道的斜矢状位来显示听神经发育情况。

关于内耳畸形的分型标准并不统一,人们普遍接受的是 Jackler 和 Levent 等提出的分类方法。Jackler 等人于 1987 年提出耳蜗畸形分为迷路缺如、耳蜗未发育、耳蜗发育不全、不完全分隔型(Mondini 型)和共同腔型。随着影像技术的快速发展,多排螺旋 HRCT 和三维 MR 成像能更清晰地显示内耳和听神经等精细解剖结构,这些检查方法的进步使人们对内耳畸形的认识不断深入,特别是近年来开展人工耳蜗植入手术使临床医师对内耳畸形的形态学表现更加重视,Jackler 等的分类方法已经不能完全满足临床的需要。为此,Sennaroglu L 等于 2002 年在 Jackler 的基础上提出了新的、更细致的分类方法,并于 2017 年进行了更新。本部分的内耳畸形也是以 Sennaroglu L 的分类方法为主进行阐述。

三、耳蜗畸形

耳蜗畸形按照严重程度降序排列依次为:Michel 畸形、耳蜗未发育、共同腔畸形、Ⅰ型分隔不全、耳蜗发育不良和Ⅱ型分隔不全。

(一) Michel 畸形

Michel 畸形(Michel's dysplasia),也称米歇尔畸形,是内耳发育畸形中最严重的一种,由 Michel 于 1863 年首先描述,表现为内耳完全未发育。某些病例颞骨岩部也未发育。非常少见,在内耳畸形中所占比例不到 1%,属常染色体显性遗传,妊娠第 3 周听基板的分化受阻所致。常伴有其他器官的畸形和智力发育障碍。外耳和中耳发育可以正常。患儿出生时即表现为极重度感音神经性听力损失,患侧听功能和前庭功能全无,助听器无效,是人工耳蜗植入的绝对禁忌证。目前,对 Michel 畸形尚无有效的治疗方法。

【影像学表现】

颞骨 HRCT 是首先检查方法。MRI 中 T_2WI 可见迷路区没有正常内耳迷路液体高信号影。内耳结构完全未发育。HRCT 示颞骨岩部无耳蜗、前庭、半规管等内耳结构显示,被骨质取代。MRI 中 T_2WI 示迷路区没有正常迷路淋巴液高信号影。轻度 Michel 畸形,岩尖存在,中耳正常,内耳道正常或发育不良(图 2-5-7-1)。重度 Michel 畸形,岩尖缺如,内耳道发育不良或缺如,中耳异常,听小骨缺如或融合。

【鉴别诊断】

骨化性迷路炎:HRCT 图像上,Michel 畸形应注意与脑膜炎所致的骨化性迷路炎相鉴别,后者可以观察到一定大小和高密度的耳囊影,前者耳囊完全缺失。

(二) 耳蜗未发育

耳蜗未发育(cochlea aplasia)少见,仅占耳蜗发育畸形的 3%。胚胎时期第 3 周末发育障碍所致。患儿完全没有听功能。

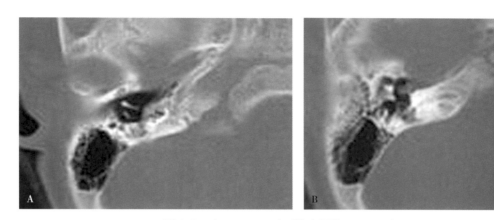

图 2-5-7-1 Michel 畸形的水平位 HRCT 表现

A. 示右侧内耳结构和内耳道完全缺如;B. 相邻层面也未见内耳结构,岩锥、中耳结构尚在

【影像学表现】

颞骨 HRCT 是首先检查方法。颞骨 HRCT 示颞骨迷路区完全不见耳蜗结构,水平半规管和前庭融合(图 2-5-7-2A)。磁共振 T₂WI 和 3D 内耳水成像上显示正常耳蜗结构缺如。T₂WI 示迷路区不见高信号耳蜗影,水平半规管和前庭融合(图 2-5-7-2B~D)。

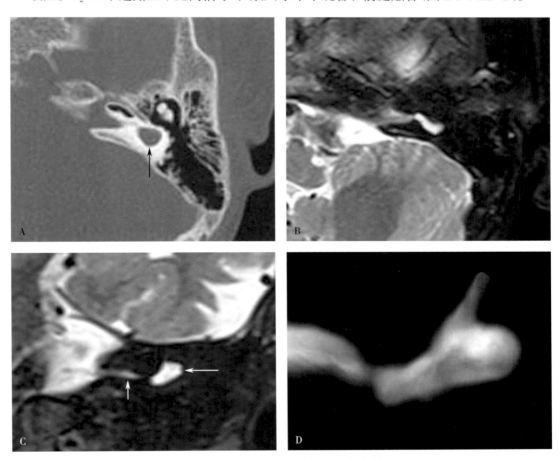

图 2-5-7-2 耳蜗未发育的影像学表现

A. 颞骨 HRHRCT 水平位图像示左侧岩锥内耳蜗结构完全缺如,内耳道远端狭窄,前庭与水平半规管融合呈囊状(黑箭);B. 水平位 MRI T₂WI 示耳蜗区耳蜗结构缺如;C. 冠状位 MRI T₂WI 示左侧内耳道狭窄(短白箭),耳蜗结构缺如,前庭与水平半规管融合(长白箭);D. MR 内耳 3D 成像直观显示左侧耳蜗完全缺如,前庭与水平半规管融合,后半规管缺如

【鉴别诊断】

耳蜗未发育需要与骨化性迷路炎鉴别,可通过评测内耳道前耳囊骨质大小的方法帮助鉴别,耳蜗未发育者耳囊缺失,而骨化性迷路炎有浓密的正常大小的骨囊影。

(三) 共同腔畸形

共同腔畸形(common cavity deformity)为胚胎发育第 4 周时发育停止所致,此时,听板已分化成"听囊"期,但耳蜗、前庭和半规管始基尚未形成,Corti 器已分化,但神经细胞稀少或缺如。依赖存在的听神经细胞数量,患儿可有部分听力,人工耳蜗植入治疗有效。

【影像学表现】

颞骨 HRCT 是首先检查方法。MRI 中 T_2WI 可显示耳蜗与前庭融合成大囊腔结构,腔内无结构,为液体高信号影。可以选择 3D-CISS、3D-FIESTA 等序列进行水成像,观察内耳道及听神经发育情况。

HRCT 检查和 MRI 检查均可见耳蜗与前庭融合成一腔,缺乏内部结构,表现为颞骨岩部圆形或椭圆形囊状结构,囊内无结构,为液体密度或信号(图 2-5-7-3)。有时中间有一骨性分隔将耳蜗和前庭分成相连的两个腔,耳蜗内无螺旋板结构。

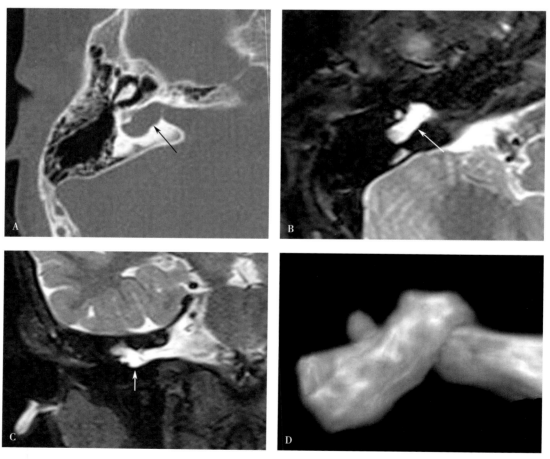

图 2-5-7-3 共腔畸形的影像学表现

A. 颞骨 HRCT 水平位图像示右侧耳蜗与前庭融合成一囊腔(黑箭);B. 水平位 MRI 示右侧耳蜗与前庭融合成一高信号囊腔(白箭),无法区分;C. 冠状位 MRI 示右侧耳蜗与前庭融合成一高信号囊腔(白箭),无法区分;D. MR 内耳 3D 成像直观显示右侧耳蜗与前庭融合成共同腔

（四）Ⅰ型分隔不全

Ⅰ型分隔不全（incomplete partition type Ⅰ, IP-Ⅰ）也称囊状耳蜗 - 前庭畸形，是胚胎第 5 周发育障碍所致。

【影像学表现】

颞骨 HRCT 是首先检查方法。3D MRI 可显示耳蜗螺旋情况。整个耳蜗为囊腔，内无蜗轴和骨嵴（图 2-5-7-4A），常伴有囊状扩张的前庭（图 2-5-7-4B）。耳蜗可以辨认，但只有一周或不足一周。

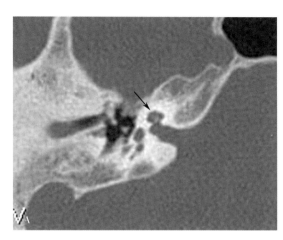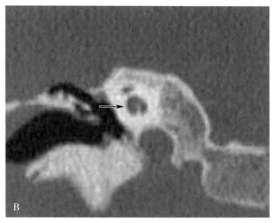

图 2-5-7-4　耳蜗不完全分隔Ⅰ型的水平位 HRCT 表现

A. 示右侧耳蜗呈囊腔样结构，内无蜗轴和骨嵴（黑箭）；B. 下方层面图像示前庭扩大（黑箭）

（五）耳蜗发育不全

耳蜗发育不全（cochlea hypoaplasia）使胚胎第 6 周发育障碍所致，约占耳蜗发育异常的 15%。组织学上表现为小耳蜗伴耳蜗轴或其他耳蜗内结构缺失。

【影像学表现】

颞骨 HRCT 是首先检查方法。MRI 中 T₂WI 可显示发育短小的耳蜗结构。HRCT 和 MRI 表现为耳蜗和前庭相互可区分，但耳蜗发育短小，内腔无扩大，螺旋少于 2 周，可表现为从内耳道发出的不同大小的突起样结构（通常 1~3mm）（图 2-5-7-5）。前庭常常扩大并伴有半规管畸形。

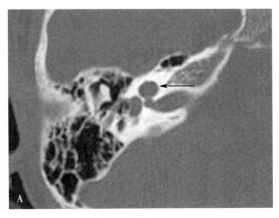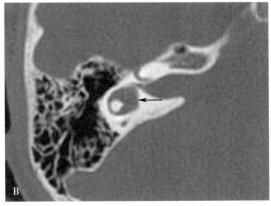

图 2-5-7-5　耳蜗发育不全的 HRCT 示右侧耳蜗发育短小，表现为从内耳道突起的芽状结构（黑箭）

A. 水平位；B. 冠状位

（六）Ⅱ型分隔不全

Ⅱ型分隔不全（incomplete partition type Ⅱ,IP-Ⅱ）即 Mondini 畸形,Carlo Mondini 在 1791 年首选报道。Mondini 畸形是最常见的耳蜗畸形,为胚胎第 7 周停止发育所致。大体病理显示耳蜗发育 1.5 周,骨性螺旋板及蜗轴缺如,中间圈和顶圈融合为一个囊腔,两者之间无间隔。患儿表现为先天性感音神经性听力损失,常为双侧。由于耳蜗基底圈发育正常,所以高频听力往往得以保留,主要为低频听力损失。

【影像学表现】

颞骨 HRCT 是首选检查方法。T₂WI 和内耳水成像可以显示迷路和听神经情况。螺旋 HRCT 三维重建（VRT）和 MR 采用 3D-FIESTA、3D-CISS 序列进行内耳水成像,可以直观显示耳蜗全貌。

耳蜗底周可见,中间圈和顶圈融合成一个囊腔,蜗轴轻度或中度发育不全;可伴前庭水管或前庭扩大、半规管发育不良或内耳道发育不良（图 2-5-7-6）。

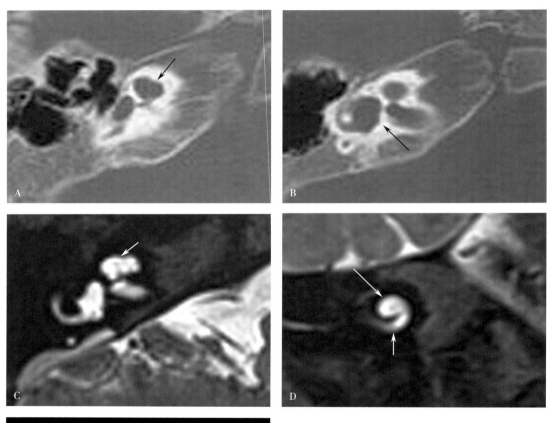

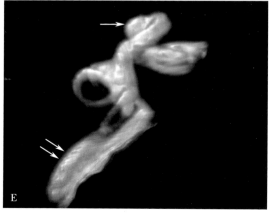

图 2-5-7-6 耳蜗不完全分隔Ⅱ型（Mondini 畸形）的影像学表现

A. 颞骨水平位 HRCT 示右侧耳蜗顶周和中周融合（黑箭）;B. 颞骨水平位 HRCT 示右侧前庭扩大（黑箭）;C. 水平位 MRI 中 T₂WI 示右侧耳蜗顶周和中周融合呈囊状高信号影（白箭）;D. 水平位 MRI 中 T₂WI 示右侧耳蜗底周正常（短白箭）,顶周和中周融合呈囊状高信号影（长白箭）;E. MR 内耳 3D 成像直观显示耳蜗仅见一圈半（白箭）,右侧前庭偏大,右侧内淋巴囊扩大（双白箭）

（七）耳蜗不完全分隔Ⅲ型

耳蜗不完全分隔Ⅲ型（incomplete partition type Ⅲ，IP-Ⅲ）IP-Ⅲ畸形为非综合征型X-连锁遗传性听力损失的一种，即 DFNX2，致病基因为 POU3F4 基因。IP-Ⅲ畸形较为少见，以男性为主，临床特征为混合性听力损失伴镫骨手术时脑脊液井喷，并具有特征性的影像学表现。

【影像学表现】

颞骨 HRCT 是首选检查方法。MRI 中 T$_2$WI 和内耳水成像可以显示迷路和听神经情况。IP-Ⅲ畸形均表现为双侧畸形，且双侧形态大致对称。其 HRCT 特征表现为内耳道底膨大、耳蜗蜗轴完全缺失但耳蜗各旋之间分隔基本存在、耳蜗与内耳道底呈现直接相通、内耳周围骨性包壳变薄（图 2-5-7-7），可伴有面神经管迷路段扩大、前庭上神经管扩大、单孔扩大及前庭水管扩大，也可伴有前庭半规管异常、前庭窗及蜗窗发育不良及镫骨畸形或镫骨足板增厚等。MRI 提示蜗神经及前庭神经均存在。

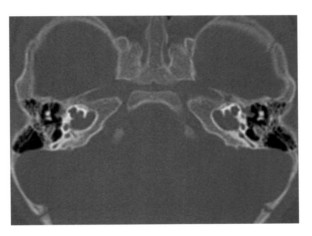

图 2-5-7-7　耳蜗不完全分隔Ⅲ型的水平位 HRCT 表现
示内耳道底膨大、耳蜗蜗轴完全缺失，但耳蜗各周之间
分隔基本存在、耳蜗与内耳道底呈现直接相通

四、前庭畸形

前庭畸形（vestibular dysplasia）包括 Michel 畸形、共同腔畸形、前庭缺如、前庭发育不全和前庭扩大。其中，前庭扩大是最常见的前庭畸形。正常前庭最大横径不超过3.2mm。若前庭水平位左右径超过3.4mm，冠状位左右径超过3.2mm，且临床上有感音神经性听力损失，可诊断前庭扩大畸形。

【影像学表现】

颞骨 HRCT 是首选检查方法。T2WI 和水成像也可显示前庭发育异常。Michel畸形、共同腔畸形影像学表现详见耳蜗畸形章节。前庭扩大在 HRCT 或 MRI T$_2$WI 表现为前庭腔增宽（图 2-5-7-8），水平位上前庭左右径超过3.4mm，冠状位左右径超过3.2mm。前庭发育不全可表现为前庭发育短小。前庭缺如则表现为正常前庭结构缺如，被骨质结构取代。

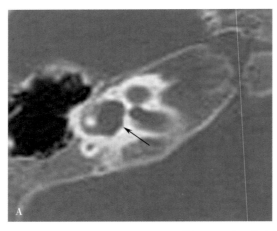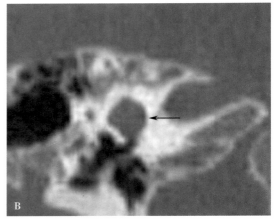

图 2-5-7-8　前庭扩大的 HRCT 表现

A. 水平位图像示右侧前庭扩大(黑箭),合并水平半规管短小;B. 冠状位图像示右侧前庭扩大(黑箭)

五、半规管畸形

　　半规管畸形(semicircular canal dysplasia)中,外半规管畸形最常见。大约 40% 的耳蜗畸形病例同时有外半规管畸形。少数情况下外半规管畸形可以单独存在。外半规管 - 前庭畸形(vestibule-lateral semicircular canal dysplasia)是半规管畸形的一个亚型,最为多见,除外半规管短、粗外,还合并前庭扩大。单纯的后半规管缺如或发育不良可见于 Waardenburg 综合征和 Alagille 综合征,半规管发育不全或未发育也可见于 CHARGE 综合征。半规管畸形大多数情况下表现为半规管短粗,呈半圆盘形;少数情况下呈现为小突起。外半规管畸形的发生率大于后半规管和前半规管,是由于外半规管发育较晚,在胚胎第 6~8 周发育障碍所致。患儿多无临床表现,HRCT、MR 检查时偶然发现。

【影像学表现】

　　颞骨 HRCT 是首先检查方法。MR T$_2$WI 和水成像也可显示半规管发育异常。半规管畸形主要表现为半规管的增宽、变短或缺如,前者在 HRCT 和磁共振 T$_2$WI 上的典型表现是与前庭相通的宽、短的囊腔(图 2-5-7-9),半规管骨岛变小或消失(图 2-5-7-10);后者常伴前庭畸形,可表现为前庭较小或扩大,部分或全部半规管缺如(图 2-5-7-11)。外半规管 - 前庭畸形时,可见前庭扩大,与外半规管融合,半规管骨岛消失(图 2-5-7-12)。部分病例可见半规管长度正常,但管腔狭窄,骨岛内见低密度区(图 2-5-7-13)。

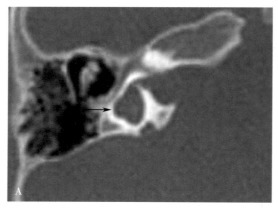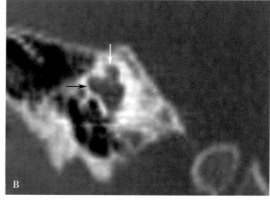

图 2-5-7-9　外前半规管发育不良的 HRCT 表现

A. 水平位图像示右侧外半规管短小(黑箭);B. 冠状位图像示右侧外半规管(黑箭)和前半规管短小(白箭)

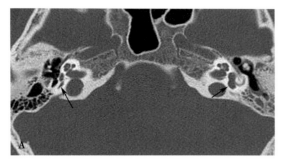
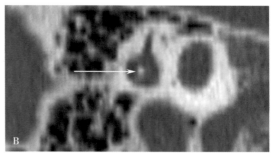
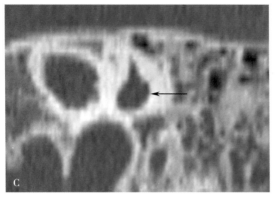

图 2-5-7-10 后半规管发育不良的影像学表现

A. 颞骨 HRCT 水平位图像示双侧后半规管发育不良,右侧后半规管短小(长黑箭),左侧后半规管短粗,呈囊状(短黑箭);B. 多平面重建显示右侧后半规管骨岛明显变小(白箭);C. 多平面重建显示左侧后半规管呈一囊腔样结构(黑箭)

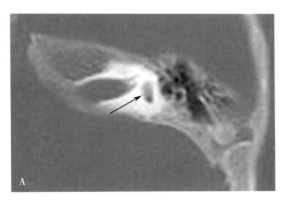
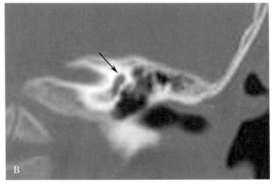

图 2-5-7-11 半规管缺如的 HRCT 表现

A. 水平位图像示左侧前庭发育小(黑箭),前庭层面水平半规管及后半规管缺如;B. 冠状位图像示左侧前半规管及水平半规管缺如,前庭较小(黑箭)

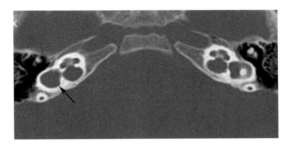

图 2-5-7-12 外半规管 - 前庭畸形的水平位 HRCT 表现

示右侧前庭扩大与外半规管完全融合,呈一囊腔样结构(黑箭),左侧前庭及外半规管形态正常

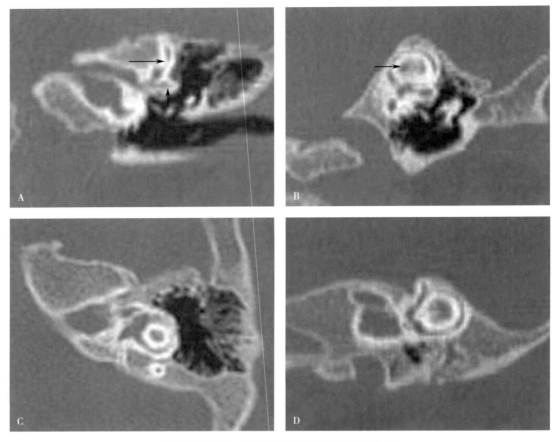

图 2-5-7-13　半规管管腔狭窄的影像学表现

A. 冠状位 HRCT（内耳道层面）图像示左侧前半规管（长黑箭）、外半规管官腔变细（短黑箭）；B. MPR 显示左侧前半规管管腔变细，骨岛内见低密度灶（黑箭）；C. MPR 示左侧前半规管管腔变细，骨岛内见低密度灶；D. MPR 示左侧后半规管管腔变细，骨岛内见低密度灶

六、前庭水管畸形和蜗水管畸形

（一）前庭水管扩大

前庭水管扩大（enlarged vestibular aqueduct），也称大前庭水管综合征（large vestibular aqueduct syndrome，LVAS）或大内淋巴囊畸形（LESA），是目前最常见的内耳畸形，一般多双侧发病。胚胎发育在第 5 周（前庭水管延伸、变细之前）受阻，将导致 LVAS 的发生。通常患儿出生一两年内听力正常，多在婴幼儿期出现渐进性和波动性的听力下降。也有直到十几岁时才出现，少数出现在青春期或成年以后。听力损失多为双侧性，变化范围较大，可以从轻度到极重度，严重者可以有语言障碍。

【影像学表现】

HRCT 和 MRI T$_2$WI 均能清晰显示前庭水管扩大，但 HRCT 无法显示内淋巴囊改变，当需显示内淋巴囊情况时，MRI 为首选检查方法。

正常成人的前庭水管（VA）位于颞骨的封闭骨管内，自前庭的内侧壁向后下方延伸，开口于颅后窝岩骨的后面，内耳道后方，似一个倒转的 J 形。正常成人前庭水管的宽度不超过 1.4mm，一般前庭水管的直径（总脚到开口之间中点宽度）>1.5mm 确定为前庭水管扩大，也有人认为前庭水管开口 >2mm 可确定为前庭水管扩大。在临床工作中，我们一般以导水管中点直径 >1.5mm 或与总脚相通作为诊断标准。HRCT 上可见双侧前庭水管开口呈喇叭口状扩大,直径 >1.5mm 或与总脚相通(图 2-5-7-14A)。MRI 表现为内淋巴囊扩大(一般为双侧),诊断标准为内淋巴囊骨内部分 >1.5mm 或内淋巴囊骨外部分(硬脑膜部分)>3.8mm,MRI 上可见淋巴囊呈三角形、囊状或条形扩大,贴附于小脑半球表面(图 2-5-7-14B~C)。

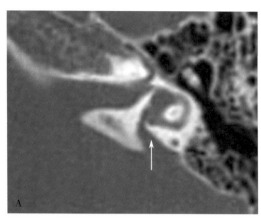
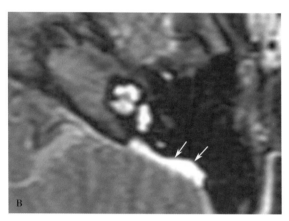
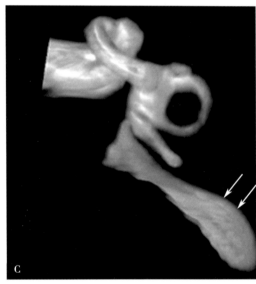

图 2-5-7-14　大前庭水管综合征的影像学表现
A. 颞骨 HRCT 水平位(外半规管层面)图像示左侧前庭水管开口呈喇叭口样扩大(白箭);B. MRI 水平位 T₂WI 示左侧内淋巴囊扩大(双白箭);C. MRI 内耳水成像直观显示左侧内淋巴囊扩大与前方扩大前庭水管相连,耳蜗顶周与中周融合变小(双白箭)

（二）蜗水管扩张

蜗水管畸形主要是蜗水管扩张(enlarged cochlear aqueduct),很少见。常无临床症状,可偶然发现,一般认为没有临床意义。

七、内耳道及听神经发育畸形

（一）内耳道发育畸形

内耳道发育畸形(malformation of the internal auditory canal)主要包括内耳道缺如、内耳道狭窄或扩大。常见的是内耳道狭窄,可伴有或不伴其他畸形。正常内耳道前后径宽度约 4~6mm,上下径宽度约 3~5mm。内耳道直径小于 2mm 为内耳道狭窄,可能伴有蜗神经发育不良或未发育。先天发育的内耳道扩大并不多见,如果内耳道宽度 >6mm,听力正常,则考虑正常变异。当内耳道直径大于 10mm,并伴有内耳畸形时,作为独立的因素考虑,其与听力水平无关。内耳道扩大的意义在于其与自发性脑脊液漏和镫骨手术井喷有关。先天性镫骨固定行镫骨切除术前应常规进行 HRCT 检查,若内耳道扩大,尤其是其外侧与内耳间的部分扩大时,是镫骨手术的禁忌证。内耳道底发育不良,构成外淋巴与内、中耳的异常通道,可引起脑膜炎及脑脊液耳漏或鼻漏。要注意当双侧内耳道不对称性扩大时,要通过增强 HRCT 或 MRI 排除内耳道存在听神经瘤等占位性病变时,才能考虑为发育异常。

【影像学表现】

内耳道缺如时,在 HRCT 可见颞骨岩尖区内耳道结构完全缺如,为骨质密度取代(见 Michel 畸形图 2-5-7-1)。MRI T$_2$WI 不见内耳道脑脊液高信号影。内耳道狭窄在 HRCT 或 MRI 上表现为内耳道直径小于 2mm(图 2-5-7-15),内耳道极度狭窄,小于 1mm 时,很可能伴有听神经发育畸形,要结合 MRI 观察蜗神经发育情况。内耳道增宽在 HRCT 或 MRI 上表现为内耳道非对称性扩大(图 2-5-7-16),宽度 >6mm,甚至在 1cm 以上,常伴有其他内耳畸形。内耳道底发育异常时,可见骨性分隔异常,蜗神经孔扩大(图 2-5-7-17 A~C)或狭窄、闭锁(见听神经发育畸形)。

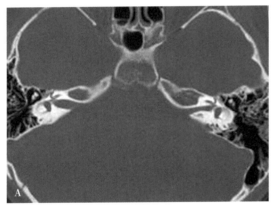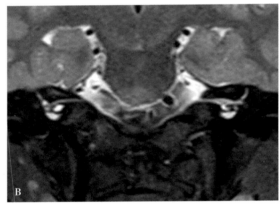

图 2-5-7-15 内耳道狭窄的影像学表现

A. 颞骨 HRCT 水平位图像示左侧内耳道狭窄,右侧内耳道正常;

B. MRI 水平位 T$_2$WI 示双侧内耳道狭窄,右侧内耳道极度狭窄

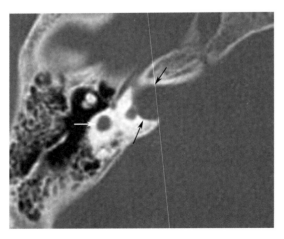

图 2-5-7-16 内耳道增宽的水平位 HRCT 表现(内耳道层面)

示右侧内耳道增宽(黑箭),约 10mm,右侧前庭呈小囊状结构(白箭)

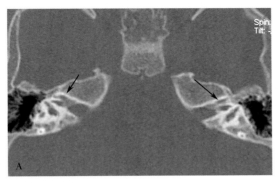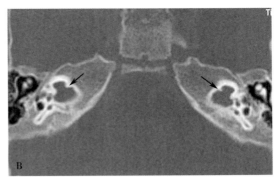

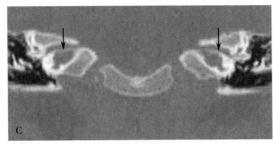

图 2-5-7-17　内耳道底畸形的 HRCT 表现
A. 水平位图像示双侧内耳道见较长骨性分隔,内耳道底呈分叉样改变(黑箭);B. 水平位图像示双侧蜗神经孔扩大(黑箭);C. 冠状位图像示双侧内耳道内较长骨性分隔(黑箭)

【影像检查方法选择】

HRCT 能反映内耳道形态改变,无法观察听神经发育情况。当 HRCT 上发现内耳道狭窄,特别是直径 1~2mm 范围时,可能伴有蜗神经发育不良或未发育,MRI 内耳道神经成像,能帮助确定蜗神经发育情况。内耳道底发育异常,可见骨性分隔异常,蜗神经孔扩大或狭窄、闭锁。

(二) 听神经发育畸形

听神经发育畸形(aplasia and hypoplasia of the vestibulocochlear nerve)包括前庭蜗神经缺如和发育不良。听神经缺如常伴有内耳道狭窄,但不是所有听神经缺如都伴有内耳道狭窄。当胎儿期第 9 周时,如蜗神经缺如,内耳道会形成异常狭窄;当内耳道形成后发生宫内或围产期损伤,造成蜗神经缺如或发育不良时,则可不伴有内耳道狭窄。双侧蜗神经缺如是人工耳蜗植入的绝对禁忌证,这类患者应选择人工脑干听觉植入。

听神经发育畸形包括蜗神经和 / 或前庭神经发育不良,以蜗神经发育不良最多见,也可为蜗神经和前庭神经同时发育不良。蜗神经发育不良(cochlear nerve dysplasia,CND)是指第Ⅷ对脑神经的蜗支在内耳 MRI 上表现为缺失或细小,包括蜗神经先天部分或完全未发育和后天各种原因导致的退行性变。缺失为蜗神经在 MRI 横轴面、冠状位或斜矢状位上均未显示,细小则为蜗神经直径显著小于同侧的面神经或前庭上、下神经或者显著小于对侧的蜗神经。CND 常伴有内耳畸形和内耳道狭窄,部分内耳和内耳道形态正常。

MRCT 无法直接显示蜗神经,但可观察蜗神经孔的发育情况。蜗神经孔为内耳道底通往耳蜗底的骨性通道。Fat terpekar、孟庆玲、王冰等报道正常蜗神经孔参考值分别为(2.13 ± 0.44)mm、(2.20 ± 0.3)mm 和(2.05 ± 0.39)mm。蜗神经孔狭窄或封闭的诊断标准:以横轴面原始图像测量蜗神经孔宽度,垂直于蜗轴的内耳道底部蜗神经孔内缘的连线 ≤ 1.5mm 视为狭窄,该区域未见蜗神经孔或呈骨性密度视为封闭。蜗神经孔狭窄或封闭高度提示蜗神经发育不良。

【影像学表现】

MRI 为首先检查方法,能直接显示蜗神经形态。HRCT 虽能显示蜗神经孔和内耳道发育情况,但无法直接显示蜗神经情况,部分听神经发育畸形患者内耳道或蜗神经孔可正常,此时只有 MRI 检查才能发现听神经发育是否异常。MRI 可采用 3D-CISS 序列进行垂直和平行内耳道的小视野靶扫描,显示蜗神经情况。

蜗神经孔发育不良,HRCT 可见蜗神经狭窄或闭锁,狭窄为≤ 1.5mm(图 2-5-7-18),蜗神经孔仿真内镜成像可见蜗神经孔呈小圆形,无螺旋外形。蜗神经孔闭锁,即蜗神经孔区域未见蜗神经孔或呈骨性密度(图 2-5-7-19),VE 图像上无蜗神经显示。MRI 垂直内耳道的斜矢状位内耳成像可显示正常内耳道内 4 根神经,依次为面神经(前上)、蜗神经(前下)、前庭上神经(后上)和前庭下神经(后下)(图 2-5-7-20)。当前庭蜗神经缺如,内耳水成像可见垂直内耳道的斜矢状位显示内耳道内蜗神经缺如(图 2-5-7-21),或仅有一条神经,蜗神经、前庭上神经和前庭下神经缺如(图 2-5-7-22)。蜗神经发育不良表现为蜗神经细小,小于同侧内耳道内面神经或和对侧内耳道内蜗神经。HRCT 或 MRI 示内耳道可狭窄(≤ 2mm)或正常。

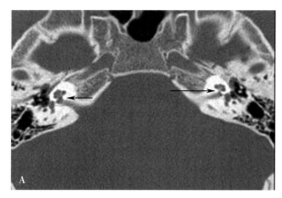
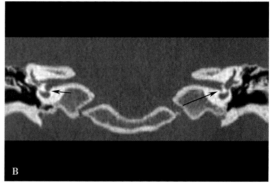

图 2-5-7-18 蜗神经孔狭窄的 HRCT 表现(内耳道层面)
示左侧蜗神经孔狭窄(长黑箭),右侧正常(短黑箭)
A. 水平位;B. 冠状位

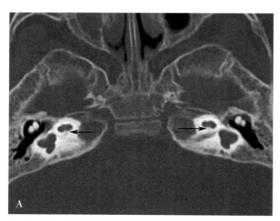
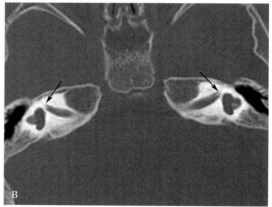
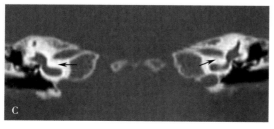

图 2-5-7-19 蜗神经孔闭锁的 HRCT 表现
A. 水平位图像示双侧蜗神经孔缺如,为骨性密度封闭(黑箭);B. 水平位图像(上方内耳道层面)示双侧内耳道 Bill 垂直嵴短小(黑箭);C. 冠状位图像示双侧蜗神经孔缺如(黑箭),内耳道内镰状嵴缺如

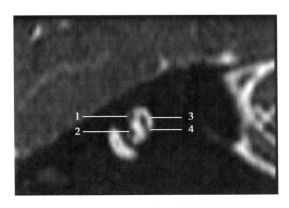

图 2-5-7-20 垂直内耳道的斜矢状位
MR 内耳成像(3D-CISS 序列)
示内耳道内正常 4 根神经:前上方为 1- 面神经,前下方为
2- 蜗神经,后上方为 3- 前庭上神经,后下方为 4- 前庭下神经

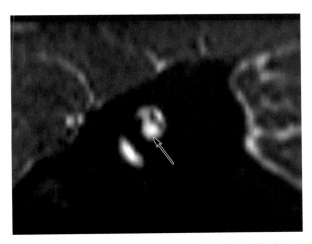

图 2-5-7-21 蜗神经缺如的垂直内耳道的斜矢状位 MR
内耳成像(3D-CISS 序列)
示内耳道底蜗神经缺如(黑箭),其余三根神经正常

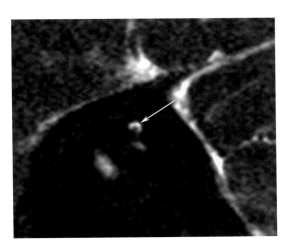

图 2-5-7-22 听神经缺如的垂直内耳道的斜矢状
位 MR 内耳成像(3D-CISS 序列)
示狭窄内耳道内蜗神经、前庭上、下神经均缺如,
仅存面神经(白箭)

【治疗】

根据听力损失的性质和程度,可分别采用下列方法:

1. 传导性听力损失者,如 Ven der Hoeve 综合征的致聋原因为镫骨足板固定,该病可以通过镫骨手术或内耳开窗术治疗,以获得接近正常的听力。

2. 中、重度感音神经性听力损失,多为高频听力损失严重,低频听力有不同程度残存,可选配合适之助听器,以补偿听力损失。

3. 重度及极重度感音神经性听力损失,听阈达 85~90dB 以上、用助听器无法补偿者,可进行鼓岬电刺激检查,了解螺旋神经节功能状况,部分病例可建议行人工耳蜗植入治疗,只要耳蜗有发育,即可行人工耳蜗植入术,对于耳蜗未发育的患儿,听觉脑干植入也在逐步的探索中。

4. 内耳畸形合并脑脊液耳 / 鼻漏的患儿如有脑膜炎发作,需待病情稳定后尽早手术修补漏孔,鼓室探查修补术是目前防止脑膜炎反复发作的有效方法。

【随访和预后】

耳蜗结构异常(包括内耳畸形和耳蜗骨化)曾经是人工耳蜗植入的禁忌证,但随着植入技术的不断提高,此类患儿的耳蜗植入效果也越来越受到肯定。文献长期随访报道进行人工耳蜗植入的内耳畸形患儿的言语识别率比术前配戴助听器的效果要好得多。我国最新的 Meta 分析显示,对于内耳畸形患儿行人工耳蜗植入后,Mondini 畸形组、大前庭水管组以及合并畸形组在术后并发症、电极阻抗值、行为反应 T 值、听觉能力、言语识别率等结果均显示实验组与对照组差异无统计学意义。经严格的术前听力和影像学评估、术中积极处理及术后正规康复训练,只要人工耳蜗植入的适应证明确,内耳畸形术后患儿可达到耳蜗发育正常患儿的人工耳蜗植入效果,且术后调试的各指标可参考内耳结构正常的患儿的数值。

(杨 军 沙 炎)

第六章
耳部其他畸形

耳部还可常见其他畸形，与胚胎时第 1、2 鳃弓形成过程中受到影响有关，如副耳、耳前瘘管以及第 1 鳃裂畸形（瘘管和囊肿）。本章分述耳前瘘管和第 1 鳃裂畸形（瘘管和囊肿）。

第一节　耳前瘘管

先天性耳前瘘管（congenital preauricular fistula）是一种常见的先天畸形，发病率高达 1.2%，单侧或双侧都有发病。一般瘘口位于耳轮脚前方，瘘管在耳郭软骨周围皮下延伸。瘘管内层的鳞状上皮脱屑，堆积形成囊肿，甚至会发生感染，引起蜂窝织炎或者形成脓肿。

【病因】

耳郭是由第 1 鳃弓和第 2 鳃弓表面的 6 个中胚层始基融合形成的，其中位于第 1 鳃弓的三个始基形成耳屏，耳轮脚和耳轮。当融合过程中出现异常的时候，就会形成耳前瘘管。这是一种常染色体显性遗传病，位于染色体 8q11.1-q13.3 区域，多有家族史。

【临床表现】

耳前瘘管是一个狭窄的盲管，可以有多个复杂的分支在皮下延伸，甚至延伸至耳郭背面。瘘口位置一般在耳轮降脚的前方，耳屏的上方，但也可以发生在耳郭的任何一个部位。

【影像学检查】

对于一般典型位置的耳前瘘管，常规不需要进行影像学检查。如果同时合并有乳突或腮腺区肿胀，则需要通过影像学检查进行鉴别诊断。另外耳前瘘管有时会与其他先天畸形合并存在，如副耳、耳郭畸形、外耳道畸形等，部分也需要通过影像学检查进行鉴别。部分患儿还需要行腹部 B 超检查除外鳃 - 耳 - 肾综合征等综合征性畸形可能。

【鉴别诊断】

对于瘘管口位置不典型的患儿，特别是合并有乳突区反复肿痛的患儿，要注意和第 1 鳃裂瘘管鉴别。第 1 鳃裂瘘管与外耳道和面神经关系密切，手术治疗中要特别注意避免面神经的损伤。另外耳前瘘管还需要和外耳道炎和外耳道湿疹，以及相对罕见的双外耳道畸形相鉴别。

【治疗】

耳前瘘管可以终生无症状,管口没有红肿,也没有分泌物流出。如果瘘管开口被阻塞,则可能发生感染形成蜂窝织炎。早期症状就是充血、肿胀,以及压痛阳性,瘘口内不一定有脓液流出。此时应该及时就医,应用抗生素治疗。

如果形成脓肿,则需要切开引流。最常见的致病菌为金黄色葡萄球菌,其次是链球菌,变形杆菌等。可以同时取脓液进行细菌培养及抗生素药敏实验,以指导后续的抗生素治疗。

如果反复发作感染,则需要在急性感染控制之后进行耳前瘘管切除术。手术复发率各家报道差异较大,但总体来说,曾经接受过切开引流的患儿,术后复发率相对较高。术中解剖分离瘘管时应避免分破囊壁,切除范围要达到颞肌筋膜层面,缝合时注意消灭无效腔,要一并切除基底的软骨膜以减少残留复发。

总体来说,先天性耳前瘘管是临床常见畸形,临床诊疗中需注意鉴别诊断。对于反复发作的患儿,手术治疗是根本措施。术中要注意完整切除,防止复发。

(赵守琴　王丹妮)

第二节　第 1 鳃裂囊肿及瘘管

第 1 鳃裂囊肿及瘘管(first branchial cleft cyst and fistula)也称为第 1 鳃裂畸形(first branchial cleft anomaly,FBCA)。表现为耳后或耳垂下方、下颌角附近包块或瘘口,亦可为无症状的先天性瘘管,无痛性包块,合并炎症时红肿,甚至破溃流脓,一般不涉及听力问题。

【流行病学特点】

第 1 鳃裂囊肿及瘘管既往被认为是少见病,国内外文献中以个案报道为主,它约占所有鳃裂畸形的 8%,由于文献中多是散发病例,具体发病率不详。

【病因】

多数学者认为系胚胎时期鳃裂残余组织形成,也有学者认为是腮腺上皮误入颈部淋巴结所致。胚胎时期第 1 鳃弓和第 2 鳃弓未能正常融合,鳃裂腹侧埋藏的残余细胞随着胚胎发育,形成瘘管和窦道。

【相关因素及研究进展】

对于第 1 鳃裂囊肿及瘘管,临床上有多种分类方式,依据分类方式的不同,常用的有两种分类方法。Olser 根据大体形状将其分为囊肿、瘘管及窦道型。Work 根据其发病部位及病理不同,分为Ⅰ、Ⅱ两型。Ⅰ型起源于外胚层,代表来源于第 1 鳃裂外耳道膜部的重复畸形,其特征是位于外耳道耳郭的内侧,与外耳道平行,但可延伸至耳后,内衬鳞状上皮。Ⅱ型来源于外耳道膜部和软骨的重复畸形,发生于第 1 鳃弓和鳃裂,也可来源于第 2 鳃弓,因此起源于内胚层和外胚层,可累及外耳道和软骨部,具有皮肤附属器存在(图 2-6-2-1)。

第 1 鳃裂囊肿及瘘管多数发生在胚胎期 6~7 周。面神经及其周围肌肉的发育在胚胎期 6~8 周,系第 2 鳃弓组成部分,同时胚胎第 2 鳃弓发育,向上覆盖第 1 鳃弓,所以第 1 鳃裂畸形与面神经关系密切。文献报道,Ⅱ型与面神经关系密切,特别是感染灶位于下颌角及其以下水平的病人,病变位于面神经分支之间的可能性极大,应予以高度重视,建议术中应用面神经监测仪,同时适时在显微镜下进行操作。

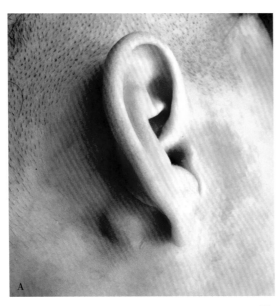
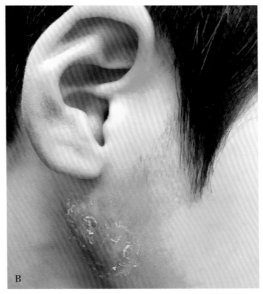

图 2-6-2-1 第 1 鳃裂囊肿外观

A. Ⅰ型；B. Ⅱ型

第 1 鳃裂囊肿及瘘管均合并不同程度的外耳道畸形，Work 分型 Ⅰ 型病变主要累及外耳道后壁，Ⅱ 型主要累及外耳道下壁。完整切除肿物，术中需切除重复畸形的外耳道软骨或皮肤。

【临床表现】

1. **症状** 生后即发现耳后或耳道至下颌角附近瘘口，或耳周围缓慢出现的质软包块。局部可因感染出现反复红肿、流脓。

2. **体征** 除发现耳后或耳道至下颌角附近包块或瘘口外，仔细检查可发现外耳道异常（隆起、凹陷或瘘口）。偶可见鼓膜表面上皮分隔（图 2-6-2-2）。由于反复感染，耳后及耳下局部常可见皮肤瘢痕。

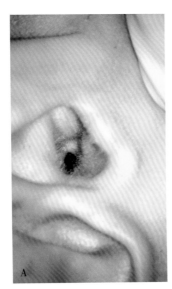
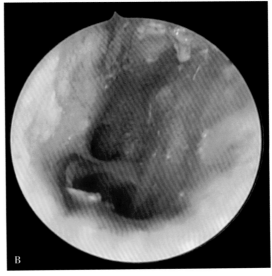

图 2-6-2-2 第 1 鳃裂囊肿临床表现

A. 外观可见左耳外耳道前下壁隆起；B. 耳内镜下可见左耳鼓膜表面膜状样结构

【辅助检查】

1. **颞颌部 MRI 检查** T_1 等信号或低信号、T_2 高信号(图 2-6-2-3),部分肿物表现为压迫或突入腮腺,部分侵及乳突。MRI 可以协助进一步明确肿物的性质、大小、范围,与外耳道、腮腺、乳突的关系,有助于手术切口的选择及鉴别诊断。

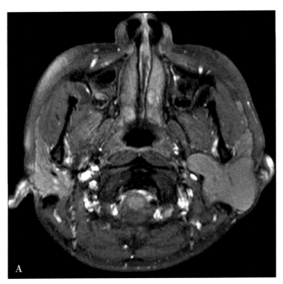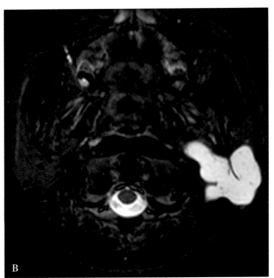

图 2-6-2-3　第一鳃裂囊肿的 MRI 表现

A. 颞颌部 T_1 等信号;B. 颞颌部 T_2 高信号

2. **B 超检查** 表现分为四类:①囊肿型,囊肿呈圆形或椭圆形,囊壁光滑,内回声均匀,有或无密集细小点状回声;②囊肿合并感染型,囊壁厚,不光滑,其内回声不均匀;③囊肿伴瘘管形成;④皮下窦道型,有瘘口与皮肤相通。彩色多普勒检测单纯囊肿型内无血流信号,合并感染时,囊壁及其周边可现实较丰富的血流信号。但准确率不如 MRI。

3. **CT 检查** CT 检查可观察到外耳道骨壁受压或感染的间接征象,但对瘘管或囊肿病变本身显示不清,一般不作为常规的影像检查。

【治疗】

1. 急性期不宜手术,应先切开引流,局部换药及抗感染治疗,待感染灶炎症基本消退后再行手术。

2. 手术彻底切除是治疗本病的唯一方式。手术方式有两大类:一是贯彻"以面神经为中心"原则的经典手术,面神经主干及分支的解剖是手术的主要步骤。手术切口采用传统的腮腺手术切口,即 S 形或 Y 形切口,暴露面神经主干及 5 个分支后再进行病变的切除。二是贯彻"以病变为中心"原则,由浅入深追踪病变直至切除,过程中注意面神经的识别与保护。

Work 分型对于手术具有一定指导意义。Ⅰ型病例往往与面神经关系不密切,但与外耳道软骨关系密切。手术一般沿着感染灶做梭形或弧形切口,充分暴露外耳道后壁软骨,术中常规纵行剖开软骨(图 2-6-2-4),以充分暴露病变组织,将其完整切除。但需注意避免切除过多软骨,以预防术后外耳道狭窄并发症。Ⅱ型病例,除了与面神经关系密切,往往也穿过耳郭下方软骨到达外耳道。病变可位于面神经主干、颞面干、颈面干深面、浅面或之间,由于病变的推挤,面神经的位置较正常位置变异较多,需要警惕(图2-6-2-5)。病变暴露过程中,借助解剖标志或者面神经仪识别面神经,仔细分离后将病变组织从骑跨的面神经下或扭曲的面神经周围切除。

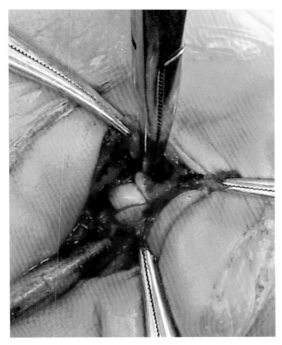

图 2-6-2-4 纵行剖开外耳道后壁软骨,充分暴露软骨,耳郭软骨后可见囊肿

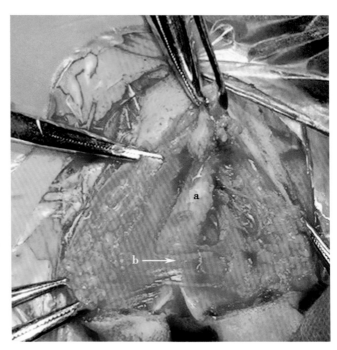

图 2-6-2-5 面神经与瘘管关系术中所见
a. 瘘管;b. 面神经分支

【随访和预后】

近期注意观察面瘫、腮腺瘘等并发症,远期需要观察有无外耳道狭窄。如能将肿物完整切除,本病复发率极低,预后良好。

(陈 敏 刘 薇)

第七章
外 耳 疾 病

第一节　外耳道炎

外耳道炎(otitis externa)是外耳道皮肤或皮下组织的广泛的感染性炎症。这是耳鼻咽喉头颈外科门诊的常见病,多发病。此病的发病与气温和湿度有密切关系,在潮湿的热带地区发病率很高,因而又被称为"热带耳"。根据病程,可分为急性弥漫性外耳道炎和慢性外耳道炎。

【病因】

正常的外耳道皮肤及其附属腺体的分泌对外耳道具有保护作用,当外耳道皮肤本身的抵抗力下降或损伤,微生物进入引起感染,发生急性弥漫性外耳道炎症。如病人有全身性慢性疾病,抵抗力差,或局部病因长期未予去除,炎症会迁延为慢性。

1. 温度升高,空气湿度过大,腺体分泌受到影响,降低了局部的防御能力。

2. 水液浸渍,外耳道局部环境的改变:游泳、洗澡或洗头,水进入外耳道,浸泡皮肤,角质层被破坏,微生物得以侵入。另外,外耳道略偏酸性,各种因素改变了这种酸性环境,都会使外耳道的抵抗力下降。

3. 外伤,如挖耳时不慎损伤外耳道皮肤,或异物擦伤皮肤,引起感染。

4. 急慢性中耳炎脓性分泌物刺激、浸泡,使皮肤损伤感染。

5. 全身性疾病使身体抵抗力下降,外耳道也易感染,且不易治愈,如糖尿病、慢性肾炎、内分泌紊乱、贫血等。

外耳道的致病菌因地区不同而有差异,同一地区的致病菌种可因季节而不同。常见的有金黄色葡萄球菌、溶血性链球菌、绿脓杆菌、变形杆菌、大肠杆菌等。

【临床表现】

1. **急性弥漫性外耳道炎**　发病初期耳内有灼热感、耳痛,随病情发展,耳痛逐渐加剧,咀嚼或说话时加重。随病情的发展,外耳道有分泌物流出,并逐渐增多,初期是稀薄的分泌物,逐渐变稠成脓性。婴幼儿可能缺乏主诉,莫名原因的哭闹且不能安抚,穿衣等动作触碰耳部时躲闪、哭闹等症状时需要排除外耳道炎。查体有耳屏压痛和耳郭牵引痛,因患儿疼痛剧烈,检查者动作要轻柔。外耳道弥漫性充血,肿胀,潮湿(图 2-7-1-1),如病情严重,耳郭周围可水肿,耳周淋巴结肿胀或压痛。

2. **慢性外耳道炎**　患儿感耳痒不适,不时有少量分泌物流出。如由于游泳、洗澡水进入外耳道,或挖耳损伤外耳道可转为急性感染,具有急性弥漫性外耳道炎的症状。

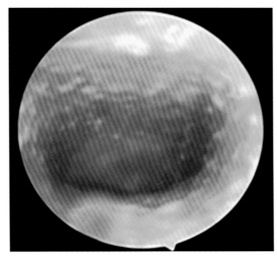

图 2-7-1-1　急性外耳道炎耳内镜下表现

外耳道皮肤充血明显,肿胀,附着白色分泌物。鼓膜松弛部充血

【治疗】

严重的外耳道炎需全身应用抗生素;耳痛剧烈者给止痛药和镇静剂。在尚未获得细菌培养结果时,局部选择酸化的广谱抗生素滴耳液治疗。慢性外耳道炎保持局部清洁,局部用酸化的干燥的药物,可联合应用抗生素和糖皮质激素类药物。清洁外耳道,保证局部清洁、干燥和引流通畅,保持外耳道处于酸性环境。可取分泌物作细菌培养和药物敏感试验,选择敏感的抗生素。

【预防】

儿童外耳道炎要以预防为主,改掉不良的挖耳习惯,游泳、洗头、洗澡时不要让水进入外耳道内,如有水进入外耳道内,可用棉棒放在外耳道口将水吸出,或患耳向下,蹦跳几下,让水流出后擦干,不要用棉棒用力搔刮外耳道。

(王小亚　罗仁忠)

第二节　耵聍栓塞

外耳道软骨部皮肤具有耵聍腺体,分泌淡黄色黏稠耵聍,俗称耳屎。耵聍能保护耳道,黏附耳道异物,起到抗炎、润滑的作用,且随外耳道上皮向外侧移行,吞咽、咀嚼等运动时能自行排除。耵聍在外耳道内耵聍聚积过多,形成较硬的团块,阻塞外耳道时,称耵聍栓塞(impacted cerumen)。

【流行病学特点】

人群中约四分之一的人曾因耵聍栓塞就诊,其中约 2%~4% 的人受到反复耵聍栓塞困扰。儿童的发病率大约 10%,精神运动发育迟缓的儿童发病率更高。

【病因】

儿童的耵聍栓塞很多是因为自己清理耳道,如棉棒将耵聍推入骨性外耳道。某些解剖异常也会引起耵聍栓塞,例如 21- 三体综合征的患儿可能耳道狭窄。

【临床表现】

儿童耵聍栓塞,多体检时发现。外耳道未完全阻塞者一般无症状,即使耵聍完全堵塞外耳道,儿童亦可能没有症状。有些儿童可能表述耳闷胀不适、耳痒、耳鸣和听力下降。外耳道进水耵聍膨胀后有胀痛,伴感染则疼痛剧烈。若耵聍压迫耳道后壁皮肤,可能刺激迷走神经耳支而引起反射性咳嗽。

检查时可见外耳道内为黄色、褐色或者黑色团块堵塞,质地坚硬如石或质软如泥。

【诊断与鉴别诊断】

通过耳镜检查一般不难诊断,但需与外耳道胆脂瘤和外耳道表皮栓相鉴别,它们的处理方法有明显不同。

【治疗】

外耳道耵聍栓塞唯一的治疗方法是取出,但由于外耳道弯曲,皮下组织少,很容易引起疼痛,因此,既要取出耵聍,又不损伤外耳道和鼓膜,还尽量不引起患儿的疼痛,有时并非易事,常用的方法是:

1. **直接取出法**　可以用耵聍勺、耵聍钩、枪状镊等工具直接钳取。但一般适用于年龄较大,能配合,或者能固定不动的患儿。

2. **外耳道冲洗法**　即先用滴耳剂完全软化耵聍后用水将耵聍冲出。常用的滴耳剂是 3%~5% 的碳酸氢钠溶液,每 2 小时滴一次,3 天后用温水(水温与体温相近)将耵聍冲出。

无论是用直接取出法,还是冲洗法,操作都要轻柔,不要损伤外耳道皮肤和鼓膜,如不慎损伤了外耳道皮肤,需预防感染。

(王小亚　罗仁忠)

第三节　外耳道异物

儿童易将异物塞入耳道内,常见外耳道异物(foreign bodies in external acoustic meatus)。

【病因学】

外耳道异物种类繁多,最常见的是植物性(如豆子、麦粒、谷物等)的和小玩具(如塑料子弹、小钢珠等),偶有昆虫误入耳道,如蟑螂、飞蛾等。

【临床表现】

在儿童外耳道内可无症状,或其刺激外耳道会有不适,儿童不会诉说,常以手抓挠患耳,若因感染引起疼痛,会伴有哭闹。

遇水改变形状的异物,如植物的种子,遇水体积膨胀,停留在儿童外耳道内会引起患耳的胀痛或感染,外耳道疼痛,患儿哭闹不止,也会用手抓挠患耳。

活的昆虫进入外耳道,可有耳痒、疼痛和反射性咳嗽。

有些异物存留在外耳道内,病人或家长常未发觉,常因感染流脓才来就诊,有的被耵聍包绕形成耵聍栓塞。

【辅助检查】

外耳道异物一般用耳镜检查多能发现,但有时因异物刺激,患儿本人或家长自己试图取异物损伤外耳道,致外耳道肿胀,看不清异物。

另外,在外耳道底壁和鼓膜下缘的交接处比较深陷、隐蔽,细小的异物可在此存留并被隆起的外耳道底壁遮挡,检查时要注意。

【治疗】

外耳道异物的治疗主要是行外耳道异物取出术。根据异物的种类、形状和大小,异物在外耳道内的位置及外耳道有无肿胀及弯曲情况,采用合适的器械和正确的取出方案。

如外耳道异物伴有急性炎症,这时根据异物的种类确定取异物的时机,如金属或石头等对外耳道刺激性小的异物,可先消炎后再取出。但有些异物可直接刺激外耳道引起炎症,只有取出异物炎症才能消散。

如患儿配合良好,外耳道外段的异物可以尝试直接用耵聍钩取出。对于体积很小而圆滑的异物(如塑料小子弹),确保没有中耳炎及鼓膜穿孔的情况下,可以考虑外耳道冲洗。如果异物位于外耳道内段,或者儿童不配合,可以考虑全麻下取出。

遇在外耳道内爬动或扑动的昆虫,可先用无刺激的油性滴剂滴入外耳道,使其被黏附不动或者淹毙,也可以用 1% 丁卡因或者 70% 乙醇使其麻醉静止后再行取出。

异物取出后有外耳道炎症,或取出过程中损伤了外耳道皮肤,局部需用抗感染药物。

(王小亚　罗仁忠)

第四节　外耳道湿疹

湿疹(eczema)即特应性皮炎,是一种慢性、瘙痒性、炎症性皮肤病。若发生在外耳道,称为外耳道湿疹(eczema of external acoustic meatus)。若不仅发生在外耳道,还包括耳郭和耳周皮肤则为外耳湿疹(eczema of external ear)。瘙痒是本病的标志,并且是给患儿及其家庭造成疾病负担的主要原因。

【病因】

湿疹的病因和发病机制尚不明确,多认为与变态反应有关,还可能和精神因素、神经功能障碍、内分泌功能失调、代谢障碍、消化不良等因素有关。引起变态反应的因素可为食物(如牛奶、鱼虾、海鲜等)、吸入物(如花粉、动物的皮毛、油漆、化学气体等)、接触物(如漆树、药物、化妆品、织物、肥皂、助听器外壳的化学物质等)及其他内在因素等。潮湿和高温常是诱因。

化脓性中耳炎的脓性分泌物对外耳道皮肤的刺激,外伤后细菌或病毒感染等也可引起外耳道湿疹。

【临床表现】

外耳道湿疹可能反复发作。不同的阶段湿疹表现也有所不同。

1. **急性湿疹**　患处奇痒,多伴烧灼感,挖耳后流出黄色水样分泌物,凝固后形成黄痂。检查见患处红肿,散在红斑、粟粒状丘疹、小水泡;这些丘疹、水泡破裂后,有淡黄色分泌物流出,皮肤为红色糜烂面,或有黄色结痂。

2. **亚急性湿疹**　多由急性湿疹未经治疗、治疗不当或久治不愈迁延所致。局部仍瘙痒,渗液比急性湿疹少,但有结痂和脱屑。

3. **慢性湿疹** 急性和亚急性湿疹反复发作或久治不愈,就发展为慢性湿疹,皮肤增厚、粗糙、皲裂、苔藓样变,有脱屑和色素沉着(图2-7-4-1)。

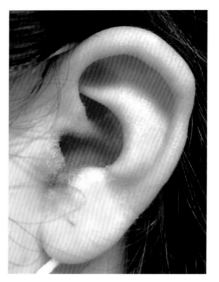

图 2-7-4-1 慢性湿疹急性发作期外观

见耳甲腔、耳屏处增厚性皮损,急性发作黄色浆液渗出

【诊断】

根据患儿的症状和体征可以诊断湿疹,病史也为诊断提供重要线索,如既往其他部位湿疹史。病变的轻重和机体变态反应的强度以及刺激物质的性质、浓度、接触的时间有关。

【治疗】

治疗目的是减轻症状(瘙痒和皮炎),防止病情加重,并将治疗的风险降到最低。最佳的治疗方案是多方面联合方案。包括病因治疗,消除加重因素,恢复皮肤屏障功能及保持皮肤水分、患儿教育,以及药物治疗皮肤炎症。

1. **病因治疗** 尽可能找出病因,去除过敏原,消除加重因素。例如,过度洗浴而无后续润燥保湿措施,皮肤过热等。

由于特应性皮炎个体往往更容易对瘙痒性刺激产生反应,应避免任何会引起个体瘙痒的因素。告诉家长及患儿不要抓挠外耳道,不要随便用水清洗;如怀疑局部用药引起应停用这些药物;如由中耳脓液刺激引起者应有效治疗中耳炎,同时要兼顾外耳道炎的治疗。

2. **缓解瘙痒** 抗组胺药物被广泛用于特应性皮炎患儿的辅助治疗药物,以缓解瘙痒。具有镇静作用的抗组胺药物(如苯海拉明、特非那丁等),可以控制瘙痒,亦可改善睡眠。非镇静性制剂(如氯雷他定、西替利嗪等)也有一定疗效。如继发感染,全身和局部加用抗生素。

3. **药物治疗控制炎症** 外用皮质类固醇和润肤剂是外耳道湿疹的主要治疗方法。建议采用低效价的皮质类固醇乳膏(如 0.05% 布地奈德,2.5% 氢化可的松),一天 1~2 次,持续 2~4 周,同时可联合使用润肤剂。外用钙调磷酸酶抑制剂(如 0.03% 他克莫司软膏)也显示出良好疗效,且不易引起皮肤萎缩等不良反应。

中重度外耳道湿疹有外耳道渗出、持续瘙痒、皮损等表现,可严重影响睡眠及生活质量,需要联合皮肤科,控制全身性皮肤炎症。

【预防】

避免食用或接触变应原物质,及时治疗中耳炎及头部的湿疹,改掉挖耳等不良习惯。

(王小亚　罗仁忠)

第八章
中耳疾病

第一节　急性中耳炎

急性中耳炎(acute otitis media,AOM)是 48 小时内突然发生的中耳急性炎性反应,可伴中耳积液,是儿童常见的感染性疾病。

【流行病学特点】

AOM 是儿童的常见病和多发病,有文献报道,2/3 儿童 3 岁以下罹患过至少一次 AOM,该病发生的高峰期年龄段为 1~2 岁,冬春季是发病的高发期。

【病因】

AOM 与上呼吸道感染有密切关系,有文献报道在上呼吸道感染患儿中急性中耳炎的发生率为 10% 左右。AOM 的病原体主要有细菌和病毒,但有一部分患儿由肺炎支原体等病原体感染。最为常见的致病菌为肺炎链球菌(约占 70%),其次为未分型流感嗜血杆菌(约占 20%)、卡他莫拉菌、金黄色葡萄球菌等。细菌或病毒进入中耳,继而引起发热、耳痛等。

【分型及研究进展】

AOM 分为急性非化脓性中耳炎和急性化脓性中耳炎两类。

1. **急性非化脓性中耳炎**　其指在急性上呼吸道感染之后,咽鼓管口及软骨段黏膜炎性充血、肿胀而发生阻塞,同时可能伴有细菌或病毒经咽鼓管途径直接进入中耳腔,从而造成中耳黏膜包括鼓膜炎性反应,早期呈急性炎症性表现,后期中耳腔有炎性浆液或黏液性渗出变化。

2. **急性化脓性中耳炎**　其病理变化是由前期中耳负压形成中耳大量渗出液,成为细菌的培养基,使得化脓性细菌继续经咽鼓管侵入,导致大量繁殖,使得毒素吸收,引起全身发热症状;其病例表现为中耳黏膜充血、肿胀、脓性分泌物增多、鼓膜充血外凸,甚至穿孔流脓。如感染累及乳突,脓液未及时得到引流,可发生颅内和颅外并发症。

近年来,考虑到肺炎球菌是 AOM 的主要致病菌,有学者提出推荐应用肺炎球菌疫苗注射来预防疾病的发生,该疫苗在美国广泛应用,在我国也逐渐开始接种,但其应用后对儿童 AOM 的发病率影响尚无大规模数据统计。

【临床表现】

1. 症状

(1)急性非化脓性中耳炎:主要表现为发作性耳痛,多夜间或睡眠后出现,发作一至两次后多无后续表现。婴幼儿的耳痛可表现为易烦躁,有时也表现为捂耳朵和拽耳朵,严重者甚至影响睡眠,伴上呼吸道感染者可有发热。

(2)急性化脓性中耳炎:除主诉局部持续性较重耳痛症状及婴幼儿耳痛特点之外,还可伴有高热、哭闹、恶心、呕吐等全身症状,其症状至耳流脓后缓解。部分患儿早期伴有听力下降。

(3)相关并发症表现:部分患儿由于感染较重,没有及时治疗,可引发急性乳突炎、耳后鼓膜下脓肿,甚至化脓性脑膜炎等颅内并发症。

2. 体征

(1)急性非化脓性中耳炎:早期鼓膜呈轻度充血、内陷,光锥变形等表现,严重者可见鼓膜弥漫性充血、外凸。鼓室积液表现为充血的鼓膜深方可见液气泡、液平线(图 2-8-1-1)。

(2)急性化脓性中耳炎:鼓膜充血区扩大、外凸,鼓膜正常标志消失、紧张部破溃,形成穿孔,有脓溢出,或虽未见明显穿孔,外耳道深部潮湿,可见黏性分泌物,甚至有时出现耳后红肿(图 2-8-1-2)。

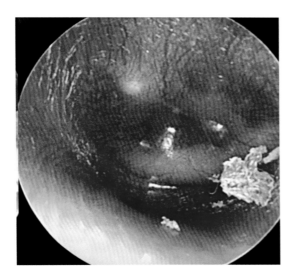

图 2-8-1-1 急性非化脓性中耳炎耳内镜下表现
可见鼓膜急性充血,鼓膜松弛部可见扩张毛细血管

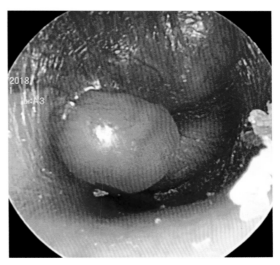

图 2-8-1-2 急性化脓性中耳炎耳内镜下表现
可见鼓室内可见混浊积液,可伴有鼓膜大疱

【辅助检查】

1. 耳镜检查 见鼓膜炎性充血、用鼓气耳镜检查观察中耳积液情况,鼓膜穿孔后见脓血分泌物。

2. 听力学检查 根据患儿主诉和自身状况,选择性做如下听力学检测

(1)声导抗检查:急性非化脓性中耳炎早期无积液,鼓室压图呈 C 型负压曲线,出现积液时呈平台无峰的 B 型负压曲线,化脓性中耳炎鼓膜穿孔时不能引出鼓室压图。

(2)耳声发射检查:耳声发射通过提示无明显中耳积液,未通过,疑有中耳积液。

(3)纯音测听或行为测听:检查结果表现为传导性听力损失,即平均言语频率(500~2 000Hz)气 - 骨导听阈差 ≥ 20dB HL。

(4)听性脑干反应和多频稳态反应检查:对于一些不配合做行为测听检查的婴幼儿,可行客观听性脑干反应和多频稳态反应的气 - 骨导反应阈检测,来明确传导性听力下降情况。

3. **颞骨 HRCT** 不建议常规行颞骨 HRCT 扫描,但疑有颅内和颅外并发症者需做颞骨 HRCT 检查。

4. **病原体检测** 对于急性非化脓性中耳炎的中耳积液细菌培养阳性率不高,不作为常规检测手段,但对于化脓性中耳炎的脓性分泌物检测是必要的,可明确病原菌。

5. **血常规检查** 细菌性感染者常伴有白细胞总数升高,以中性粒细胞升高为主,C反应蛋白 >10mg/L。但也有部分患儿检测指标正常。

【治疗】

1. **对症治疗** 对于仅有疼痛、无发热,鼓膜检查仅见轻度充血者,给予镇痛(解热镇痛剂等非甾体类药物)后观察随诊。文献报道,60%~80% 急性中耳炎可自愈,但早期应用抗生素可降低并发症概率。

2. **抗感染治疗** 用药指证:AOM 疑为细菌感染引起时,特别是对于重症(耳流脓或伴高热 ≥ 39℃),以及年幼患儿,应及时积极采用抗菌药物治疗。具体如下:

(1)6 月龄 ~2 岁幼儿:①对于急性中耳炎伴耳漏或伴高热 ≥ 39℃者,或双侧急性中耳炎不伴耳漏者,应及时予抗菌药物治疗。②对于单侧 AOM 不伴耳漏者或密切随访48~72 小时症状无改善者,应给予抗菌药物治疗

(2)>2 岁儿童:①对于急性中耳炎伴耳漏或伴高热 ≥ 39℃者,应及时给予抗菌药物治疗。②对于双侧和 / 或单侧 AOM 不伴耳漏者或密切随访48~72 小时症状无改善者,应给予抗菌药物治疗。

3. **局部治疗**

(1)1% 苯酚甘油滴耳剂:主要针对急性非化脓性中耳炎的早期耳痛症状;有耳流脓时停用。但近年研究表明局部用药镇痛效果不佳。

(2)3% 过氧化氢溶液清洗加局部采用非耳毒性抗菌药物滴耳剂:主要针对化脓性中耳炎的耳流脓。

(3)鼻腔局部用药:减充血剂(使用不得超过 7 天),以及抗组胺或鼻用激素,可缓解咽鼓管咽口炎性黏膜肿胀,降低中耳腔负压,减少渗出,缓解疼痛。

4. 手术治疗鼓膜切开引流术,主要针对急性化脓性中耳炎引起的并发症如耳后脓肿、急性乳突炎等。对于乙状窦周围炎症、脓肿、硬膜外脓肿等严重并发症者可行乳突切开引流。

【随访和预后】

疗效评估建议参考以下评分方案:根据耳镜检查情况和患儿临床症状进行评分,将其分为轻度、中度和重度(表 2-8-1-1),根据总分,轻度 ≤ 5 分,中度 6~11 分,重度 ≥ 12 分。根据疗效等级评定,分为治愈、好转、无效和加重(表 2-8-1-2)。疗效评估时间第一次是48~72 小时,之后 1 周评估,随后 2~4 周评估,评估不少于 3 个月。如果评估疗效不佳,可调整治疗方案。

表 2-8-1-1 急性中耳炎(疗效)量化评分表

评分	耳痛	听力下降	发热	鼓膜充血	鼓膜穿孔
0 分	无	无	无	无	无
1 分	偶尔	听阈 >25~35dB HL	体温 37.5~38.5℃	中央紧张部	穿孔直径 <2mm
2 分	持续	听阈 >35~45dB HL	体温 38.5~39.5℃	全鼓膜	穿孔直径 2~4mm
3 分	不能忍受	听阈 >45~60dB HL	体温 >39.5℃	累及外耳道	穿孔直径 >4mm

表 2-8-1-2　疗效等级评定

疗效等级	内容
治愈	所有症状消失或治疗前后总评分降低 >80%
好转	症状部分消失或治疗前后总评分降低 30%~80%
无效	症状无改善或治疗前后总评分降低 <30%
加重	症状加重或治疗前后总评分上升

（张　杰　刘　薇）

参考文献

Ralph FW, Harlan RM, Trevor JM, et al. Pediatric Otolaryngology Principles and PraHRCTice Pathways, 2000: 263-279.

第二节　分泌性中耳炎

分泌性中耳炎（otitis media with effusion, OME）是不伴急性中耳感染的中耳积液，又称渗出性中耳炎。OME 是造成儿童听力下降的重要原因之一，影响语言发育，导致学龄后的学习阅读能力下降以及出现行为问题。

【流行病学特点】

OME 在年幼儿童中非常高发。研究显示：在对健康婴儿和 5 岁儿童的筛查中，中耳渗出检出率达 15%~40%。如果进行长期定期间隔的检查，则会发现 50%~60% 小于 6 岁儿童和 25% 的学龄儿童在检查期间的某个时间有中耳渗液，冬季为发病高峰。因咽鼓管功能差或急性中耳炎发作之后的炎性反应可以导致自发性 OME。有许多病症在最初 3 个月内自发消解，但有 30%~40% 的患儿有复发性 OME，而有 5%~10% 的患儿其症状可能持续 1 年或更长的时间。非症状性 OME 随病程延长，其自发缓解率降低，且复发较普遍。

【病因】

OME 的发病机制迄今尚未完全明确，通常认为由咽鼓管机械性梗阻及功能障碍引起。同时还有学者认为感染及免疫反应因素也是病因之一。

1. 咽鼓管机械性梗阻及功能障碍　腺样体肥大在儿童中发病率较高，增生的腺样体组织可以压迫、阻塞咽鼓管咽口，造成鼓室负压致黏膜渗液，同时肥大的腺样体表面纤毛柱状上皮转化为鳞状上皮及结缔组织纤维变性，阻碍咽鼓管和中耳黏液纤毛排送系统的引流。同时，腺样体作为致病微生物的储蓄池，肥大后阻塞后鼻孔导致吞咽时鼻咽部压力升高，咽部分泌物向咽鼓管反流进入中耳。此外，儿童的腭帆张肌、腭帆提肌和咽鼓管咽肌等肌肉薄弱，收缩无力，加之咽鼓管软骨发育不够成熟，弹性较差，当咽鼓管处于负压状态时，软骨段的管壁易发生塌陷，导致中耳负压。

2. 感染因素　目前已知与 OME 可能相关的常见致病菌有流感嗜血杆菌（29.1%），肺炎链球菌（4.7%）和卡他莫拉杆菌（10.8%）。此外 OME 渗出液中也检测到 β- 溶血性链球菌、金黄色葡萄球菌和呼吸道合胞病毒、EB 病毒等。鼓室微生物在 OME 发病中的作用仍需进一步研究。

3. 免疫因素 多项研究提出 Ⅰ、Ⅲ型变态反应均可能引起分泌性中耳炎,可能与过敏引起的咽鼓管黏膜水肿,管腔闭塞有关。有学者发现 OME 伴变应性体质患者的中耳积液、咽鼓管黏膜和鼻咽部黏膜同时存在以嗜酸性粒细胞、T 细胞和白细胞介素 4 增高为特征的 Th2 型免疫反应,进一步支持中耳黏膜系统存在与变应性鼻炎、哮喘相似的变应性炎症致病机制。

4. 其他因素 放射性损伤、先天性呼吸道黏膜纤毛运动不良、原发性纤毛运动障碍等原因,引起咽鼓管表面活性物质减少,从而致咽鼓管开放阻力加大,也被认为是分泌性中耳炎的原因之一。

【相关因素及研究进展】

除上述因素外咽喉反流(laryngopharyngeal reflux,LPR)也是造成分泌性中耳炎的原因之一,但确切的机制尚未明确,目前有四种可能的机制。

1. 咽喉反流导致咽鼓管功能障碍 儿童咽鼓管短平宽,所以胃酸和胃蛋白酶更容易从鼻咽部逆流入中耳。反流至中耳的酸可引起纤毛停滞,从而造成咽鼓管纤毛清除功能受损,导致中耳压力平衡障碍。胃蛋白酶亦可造成中耳负压改变,从而造成咽鼓管功能障碍。

2. 酸性内容物刺激中耳上皮细胞 *MUC5B* 基因的高表达,该基因可增加中耳黏液的产生,这可能是引发 OME 的原因之一。

3. 中耳腔内胃蛋白酶 胃蛋白酶的蛋白水解作用可引起纤毛停滞,从而导致咽鼓管纤毛清除功能受损,导致中耳压力平衡障碍。

4. 幽门螺杆菌 近些年,有学者在中耳积液中发现幽门螺杆菌,目前认为幽门螺杆菌导致 OME 可能的机制为引起的炎症反应。有学者给小鼠中耳注入幽门螺杆菌提取蛋白,直接诱导中耳上皮细胞的巨噬细胞移动抑制因子、巨噬细胞炎性蛋白 2、白细胞介素 1β 和肿瘤坏死因子 α。

【临床表现】

1. 症状 OME 患儿症状的特点是大部分患儿及其监护人无明确主诉,约占 40%~50%。常见症状如下:

(1)与中耳积液有关的症状:轻度的间歇性耳痛,耳胀满感,或耳"砰砰"声。

(2)继发耳痛:婴儿易激惹,抓耳,睡眠紊乱。

(3)听力下降:患儿有时不能特意表述这个现象,但父母可以通过别的现象发现:婴儿对周边声音响动不能作出相应的反应,不会准确的朝向声音来源;注意力下降、行为改变、对正常言语交谈反应差、当使用音响设备时需额外提高音量。

对于症状发生的侧别:如果 OME 的患儿曾经先发急性中耳炎或者有中耳积液引发的急性临床表现,或者是异常的听力图或鼓室压图,那么在诊治中 OME 的发作时间和侧别都可以得到确认。

2. 体征 可见鼓膜内陷,呈琥珀色或色泽发暗,亦可见气液平面或气泡,鼓膜活动度降低。

【辅助检查】

1. 鼓气耳镜检 该方法方便易行,是分泌性中耳炎的主要诊断方法,它可以改变外耳道的气压,观察鼓膜的活动情况。如发现鼓膜动度减低,同时伴有鼓膜内陷、色泽由正常的灰白色半透明状改变为橘黄色或琥珀色,见到气液平面或气泡即可诊断(图2-8-2-1)。与普通耳镜相比较,鼓气耳镜检查敏感性和特异性更高。

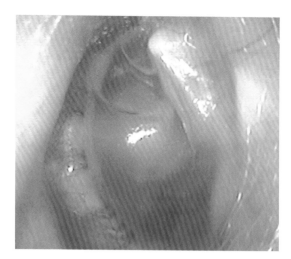

图 2-8-2-1 鼓室积液耳内镜表现
可见鼓室内琥珀色液体,可见气液平面

2. **听力学检查** 当 OME 持续 3 个月以上时,或病程中任何时段出现了语言发育迟缓、学习能力变差或显著的听力减退时,均须行听力检查。OME 通常发生传导性听力下降,对双耳听觉传导、声源定位、噪声中的言语识别产生不利影响。

(1) 纯音测听或行为测听:听力损失主要在 4 个频率(500Hz、1 000Hz、2 000Hz、4 000Hz),损失程度范围由正常至中度(0~55dB HL),平均损失 25dB HL,20% 听力损失程度超过 35dB HL(图 2-8-2-2)。临床医师可以基于患儿听力水平分出 3 个病情级别:①听阈 ≥ 40dB HL(至少是中度听力损失),应进行综合听力学评估;②听阈 21~39dB(轻度听力损失),也应进行综合听力学评估,这种程度的听力损害同样会对语言发育产生不利影响。如果随访 3~6 个月,OME 持续存在且未行鼓膜置管,需重新评估其听力。③听阈 ≤ 20dB HL,随访中如果 OME 持续存在,需重复检查听力(图 2-8-2-2)。

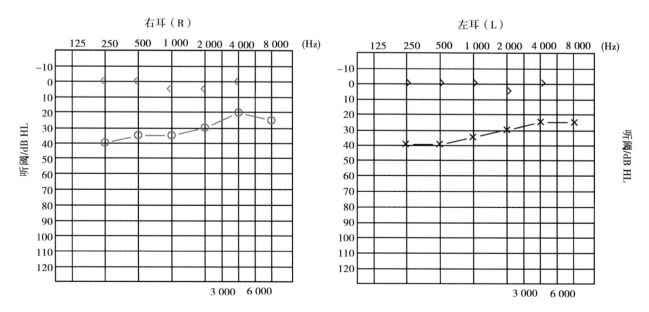

图 2-8-2-2 双耳分泌性中耳炎纯音测听表现
可见双耳骨、气导听阈分离,为传导性听力损失表现

（2）声导抗测试：包括鼓室图或声反射，与鼓气耳镜一起可作为一种联合诊断手段。在临床操作中，标准 226Hz 的探测音适合于 6 个月或以上的孩子。更小的孩子需要配备更高音频的特殊设备仪器（图 2-8-2-3）。

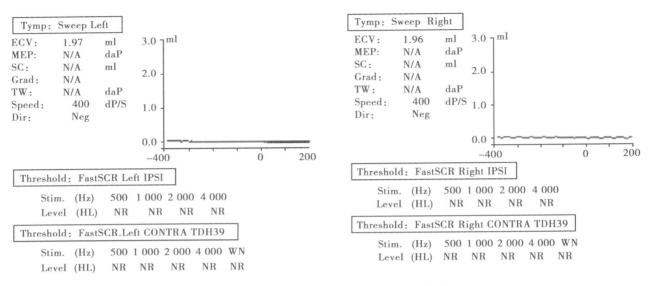

图 2-8-2-3 双侧分泌性中耳炎患儿的鼓室图及镫骨肌反射

3. 咽鼓管功能检查 对于 6 岁以上，可配合检查的 OME 患儿可加做咽鼓管功能检查，从而更加全面的评估咽鼓管功能。

4. 颞骨 CT 可发现鼓室及乳突腔内软组织影（图 2-8-2-4），可作为婴幼儿中耳炎的诊断标准，但该检查存在放射辐射风险，不宜在低龄儿童常规使用。

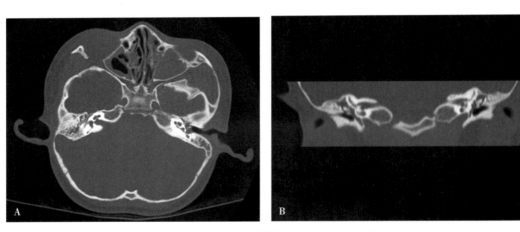

图 2-8-2-4 分泌性中耳炎颞骨 CT 表现
A. 水平位颞骨 CT，可见鼓室、乳突内均匀软组织密度影提示积液；B. 冠状位颞骨 CT，
可见双侧鼓室内均匀软组织密度影提示积液

5. 鼻咽镜检查 可观察鼻咽部 - 咽鼓管咽口开放情况以及腺样体情况。部分患儿可有腺样体组织遮挡咽口，或是鼻咽部分泌物潴留。

【治疗】

1. 保守治疗

（1）药物治疗：常用的药物有抗生素、皮质类固醇激素，抗组胺药、减充血剂和黏液促排剂。不建议治疗时全身使用糖皮质激素。鼻用激素被认为是安全的,可以选择 10~14 天的疗程。

(2)咽鼓管吹张(波氏球吹张):波氏球吹张是一种治疗咽鼓管阻塞的方法,其操作步骤如下:被检查者坐位,先清除鼻腔分泌物,口内含水一口,用左手示指按住被检查者右侧鼻孔,将接有吹气球之橄榄头塞入被检查者左侧鼻孔,令其将水吞下,同时迅速将球内气体压入,如此进行多次。亦可令被检查者连续发出"开—开—开"的声音,同时将吹气球内的空气压入(图 2-8-2-5)。

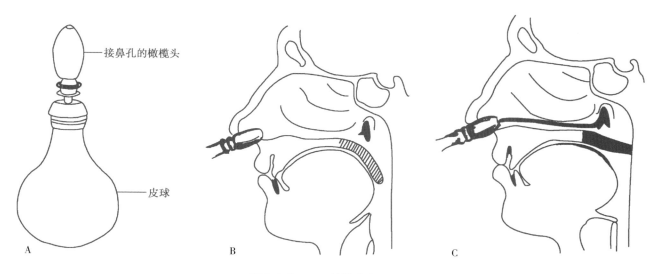

接鼻孔的橄榄头

皮球

A   B   C

图 2-8-2-5 咽鼓管吹张示意图

A. 波氏球示意图;B. 准备动作;C. 吞咽时用橡皮球向鼻内注气,箭头示空气被驱入咽鼓管

(引自:黄选兆,汪吉宝,孔维佳.实用耳鼻咽喉头颈外科.2 版.北京:人民卫生出版社,2008)

(3)病因治疗:如因感染因素引起,应控制感染;如咽鼓管机械性阻塞引起,建议保守治疗无效者行腺样体切除术;如合并过敏、反流等因素,应给予抗过敏、防反流等治疗。

2. 手术治疗 需权衡持续观察与手术的风险与利弊。OME 患儿随访时间间隔一般为 3~6 个月,如果 OME 相关症状发展,则可以更短。对于有发育障碍的高危风险患儿,则麻醉和手术的风险将小于继续观察的风险。外科手术的适应证:病程超过 3 个月,且伴随持续听力下降;复发患儿伴随发育障碍的风险;OME 引起了鼓膜或中耳的结构性损伤。

(1)鼓膜置管:可以充分减少甚至完全消除中耳渗液,且听力水平也可以显著提高。

(2)咽鼓管导管:是一种治疗咽鼓管阻塞病症的方法,用于诊治咽鼓管阻塞,引流中耳鼓室积液,提高听力。但需要患儿配合度高,大龄儿童简单易行。

(3)咽鼓管球囊扩张:咽鼓管功能障碍被认为是 OME 最重要致病因素,若鼓膜置管术治疗原理是"绕过"不成熟咽鼓管,而咽鼓管球囊扩张是直接针对功能障碍的咽鼓管,更接近病因治疗。对于复发性中耳炎患者,可考虑行咽鼓管球囊扩张术,由于儿童发育特点需要慎重评估适应症。

(4)腺样体切除:当多次鼓膜切开且反复发作的 OME 患儿,应该行腺样体切除术。有研究显示这样可以大幅降低再次鼓膜切开的风险。

3. 配戴辅听装置 持续的中 - 重度听力损失,同时影响言语功能,可考虑辅听装置。

视频 2 耳内镜下
鼓膜切开置管术

【随访和预后】

部分 OME 可自愈,能够自愈可能取决于病因和发病时间。继发于急性中耳炎的 OME 患儿大约 75% 在 3 个月内积液消退。如果 OME 是自发的、发病时间不明,三个月的积液消退率较低,约为 56%。然而如果发病时间明确,积液消退率增加至 90%。对 OME 患儿进行适当随访和监测十分重要,因为 OME 的疾病进展会导致并发症,对长期的效果有负面影响。在随访过程中可将家人纳入共同决策中,有利于提升 OME 患儿的满意度和依从性,包括和患儿家人讨论发展成 OME 的风险因素、疾病自然病程、累及鼓膜和损害听力的风险,以及使 OME 影响最小化的治疗措施选择。

在中耳积液出现 3 个月内可采取观察等待,对于慢性病症随访间隔可以为每 3~6 月进行听力学检查和监测。

(张 杰 刘 薇)

参考文献

1. CASSELBRANT ML, MANDEL EM. Epidemiology.//Rosenfeld RM, Bluestone CD, eds. Evidence-Based Otitis Media. 2nd ed. Hamilton, Canada: BC Decker Inc: 2003: 147-162.
2. SONG JJ, KOWN SK, KIM EJ, et al. Mucosal expression of ENaC and AQP in experimental otitis media induced by Eustachian tube obstruction. Int J Pediatr Otorhinolaryngol, 2009, 73 (11): 1589-1593.

第三节 慢性中耳炎与中耳胆脂瘤

慢性中耳炎(chronic otitis media)是指中耳长期的慢性炎症和感染,是耳科常见疾病之一。表现为一系列临床症状和体征,包括鼓膜穿孔、听小骨破坏等;慢性或反复发作的感染导致周围结构受损,严重时可导致内耳、面神经和颅内损伤。分为慢性分泌性中耳炎(chronic otitis media with effusion,COME)和慢性化脓性中耳炎(chronic suppurative otitis media,CSOM)。但是,疾病被诊断为"慢性"的病程和标准并不统一,根据世界卫生组织 1996 年定义,慢性中耳炎包括慢性化脓性中耳炎和慢性鼓膜穿孔,两周及以上的中耳溢液(otorrhea)合并鼓膜穿孔者,可诊断为慢性中耳炎。"中耳炎新进展国际研讨会专家共识"认为:鼓膜穿孔存在 3 个月以上被认为是慢性的,慢性化脓性中耳炎则被定义为超过 6 周以上的中耳溢液合并鼓膜穿孔的中耳炎症。通常当急性中耳炎(AOM)发作,遗留鼓膜穿孔乳突炎时;或分泌性中耳炎(OME)长期不愈,导致鼓膜及中耳结构发生器质性病变,中耳鼓室内结构粘连或形成胆脂瘤等,AOM 或 OME 则演变成为慢性中耳炎。

中耳胆脂瘤是由角化蛋白堆积而成的新生物,来源于中耳腔和/或乳突的角化鳞状上皮、上皮下结缔组织,可伴随或不伴随周围炎症反应的发生。过去视中耳胆脂瘤为中耳炎的特殊分类,现在病理学和胆脂瘤的发生机制研究则认为中耳胆脂瘤是独立的疾病(图 2-8-3-1)。中耳胆脂瘤分为先天性和后天性胆脂瘤,后续章节中将有先天性胆脂瘤相关内容,本节仅讨论后天性胆脂瘤。

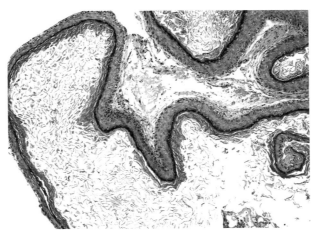

图 2-8-3-1　中耳胆脂瘤病理学检查结果(HE,×100)

【流行病学特点】

儿童的慢性中耳炎发病率和患病率与经济、卫生条件密切相关;不同国家和地区儿童 CSOM 发病率差异极大。澳大利亚土著儿童中,慢性化脓性中耳炎患儿可达人群的 10.5%~30.3%(Morris 等 2005 年报道了澳大利亚原著儿童中耳炎发病情况的社区调查结果,显示慢性化脓性中耳炎患病率在受调查人群中高达 15%,另有 2% 儿童患有干性鼓膜穿孔),40% 的 18 月龄内儿童中发生过鼓膜穿孔。世界卫生组织在 2004 年的报告中回顾了世界各国、地区慢性发病率,发现泰国、菲律宾、马来西亚和越南等国儿童 CSOM 患病率约为 2%~4%。Shaheen(2014)等报道孟加拉儿童抽样调查的 CSOM 患病率为 3.7%,其中农村地区和城市地区儿童的患病率分别为 6.0% 和 2.1%。儿童胆脂瘤年发病率从 0.04/10 000~1.6/10 000 不等,即使在慢性中耳炎高发的澳大利亚土著居民儿童中,中耳胆脂瘤的患病率也仅有 5/10 000。我国尚缺少大样本的儿童慢性中耳炎、中耳胆脂瘤流行病学调查。

【病因与发病机制】

1. **慢性中耳炎的病因与发病机制**　较为常见病因为急性中耳炎发病后未获得彻底治疗,往往合并病原微生物的感染。儿童慢性化脓性中耳炎的最常见致病菌为铜绿假单胞菌。该细菌为细胞外条件致病菌,致病机制主要有 2 种:①产生大量细胞外蛋白酶、毒素和酯酶,蛋白酶可抑制局部免疫反应,提供定植环境,造成慢性感染;②产生"菌膜"(biofilm)逃避宿主免疫系统,抵御抗生素、补体和免疫细胞的攻击。另外,混合感染也在慢性中耳炎中多见,患儿感染部位可分离到通常分离的其他需氧菌(包括金黄色葡萄球菌、链球菌)和革兰氏阴性菌(如奇异变形杆菌)等。

在营养不良、机体免疫力下降或全身性慢性疾病患儿中,急性中耳炎易演变为慢性病程。此外,儿童咽鼓管短而平,且常合并腺样体肥大,慢性扁桃体炎等,也是中耳炎长期不愈的因素。在儿童鼻咽部可有"菌膜"定植,"菌膜"能够抵抗大多数形式的宿主抗性以及抗生素,并且不能通过常规微生物测定法检测到。"菌膜"通常由许多微生物菌株组成,在慢性耳部感染维持中有重要作用。

2. **后天性中耳胆脂瘤的病因与发病机制**　病因目前仍不明确,目前有如下假说:

(1)上皮移行学说:主要是鼓膜穿孔后外耳道鳞状上皮通过穿孔处迁移至中耳腔,脱落上皮及角化物堆积后不能自洁而形成胆脂瘤。

（2）袋状内陷学说：因咽鼓管功能异常等原因导致中耳负压、鼓膜持续内陷，松弛部或紧张部内陷形成囊袋，如果内陷袋后方的鼓室内有炎症组织，内陷袋将不断加深，囊内角化上皮增生出现角蛋白为主的上皮堆积，在外耳道自洁功能异常的情况下，上皮屑排出受阻形成胆脂瘤或外耳道脱落堆积的上皮陷入鼓窦内形成囊袋，即为胆脂瘤前期。此期可维持数年，如此期及时清除蓄积角质，可避免胆脂瘤形成。否则堆积的上皮团块一旦感染，便可破入鼓室，形成松弛部或边缘部穿孔和胆脂瘤。

（3）基底细胞增殖学说：鼓膜松弛部角化上皮基底层增殖形成柱状上皮，破坏上皮基底，伸入柱状上皮下而形成胆脂瘤。

（4）鳞状上皮化生学说：中耳的扁平上皮和立方上皮在炎症刺激下化生为角化性鳞状上皮，后者伸入鼓窦或鼓室，脱落的上皮角化物质堆积形成胆脂瘤。

3. 中耳炎发生的危险因素 儿童慢性中耳炎发病的高危因素包括过于拥挤的居住环境，卫生条件差，非母乳喂养，营养条件差，被动吸烟，暴露于木材燃烧的烟火，鼻或咽部存在可能病原菌感染，缺乏合理的卫生保健等。鼓膜置管被认为是慢性中耳炎的危险因素，鼓膜置管后导致鼓膜穿孔的平均发生率为 4.8%，而长期鼓膜置管导致慢性鼓膜穿孔率达 16.6%，相较短期置管所致穿孔率为 2.2%。荟萃分析发现长期鼓膜置管较短期置管所导致鼓膜慢性穿孔的相对风险增加 3.5 倍。如患儿合并颅面畸形、腭裂或咽鼓管功能障碍时，发生慢性中耳炎概率更高。

【相关影响因素及研究进展】

近年在人类基因分析和动物模型研究中，对中耳炎发病机制、疾病易感性因素有一些重要进展。澳大利亚研究小组对人类 *EVI1* 和 *FBXO11* 的基因多态性与家族中复发性急性中耳炎和慢性分泌性中耳炎易感性进行关联研究，并对其中一个儿童队列进行从出生至 20 岁的随访，发现 *FBXO11* 的单核苷酸多态性与中耳炎或者复发性急性中耳炎之间存在显著相关性，证实了中耳炎具有遗传易感性。在动物模型中，Junbo 和 Jeff 突变小鼠模型可表现为慢性中耳炎，Junbo 鼠突变基因定位在 *Evi1* 基因锌指结构域，而 Jeff 鼠突变基因定位在 *Fbxo11* 基因。二者编码的 EVI1 和 FBXO11 蛋白均与转化生长因子 TGF-β 相互作用。此外，中耳炎的发生与氧化应激有相关性。Baysal 等人选取了 25 例慢性中耳炎伴胆脂瘤患儿和 25 例健康对照者，测定研究对象的氧化应激指数，血清总氧化物水平和血清总抗氧化水平，发现慢性中耳炎伴胆脂瘤患儿的氧化应激和抗氧化酶水平存在显著不平衡。

【临床表现】

1. 临床症状 单纯鼓膜穿孔不合并中耳活动性炎症患儿可仅有轻微症状或无症状，所致听力损失较为轻微，无耳流脓、听力损失加重等症状的患儿容易被忽视。约 2% 的胆脂瘤患儿并无症状，12.5% 的患儿可主诉疼痛。患儿合并频发上呼吸道感染、颅面畸形患儿（如唐氏综合征、腭裂等）时医师应高度关注中耳炎的发生。典型症状包括：

（1）耳溢液：单纯鼓膜穿孔的患儿可无耳流脓症状，在患耳进水、上呼吸道感染后可表现为反复耳流脓症状，脓液可伴异味，当合并炎性肉芽、外伤时，脓液可呈血性。

（2）听力下降：听力下降与患儿的疾病状态、发生时间相关。如仅有鼓膜穿孔，听力损失极少超过 15dB HL。更严重的传导性听力损失多由于听骨链病变所致。鼓膜硬化（儿童罕见）可导致锤骨固定，加重传导性听力损失。

（3）耳鸣、眩晕：儿童出现耳鸣、眩晕等症状较成人少。耳鸣、眩晕出现时，可考虑内耳受累，应积极排除迷路炎等并发症。

2. 体征 耳内镜下可见各类鼓膜病变，如鼓膜中央型或边缘型穿孔，穿孔过大时可见部分锤骨柄、部分砧骨长突或砧镫关节，透过穿孔可见鼓室内壁病理状态，如充血、黏膜增生、鼓室内硬化灶，鼓室内胆脂瘤等。胆脂瘤患儿可见鼓膜松弛部内陷袋、内陷袋内白色上皮样物或豆渣样物。

【辅助检查】

1. 听力学检查 听力学检查可对患儿疾病程度进行评估。纯音测听可提供听力损失程度及类型。部分听力正常儿童在4岁后可配合纯音测听。对不能配合纯音测听的幼儿，可采用与年龄适宜的行为测听评估听力。必要时可在镇静情况下行气骨导听觉脑干诱发电位检查。

2. 影像学检查

（1）颞骨HRCT：颞骨HRCT用于中耳炎疾病的诊断，应作为中耳乳突手术前的常规检查，用于判断中耳炎病变范围、与重要结构的相互关系及是否合并内耳或颅内病变。对于不能配合安静检查的患儿，可在镇静或麻醉状态下完成。慢性中耳炎患儿的耳部HRCT可见残留增厚的鼓膜，中耳腔和乳突的透亮度降低，鼓室腔内偶见多发的高密度钙化灶可提示鼓室硬化。听骨链破坏最常见吸收破坏部位为砧骨长脚，其次为锤骨柄，严重者可引起镫骨前后弓的吸收和破坏。部分病例可见面神经管、外半规管以及盾板的吸收破坏（图2-8-3-2）。

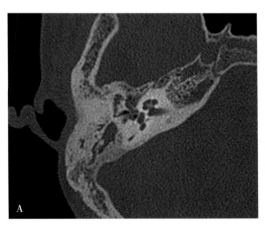
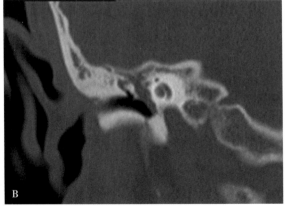

图 2-8-3-2　慢性化脓性中耳乳突炎颞骨 HRCT 表现
A. 横断位示右侧中耳乳突透亮度减低，骨质增生硬化，听小骨未见破坏；B. 冠状位示右侧中耳乳突透亮度减低，上鼓室骨质未见破坏

中耳胆脂瘤病例HRHRCT可见病灶周围受压改变，多伴有骨质吸收破坏，特征性影像学表现包括鼓膜嵴变钝、上鼓室外侧间隙增大、听小骨外侧软组织团块影、鼓窦入口的扩大等（图2-8-3-3）；影像学难以鉴别胆脂瘤是否为原发性，当鼓膜完整时多考虑为原发性，此时听骨链中以锤骨头、砧骨体最易受侵蚀；而在继发性胆脂瘤中，锤骨头形态多完好，砧骨长脚受侵。儿童中耳胆脂瘤通常较成人具有更强侵袭力，其原因可能是儿童胆脂瘤患儿多为气化型乳突，咽鼓管功能不良，胆脂瘤包裹周围常伴随明显炎症且酶活性较高，胆脂瘤可累及咽鼓管、上鼓室、中鼓室前部、迷路后区域和乳突尖等。

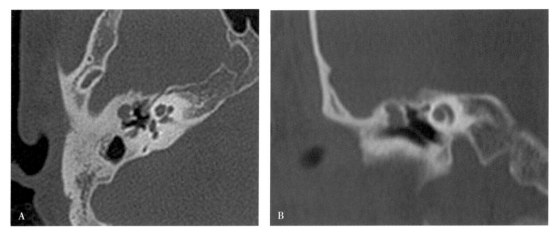

图 2-8-3-3 上鼓室胆脂瘤的颞骨 HRCT 表现

A. 水平位 HRCT 平扫骨窗是右侧上鼓室外侧间隙膨大增宽伴软组织灶,锤骨头、砧骨体略有吸收;B. 冠状位 HRCT 平扫骨窗示右侧上鼓室外侧间隙增宽伴软组织灶,鼓膜嵴吸收变钝

（2）MRI：MRI 对慢性化脓性中耳炎病例有部分价值，T_1WI 增强扫描可鉴别肉芽组织与脓液及胆脂瘤，在诊断是否发生迷路炎等并发症有重要参考价值；T_2WI 可见典型的炎症高信号。胆脂瘤在 MRI 上相比较脑灰质在 T_1WI 呈现等信号或稍低信号，T_2WI 上为稍高或等高混合信号，特征性影像学表现为 T_2FLAIR 序列和 DWI 上明亮的高信号。在增强 MRI 中，胆脂瘤不能增强，而病灶周围如伴发炎症可出现强化（图 2-8-3-4）。

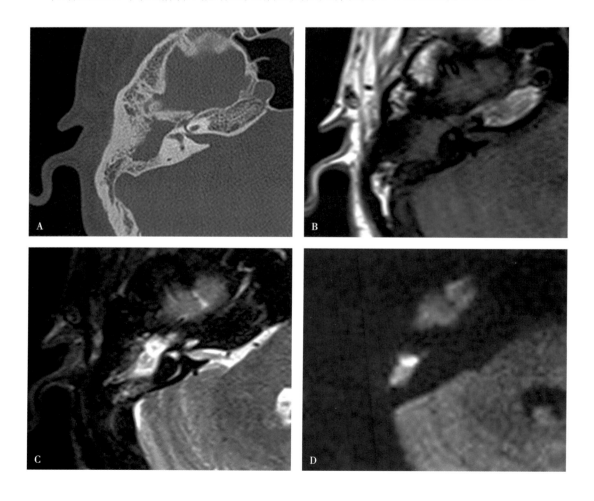

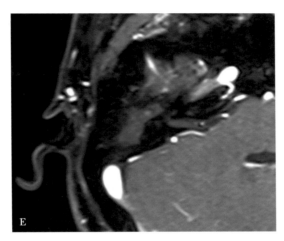

图 2-8-3-4　鼓室胆脂瘤的 MRI 表现

A. 水平位 HRCT 平扫骨扫描示右侧鼓室鼓窦区软组织灶;B. MRI 的 T_1WI 示右侧鼓室鼓窦区中等信号软组织灶(与 A 图为同一病灶);C. MRI 的 T_2WI 右侧鼓室鼓窦区病灶呈高信号(与 A 图为同一病灶);D. MRI 的 DWI 示右侧鼓室鼓窦区病灶呈高信号(与 A 图为同一病灶);E. MRI 的增强 T_1WI 示右鼓室鼓窦病灶无明显强化(与 A 图为同一病灶)

3. 耳内镜检查　鼓膜的检查对儿童中耳炎诊断极为重要,尤其是对继发性中耳胆脂瘤更关键。因继发性中耳胆脂瘤多是由于鼓膜穿孔继发引起,对鼓膜全面的检查对诊断和鉴别诊断有重要意义。

【治疗】

大样本的听力学筛查发现,儿童期发生的慢性化脓性中耳炎与永久性的听力损失有密切关系,因而治疗儿童慢性中耳炎在防聋治聋中具有重要意义,应积极预防中耳炎相关听力损失。

1. 治疗　高度重视治疗上呼吸道炎症,如慢性鼻窦炎、慢性扁桃体炎及腺样体炎的治疗。

2. 药物治疗

(1)局部用药:循证医学证据表明鼓膜穿孔伴流脓的患儿进行患耳清洗对症状恢复有良好作用,抗生素滴耳液局部用药可控制炎症进展,其中喹诺酮类药物是一线推荐用药,其治疗效果与氨基糖苷类药物一致,并避免了氨基糖苷类药物的耳毒性。局部抗生素用药可合并甾体类抗炎药物使用。局部用药前,应先清洁外耳道及鼓室的脓液,用3%过氧化氢溶液和生理盐水冲洗,吸引器吸干净后,患耳朝上侧卧,使药液充分进入鼓室腔病灶处。当穿孔较小时,避免使用粉剂药物,因其可能阻塞穿孔,影响引流,导致脓液积蓄。当耳流脓已停止后,仍然要继续使用局部药物滴耳一段时间。

(2)全身性药物治疗:在慢性中耳炎急性发作状态下,可采用全身性抗生素治疗。

3. 手术治疗

(1)鼓膜修补术:单纯鼓膜穿孔不能自愈的患儿可在显微镜或耳内镜下行鼓膜修补术。儿童鼓膜修补的时机尚不明确,文献报道儿童鼓膜修补术较成人失败率高,循证研究表明患儿在 9~13 岁进行鼓膜修补术,成功率随年龄增加呈线性正相关。

(2)鼓室成形术及乳突切除术:慢性中耳炎不合并胆脂瘤患儿行单纯鼓室成形,不进行乳突切除,可改善其生活质量及提高听力,但应严格选择手术适应证,患耳病变仅局限于中耳腔。合并鼓膜内陷袋者,切除内陷袋可阻止胆脂瘤的发生。如果诊断为中耳胆脂瘤,则患儿应在耐受麻醉的情况下完全去除胆脂瘤、防止胆脂瘤进一步发展,获得干耳,维持患耳自洁功能,并重建听力。

(3)听骨链重建:合并听骨链中断、固定的患儿可行听骨链重建,儿童听骨链重建术后获得使用听力比例较成人高,与该人群中感音神经性听力损失成分少、耳蜗功能较好

视频 3　耳内镜下左侧中耳胆脂瘤切除术

有关,镫骨板上结构缺如是提示术后听力康复效果较差的重要指标。

4. 听觉康复 轻度、中度的听力损失也可致儿童听觉言语发育异常,因而积极干预患儿听力损失极为必要。对手术后仍无法获得使用听力的患儿应尽早进行人工听觉技术来补偿听力,如配戴气导或骨导助听器等。

【随访和预后】

慢性化脓性中耳炎具有一定自愈率。在一项慢性中耳炎儿童的临床随访中,39%患儿自行痊愈,仅 1/3 患儿进行了手术治疗。儿童中耳胆脂瘤术后复发概率较成人高,与其胆脂瘤侵袭性强有关,因而应对术后患儿定期随访。

(陈 颖 沙 炎 张天宇)

第四节 中耳炎并发症

中耳炎所致耳源性并发症(otogenic complications),主要分为颅外并发症(extracranial complications)和颅内并发症(intracranial complications)两大类。

【流行病学特点】

中耳炎并发症在发达国家的发生率有下降趋势,在发展中国家仍可造成较大的社会经济负担。印度研究人员回顾了单个耳科中心 14 510 例慢性化脓性中耳炎病例,颅外并发症和颅内并发症患病率分别为 0.13% 和 0.17%,发生年龄段从 5~55 岁不等,男性多见,脑脓肿和脑膜炎为最多见颅内并发症;国内有学者回顾了 2 346 例急慢性中耳炎住院患儿发现,颅外、颅内并发症发生率分别为 9.46%(222 例)和 4.18%(98 例),其中颅外并发症最多见迷路炎、乳突脓肿和面瘫;而颅内并发症最多见脑脓肿(42 例)。乙状窦病变(29 例),脑膜炎(16 例)。据世界卫生组织推测,发展中国家每年有 51 000 例 5 岁以下患儿死于中耳乳突炎颅内并发症等中耳炎发症,且慢性化脓性中耳炎是发展中国家听力损失的重要原因。因而,防治中耳炎并发症和后遗症尤为重要。

【病因】

中耳炎并发症的发生与下列因素有关:

1. 中耳炎的类型 各种类型中耳炎均可引起颅内外并发症,其中以伴胆脂瘤的慢性化脓性中耳炎最多见,不伴胆脂瘤的化脓性中耳炎次之,急性中耳炎引起者较少见。在慢性化脓性中耳炎,当炎症处于急性发作期时最易发病。反复耳流脓、病程长而未进行有效诊治的患者,发生并发症概率更高。

2. 致病菌毒力 致病菌毒力强、对常用抗生素不敏感或已产生抗药性,是化脓性中耳炎发生各种并发症的原因之一。中耳炎患者病灶分离出的致病菌中,多见铜绿假单胞菌(18%~67%)、葡萄球菌(14%~33%),变形杆菌、克雷伯菌、大肠杆菌等革兰氏阴性球菌。常见厌氧菌是拟杆菌和梭杆菌。值得注意的是,多个报道指出耐甲氧西林金黄色葡萄球菌是慢性化脓性中耳炎的常见致病菌,约占检出样本 11.6%~25.5%。厌氧菌与需氧菌混合感染的协同作用是致病性毒力增加的机制,耳源性的颅内感染通常是包括厌氧菌在内的混合感染所致。

3. 患儿基础情况 儿童是中耳炎并发症发生的主要人群。Avani、Jain 等报道了单中心的 142 例儿童中耳炎颅内并发症,统计发现约 42% 儿童发病年龄在 10~15 岁,30%

的患儿发病年龄在 5~10 岁,且多数患儿属于社会经济地位低的阶层,发病前未得到有效的中耳炎治疗。

4. **引流不畅**　如鼓膜穿孔被肉芽、胆脂瘤或异物(包括不易溶解的中药粉末)等堵塞,鼓膜穿孔太小、合并外耳道狭窄等,均可导致中耳脓液引流不畅,炎症向邻近的组织、器官扩展。

一、中耳炎并发症分类

国内耳科学者于 2004 年 5 月在召开的全国中耳炎专题学术会议(西安)上讨论并制定了首个中耳炎的分类和分型标准(简称"西安指南"),经过临床实践,于 2012 年在昆明再次修正中耳炎临床分类和手术分型,提出中耳炎并发症如表 2-8-4-1。

表 2-8-4-1　中耳炎并发症分类

颅外并发症		颅内并发症
颞骨外并发症	颞骨内并发症	
耳周骨膜下脓肿	周围性面神经麻痹	硬脑膜外脓肿
Bezold 脓肿	迷路炎	硬脑膜下脓肿
Mouret 脓肿	• 迷路瘘管 • 化脓性迷路炎	脑膜炎
	岩尖炎	乙状窦血栓性静脉炎
		脑脓肿 • 大脑脓肿 • 小脑脓肿
		脑积水

本节将对以上中耳炎并发症分别进行简介。

二、颅外并发症

(一) 耳后骨膜下脓肿

耳后骨膜下脓肿(Subperiosteal abscess)是乳突炎症向颞骨外扩散所致,多继发于急性中耳炎,也可继发于中耳胆脂瘤或慢性化脓性中耳炎急发。

【临床表现】

1. **症状**　患儿可有耳流脓或流脓加重等原发疾病症状。如形成窦道,可并发耳后流脓;患儿有耳内及耳后疼痛,可伴同侧头痛及发热等全身症状。

2. **体征**　查体可见原发疾病表现,如鼓膜穿孔、鼓室内肉芽、胆脂瘤样物;耳后病变处红肿、压痛明显。如脓肿局限于骨膜下,触诊时波动感不明显,耳后沟存在,耳郭被推向前、外方。骨膜已穿破者触诊时可有波动感。诊断性穿刺可抽出脓液或脓血(图 2-8-4-1、图 2-8-4-2)。

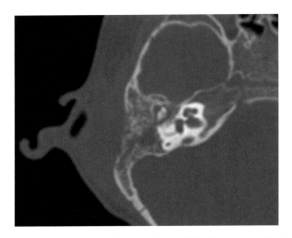

图 2-8-4-1 耳后骨膜下脓肿颞骨横断位 HRCT 表现
示右侧中耳乳突透亮度减低,部分乳突骨质
吸收破坏,耳郭根部及周围软组织弥漫肿厚

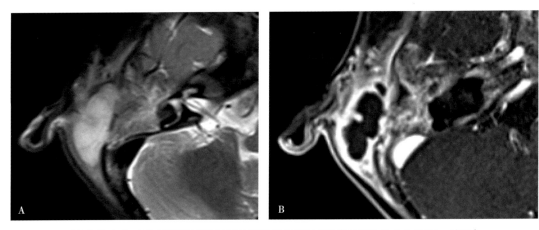

图 2-8-4-2 耳后骨膜下脓肿颞骨横断位 MRI 表现(与图 2-8-4-1 为同一病灶)
A. T$_2$WI 示右侧中耳乳突高信号积液,耳郭根部及周围软组织增厚伴高信号灶(脓肿);B. T$_1$WI 示右侧中耳乳突区散在轻度强化,乳突气房黏膜强化,右耳郭根部、耳后区脓肿边缘环形强化

【治疗】

传统治疗原则是在发生脓肿后应该积极手术改善引流,并处理原发疾病。继发于急性乳突炎者可行单纯乳突开放术,继发于慢性化脓性中耳炎者可在评估是否合并其他并发症后,选择乳突根治术或改良根治术;近年也有观点提出在无严重并发症发生时,乳突切开等手术应在抗生素应用、引流无效时采用。有文献报道提出可根据脓液培养结果选择全身性抗生素治疗并行鼓膜置管,疗效与单纯乳突切开术相比无统计学差异。

(二) 贝佐尔德脓肿

贝佐尔德脓肿(Bezold abscess)是较为罕见的耳源性颈部脓肿,1881 年德国耳鼻咽喉科医生弗里德里希·贝佐德(Friedrich Bezold)首次描述并命名。由于抗生素的使用,其发病率已逐渐减少,仅有个例报道。贝佐尔德脓肿是中耳炎症穿透乳突尖内侧的骨壁,脓液溃破至胸锁乳突肌和颈深筋膜中层之间而形成,往往发生于乳突发育良好的中耳炎患儿。中耳乳突术后患儿因乳突骨壁薄,也是该并发症发生的危险因素。

【临床表现】

1. 症状 主要有颈部肿胀疼痛、运动受限,可伴寒战发热。

2. 体征 查体可触及颈部上方胸锁乳突肌上 1/3 部位(即乳突尖至下颌角处)肿胀、压痛明显,受累乳突区压痛明显。

【治疗】

如有耳流脓、听力下降等病史,并有发热伴颈部肿块,则应高度怀疑感染已扩散至头部和颈部邻近区域。乳突、颈部 HRCT 可用于进行全面的头颈部评估,并与耳后淋巴结脓肿等疾病相鉴别。确诊后应尽早于胸锁乳突肌前缘切开排脓,并行乳突切除术,彻底清除炎性肉芽等病变。

(三) Mouret 脓肿

中耳炎症从乳突尖骨质破溃至二腹肌沟处,脓液沿二腹肌后腹向下流,并顺颈部血管鞘向咽旁间隙发展,可形成 Mouret 脓肿(Mouret's abscess)。

【临床表现】

1. 症状 该并发症早期可能仅有高热、毒血症等全身非特异性症状,或仅有颈部疼痛,症状严重者可因脓肿扩散,使得咽侧壁向中线隆起,引起喉水肿导致张口困难、呼吸困难等症状。

2. 体征 耳源性颈深部脓肿临床特点为同侧颈部疼痛的部位较高,相当于乳突尖至下颌角水平处肿胀、饱满、压痛,可累及颈中下部,皮肤不红、波动感不明显。若穿刺抽出脓液,即可确诊。

3. MRI 可用于颈部病变诊断和评估,可见长 T_1 长 T_2 信号占位,病灶异常信号可与乳突病变相连。

【治疗】

耳源性颈深部感染应鉴别单侧颈深部脓肿或先天性鳃裂囊肿、瘘管。感染致病菌多为变形杆菌、铜绿假单胞菌、大肠杆菌、金黄色葡萄球菌等,常伴厌氧菌混合感染。可根据经验使用广谱抗生素或根据细菌培养结果选择特异性抗生素治疗,在感染控制后行乳突切除,去除病变。单纯行颈部切口引流可能导致感染反复不愈,需去除乳突处原发病灶。

(四) 周围性面神经麻痹

耳源性面神经麻痹(facial nerve paralysis)是最常见的中耳炎并发症,发生率为11%~58% 不等,多见于慢性中耳炎和中耳胆脂瘤,部分发生于急性中耳炎。

【临床表现】

临床特点为:①周围性完全或不完全面瘫;②与患耳同侧;③合并有耳漏、听力下降等病史。

【治疗】

急性中耳炎并发面神经麻痹常因急性炎症感染引起急性面神经炎所致,以保守治疗、处理原发疾病、控制感染为主,可适量使用糖皮质激素。如急性中耳炎引流不畅且药物治疗无效,则采用手术治疗,但极少需要行面神经探查。

慢性中耳炎导致的面神经麻痹多由病变破坏面神经骨管所致,需及时进行中耳乳突手术清除病灶,通常需要同期行面神经减压术。然而在是否彻底清除神经鞘上的病变问题上有一定争议,有学者认为清除面神经鞘上的肉芽组织,有使面神经损伤加重的可能,不去除为好。但一般认为彻底清除病变有利于神经功能的恢复。对于是否需同时切开面神经鞘也存在争议,有主张认为暴露神经的同时,切开神经鞘有利于充分减压,有人则认为神经鞘切开不能改变面神经的康复过程,反而有将感染扩散引起面神经炎的可能。早期不完全性面瘫,鞘膜无须切开;如完全性面瘫,面神经电图中提示神经变性严重,则应切开鞘膜,充分减压。但中耳炎症感染炎症,应慎重选择鞘膜切开。如神经断离,或部分缺失,可行神经改道端端吻合或神经移植术。

(五) 迷路炎

迷路炎分为三个类型:局限性迷路炎(迷路瘘管)、浆液性迷路炎、化脓性迷路炎。二儿童迷路炎并不多见,常与中枢神经系统感染性疾病混淆,有误漏诊现象。

【临床表现】

1. **局限性迷路炎** 局限性迷路炎(circumscribed labyrinthitis)又称迷路瘘管(fistula of labyrinthi),其症状包括:阵发性或刺激性眩晕,多次反复发作,持续数分钟至数小时不等,炎症急性发作期间症状加重,耳内操作或按压耳屏、体位改变、震动等可诱发眩晕,可伴发恶性、呕吐。查体可见偏向患侧的自发性眼震。听力损失一般与中耳炎病变程度一致,基本属于传导性听力损失。瘘管实验阳性,前庭功能正常或亢进。

2. **浆液性迷路炎(serous labyrinthitis)** 可为化脓性迷路炎的前期过程。常表现为眩晕,视物旋转伴恶心呕吐,平衡失调。查体时可见自发性眼震,为水平旋转性。可有感音神经性听力下降。发生于急性中耳炎者,可有耳深部疼痛。

3. **化脓性迷路炎** 化脓性迷路炎(labyrinthitis)病程包括急性化脓期和代偿期。

(1)急性化脓期症状包括:①重度眩晕,自觉外物或自身旋转,恶心、呕吐,患儿卧床不起,喜侧卧于眼震快相侧,不敢睁眼,不能稍事活动。②有自发性眼震,快相向健侧,强度极大。躯干向眼震慢相侧倾倒。当眼震方向又从健侧转向患侧时,须警惕有颅内并发症的可能。③患耳耳鸣,听力急剧下降。④体温一般不高,若有发热、头痛、脑脊液压力升高及脑脊液中白细胞增多等,提示感染已向颅内蔓延。

(2)代偿期:在急性化脓期症状消失后约 2~6 周,逐渐进入代偿期。临床表现包括:①眩晕及自发性眼震消失,患儿逐渐恢复平衡,可自由行动;②患儿极重度听力损失;③患儿对冷热试验刺激无反应;④在代偿过程中作旋转试验时,如代偿尚不完,可因旋转方向不同而旋转后眼震的持续时间也不相同。发病 6 个月以上者由于代偿已完全,则旋转后眼震两侧也趋一致,据此可知代偿进展情况。

【治疗】

确定诊断后应予以积极治疗。迷路瘘管需在抗生素控制下行乳突手术,彻底清除病灶,探查瘘管。如瘘管较大,往往在清除附近病灶时,须注意尽量避免以吸引器直接吸引瘘管,而可将棉片覆盖之,继续手术。瘘管大多位于外半规管,特别在气化不良的乳突如此,少数瘘管位于前庭窗,甚至鼓岬。在气化型乳突,胆脂瘤侵犯范围甚广者,瘘口可位于后或前半规管,宜警惕之。清除瘘口及其周围病灶时,不宜用刮匙搔刮瘘管口。如在剥离瘘口周围病灶时,瘘管口胆脂瘤包裹已一并脱离而去,此时可立即以清洁棉片将瘘口覆盖。病灶完全清除后,用颞肌筋膜覆盖瘘口,并以浸有抗生素的明胶海绵固定。对较大的瘘管,需取适当大小的片状乳突骨皮质进行修补。只要瘘管口病灶已彻底清除,本病不是鼓室成形术的禁忌证。术后注意应用足量抗生素预防迷路感染。迷路反应较重者,术后可酌情使用糖皮质激素。

化脓性迷路炎处理原则包括:①应用大量抗生素抗感染,炎症控制后行乳突手术;②疑有颅内并发症时,需行扩大的乳突开放术,并切开迷路,以通畅引流;③补液,注意维持水和电解质平衡;④进入代偿期后则无需治疗;⑤术前的听力和前庭功能测试示内耳功能已完全丧失者,术中须切除镫骨足板,以利内耳引流,避免潜伏性迷路炎引发颅内感染。

(六) 岩锥炎

岩锥炎(petrositis)是颞骨岩部气房和骨质因中耳乳突炎扩展而引起的化脓性炎症。儿童患者常发生在乳突气化较好者。

【临床表现】

岩锥炎典型症状为岩尖综合征,即同侧深部头痛、复视、中耳流脓。可伴低热,眩晕、眼震及恶心呕吐,可伴有暂时轻度面瘫。

【治疗】

1. 保守治疗 抗炎及神经营养药物的综合治疗。抗生素多采用二联(如头孢曲松+甲硝唑),甚至三联(如万古霉素、阿米卡星、利福平、磷霉素等),需长疗程。激素(地塞米松、泼尼松、氢化可的松)可用于脓肿未形成者,使用原则以短期冲击为主,疗程2~7天。儿童患者需要注意用药禁忌和安全性。

2. 手术治疗 对于保守治疗无效、慢性化脓性中耳炎、岩尖胆脂瘤或其他占位性病变引起的岩尖炎症状者,需考虑相应的手术治疗,如鼓膜切开置管术、乳突根治术、岩尖切除术。甚至经颅手术。

三、颅内并发症

(一) 硬脑膜外脓肿

硬脑膜外脓肿(extradural abscess)是颅骨骨板与相应硬脑膜间的脓肿,在慢性化脓性中耳炎患儿中发生率约0.05%~4.5%,根据发生部位不同,可分为颞叶硬膜外脓肿、小脑硬膜外脓肿和乙状窦周围脓肿,亦可表现为硬膜上或乙状窦壁上肉芽。

【临床表现】

病变局限、症状轻者无明显临床表现,或有非特异性患侧头疼、低热等,病变范围大,脓肿体积大者可继发颈项强直等颅内高压症状,出现颞叶、小脑压迫症状而发现。

【治疗】

硬膜外脓肿随着抗生素应用发生率极大的减低,或病变非常局限,表现为硬膜下肉芽,可伴随乳突盖等骨质破坏,或无骨质破坏,在诊断和鉴别诊断中容易忽视。正确、及时的诊断对该疾病预后较为关键。增强MRI中肉芽组织增强而胆脂瘤不能增强,较HRCT更利于鉴别硬膜下肉芽与胆脂瘤病变,因而可作用鉴别诊断首选。治疗原则主要以手术去除病变为主,辅助抗生素治疗。术中不论乳突盖及乙状窦有无破坏,均应探查,可从破损骨质处向外咬除骨质,或磨除完整骨质,暴露乙状窦、脑膜至正常组织处,充分暴露脓肿或肉芽组织,充分引流脓肿或钝性分离肉芽组织,仔细操作避免破坏硬脑膜和乙状窦。

(二) 硬脑膜下脓肿

硬脑膜下脓肿(subdural abscess)是发生于硬脑膜与蛛网膜或软脑膜间的化脓性病

变,常见于全身状况较差、免疫状态低下患儿。

【临床表现】

患儿主要症状包括:①全身症状如畏寒、高烧、脉搏细速、全身不适,一般情况差,可出现嗜睡、谵妄等;②大脑或小脑局灶性症状:症状与受累部位有关,如脓肿发生于枕叶视觉中枢,可伴发偏盲;累及小脑可出现平衡功能障碍,走路不稳等;③部分患儿可出现脑膜刺激征、颅内高压症状。

【治疗】

1. 原发病灶处理 条件允许患儿宜尽早施行扩大乳突开放术。术中不论乳突盖及乙状窦有无破坏,均宜开放一部分检查。如见硬脑膜或乙状窦有病变,必须暴露至正常范围。

2. 脓肿处理 在扩大乳突开放术时可对靠近中耳的脓肿病变进行穿刺引流,如远离中耳处,可行经颅穿刺引流。

3. 抗感染治疗 抗生素治疗颅内感染。

(三) 耳源性脑膜炎

耳源性脑膜炎(otitis meningitis,otogenic meningitis)是急性或慢性化脓性中耳炎所并发的软脑膜和蛛网膜的急性化脓性炎症。应注意与流行性脑膜炎相鉴别。

【临床表现】

高烧、头痛、呕吐为主要症状,早期头痛位于患侧,随着感染扩散头痛变得剧烈,可为弥漫性全头痛,后枕部为重。呕吐大多呈喷射状。患者出现脑膜刺激征,颈项强直甚至角弓反张;可伴 Kernig 征及 Brudzinskin 征阳性。如锥体束受累可出现膝反射等深反射亢进等锥体束征。临床怀疑并发脑膜炎时,耳部增强 MRI 为首选检查方法,能明确脑膜及颅内侵犯情况(图 2-8-4-3)。

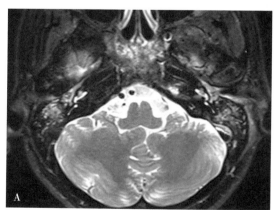
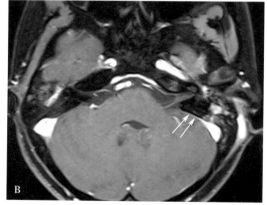
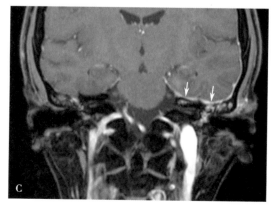

图 2-8-4-3 慢性中耳炎并发脑膜炎的 MRI 表现
A. 水平位 T$_2$WI 示双侧中耳乳突内高信号影,中耳乳突炎表现;B. 水平位增强扫描示左侧颅后窝脑膜均匀线状增厚、强化(白箭);C. 冠状位增强扫描示左侧中颅底脑膜也明显增厚、强化(白箭)

【治疗】

1. **扩大乳突开放术** 诊断为耳源性脑膜炎,可在控制感染后行手术清除原发中耳病。

2. **抗生素治疗** 早期应足量、及时行广谱抗生素治疗,在脑脊液生化检查鉴别诊断细菌种类,排除结核性脑膜炎、病毒性脑膜炎后行选择细菌敏感抗生素治疗。

3. **对症支持** 对高热呕吐患儿应积极补充水、电解质,对持续高热、全身状况差的患儿必要时可在足量抗生素使用情况下,辅助糖皮质激素静滴。

(四) 乙状窦血栓性静脉炎

乙状窦血栓性静脉炎(thrombophlebitis of the sigmoid sinus)指发生在乙状窦内血栓形成,可累及颈静脉球、颈内静脉,并可引起系列并发症,如颅内脓肿或脑膜炎。感染性血栓脱落至体循环可继发肺脓肿等感染。

【临床表现】

因而临床表现与病变程度密切相关,主要包括:

1. **全身毒血症状** 抗生素使用前,典型症状包括间歇热、头痛、丘疹水肿和精神萎靡等,儿童患者中,热型可见弛张热,伴食欲不振、惊厥等症状。

2. **局部症状** 耳后肿胀疼痛,枕部或颈部疼痛,受累乳突处水肿、压痛。

3. **转移性脓栓** 脓性血栓脱落进入体循环后,继发肺脓肿、肝脓肿或其他器官、系统感染,产生相应症状。如肺脓肿可有咳嗽、咳痰、胸痛,呼吸急促等。

【辅助检查】

增强MRI(图2-8-4-4)在诊断该疾病上较HRCT更为敏感,为首选诊断性检查。

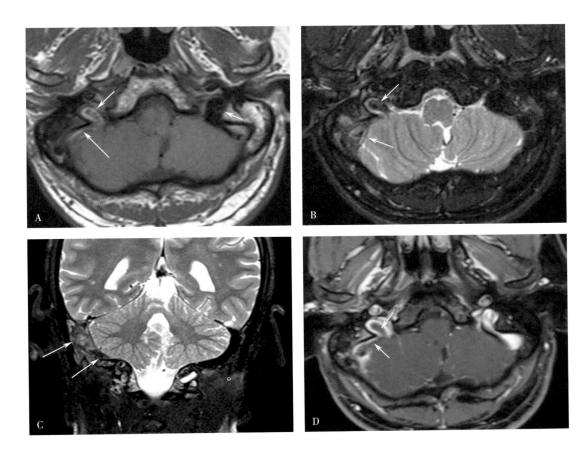

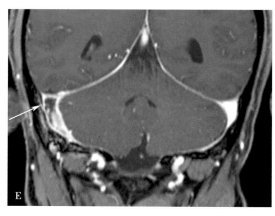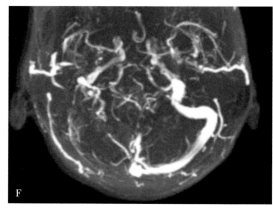

图 2-8-4-4 乙状窦血栓性静脉炎的 MRI 表现

A. 水平位 T_1WI 示右侧乙状窦、颈静脉球内流空信号影消失, 被中等稍高软组织信号影取代(白箭), 对侧颈内静脉可见正常流空信号影(短白箭);B. 水平位 T_2WI 示右侧乙状窦内见不均匀中等信号软组织影(白箭);C. 冠状位 T_2WI 示右侧乙状窦流空信号影消失, 内见不均匀稍高信号软组织影(白箭);D. 水平位增强扫描示右侧乙状窦壁强化, 窦腔内见低信号充盈缺损(白箭), 健侧乙状窦高信号造影剂充盈;E. 冠状位增强扫描示右侧乙状窦壁强化, 窦腔内见低信号充盈缺损(白箭), 健侧乙状窦高信号造影剂充盈;F. MRV 显示右侧横窦、乙状窦、颈内静脉不显影

【治疗】

乙状窦血栓性静脉炎是较为常见的中耳炎并发症, 在无抗生素的时代, 未行手术患儿病死率可高达 100%, 手术者病死率降至 20%。现代抗生素应用、手术治疗和辅助抗凝治疗使病死率进一步降低。但当中耳炎患儿出现高热、头痛或意识改变, 应高度警惕该合并症的发生, 治疗应更为积极。

1. **手术选择** 乙状窦血栓性静脉炎的治疗原则主要是手术及抗生素联合治疗。常规手术主要为乳突开放术, 在合并胆脂瘤时, 应行改良型乳突根治术彻底去除病变。乳突切除术尤其适用于有慢性中耳炎病史的患儿, 或适用于查体或影像学证实胆脂瘤存在的患儿。如乙状窦血栓性静脉炎继发其他颅内并发症(脑膜炎, 硬膜外脓肿), 需要更积极的手术干预。

术中是否进行血栓吸出或从乙状窦内取出血栓尚存在一定争议, 有病例报道指出术中未行血栓抽吸或血栓取出者, 随访发现预后良好, 但如何选择不进行血栓取出的指征仍需细化和探讨。颈内静脉结扎并非常规操作, 仅用于手术治疗后症状无法缓解, 有持续败血症、进行性血红蛋白下降, 或转移性脓毒性栓塞发生时, 可结扎血栓以下处颈内静脉预防感染发展。

尽管传统观点认为手术治疗是该疾病治疗常规, 近期也有学者选择无典型中耳炎症状及无神经系统症状的患儿进行鼓膜置管联合抗生素治疗的保守疗法, 并通过影像学检查密切观察症状进展, 也可取得较好长期预后。

2. **抗感染治疗** 乙状窦血栓性静脉炎常见致病菌包括 β- 溶血性 A 群链球菌、肺炎链球菌、金黄色葡萄球菌、铜绿假单胞菌和上呼吸道厌氧菌如梭菌属。在未明确致病菌时, 应使用全身性广谱抗生素治疗。最常见的经验用药包括万古霉素、头孢曲松和甲硝唑。在经验性抗生素治疗出现细菌耐药性的病例中, 阿米卡星也是有效的。

3. **抗凝治疗** 使用抗凝治疗乙状窦血栓性静脉炎仍存在争议, 在患儿适应证选择上未有统一意见。儿童乙状窦血栓性静脉炎发生可能与高凝状态、血栓形成的获得性或遗传性危险因素有关。因而, 使用抗凝治疗阻止血栓进展或预防栓塞、促进溶栓是支持抗凝的理由。然而，报道的抗凝治疗病例数量不多，抗凝治疗方法不统一，且抗凝可引起出血、药物相互作用、血小板减少、骨质疏松症、出血性皮肤坏死等潜在并发症。此外，大多数抗凝药物需要多次注射使用或密切随访抗凝状态，在儿童患儿中实施困难更大。因而抗凝治疗真正的益处尚不清楚。有学者综述目前的病例报道，并未发现使用抗凝治疗与预后的明显相关。也有学者建议对有血栓进展迹象的病例使用抗凝治疗。

4. 其他　对高热、反复呕吐的患儿应进行营养支持，根据患儿体征和实验室检查给予补充液体维持水、电解质平衡；出现远处脓栓者进行对症治疗等。

（五）脑脓肿

脑脓肿（brain abscess）是中耳炎最常见颅内并发症，多数发生在大脑颞叶，其次为小脑。

【临床表现】

最常见的症状是头痛、呕吐、视乳头水肿、精神状态改变。40% 的患儿出现发热、恶心和呕吐。其临床表现可分为：①起病期有畏寒、发热、头痛、呕吐等早期局限性脑炎或脑膜炎症状。轻度颈项强直。②潜伏期可持续 10 天至数周不等，多无明显症状。③显症期表现为感染、颅内压增高症状（头痛、呕吐、意识障碍、脉搏迟缓、视乳头水肿）。④终末期：多因脓肿向脑室窥破所致脑室炎，暴发性弥漫性脑膜炎或脑疝而死亡。

【辅助检查】

耳部和颅脑增强 MRI 为首选检查方法（图 2-8-4-5），能明确脓肿及炎症范围。

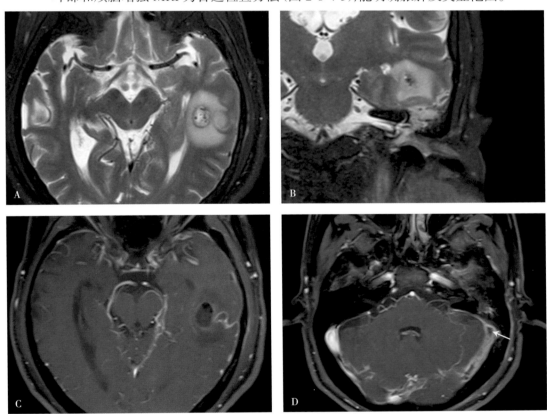

图 2-8-4-5　中耳乳突炎合并颞叶脑脓肿 MRI 表现

A. 水平位 T_2WI 示左颞叶脓肿呈不均匀高信号，伴斑点状积气体影，脓肿周围见环形低信号带（脓肿壁），低信号环周围伴脑水肿；B. 冠状位 T_2WI 示左颞叶脑脓肿伴周围脑水肿，左侧中耳乳突炎症，外耳道壁肿厚；C. 水平位增强 MRI 可见左颞叶脓肿，脓肿壁呈环形薄壁强化，脓肿内部及周围脑水肿无强化；D. 水平位增强 MRI 可见左侧乙状窦内充盈缺损（白箭），合并乙状窦血栓性静脉炎表现

【治疗】

1. **手术治疗** 脑脓肿治疗原则是在积极抗感染,防止颅内压增高,避免脑疝形成,如出现病情急转直下,应考虑出现天幕疝或枕骨大孔疝,手术治疗目的在于积极治疗中耳原发病灶,引流脓肿,预防脓肿发展。手术方式包括:

(1)乳突根治术及经乳突腔穿刺抽脓:适用于全身状态好,无颅高压、脑疝等严重神经系统症状,且脓肿紧邻中耳者,可同时一并清除脑脓肿;术中彻底清除中耳乳突病变组织,并应充分暴露鼓室盖和硬脑膜,或暴露乳突内侧壁乙状窦附近骨质和小脑膜,进行脓肿穿刺引流。

(2)经颅转孔脓肿穿刺引流:适用于脓肿远离中耳者,或并发脑疝前期症状,需紧急进行脓肿穿刺及脑室引流者,优点在于不经中耳感染灶,继发感染或感染扩散概率更小。在进行脓肿穿刺排脓、感染控制和神经系统症状改善且稳定后,再行中耳手术处理原发病变。

2. **抗感染治疗** 耳源性脑脓肿多为细菌感染,常伴厌氧菌感染,一旦确诊,应及早足量使用抗生素,对于没有细菌培养和药敏试验结果的患儿,经验性使用抗生素药物,可根据常见致病菌菌种择用1~2种广谱抗生素。注意参考细菌学检查结果选用适当的抗生素,细菌学结果明确前,对重症颅内感染者应采用两种抗生素联合用药,选择易透过血脑屏障的药物,如三代头孢。

3. **对症支持治疗**

(1)颅高压处理:如并发颅内压增高,应用甘露醇等脱水剂降低颅内压,减轻脑水肿。

(2)短期应用激素,一般不超过一周,同时注意全身肝肾功能情况及水电解质平衡。

(3)充分补充电解质、补充热量,纠正酸中毒等。

(六)脑积水

脑积水(hydrocephalus)可继发于急性化脓性中耳炎,一般于急性化脓性中耳炎发病后4~8周时出现症状;也可继发于乙状窦血栓性静脉炎、脑脓肿等颅内并发症患儿。

【临床表现】

该疾病典型表现为颅内压增高三联征,即头痛、喷射样呕吐、视乳头水肿;部分病例可因长期病变致视力下降、视物模糊、外展神经麻痹,也可合并非特异性症状如嗜睡、肢体乏力、神志淡漠等。如无其他颅内并发症,一般不出现感染症状和局灶性症状。

脑积水发生率低,在抗生素积极使用后仅有个例报道,轻者无明显症状,病例回顾发现患儿症状往往不典型,头痛(39%)、神经系统症状(28%)和发热(17%)等症状发生率并不高,因而容易误诊、漏诊。

【辅助检查】

1. **颞骨和颅脑的影像学检查** 颞骨HRCT扫描可发现中耳骨质破坏性病变。如骨质无明显破坏,但中耳乳突腔内可见密度不均匀的软组织影时,亦表明可能存在肉芽组织或小胆脂瘤。颅脑HRCT扫描或MRI对颅内病变具有重要的诊断价值:增强MRI或MRV在发现乙状窦血栓静脉炎等颅内病变具有更高敏感性,而HRCT主要用于判断中耳病变情况,分析中耳、颅底骨质有无破坏。

2. **眼底检查** 发现视乳头水肿也可提示该疾病发生,判断疾病的严重程度。

3. **耳内脓液培养及药敏试验** 不仅适用于鼓膜穿孔患儿,也适用于鼓膜完整、中耳积液者。对不能配合检查的患儿,可在外耳道、鼓膜表面麻醉后,使用水合氯醛或右美托咪定使患儿镇静状态下完成。

4. 血常规、肝肾功能等分析可判断感染进程或患儿营养状态,有无药物继发肝肾功能损害;血清电解质或血气分析可密切随访患儿电解质状态。对于使用脱水治疗的患儿,应密切随访。

5. **脑脊液检查**　腰椎液穿刺利于测定颅内压力,判断是否合并颅高压,测定压力常 >2.9KPa。脑脊液生化检查可判断是否合并感染,脑脊液细菌涂片或 PCR 鉴定细菌种类可明确病原菌,辅助诊断和进一步治疗。

【治疗】

1. **原发疾病治疗**　积极处理中耳原发病灶或脑脓肿等颅内并发症。

2. **颅高压处理**　轻症患儿可在处理原发疾病后,脑积水得以改善;持续颅高压患儿需通过 20% 甘露醇脱水治疗,并注意维持水电解质平衡;重症患儿在保守治疗无效后需神经外科介入行侧脑室引流,积极预防脑疝等严重并发症。

【随访和预后】

中耳炎相关颅外、颅内并发症多数具有复发风险,因而长期观察随访对患儿预后、及时发现复发迹象尤为关键。预后与疾病种类密切相关,尽管抗生素应用使得中耳炎并发症发生率大幅度降低,积极干预可极大程度降低疾病病死率,仍有文献综述指出儿童中耳炎出现颅内并发症时死亡率可达 3.3%。因而在临床工作中,对中耳炎合并头痛、持续发热、意识或神志改变患儿仍需警惕中耳炎并发症的存在。

(陈　颖　沙　炎　张天宇)

第五节　中耳炎后遗疾病

急、慢性中耳炎或各类型经久不愈,均可导致中耳炎后遗疾病,根据中华医学会耳鼻咽喉头颈外科学会耳科学组 2012 年提出的分类,中耳炎后遗疾病(sequelae diseases of otitis media)主要包括以下:①不张性、粘连性中耳炎;②鼓室硬化;③中耳胆固醇肉芽肿;④隐匿性中耳炎。本节内容中将针对该 4 种中耳后遗疾病进行阐述。采用中耳炎后遗疾病这一名称,是区别"后遗症"中所隐含的疾病静止的含义,"疾病"则可进一步进展,需采取临床干预。

【流行病学特点】

针对美国纳瓦霍保护区的 15 890 名儿童的流行病学调查显示鼓膜内陷的患病率为 1.9%。新西兰 794 名儿童的随访研究中发现 15 岁时的该研究人群鼓膜内陷患病率为 1.3%。慢性化脓性中耳炎病例的颞骨标本分析中,胆固醇肉芽肿发生率在鼓膜穿孔组和非鼓膜穿孔组的发生率分别为 21% 和 12%。鼓室硬化在中耳炎病例中较多见,Garov 等分析了 542 例慢性中耳炎患者术中情况,发现 27.6% 的患者具有鼓室硬化表现,其中 53.3% 的患者应鼓室钙化导致听骨链固定;88.7% 的患者合并鼓膜穿孔。Asiri 等回顾 775 例慢性化脓性中耳炎患者,发现鼓室硬化发病率为 11.6%。以上病例均没有特别进行年龄分级,儿童患者的鼓室硬化发病率并无明确报道。

【病因】

1. **反复发作或迁延不愈的中耳炎**

(1)分泌性中耳炎:粘连性中耳炎患者大多有分泌性中耳炎病史,中耳内液体引流不畅,局部溶纤活性不足,积液出现机化,产生胶耳可导致粘连性中耳炎发生。

(2)慢性中耳炎:约半数慢性中耳炎患儿具有化脓性中耳炎病史。如炎症不能彻底控制,反复发作,黏膜破坏无法完全修复,破坏的黏膜面则形成新的纤维组织,慢性化脓性中耳炎中肉芽组织更易发生纤维化。此外,细菌感染被证实与鼓室硬化发生有关,肺炎链球菌接种可造成鼓室硬化的动物模型。

2. 中耳通气障碍 中耳炎后遗咽鼓管周围炎性组织瘢痕、或咽鼓管功能障碍,可导致中耳膨胀不全,鼓膜弥漫性或局限性内陷,发生中耳不张。而胆固醇肉芽肿的发生与鼓室 - 鼓窦 - 乳突气房通气系统障碍有关,咽鼓管、鼓峡不通畅或鼓窦入口阻塞等原因可能导致中耳处在高负压状态,中耳黏膜小血管破裂出血,中耳渗液,成形胆固醇结晶,刺激机体发生肉芽肿。动物实验中采用胆固醇结晶放置中耳腔可诱导骨髓间充质来源巨噬细胞和异物巨细胞、成纤维细胞和血管内皮细胞分化形成肉芽组织。

3. 手术因素 鼓膜置管与鼓室硬化发生密切相关。在鼓膜置管患者中鼓室硬化发生率为 19.7%~59%,较单纯鼓膜切开患者或正常耳发生率高。鼓膜切开置管术后,大量的氧气进入中耳,氧自由基增加,激发了纤维化、透明样变性、凋亡等不可逆损伤,发生钙质沉着或骨化病变,最终导致鼓室硬化的形成。Karlidag 比较了鼓室硬化和非鼓室硬化中耳炎患者,发现两组激素水平和电解质水平无差异,但鼓室硬化组中耳黏膜标本中氧化反应指标及血浆中氧化反应指标均显著高于非鼓室硬化中耳炎组,提示氧化反应在鼓室硬化的发展中发挥作用。

【相关因素和进展】

1. 胆固醇肉芽肿可能与高血脂有相关性 Masaany 等报道了一例家庭性高胆固醇血症患儿同时合并双侧中耳胆固醇肉芽肿病例,患儿体征包括双侧乳突肿胀,蓝鼓膜,HRCT 提示双侧乳突为巨大囊样肿块所占位。张坤等报道了 57 例中耳胆固醇肉芽肿患者的血脂水平,对照组选择 57 例同期年龄和性别相匹配的,通过术后病理及影像学资料排除中耳胆固醇肉芽肿的慢性中耳炎患者,发现中耳胆固醇肉芽肿患者胆固醇及低密度脂蛋白等水平明显高于对照组,提示高血脂是中耳胆固醇肉芽肿的危险因素。

2. 鼓室硬化发生与多种因素相关

(1)基因异常或遗传易感性

1)Tian 等报道携带 *Enpp1* 基因点突变的 asj 突变小鼠可有典型分泌性中耳炎症状,小鼠 5 月时中耳炎症状达到 100% 外显率,并有进行性听力下降表型。病理提示小鼠尚有鼓室硬化的表现,如蜗窗嵴过度骨化、镫骨动脉增厚、钙化、锤骨砧骨融合、鼓膜内侧面白色钙化斑等。

2)Alpay 等检测人外周血 *TLR4* 基因中的 Asp299Gly 多态性频率,发现鼓室硬化组为 10%,非鼓室硬化组为 2%,健康人群组为 6%,鼓室硬化组和非鼓室硬化组之间的差异有统计学意义。

(2)代谢因素

1)脂代谢:血清胆固醇高可能促进鼓室硬化的发生。Pirodda 比较 40 例高胆固醇患者和 41 例健康人群鼓膜或鼓室硬化斑情况,发现高胆固醇患者中有 9 例(22.5%)存在硬化斑,健康人群仅 2 例(4.9%)存在硬化斑,差异有统计学意义($P = 0.02$)。

2)血钙代谢:在中耳黏膜发生钙化的过程与机体其他组织如血管、心脏瓣膜等的病理性钙化具有相似性,都依赖于血清钙水平,血钙高促进鼓室硬化的发生。大鼠造模鼓室硬化过程中,实验组给予高钙饮食,对照组给予正常钙饮食。结果实验组鼓室硬化发病率为 25%,对照组为 16.7%,由此认为高钙血症影响鼓室硬化的发生。

3)炎症因素:多种炎性细胞和因子、骨形成蛋白、基质金属蛋白酶类、一氧化氮、诱导型一氧化氮合酶、转化生长因子 -β 和组织型基质金属蛋白酶抑制剂系统等涉及炎症反应和骨重塑过程的重要物质均和鼓室硬化的发生密切相关。

一、粘连性中耳炎

粘连性中耳炎(adhesive otitis media)又称为不张性中耳炎(atelectatic otitis media)、萎缩性中耳炎,也称为中耳膨胀不全。它指经长时间治疗或未经系统治疗,咽鼓管功能不良所导致的鼓膜与鼓室结构粘连。其特征是鼓膜内陷或塌陷,塌陷是被动的,而内陷是主动地将鼓膜朝内拉。最终的结果是粘连性中耳炎,实际上粘连性中耳炎是不张性中耳炎的后期表现。其机制可能有:①咽鼓管功能不良引起鼓室负压;②穿孔外的鳞状上皮向内与鼓岬黏膜粘连;③鼓膜萎缩。不张性中耳炎常不伴有中耳渗液,不张的范围可以是局限的,也可以是广泛的。局限性的鼓膜不张可伴或不伴内陷袋形成;中至重度的中耳负压持续存在,反过来又将导致咽鼓管功能不良。不张性中耳炎常有内陷袋,内陷袋如果持续存在,将引起听力损失、听骨链中断和胆脂瘤。

【临床表现】

粘连性中耳炎多数从分泌性中耳炎发展而来,如没有明显听力下降,前期症状较为隐匿,儿童期发生的粘连性中耳炎较难发现。

1. 症状

(1)听力下降:以传导性听力损失为主,当仅有鼓膜不张、内陷时,听力损失较轻,症状不明显;病变进一步发展导致锤骨、砧骨吸收,听骨链中断,则导致典型的传导性听力损失。如病变累及内耳,可出现混合性听力损失或感音神经性听力损失。在儿童中,听力下降可表现为对声音反应差,如发生在言语发育期,双耳听力下降尚可合并言语发育迟缓,发音不准等。

(2)耳闷感:因中耳通气不良导致耳闭塞、闷胀感。

(3)其他:如继发鼓膜穿孔、胆脂瘤,感染期可有耳痛、耳流脓等症状。内耳受累可导致耳鸣。

2. 体征 鼓膜镜下可见不同程度鼓膜内陷不张,鼓膜附着于中耳结构,可见到砧骨长突、鼓岬等结构,内陷袋内有时可见角化物堆积、胆脂瘤形成(图 2-8-5-1)。

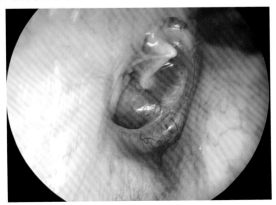

图 2-8-5-1 粘连性中耳炎鼓膜镜表现

　　根据 Sade 分级,中耳不张(middle ear ateleHRCTasis)的程度分为 4 级,有学者认为粘连性中耳炎为 Sade 分级中最严重的状态(表 2-8-5-1、图 2-8-5-2)。

表 2-8-5-1　中耳不张程度分级

分级	临床特征
Ⅰ级	鼓膜轻度内陷
Ⅱ级	鼓膜内陷,触及砧骨、镫骨
Ⅲ级	鼓膜内陷,触及鼓岬
Ⅳ级	鼓膜内陷,与鼓岬粘连

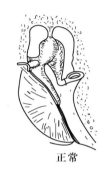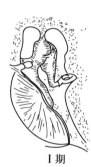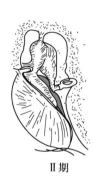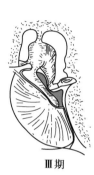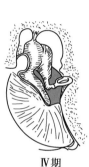

正常　　　　Ⅰ期　　　　Ⅱ期　　　　Ⅲ期　　　　Ⅳ期

图 2-8-5-2　粘连性中耳炎 Sade 分型示意图

(引自:Sadé J,Berco E.AteleHRCTasis and secretory otitis media.Ann Otol Rhinol Laryngol.1976;85(Suppl 25):66.)

　　Sade 分级被广泛使用,对判断粘连性中耳炎转归有一定指导意义。在鼓膜内陷的病程中,单纯鼓膜内陷(Ⅰ级)通常是暂时性的,较少恶化,痊愈概率更高。16% 的Ⅱ级或Ⅲ级的中耳不张可能在病程 3~5 年中进一步恶化,也可能自行改善或者长期处于静止期。而发展到Ⅳ级时,患者症状不能自行改善,且可能发生鼓膜穿孔,如有向上鼓室内陷的鼓膜内陷袋则可能进一步发展成为胆脂瘤。

【治疗】

　　粘连性中耳炎的诊断和治疗尚没有统一的标准,并缺少高质量的临床研究证据,对于干预时间、干预方式均存在争议,对手术或保守治疗适应证的选择缺少共识,难以平衡干预措施的收益和可能带来的医源性损害。有学者认为Ⅰ~Ⅱ级中耳不张可以观察,进行 Valsalva 动作及使用鼻用激素改善症状,而Ⅲ级中耳不张可以考虑植入鼓膜置管,Ⅳ级中耳不张则需要中耳、乳突手术干预。

　　粘连性中耳炎干预措施主要包括:

　　1. 解除咽鼓管阻塞的因素　鼻用激素改善咽鼓管周围炎症状态,切除患者肥大的腺样体,纠正鼻中隔偏曲等。球囊扩张咽鼓管可用于以上保守治疗无效的患者,作为补充的二线治疗方案。

　　2. 改善中耳负压　鼓膜置管主要适用于分泌性中耳炎引起的早期粘连,增加中耳通气。

　　3. 中耳乳突手术　其适用于听骨链病变引发的中度以上传导性听力损失;内陷囊袋、胆脂瘤形成;鼓膜穿孔合并息肉及肉芽组织反复感染者。粘连性中耳炎手术的目标就是要彻底清除病变组织,如中耳瘢痕及粘连组织,包括粘连的鼓膜、感染灶以及胆脂瘤等;恢复及重建结构,如听骨链的结构重建以及鼓膜修补等;改进咽鼓管功能,加强中耳乳突的通气引流,尽可能使中耳及乳突成为含气腔。手术方式包括保留外耳道后壁的中耳乳突手术或开放式鼓室成形术;术中应彻底清除粘连之鼓膜。有学者报道Ⅰ期法进行鼓室成形术,可改善患者粘连症状,提高听力,有效缩小气骨导差;也有学者提倡Ⅱ期手术法:Ⅰ期去除病灶,修复鼓膜同时放置鼓室置管,Ⅱ期鼓室黏膜修复后再行听骨链重建。术中可在鼓室腔放置自体软骨片起隔绝作用,防止术后粘连。

4. 听力补偿 手术不能改善听力者,可考虑配戴助听器。

二、中耳胆固醇肉芽肿

胆固醇肉芽肿(cholesterol granuation)为中耳对胆固醇结晶的异物反应,可有鼓室、乳突内棕褐色液体积聚。病变可局限于乳突或中耳的某些气房,也可侵犯整个中耳。

【临床表现】

1. 症状 胆固醇肉芽肿引起临床症状多为不特异性,或与慢性化脓性中耳炎相似,在行中耳手术时发现胆固醇结晶;或症状隐匿,在鼓膜穿孔流脓后才发现。主要症状包括:

(1)听力下降:中耳胆固醇肉芽肿多不具有侵袭性,引起的听力下降多为传导性,也有报道病变累及内耳者,可能与炎症物质进入内淋巴有关。早期病程中,听力下降不明显,后期听力下降可伴随耳鸣。

(2)耳闷感或闭塞感。

(3)耳内出血:每次量不多,伴随出血的增多,部分鼓膜逐渐变蓝,松弛部出现穿孔。

(4)耳流脓:症状与慢性化脓性中耳炎相似,伴随间断流出"酱油色"液体。

2. 体征 耳镜检查可见鼓膜混浊,可有鼓膜内陷或膨出、部分患者可有随鼓膜穿孔,鼓膜大穿孔者可见鼓室内肉芽。部分病例胆固醇肉芽发生出血坏死,透过鼓膜可见一深蓝色投影,有"蓝鼓膜(blue ear drum)"之称(图2-8-5-3)。

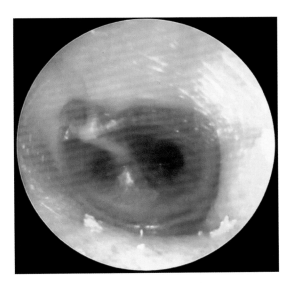

图2-8-5-3 中耳胆固醇肉芽肿的耳内镜表现
可见鼓膜呈蓝黑色,为鼓室内血性物所致

【治疗】

胆固醇肉芽肿均应行手术治疗,以清除病变,恢复中耳传音结构为主要目的。有学者认为术中应进行乳突轮廓化,同时将阻塞部位开放或者重建咽鼓管 - 鼓室 - 乳突气腔或将阻塞区向外耳道开放,也有学者认为手术方式应根据病变范围决定乳突根治范围,不要求彻底轮廓化,但术中应探查鼓室鼓窦。

三、鼓室硬化

鼓室硬化(tympanosclerosis)是中耳黏膜在慢性炎症的长期刺激下,鼓膜和鼓室黏膜钙化,其特征是鼓膜出现白色斑块和中耳黏膜下结节样沉积,鼓膜的病变部位在固有层,而中耳黏膜发生在基底层。伴随钙盐和磷酸结晶的沉积,可发生透明样变化,并可能有新骨形成,钙质常包裹听骨链。鼓室硬化无明确诊断标准:临床上凡遇以下情况应考虑鼓室硬化的可能:①有长期慢性化脓性中耳炎病史;②患者纯音测听检查为传导性听力损失,骨气导差超过 30dB,单纯鼓膜穿孔不能解释;③鼓膜干性穿孔或完整,鼓膜或鼓室腔见钙化灶;④颞骨 HRCT 表现鼓室内有软组织阴影并散在高密度钙化灶(图2-8-5-4),应鉴别耳硬化症、粘连性中耳炎等。

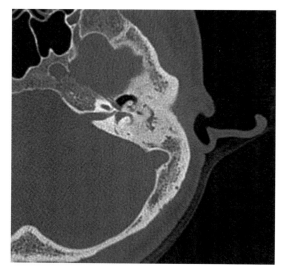

图 2-8-5-4 鼓室硬化中耳 HRCT 表现
可见鼓室腔充气差,充满高密度影

【临床表现】

1. 症状 鼓室硬化无特异性临床表现,部分病例症状主诉为原发中耳炎症状,鼓室硬化仅在术中发现。

(1)进行性听力下降:患者听力下降多为进行性加重的传导性听力损失,可有混合性听力损失或伴发耳鸣。

(2)中耳炎原发疾病表现:患者有活动性中耳炎者可有反复耳溢液、耳痛发作。

2. 体征 查体可及鼓膜完整,鼓膜穿孔患者部分可及鼓室内硬化灶,鼓膜穿孔边缘或鼓膜上白色斑片状钙化灶(图 2-8-5-5)。

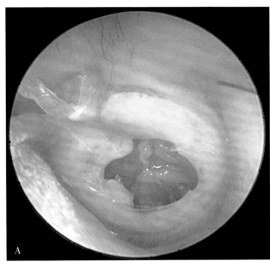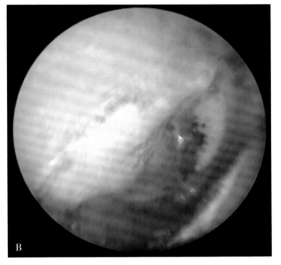

图 2-8-5-5 鼓室硬化症患者耳内镜下鼓膜表现

A.鼓膜穿孔的鼓室硬化症鼓膜镜表现；B.鼓膜完整的鼓室硬化症鼓膜镜表现

【治疗】

鼓室硬化引起听力下降、原发中耳炎反复发作时的治疗主要采用手术方法。手术的原则及目的是清除鼓室内病变,探查听骨链并行鼓室成形术,以恢复和重建传音结构,改善听力。此外,修复鼓膜穿孔,封闭鼓室,会明显降低再感染的机会,减少引发鼓室硬化灶产生的炎症刺激,阻止或延缓鼓室硬化症的自然病程发展。采用的手术方式和一般中耳炎类似。去除鼓室内钙化灶后,应注意防止鼓室黏膜缺失继发的瘢痕形成及鼓膜、听骨链再粘连。可采用自体软骨、可吸收人工材料(如明胶海绵、可降解耳鼻止血绵等)间隔受损处鼓室内壁黏膜和重建的鼓膜、听骨链。鼓膜钙化斑是否需要处理存在争议。有学者认为鼓膜钙化斑无论大小均不必处理,对鼓膜的重建没有影响,其理论依据是剥离钙化斑会增加创伤,引起术后粘连。也有学者认为应尽可能去除鼓膜钙化灶,尤其是鼓膜穿孔边缘的病灶,对于鼓膜修复和术后鼓膜的振动传音功能更有利。

四、隐匿性中耳炎

隐匿性中耳炎(latent otitis media)是一种非化脓性肉芽性中耳炎,可能是急性中耳炎的后遗症,无鼓膜穿孔,中耳腔或乳突内有慢性炎性肉芽。

【临床症状】

1. 症状 肉芽对听骨链的包裹或侵蚀引起的听力下降和耳闷感,常常是患者的第一主诉。近期可能有急性中耳炎、乳突炎等病史。

2. 体征 查体可无阳性体征,乳突区皮肤无红肿、压痛,或仅见到鼓膜浑浊、充血等非特异性体征。

【辅助检查】

1. 耳镜和耳内镜检查 根据疾病不同,耳内镜检查可提示鼓膜内陷、钙化等情况,充分暴露鼓膜,检查是否合并内陷袋、上皮角化物堆积或胆脂瘤形成。鼓气耳镜检查可见粘连性中耳炎之鼓膜运动性差,难以膨胀。根据鼓膜镜表现对疾病进行分级,如鼓膜内陷分级等,便于观察和记录疾病进展。

2. **纯音测听** 可呈现不同程度听力下降,气骨导差大于10dB者提示病变引起传导性听力下降成分。鼓室硬化症患者纯音测听可有类卡哈切迹。

3. **声导抗** 粘连性中耳炎不合并鼓膜穿孔者,鼓室图多呈B型,声反射不能引出。鼓室硬化症患者在鼓膜完整时鼓室图为B型或As型。

4. **颞骨CT** 用于中耳疾病诊断,评估中耳乳突病变。粘连性中耳炎患者见乳突气化差,中耳腔狭小或缺如。出现点状、斑片状高密度影,可考虑鼓膜、鼓室内硬化灶。考虑隐匿性中耳炎患者,HRCT对疾病诊断有重要意义,可见乳突软组织影,房间隔破坏,有时可见气房内液平。

5. **MRI** 中耳CT的局限性在于对于胆固醇肉芽肿或胆脂瘤引起的中耳占位难以分辨,MRI利与鉴别二者。MRI图像中,胆固醇肉芽肿在T_1、T_2加权相均为高信号,在弥散加权中为低信号。而胆脂瘤在T_1加权中呈低信号,T_2加权相均为高信号。

【治疗】

隐匿性中耳炎可在儿童患者中继发感音神经性听力损失、迷路炎、脑膜炎等,如果合并颅内病变或内耳病变,应积极进行中耳乳突手术处理中耳原发病灶。

【预后和随访】

胆固醇肉芽肿、鼓室硬化症患者术后复发概率小,预后良好,但粘连性中耳炎患者仍需警惕疾病进展或术后复发。此外,隐匿性中耳炎可能与儿童的颅内并发症相关,由于2岁内幼儿的岩鳞裂尚未闭合,中耳黏膜与硬脑膜之间有丰富的血管及淋巴管连接,中耳炎症易波及邻近硬脑膜。Yildirim-Baylan等通过婴幼儿脑膜炎患者颞骨组织学分析和细菌检测,发现颞骨标本中鼓膜均完整,而均具有迷路炎表现,并可在82%的颞骨标本上的纤维基质中检出细菌,提出隐匿性中耳炎可能与婴幼儿细菌学脑膜炎发生相关;细菌引起颅内感染的潜在途径可能是血源性,或通过鼓室盖直接传播到硬脑膜,也可能通过蜗窗、前庭窗播散至内耳。在婴幼儿发生不明原因脑膜刺激征、发热、惊厥,应考虑耳源性颅内感染。

(陈 颖 张天宇)

参考文献

孙建军, 刘阳. 中耳炎临床分类和手术分型指南(2012)解读. 中华耳鼻咽喉头颈外科杂志, 2013, 48(1): 6-10.

第六节 先天性中耳胆脂瘤

先天性中耳胆脂瘤(congenital middle-ear cholesteatoma)是位于完整鼓膜后方的白色团块样中耳疾病。本质上是外源性鳞状上皮层脱落的角化上皮碎屑集聚,形成易致慢性感染的不含血管的囊性肿物。目前较为广泛接受的是Levenson提出的诊断标准:正常鼓膜内侧的白色肿块;没有穿孔及中耳手术病史的病史;既往急性中耳炎及分泌性中耳炎不再作为排除标准。本病常因病变隐匿而导致临床上诊断和治疗的延误。颞骨病理学研究认为的先天性中耳胆脂瘤分为两类:第一种类型称为"闭合型"胆脂瘤,呈局限性的囊状,即"胆脂瘤珠",听骨链通常不受影响;第二种类型为开放型,病变广泛,胆脂瘤皮常形成部分鼓室黏膜,往往侵蚀听骨链严重,主要是在砧镫关节处,常导致较重的传导性听力损失。

【流行病学特点】

先天性胆脂瘤尚无确切的发病率统计,临床上较为罕见,约占所有中耳胆脂瘤1%~5%。儿童中耳胆脂瘤中,先天性占9.2%~28%,3%为双侧。

【病因】

1. 鳞状上皮囊肿起源于中耳内的残留上皮,残留上皮退化失败导致完整鼓膜后方的胆脂瘤形成。

2. 外耳道鳞状上皮通过先天存在的骨缝或袋状内陷侵入中耳。

3. 中耳黏膜的鳞状上皮化生。

4. 外胚层植入第1、第2鳃弓的结合部。

5. 羊水中的鳞状上皮碎屑发展成为胆脂瘤。

【相关因素及研究进展】

1. 研究表明,miRNA-21可以诱导儿童胆脂瘤角质细胞的增殖,抑制其凋亡的发生。推测miRNA-21在儿童中耳胆脂瘤中,通过调控其下游靶基因PDCD4和PTEN蛋白的表达,从而调节儿童胆脂瘤角质细胞的增殖和凋亡。

2. 中耳胆脂瘤危害主要决定于其对周围骨质的破坏程度,因此了解其骨质破坏的发生机制对于阻断疾病的发展及减少并发症的发生、防止复发是至关重要的。关于中耳胆脂瘤骨质破坏吸收的机制主要有两种学说,即"机械压迫学说"和"生物化学学说"。前者认为中耳胆脂瘤骨吸收主要是由于中耳胆脂瘤上皮细胞的过度增殖和凋亡引发角化上皮脱落加速,使胆脂瘤不断增大,通过对周围骨质的机械压迫而使骨质吸收和破坏。中耳胆脂瘤上皮细胞表皮生长因子受体(epidermal growth factor receptor, EGFR)蛋白的高比例存在,且不同胆脂瘤上皮以及同一胆脂瘤上皮的不同区域具有表达的不均一性,提示EGFR与不同的增殖活性有关。研究表明,表皮生长因子(EGF)能促进成纤维细胞、血管内皮细胞增生,增强单核巨噬细胞的趋化和吞噬功能。增多的成纤维细胞在TNF-α等作用下又可合成和分泌多种生物活性酶,如胶原酶、前列腺素E_2等。这些介质可引起组织脱钙、骨质和骨蛋白的溶解,导致骨质吸收。而后者指出在中耳胆脂瘤组织中存在大量酶,它们对骨质的破坏起着重要作用。MMP-9是MMPs(matrix metalloproteinase)中分子量最大的酶,是引起基底膜及细胞外基质降解的重要成分,它以酶原形式分泌,被激活后形成Ⅳ型胶原酶,直接参与生理和病理性溶骨过程。

【临床表现】

1. **症状** 症状的出现取决于胆脂瘤的大小、位置以及对周围组织的破坏程度。当瘤体由单层的囊袋包裹,周围包以正常的黏膜,所以当胆脂瘤体积较小且对中耳重要结构无影响时,常常无明显临床症状。

(1)听力下降:最为常见的症状,主要表现为轻-中度传导性听力损失。随着胆脂瘤囊内角质碎屑的堆积,胆脂瘤不断增大,咽鼓管阻塞后可导致中耳炎的反复发作。胆脂瘤继续增大可侵入听骨间、鼓室上隐窝和鼓室后间隙,阻碍听骨链的正常活动。当病变造成听小骨骨质破坏后,听力进一步下降。当胆脂瘤侵犯至耳蜗时还可出现感音神经性聋。由于起病隐匿,且多数为单侧发病,常常被忽视,尤其是儿童患儿,只有当听力明显下降,或鼓膜穿孔继发感染出现耳痛、耳漏等症状时才就医,这也是临床上常常延误诊断的原因。

(2)周围性面瘫:胆脂瘤造成中耳内面神经骨管破坏,进而侵犯面神经导致面瘫出现。

(3)眩晕:胆脂瘤累及半规管或前庭时可以有眩晕的表现。

(4)脑脊液耳漏:胆脂瘤损伤板障继而造成脑脊液耳漏。

(5)其他:耳后骨膜下脓肿、乙状窦血栓静脉炎、脑膜炎及脑脓肿等。

2. 体征 耳内镜检查时,完整鼓膜后方见白色团块影(图 2-8-6-1),常位于前上或后上。当鼓室内胆脂瘤体积较大时鼓膜可向外膨隆。鼓气耳镜检时可出现鼓膜动度减低。

【辅助检查】

1. 听力学检查 早期如果病变体积较小,范围局限听力可在正常范围。更多表现为轻 - 中度的传导性听力损失,如病变侵及两窗或耳蜗可表现为混合性听力损失。

2. 影像学检查

(1)CT 检查:临床上最常使用的是 HRCT,对于评价中耳胆脂瘤的确切部位和范围有很好的临床价值,特别是对于中耳骨性结构的损伤有较好的显示。闭合型胆脂瘤在 HRCT 中显示为孤立的类球形的软组织密度影(图 2-8-6-2)。

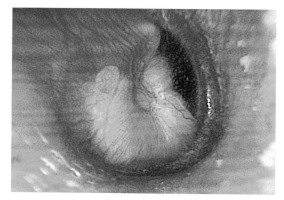

图 2-8-6-1 先天性中耳胆脂瘤耳内镜下表现
可见鼓膜后白色团块物

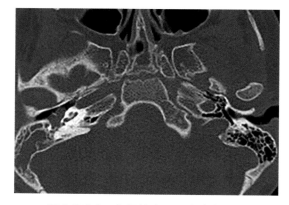

图 2-8-6-2 先天性中耳胆脂瘤水平位
颞骨 HRCT 表现

开放型则表现为无规则形态的占位性软组织密度影,常常累及中、后鼓室,包绕听骨链,甚至波及乳突,更严重时还可造成中耳骨质破坏。根据 HRCT 扫描结果可以大致对胆脂瘤进行 Potsic 分期诊断,可以帮助医生选择更为适当手术方案。

(2)MRI:在 T_1 加权像为均匀低信号或中等信号,与脑组织信号相当。在 T_2 加权像为高信号,类似脑脊液信号。增强扫描一般无强化。当鼓室内有黏膜炎性增生,肉芽组织、纤维组织增生,或渗出时,通过 HRCT 影像有时难以和胆脂瘤区分,对于软组织的分辨,非回波平面弥散加权 MRI 序列更具优势,可以考虑应用该项技术作为术前评估和术后随诊的影像学检查方法。此外,MRI 没有辐射,更适于低龄儿童。

【治疗】

如诊断明确,手术是治疗本病唯一的方法。手术目的是彻底清除病灶,预防复发,保留或重建听力。发现越早,胆脂瘤对周围组织损伤越少,预后越好。依据病变的分期,颞骨的气化情况,患儿年龄,术后随访的依从性和家长对手术的预期和接受程度选择不同的手术方式。

1. 当病灶局限在鼓室和鼓室上隐窝,可单纯行鼓室成形术完全清除病灶,建议经外耳道全耳内镜下进行手术。由于耳内镜本身具有明亮的光源、放大的图像、细长的镜杆、多角度的物镜等特点,在处理中耳胆脂瘤具有很多优势,能够更好的暴露观察隐匿部位。此外,耳内镜下手术能够更好的追踪胆脂瘤囊袋并完整切除胆脂瘤,有利于保留完整听骨链,手术进路微创避免耳后切口,保护乳突腔及其正常黏膜。

2. 若病灶局限在鼓室上隐窝和鼓窦,也可先行上鼓室切开术,术中若不能完全清理病灶,可再联合乳突根治术。

3. 当病变较为广泛,侵犯至鼓窦和乳突时,则有必要打开乳突,扩大手术野,利于彻底清除病灶。至于选择开放式乳突切除还是完壁式乳突切除并非绝对。一般认为先天性胆脂瘤患儿乳突气化好,保留外耳道后壁,术后恢复快,可避免开放式手术遗留较大的术腔,无需定期清理术腔,对于部分术后需配戴助听器的患儿能更好地适应,更适用于儿童听力重建的要求,因此推荐完壁式手术为治疗先天性胆脂瘤的首选术式。但对于病变隐匿,有硬化型乳突、迷路瘘管、外耳道后壁破坏、咽鼓管功能不良者开放式手术更具优势。

4. 听力重建手术。如果病灶局限,听小骨未受明显侵犯时,考虑一次手术同时听力重建。但若中耳腔病变广泛,听骨链被严重侵蚀,并累及鼓室上隐窝和鼓窦,尤其对于儿童,复发率较高,推荐有计划的 II 期听力重建。但术后要求患儿定期随访,当患儿出现听力下降或怀疑胆脂瘤复发时再进行二次探查术。

【随访和预后】

先天性胆脂瘤的残留率和复发率各文献报道不一,主要取决于病变的进程与范围,建议术后长期随访,随访时间不少于 2 年,观察病变是否复发是随访的重要内容。闭合型胆脂瘤或病变范围局限,其残留和复发的比例较低,但若病变广泛,则其比例较高。咽鼓管受侵和上鼓室切开后未重建的患儿易形成鼓膜内陷袋。研究表明,听骨链受损、中后鼓室内胆脂瘤、中耳腔内黏膜出现炎性病变及术者的经验是残留风险的相关因素。胆脂瘤复发特指由修复后鼓膜内陷袋再次进入中耳腔所形成。对于儿童复发性胆脂瘤考虑是中耳粘连和持续发作的慢性中耳炎引起的。选择合适的鼓膜修复材料和方法避免发生内陷是预防胆脂瘤复发的根本要点。为了增加其强度,可以使用耳屏或耳郭软骨来修复鼓膜,也可在修复的鼓膜上置管以防止术后发生粘连。

(张 杰　郝津生)

参考文献

1. LEVENSON MJ, MICHAELS L, PARISIER SC. Congenital cholesteatomas of the middle ear in children: origin and management. Otolaryngol Clin North Am 1989, 22 (4) : 941-954.

2. POTSIC WP, SAMADI DS, MARSH RR, et al. A staging system for congenital cholesteatoma. Arch Otolaryngol Head Neck Surg 2002, 128 (9) : 1009-1012.

3. EDFELDT L, KINNEFORS A, STROMBACK K, et al. Surgical treatment of paediatric cholesteatoma: Long-term follow up in comparison with adults. Int J Pediatr Otorhinolaryngol, 2012, 76 (8): 1091-1097.

第七节 耳内镜在耳科手术中的应用

【概述】

1982 年 Hawke M 和 Nomura Y 分别使用内镜检查鼓膜和中耳,1993 年 Thomassin JM 开展耳内镜手术。尽管耳内镜技术应用于耳科手术已有 30 多年的历史,但早期一直处于边缘地位,近 10 年才被逐步接受。其蓬勃发展得益于内镜技术在鼻科的成功应用。耳内镜(otoendoscopy)在耳科的使用有其局限性,但是也有其明显的优势,尤其在当今崇尚微创手术,内镜技术大行其道的大环境下。内镜的优势在于通过耳道获得广角视野并完成手术,正是由于内镜的引入,使得中耳手术的许多理念在逐渐发生着变化,比如湿耳的手术,乳突的保留与否等。

儿童耳内镜手术所需的手术器械与成人耳内镜手术几乎一致。直径 4mm 的 0° 镜是足够用于进入大多数患儿外耳道而完成鼓膜修补术。如果允许的话,直径 3mm 的内镜更为合适。术中耳内镜下操作深度达鼓环内侧时,使用 3mm 或 2.7mm 宽度内镜最合适,尤其是成角 30° 的内镜。由于儿童的中耳结构与成人的中耳结构在形态改变上差异不大,故有角度的内镜在儿童耳内镜手术应用中与成人术中操作感觉相仿。

对于耳外科医生而言,术中选择使用耳后切口为耳科手术中非常娴熟的技巧,但是对于忧心的患儿家属而言,能听到患儿避免了耳后切口,同时医生又能确保选择耳内镜手术可与选择做耳后切口达到一样的治愈率,无疑会感到欣慰。选择做耳内镜手术不但可以减小创伤面积,又可能降低术后切口感染的概率。更让家属放心的是,患儿术后短期内可以更快地出院恢复学习和生活,并能参与各类型体育活动。另外更能避免较远期的并发症如耳郭肿胀、麻木,以及耳后瘢痕形成等。

【优势与劣势】

耳内镜下手术的优势:耳内镜下手术相比显微镜下手术,凭借其可探入性和广角的特点,可以通过相对狭窄的外耳道,抵近观察整个鼓膜和鼓室,多角度观察包括咽鼓管鼓口,较容易的处理隐藏的病变,避免不必要的骨质磨除,保留更多的解剖结构(如听小骨等)(图 2-8-7-1)。

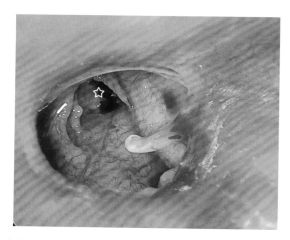

图 2-8-7-1 耳内镜下显示鼓膜和鼓室(五角星标志提示咽鼓管鼓口)

除了处理中耳病变外,耳内镜的广角优势可实现自由移动和转向,因此在清除超过中耳范畴涉及岩尖和内耳道底壁下方病变时,耳内镜也具有很大优势。在清除面神经周围病变时,可以绕过神经而不需要将神经移位,减少了神经的损伤。

耳内镜的缺点:内镜耳科手术在目前的技术条件下,需要单手操作,缺乏立体感,分辨率较显微镜差,对精细结构的识别较差,出血较多时难以操作,镜头起雾影响操作,尤其是单手操作,会使一些精细操作变得困难和缓慢,手术起步阶段容易产生听骨和神经的损伤,需要训练的时间比显微镜手术更长,往往需要先有显微镜的双手中耳手术操作经验。由于鼻内镜在国内的普遍开展,有人认为会使用鼻内镜做鼻科手术,做耳内镜手术也是顺理成章的事情,但是由于鼻腔和中耳腔的诸多差异,决定了这种想法是极其危险的。具体分析如下:

1. **骨性空间不一样** 外耳道口的直径是固定的,不能移动,鼻孔是相对固定,实际大小由梨状孔骨质决定,而梨状孔实际上是很大的。外耳道口至鼓环一段的直径是相似的,决定了这段桶状空间,而鼻腔过了梨状孔的狭窄处,里面的空间是巨大的。外耳道的表面是皮肤覆盖,缺乏皮下组织,很容易受损,受损后容易瘢痕生长狭窄,而鼻腔表面是黏膜,柔韧性很大,使用麻药后可以收缩,空间更大,受损后也容易愈合。外耳道中耳几乎是封闭的空间,血液、冲洗液只能靠吸引去除,不像鼻腔有空间存留,不会即刻影响视野。

2. 中耳、外耳道的结构不能随意去除,可去除的部分去除后提供的空间也是有限的最常见的磨除上鼓室外侧壁。而鼻腔只要保留合适的黏膜,许多结构可以牺牲从而提供足够的空间。也就是说,耳内镜操作的空间自始至终是狭小的。

3. 外耳道和中耳的骨质坚硬厚实,去除只能依靠电钻和凿,而鼻腔的骨质则菲薄脆弱得多,使用剥离子或吸引器就可以轻易去除。如此,增加了操作的难度,需要更多的技巧。

4. 中耳的结构不能随意移动,鼻腔的结构存在一定限度的移动度。

5. 术后恢复因素,鼻腔后鼻孔通畅,鼻腔术腔再大,也足够排出渗液,术后恢复不是问题,而外耳道口由于耳内镜下不做扩大处理,术腔如果太大,会直接影响术后恢复,痂皮排出困难,术腔干燥困难,渗液排出困难。

6. 耳内镜的单手操作不同于鼻内镜的单手操作,实际上鼻内镜已经实现了多手操作模式,当然这也是得益于鼻腔空间的可变性和器械的发展,耳内镜尽管可以借鉴鼻内镜的技术思路,但是迫于空间的限制,还需要更多的改进。

7. 耳内镜下的手术更多的是需要完成功能和结构重建包括听力重建,中耳通气改善。对操作的精细度要求和对理论的掌握比鼻内镜下的手术要求更高,所以更需要双手操作和理论理解,用耳内镜就只能单手操作,困难加大,鼻科的理论无法复制到耳科。

8. 手术的关键是止血,保持清晰的视野。耳内镜和鼻内镜的止血方式不同。耳内镜:肾上腺素小纱布,基本无法使用电凝,同时吸引的机会不多。鼻内镜:肾上腺素长纱条或棉片,双极电凝,同时可以从鼻腔和口咽进入吸引。

9. 耳内镜和鼻内镜的相似之处:①都是单手操作,都属于腔镜操作,操作上理念相通;②非立体视野(最近已经有立体视野技术),所以一个医生从鼻内镜操作到耳内镜操作有一定的优势,但仅限于内镜使用中的手-眼配合,而对于更为复杂的操作差异和解剖生理认识的差异则是巨大的,同样的工具在不同学科的使用,往往是难以逾越的鸿沟。

【术前准备和术中处理】

耳内镜下耳科手术一般采用全麻手术,术中患儿的头位与显微镜手术类似,但是不强调一定要耳部处于最高位置,只要术侧朝上就可以,头部是否固定根据是否使用电钻来决定,不是必需的。由于内镜下耳科手术外耳无切口,因此备皮范围局限于耳郭周围1cm,即无需理发备皮。耳郭消毒后,常规铺无菌巾单,显微镜下放置在患儿腹部位置的器械台面,放置在患儿头侧,略高于头部10cm,与患儿身体水平位平行,然后铺无菌巾单覆盖。第二个常规台面放在患儿头顶位置。患儿只需要露出耳甲腔大小的区域就可以,其余使用贴膜覆盖。吸引器使用较细软的吸引管,目的是降低吸引器的重量,提高手感,因为耳内镜下吸引器头一般都是直径1.5mm至2mm的,而且吸引器在内镜手术中扮演的角色十分重要,吸引器放置在右手的位置,这个与显微镜不同。耳内镜的光缆放置在左手的位置,因为我们是左手握持内镜,一般握持的位置在镜杆与进光杆相连的位置,而不是握持摄像采集头。显微器械放置在器械台面上。手术助手一般在手术者的同侧,左手边比较合适。手术室整体布局如图 2-8-7-2。

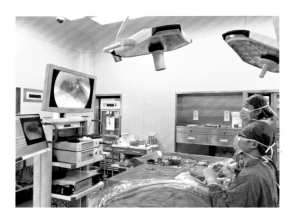

图 2-8-7-2　耳内镜手术室整体布局

可使用聚维酮碘进行外耳道的消毒(乙醇或碘伏有引起中耳黏膜和内耳损伤之虞)。

术中出血的处理除了吸引器,还需要和显微镜手术一样的 1cm×1cm 的蘸有肾上腺素溶液的小纱布或棉片。耳内镜的镜头直径有 2.7mm、3mm、4mm 等规格,其中 4mm 直径的镜头视野清晰、角度广,使用最多。2.7mm 主要用于空间狭窄和进入鼓室内探查。0° 镜应用最多,30° 镜用于 0° 镜难以暴露的时候使用。耳内镜手术的手术器械可以单独准备,但是一般情况下和显微镜手术是可以通用的。对于外耳道多毛的情况,应适当修剪过长毛发,否则会积存血液,污染进出的镜头,从而影响操作。

耳内镜起雾或有血污时,使用半干的乙醇棉片擦拭。耳内镜手术需要局部注射麻药,成分主要是 20mL 0.9% 氯化钠溶液加 4~5 滴肾上腺素溶液,进行耳屏软骨周围,外耳道皮瓣周围的局部浸润,以减少操作中的出血。耳内镜手术中如果需要取材料修补或填充,使用耳屏软骨和软骨膜是最佳的。手术结束时将抗生素软膏涂抹的小纱条填塞外耳道内。7~14 天左右取出外耳道纱条。

【临床应用】

1. 适合使用耳内镜的外耳道手术　外耳道异物取出术、外耳道新生物切除术、外耳道胆脂瘤切除术、外耳道活检术这些手术可以在耳内镜下操作,具有视野好、创面小的优点,但是对于外耳道过度狭窄(肿块生长引起)的情况不适合使用耳内镜。

外耳道胆脂瘤切除术时,外耳道胆脂瘤使用耳内镜手术优势明显,多数外耳道胆脂瘤可以轻松的在内镜下切除,而不需要额外的皮肤切口,视野充分。对于外耳道过度肿胀的患儿,手术起始比较困难,切除部分胆脂瘤后,有了相应的空间,方可探入耳内镜,进一步操作。

2. **鼓膜修补术** 耳内镜手术是鼓膜修补术的最佳适应症之一。2mm 以内的中央型穿孔,可以考虑纽扣样耳屏软骨及膜的复合体嵌顿外置法修补鼓膜,不需要做外耳道皮肤 - 鼓膜瓣皮瓣。大于 2mm 或边缘性穿孔,或者鼓室内有脓性分泌物的情况,需要做外耳道皮肤 - 鼓膜瓣,视察中耳腔病变情况,彻底消毒,清理病变后使用耳屏软骨及膜的材料进行内置法修补鼓膜。软骨的硬度使得修补材料不太容易移位。具体手术方法见本节后"附:耳内镜下鼓膜修补术"内容。

3. **听骨链重建术** 其包括部分人工听骨(partial ossicular replacement prosthesis,PORP),全听骨(total ossicular replacement prosthesis,TORP)和 Piston 人工镫骨。但是由于只能单手操作,因此手术难度较显微镜下的双手操作更大,要点是重建过程中,视野暴露尽量充分,鼓膜分离范围略大,修补材料尽可能不要影响听小骨的递送声音(图 2-8-7-3)。

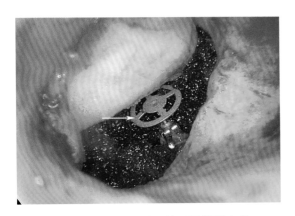

图 2-8-7-3　耳内镜下的听骨链重建术

对于残余听骨的处理,如果不是胆脂瘤病变,不一定取出,因为单手操作取残余听骨有一定的困难,而且极易伤及鼓索,面神经和扰动内耳。

4. **上鼓室切开术** 对于局限于上鼓室的胆脂瘤,可以耳内镜下去除上鼓室部分外侧壁,内镜直视下使用刮匙或电钻切除骨质,充分暴露胆脂瘤,清理胆脂瘤后,上鼓室外侧壁可以使用软骨片进行重建。耳内镜下电钻的使用完全不同于显微镜下的情况,视野小,冲水困难,空间狭窄,单手操作。可以使用微钻,其占体积小,不会伤及内镜,更多的是用一般的耳科 1mm 直径的金刚钻或切割电钻,使用弯柄,钻头拔出一定长度,调整合理的转速。这样比较好控制切除骨质范围,也不容易骨屑飞扬,使用较少的水滴就可以,注意需要间歇操作。

5. **中耳鼓室异物取出术** 中耳鼓室异物的取出比显微镜的优势明显,中耳鼓室异物往往位于咽鼓管口,后下鼓室等直视下难以发觉的部位,内镜的广角和深入抵近的优势就得到充分发挥。具体操作方法类似鼓膜修补术。由于操作区域深在,术中需要谨慎观察、操作,以减少副损伤。

6. 鼓室体瘤切除术 中耳腔体积小的鼓室体瘤切除术这个类似于中耳鼓室异物(图 2-8-7-4),但是需要术前评估大小和出血程度,出血多不适合使用耳内镜,而且要准备一个大小合适的可以进入中耳腔的双极电凝,否则不宜使用耳内镜。此病在儿童很少见。

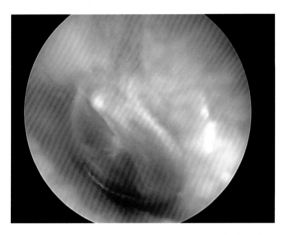

图 2-8-7-4 局限于鼓室的小鼓室体瘤耳内镜下表现

7. 耳内镜辅助的显微镜手术 手术适应范围广泛,主要是利用耳内镜的角度和深入优势。对于出血不多的病变,如胆脂瘤,包括岩尖的胆脂瘤、面神经内侧包绕颈内动脉的胆脂瘤、部分听神经瘤手术。对于岩尖胆固醇肉芽肿,蝶窦发育不良的情况,鼻内镜操作困难,耳内镜下手术具有优势。在显微镜下完成完壁式乳突切除后,可以通过耳内镜从耳蜗外侧,咽鼓管口周围,磨除部分骨质,打通进入胆固醇肉芽肿腔的通道,吸出胆固醇肉芽肿。

8. 鼓膜置管术 耳内镜和显微镜基本没有差别,因为这种手术操作简单,单手操作多。因此可根据自己的手术习惯选择耳内镜或显微镜。

9. 中耳肌肉切断术 其治疗中耳肌肉异常收缩引起耳闷、耳鸣等症状,保守治疗无效,可以采取鼓膜张肌切断或镫骨肌切断术。由于这些肌肉位置深在,很难在显微镜下依靠掀起部分鼓膜观察,因此手术创伤较大,而耳内镜使得这类手术操作变得简单且损伤更小。具体操作过程类似于鼓膜修补术。但需要特殊角度的显微器械和较细的角度耳内镜,以便窥视和切断肌肉。

耳内镜是耳科手术的一个重要的工具,其地位和临床应用价值与显微镜同样重要。但需要认清其优缺点与显微镜技术相得益彰。耳内镜的合理应用有助于发现早期病变,适当的时机手术介入,而不仅仅是观察和等待。因此,耳内镜的广泛应用使得显微镜的使用频率下降,一些经典的手术方式(如完壁式乳突切除+鼓室成形术,完桥式乳突切除+鼓室成形术,开放式乳突切除+鼓室成形术),适应证会更加严格。耳内镜手术技术让耳科手术进入新的阶段。但显微镜的双手操作中耳手术是耳内镜单手操作中耳手术的基础,对解剖的熟练掌握是所有手术的基石。合理选择手术适应证,合理把控手术准入条件,尽可能避免手术并发症,减少患儿痛苦。充分认识耳内镜技术只是耳科手术的一种工具。充分发挥其优势扬长避短,推动耳显微外科新技术的不断进步和发展。

(韩 朝 谢岳霖)

附:耳内镜下鼓膜修补术

鼓膜修补术的具体操作步骤如下:

1. 麻醉消毒铺单等准备如前述。

2. 视察鼓膜和鼓室内的情况,确定修补材料的大体尺寸和使用何种修补方式(下文以鼓膜大穿孔为例进行阐述,如图 2-8-7-5)。

3. 5 号针头从外耳道后壁后上方骨与软骨交界处进针,沿着骨面推进少许,缓缓将局麻药物注入骨面与外耳道皮肤之间,可以看到皮肤变白、隆起,达到鼓环 12 点至 6 点(左侧)的范围(图 2-8-7-6)。然后做耳屏软骨周围的浸润,主要是切口和外耳道侧。

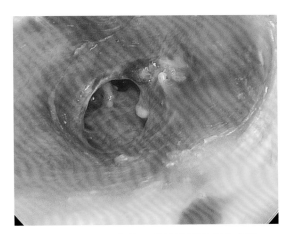

图 2-8-7-5 耳内镜下见鼓膜紧张部大穿孔

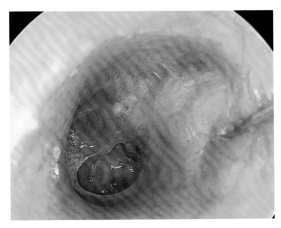

图 2-8-7-6 耳道后壁注射麻药

4. 用钩针或镰状刀修剪穿孔边缘的上皮,宽度约 0.2mm,清除向内生长的上皮,防止胆脂瘤形成(图 2-8-7-7)。

5. 使用 3mm 直径环切刀从 11 点到 6 点(左侧)做中部距离鼓环 3~5mm,两端距离鼓环 1mm 的舌形外耳道皮瓣(图 2-8-7-8)。

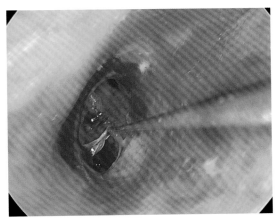

图 2-8-7-7 修剪穿孔边缘的上皮

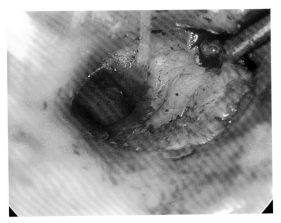

图 2-8-7-8 外耳道皮瓣设计

　　皮肤一定要切透,环切刀的使用采取压切、划切等技术,稍加分离,小鳄鱼钳将肾上腺素小棉片压在切口处,然后吸引器边吸引,边当作剥离子(有专用剥离子和吸引器整合器械,较厚重,吸引器持续吸引会影响视野)将外耳道皮瓣剥离至鼓环边缘,显露出鼓室黏膜,使用环切刀从 6 点位置分开鼓室黏膜,进入鼓室(术前需要评估颈静脉球位置,骨质缺损的情况,否则易引起大出血,这对于耳内镜下操作是致命的,手术可能因此停止),上抬鼓环,此时一般可以看到位于鼓环后方骨壁内侧自下而上走行的鼓索,在鼓索前方向上继续分开鼓室黏膜至锤骨后韧带位置,使用钩针钩断,不伤及鼓索,此时可以将鼓膜和外耳道皮瓣前翻充分暴露中鼓室(图 2-8-7-9)。

　　6. 于耳屏内侧面处使用多齿镊和尖刀在耳屏后方距离外边缘 2mm 位置做平行于外耳道口的皮肤切口,勿切到软骨膜,长度约 1.3cm。然后使用组织剪刀沿着耳屏软骨膜与外耳道皮肤之间钝性分离到软骨的上、内、下缘,外侧缘不分离,避免将皮肤分离破。使用尖刀距离软骨外侧边缘 3mm 做平行于外耳道的软骨切口,切开耳屏软骨后膜和软骨,勿切开软骨前膜,然后用显微剥离子将软骨与前膜分开,组织剪刀将软骨和软骨后膜一起剪下来。用 5-0 可吸收线缝合切口(图 2-8-7-10)。

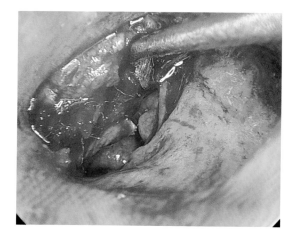

图 2-8-7-9　鼓膜和外耳道皮肤鼓膜瓣前翻,
暴露中鼓室

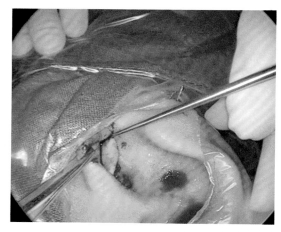

图 2-8-7-10　耳屏软骨切取

　　7. 使用 15 号或 10 号圆刀将软骨和膜的复合体进行大小和厚度的修剪,边缘只留软骨膜备用。使用软骨 - 软骨膜的优点是有一定的硬度,方便单手操作,不容易移动,边缘需去掉 1mm 左右软骨,仅剩软骨膜,防止软骨边缘卷曲和与穿孔边缘贴合不紧密,造成修补失败。

　　8. 更换小直径的角度镜探查鼓室黏膜、听骨链、上鼓室的病变情况。

　　9. 将修补材料按照内置法置于中耳腔锤骨柄的内侧,使用显微剥离子推压边缘,然后内侧填塞明胶海绵,使修补材料与鼓膜边缘结合严密(图 2-8-7-11),注意切勿过度触动听骨链。复位外耳道皮肤鼓膜瓣,填塞明胶海绵。

　　10. 填塞油纱条,无菌纱布包扎。手术完毕。

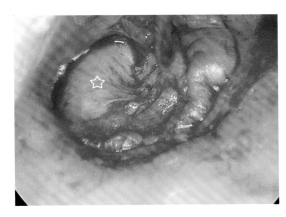

图 2-8-7-11　内置法鼓膜修补

（韩 朝　谢岳霖）

第八节　中耳炎手术分型和分期

现代耳显微外科技术、方法和理论持续完善和发展,对许多临床问题的认识和处理形成共识和规范,手术治疗效果进一步提高。近年耳内镜技术的逐步推广和应用,扩展了手术适应证的范围,并提升了治疗效果。自 1948 年 Wullstein 和 Zöllner 将 10 倍的双目放大镜应用于耳科手术,世界上第一台手术显微镜和相应的耳科显微手术器械问世,耳科医师率先系统地开展了耳科显微手术并奠定了显微外科的基础。1953 年鼓室成形术(tympanoplasty)的系统分类报道,使得鼓室成形技术在世界范围内广泛开展。Wüllstein 的分型方法也成为各种新分类体系的基础。从早期应用耳后或前臂皮片修复鼓膜(由于其中残留的毛囊或腺管可引起新鼓膜穿孔,或因鳞状上皮侵入鼓室而继发胆脂瘤等问题),到 1958 年 Hermann 首创用颈肌筋膜修补鼓膜。包括颞肌筋膜在内的中胚层组织成为了鼓膜移植物的主要材料。近年来软骨和软骨膜的应用丰富了鼓膜修复材料的来源。听骨赝复物则经过塑料、不锈钢、钽丝以及多孔高分子聚乙烯材料的演变,20 世纪 70 年代末引入人工陶瓷作为听骨赝复物,使脱出率有了明显降低。近年钛合金人工听骨的广泛应用,使得听骨链重建效果进一步改善。以 Bondy(1910)的改良乳突根治术为基础的开放技术(opened technique,canal down)和外耳道壁完整鼓室 - 乳突切除术或关闭技术(intact canal tympanomastoidectomy,close technique,canal up)并重建中耳传音结构等技术相继出现。使得慢性化脓性中耳炎的手术疗法取得了令人瞩目的进步。对于绝大多数的慢性化脓性中耳炎患儿手术结果可以获得安全、干燥的中耳。

一、手术分类

治疗化脓性中耳炎的手术按其目的可分为以清理中耳病灶为目的的手术,如单纯乳突切除术、乳突根治术和以重建中耳传音结构以提高听力的手术即鼓室成形术。经典的 Wullstein 分型方案包括:

(1) Ⅰ型:鼓膜成形术。适用于鼓膜紧张部中央性穿孔,听骨链完整,两窗功能正常者。

(2) Ⅱ型:鼓膜紧张部穿孔,锤骨柄坏死,但两窗功能正常者。修补鼓膜时将部分移植物贴附于活动的砧骨或锤骨头上。

（3）Ⅲ型：即鸟式听骨（columella type）。适用于锤骨、砧骨已破坏，但镫骨完整能正常活动者，除修补鼓膜外，还将移植物贴附于镫骨头上，形成一浅鼓室。

（4）Ⅳ型：当锤骨、砧骨及镫骨上结构均已破坏，而镫骨足板活动，蜗窗功能正常时，将鼓膜移植物上方贴于鼓室内壁鼓岬上部，形成一包括蜗窗和咽鼓管在内的小鼓室。

（5）Ⅴ型：镫骨足板已固定，余病变同Ⅳ型，行半规管开窗术。

随着鼓室成形术的发展，针对上述分型方法中Ⅱ型和Ⅲ型手术效果无明显区别。Ⅳ别和Ⅴ型仅在于修复蜗窗在传音中的保护作用，术后听力效果不理想，因此，目前除少数人仍沿用这一分型方法外，已出现了许多新的分型方法。2012 年中华医学会耳鼻咽喉头颈外科学分会耳科学组制定了中耳炎临床分类和手术分型指南，指南建议的中耳炎手术分型如表 2-8-8-1：

表 2-8-8-1 中耳炎手术分型表

分型	中耳炎手术
鼓室成形术	Ⅰ 型：单纯鼓膜成形术，不需要重建听骨链 Ⅱ 型：镫骨足板活动，镫骨上结构存在 Ⅲ 型：镫骨足板活动，镫骨上结构缺如
中耳病变切除术	1. 乳突切开术 2. 乳突根治术 3. 改良乳突根治术（Bondy 手术）
中耳病变切除 + 鼓室成形术	1. 完壁式乳突切开 + 鼓室成形术 2. 开放式乳突切开 + 鼓室成形术 3. 完桥式乳突切开 + 鼓室成形术 4. 上鼓室切开 + 鼓室成形术
其他中耳炎相关手术	1. 鼓室探查术 2. 耳甲腔成形术 3. 外耳道成形术 4. 外耳道后壁重建术 5. 乳突缩窄术 6. 中耳封闭术

二、手术分期

对感染已完全得到控制、炎症消退、病程静止的中耳炎，一般均可一次完成手术。但伴胆脂瘤的中耳炎，为提高手术效果减少并发症，增加手术安全性，有部分学者主张分期手术。分期手术是指在第一次手术中清除病灶，需要时放置鼓室模或硅胶膜，修补鼓膜，以求建立一个无感染的、由正常黏膜覆盖的、含气的中耳腔。待一定时间后（一般为 6~12 个月）行次期手术，探查术腔清除残余病变，取出鼓室模重建听骨链或作镫骨足板切除术。分期手术不同于关闭式手术后的复查术，后者仅探查并清除术腔中残留或复发的胆脂瘤，不包括有计划的听骨链重建手术。

下述情况下应考虑分期手术：

1. 鼓室黏膜存在广泛的病变，如息肉、肉芽或上皮化等，Ⅰ期手术切除病变组织，鼓室内置入硅胶膜或软骨片后修补鼓膜。Ⅱ期手术重建听骨链。

2. 鼓室内具有严重的硬化病灶,镫骨固定,同时伴有鼓膜穿孔,或中耳炎症未完全吸收。为了避免迷路损伤、感染而合并感音神经性听力损失,应于Ⅰ期手术时尽可能清除硬化灶等病变,并修补鼓膜;Ⅱ期手术作镫骨或足板切除、听骨链重建术。

3. 乳突切除术后的鼓室成形术,可于Ⅰ期手术中分离切除鼓室鳞状上皮,置硅胶膜或鼓室模并修补鼓膜。6个月后取出鼓室模,重建听骨链。

4. 胆脂瘤型中耳炎,特别是在儿童,如胆脂瘤侵犯范围广,术中不能保证能彻底清除病灶时,作分期手术可提高手术的安全性。

在实际临床工作中,应根据患儿及家属的要求,Ⅰ期尽可能进行听骨链重建。即使术后的听力效果欠佳,可以Ⅱ期手术探查,重建或改善听力。但切忌勉强,在不具备条件或病变不允许的情况下,应坚持分期手术。

(张天宇)

参考文献

1. 中华医学会耳鼻咽喉头颈外科学分会耳科学组,中华耳鼻咽喉头颈外科杂志编辑委员会耳科组. 中耳炎临床分类和手术分型指南 (2012). 中华耳鼻咽喉头颈外科杂志, 2013. 48 (2): 5.

2. MISHIRO Y, SAKAGAMI M, KITAHARA T, et al. Long-term hearing outcomes after ossiculoplasty in comparison to short-term outcomes. Otology & Neurotology, 2008, 29 (3): 326-329.

3. MURPHY TP. Hearing results in pediatric patients with chronic otitis media after ossicular reconstruction with partial ossicular replacement prostheses and total ossicular replacement prostheses. Laryngoscope, 2000, 110 (4): 536-544.

4. CUSHING SL, PAPSIN BC. The Top 10 Considerations in Pediatric Ossiculoplasty. Otolaryngology-Head and Neck Surgery, 2011, 144 (4): 486-490.

5. KAFFENBERGER TM, EICHAR B, CHI DH. Pediatric ossiculoplasty: optimizing outcomes. Current Opinion in Otolaryngology & Head and Neck Surgery, 2019, 27 (6): 489-494.

第九节 中耳手术围手术期处理

围手术期(perioperative period)是指中耳疾病诊断确立之后,准备进行中耳显微手术时起,至此次手术相关的治疗基本结束为止的一段时期。围手术期处理的具体内容包括围绕手术所作的手术前后的准备、整体处理和考虑,其目的是选择最佳手术方案,使患儿获得最佳的手术治疗效果。

一、术前准备

1. 术前1天(急诊手术于手术当日术前)剃发,范围为术侧耳郭周围5~7cm(注意耳内镜技术不需要传统的备皮);并用洗涤剂及肥皂彻底清洗头部、耳部及其周围。

2. 术前1天剪去术耳外耳道耳毛,清除耵聍并以乙醇消毒外耳道皮肤,对于低龄儿童不配合者可酌情处理。

3. 长发女性患儿术前结扎好发辫,短发者扣好发夹,戴手术帽,使手术区及其周围无发丝。

4. 全麻术前 4~6 小时禁食,根据各个医院常规进行准备。

家长往往对手术效果的期望值较高,同时对手术存在恐惧感或消极态度,对手术过程、结果认识模糊。加上文化程度的差异,对手术的接受和认知程度差异极大。因此手术前对患儿及家属的心理状态详细全面的了解和评估尤为重要。术前适当的谈话有助于取得患儿及家属的积极配合,取得较好的手术效果,减少不必要的医疗纠纷。全面了解患儿全身情况,及时纠正全身性疾病,采取针对性的治疗措施改善全身状态,为手术做好充分准备。

二、术前检查

慢性化脓性中耳炎患儿在决定手术治疗前,首先应进行各种相应的检查,了解病变的性质和范围、听功能情况以及与手术有关的各种资料,以便确定手术适应证,采取恰当的手术技术和方法。

1. 一般检查 除了采集详细的病史外,仔细的耳部检查是其他任何检查均不能取代的,具有非常重要的意义。鼓膜是耳部检查中的重点内容,有条件者可在耳内镜或显微镜下观察。手术医师必须将自己对鼓膜及鼓室的检查结果详细记录在案(有条件者可以采取耳内镜拍照),或画图表示,作为制订手术计划的重要依据之一。其中包括鼓膜穿孔的位置、大小,通过穿孔可见到的鼓室黏膜、咽鼓管鼓口,以及听小骨的病变情况,有无胆脂瘤,分泌物性质等。此外,外耳道的曲直、宽窄及病变等也是不可忽略的检查内容,可供选择手术切口及估计病变范围时参考。

全身情况的检查,特别是鼻、鼻窦及鼻咽部的检查不可省略,因为过敏性鼻炎、化脓性鼻窦炎等是影响慢性化脓性中耳炎预后的因素之一,而通过解除鼻塞的机械性原因(如鼻中隔偏曲、腺样体肥大等)使长期不愈的鼓膜穿孔自行愈合的经验并非个案。对结核病、糖尿病、活动性肝炎、心肾疾病等全身疾病亦应进行相应的检查,作为了解有无手术禁忌证时的参考。

2. 中耳病变程度评估 局部检查时要注意鼓膜穿孔大小和部位以及鼓室黏膜情况,必要时可用手术显微镜或耳内镜进行观察。鼓膜松弛部穿孔时,应注意鼓膜紧张部色泽和活动度是否正常,紧张部穿孔应注意穿孔边缘是否有复层鳞状上皮长入鼓室。鼓室黏膜是否有鳞状上皮化生、增厚或纤维化等,可通过黏膜颜色、色泽、是否肿胀来判断。此外,应注意观察锤骨柄和砧镫关节暴露情况,是否与鼓岬黏膜粘连或残余鼓膜粘连。这些情况的存在多表明鳞状上皮的长入。

3. 咽鼓管功能检查与评估 儿童咽鼓管功能检查可选择性作为术前检查的内容。以对术后预后判断依据。临床经验表明在清除鼓室及乳突病变并将鼓膜修复后,具有可逆性病变的咽鼓管黏膜亦有自行修复而重新恢复功能。少数咽鼓管功能不能恢复或改善者,鼓室成形术可能失败,或近期虽获成功,但远期效果不佳。

4. 听力学检查 主要为纯音听阈测定,或言语测听。对不合作儿童可行听诱发电位检测(听性脑干诱发电位,40Hz 听相关电位等)。纯音听阈测定可以确定听力损失的性质以便决定是否有手术适应证并选择术式。就感音神经性听力损失来说,鼓室成形术虽无实用治疗意义,但封闭鼓膜穿孔有助于干耳。

5. 中耳病变的影像学评估 中耳位于颞骨内,X 线检查为一重要的检查手段,常用的方法为 X 线平片和 HRCT 检查,部分中耳疾病亦可采用 MRI 检查。高分辨、薄层

HRCT 在 20 世纪 80 年代应用以来,为临床提供了清晰和详细的颞骨病变资料。冠状位结合水平位能良好地显示中耳乳突结构和标志,对上鼓室细微病变能及时发现,可清晰地显示听骨链损伤程度、面神经、半规管、乙状窦位置及与病变组织的关系,颈静脉球和颈内动脉管的情况,因此,HRCT 检查可列为中耳乳突术前常规检查项目。因骨结构在 MRI 中为无信号区,给了解骨结构本身病变带来困难。一般 MRI 多用在检查内耳和内耳道疾病。

6. 细菌学检查 术前可作分泌物培养及药敏试验,以利于术后用药选择。

7. 术中神经监护 在全麻状态下监控面神经功能,有助于及时准确地定位和辨认面神经,避免面神经的医源性损伤。因耳科手术不要求完善的肌肉松弛,甚至可不用肌肉松弛剂,为面神经监控提供了可能。有条件时可作为常规使用。

三、手术布局与麻醉

(一) 手术布局

在进行耳显微外科手术过程中,除了术者本人的理论和技术水平起决定作用以外,手术布局、麻醉方式和设备器械的合理安排与正确使用均十分重要。合理的手术布局有助于保证手术安全、顺利和高效率进行,手术布局应定为常规。布局以术者位置为中心安排。术者位置取决于手术本身,一般有两种布局。

1. 术者居手术床患儿头部旁侧,助手宜在床对侧。手术显微镜支架置于近床顶端。麻醉人员坐术者旁。手术台和检测仪器环绕助手周围。麻醉设备(包括监护仪器)近麻醉人员,吸引和电凝器置患儿足端。电钻、双极电凝等电线和吸引管道一律自助手侧旁或患儿的足端排列整齐后引入术野。这一布局适于鼓室成形、镫骨手术、内淋巴囊分流,以及岩尖和颅底等取耳前后切口或联合颈部术野的多种耳科手术。

2. 术者居手术床顶端,助手处患儿非手术侧,手术显微镜在术侧手术床边(近手术床顶端),麻醉人员近手术显微镜。除手术显微镜由术者本人控制外,其余设备如电凝器、电钻和其他电动装置及电子仪器均由助手按术者指令控制。手术器械由术者提名,助手传递。术中发生的暂时性的器械故障,如吸引管堵塞等也由助手及时排除。这样分工可保证术者全神贯注于手术,不必经常离开显微镜寻找或擦洗器械。所以,助手要对设备、器械十分熟悉,应由训练有素的手术护士担任。术后设备和器械的安放和清洗保管也由手术护士负责。

(二) 麻醉

麻醉方式选择,儿童原则上采用全身麻醉辅以局部麻醉。外耳道、鼓膜及鼓室的局部麻醉包括神经阻滞麻醉、切口浸润麻醉。

1. **神经阻滞麻醉** 用 0.5% 利多卡因或普鲁卡因内加肾上腺素浓度一般约为 0.001%,行如下部位注射:①在外耳道前壁骨与软骨交界处注射,深达骨膜阻滞耳颞神经、三叉神经分支的外耳道支;②于外耳道的后、上、下壁骨与软骨交界处各注射 0.5mL,深达骨膜,阻滞迷走神经耳支;③在耳轮脚前、外耳道口上方向皮下及骨膜下注射,或向颞下颌关节附近注射,阻滞耳颞神经耳前支。从外耳道前壁向颞下颌关节注射,特别对下鼓室及咽鼓管骨段有良好的麻醉效果;④在耳郭附着处后方约 1cm 处进针,向上、中、下方之皮下及骨膜下作扇形注射,阻滞耳大及枕小神经。注意在向下方注射时不宜向乳突尖前下方过深、过多注射,以免造成一过性面瘫。神经阻滞麻醉一般可维持 1 小时。

2. **切口浸润麻醉** 除上述神经阻滞麻醉外,可在切口及其附近皮下注射上述局部麻醉剂,作切口浸润麻醉。全身麻醉时加切口浸润麻醉,可减少出血及全身麻醉剂的用量。

四、鼓膜与听骨链的修复材料

1. **鼓膜的移植材料** 颞肌筋膜、乳突骨膜、耳屏软骨膜等是目前最常用的鼓膜修补材料。由于中胚层组织具有特殊的坚固性和稳定性,抗感染力强,能抵抗大多数溶蛋白酶的分解作用,移植后鼓膜愈合率高;此外,还有能就近取材,操作简便,对供区不致造成明显的功能障碍等优点。颞肌筋膜和乳突骨膜可按移植范围的需要取材,其大小一般不受限制;耳屏软骨膜较小,仅能用于修补较小的鼓膜穿孔。同种异体组织目前已较少采用。

2. **自体骨和软骨** 自体听小骨,特别是砧骨,由于其特殊的形状,经简单加工处理后,可用来桥接已中断的听骨链。自体听小骨移植后,其表面由一层很薄的黏膜覆盖,多能长期保持存活。但由于胆脂瘤型中耳炎患儿的听小骨常合并骨炎,作为听骨赝复物时,还有鳞状上皮随同植入术腔而引致胆脂瘤复发的危险,因此,不能作为移植材料。健康的乳突骨皮质是较好的听骨移植材料,术时取适当大小的骨片,并以电钻雕磨后重建听骨链,动物实验和临床经验均证明其效果良好,可作为有效的替代材料。自体软骨(如耳屏软骨、耳甲腔软骨、鼻中隔软骨等)作为听骨赝复物有取材方便、不易吸收等优点,但远期亦可出现变性和吸收。同种异体骨或软骨由于同样的原因目前已经摒弃。异质材料为无机材料,这种材料作为听骨赝复物应具备如下条件:①无毒性;②生物相容性好;③具有与天然骨相当的硬度和弹性;④能与骨组织牢固结合;⑤传音性能好;⑥耐磨损、抗疲劳;⑦易加工、塑形;⑧易消毒;⑨易保存,这类物质无生物活性,在体内仍可被消化、吸收或脱出。赝复物有脱出可能,多发生于术后 1 年,亦有术后 5 年发生脱出者。

五、术中显微镜耳内镜和电钻的使用技术

1. **手术显微镜** 是耳科手术重要的基本设备之一。应具备以下基本条件:①焦距>20cm;②物像可放大 6~40 倍;③术者和助手的视线与照明光轴重合良好;④无论放大倍数和投射方向如何,物像均清晰光亮;⑤机械构件性能良好,操作方便。目前所用手术显微镜一般均具有双人双目或三人双目镜头,可自动调节焦距和放大倍率。每次手术开始前,首先常规要检查手术显微镜各部件的功能是否正常。患儿摆好体位后,术者在洗手前需先试镜,初学者先按自己两眼的视力情况,戴镜操作者按戴镜的矫正视力调整目镜的屈光度圈。然后调整两目镜间距,使其与术者的瞳孔间距相等。试镜结束后将手术显微镜暂时移出术野以备术中使用。手术显微镜应由专人细心保养,注意防潮、防震、防尘。要求手术室通风干燥,一般应用抽湿机保持空气的干燥,尤其在空气潮湿的地区,更要注意;闲置时以布罩覆盖,置于室内僻静、不易遭到碰撞处。任何透镜均不得以手指或其他物品接触、擦拭,仅可用擦镜纸轻轻拭之,或用小橡皮吹气球吹去灰尘。手术显微镜使用要点:大部分乳突骨质切除工作可在低倍放大下完成;光源亮度和放大倍数调节适度,避免视觉疲劳。在操作过程中,双眼保持在显微镜上,各类器械交接由助手完成保证双目在同一视野内,始终保持调整镜像清晰。

2. **耳内镜** 儿童耳内镜手术所需的手术器械与成人耳内镜手术几乎一致。4mm 的 0° 镜或直径 3mm 的内镜更为合适。术中耳内镜操作深度达鼓环内侧时,使用 3mm 或 2.7mm 宽度内镜最合适,尤其是成角 30° 的内镜。

3. **手术电钻** 耳科电钻的种类很多,基本上可分为气动钻和电动钻两种。气动钻的转速快,电动钻的马达或安装于手柄内或与手柄分离。手柄有直式的,也有角式的。选购电钻时可根据经济条件选择震动小,噪声低,可调控性强,手柄不易发热的电钻。电钻钻头有钢质切削钻头,按其大小、形状、沟纹粗细不同而有许多型别;金刚石钻头基本均为圆形。电钻的使用注意事项包括切割电钻使用时,尽可能使用大钻头,小的钻头危险度增加,因容易在局部过度深入损伤组织,所以一般需尽可能选用相对较大的钻头操作。钻头长度可调,长度越短越易于控制;切割钻头可完成大部分骨质切除,金刚石钻头一般用于止血和接近面神经、脑膜、乙状窦等重要结构时。多以握笔方式紧紧握持手柄,将钻头侧面而非尖部接触骨面,磨骨时稍稍用力使钻头轻压于骨面,继续磨削之,同时用流水不断地冲洗所磨骨面,一方面避免局部温度过高,灼伤骨质或其内的重要结构,或在近面神经管处、不致损伤面神经。另一方面可完全冲去磨下的骨屑,以免其堆积在局部影响视野。每一钻头使用后,助手应将其沟纹内的骨质洗刷干净,待下一次使用。在使用电钻时,注意钻体微型电机不宜连续工作时间过长;手术结束后,护理人员必须用专用清洁剂彻底清洗手柄谨防生锈,妥加保存。对设备各部分及时正确的维护与保养有助于延长设备的使用寿命,有利于设备处于良好的工作状态。直柄较角型手柄更易于控制;一般手握钻柄方式为执笔式,钻头方向应与切除结构有一定角度,即用钻头的侧边而非用钻头的尖顶部;钻头应从最危险区域结构开始走向危险性较小区域,并应与重要结构平行。应用较小压力或不用压力,尤其在接近重要结构时,在接近重要精细结构时,钻头转向可调离重要结构;在精细操作时,可用小指作支点。

4. **吸引器** 手术中吸引器使用时要注意电钻切除过程中有足够的冲洗,清除骨粉避免阻碍视野和钻头刀刃,冷却组织避免热伤。吸引头应围绕钻头周围,在接近重要结构时,可将吸引头放置在钻头和重要结构之间,以防失控钻头直接损伤重要结构。

六、术式的选择

术中需要根据病变情况以及需要进行的功能重建的需求决定,具有很强的个性化,应做到的时术中的平稳,注意控制出血,注意面神经的保护及监测的实时性。

七、术后处理

1. **包扎固定** 为控制手术伤口渗血,常规加压包扎。术后保持静卧休息,重建听骨链者术后 7~10 天术耳向上侧卧位。此外,全麻者按全麻术后常规处理,根据患儿对全麻的反应不同,3~6 小时后可改为自由体位。术后第 2 天更换耳外敷料,以后每日换药。注意观察局部渗血、渗液情况,耳郭有无红肿等。进半流质饮食 2-3 天,以后可进软食。常规观察体温,注意有无面瘫、眩晕、自发性眼震、耳鸣以及头痛等症状出现,及时发现术后感音神经性听力下降至关重要。

2. **术后抗生素应用** 由于中耳炎手术为污染伤口,根据术前细菌学检查结果选择药物静脉滴注,术后常规应用抗生素 5-7 天,必要时适当延长。

3. **中耳填塞物的清理** 术后第 7 天拆线(现也可对无张力的切口进行皮下缝合或

粘合伤口),7~14天取出耳道内抗生素油纱条,部分清除术腔的明胶海绵,隔天逐步彻底清除术腔明胶海绵。若清除困难不宜强行操作,因明胶海绵可自行吸收。疑有颅内并发症者术后第2天开始更换术腔纱条,观察术腔情况。

4. 术后术腔肉芽的处理 术后少部分患儿乳突腔外耳道底壁出现肉芽增生,宜及早去除。

5. 咽鼓管功能不良的处理 术后因咽鼓管功能不良而需行咽鼓管吹张的不多。如术后发现咽鼓管功能不良,新鼓膜内陷者宜及早处理。可鼓励患儿多作吞咽动作,以增加咽鼓管开放机会。如患儿觉得术后听力改善不明显时,可作吹张术或咽鼓管球囊扩张,但吹张时不可用力过猛,一般在术后1~2个月才开始进行。

八、手术并发症及处理

1. 面神经损伤 术后即出现面瘫,常见原因为三种:①局部麻醉所致;②间接损伤所致炎症水肿;③手术直接损伤。一般来说,局部麻醉所致面瘫为暂时性,且术中常可确认。如不能肯定,且术中并未察觉明显面神经损伤仅于术后即发现存在面瘫,可观察数小时,如系局麻所致,面瘫将在数小时内减轻至消失。如经数小时观察面瘫无减轻甚至有加重趋势,则考虑为面神经受手术损伤,此时应及时重返手术室,探查面神经,处理损伤。术后48小时后渐出现面瘫者,考虑为术腔炎症水肿或诱发疱疹病毒感染致面神经受到影响所致,对其处理首先是松解耳部包扎、部分取出耳道填塞物即予术腔减压;全身用泼尼松等抗炎药物并加强抗生素使用。然后再根据具体情况作处理:如对术腔病变是否彻底清除存疑,或已出现术腔感染征象者(耳部分泌物异常、伤口剧痛、体温升高等),应及时再次手术,探查面神经并清理干净术腔病变;在确有把握已清净病变且并无局部感染征象者,可等待观察,面神经电图诊断试验有助于帮助判断,一般1~2周面瘫可自行恢复。

2. 内耳损伤 常为术中处理两窗区域时,因病变较重、情况较特殊操作困难,致使内耳迷路受到影响所致。常表现为术后耳鸣、听力下降和眩晕。处理为立即将耳道填塞物松解,使用抗炎药物并加强抗生素使用。使用音叉骨导偏向试验,与术前对比,并观察结果变化,如患侧骨导听力进行性下降,说明迷路炎症加重,以及结合眩晕情况的发展变化等综合考虑,必要时应及时将术腔填塞物全部取出。

3. 脑脊液漏 常为颅中窝或颅后窝硬脑膜受损所致,术中应及时发现。处理为漏口缝合、局部用脂肪和筋膜瓣或肌瓣填紧,并可加用生物胶。术中在靠近硬脑膜处使用电钻时应用金刚石钻头,则不易损伤硬脑膜。

4. 出血 术中出血常为损伤乙状窦壁、颈静脉球,立即局部用明胶海绵压迫止血,要注意有无发生空气栓塞的可能,应立即将患儿置于头低足高体位。

(张天宇)

第九章
耳及颞骨外伤

日常生活中交通事故、摔伤等意外伤害可造成儿童头面部的损伤。儿童耳及颞骨损伤的常见原因可归类为机械伤、化学伤及物理伤。机械性损伤即多发生于颌面部及颅脑的创伤，如车祸时损伤颞骨造成挤压伤或压榨伤，还有锐器切割伤及耳郭及颞部。化学性损伤主要是强酸、强碱意外损伤耳郭、耳道、鼓膜及耳周围。物理性损伤主要包括热损伤、冻伤、电灼损伤、烫伤、鞭炮炸伤等。这些损伤在耳、颞部主要导致耳郭、外耳道、鼓膜的直接损伤。

除鼓膜穿孔、中耳直接损伤外，严重者可引起颞骨骨折，导致面神经损伤、听骨链损伤、内耳损伤，出现周围性面瘫、传导性或感音性听力损失。

第一节　外耳损伤

一、耳郭外伤

耳郭突出于头颅，容易发生意外损伤。耳郭外伤（auricle trauma）可单独发生，例如耳郭裂伤，顿挫伤；在多数情况下可合并头面部其他外伤，例如严重的颜面部及耳郭撕裂伤、撕脱伤等。另外，恶劣的环境因素也可引起耳郭损伤，如耳郭冻伤。

1. **耳郭钝挫伤**　多由物体撞击所致，可致软骨膜下，或皮下积血形成血肿，轻微的淤血或血肿可不治疗，等待逐步自行吸收。但由于耳郭皮下组织少，血液循环差，比较大的血肿不易自行吸收，如果机化可导致耳郭增厚变形。大的血肿可波及外耳道，甚至继发感染，引起耳郭软骨膜炎，导致耳郭畸形，因此需要积极治疗。耳郭血肿较小者，应该在严格无菌操作下用粗针头抽出积血，加压包扎，必要时反复抽吸积血。如有活动性渗血或血肿较大者，应行手术切开吸净积血，清除血凝块，彻底止血，缝合切口，耳郭局部加压包扎，抗生素预防感染。

2. **耳郭裂伤**　轻微的耳郭裂伤如果没有软骨暴露和皮肤缺损，局部清创后皮肤对位缝合即可。严重的耳郭撕裂伤可有皮肤和软组织的缺损、耳郭软骨暴露，甚至耳郭部分或完全的断离，对于此类耳郭严重损伤，尽早彻底清创，尽可能保留皮肤，清除坏死的软组织和游离的软骨碎片，对位缝合皮肤敷料覆盖创面包扎，勿加压。如果皮肤大块缺损而软骨完整，可用耳后带蒂皮瓣或游离皮片修复。如果皮肤和软骨同时有缺损，可做边缘楔形切除,再对位缝合。对完全断离的耳郭应及时尽早吻合血管,对位缝合,术中可用肝素溶液冲洗断离耳的动脉,可选用耳后动脉或颞浅动脉耳前支作为供区动脉。术后禁止加压包扎,禁用止血药,应用抗生素预防感染。

二、外耳道损伤

外耳道一般不容易损伤,但反复挖耳可造成耳道的轻微损伤,医生在清理外耳道耵聍时处理不当可造成医源性器械损伤,这些损伤一般较轻,保持外耳道清洁,多可自行愈合,继发感染或反复不愈合者,可在清洁耳道的基础上用无菌纱条填塞压迫外耳道,防止肉芽生长及外耳道狭窄。外耳道断裂者,应尽早清创,外耳道对位,缝合固定,耳道内填塞碘仿纱条以防外耳道狭窄,碘仿纱条可以保持 2~3 周左右,抽纱条后应该继续随诊观察,往往需要继续用纱条或膨胀海绵填塞以防狭窄,直至完全愈合。严重的撕裂伤、外耳道手术后等因素均可致外耳道软组织损害或骨性损害,引起局部破损、渗出、肿胀、肉芽生长、瘢痕形成,或外耳道骨质增生和新骨形成,导致外耳道狭窄甚至闭锁,外耳道狭窄超过其管腔的 2/3 或完全闭锁时可导致听力下降。对于外耳道损伤的处理,重点是防止外耳道狭窄,清创处理后,及时的外耳道填塞、支撑对于预防外耳道狭窄极为重要,而且随诊时间必须足够长,否则会导致外耳道狭窄,甚至闭锁。

【影像学表现】

HRCT 示外耳道被软组织影充填,外耳道骨壁线性骨折或粉碎性骨折,可表现为前壁骨皮质不连续,骨片向后移位致使外耳道狭窄(图 2-9-1-1),常伴周围颞下颌关节窝、下颌骨或颞骨骨折。继发胆脂瘤时 HRCT 可见外耳道深部膨大,骨壁吸收,伴局部软组织灶(图 2-9-1-2A),MRI 上可见外耳道深部软组织灶,T_1WI 和 T_2WI 呈中高信号,增强后边缘强化,内部病变无明显强化(图 2-9-1-2B~D)。

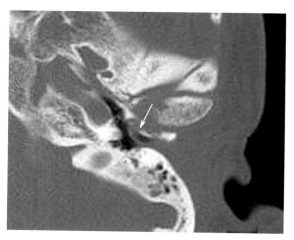

图 2-9-1-1　外伤性外耳道闭锁水平位 HRCT 表现
示左侧外耳道前壁骨折(白箭),断端骨片向后移位致使外耳道狭窄,外耳道被软组织影充填封闭,伴前方颞下颌关节窝骨折

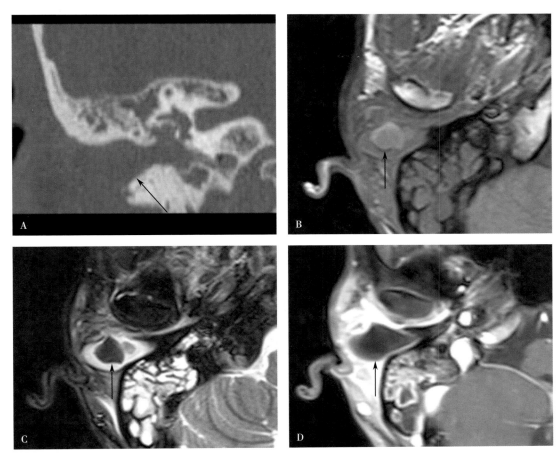

图 2-9-1-2　外伤性外耳道闭锁并发胆脂瘤的影像学表现

A. 颞骨 HRCT 轴位示右侧耳颞部软组织弥漫肿厚,外耳道内充满软组织影,局部外耳道骨壁略有扩大吸收(黑箭);B. 水平位 MRI T$_1$WI 示耳颞部软组织肿厚,外耳道被软组织影充填,外耳道内见一稍高信号团块影(黑箭);C. 水平位 MRI 抑脂 T$_2$WI 示外耳道团块影呈低信号(黑箭);D. 水平位 MRI 抑脂增强 T$_1$WI 示外耳道团块影边缘强化(黑箭),内部无强化(并发胆脂瘤)

(韩维举　沙　炎)

第二节　鼓膜及中耳损伤

一、鼓膜损伤

【病因】

鼓膜位于外耳道深部,有耳屏、耳郭及弯曲的外耳道保护,一般不会损伤,但因鼓膜非常薄,鼓膜本身不容易对抗损伤,有时会遭受特殊的外伤,如锐器挖耳时损伤、爆炸时冲击波的损伤,而儿童娱乐放鞭炮、焰火时的爆炸也可引起鼓膜损伤(tympanic membrane injury)。一般有两种损伤形式:一种是直接损伤,穿孔大多位于鼓膜后下方,如挖耳时用力过猛、外耳道异物取出时外伤等原因均可引起鼓膜损伤,儿童将玩具等异物放入外耳道后处置不当也可引起;另一种是间接损伤,多在鼓膜前下方,如掌击耳部、跳水时耳部先接触水面可以引起鼓膜穿孔。当鼓膜受到的压力超过 2.25kg/cm^2 时,可导致鼓膜破裂,潜水时在返回水面时过快,导致气压快速变化,而咽鼓管不通畅时极易导致鼓膜损伤、穿孔。

【临床表现】

鼓膜突然破裂时耳道可有爆裂的感觉,突然感觉耳道漏气,捏鼻鼓气时漏气更明显,耳道可有流血。鼓膜穿孔后感觉听力下降,一般表现为传导性听力损失,听力下降程度与鼓膜穿孔的大小、部位、形状有关,一般来说,锤骨柄及其附近的穿孔对听力的影响大于其他部位的穿孔的影响。如果合并听骨链损伤,则听力下降较明显。如果损伤累及内耳,则表现为神经性或混合性听力损失。

【检查】

鼓膜穿孔可以表现为裂隙样或不规则形穿孔,边缘不整齐,穿孔边缘可以看到血迹(图 2-9-2-1)。如果有较多水样液溢出,说明为严重损伤有合并脑脊液漏的可能。音叉检查及纯音测听检查显示为传导性听力损失。

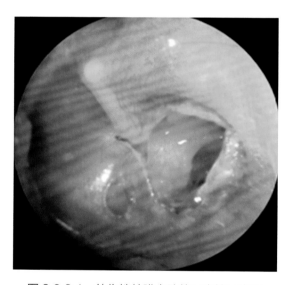

图 2-9-2-1 外伤性鼓膜穿孔的耳内镜下表现

【治疗】

绝大多数外伤性鼓膜穿孔无需特殊处理,保持耳道清洁、干燥,预防耳道进水,鼓膜穿孔可以自然愈合。对于少数反复感染或经长期观察仍不能自行愈合者,需要手术修补,但由于儿童咽鼓管尚未发育成熟,鼓膜修补术后不愈合或再次穿孔的机会较成人多,需注意修补鼓膜的手术时机。

二、外耳道和中耳异物

外耳道异物(foreign body in external acoustic meatus)常见于儿童,儿童玩耍时不慎将异物嵌于外耳道深部,圆形异物由于其形状特征及儿童和家属急于取出方法不当导致异物易嵌于外耳道深部。中耳异物(foreign body in middle ear)相对少见,多为外伤时异物穿透鼓膜到达中耳所致,常见的有锐器刺伤或爆炸伤。

【临床表现】

外耳道异物,耳内镜可直接见外耳道内异物残留。中耳异物时,常见鼓膜弥漫性充血,标志不清,鼓膜前下象限类圆形穿孔,鼓室内有物体存留。

【影像学表现】

HRCT 是最佳影像学检查方法,金属异物不宜 MRI 检查。

1. 外耳道异物　外耳道腔内圆形或不规则形软组织影(非金属性异物)或高密度异物影,边界清晰,也可见多发斑点状高密度影(含铅、汞药物或爆炸伤)。

2. 中耳异物　鼓室腔内圆形(图 2-9-2-2A~B)、杆状或斑点状高密度异物影(图 2-9-2-3),可伴有外中耳骨折,乳突积液。

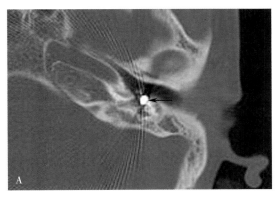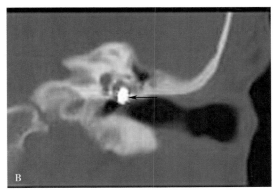

图 2-9-2-2　鼓室异物的 HRCT 表现

A. 轴位图像示左鼓室内鼓岬旁椭圆形高密度异物影(黑箭);

B. 冠状位图像示异物位于左侧中上鼓室(黑箭,异物为耳机)

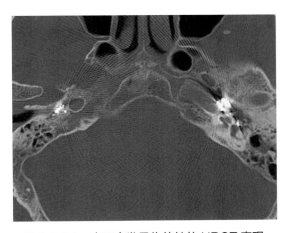

图 2-9-2-3　中耳多发异物的轴位 HRCT 表现

患儿双耳被街头游医吹入含汞"药物"后听力下降,HRCT
示双侧中耳腔、咽鼓管区多发斑点状高密度异物影

【鉴别诊断】

有时要与外耳道耵聍、肿物和鼓膜置管相鉴别。异物往往形态规整,边缘光滑,与耳道壁软组织不相连,耵聍多较疏松,外耳道肿物起自外耳道壁,与外耳道相连,鼓膜置管可见附着于鼓膜上管状结构,结合病史及临床检查都可明确诊断。

【治疗】

发现异物一般需要及时在显微镜下取出,以避免加重外耳道及中耳损伤。对于碱性纽扣电池类异物,重视其化学伤的范围更为严重,及早处理更为重要。

三、听骨链损伤

除了鼓膜损伤,比较常见的中耳损伤还包括听骨链损伤和面神经损伤,特别是单纯的听骨链损伤,相对比较隐蔽,容易忽略。面神经损伤有专门章节讨论,本文重点讨论外伤性听骨链中断。

【病因】

各种原因的头面部外伤均有可能引起听骨链的损伤,随着社会的发展,交通出行的增加,交通事故引起的损伤可以引起中耳损伤,导致听骨损伤,听骨脱位,听骨链中断。偶尔也有爆炸等其他损伤引起的中耳损伤。外伤引起颞骨骨折时,常合并听骨链的损伤。

【临床表现】

一般有头部外伤及外伤后听力下降的病史,在鼓膜愈合或外伤康复后仍然有听力下降,单耳听力下降比较常见,偶尔也可有双耳同时损伤。在损伤比较严重,如存在颅脑损伤时,外伤后检查治疗的注意力多集中在影响生命体征的全身情况,早期往往忽视了中耳损伤,特别是在没有鼓膜损伤、面瘫的情况下,单纯的听骨链损伤容易被忽视,特别是儿童对听力下降描述不清,容易被误诊。对于鼓膜穿孔合并听骨链中断的患儿,在鼓膜穿孔愈合后听力不恢复,甚至听力进一步下降。因此,对于有头部外伤史的患儿,如果有听力下降,应该考虑到中耳损伤、听骨链中断的可能。

【检查】

急性损伤的患儿,首先应注意检查患儿的全身情况,先检查救治危及生命的病症。刚发生的中耳损伤,耳镜检查可以看到鼓膜穿孔,音叉检查表现为传导性听力损失。对于外伤后时间较长的患儿,多数鼓膜完整,少部分患儿可合并周围性面瘫。听力学检查表现为传导性听力损失,如果听骨链中断,纯音测听检查表现为气 - 骨导差 40~60dB 的传导性听力损失,对于纯音测听检查不能配合的儿童,可以行听性脑干反应(ABR)检查,测试气导、骨导阈值,存在明显的气骨导差。颞骨 HRCT 可较好地显示颞骨的骨折线及中耳的部分结构。

【HRCT 表现】

听骨链损伤包括听小骨脱位和听小骨骨折。听小骨脱位较常见,由于解剖关系,砧骨脱位最多见。听小骨脱位的 HRCT 表现为正常的听小骨连续性中断,常见脱位类型有锤砧关节脱位,砧镫关节脱位和镫骨前庭中断。锤砧关节脱位,分为部分脱位和完全脱位,部分脱位指锤砧关节半脱位,水平位上表现为"冰激淋"(锤骨头)与"蛋筒"(砧骨短脚)分离,间隙增宽,锤骨柄与砧骨长脚失去平行关系,呈分叉状(图 2-9-2-4);锤砧关节脱位时多平面重建可显示锤砧关节间隙增宽、错位,锤骨向砧骨外下方移位(图 2-9-2-5),锤砧骨完全脱位时,锤砧骨完全分离错位,锤骨柄与砧骨长脚失去平行关系,呈 Y 字形(图 2-9-2-6);砧镫关节脱位变为砧镫关节间隙异常增厚或缩窄,镫骨上移(图 2-9-2-7),镫骨前庭中断表现为镫骨移位突入到前庭内。听小骨骨折较少见,常见的部位有锤骨颈、砧骨长脚和镫骨脚。

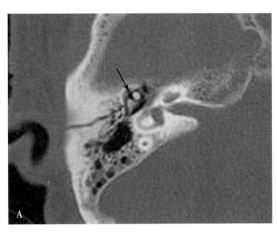
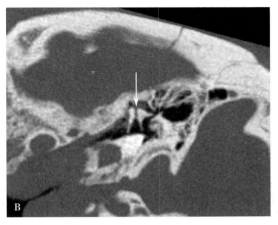

图 2-9-2-4　锤砧关节半脱位的 HRCT 表现

A. 水平位图像示右侧颞骨见纵行骨折线影,涉及鼓室外侧壁,右侧冰淇淋(锤骨头)与圆锥(砧骨短脚)分离,间隙增宽(黑箭);B. MPR 示锤砧关节间隙增宽(白箭),锤骨柄与砧骨长脚失去平行关系,呈分叉状

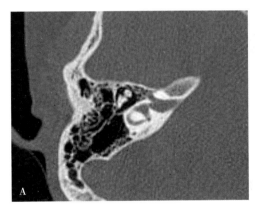
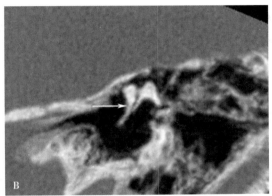

图 2-9-2-5　锤砧关节脱位的 HRCT 表现

A. 水平位位图像示右侧锤砧关节间隙增宽,锤骨头稍向内侧移位;

B. MPR 示锤骨(白箭)向下方移位

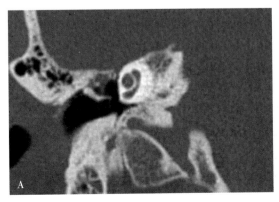
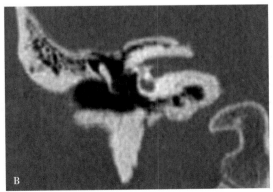

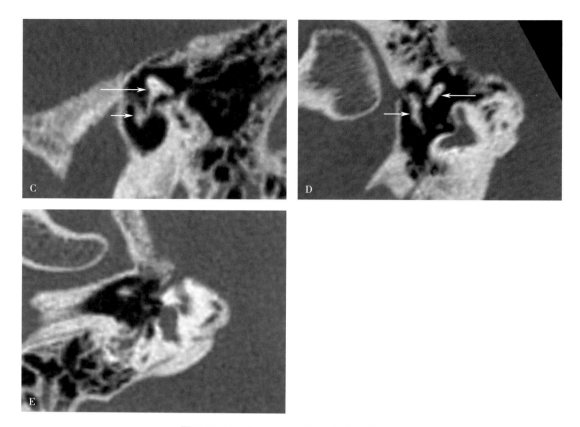

图 2-9-2-6　锤砧关节全脱位的 MPR 表现

A. 示右侧锤骨向外下方脱位,部分脱出鼓室,位于外耳道深部;B. 示砧骨向外侧移位,紧贴鼓室外侧壁,砧骨长脚远离前庭窗;C. 示锤骨头(短白箭)向砧骨外下方移位(长白箭);D. 示锤骨(短白箭)与砧骨长脚(长白箭)呈 Y 字形毗邻,间距较宽,砧骨长脚与镫骨离断;E. 示镫骨弓位置正常,镫于前庭窗上

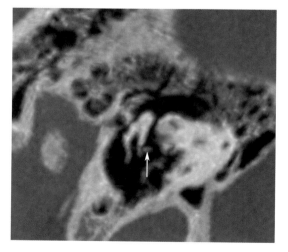

图 2-9-2-7　砧镫关节脱位 MPR 表现

示砧骨长脚与镫骨连接中断,镫骨向上方移位(白箭)

【治疗】

外伤性听骨链中断通常需要手术重建听力。行鼓室探查手术的时机选择，一般应在患儿全身情况稳定，生命体征平稳后择期进行。对于有传导性听力损失，高度怀疑为听骨链中断患儿，即使其他检查不能确定，也应行鼓室探查。根据鼓室探查所见，听骨链中断大致分为：砧镫关节分离、锤砧关节分离、砧骨脱位、镫骨前庭脱位以及少见的锤骨、砧骨、镫骨骨折，砧镫关节脱位是听骨链损伤最常见的形式。因为砧骨位于鼓窦入口，既无稳固的附着点，又缺乏坚强的韧带支持，砧骨长突与镫骨的连接薄弱，故受外伤后砧骨容易移位而造成砧镫关节脱位。

对听骨链中断患儿行听骨链重建术可使听力得到确实而稳定的提高。根据听骨链中断的部位和不同情况，采取相应的听力重建方式。自体砧骨可以利用时，分离取下移位的自体砧骨，雕刻后用自体砧骨搭桥，重建听骨链；也可采用部分听骨赝复物（partial ossicular replacement prothesis，PORP），连接于镫骨头和锤骨柄之间；对于镫骨足弓骨折、仅存活动镫骨足板的患儿，可采用全听骨赝复物（total ossicular replacement prothesis，TORP），连接于镫骨足板和锤骨柄之间；如果锤骨柄缺损，可以将 TORP 或 PORP 的外端顶于鼓膜内侧，为防止听骨赝复物自鼓膜脱出，可在听小骨表面覆盖耳屏软骨片，再顶到鼓膜上。自体听骨雕刻的听骨链重建术与人工听骨植入术，在术后听力提高水平及排出率方面无明显差异。

（韩维举　沙炎）

第三节　颞骨骨折

儿童头面部外伤的原因很多，例如交通事故、坠落伤、重物撞击等意外伤害都可导致头面部损伤。男童比女童多发。颞骨位于头颅两侧，构成颅骨底部和侧壁的一部分，头颅外伤可致颞骨骨折（temporal bone fracture），可引起不同程度、不同性质的听力损失、周围性面瘫等症状。儿童颞骨骨折引起面瘫的发生率较成人低，约为 6%~32%。这与儿童颞骨骨化程度低有关。

【分型】

关于颞骨骨折的分型，临床上目前多依据骨折线与颞骨岩部长轴的关系分为纵行骨折、横行骨折与混合性骨折三型。骨折线沿岩锥长轴方向，与岩锥长轴大致平行的称纵行骨折，骨折线与岩锥长轴大致垂直的则称横行骨折。其中，纵行骨折最多见，约占 70%~80%，横行骨折占 20%~30%。纵行骨折造成面瘫的概率为 20%~25%，横行骨折比纵行骨折更易引起面瘫，造成面瘫的概率约 50%。纵行骨折多由于头部外伤时侧面（颞部）受外力引起，骨折线一般经过外耳道、鼓室、咽鼓管，主要损伤中耳，可造成鼓膜穿孔、听骨链中断、鼓室积血，临床表现为传导性听力损失，很少损伤内耳。

【病因】

1. 纵行骨折造成面瘫主要有两部分原因：一是由于膝神经节处发出岩浅大神经，而岩浅大神经的牵拉往往造成膝神经节受损；二是由于砧骨的移位导致面神经水平段受损。

2. 横行骨折多由于头部后方（枕部）受外力引起，骨折线从枕骨大孔延伸至卵圆孔，主要损伤内耳,造成感音神经性听力损失,很少损伤中耳、外耳。横行骨折常损伤面神经内耳道段和迷路段,因此有很大概率造成面瘫。

3. 混合性骨折骨折线为多向性,往往外耳、内耳或中耳均受损伤,多见于颅骨挤压暴力伤。

颞骨高分辨 HRCT 可以清楚地看到颞骨骨折线,根据骨折线的走向和相关症状可以对颞骨骨折进行分型,图 2-9-3-1 为临床中遇到的颞骨骨折合并面瘫的三种不同类型的骨折,其中纵行骨折病例合并轻度传导性听力损失,术中证实面神经损伤主要在水平段和膝神经节;横行骨折和混合性骨折均合并神经性全听力损失。

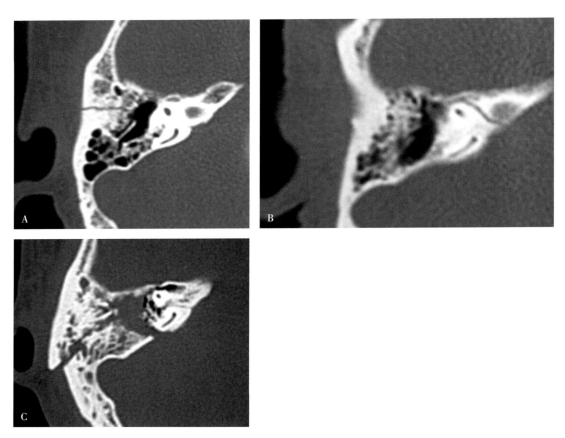

图 2-9-3-1　伴有周围性面瘫的 3 例颞骨骨折患儿的 HRCT 表现

A. 纵行骨折;B. 横行骨折;C. 混合性骨折,移位明显

【相关研究进展】

虽然目前临床多用上述三型分类方法,但这种分型有时不能准确描述所有颞骨骨折,例如,一些粉碎性骨折则难以单纯用横行和纵行来描述。因此,学者们对于颞骨骨折分型又提出新的观点,例如:按照颞骨受伤部位分型,如乳突型、外耳道、内耳型等。国内有学者建议在传统的纵、横两个分型基础上再分为长、短两个亚型,共 4 型。短纵型骨折的骨折线与岩锥前面平行,起自鼓室顶盖向内止于棘孔前后;长纵型骨折的骨折线由颅底段向前外延伸到外耳道、颞骨鳞部及颧弓;短横型骨折的骨折线局限在岩锥后界沟内,由颈静脉孔越过岩嵴、内耳向前抵达面神经管裂孔或棘孔附近;长横型骨折的骨折线由枕骨大孔前外缘经颈静脉孔向前上分 2 段,1 段经前半规管向前抵前庭,另 1

段经内耳道向前抵耳蜗呈 Y 形将内耳断裂成块。Dahiya 等人提出传统分型忽略了临床症状,并提出按照耳囊是否受累进行分型,这种分型不单按照骨折线的方向分型而是将受累的结构纳入其中。累及耳囊的骨折一般会有较高的耳及颅内并发症,例如脑脊液耳漏、颅内感染等。

【临床表现】

1. 颅脑损伤症状及全身症状 发生颞骨骨折时,往往伴有不同程度的颅脑损伤,如脑挫裂伤、脑水肿及颅内出血等,出现神经系统症状,严重者可出现昏迷、休克等。全身外伤严重者可有骨折引起的肢体运动障碍。

2. 耳道出血 纵行骨折常引起外耳道及鼓膜破裂,常有血液自外耳道流出,亦可经咽鼓管自鼻腔及咽部流出。

3. 听力下降及耳鸣 因纵行骨折可从鼓室延至咽鼓管顶壁,主要损伤中耳,多为传导性听力下降。一般无耳鸣,若有耳鸣,多为低调。若合并有内耳损伤可呈混合性听力下降。横行骨折多伤及内耳的前庭部及内耳道,耳蜗及半规管也可骨折,但较少伤及中耳,听力损失较重而呈感音性听力下降。耳鸣重,多为持续高调耳鸣。

4. 脑脊液耳漏、耳鼻漏 纵行骨折同时伴有硬脑膜撕裂伤时,脑脊液可经鼓室、鼓膜损伤处流于外耳道,开始脑脊液因与血液混合而呈淡红色,随着出血逐渐停止,其液体逐渐转为清亮液体。横行骨折时脑脊液经骨折缝流入鼓室,后经撕破的鼓膜流入外耳道。以上两种骨折的脑脊液亦可经咽鼓管流入鼻腔,或同时经外耳道及鼻腔流出。

5. 眩晕 纵行骨折很少出现,若有眩晕往往为迷路外原因,如脑损伤或前庭中枢损伤。横行骨折因伤及迷路及前庭神经,故常发生眩晕且伴有自发性眼震。

6. 面瘫 由于伴有颞骨骨折的颅脑外伤常常合并严重的脑部损伤,如脑出血、昏迷、脑脊液漏等危及生命的问题,需要神经外科、神经内科的紧急处理、治疗,故早期往往忽视了面瘫的存在,在生命体征平稳后才会注意到。纵行骨折造成面瘫的概率为 20%~25%,横行骨折比纵行骨折更易引起面瘫,造成面瘫的概率约 50%。

【辅助检查】

1. 耳镜检查 检查外耳道是否有液体溢出,如果是出血,一般会凝固成血块,如果合并有脑脊液漏,呈血水样,不易凝固;观察鼓膜是否完整,鼓膜的色泽和活动情况。如果有积血,则鼓膜颜色变深、发蓝。

2. 听力学检查 患儿全身情况稳定后可行听力学检查。纯音测听或行为测听可以确定是否有听力下降,区别传导性和神经性听力损失。对于不能配合的患儿,可以行听性脑干反应等客观听阈检查。

3. 颞骨 HRCT 对怀疑有颞骨骨折的患儿,应该行颞骨 HRCT 检查,颞骨可见骨折线的存在,是诊断颞骨骨折的基本依据。另外,可以观察是否有中耳积血、积液,是否有内耳损伤,是否有听骨移位。

【治疗】

儿童颞骨骨折的处理原则与成人相同。颞骨骨折的治疗主要是治疗骨折引起的相关并发症、祛除骨折引起的相关症状。而颞骨骨折本身无需特殊治疗,可以等待其自行愈合。

1. 与相关科室医生协同,改善和控制全身症状,如患儿的意识、呼吸、血压等,在保证患儿生命体征平稳的情况下,再处理耳科情况。

2. 需全身应用抗生素,严格消毒后清除外耳道积血及污物,充分引流,以防感染进入中耳及颅内。

3. 预防外耳道狭窄,早期清理外耳道的血块和游离的碎骨片,尽可能保留外耳道皮肤,在保证充分清创和引流的前提下,为防止外耳道狭窄,可用碘仿纱条填塞支撑,并定期换药,防止外耳道狭窄。

4. 颞骨骨折引起的面神经损伤是否采取手术治疗取决于患儿的全身情况、面瘫的发病时间和严重程度、影像学检查和电生理检查的结果。一般来说,颞骨骨折后迟发性面瘫的预后良好,大多可以自行完全恢复。在颞骨骨折后即刻发生的完全性面瘫,需要探查和手术修复。探查和修复手术要在患儿生命体征平稳后尽早进行,最好在 1 周内进行,防止肉芽和瘢痕组织形成加大神经修复的难度。在一些有钝器伤造成的颞骨骨折中,患儿由于脑部或其他损伤需要插管和镇静,面瘫在数天后才能发现。在这种情况下或是颞骨骨折后的迟发型面瘫,电反应诊断检查可指导是否进行手术干预,对于面瘫发病 6 天内 ENoG 检查提示面神经变性超过 90% 者,应及早行探查手术。对于面神经水肿而无断伤者,采取面神经减压手术,开放面神经骨管,切开面神经损伤部位的神经鞘膜。对于面神经断伤缺损者,则应行面神经吻合和面神经移植。颞骨骨折造成的面神经损伤如果在膝神经节及其远端,可行乳突、上鼓室径路面神经探查减压术;而迷路段面神经损伤适合采用颅中窝径路或迷路径路(在没有残余听力的情况下)面神经探查减压、修复术。多个部位损伤,需要全程面神经减压术的患儿,可采用乳突 - 颅中窝联合径路。

5. 对颞骨骨折引起的传导性听力损失,可择期行鼓室探查,听力重建术。听骨链中断患儿行听骨链重建术可使听力得到确实而稳定的提高。根据听骨链中断的部位和不同情况,采取相应的听力重建方式。

(韩维举)

第十章
面　　瘫

第一节　概述

大多数成人面神经疾病同样可以发生在儿童。此外,由于儿童的面神经解剖特点和一些特有致病因素的存在,还有一些儿童特有的面神经疾病。儿童发生面神经功能障碍时,除了与成人同样面临面部表情障碍和角膜过多暴露的风险外,还可能影响儿童的喂养和心理健康。

【临床表现】

面瘫临床表现见图 2-10-1-1。

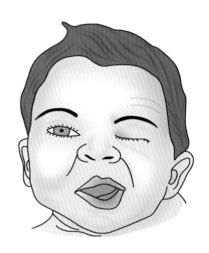

图 2-10-1-1　右侧周围性面瘫患儿面部特征示意图

可见患侧额纹消失,闭目不能,哭闹时可见口角向健侧偏斜

【影像学检查】

在面神经疾病的诊断中,MRI 增强扫描的价值一般优于 HRCT。HRCT 有助于先天性外中耳畸形、外伤和炎症相关的面神经疾病的诊断。贝尔面瘫和 Hunt 综合征的 MRI 增强扫描可以显示面神经信号增强,但一般认为对疾病预后的判断意义不大。面神经瘤的 MRI 增强扫描可显示病灶信号增强。

【面神经损伤的神经生理学】

面神经约含 10 000 根神经纤维,其中约 7 000 根是有髓运动纤维,支配面部肌肉。和其他周围神经一样,面神经有多层结构。面神经的轴突有脂质包绕,称为轴膜(axolemma)。其外侧有一层绝缘的髓磷脂,即髓鞘,然后为施旺细胞层。后者构成神经纤维的神经鞘(neurolemma)。每一神经纤维的外周又有纤维结缔组织包绕,称神经小管或神经内膜(endoneurium)。数量不等的包绕有神经轴突的神经小管集合成粗细不等的神经束。神经束的外面有结缔组织包绕,称神经束膜(perineurium)。神经外膜(epineurium)或称神经鞘膜再将许多神经束集合而成神经干。在正常情况下,神经束膜和神经外膜之间有松弛的结缔组织,因此,在手术显微镜下分离神经外膜时不致使神经纤维受伤。

Sunderland(1978)将面神经损伤程度分为 5 度(表 2-10-1-1),其中 3、4、5 度均有不同程度的神经束膜受累,均属于神经断伤。

表 2-10-1-1 面神经损伤程度分度

分度	名称	描述
1 度	神经失用(neuropraxia)	常由于外伤或炎症压迫引起,导致动作电位不能通过损伤部位。无神经纤维的中断,无瓦勒变性,可以向损伤处的远端传导电刺激。预后良好,去除病因后面神经功能可在数天到数周内完全恢复
2 度	轴突断裂(axonotmesis)	外伤或炎症压迫导致瓦勒变性,损伤部位远心段在 3~5 天内仍对电刺激有反应,之后将因轴突变性对电刺激反应消失。尽管恢复时间较 1 度损伤的时间长,但预后仍较好。由于神经内膜小管完整,再生轴突可从近端沿神经内膜管再生,最终面神经功能恢复情况与神经失用相同
3 度	神经内膜中断(interruption of neurointima)	进而导致再生的轴突错向进入远侧部分其他神经内膜管并进一步生长,最终导致联动(mass movement,synkinesis)。恢复时间数月到 1 年,功能恢复情况欠佳
4 度	神经束膜中断(interruption of perineural membrane)	只有神经外膜使神经保持连续性,膜内结构已损坏。如不做手术修复,只有很少轴突能成功再生,功能恢复不完全
5 度	神经全断(interruption of all nerve)	神经完全失去连续性,功能不能自行恢复,需要手术修复

【电生理检查】

中间神经的功能检查,如溢泪实验、镫骨肌反射、味觉试验等,不能正确判断面神经的损伤部位和预后。面神经电生理检查能够提示面瘫的预后情况,并有助于面神经疾病的诊治,还可以用作监测面神经病变情况的客观标准。面神经兴奋性实验、最大刺激实验、面神经电图和肌电图是面神经疾病最常用的电生理检查。由于在面神经损伤 72~96 小时内还没有发生瓦勒变性,面神经兴奋性实验、最大刺激实验和面神经电图表现为假阳性。在发病早期,失神经支配的面肌的肌电图没有电活动。在面神经损伤 10~14 天内不会出现纤颤电位或多相电位,它们的出现有利于判断预后情况。由于上述检查会带来不适,应用于儿童时往往需要事先应用镇静药物。

1. **神经电兴奋试验** 神经电兴奋试验(nerve excitability test,NET)用双极电极刺激面神经分支,比较引起患侧与健侧面神经最小收缩的电流强度。受损的神经纤维变性需 1~3 天,故本试验应在发病 3 天后进行。3 周 10mA 刺激无反应为失神经支配;两侧差大于 3.5mA 提示面神经严重损伤,预后极差。双侧差别大于 2mA 为神经变性,小于 3.5mA,提示面神经功能可以恢复。

2. **肌电图** 肌电图(electomyogram)用于多种神经肌肉疾病的辅助诊断,也用于面神经疾病的预后评估。面肌完全失神经支配的初期,肌电图记录不到任何电活动。2~3 周后,失神经支配的面肌出现纤颤电位,没有动作电位。面神经不完全损伤和面神经损伤恢复过程中则出现面肌随意运动的动作电位和 / 或提示面肌神经再支配的多相电位,这种电位在神经功能开始恢复的临床迹象出现前 1~2 周,甚至 3 个月即已存在。这种情况往往提示预后良好,因而没有手术干预的必要。在面瘫起病后 2~3 周,肌电图无助于预后的判断。

3. **最大刺激试验** 最大刺激试验(maximal stimulation test,MST)与神经兴奋性试验类似,电刺激面神经比较患侧与健侧面肌收缩的强度差别。但刺激强度为 5mA 或更大,只要患儿能够忍受即可。比较患侧与健侧面肌的收缩强度,分为对称、减弱和缺失三级。MST 比 NET 更为可靠。当双侧反应对称时,12% 的患者面神经功能恢复不完全,而患侧反应减弱时 73% 的患者将有面神经功能不完全恢复。

4. **面神经电图** 面神经电图(electroneuronography,ENoG)是常用的一种评定面神经退变纤维数量的检查方法。面神经电图实际上是经体表记录的面肌肌群的诱发性复合动作电位(compound action potentials,CAPs)。通过患侧与健侧 CAPs 振幅的比率来估计患侧面神经退变纤维的百分数。检测时用两组双极电极,电极直径 7mm,双极极距 18mm,分别用于刺激和记录。刺激电流为短波脉冲,时程 0.2ms,幅度 50~100V,频率为 6Hz,刺激点位于耳垂前后。另一组电极置于鼻唇沟,上一电极紧靠鼻翼边缘,作记录皮下肌肉的复合电位用。前额正中或颈部接地。逐渐增加电流量提高刺激强度,此时 CAPs 振幅亦随之逐渐增大,直至振幅不再随刺激强度增加而增大时,将此时的电流量再增加 10%,检测以此强度(即最大刺激强度)刺激面神经时面肌肌群的 CAPs。然后同法记录对侧。

$$变性百分比＝(健侧振幅 － 患侧振幅)/ 健侧振幅$$

ENoG 是定量评估技术,而 NET 和 MST 仅凭肉眼判断即可。一般情况下,面神经变性百分比小于 90%,提示神经的病变是可逆性的,而变性百分比大于 90%,提示神经变性的不可逆性。面神经变性百分比在 90% 以上,自然恢复或保守治疗恢复的可能性不到 15%,因此必须进行面神经减压或面神经移植。在做面神经电图检测时,两侧的刺激量应该相同,最大刺激不能超过 18mA。超过 18mA 的面神经刺激常常直接兴奋面肌,形成假阳性。面神经电图应该在面瘫后 1 周至 1 个月内进行,面瘫 1 周内由于病变未达到最大程度,面神经电图的振幅降低较少。在面瘫 1 个月后,即使面神经功能已经逐渐恢复,患侧面神经电图常不能同步恢复。这是由于再生的面神经纤维神经兴奋性的同步性差,在同一瞬间记录到的不同步的神经纤维正负相电位相互抵消,导致复合电位的振幅无明显改善(图 2-10-1-2)。

【诊断】

儿童面神经疾病按照病因可以划分为:先天性、感染性、炎症性、肿瘤性和外伤性,其病史和症状体征各不相同。

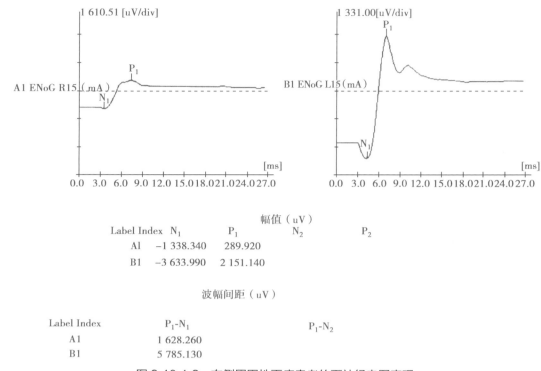

幅值（uV）

Label Index	N$_1$	P$_1$	N$_2$	P$_2$
A1	-1 338.340	289.920		
B1	-3 633.990	2 151.140		

波幅间距（uV）

Label Index	P$_1$-N$_1$	P$_1$-N$_2$
A1	1 628.260	
B1	5 785.130	

图 2-10-1-2 右侧周围性面瘫患者的面神经电图表现

患侧与正常侧的波幅间距（P$_1$-N$_1$）比值即为面神经变性结果

　　面神经疾病的诊断有赖于仔细的病史采集和体格检查，包括耳神经相关检查。电生理检查、影像学检查以及其他实验室检查有助于诊断，也有助于判断预后。

　　病史采集在儿童面神经疾病的诊断中非常重要，但对婴儿和年龄很小的儿童的病史采集往往比较困难。新生儿的皮肤弹性好、皮下脂肪丰富，容易掩盖面瘫引起的面部不对称，从而不利于发病时间的判断。此外，儿童往往不能准确描述面神经疾病一些伴随症状的相关信息，如疼痛、触觉障碍、味觉异常、听力下降、前庭症状等。明确发病年龄、病情急缓、病程长短有助于鉴别先天性面瘫和获得性面瘫，对儿童面神经疾病的诊断非常重要。患儿母亲的妊娠期病史和家族病史有助于发育性面神经疾病的诊断，详细的围产期病史则有助于外伤性面神经疾病的诊断。例如，宫内外伤、产程延长和产钳分娩等都可能是外伤性先天性面瘫的病因。

　　儿童面神经疾病的体格检查往往比较困难，尤其是年龄较小的儿童。因为患儿不能配合主动做出用于评价面神经功能的各种动作，如露齿、鼓腮、抬眉等。对于不能配合的患儿可以通过父母帮助诱使患儿做出笑、哭等动作，对于能够合作的患儿则可以要求其模仿医生的动作，来判断面肌运动的情况。

　　较大患儿的病史采集和体格检查相对较容易，可以较容易地了解到头颅或面部外伤史、脑部或颞骨手术史。在病史采集的同时，还应明确疾病发生过程，病程和相关的耳神经外科症状。发病时间数周到数月，面神经功能障碍逐渐加重，并伴有面部抽搐者提示肿瘤性病变影响面神经。突发性面神经功能障碍伴有发热、耳痛和耳漏者，提示耳源性面瘫。伴有头晕、听力下降、耳鸣和眩晕者等耳神经症状者，提示内耳或小脑脑桥角的感染性、炎性或肿瘤性病变。患儿的听力情况可以提示面神经疾病的病变部位，伴有感音神经性听力损失者提示病变涉及内耳道或中枢神经系统，伴有传导性听力损失者提示病变涉及中耳。

　　除了全面的耳神经相关查体外,还需要评价和记录面瘫的对称性、分布和严重程度。单纯面下部受累者,提示中枢性病变。但应注意与单纯面下部神经受累的外周性病变相鉴别。用于评价面瘫的标准中,最常用的是 House-Brackmann 分级标准(表 2-10-1-2)和 Fisch 面肌功能恢复评估系统(表 2-10-1-3)。

表 2-10-1-2　House-Brackmann 分级标准

分级	面瘫程度	特点
I	正常	所有区域面肌功能正常
II	轻度功能障碍	总体:仔细检查才可看到的轻度面肌无力,可能有非常轻度的联动 静态:双侧对称 运动: 　抬眉:中等到正常功能 　闭眼:轻微用力即可完全闭合 　口角:轻度不对称
III	中度功能障碍	总体:明显面瘫但无明显的不对称,可见到不严重的联动、挛缩和 / 或半面痉挛 静态:双侧对称 运动: 　抬眉:有轻至中度的运动 　闭眼:需要用力才能完全闭合 　口角:用力后患侧轻度无力
IV	中重度功能障碍	总体:明显的面肌无力和 / 或不对称的面部变形 静态:两侧对称 运动: 　抬眉:无运动 　闭眼:眼睑闭合不全 　口角:用力仍不对称,明显的面肌运动减弱并伴有毁容;不能抬眉;用力也不能完全闭眼、嘴唇运动不对称;严重的联动或痉挛
V	重度功能障碍	总体:仅存难以察觉的运动 静态:不对称 运动: 　抬眉:无运动 　闭眼:眼睑闭合不全 　口角:仅存轻度的口角运动
VI	全瘫	没有面肌运动

表 2-10-1-3　Fisch 面肌功能恢复评估系统

评价方法	内容
主观概括性评价 *	由患者自己估计面部运动的程度打分,满分 100
客观概括性评价 *	由他人作概括性评价,满分 100
对称性分区评价	由他人按静态(20 分)、皱额(10 分)、闭目(30 分)、笑(30 分)和吹口哨(10 分)分区打分

　　注:将上述三个得分相加除以 3 可作为综合分。

　　* 打分等级分别以 0%、30%、70% 和 100% 评价。0% 为完全面瘫;30% 为部分恢复,但较差;70% 为大部恢复;100% 为完全恢复,满分 100。

　　对面瘫患者进行全面的头颈部检查后,还需要全面的神经系统查体,包括脑神经功能检查、周围神经系统的感觉和运动功能以及小脑功能检查,有助于面瘫的定位诊断。颅后窝或小脑脑桥角的病变可以影响到后组脑神经和小脑,从而表现出相应的体征。

　　以下根据儿童面神经疾病的不同病因分别阐述。

(李树峰　张天宇)

第二节　先天性面瘫

【流行病学特点】

　　新生儿先天性面瘫(congenital facial nerve palsy)的发生率为 0.8‰~1.8‰。

【病因】

　　根据病因可以分为两种类型,即外伤性和发育性。二者的预后、治疗原则有显著的差别。外伤性先天性面瘫表面上缘于分娩,实际上宫内胎位异常是其病理基础。发育性先天性面瘫是由于致畸因素或基因异常导致的胚胎发育异常。外伤性先天性面瘫有良好的预后,甚至可能自行恢复;而发育性先天性面瘫则难以治愈。外伤性先天性面瘫往往需要急诊处理,而发育性先天性面瘫则没有必要。

【诊断】

　　详细的病史、体检、电生理检查和影像学检查都有助于这两种类型面瘫的鉴别诊断。患儿母亲有孕期病史、家族病史和致畸因素暴露史支持发育性先天性面瘫的诊断。初产妇难产史则支持外伤性先天性面瘫。相关发育异常,如其他脑神经病变、心血管畸形和颅面畸形提示发育性先天性面瘫,严重的头颅变形、产钳压痕和瘀斑则提示外伤性先天性面瘫。电生理检查能提示围产期完全性面瘫的病因,发育性面瘫的面神经传导功能异常,而外伤性面瘫在出生后数天内的面神经兴奋性往往是正常的。颞骨 HRCT 能够发现面神经损伤征象或耳囊和第 2 腮弓的畸形,分别有利于外伤性和发育性先天性面瘫的诊断。此外,听性脑干诱发电位异常也往往提示发育性先天性面瘫。

一、外伤性先天性面瘫

　　外伤性先天性面瘫的机制存在争议,有学者认为使用产钳助产并没有增加面瘫的发生率,而分娩过程中来自母体骶骨突起的压力是面瘫的诱因。最近数项研究表明产钳助产是面神经压迫性损伤的原因,但也存在争议。在分娩过程中,面神经各个部位均可能发生损伤,但颞骨内段的损伤较为常见。主要是由于面神经骨管较薄,外伤容易导致其变形,压迫骨管内的面神经。

　　新生儿外伤性先天性面瘫一般预后良好,只需保守治疗,超过 90% 的患儿能自行恢复。但面瘫发生迅速且为全瘫、影像学检查发现颞骨或面神经管骨折、发病 6 天内 ENoG 检查提示面神经变性超过 90% 时,则需要手术处理。

二、发育性先天性面瘫

　　伴有其他发育畸形的先天性面瘫应考虑发育性先天性面瘫的可能。发育性先天性面瘫常伴有面部其他结构的畸形,如外耳、中耳、腭部和其他脑神经等的畸形。最常见的发育性先天性面瘫的伴随畸形为腭裂等腭部发育畸形和颌面发育不良,相对少见的有耳郭和外耳道畸形,程度从轻度结构异常到严重的小耳畸形和耳道闭锁。可能会伴有感音神经性听力损失,所以患儿应常规做 ABR 检查。发育性面瘫还可伴有原发或继发的面部肌肉组织发育不良。

与发育性面瘫相关的畸形中,最常见的是眼 - 耳 - 脊柱发育不良综合征(包括 Goldenhar 综合征和半面短小)、Möbius 综合征和先天性单侧下唇瘫痪。

1. 眼 - 耳 - 脊柱发育不良综合征　眼 - 耳 - 脊柱发育不良综合征(oculoauriculovertebral syndrome,OAVS)表现为不同程度的双侧面部发育不对称,一侧上颌和下颌短小、小耳、小口畸形和脊柱畸形。其他表现还包括睑下垂、眼球上皮样囊肿、中枢神经系统异常、以及心血管、呼吸和消化系统畸形。约 10%~20% 的患儿伴有面神经受累。

2. Möbius 综合征　Möbius 综合征(Möbius' syndrome)表现为单侧或双侧面瘫伴有展神经麻痹。多数为不完全瘫痪,额肌及眼轮匝肌最常受累,口轮匝肌不受累,且常伴有双侧展神经麻痹,以及上睑下垂、舌肌萎缩、胸肌缺失、畸形足、上肢畸形以及智力障碍等表现。

3. CHARGE 综合征　CHARGE 综合征(CHARGE syndrome,CHARGE association)表现为先天性虹膜缺损(coloboma)、先天性心脏病(heart anomalies),先天性后鼻孔闭锁(atresia choanae)、生长停滞(retarded growth)、生殖器发育不良(genital hypoplasia),耳郭畸型(ear anomalies)。其与 CHD7 基因突变有很大关系。大约 34% 的病人有面神经功能障碍。

4. 先天性单侧下唇瘫痪　先天性单侧下唇瘫痪(congenital unilateral lower labial paralysis,CULLP)表现为单纯的降下唇功能障碍,特征表现为哭泣时一侧下唇不能下降,故也称为不对称哭脸(asymmetric crying facies)或歪嘴哭综合征。它是由于脑干发育异常导致的降口角肌瘫痪。有时伴有其他发育畸形。因 10% 伴有心脏畸形,而被称为"心面综合征"。

大多数发育性面瘫是部分性和不完全性的,一般不需手术治疗。症状严重者可以考虑手术干预。但术中往往发现面神经变细不适合做神经移植,常常伴有的面部肌肉组织发育不良也不利于神经移植后的面肌功能恢复。由于神经肌肉发育不良或脑干异常导致的先天性面瘫可以通过微血管神经肌肉移植恢复面神经功能。手术分两期进行,包括跨面部的腓肠神经移植和后期的肌肉移植,后者常采用股薄肌。研究表明此方法对约 1/2 到 2/3 的病人有效。

(李树峰　张天宇)

第三节　继发性面瘫

继发性面瘫(acquired facial nerve palsy)有感染、炎性疾病、肿瘤、外伤等多种原因造成。

一、感染性疾病和炎性疾病导致面瘫

(一)莱姆病

莱姆病(Lyme disease)是一种由伯氏疏螺旋体(Borrelia burgdorferi)引起,以硬蜱

(tick)为主要传播媒介的自然疫源性疾病。因于 1975 年 10 月在美国康乃狄克州的老莱姆镇、莱姆镇和东哈丹姆附近地区首次发现而得名。早期以皮肤慢性游走性红斑为特点,以后出现神经、心脏或关节病变。通常在夏季和早秋发病,可发生于任何年龄,男性略多于女性。儿童发生面瘫的比例比成人大,可能与儿童头颈部更容易感染有关。

【临床表现】

该病潜伏期为 3~32 天,平均 7 天左右。临床症状可分三期。

(1)一期:主要表现为皮肤的慢性游走性红斑,见于大多数病例。病初常伴有乏力、畏寒发热、头痛、恶心、呕吐、关节和肌肉疼痛等症状,亦可出现脑膜刺激征。局部和全身淋巴结可肿大。偶有脾肿大、肝炎、咽炎、结膜炎、虹膜炎或睾丸肿胀。

(2)二期:发病后数周或数月,出现脑膜炎、明显的神经系统症状和心脏受累的征象。出现脑膜炎的患者中 10%~60% 伴有单侧或双侧面瘫。面神经受累也可不伴有脑膜炎症状,甚至是疾病的唯一临床表现,可以出现在红斑出现以前。

(3)三期:感染后数周至 2 年内,出现神经心理障碍和脑病。约 80% 左右的患者出现程度不等的关节症状如关节疼痛、关节炎或慢性侵蚀性滑膜炎。

莱姆病导致的面瘫多为单侧,但导致双侧面瘫的最常见疾病是莱姆病。据报道,双侧面瘫在儿童尤其是男孩中较多见。

莱姆病导致面瘫的机制仍不清楚。与贝尔面瘫一样,一种观点认为是神经组织直接感染所致,也有认为是炎症水肿导致的压迫所致。与贝尔面瘫相似,莱姆病导致的面瘫不总是完全性的。与贝尔面瘫相比,莱姆病一般恢复速度较快、预后较好。约 90% 的病人会有很好的预后(House 分级 1 级和 2 级)。双侧受累者面神经功能延迟恢复和不完全恢复的风险较高。

【实验室检查】

血清抗伯氏疏螺旋体抗体滴度 ≥ 1:256,以及脑脊液抗体滴度升高者有助于莱姆病的诊断。

【治疗】

莱姆病的治疗首选全身应用四环素或大环内酯类抗生素,儿童则首选阿莫西林治疗。抗生素和类固醇激素的应用均被证实有利于面神经功能的恢复。一般不需要手术治疗。

【小结】

夏季发生于儿童的单侧、尤其是双侧面瘫,有蜱虫叮咬史和皮肤红斑时,应考虑到莱姆病的可能。

(二)传染性单核细胞增多症

传染性单核细胞增多症(infectious mononucleosis,IM)是由 EB 病毒感染所致。其临床特征为发热、咽喉炎、淋巴结肿大、外周血淋巴细胞显著增多并出现异常淋巴细胞、嗜异性凝集试验阳性,感染后体内出现抗 EBV 抗体。它是一种全身性疾病,神经系统也有可能受累,表现为淋巴细胞性脑膜炎、脑脊髓炎、多发性神经炎和单发性神经炎。偶有单侧或双侧面瘫。传染性单核细胞增多症伴有肉芽肿性乳突炎和面神经瘫痪也有报道。

传染性单核细胞增多症导致面瘫的机制还不清楚,其病程类似贝尔面瘫。大部分患者经保守治疗后,面神经功能完全恢复,预后良好。

（三）中耳炎

急性和慢性中耳炎都可能引起面瘫。在较小的儿童中，以急性中耳炎较为多见。而在较大的儿童和成人，则以慢性中耳炎较为多见。前庭窗上方的面神经水平段骨管往往有骨质缺损，从而容易受到中耳急性炎症的侵袭，导致神经炎性肿胀，进而导致骨管内神经受压，造成面神经损害。慢性中耳炎时，面神经往往受到胆脂瘤和肉芽组织的直接侵袭而发生面瘫。

由于急性和慢性中耳炎引起面瘫的机制不同，其治疗原则也不相同。对于急性中耳炎患儿，需要行鼓膜切开以利于引流，并应用抗生素。抗生素一般采用青霉素类或二代头孢菌素，必要时应根据细菌培养的结果加以调整。通过上述处理，大部分患儿面神经功能能够恢复。对于面神经功能恢复不理想，ENoG 提示面神经变性超过 90% 时应行乳突切开和面神经减压术。

慢性中耳炎的患儿，由于胆脂瘤和肉芽组织直接侵犯面神经导致面瘫时，应行手术清除病变并行面神经减压术。一般提倡不切开面神经鞘膜。对于严重的病变，可能还需要行面神经移植术。

（四）Hunt 综合征

Hunt 综合征儿童少见。临床特点为耳痛和单侧面神经麻痹。常伴有其他神经炎的症状，如面部感觉减退、听力下降、耳鸣、眩晕和吞咽困难。发病早期可见耳甲腔和外耳道后上壁成簇的疱疹，其基底部有红斑，口腔和腭部也可有疱疹。

本病的诊断依赖于临床表现。听力检查和 ENoG 有利于病情评估和治疗方法的选择。MRI 检查可发现面神经信号增强，但对诊断的意义不大。

本病的发病快、程度重。预后不如贝尔面瘫。治疗包括抗病毒药物（阿昔洛韦或伐昔洛韦）和类固醇治疗。

（五）贝尔面瘫

贝尔面瘫（Bell's palsy）是一种原因不明的急性周围性面神经麻痹，可在儿童患者中发生。目前大多数学者赞同 HSV1（单纯疱疹病毒 1 型）感染所致。

【发病机制】

其发病机制尚存在争议，一种学说认为是神经炎性水肿所致的内耳道面神经孔处面神经受压所致，面神经孔区是面神经管最狭窄的部分，也是供应面神经的血管经过的区域。另一种学说认为是病毒感染导致的面神经自身免疫性脱髓鞘病变，支持这一学说的依据是面神经全程有淋巴细胞浸润和脱髓鞘病变。

【临床表现】

临床表现为急性发作的单侧面瘫，发病时间为 1~2 天，往往近期有病毒感染病史。很多患者有耳后痛和听觉过敏症状。局部面瘫可在 1~7 天内发展为全瘫。检查可发现除面神经外无其他脑神经受损的症状。如果有多发性神经病变的临床表现，则提示贝尔面瘫以外的诊断。

贝尔面瘫常为不完全性，有自然恢复倾向，预后好，大约 85% 的患者可在发病 3 周内自行恢复。其余 15% 的患者可在 3~6 个月内部分恢复，但往往伴有面肌联动或面肌痉挛。

【检查】

确诊贝尔面瘫需要全面的耳神经外科检查和同侧腮腺的触诊，以排除其他疾病。

与 Hunt 综合征相似,贝尔面瘫时 MRI 检查可发现面神经信号增强,并可在面神经功能恢复后仍持续数周,但 MRI 检查对贝尔面瘫的预后判断没有价值。

面神经电生理检查对判断贝尔面瘫的预后和指导治疗有重要意义,但不适用于面瘫发生 72 小时以内以及部分性面瘫的患者。面瘫发病的速度和程度以及 ENoG 检查提示的面神经损伤的程度与面瘫的预后密切相关。面瘫发病速度快且为完全性面瘫时,不全恢复和面肌联动发生的风险较大。复合动作电位幅度 2 周内下降 90% 的患者,完全恢复的概率只有约 50%。

【治疗】

发病 10 天内的不完全面瘫的治疗一般采取泼尼松口服疗法,治疗时间 2 周,起始剂量为 1mg/kg/ 天,需要根据儿童年龄和体重计算用量。对进展为完全面瘫者则行电生理检查评估病情。发病时间超过 10 天的不完全面瘫一般仍有良好的预后,可以继续观察数月。

发病 3 天内的面神经麻痹采取口服泼尼松治疗,并在发病 3 天后做电生理检查评估病情。发病超过 3 天者则应立即做电生理检查。完全面瘫且 ENoG 检查提示神经变性不超过 90% 者,可采取泼尼松疗法治疗。ENoG 检查提示神经变性超过 90% 且面肌电图无动作电位者,可采取泼尼松疗法和考虑手术治疗。在发病 1~3 个月内行面神经减压者,面神经功能恢复的可能性达到 85% 以上。6~12 个月内行面神经减压,仍有一定疗效。减压范围应包括迷路段面神经。但目前对贝尔面瘫的治疗仍然存在争议,部分文献支持泼尼松或面神经减压手术的有效性,也有部分文献不支持。

(六) 炎性疾病

部分炎性疾病可以首先侵犯颞骨内结构,导致面神经麻痹。如川崎病(Kawasaki's disease)、Wegener 肉芽肿和 Melkersson-Rosenthal 综合征等。

二、肿瘤导致的面瘫

大约 5% 的儿童面神经麻痹是肿瘤引起的。病程超过 6 个月,面瘫持续加重超过 3 周,一侧复发性面瘫,面肌抽搐,以及伴有其他脑神经受累的症状者,均应考虑到肿瘤的可能。小脑脑桥角的占位性病变如果出现面瘫且进展较快者,应高度怀疑恶性肿瘤。儿童有的面神经肿瘤包括面神经瘤和面神经血管瘤,前者又分为面神经鞘膜瘤和面神经纤维瘤。面神经鞘膜瘤起自神经鞘膜的施旺细胞,是具有包膜的上皮性良性肿瘤。面神经鞘瘤约 25% 起于水平段,75% 起于垂直段。肿瘤质软而光滑,有完整的包膜,面神经纤维可能被挤压但不被破坏。肿瘤切面光滑呈淡红、黄或灰白色,少有坏死。神经纤维瘤来源于中胚叶神经内膜的施旺细胞和属于神经结缔组织的成纤维细胞,可单发,亦可多发,多发者称为神经纤维瘤病,有恶变可能。面神经纤维瘤还可分为内生性面神经纤维瘤和外生性面神经纤维瘤两种。

【临床表现】

面神经肿瘤的临床表现与肿瘤的所在部位及侵犯范围有关。早期症状往往不明显且没有特异性。面神经鞘瘤最常见的症状是渐进性面神经麻痹,也可以是听力下降或面肌痉挛为首发症状。内耳道段面神经肿瘤往往出现听力下降,并容易误诊为听神经瘤。鼓室段面神经肿瘤则可以引起传导性听力损失。面神经血管瘤好发于面神经内膝部,往往早期出现面瘫。

【辅助检查】

内耳道段的面神经瘤与听神经瘤在 MRI 上难以鉴别,但在手术时可以分辨。鼓室段的面神经瘤在影像学上往往变现为"绳结征",即经过重建的面神经管上有局部增粗。面神经瘤和血管瘤的 HRCT 和 MRI 增强扫描时均有明显强化。而 HRHRCT 上的面神经血管瘤由于常常存在钙化而呈现"蜂巢征"。

【治疗】

面神经肿瘤的处理相对困难。基本处理原则为手术切除肿瘤,最大限度地保留或恢复面神经的功能。一般采取肿瘤切除加面神经吻合或移植术,但面神经功能不能完全恢复,最高达到 House-Brackmann 分级法的 3~4 级。如果患儿面神经功能正常伴有中度以下听力下降,可以随访观察。一旦出现面瘫,则应及时手术治疗,尤其是 ENoG 提示面神经变性超过 50% 者。延误手术可能影响预后,长期面瘫的患者再接受面神经移植比那些面部功能正常时就接受移植的患者效果更差。在切除肿瘤的同时,尽可能保留面神经的连续性或行 I 期面神经功能重建,如不能行 I 期面神经功能重建,也要尽可能在短期内行 II 期功能重建手术。

颞骨内面神经肿瘤手术路径包括:经乳突径路、经颅中窝径路／经乳突径路、经颞下窝径路、经乙状窦后径路等。术式的选择视肿瘤的位置、大小和残余听力的水平而定。手术径路的选择原则如下:肿瘤位于小脑脑桥角者经乙状窦后径路切除,位于迷路段和膝神经节者经颅中窝径路手术,位于水平段和垂直段者经乳突径路手术,肿瘤位于迷路段、水平段和垂直段者经颅中窝 - 乳突联合径路切除,位于垂直段和颅外腮腺段者可采用经乳突 - 颈部联合径路切除。对于膝神经节周围的小肿瘤且听力良好的患者,可以选择经颅中窝径路。对于较大肿瘤、或听力很差并侵犯到内耳道、颅后窝或膝神经节的患者,可以选择经迷路径路。如面神经水平段和垂直段受累,则可选择经乳突 - 面隐窝径路。如外耳道受累,有可能需采用外耳道成形术。对于伴随面神经扩展到腮腺的肿瘤应予以暴露。对于慢性耳部感染且需要行经颅内径路摘除肿瘤的,手术可以分期进行。切除面神经肿瘤后,面神经重建可以采取改道吻合或移植耳大神经、腓肠神经。

儿童颞骨恶性肿瘤并不多见。横纹肌肉瘤是儿童最常见的头颈部肉瘤,可以原发于颞骨引起面瘫。一般采取化疗和放疗。儿童腮腺恶性肿瘤,也可以引起面瘫。最常见的是黏液上皮癌。治疗采取手术加术后放疗。如果术中发现面神经受侵犯,则应切除受损部位,行面神经移植术。

三、外伤性面瘫

(一)医源性面瘫

颞骨内的面神经走形曲折,紧邻许多重要结构,并偶有解剖变异。上述因素使得耳科和耳神经外科手术中容易发生医源性面神经损伤。此外,由于一些疾病本身可以导致面神经移位、受压变形或面神经骨管破坏,以及严重的感染和肿瘤等都可以增加手术中面神经受损伤的风险。

儿童的小脑脑桥角和内耳道肿瘤可以使面神经移位和受压变形,从而增加了术中面神经损伤的风险。其中最常见的是听神经瘤手术。

医源性面神经损伤,可能是切断、撕脱、鞘膜损伤及骨片压迫等。面神经损伤的部位以鼓室段最为多见。面神经在颞骨内的走行基本稳定,解剖异常较少。手术损伤常常与对颞骨和面神经的解剖不熟悉有关。手术不熟练者最易损伤的部位是锥曲段。熟悉面神经的常用手术标志与面神经的关系对于预防术中面神经误伤有重要意义。常用标志包括:水平半规管、匙突、砧骨短突、前庭窗和二腹肌嵴等。水平半规管和砧骨短突与面神经锥曲段紧邻,前庭窗和匙突则与面神经水平段紧邻,二腹肌嵴是乳突段下端的标志。

术中已经确定的面神经损伤一般主张即刻修复。经迷路径路手术发生面神经损伤时,通过面神经改道、吻合和移植等方法容易修复面神经。但吻合处应无张力。一般采用 9-0 或 10-0 的缝线在显微镜下缝合神经外膜或神经周围组织。可以采用胶水和微纤维胶原(microfibrillar collagen)加强吻合处。经颅中窝径路手术时修复内耳道段的面神经损伤则困难较大,往往只能将面神经的断端对位后,周围以微纤维胶原支持来保持对位。中耳手术损伤面神经时,如果损伤程度超过 50%,则应即刻采取对位吻合或面神经移植的方法修复。如果术中未及时发现面神经损伤而延误修复,将影响将来面神经功能的恢复。而及时发现面神经损伤并尽早修复,面神经功能可能达到 H-B 分级的 Ⅲ 到 Ⅳ级。损伤一个月内修复面神经的预后较好。超过 1 年则不应再行面神经吻合或移植术,2 年内可以考虑行舌下跨面移植术、神经 - 面神经吻合或咬肌神经 - 面神经吻合术等神经替代术,超过 2 年者由于面神经支配的肌肉已经萎缩,应结合神经肌蒂移植术。

迟发性面瘫是与面神经相关的外科手术后,超过 3 天以后出现的手术侧周围性面瘫,通常发生在术后的 3~12 天,但是也有几周后发病的情况。迟发性面瘫的发生率和手术方式有着密切的关系,似乎和术中面神经受干扰程度有相关性。迟发性面瘫的发病机制还不明确,很多原因被认为与迟发性面瘫的发生有关,例如机械刺激、缺血、理化因素、解剖因素等。膝神经节的病毒激发感染理论近期被广泛接受。迟发性面瘫的治疗为立即取出所有填塞物,应用激素、抗生素、抗病毒药物、营养神经和扩血管药物、理疗等综合治疗,持续 10~14 天。大多数迟发性面瘫,经过保守治疗后数日或 1 周内可得到较满意的恢复,一般不遗留症状,不需手术治疗。对于 6 天内神经变性达 90% 者应立即手术,因为这种情况可能是由于神经内的血肿引起,应该尽可能快地去除血肿。

(二)颞骨骨折

儿童颞骨骨折引起面神经麻痹的发生率较成人低,约为 6% 到 32%。这与儿童颞骨骨化程度低有关。由于伴有颞骨骨折的颅脑外伤常常合并严重的脑部损伤,如脑出血、昏迷、脑脊液漏等危及生命的问题,故这类患者常在神经外科、神经内科治疗,急性期后开始治疗面瘫,导致面瘫在外伤后早期易被忽略,延误治疗的最佳时机。颞骨骨折常按骨折线在颞骨岩锥的走向分类,分为岩锥纵行骨折(占 70%~80%)、岩锥横行骨折(占 10%~30%)、岩锥混合性骨折(为 0%~20%)。有学者指出,传统的横、纵行骨折分类与临床表现以及面瘫预后(例如面肌力弱和脑脊液耳漏)相关性很差,对传导性听力损失、感音神经性听力损失的预后判断也有限,提出骨折分类可以按照是否涉及颞骨岩部来分类。并总结了 155 例外伤性面瘫,依据是否涉及岩部来分类,与上述指标相关性更好。在岩部骨折的病例,面神经损伤的概率较大。

颞骨纵行和横行骨折引起面瘫的机制不同。Fisch 报道颞骨横行骨折引起的面瘫100% 是神经断裂引起,纵行骨折引起的面瘫的面神经病理改变 50% 为神经血肿,17%为骨性撞击,26% 为神经完全断裂。他认为颞骨骨折尤其是纵行骨折引起的面瘫,是由于岩浅大神经牵拉所致。颞骨骨折所致的迟发性面瘫也并非是由于骨折部位的面神经损伤所致,而是由于岩浅大神经牵拉导致面神经水肿和面神经孔对面神经的嵌压所致。

儿童颞骨骨折的处理原则与成人相同。是否采取手术治疗取决于病人的全身情况、面瘫的发病时间和严重程度、影像学检查和电生理检查的结果。一般来说,颞骨骨折后迟发性面瘫的预后良好,大多可以自行完全恢复。May 认为对外伤后立刻发生的面瘫,发病 5 天内最大刺激试验无反应且 HRCT 显示骨折或骨质冲击征象者,应行探查手术。Lambert 和 Coker 认为是否手术应依据电生理检查的结果,对于面瘫发病 6 天内 ENoG 检查提示面神经变性超过 90% 者,应及早行探查手术。Lampert 和 Fisch 还建议对颞骨迟发性面瘫 6 月内面肌电图检查没有恢复征象者行面神经减压手术。

选择手术径路应考虑到听力情况。对于传导性听力损失和正常听力的患儿,可采取经颅中窝径路和经乳突径路,对于无实用听力者可采取经乳突 - 迷路径路手术。对于面神经水肿而无断伤者,采取面神经减压手术,开放面神经骨管,切开面神经损伤部位的神经鞘膜。对于面神经断伤超过 1/3 者,则应行面神经吻合和面神经移植。类固醇激素治疗在颞骨骨折导致的面瘫中的有效性还没有得到确定。

(三)颞骨外段面神经外伤

小于 2 岁的儿童行中耳乳突手术时容易误伤颞骨外段面神经,耳后手术切口下端应偏向后方。

腮腺手术也是儿童颞骨外段面神经损伤的常见原因,但一般是暂时性的。腮腺血管瘤和淋巴管瘤常与腮腺内面神经分支交错,增加面神经损伤的风险。下颌缘支和颏支是腮腺手术中最常损伤的分支。但颊支损伤会影响言语和咀嚼功能,因而后果更为严重。

无论是外伤性还是医源性颞骨外段面神经损伤都应尽早探查损伤部位并修复损伤。

(李树峰　张天宇)

第四节　面神经功能重建与康复

面神经功能重建与康复主要以手术治疗为主。手术时机和手术方式应由病因,损伤程度和损伤部位来决定。如果面部肌肉运动终板的功能正常,治疗的重点在于重建面肌的神经支配。如果运动终板是无功能的,则需选择可替代的肌肉进行移植以重建面部运动功能。

一、面神经吻合术

在面神经受损部位直接采取无张性面神经端 - 端吻合术可达到较好的临床效果,受伤的神经两端以 45° 角修整,可以暴露更多的神经管,提高神经再生能力。无张性吻合可以预防瘢痕的形成,并且降低吻合部位轴突再生的阻力。如果不能做到无张缝合,就需要考虑先行面神经改道再吻合或者进行面神经移植术。在颞骨骨折后即刻发生的面神经麻痹,应及时进行面神经减压,移除碎骨片,面神经断裂伤严重者应考虑施行面神经吻合术。

二、面神经移植术

当受损神经的近端和远端都存在，又无法直接进行端 - 端吻合时，可采用腓肠神经和耳大神经作为供体神经进行面神经移植术来恢复面神经的连续性。面神经移植术最好在神经受损后即刻进行，或在神经解剖干净的条件下延迟到受损后 72 小时内。面神经术应考虑面神经颅内段或颞骨内段近端神经残端的情况，并要求有正常的运动神经终板功能。一旦去神经支配时间接近 2 年，运动终板就会发生萎缩或纤维化，其正常功能将严重受损。这时就需要将神经移植与肌肉移植结合进行面瘫康复。神经移植术后，轴突再生的速度大概是 1mm/d，并且这个速度在很大程度上取决于神经吻合技术。在大多数情况下，患者有望于术后 6 个月获得正常的面部张力，并且在随后的 3 个月中逐步恢复面部运动。

三、神经替代术

当受损神经残端不可用时，可使用神经替代术，包括舌下神经 - 面神经吻合术、对侧面神经 - 面神经移植术、咬肌神经 - 面神经吻合术、副神经 - 面神经吻合术和膈神经 - 面神经吻合术等。在神经损伤的后 6 个月到 2 年内，远端神经和运动终板功能可用时均可使用。最常用的吻合神经是舌下神经，舌下神经的位置与面神经接近，常位于手术区域内，且与其他面神经相邻的神经相比，供区发生的功能障碍相对较轻。但舌下神经的完全横断会导致同侧舌麻痹及舌萎缩，严重影响咀嚼、发音及吞咽功能。后改良为间接舌下神经 - 面神经吻合术，即舌下神经与面神经之间的移植神经一端与外周面神经残端进行端 - 端吻合，而另一端与舌下神经进行端 - 侧吻合，这可以有效地减轻完全横断舌下神经造成的舌体运动障碍。如果不完全性面神经麻痹的患侧面部张力尚存在，可使用跨面神经移植术。该术式采用一段游离的腓肠神经进行跨面移植，腓肠神经的一端与健侧面神经的颊支或颧支进行端 - 端吻合，另一端与患侧相应的受损分支进行端 - 侧吻合。这种端 - 侧吻合的目的就是在增强患侧自主运动的同时，保留残存的面部张力。但跨面神经移植术中的肌肉和神经需经历数月的失神经支配，瘫痪面肌将进一步萎缩和纤维化，神经肌肉接头数量也将不可逆地持续减少。结果导致跨面移植神经最终进入患侧面肌并发挥有效支配作用的神经轴索数量较少，不能提供足够的神经轴突和兴奋性，故该术式一般与微神经血管肌肉移植术或舌下神经、咬肌神经吻合术相结合。

咬肌神经 - 面神经吻合术进展迅速，成为目前常用的重要技术之一。一般认为 800~1 000 个神经轴突才足以重建面部运动功能，而咬肌神经的轴突数量可达 1 400~2 000 个，可提供足够的神经冲动以达到与健侧相对称的面肌运动强度。咬肌神经 - 面神经吻合术后，咬肌一般不会出现功能障碍，即使出现也能够被颞肌和翼内、外肌所代偿。并且咬肌神经距离面神经很近，不需要面神经移植，可直接进行无张吻合。咬肌神经与跨面神经移植相比，咬肌支对面部肌肉的支配更有力，而且术后恢复更快（图 2-10-4-1、图 2-10-4-2）。针对听神经瘤术后面神经麻痹患者的咬肌神经 - 面神经吻合术，由于面神经和肌肉处于相对较好的功能状态，运动功能一般在术后 3~4 个月开始恢复。

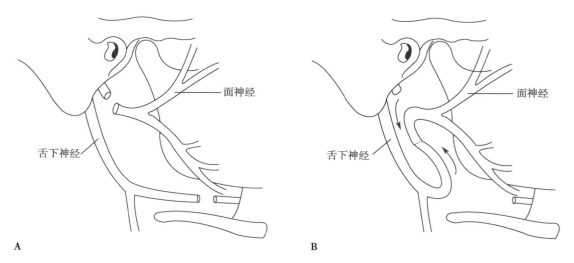

图 2-10-4-1　咬肌神经 - 面神经吻合术示意图

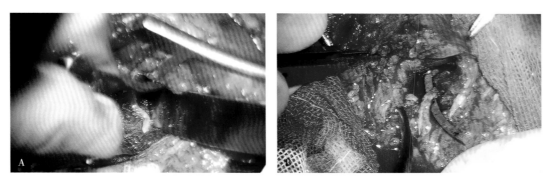

图 2-10-4-2　咬肌神经 - 面神经吻合术术中图

A. 暴露咬肌神经，和面神经断端；B. 咬肌神经 - 面神经吻合

四、肌肉移植术

当面神经远端的运动终板不存在，大量面部软组织缺损，或由于长期的去神经支配发生肌萎缩、纤维化时，可使用局部肌移植术或者游离肌瓣移植术代替无功能的面肌。局部肌移植一般使用咬肌和颞肌作为供体肌，主要优势在于术后无需等待神经再生，可立刻见效。咬肌和颞肌可作为局部肌移植的供体肌，二者的运动均受三叉神经支配。颞肌移植的劣势在于缺乏自主运动、慢性颞下颌关节功能障碍、颞部凹陷和颧弓处组织的堆积。现已被颞肌肌腱移植术所取代，颞肌肌腱移植术改善了静息状态下面部的对称性和微笑时口唇的移位情况（图 2-10-4-3）。咬肌移植术因其术后咀嚼障碍而较少应用。

血管、神经吻合的肌移植可重建眼睑闭合及口角运动功能，常用于晚期面神经麻痹。在远端面神经残端及运动终板功能缺失，大量面部肌肉缺损的情况下，可考虑应用。目前使用较多的游离肌瓣包括股薄肌、背阔肌、胸小肌和腹直肌等。股薄肌作为游离肌移植的常用供体肌，可Ⅰ期移植，主要接受咬肌神经的再支配，也可Ⅱ期移植，接受对侧跨面移植神经的支配。Ⅱ期移植一般在Ⅰ期术后 6～12 个月，术后可获得较为自然的面容。

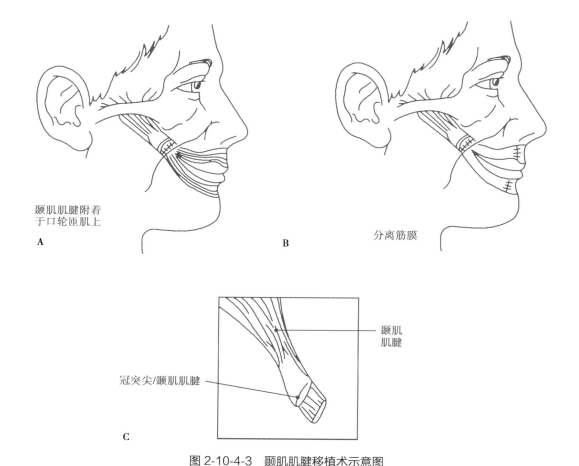

颞肌肌腱附着
于口轮匝肌上

A

B

分离筋膜

颞肌
肌腱

冠突尖/颞肌肌腱

C

图 2-10-4-3　颞肌肌腱移植术示意图

五、非手术治疗

非手术治疗主要是以神经、肌肉训练为代表的物理疗法,可以减少后遗症以及改善异常的面肌再支配。神经、肌肉训练可减少不正常面肌连带运动以及运动功能亢进。主要包括面部神经、肌肉训练,视觉或 EMG 生物反馈,机械刺激和电刺激等。神经、肌肉训练在长期面神经麻痹患者功能重建中有一定疗效。

六、面瘫并发症的预防

由于泪液分泌减少和眼睑闭合不全,贝尔面瘫患者容易发生暴露性角膜炎,尤其在贝尔现象阴性患者,因闭目时角膜也不能得到眼睑的保护,更容易出现角膜磨损、溃疡或感染,严重者会造成失明,因此眼睛保护对于贝尔面瘫患者十分重要。保护措施包括避免吹风或持续用眼,减少户外活动,滴用人工泪液、佩戴防风眼镜,睡眠时使用无刺激的眼药膏以及佩戴眼罩等,一般无需行睑裂缝合术。晚期面瘫往往出现眼轮匝肌瘫痪表现,即眼睑闭合无力或不全,以及睑外翻和溢泪。为防止患眼发生角膜炎或角膜溃疡而失明,可以施行上眼睑内金片植入术或弹簧片植入术、提上睑肌和 Müller 肌部分切断术等术式来修复上睑下降不能,采用下睑缩短术、阔筋膜兜带术、眼眶外缘骨膜悬吊术和眼轮匝肌提紧悬吊术来矫正下睑松弛及外翻。

（李树峰　张天宇）

参考文献

1. FRIEDMAN RA. Congenital and acquired facial paralysis. // COTTON RT, MYER CM. Practical pediatric otolaryngology. Philadelphia: Lippincott-Raven, 1999: 291-312.
2. 王正敏. 耳显微外科学. 上海：上海科技教育出版社, 2004, 257-291.

第十一章
听 力 损 失

第一节　听力损失概述和分类

一、概述

人的听觉系统中由于外耳、中耳、耳蜗或螺旋神经元和听神经、大脑皮层等部位的任何结构或功能障碍,均表现为不同程度听力损失。器质性听力损失按病变部位及性质不同分为传导性听力损失、感音神经性听力损失和混合性听力损失三类。

感音神经性听力损失(sensorineural hearing loss,SNHL)是由耳蜗 Corti 器毛细胞、听神经的损害,导致感音与神经冲动传递障碍,以及中枢皮层功能缺失者,称感音性或神经性或中枢性听力损失,临床上统称感音神经性听力损失。同时由于各种原因导致的传导性听力损失和感音神经性听力损失合并存在时,称为混合性听力损失(mixed hearing loss)。传导性听力损失(conductive hearing loss)已经包含在相关章节中,本节重点描述感音神经性听力损失。

1. **感音神经性听力损失的分类**　按发病年龄分为先天性听力损失和获得性听力损失,由于遗传因素、产前暴露或感染、或围产期事件等造成的,出生时候已经发生听力损失。而遗传性听力损失在出生时可能并不表现出来。

2. **先天性听力损失的原因**　包括遗传因素、感染、代谢障碍、外伤、致畸、接触药物、早产、围产期缺氧和高胆红素,其中一些因素可能导致内耳发育不全。迟发性听力损失可由遗传因素、感染、创伤和耳毒性药物造成。

(1)遗传因素:遗传性听力损失可能是显性、隐性、X 连锁或线粒体遗传,并且可能存在于综合征或非综合征患者中。先天性听力损失中,50%~60% 为遗传性听力损失,其中约 70% 为非综合征型,80% 的非综合征型先天性听力损失以常染色体隐性遗传的方式遗传。

(2)感染因素:如细菌和病毒等感染。先天性感染,即 TORCH 感染(由引起宫内感染的多种病原体的英文名称的第 1 个字母组成的,T 是弓形体(toxoplasm),O 是其他病原微生物的(others),R 是风疹病毒(rubella virus),C 是巨细胞病毒(cytomegalovirus),H 是单纯疱疹病毒(herpes virus)可能导致听力丧失。中耳炎引起的 SNHL 最有可能的病因是毒素通过蜗窗膜。结核病是导致中耳炎的一个罕见病因。巨细胞病毒、HSV 和人类免疫缺陷病毒(HIV)可导致听力损失。20% 到 40% 的 HIV 患者由于艾滋病病毒感染而出现某种类型的听觉或前庭症状。细菌性脑膜炎是儿童获得性听力损失最常见的原因(85%)。

(3)代谢障碍:SNHL 和代谢障碍之间有许多关联。血小板功能障碍、血小板减少和低凝状态也可能导致内耳出血,从而导致听力丧失。

(4)外伤:可以引起 SNHL。颞骨纵向和横向骨折可导致迷路破裂,横向骨折是引起 SNHL 的更常见的原因。外淋巴瘘既可由头部钝性损伤引起,也可由气压性创伤引起。脑震荡和外伤性脑损伤也可损害内耳或造成中枢性听力丧失。

(5)其他已知导致 SNHL 的疾病包括耳毒性药物、辐射损伤等。

3. 早期诊断

(1)了解婴儿和儿童的病史、家族史、母亲的妊娠史和患儿的出生史在婴儿和儿童的临床评估中尤为重要,因为它们可以识别可能增加听力损失风险的因素。严重的永久性双侧先天性听力损失的发生率约为 1/1 000~3/1 000。

(2)听力筛查:听力筛查是一种测试,可以筛选出听力损失儿童。听力筛查容易且无创。事实上,可在婴儿睡着时进行,通常只需几分钟。常规新生儿普遍听力筛查措施应包括对所有新生儿进行听觉脑干反应(ABR)或耳声发射(OAE)测试。

对于月龄较小的婴儿:

1)应在不迟于 1 个月时进行听力筛查。最好是在出生后离开医院之前进行筛查,一般在出生后 3 天内进行。

2)如果婴儿未通过听力筛查,应尽快进行全面听力测试,但不得晚于 3 个月。

月龄较大的婴幼儿和学龄期儿童:

3)如果您认为孩子可能有听力损失,请尽快向医生咨询。

4)有获得性、进行性或迟发性听力损失风险的儿童应进行听力随诊,1 岁内每 3 个月随诊 1 次,1~3 岁每半年随诊 1 次。

5)如果孩子没有通过听力筛查,需要尽快进行全面听力测试。

4. 早期干预　如果最终确诊为双耳极重度感音神经性听力损失,应在 3 岁以内尽早干预治疗,必要时行人工耳蜗植入手术。在听力损失儿童病史上其他的重要问题包括:细菌性脑膜炎或其他与听力丧失有关的感染史,与意识丧失或颅骨骨折有关的头部创伤史,使用包括静脉注射抗生素在内的耳毒性药物,以及父母对听力、言语、语言或发育的关心。

语言发育的延迟可以根据 Matkin 和 Wilcox 所提出的言语发育阶段来评估:

(1)在 12 月龄以上,婴儿没有发出咿呀声或者模仿的声音。

(2)在 18 月龄时,不能使用单个的单词。

(3)在 24 月龄时,仅有 10 个单词或以下的单字词汇量。

(4)在 30 月龄时,单词的词汇量 <100 个、不能使用两个词组合、言语难以理解。

(5)在 36 月龄时,单词的词汇量 <200 个,不会使用电报句,言语清晰度低于 50%。

(6)在 48 月龄时,单词的词汇量 <600 字,不使用简单句子,言语清晰度低于 80%。

从出生到 4 月龄,婴儿应该对响亮的声音感到惊奇,听到母亲的声音时保持安静聆听,当声音出现在会话水平时,婴儿应该停止活动,进行聆听。从 5~6 月龄起,婴儿应该能够定位在水平平面上的声音,在他们自己的语音中模仿声音,并与成年人进行交互发声。在 7~12 月龄,婴儿应该定位于任何平面上的声音,并对包含他们名字的声音做出反应。在 13~15 月龄之前,幼儿应该能够在被提问时指出一个意想不到的声音的方向,或者是熟悉的物体或人。在 16~18 月龄,幼儿应该开始遵循简单的没有暗示的指令,并且在发出声音的时候,应该能够被训练到接近中线玩具。最后,到了 19~24 月龄,孩子们应该能够在给出身体部位的名称时时指向身体的各个部位。

二、分类

1. **按病因** 遗传性听力损失和环境因素性听力损失。
2. **按发病时间** 先天性听力损失和后天获得性听力损失。
3. **按发病年龄** 语前聋和语后聋。
4. **按临床表现** 非综合征型听力损失和综合征型听力损失。
5. **按解剖结构异常** 传导性听力损失(中耳病变)和感音神经性听力损失(内耳病变)。
6. **按严重性分类** 轻度(26~40dB)、中度(41~55dB)、中重度(56~70dB)、重度(71~90dB)、极重度(>90dB)。2021 年,世界卫生组织又提出用于儿童的分类方法,根据 500Hz、1 000Hz、2 000Hz、和 4 000Hz 的平均阈值将听力损失程度分为:20~35dB 为轻度,35~50dB 为中度,50~65dB 为中重度,65~80dB 为重度,80~95dB 为极重度,95dB 以上为全聋。
7. **按损失频率进行分类** 低频听力损失(<500Hz)、中频听力损失(501~2 000Hz)、高频听力损失(>2 000Hz)。
8. **按单双侧进行分类** 单侧听力损失和双侧听力损失。
9. **按预后进行分类** 稳定性听力损失和进展性听力损失。

(倪玉苏)

第二节 感音神经性听力损失的病因

一、非遗传性(环境)因素

1. **全身或内耳、神经等感染性因素** 感染性听力损失是指致病微生物感染后引起的感音神经性听力损失,随着传染病疫苗的广泛接种,以及抗生素的及时使用,传染病所致听力下降的比例大为降低。然而,致病微生物感染造成儿童听力损伤的病例仍时有发生,主要是病毒感染,有可能导致严重听力损失。

(1)病毒感染

1)巨细胞病毒(cytomegalovirus,CMV)感染:这是较为常见的先天性病毒感染,占所有新生儿的 1.5%。先天性 CMV 引起的 SNHL 的病理基础尚不清楚。

2)风疹病毒感染:风疹病毒感染致听力损失称为风疹性聋,多为宫内感染引起胎儿听器官损害所致,属于感音神经性听力损失。母亲妊娠早期罹患风疹,病毒可以通过胎盘感染胎儿,引起胎儿的各种损伤或畸形。母亲妊娠第 6~10 周则对耳发育的影响最大。会导致严重缺陷的先天性感染大多数发生在母亲妊娠 12 周之前,妊娠第 16 周后的感染导致先天性缺陷的情况很少见。白内障,心脏缺陷和感音神经性听力损失是先天性风疹综合征的典型症状。先天性风疹感染的一过性症状还包括低出生体重,肝脾肿大,血小板减少和紫癜等。

3)单纯疱疹病毒感染:母亲妊娠早期合并单纯疱疹病毒感染(Herpes simplex virus,HSV),可经胎盘和生殖系统传染引起胎儿宫内感染,导致患儿畸形、视网膜发育不全、脑钙化等。全身感染者可出现黄疸、呼吸困难、发绀、休克、痴呆和昏迷。

4)流行性腮腺炎:腮腺炎病毒感染是儿童后天性单侧性感音神经性听力损失的最主要原因之一,大部分表现为重度永久性听力损失或极重度听力损失,多出现腮腺炎首发或较重侧耳。腮腺炎病毒有亲神经性特点,造成听力损失的原因可能为腮腺炎病毒对耳蜗和/或第Ⅷ对脑神经侵袭造成。

腮腺炎儿童常见,表现为腮腺肿大、高热等症状,是由副黏病毒科的一种病毒引起,这种疾病可以通过疫苗预防。

5)水痘和带状疱疹病毒感染:水痘和带状疱疹由易感染皮肤和神经的病毒导致的两种疾病,都有可能导致感音神经性听力损失。Hunt综合征由带状疱疹病毒引起,表现为:外耳疱疹、面瘫和耳前庭功能受损。多为一侧患病,听力损失较重。

6)麻疹病毒感染:麻疹病毒是一种RNA副黏病毒,在整个呼吸道接触中具有极强的传染性,该病原菌所导致的症状常发生于潜伏期10~14天后,包括喉炎和细支气管炎,以及发热和口腔黏膜上的Koplik斑。特征性皮疹始于头部和颈部,在三天内发展到上肢、躯干和下肢,发热通常会在此时消退。在麻疹疫苗出现之前,严重的双侧SNHL病例中有5%~10%是由麻疹病毒引起的。病理学常发现:包括破坏Corti器、血管纹和耳蜗神经元的器官,主要影响耳蜗底圈。麻疹相关的听力损失多为双侧、高频听力下降,程度轻重不等,很少极重度听力损失。

7)儿童流感病毒:儿童流感病毒亦可能并发中耳炎和感音神经性听力损失。

8)艾滋病:艾滋病(acquired immune deficiency syndrome,AIDS)是获得性免疫缺陷综合征的简称,是人类免疫缺陷病毒(human immunodeficiency virus,HIV)引起,造成人类免疫功能严重障碍的传染病。

此病在成人之间传播,往往与性接触或者吸毒注射交叉传染有关。而患儿艾滋病由母婴传播导致,经胎盘传给胎儿,或哺乳传给婴幼儿,HIV母婴传播率为15%~40%。因为HIV有神经侵嗜性,有可能直接侵犯听神经,使患儿出现听力损伤;艾滋病患儿更容易受多种病原体感染,因而继发听力损失。

(2)细菌性感染

1)败血症及化脓性脑膜炎:细菌性脑膜炎有10%的死亡风险,并且那些存活的患者有40%的概率发生包括听力损伤在内的长期后遗症的风险。所以对于细菌性脑膜炎患儿来说,听力筛查十分重要,因为听力损伤可能是发育迟缓的原因,而若通过使用人工耳蜗植入和积极的治疗则在很大程度上可以避免。所有患有细菌性脑膜炎已康复的儿童应在4~6周内完成评估。早期接种是预防细菌性脑膜炎和与其相关的听力损伤的最佳形式。细菌性脑膜炎对感音结构造成损害,细菌性脑膜炎患儿中最常见的后遗症是永久性SNHL。

2)隐球菌感染:隐球菌宫内感染也是造成儿童听力下降的病因。

3)结核杆菌感染:结核杆菌宫内感染,同样可能造成儿童听力下降。

4)伤寒:为消化道传染病,伤寒杆菌经经消化道传播,发病2周以后,大量细菌毒素可引起明显的神经系统损伤症状,可引起听神经及其末梢炎,亦可侵犯螺旋神经节细胞、听觉中枢致双耳听力下降,轻者可恢复,重者可致极重度听力损失。

5)先天梅毒感染:梅毒是由螺旋体 *T.pallidumand* 通过直接性接触获得的。尽管在妊娠期间的任何时间都可以发生母婴垂直传播,但胎儿损伤最有可能是在妊娠第四个月后的感染导致。先天性梅毒通常有一些系统性后果,包括低出生体重,呼吸系统缺陷,发热,肝脾肿大和传染性皮肤病变,所有这些都可能在出生后 2~4 周内进展。先天性梅毒病例中 SNHL 的患病率估计在 3%~38%。SNHL 通常比其他症状发展的晚,通常出现在 2 岁以后,37% 的受感染儿童在 10 岁之前显示 SNHL。

(3)寄生虫感染

1)弓形体感染:先天性弓形体感染的症状通常牵涉到中枢神经系统,视网膜和内耳。在未经治疗的有症状的新生儿中,大脑内囊肿破裂可引起脉络膜视网膜炎导致失明,并且这些病例中的 25% 有听力损失的症状。有症状的先天性弓形体感染,在大脑和耳蜗中均观察到由弓形体引起的囊性病变,这两个部位的囊肿都可能导致听力损失。

2)疟疾:疟原虫感染阻塞内耳血管,耳蜗和前庭出现退行性变,导致多为双侧感音神经性听力损失。

(4)其他感染因素　支原体、立克次体、衣原体等感染或宫内感染,也是儿童听力下降的病因。

2. 中耳炎性疾病

(1)急性中耳炎

1)急性非化脓性中耳炎:可表现为中耳积液和听力下降。儿童期发病率高,是引起儿童听力下降的主要原因之一。听力下降为轻中度传导性下降为主。

2)急性化脓性中耳炎:致病菌进入中耳所引起感染,通过咽鼓管、外耳道 - 鼓膜或血行感染。儿童化脓性中耳炎有遗留鼓膜穿孔的可能,继发听力下降,多为传导性听力下降。

3)急性化脓性乳突炎:乳突气房黏 - 骨膜及乳突骨质发生急性化脓性炎症,气化型乳突中容易发生,在幼小儿童,急性化脓性中耳炎控制不好时,可并发急性化脓性乳突炎或鼓窦炎,甚至乳突骨质破坏,可引起颅内外并发症。引起听力损失多为传导性听力损失,细菌毒素损伤内耳会导致混合性听力损失。

(2)慢性中耳炎

1)慢性非化脓性中耳炎:慢性非化脓性中耳炎是儿童致聋的常见原因。急性非化脓性中耳炎反复发作或者治疗不彻底,引起慢性非化脓性中耳炎,慢性非化脓性中耳炎造成的听力损失一般逐渐加重,进展缓慢,大多数传导性听力损失或混合性听力损失。

2)慢性化脓性中耳乳突炎:急性化脓性中耳乳突炎治疗不彻底或反复发作,迁延不愈可以导致慢性化脓性中耳乳突炎。鼓膜置管后感染亦是慢性化脓性中耳乳突炎的常见病因。炎症可持续数月数年不等。临床表现:鼓膜穿孔、耳流脓、听力下降,听力损失同样为传导性或混合性可能。

3)粘连性中耳炎:粘连性中耳炎多为急、慢性中耳炎的后遗症,病理变化为中耳乳突内纤维组织增生。鼓膜内陷与鼓室内侧壁粘连,影响鼓膜和听骨链的活动,影响传声功能,造成传导性听力损失。

　　4)中耳胆脂瘤:详见本篇第八章第三节。

3. 新生儿疾病

　　(1)胆红素脑病与高胆红素血症:新生儿黄疸是新生儿一种常见症状。血清胆红素超过 25.7~342mol/L(1.5~20mg/dL)即出现黄疸。胆红素脑病的典型临床表现为:手足徐动、听觉障碍、眼球运动障碍及牙轴质发育不全四联征;胆红素脑病导致的听力损失,主要病变位于耳蜗核及下丘。高胆红素血症患儿应定期检查听力。

　　(2)缺血、缺氧:围生期缺血缺氧损害了耳蜗核、耳蜗及下丘,造成听力损害。重度窒息患儿可发生在白质及灰质,脑干核损伤,可能损伤下丘、上橄榄核、前庭核及苍白球等。由于以上损伤,患儿可能伴有智力发育障碍、听觉功能障碍等。

4. 耳毒性药物

　　(1)抗生素:氨基糖苷-链霉素、庆大霉素、新霉素、妥布霉素、阿米卡星、奈替米星、二氢链霉素、卡那霉素、红霉素、万古霉素。

　　氨基糖苷类药物性聋(aminoglycoside induced hearing impairment)是指氨基糖苷类抗生素导致的内耳功能障碍和内耳组织细胞的退变,表现为母系遗传性听力损失及非综合征性感音神经性听力损失。氨基糖苷类药物对听力影响与下列因素有关:遗传因素、患儿年龄、血药浓度、每日用量、药物蓄积量、疗程,家族史。

　　(2)化疗药物:顺铂、博来霉素、氮芥。

　　(3)重金属:铅、锡、金、汞。

　　(4)袢利尿剂:呋塞米、依他尼酸、其他。

　　(5)戊巴比妥钠。

　　(6)水杨酸、非甾体抗炎药。

　　(7)奎宁。

5. 外伤

　　(1)外耳道外伤后狭窄或闭锁:各种原因导致外耳道软组织损伤,可引起肉芽生长、瘢痕、骨质增生造成外耳道狭窄或闭锁,出现传导性听力下降。鼓膜菲薄,穿孔后如不愈合,会出现传导性听力损失。

　　(2)颞骨骨折损伤听骨链或内耳:颞骨骨折可导致传导性、混合性或感音神经性听力损失。各种原因导致颞骨撞击是主要原因。纵行骨折常损伤中耳传音结构,多为传导性听力损失。横行骨折易损伤内耳,容易造成感音神经性听力损失、眩晕,甚至可能极重度听力损失,因撞击也可能导致内耳迷路震荡,造成高频下降的感音神经性听力损失。

　　(3)医源性损伤:镫骨手术源性机械性内耳损伤有可能造成感音神经性听力损失,术后高频骨导听力下降。如果较久外淋巴漏可造成听力损失和眩晕大于5天仍有症状,此后可能出现感音神经性听力损失。如果发生化脓性迷路炎有可能导致重度甚至极重度感音神经性听力损失。含有慢性炎症修复性肉芽肿也可能造成感音神经性听力损失。

6. 声创伤

　　(1)爆震性内耳声创伤:爆震性声创伤多为一次性突然发生的强烈爆震或声音引起的损伤,儿童及成人均可发生,多由爆竹、烟花等各种突然爆炸事件、或剧烈的雷鸣引起。爆震强度及时间不同可造成不同程度听力损失。有的为一过性听力损失,此后逐渐部分或全部恢复,如果损伤严重,感音神经性听力损失可能为不可逆性。中耳是爆震后创伤重者可引起鼓膜穿孔、听骨脱位、中断导致传导性听力损失。

爆震引起严重听力损伤的原因为爆震损伤后耳蜗血管通透性增加伴渗出,内耳、听神经周围出血,Corti 器结构损坏,毛细胞纤毛结构损伤,甚至毛细胞死亡,螺旋神经元、听神经等损伤均导致感音神经性听力损失。

(2)噪声性声创伤:各种环境噪声无处不在,包括 KTV、音乐厅、随身听放音乐等使人类经常暴露于噪声中,儿童也同样不能避免。噪声性声创伤是指长期接触噪声引起耳蜗内盖膜、毛细胞纤毛、纤毛间连接以及细胞内细胞器的结构的改变和功能变化,从而造成渐进性听力损伤,表现为逐渐加重的感音神经性听力损失,大多数噪声性听力损失的听阈曲线在 4 000Hz 或 6 000Hz 附近可以见到 V 形切迹,这是特征性改变。

某些基因的改变使个体对噪声性损伤具有易感性;噪声暴露可引起兴奋性神经递质(如谷氨酸)过量释放,导致神经系统功能紊乱、神经损伤。噪声暴露还可以使钙离子进入细胞内,触发一系列代谢改变而导致螺旋神经节细胞死亡。

噪声性听力损失早期具有一定隐匿性,不易被发现。而且,噪声性听力损失属于感音神经性听力损失,难以逆转。

7. 外淋巴漏 外淋巴漏的常见原因有头外伤所致的伤及骨迷路的颞骨骨折,潜水、飞机急速下降等气压伤,镫骨切除术、乳突手术等也可致医源性的外淋巴漏。外淋巴漏患儿常以平衡失调和眩晕为主要症状,有的伴有听力损失、耳鸣、头痛和耳闷胀感。50% 的外淋巴漏患者耳道加压瘘管实验阳性。

外淋巴漏表现为波动性、进行性的感音神经性或混合性听力损失。如内耳继发感染,造成迷路炎,则可能引起严重感音神经性听力损失。

8. 气压伤 潜水所致的内耳气压伤则可引起严重的感音神经性听力损失。内耳气压伤包括外淋巴瘘和内耳减压病。由于外淋巴压力和中耳压力差过大,可导致蜗窗或前庭窗外淋巴瘘,表现为起病急骤的眩晕、耳鸣、感音神经性听力损失、恶心和呕吐。内耳减压病是长期潜水快速上升出水时,水下呼吸的压缩氧和氮混合气体中从血流和组织中释放出来的氮气泡对纤细的膜性结构破裂或致使迷路动脉堵塞,而引起感音神经性听力损失。

二、遗传因素

在 50%~60% 的遗传性先天性听力损失中,约 70% 为非综合征型,80% 的非综合征型先天性听力损失是以常染色体隐性遗传的方式遗传的,其中包括常染色体隐性遗传、常染色体显性和 X- 连锁遗传等几个位点。

鉴于听力损伤者的日益增多,人们对基因检测的认知也迅速扩展。耳聋基因超过 150 个位点,其中 70 以上被鉴定(http://GestTurialHealthLeopy.org),其中遗传性听力损失是一个非常复杂的病因。

同样,一些与听神经病相关的基因异常也已被发现,其中包括 *OTOF*、*PMP22*、*MPZ* 和 *NDRGI*。下节将详述。

(倪玉苏)

第三节 遗传性听力损失

遗传性听力损失(hereditary hearing loss)是指由于遗传物质改变(基因突变或染色体畸变)所致的听力损失,其病征可以在子代中重现,一般双侧发病,常影响听力言语发育,是儿童先天性听力损失的常见病之一,也是常见的遗传病之一。

【流行病学特点】

大约 50% 的听力损失者与遗传因素有关,平均每 1 000 名存活新生儿中有 1~3 名先天性听力损失,也有文献报道在美国发病率为 6/1 000。

【病因】

遗传性听力损失可分为先天性遗传性听力损失和迟发性遗传性听力损失。迟发性遗传性听力损失的发病时间受多种因素影响,如感染、创伤、药物等。其中,大前庭水管综合征发病年龄超过 4~6 岁,多有感染或创伤史。Alport 综合征大多在十多岁发病。

根据其他器官和系统异常是否合并,遗传性听力损失可分为综合征型听力损失(syndromic hearing loss,SHL)和非综合征型听力损失(nonsyndromic hearing loss,NSHL)。

一、非综合征型听力损失

临床上仅表现为听觉系统异常,不伴有其他器官和系统的病变。听力损失的遗传方式主要有 4 种:①常染色体显性及不完全显性遗传,占 15%~20%;②常染色体隐性遗传,占 80%;③X 连锁遗传或 Y 连锁遗传;④线粒体突变母系遗传。

1. **常染色体显性遗传** *DFNA* 来表示常染色体显性遗传性听力损失,"DFN"这一缩略词来自 deafness 中的三个字母,A 定义为显性遗传。几乎所有与 DFNA 相关的听力损失都是进展性的,听力损失的程度和进展模式各不相同。为语后感音神经性听力损失(DFNA3、DFNA8、DFNA12 和 DFNA19 例外),在家系中呈垂直遗传,每代均有患病个体,大多数发病年龄 20~30 岁左右听力出现下降,而 DFNA10、DFNA13 的发病年龄较大,大多数病例从高频听力开始下降,进行性加重累及多个频率,双耳同时发病。*GJB3*、*KCNQ4*、*MYH14* 基因突变导致的听力损失往往出现在十多岁至二十多岁;*TJP2* 和 *COCH* 基因突变导致的听力损失多在三十多岁至四十多岁。

非综合征型常染色体显性遗传性听力损失大多表现为迟发型渐进性高频听力下降表型,已经明确可以克隆出的基因包括:DFNA2(*KCNQ4*)、DFNA3(*GJB6*、*GJB2*)、DFNA5(*DFNA5*)、DFNA8/12(*TEHRCTA*)、DFNA9(*COCH*)、DFNA11(*MYO7A*)、DFNA17(*MYH9*)、DFNA20/26(*AHRCTG1*)、DFNA22(*MYO6*)、DFNA28(*TFCP2L3*、*GRHL2*)、DFNA36(*TMC1*)、DFNA41(*P2RX2*)、DFNA51(*TJP2*)、DFNA65(*TCB1D24*)、DFNA67(*OSB-PL2*)。

有些基因导致非综合征型听力损失表现为先天性听力损失,这些基因包括 *KCNQ4*、*GJB2*、*WFS1*、*TEHRCTA*、*COL11A2*、*SIX2*、*DFNA3* 和 *DFNA8/12*。DFNA3 和 DFNA8/12 发病时是先天性听力损失,并且稳定。部分遗传性非综合征型听力损失(例如 DFNA1 等)可发展为极重度听力损失,并且可能需要人工耳蜗植入。其他与耳聋基因有（DFNA19、DFNA21、DFNA24、DFNA32、DFNA42、DFNA59），这些患者可能全部或部分表现为先天性语前聋。

另外，与低频听力损失有关的基因有：DFNA1（*DIAPH1*）、DFNA6/14/38（*WFS1*）、DFNA56（*TNC*）。中频听力损失更严重的耳聋基因、基因座包括：DFNA8/12（*TEHRCTA*）、DFNA10（*EY14*）、DFNA13（*COL11A2*）、DFNA28、DFNA30、DFNA32、DFNA57、DFNA60。

2. 常染色体隐性遗传 DFNB 来表示常染色体隐性遗传性听力损失，DNF 缩略词来自 deafness 中的三个字母，B 定义为隐性遗传。引起 *DFNB* 的基因位于常染色体上，在杂合状态时不表现相应症状，只有在纯合状态下才发病，称为常染色体隐性遗传。非综合征型遗传性听力损失中有 80% 为常染色体隐性遗传。多为先天性语前感音神经性听力损失（DFNB8 例外，为发展迅速的语后聋），听力损失程度多为双侧重度或极重度听力损失，也可为迟发性。

已知的 *DFNB* 基因的基因座有 56 个。DFNB1 和 DFNB18 座上有两个致病基因，其他基因座各对应一个基因。DFNB7 和 DFNB11、DFNB8 和 DFNB10、DFNB15 和 DFNB72 以及 DFNB95、DFNB 66 和 DFNB 67 分别被证实具有相同的致病基因。

中国人中，最常见的遗传性听力损失是与基因 *GJB2*、*SLC26A4* 相关的常染色体隐性遗传。

3. 性染色体遗传 X 连锁遗传性听力损失的致病基因为 X 染色体上可以表征为语前聋或语后聋，其分为隐性遗传和显性遗传。X 连锁隐性遗传的遗传特征如下：患者男多于女；男患者双亲正常，致病基因来源于母亲（携带者）；交叉遗传（父传女，母传子）；隔代遗传。X 连锁显性遗传的遗传特征如下：患者女多于男；父母必有一方是患者，女性患者是杂合子，其致病基因可以传给儿子和女儿。然而，男性患者的致病基因只传给女儿，因此男性患者的女儿都患病；可见两代以上均有患者患病。如果致病基因位于 Y 染色体上，则只有男性患者出现，这种遗传方式称为 Y 连锁遗传（Y-linked inheritance）。

4. 母系遗传 母系遗传（maternal inheritance）是指核外染色体所控制的遗传现象，两个具有相对性状的亲本杂交，子一代表现为母体性状的遗传现象，母系遗传属细胞质遗传。线粒体基因（mtDNA）突变遗传为母系遗传，母系遗传可由线粒体基因（mtDNA）突变控制，由 mtDNA 突变引起的所有疾病都有一种特殊的遗传规律，即母系遗传。mtDNA 中的突变通过母体传给后代，子代的女性可继续将突变的 mtDNA 传给其后代，而男性不遗传。在遗传性听力损失中，线粒体突变体母体遗传与氨基糖苷类耳毒性药物引起的听力损失、老年性听力损失有关。携带线粒体 *12SrRNA* 基因 A1555G 或 C1494T 点突变的个体对氨基糖苷类抗生素具有高度敏感性，使用常规剂量或一次性单剂量使用氨基糖苷类抗生素就可能导致不可逆的听力损失，此为"一针致聋"现象，携带此类基因突变的个体应避免使用氨基糖苷类抗生素。

二、综合征型听力损失

听力损失者与其他器官或系统异常有关，如皮肤角化异常、色素沉着异常；视网膜色素沉着、高度近视、斜视和夜盲等，颅面、四肢、手指和脚趾发育畸形，心脏、泌尿系统异常，或甲状腺异常增大。临床上最常见的常染色体显性遗传综合征型听力损失有：Mondini 畸形（骨和膜迷路的各种畸形），Waardenburg 综合征，Treacher-Collins 综合征。较常见的常染色隐性遗传综合征型听力损失包括：Usher 综合征、Pendred 综合征、Jervell-Lange-Nielsen 综合征等。

Melnick-Fraser 或 Branchio-Otorenal 综合征是以鳃衍生结构肾异常及听力损失为特征的综合征。腮 - 耳 - 肾综合征包括两种类型：① BOR 综合征；② BOS 综合征。branchiootorenal 综合征患者外耳、中耳及内耳有畸形，因而导致传导性听力损失或感觉神经性听力损失，或者混合性听力损失。伴有鳃瘘管及囊肿；以及肾畸形。branchiootic 综合征没有肾畸形。基因型，BOR 综合征与染色体 8q13. 上 *EYA1* 基因突变有关。

【相关因素及研究进展】

听力损失的分子遗传学研究要注重收集遗传性听力损失家族的病史，每个家系成员都应完成详细的问卷调查系统检查和专科检查，包括：听力和前庭功能评估，影像学检查（颞骨 HRCT、颅脑 MRI）。需要告知检查的目的和意义，取得配合，签署知情同意书，然后方可提取成员的外周静脉血，提取 DNA，进行基因筛查、定位和克隆。

目前，克隆耳聋基因的方法涉及耳聋家系的连锁分析，候选基因的筛选和动物模型的选择等。连锁分析是遗传性听力损失基因定位和克隆的常用方法。动物模型可以控制暴露因素，并且很容易获得后代的大量有用信息。常见的动物模型包括聋鼠模型和斑马鱼模型等。

到 2015 年，克隆了 162 个非综合征型听力损失基因，包括 67 个常染色体显性遗传性听力损失，99 个常染色体隐性遗传性听力损失，6 个 X 连锁遗传性听力损失。已发现的遗传性听力损失致病基因属于具有不同功能的基因家族，包括转录因子，细胞外分子，细胞支架成分和离子通道。大量散在的听力损失基因位点和不同的耳聋基因反映了听力损失遗传的异质性和基因间相互作用的复杂性。

近年来，中国大规模的听力损失流行病学研究表明，相当一部分非综合征型听力损失仅由少数基因突变引起，如 *GJB2*、*SLC26A4*、*mtDNA*、*12srRNA* 和 *GJB3*，其中 *GJB2* 基因是导致 NSHI 的最常见基因。线粒体 *12rsRNA* 基因区域的突变是母系遗传性听力损失的另一个重要分子基础。其中，AI555G 位点突变是与氨基糖苷类诱导的非综合征型听力损失相关的最常见的突变类型。目前，遗传性听力损失的基因检测能够诊断出 60%~80% 遗传性听力损失的准确致病基因，并能通过降低避免接触药物，避免创伤和早期发现听力损失有效地降低遗传性听力损失的发病率。

目前在人类基因突变数据库（Human Gene Mutation Database，HGMD）中已发现 100 多个 *GJB2* 突变。它们与轻度至重度听力损失密切相关，这包括综合征型和非综合征型听力损失，以及不完全外显和迟发性疾病的病例。鉴于听力损伤患者的日益增多，我们对基因检测的知识也迅速扩展。耳聋基因超过 150 个位点，其中 70% 以上被鉴定（http://GestTurialHealthLeopy.org），其中遗传性听力损失是一个非常复杂的病因。同样，一些与听觉神经病相关的基因异常也已被发现，其中包括 *OTOF*、*PMP 22*、*MPZ* 和 *NDRG1*。

第四节 大前庭水管综合征

前庭水管（vestibularaqueduct，VA）扩大伴感音神经性听力损失等症状，而无内耳其他畸形者，称大前庭水管综合征（large vestibular aqueduct syndrome，LVAS）。本病是内耳先天畸形疾病。

最新研究发现，本病患者的 PDS（SLC26A4）基因突变率甚高。目前大多认为本病属常染色体隐性遗传。

【病因】

前庭水管于胚胎第 4 周从听（耳）囊发生，约在胚胎第 5 周达到最大径，至 3~4 岁时发育成熟。可因胚胎早期的发育受阻，或于胚胎晚期至出生后的一段时期内发育出现障碍所致。1997 年 Usami 将本病的致病基因定位于 7q31，与 Pendred 综合征的致病基因同为 PDS（SLC26A4）基因。2005 年国内戴朴等报道，SLC26A4 IVS7-2A>G 突变是我国本病患者中绝对高发的基因突变。大前庭水管引起感音神经性听力损失的原因至今尚未阐明。

【临床表现】

1. **突发性或波动性听力损失伴渐进性加重** 女性多见，感音神经性听力损失，多数双耳发病。出生后至青少年即发生听力损失，发病突然表现为突然听力下降，类似突发性聋。可以是初次发作的感音神经性听力损失，也会在原有感音神经性听力损失的基础上突然加重。儿童突发性听力下降要考虑这种原因。诱发听力损失症状的诱因：上呼吸道感染剧烈咳嗽、头外伤；或环境压力引起体内压的急剧变化：乘飞机、用力屏气、跳水等剧烈体育活动等。出现突发性聋可能因外界压力增大导致脑脊液压力波动，内淋巴囊内淋巴液逆向流入耳蜗压力增大损伤 Corti 器所致。也可隐匿发病，听力下降渐进性下降，往往患者听力有波动性的特点。纯音听阈检查呈高频听力受损为主，多为下降型，也有部分患者为平坦型。首诊时可为重度 - 极重度听力损失，轻到中度听力损失者较少见，少数纯音曲线可出现气骨导差，可能由于在内耳形成了除蜗窗和前庭窗以外的第三窗（即扩大的前庭水管），导致内耳在声能传导中的阻抗降低所致。

2. **眩晕** 少数可出现发作性眩晕或平衡障碍、共济失调等。前庭功能检查可提示前庭功能低下。在强声刺激下可引起眩晕、眼震和头位倾斜（Tullio 现象）。

3. 部分患者在 ABR 检查中可出现短潜伏期负反应，即在 100dB 声刺激下，于 3ms 左右出现一个负波。

4. 部分患者有家族性发病倾向，有不少一家姐妹或兄弟数人同患本病的报道。

【辅助检查】

辅助检查包括颞骨 HRCT 或螺旋 CT 检查、内耳 MRI 检查，内耳影像三维重建在诊断中可能有良好的应用前景。

前庭水管扩大时，颞骨 HRCT 轴位显示在半规管总脚至前庭水管外口的 1/2 处，其内径大 ≥ 1.5mm。岩骨后缘前庭水管外口明显扩大，可呈三角形骨质缺损，尖端向内指向前庭方向，大部分患者向内与前庭"相通"。MRI 之 T_2WI 可清晰显示扩大的内淋巴管和内淋巴囊。如放射学检查发现前庭水管扩大，诊断即可成立。并应行耳聋基因检查。患者父母亲也应行 PDS 基因检测。

【诊断】

有典型症状(儿童或青少年突然或者双侧进行性听力下降,波动性发展特点)者,应考虑有 LVAS 的可能,并行 HRCT 检查,如影像学检查发现在半规管总脚至前庭水管外口的 1/2 处,其内径大 ≥ 1.5mm,即可认为前庭水管扩大,诊断即可成立。

【治疗】

1. **患者尽可能避免本病听力损失加重的诱因** 上呼吸道感染剧烈咳嗽、头外伤;或环境压力引起体内压的急剧变化:乘飞机、用力屏气、用力吹奏乐器、跳水等竞技性体育运动或剧烈体育活动等。

2. 发生突发性聋时,使用激素、甘露醇、甲钴胺及改善微循环药物,一般不进行高压氧治疗。

3. 关于手术治疗效果,看法不一致。曾有内淋巴囊 - 蛛网膜下腔、内淋巴囊 - 乳突腔分流术的报道,但疗效不一,理想的不多。近年来,认为内淋巴囊分流或前庭水管封闭术反而会加重听力损失,不建议手术干预。

4. 当极重度听力损失时,保守治疗不可恢复,助听器无效时,可以考虑人工耳蜗植入术。

(倪玉苏)

第五节 中毒性聋

中毒性聋(ototoxic deafness)是指使用某些药物造成内耳听觉感受器、听神经通路有毒性作用或者长期接触某些化学物质所致的听力损伤。这些药物和化学物质在体内超过一定的累积剂量时常常引起内耳和听神经损伤,有一些个体会对对这些药物和物质特别敏感,即使药物剂量使用在正常范围,也会造成听力损失。

【病因】

1. 药物及化学物质可通过全身用药,体腔体表局部经体循环进入内耳引起中毒,或使听觉通路中毒,也可椎管用药经脑脊液或鼓室用药经蜗窗膜途径进人内耳,孕妇用药还可经胎盘进人胎儿体内造成听觉受损。耳毒性药物和物质均从肾脏排出,且均对肾脏也有毒性作用,故肾脏功能不良时更容易造成药物排出慢。

已发现耳毒性药物 100 余种,包括:氨基糖苷类抗生素(链霉素、卡那霉素、新霉素、庆大霉素、妥布霉素、小诺霉素、阿霉素等);非氨基糖苷类抗生素(氯霉素、红霉素、万古霉素、卷曲霉素、春雷霉素、巴龙霉素、尼泰霉素、里杜霉素、多黏菌素 B 等);水杨酸盐(阿司匹林、非那西汀、保泰松等);祥利尿剂(呋塞米、依他尼酸、汞撒利等);抗疟疾药(奎宁、卡伯、氯奎);抗癌药(长春新碱、硝基咪唑、顺铂、氮芥、博来霉素、氨甲嘌呤等);部分心血管药物(普奈洛尔);中药(乌头碱);重金属盐及化学物质(汞、铅、砷、磷、苯、一氧化碳、四氯化碳)。

2. **损伤机制** 氨基糖苷类抗生素在内耳中容易蓄积导致内耳药物浓度高,而且排出很慢,可导致停药后一段时间内耳听觉感受器毛细胞仍在药物的损伤状态造成听力下降,有的也会损伤前庭感受器毛细胞。氨基糖苷类抗生素直接作用于毛细胞的膜性结构,与膜蛋白结合,破坏膜通透性,因而出现钠离子内流;破坏线粒体结构,导致糖代谢紊乱,致使细胞变性、坏死。目前认为氨基糖苷类抗生素引起中毒性听力损失与线粒体 DNA 的突变有关,尤其是 *12SrRNA* 基因 1494C>T 和 1555A>G 的点突变,使个体对此类药物高度敏感而致听力损失,属母系遗传。

其他类的药物或直接损伤毛细胞,或破坏内耳血管纹造成内外淋巴液生化成分改变,损伤毛细胞。化学物质中毒致听力损失机制各有不同,受损部位多引起听神经系统损伤。还有人认为有害物质可诱发毛细胞凋亡,也有人认为有害物质造成内耳局部损伤后引起自身免疫疾病而致听力损失等。

母亲妊娠期用药可经胎盘引起胎儿中毒。老年人、儿童、肾功能不良患者,以及噪声环境下工作的人群,内耳更容易受到药物损害,应该注意避免使用此类药物,或一定要使用时,必须减量。

【临床表现】

1. 往往在使用耳毒性药物以后出现听力损失、耳鸣,双耳听力发病;有的患者发病有延迟性,例如氨基糖苷类抗生素导致的药物性聋。

2. **纯音测听** 早期听力曲线为下降型,高频损伤在先且程度重,逐渐为平坦型,听力检测有重振现象。

3. **可伴有前庭功能症状** 眩晕,平衡障碍。前庭受损的症状在发病后逐渐被代偿而缓解。

【治疗】

1. 预防重于治疗

(1)对孕妇、婴幼儿、肾病患者、噪声工作环境的人慎用一切耳毒性药物。

(2)尽量避免使用耳毒性药物,尤其是有此类耳聋家族史的患者,应该绝对禁止。

(3)如果由于特殊情况,必须要使用这类药物时,用药期间,密切观察,一旦有耳部症状,立即停药,早诊断,早治疗。

2. 治疗原则

(1)促进药物排出。

(2)糖皮质激素类药物稳定细胞膜及保护受损的细胞功能。

(3)改善微循环的药物。

(4)维生素 B 族等,如甲钴胺。

(5)神经营养因子。

药物引起的听力损失、耳鸣经早期治疗可完全或部分改善,治疗过晚则无疗效。部分患者即使及时用药,也往往没有效果,因此预防重于治疗。如药物中毒后听力损失严重,长期不能恢复者可选配助听器或人工耳蜗植入。

(倪玉苏)

第六节　传染性疾病致听力损失

传染性疾病致听力损失(infected deafness),是指听觉神经系统受细菌、病毒、立克次体、原虫等病原微生物侵袭,内耳结构与功能遭到损害所致的听力下降。为讲述治疗、预防方便,现按病原微生物分述如下:

一、风疹

风疹病毒感染致听力损失称为风疹性聋,在我国发病率不高,多为宫内感染引起胎儿听觉器官损害,属于感音神经性听力损失。妊娠早期罹患风疹,病毒可以通过胎盘感染胎儿,引起胎儿的各种损伤或畸形。据报道风疹病毒感染发生在妊娠 3 个月内,妊娠第 6~10 周则对耳发育的影响最大,新生儿听力损失的发生率高达 68%;感染发生在妊娠 4~6 个月,发病率亦近 40%。病毒经胎盘传给并侵犯胎儿内耳,引起膜迷路退行性变、粘连、呈现 Scheibe 型内耳畸形,双耳重度感音神经性听力损失。由风疹引起的婴儿缺陷,又称为先天性风疹综合征,可表现为先天性心脏病、视觉障碍、听力损失;迟发性障碍往往在幼儿期或青春期发病,表现为神经发育迟缓、中枢性语言障碍、退行性脑病、智力障碍、糖尿病及高度近视等。

此病防治关键在于预防孕期感染,若有病史,应加强围产期检查,及早发现畸形胎儿,以减少残疾儿出生率。

二、流行性脑脊膜炎

流行性脑脊髓膜炎(meningococcal meningitis)简称为流脑,是由脑膜炎双球菌引起的急性化脓性脑膜炎,经呼吸道传播。脑膜炎球菌有嗜神经特性,该菌属奈瑟菌属,为革兰染色阴性球菌,可经内耳道血管间隙、蜗水管,或血行播散经血管纹入内耳,导致外淋巴系统浆液纤维素性渗出,并且导致内耳 Corti 器及螺旋神经节细胞变性、坏死,此后,外淋巴间隙逐渐纤维化及骨化致蜗管阻塞,导致听力下降。

治疗药物的可以选择如下:

(1)大剂量青霉素。

(2)头孢菌素:第三代头孢菌素对脑膜炎球菌抗菌活性强,易透过血脑屏障,且毒性低,如头孢噻肟、头孢曲松等。

(3)磺胺药。

注意保持电解质平衡。颅内高压时考虑给予 20% 甘露醇脱水降颅压。

流脑导致的听力损失一旦发生,康复困难,蜗管骨化或部分骨化常使人工耳蜗植入手术植入极其困难或无法进行。

三、流行性腮腺炎

腮腺炎病毒感染是儿童后天性单侧性感音神经性听力损失的最主要原因之一,大部分表现为重度永久性听力损失或极重度听力损失,多出现腮腺炎首发或较重侧耳。腮腺炎病毒有亲神经性特点,造成听力损失的原因可能为腮腺炎病毒对耳蜗和 / 或第Ⅷ对脑神经侵袭造成,可致耳蜗血管纹、Corti 器萎缩变性、螺旋神经纤维及神经节细胞减少,亦可同时出现前庭斑及壶腹结构的破坏,产生不可逆的病理变化。

早期注射腮腺炎疫苗是最有效的预防方法,发病造成的听力损失很难有治疗效果。

四、麻疹

麻疹为麻疹病毒引起之呼吸道传染病。麻疹性听力损失为病毒经血液或脑脊液进入内耳,产生与腮腺炎病毒相似的病理过程所致,亦可继发于化脓性中耳炎迷路炎。由麻疹病毒引起,常并发中耳炎、化脓性中耳炎迷路炎和重度感音神经性听力损失,麻疹性聋多为双侧、高频听力损失,程度轻重不等,很少出现极重度听力损失。

幼儿疫苗接种是最有效的预防方法。发生麻疹后,要预防和及时治疗中耳炎,避免并发迷路炎。

五、梅毒

儿童梅毒性聋一般都是先天性梅毒螺旋体感染所致,由于母体血液或通过产道的损伤而致使胎儿感染的梅毒,称为"先天梅毒",又称为"胎传梅毒"。此种梅毒症状不典型。先天性早期和晚期梅毒均可引起感音神经性听力损失,先天性早期梅毒常在儿童出生前或出生后两岁以内听器官即开始受损,听力损害严重;先天性晚期梅毒所致听力下降可见于任何年龄,以青少年多见。梅毒性聋的特点大多为双侧对称性进行性听力损失。

血清学检查可协助诊断,青霉素等敏感药物治疗,可以阻止病情的进展,但需按抗梅毒治疗的规范进行。

六、伤寒

为消化道传染病,伤寒杆菌经消化道传播,发病两周以后,大量细菌毒素可引起明显的神经系统损伤症状,可引起听神经及其末梢炎,亦可侵犯螺旋神经节细胞、听觉中枢致双耳听力下降,轻者可恢复,重者可致极重度听力损失。

七、疟疾

疟原虫感染侵入红细胞内繁殖,产生疟疾色素,引起网状内皮组织增生,阻塞内耳血管,耳蜗和前庭出现浆液纤维素性炎症,致神经上皮萎缩,感觉神经细胞及神经元变性,多导致双侧感音神经性听力损失,发作期加重,间歇期缓解,治愈后多能恢复,少数遗留高频听力损伤。少数恶性疟疾发作可产生永久性听力损失。

治疗疟疾传统的药物,如奎宁具有耳毒性,可致听力损失,使用时应注意观察听力情况。目前常用的青蒿素,耳毒作用轻。

八、流行性感冒

流感病毒可使内耳及听神经出现充血、渗出、出血等病理变化,导致内耳细胞损伤后感音神经性听力损失。

在临床上,常在感冒病史后出现突发性听力损失,治疗:抗病毒药物、血管扩张药、神经营养药及适量皮质激素治疗。

九、其他

1. **巨细胞病毒感染** 巨细胞病毒(cytomegalovirus,CMV)感染在人群中较为广泛存在,此病毒可以通过受感染的母亲胎盘进入胚胎,这是较为常见的先天性病毒感染,感染后可以导致先天畸形和智力障碍、听力损失等神经系统损害。CMV感染导致的听力损失呈隐匿性,并具有进行性恶化、波动性改变的特点,绝大多数患儿表现为出生时症状不明显,数年后出现发育异常、听力损失等症状。CMV感染在早产儿发病率高。

宫内感染尤其 CMV 感染是先天性非遗传性听力损失的主要病因。先天性 CMV 感染死亡率高；即便幸存，可能有智力低下、听力损失和迟发性中枢神经系统损害的后遗症。

2. 弓形体病　其是由弓形体寄生引起的感染，分为隐匿型和显性型感染。在妊娠期间发生初次（原发性）感染才有可能传染给胎儿。如果母亲妊娠早期 3 个月发生先天性感染，大约 40% 的胎儿可能受到严重损害导致流产、死胎、眼、脑或肝脏的病变或畸形、或新生儿疾病，如视网膜脉络膜炎、白内障、小头畸形、智力障碍、脑钙化、脑积水、肝脾肿大、黄疸。

3. 其他感染因素　HIV、单纯疱疹病毒、水痘和带状疱疹、猩红热、白喉、回归热螺旋体、支原体、立克次体、衣原体等感染或宫内感染等细菌的内毒素或病毒侵犯听神经引起神经间质及神经实质性炎症，造成听力下降，也是儿童听力下降的一种病因。

（倪玉苏）

第七节　自身免疫性感音神经性听力损失

内耳和大脑因为有血 - 迷路屏障而被视为特殊免疫，其作用方式类似于血脑屏障，而这些器官中只有少数巨噬细胞存在。然而，大量的实验和临床病例已经证实，自身免疫性感音神经性听力损失（autoimmune sensorineural hearing loss, AISNHL）是一种与其他自身免疫性疾病相关的疾病，如自身免疫性肝炎、Cogan 综合征、系统性红斑狼疮、多发性硬化症、类风湿性关节炎、结节性多发性动脉炎等自身免疫性疾病的主要症状。

自 1979 年在 McCabe 首次发现 18 例自身免疫相关 SNHL 患者后，越来越多的实验证据表明 SNHL 的病理中存在自身免疫成分，这些患者可以使用糖皮质激素和长春新碱进行有效的治疗。在抗内耳 68kDa 抗原抗体和免疫抑制治疗后，患者的听力有一定恢复则进一步证实了听力丧失机制有免疫介导因素。免疫组织化学和其他技术已被用来显示包括淋巴细胞，白细胞和巨噬细胞这些存在于内耳中的免疫细胞，以及分析这些免疫细胞之间的相互作用。以下内耳抗原被认为是自身免疫性抗体的主要靶点：68kDa 蛋白、30kDa 蛋白（也称为髓鞘蛋白（P0））、Ⅱ型胶原、微管蛋白、耳蜗和内耳支持细胞抗原。莫斯奇基等人证实了特发性 SNHL 与抗 68KDa 蛋白抗体在患者血清中的临床关系。此外，比林斯及布洛赫等人证实 68kDa 蛋白为热休克蛋白 70（HSP70），为 68kD 可作为自身免疫性 SNHL 的诊断和治疗的靶点提供了依据。

自从 McCabe40 年前首次使用糖皮质激素治疗 SNHL 以来，糖皮质激素一直是治疗的主要药物，患者的症状明显改善。由于糖皮质激素长期治疗的系统性副作用，已经开始研究其他治疗方法。Ruckenstein 等和 Trune 等用 MRL/LPR 小鼠证明了泼尼松龙对听力损失有保护作用。此外，Satoh 等和 Wang 等使用肿瘤坏死因子 -α 拮抗剂依那西普治疗听力损失，显示其能减轻内耳炎症，防止听力损失。临床上，Xenellis 等已经证明，鼓室内注射类固醇是治疗 SNHL 的一种安全有效的方法，Haynes 等已经证明，鼓室内注射地塞米松也可以改善 SNHL 患者的听力。此外，Battaglia 等采用鼓室内注射地塞米松联合大剂量泼尼松冲击治疗 SNHL，显示接受联合治疗的患者在语音辨别评分和纯音平均水平上有明显改善，听力恢复迅速。最近，硫唑嘌呤已被证实可以维持听阈，降低复发的风险，并减缓患者的复发率。

证据表明,自身免疫性感音神经性听力损失(SNHL)主要由自身抗体或 T 细胞或两者共同介导。动物模型和临床试验表明,自身免疫过程通过各种机制对内耳造成损害。体液免疫和细胞免疫介导的自身免疫损伤都在自身免疫的发病机制中发挥作用。虽然对自身免疫性 SNHL 的精确诊断仍然很困难,但就这些患者对免疫抑制治疗的反应来说通常是阳性的。因此,SNHL 的免疫机制需要进一步研究,以便识别内耳的特异性抗原以及提供更准确的诊断标记的特异性诊断标记物。

(倪玉苏)

参考文献

1. BLUESTONE CD, SIMONS JP, HEALY GB. Bluestone and Stool's pediatric otolaryngology. 5th ed. 北京:人民卫生出版社, 2015: 465-527.
2. PENSAK ML, CHOO DI, HUGHES GB. Clinical otology. Stuttgart: Thieme Verlag, 2015: 274-302.
3. 孔维佳, 周梁. 耳鼻咽喉头颈外科学. 3 版. 北京:人民卫生出版社, 2015.
4. 张亚梅, 张天宇. 实用小儿耳鼻咽喉科学. 北京:人民卫生出版社, 2011: 63-129.
5. 王秋菊, 刘穹. 常染色体显性遗传性耳聋 (2). 听力学及言语疾病杂志, 2016, 24 (2): 213-216.
6. 王秋菊, 王洪阳. 常染色体显性遗传性耳聋 (2). 听力学及言语疾病杂志, 2016, 24 (3): 317-320.
7. GALLEGO-MARTINEZ A, ESPINOSA-SANCHEZ JM, LOPEZ-ESCAMEZ JA. Genetic contribution to vestibular diseases. Journal of Neurology, 2018, 265 (Suppl 1): 29-34.
8. ROHLFING ML, SUKYS JM, POE D, et al. Bilateral congenital cholesteatoma: A case report and review of the literature. International Journal of Pediatric Otorhinolaryngology, 2018, 107: 25-30.
9. SIMONETTI F R, SOBOLEWSKI M D, FYNE E, et al. Clonally expanded CD4+ T cells can produce infeHRCTious HIV-1 in vivo [J]. Proceedings of the National Academy of Sciences, 2016, 113 (7): 1883-1888.
10. LU Y, YAO J, WEI Q, et al. Genetic analysis of CLDN14 in the Chinese population affected with non-syndromic hearing loss. International Journal of Pediatric Otorhinolaryngology, 2018, 105: 6-11.
11. GAO K, DING D, SUN H, et al. Kanamycin damages early postnatal, but not adult spiral ganglion neurons. Neurotoxicity Research, 2017, 32 (4): 603-613.
12. REDMOND SM, YAO T, RUSSELL JS, et al. Longitudinal evaluation of language impairment in youth with perinatally acquired human immunodeficiency virus (HIV) and youth with perinatal hiv exposure. Journal of the Pediatric Infectious Diseases Society, 2016, 5 (suppl 1): S33-S40.
13. SOMMEN M, WUYTS W, Van CAMP G. Molecular diagnostics for hereditary hearing loss in children. Expert Rev Mol Diagn, 2017, 17 (8): 751-760.
14. NISHIO SY, USAMI SI. Outcomes of cochlear implantation for the patients with specific genetic etiologies: a systematic literature review. Acta Otolaryngol, 2017, 137 (7): 730-742.
15. ROLLAND M, LI X, SELLIER Y, et al. PPAR γ is acttivated during congenital cytomegalovirus infection and inhibits neuronogenesis from human neural stem cells. PLOS Pathogens, 2016, 12 (4): e1005547.
16. ITELL H L, NELSON C S, MARTINEZ D R, et al. Maternal immune correlates of protection against placental transmission of cytomegalovirus. Placenta, 2017, 60: S73-S79.
17. LI G, YOU D, MA J, et al. The role of autoimmunity in the pathogenesis of sudden sensorineural hearing loss. Neural Plasticity, 2018, 13 (2018): 1-9.
18. DIVYA D V. The Serological evidence of cytomegalovirus infection as a potent aetiological factor for cleft lip/palate, mental retardation and deafness. Journal of Clinical And Diagnostic

Research, 2017, 11 (6): ZC51-ZC54.

19. SONG J, HONG S K, LEE S Y, et al. Vestibular manifestations in subjects with enlarged vestibular aqueduct. Otology & Neurotology, 2018, 39 (6): 1-6.

20. CHENG H, ZHANG Q, WANG W, et al. Whole exome sequencing identifies a pathogenic mutation in WFS1 in two large Chinese families with autosomal dominant all-frequency hearing loss and prenatal counseling. International Journal of Pediatric Otorhinolaryngology, 2018, 106: 113-119.

21. CESCA F, BETTELLA E, POLLI R, et al. A novel mutation of the EYA4 gene associated with post-lingual hearing loss in a proband is co-segregating with a novel PAX3 mutation in two congenitally deaf family members. International Journal of Pediatric Otorhinolaryngology, 2018, 104: 88-93.

第十二章
眩　　晕

第一节　眩晕概述

随着近年来前庭生理和前庭检测技术的发展,在成人眩晕疾病诊疗方面有了很大的进步。但由于儿童认识水平、语言表达能力有限,不能对眩晕症状做出正确的表述,加上很多前庭功能检查儿童配合程度有限,因此对于儿童眩晕的诊断带来了很大的困难。

【流行病学特点】

以往认为儿童眩晕的发病率很低,现在认为儿童眩晕发病率虽低于成人,但儿童眩晕却是很多疾病的症状之一。目前国内外尚缺乏大样本的流行病学资料,对于不同年龄段儿童眩晕的发病率的相关资料几乎没有。根据相关文献报道,1~15 岁儿童眩晕和头晕的症状发病率约为 8%,随着年龄的增长发病率亦会增高。对儿童眩晕病因学的相关研究显示:大多数儿童眩晕为外周性,中枢性疾病引起的眩晕相对少见。引起儿童眩晕疾病较多,多数研究结果显示引起儿童眩晕最常见的原因为良性阵发性眩晕、偏头痛相关眩晕、中耳炎相关眩晕等。Russel 等的研究显示学龄前儿童中良性阵发性眩晕的发生率为 2%~2.6%,Ravid 等研究显示儿童眩晕或头晕中患偏头痛的比例为 39%。

【临床表现】

儿童眩晕症状可出现在各年龄段,但各年龄段引起眩晕症状的疾病可以不同,不同的眩晕疾病也有各自好发的年龄段,比如良性阵发性眩晕好发于学龄前(1~7 岁),而偏头痛性眩晕则多见于学龄期儿童(7~14 岁),而且学校或社会环境中的压力也会诱发其发作。

儿童眩晕的临床表现各异,发作次数差异很大,发作持续时间从数秒到数小时甚至数日不等。也有部分患儿因为眩晕症状强烈迫使他们不得不停下正在进行的活动,表现为突然蹲下、抓住旁边的物体或家长等。发作的频率往往会随着年龄的增大而逐渐减少,进而症状消失。

儿童眩晕症状多因不同的疾病而表现不同,可以表现为感觉自身或外物的旋转,也可表现为动作的笨拙、运动发育迟缓、怕黑、走路时抓紧大人的手或衣服等。偏头痛性眩晕也有表现为周期性腹痛等其他不同于眩晕的表现。

【辅助检查】

以眩晕为主要症状前来就诊的患儿,都应该进行必要的听力学及前庭功能检查,以及选择性的影像学、血液学检查等。但具体的检查方式应根据患儿的发病情况、年龄、配合程度等来选择。1 岁以下的婴儿可以通过行为反射来进行检查;1~3 岁幼儿可以进行 VEMP 和 vHIT 检查,这两项检查不会诱发或加重眩晕;3~5 岁的幼儿除了 VEMP 和 vHIT 外,还可以坐在家长腿上进行转椅检查;5~7 岁儿童可以进行除主观垂直视觉检查以外的各项检查;7 周岁以上的儿童可以配合几乎所有的前庭功能检查。

【治疗】

儿童眩晕的治疗原则主要是缓解症状、明确病因、对因治疗、平衡锻炼。急性发作期应首先积极对症处理,待症状缓解后再进一步明确病因并进行对因治疗,对于残留平衡功能障碍的患儿应尽早进行平衡锻炼及前庭康复。

相对于成人而言,儿童眩晕相对少见,而且儿童认知水平及表达能力有限,病史采集往往不够详尽,而且一些前庭功能检查也由于儿童配合程度而无法进行,因此给儿童眩晕的诊断带来了很大的困难。儿童眩晕预后良好,除了药物治疗和前庭康复治疗外,应积极为患儿提供良好的外部环境,规律的生活和合理的饮食,减轻生活和学习上的压力。

第二节 良性阵发性眩晕

该病由 Basser 于 1964 年首次报道,其主要临床特征为:好发于 4 岁以下的儿童,无征兆突然发作的眩晕及不平衡,持续时间短,有明显的自愈倾向。Besser 将此病命名为儿童良性阵发性眩晕(benign paroxysmal vertigo,BPV)。

【流行病学特点】

对于儿童 BPV 的报道相对较少,到目前为止尚缺乏相应的流行病学调查数据,对其发病率也没有可靠的估计。一项对于学龄儿童的调查研究发现,BPV 的发病率可高达 2.0%~2.6%。但是在临床上并没有发现如此高的发病率,其原因可能是由于临床医生对此病认识较少所致。

【发病机制】

到目前为止,对于儿童 BPV 的发病机制尚不清楚,而且对于该病是外周前庭系统疾病还是中枢前庭系统疾病尚存在争议。

【临床表现】

本病好发于 2~4 岁的儿童,通常持续 2~4 年。其临床特点为没有预兆的突然的眩晕发作,持续几秒钟到几分钟不等,可能伴随有面色苍白、出汗、呕吐等。发病时,患儿常常不能活动,坐不稳,甚至没有搀扶不能站立,但意识始终清醒,眩晕过后则完全正常。首次发病年龄多在 4 岁以内,男女患病的比例没有差别。疾病开始发作时眩晕会频繁发生,从 1 天数次到 1 周数次不等。随后发作次数会逐渐减少,也可能会自发停止,但有时会持续数年。BPV 的发生没有明显诱因,即使是转圈、荡秋千等刺激迷路的活动都很少诱发此病,而且听力学及神经检查始终是阴性。前庭系统的检查结果则不尽一致,出现这种检查结果不一致的原因可能与儿童眩晕停止后,前庭功能很快恢复有关(图 2-12-2-1)。

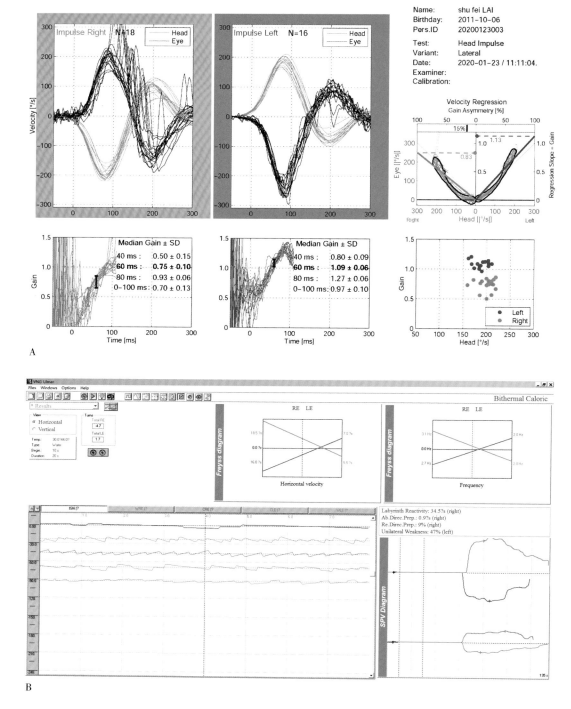

图 2-12-2-1　儿童 BPV 患者前庭功能检查示单侧前庭功能减弱

A. 甩头试验显示:右侧水平半规管存在扫视,伴有增益降低,蓝色和红色曲线分别表示左、
右向头轨迹;B. 冷热试验显示:左侧水平半规管功能轻度减弱 UW(半规管轻瘫)>25%

【诊断】

BPV 的诊断建立在排除其他眩晕疾病的基础上。正确的诊断需要完整的耳科检查、
神经学检查以及全身的体格检查等。根据典型的眩晕发作,持续时间短,而发作过后症
状完全消失,纯音测听、脑电图、头颅 HRCT 结果为阴性,无意识障碍,又排除其他引起

眩晕的疾病时便可以诊断。

【鉴别诊断】

本病须和以下疾病进行鉴别。

1. 癫痫　儿童 BPV 常常被误诊为癫痫。误诊的原因可能是儿童很难辨别眩晕、头晕及头痛等症状,而且缺乏正确表达能力;没有特异性的检查方法来诊断本病;临床医生对本病认识不足。与癫痫相比,儿童 BPV 只发生在清醒状态下,而且始终不会出现意识丧失。

2. 良性阵发性位置性眩晕　较少发生在儿童。表现为头部位置变化引起眩晕。可通过 Dix-Hallpike 试验、Roll 试验来鉴别。手法复位治疗效果显著。

3. 梅尼埃病　为膜迷路积水所致,较少发生在儿童,往往伴随耳鸣、波动性听力下降等症状。发病时持续时间 20 分钟~12 小时。

4. 前庭神经炎　好发于青壮年。眩晕持续时间长,可达数日甚至 1 周以上。可见快向朝向健侧的眼震,冷热试验表现为患侧前庭功能降低或消失,VEMP 可明确受累神经,增强 MRI 可发现前庭神经节的炎症表象。

5. 偏头痛性眩晕　眩晕患儿中偏头痛引起的眩晕可高达 35%,有研究显示 BPV 的患儿中有 24% 伴有偏头痛,这一比率远远高于普通人群偏头痛的发病率。而且有部分 BPV 患儿成年后仍然有偏头痛的发作。甚至有些学者认为儿童 BPV 就是偏头痛的一种异型。根据反复发作的头部疼痛,并且有畏光、畏声以及视觉先兆等症状可以鉴别。

【预防与治疗】

目前,对于儿童 BPV 尚没有较好的预防方法。多数患儿在 10 多岁以前眩晕发作会自愈。但是有一部分患儿尽管眩晕症状得到缓解,却出现了偏头痛的症状。因此,对于本病的诊断和治疗应该包括将能够自愈和会发展成偏头痛的 BPV 区别开来,并且给予不同的治疗方案,不仅要治愈眩晕还要防止发展成为偏头痛。

第三节　偏头痛相关眩晕

儿童偏头痛相关眩晕(migraine related vertigo)目前多统称为前庭性偏头痛(vestibuar migraine)是引起儿童眩晕的主要病因之一,在偏头痛相关性眩晕中常有发生在额部或者是眶周区持续时间一般不超过 2 小时的头痛,头痛可以和眩晕在时间上相关也可以无关。在偏头痛相关性眩晕中,患儿常常可出现恶心呕吐、面色苍白、出冷汗、打哈欠、胃部不适和昏昏欲睡等症状。该病临床表现常呈现较多的变异,除偏头痛相关眩晕外,还可能表现为周期性眩晕而无头痛发作,或者周期性发作性腹痛等。有研究显示,大约 1/4 的患儿中可以有偏头痛的一个等位发作形式——腹痛。

【临床表现】

儿童偏头痛性眩晕最常见的临床表现为与头痛相关的发作性眩晕,眩晕可先于头痛出现,或者伴随头痛同时发作,亦或交替出现。眩晕的症状往往较重,难以忍受,伴有恶心呕吐,畏光畏声(发作性偏头痛的特征性症状),眩晕可以持续数小时,行为异常等常伴随着眩晕发生,眩晕发生最常见于孩子疲劳时,或一天结束时。患儿往往有偏头痛家族史。

【辅助检查】

偏头痛眩晕的患儿耳部检查、前庭和神经系统检查往往无明显异常发现(图 2-12-3-1)。偏头痛眩晕发作的频率和强度可因眼科问题的存在而加重,比如未诊断或未校正的屈光问题或眼辐辏功能不良。所有的偏头痛患儿应进行完整的眼科评估,以消除这种加重因素。

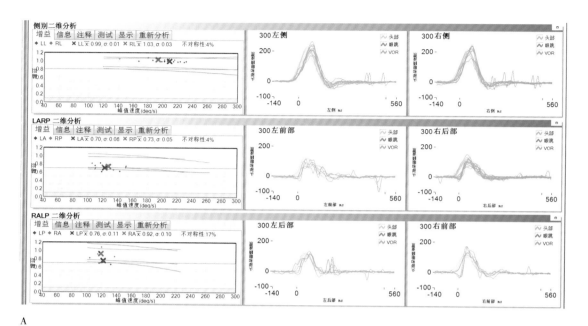

A

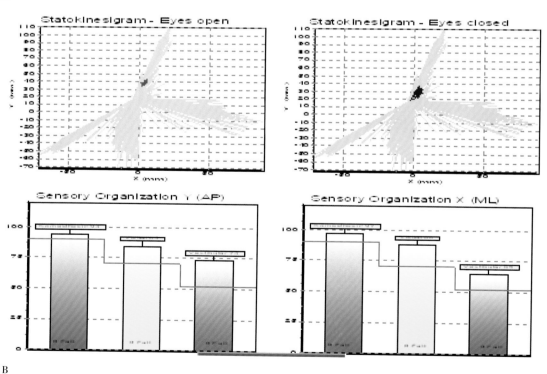

B

图 2-12-3-1　儿童偏头痛眩晕患者可表现为前庭功能正常

A. 甩头试验显示双侧前庭功能无明显损伤,其中蓝色和橙色曲线分别表示左、右向头轨迹,绿色曲线为 VOR 轨迹,红色曲线为扫视曲线;B. 动静态姿势图显示平衡功能正常(各项平衡分数均在红色基线之上)

【治疗】

治疗儿童偏头痛眩晕应着眼于诱发因素,如眼科问题、日常卫生、充足的睡眠、减轻压力,如果必要的话进行适当的心理咨询和治疗。同时采用简单的镇痛治疗如乙酰氨基酚,单用或结合抗炎药同时使用。这种治疗方法常常足以减少发作的频率和强度。如果这些预防措施不够的话,可以用小剂量的麦角碱衍生物治疗,但不应该长期给予。抗 5- 羟色胺能衍生物不能应用于 12 岁以下的儿童,只能在顽固难治性病例中考虑使用。对于偏头痛相关性眩晕的患儿除对症治疗外,对有头痛的患儿可按照偏头痛给予治疗。新药利扎曲坦对偏头痛相关性眩晕也有一定的疗效。

患儿眩晕发作严重时,宜用 5% 碳酸氢钠 20~30mL 静脉滴注,同时可适量补充水、盐及糖,还可以肌肉注射少量抗胆碱类药物,如消旋山莨菪碱(654-2)。无明显原因的可按神经功能紊乱用药,如胞磷胆碱、B 族维生素等。Gottshall 等的研究显示对于偏头痛相关性眩晕患儿进行前庭康复治疗后,所有患儿的头晕症状均有明显缓解,步态试验、计算机动态姿势描记图等检查都有所改善。因此,在药物治疗的同时指导患儿功能练习是必要的,如头部运动、原地踏步、转动。运动病患儿应逐步由短距离乘车、慢速转椅开始进行适应性练习。

第四节　儿童梅尼埃病

梅尼埃病(Meniere's disease)是临床常见的眩晕症,临床特征是发作性眩晕、波动性听力下降、耳鸣以及头脑胀满感。

【流行病学特点】

梅尼埃病一般认为主要以中年人发病为主,在普通人群中的发病率为 8/10 万 ~ 40/10 万。该病在儿童(≤ 15 岁)和老年人中发病率均较低。儿童梅尼埃病是一种较为少见的疾病,目前尚没有关于儿童梅尼埃病在人群的发病率的报道。Husler 等发现 598 例梅尼埃病患儿中,有 9 例是儿童,占全部患儿的 1.5%;吴子明等报道 586 例梅尼埃病患儿中有 10 例是儿童,占比 1.71%。由于儿童自身的特点,梅尼埃病患儿通常不能准确描述听力下降及耳鸣情况,而往往在疾病间歇期就诊时也无明显阳性体征发现,因此有学者认为目前对儿童梅尼埃病发病率的估计可能偏低。

【临床表现】

儿童梅尼埃病首次发作的症状与成人类似,可表现为前庭、耳蜗症状同时出现或者单纯前庭或耳蜗症状。大多数就诊患儿眩晕为主要症状,伴有恶心呕吐。眩晕可持续数小时甚至一天。如果是在疾病发作期,体检可发现强烈的自发性眼震。成人梅尼埃病其早期的听力特征为低频听力下降,而随着疾病的进展,逐渐累及高频,出现平坦型听力曲线。但与成人类似却也有不同的是,儿童梅尼埃病可能在发病的早期出现高频听力下降。国外有研究报道 3 例儿童梅尼埃病的听力曲线为高频下降型。因此,综合起来看,儿童梅尼埃病的听力曲线的特点可以是多样性的。

【辅助检查】

对儿童梅尼埃病辅助检查结果与病程之间的关系的研究发现,前庭功能检查结果正常与否与病程无明确的相关性,有些患儿在发病的初期前庭功能检查即表现异常

（图 2-12-4-1），而有些患儿病程较长，其前庭功能检查结果也可以正常。而头痛与梅尼埃病可能在病因学上有关联。相对成年人来说，儿童梅尼埃病的临床诊断较为困难，由于病史描述的不足，使临床医生在诊断过程中可能更多的需要借助于辅助检查。因此，对于儿童患儿，需要仔细询问其监护人，在取得患儿配合的情况下，尽可能多的进行相关的检查，尤其是听力学和前庭功能检查，以减少误诊。

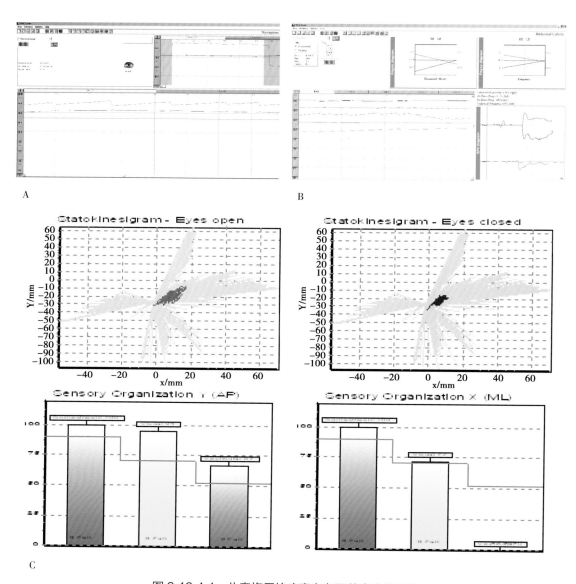

图 2-12-4-1 儿童梅尼埃病患者左耳前庭功能减弱

A. 眼震电图显示左侧自发性眼震 SPV（慢向角速度）>4°/s；B. 冷热试验显示左侧水平半规管功能减弱，UW（半规管轻瘫）>25%；C. 动静态姿势图显示侧向平衡功能减弱（侧向平衡分数 <25 分）

【治疗】

当儿童第一次就诊无法确诊时，应注意对患儿进行定期随访，并根据症状的变化进一步修正诊断。如果眩晕反复发作，而且症状较重时，可采用倍他司汀长期治疗，对儿童来说是安全的。但是应注意到偏头痛眩晕与梅尼埃病的相关性，在临床工作中已注意进行鉴别。

第五节　其他常见眩晕疾病

一、中耳炎相关眩晕

在儿童中,慢性分泌性中耳炎可引起头晕相关症状,多不伴有视物旋转,通过仔细的耳部检查以及听力学检测可明确诊断。对于治疗,多数学者的研究显示分泌性中耳炎相关性眩晕可以通过插入鼓膜通气管而得到缓解。插入通气管后排空中耳渗液将改善听力和减轻任何平衡障碍相关症状。另外对于该类患儿抗生素和前庭抑制剂也有一定的效果。

慢性化脓性中耳炎、中耳胆脂瘤可损害内耳迷路,造成瘘管和／或迷路炎。临床较难发现眩晕可能是唯一的表现迹象。耳内镜检查可显示感染性鼓膜穿孔,或鼓膜松弛部内陷袋,在先天性胆脂瘤中,鼓膜可以表现正常或呈白色。听力学检查结果提示传导性听力损失。需进行颞骨 HRCT 或 MRI 扫描进行确诊。治疗方式首选外科手术,手术前应先进行完整的听力与前庭功能检查。

二、前庭神经炎

前庭神经炎多发病于青年、中年人,多单侧发病。国外相关研究显示儿童前庭神经炎在儿童眩晕中的占比约为 5%。发病早期,尤其是在病毒感染过程中,会出现严重旋转眩晕,伴有呕吐。有时候由于儿童无法对眩晕进行准确描述,而只表现为呕吐、腹痛或模拟胃肠炎的症状。因此在临床中应注意仔细观察。结合 Frenzel 眼镜或视频眼罩往往能够发现自发性眼震。对于怀疑前庭神经炎的患儿应常规进行听力及前庭功能检查,可通过 vHIT、VEMP 检查进一步明确前庭神经受累情况。部分病例中 MRI 检查可以显示前庭神经增粗或强化。前庭神经炎的治疗主要是以对症治疗为主,比如控制眩晕,改善恶心呕吐症状等,并尽早进行促进前庭功能恢复的前庭功能康复锻炼,在儿童中采取游戏的形式(球类运动、从地板上拾取玩具以及注视固定目标的快速头部运动等方式)。相关文献报道约 25% 的患儿在数周或数月内完全恢复正常或仅仅低于正常的功能恢复。因此,在任何情况下,都应该对前庭神经炎的患儿尽早的进行前庭康复锻炼治疗,尽量少的应用前庭抑制剂治疗。

三、内耳畸形

内耳畸形的患儿,前庭功能障碍往往与受影响侧的听力损伤有关,甚至轻微的头部外伤也会引起(比如大前庭水管综合征)。就诊前往往没有明显的中耳炎症状或明显的头部创伤病史。内耳畸形可以是单侧发生,也可能是双侧发生,或者是其他综合征畸形的一部分,比如 Pendred 综合征(合并甲状腺功能障碍、椎体畸形等)、CHARGE 综合征(合并视网膜缺损、心脏畸形、后鼻孔闭锁、发育迟缓等)。在 CHARGE 综合征中,内耳中耳蜗畸形程度可能有不同程度的变化,但几乎 100% 的病例中伴有半规管的不发育。对于内耳畸形的儿童,随着发育以及听力损伤的改善(如接受人工耳蜗植入),前庭功能障碍会发生不断的变化,因此需要进行定期的随访以及前庭功能的评估。

(郑贵亮)

第十三章
听力筛查 - 诊断 - 干预 - 康复

第一节　新生儿听力与耳聋基因筛查

一、新生儿听力筛查

新生儿听力普遍筛查（universal newborns hearing screening，UNHS）是指使用客观的生理学方法和主观测试的方法，对所有活产出生的新生儿进行听力筛查。新生儿听力筛查最根本的目的是实现"早发现、早诊断、早干预"先天性听力损失患儿，并最大限度地使儿童、家庭和社会受益。

新生儿听力筛查自 20 世纪 60 年代始于美国，至今已经历经半个世纪的发展。我国新生儿听力筛查工作始于 20 世纪 80 年代末，北京市耳鼻咽喉科研究所率先开展了新生儿听力筛查工作。2004 年卫生部首次颁发《新生儿听力筛查技术规范》，正式将"新生儿听力筛查技术规范"纳入其中，之后部分省市逐渐开展了新生儿听力筛查工作。2009 年 2 月卫生部发布了《新生儿疾病筛查管理办法》（卫生部令第 64 号），明确新生儿听力筛查为全国新生儿三大疾病筛查之一。为使我国新生儿听力筛查工作能够规范、科学和全面的实施，2010 年 12 月卫生部颁布《新生儿听力筛查技术规范（2010 版）》，旨在全国范围内全面系统的开展新生儿听力筛查，使医疗保健健康服务惠及广大新生儿人群，至此新生儿听力普遍筛查项目正式在我国实行，听力筛查成为每一个新生儿常规检查项目。

按照《新生儿听力筛查技术规范（2010 版）》，各省、自治区、直辖市人民政府卫生行政部门根据本行政区域规划的实际情况，开展新生儿听力筛查和诊断治疗工作，指定新生儿听力筛查中心或具有能力的医疗机构承担听力损失诊治工作。一般筛查机构设在有产科或儿科诊疗科目的医疗机构中，配有专职人员及相应设备和设施，由省、自治区、直辖市人民政府卫生行政部门组织考核后指定。诊治机构设在具有较强耳鼻咽喉头颈外科学和听力学技术水平的医疗机构中，也由省、自治区、直辖市人民政府卫生行政部门组织考核后指定。筛查人员要求接受过省级以上卫生行政部门组织的新生儿听力筛查相关知识和技能培训并取得技术合格证书。

根据新生儿出生情况及当地听力筛查开展情况，新生儿听力筛查流程可分为以下几种情况：

1. **正常出生新生儿实行两阶段筛查** 出生后 48 小时至出院前完成初筛,未通过者及漏筛者于 42 天内均应当进行双耳复筛。复筛仍未通过者在出生后 3 个月龄内转诊至省级卫生行政部门指定的听力损失诊治机构接受进一步诊断。

2. **新生儿重症监护病房** 婴儿出院前进行自动听性脑干反应筛查,未通过者直接转诊至听力损失诊治机构。

3. **具有听力损失高危因素的新生儿** 即使通过听力筛查仍应当在 3 年内每年至少随访 1 次,在随访过程中怀疑有听力损失时,应当及时到听力损失诊治机构就诊。新生儿听力损失高危因素:①新生儿重症监护病房住院超过 5 天;②儿童期永久性听力损失家族史;③巨细胞病毒、风疹病毒、疱疹病毒、梅毒或毒浆体原虫(弓形体)病等引起的宫内感染;④颅面形态畸形,包括耳郭和外耳道畸形等;⑤出生体重低于 1 500 克;⑥高胆红素血症达到换血要求;⑦病毒性或细菌性脑膜炎;⑧新生儿窒息(Apgar 评分 1 分钟 0~4 分,或 5 分钟 0~6 分);⑨早产儿呼吸窘迫综合征;⑩体外膜肺氧合;⑪机械通气超过 48 小时;⑫母亲孕期曾使用过耳毒性药物或袢利尿剂、或滥用药物和乙醇;⑬临床上存在或怀疑有与听力损失有关的综合征或遗传病。

4. 在尚不具备条件开展新生儿听力筛查的医疗机构,应当告知新生儿监护人在 3 月龄内将新生儿转诊到有条件的筛查机构完成听力筛查。

由于各地区条件不同、情况各异,以上筛查模式仍难以保证筛查质量,部分筛查机构根据实际条件,采取了不同的筛查模式,对新的筛查模式进行探索,如:院内两步筛查,即初筛未过且住院时间超过 72 小时者出院前接受第二次筛查,以降低初筛假阳性率;三阶段筛查模式,即在原有的二阶段筛查情况下,再增加一个阶段的筛查,即 OAE 初筛 -OAE 复筛 - 自动听性脑干反应(AABR)再筛的方式,或以 OAE 初筛 -OAE 复筛 -OAE 再筛的方式以降低转诊率,减少假阳性给家长带来的负面影响和降低诊断费用。

新生儿听力筛查覆盖率、转诊率以及失访率是项目实施的检测关键指标,高覆盖率、低转诊率及低失访率是新生儿筛查项目实施的质量保证。《新生儿及婴幼儿早期听力检测及干预指南(草案)》建议新生儿听力筛查覆盖率达 95%,初筛通过率达 90%,复筛率达 80%,转诊率不超过 5%。为保证新生儿听力筛查的实施质量,卫生行政部门组织制订考核评估方案,定期对筛查机构、听力损失诊治机构进行监督检查,对新生儿听力筛查的各个环节进行质量控制,发现问题及时采取改进措施。新生儿听力筛查中心或经卫生行政部门指定承担听力损失诊治工作的医疗机构要建立并维护新生儿听力筛查数据库,做好新生儿听力筛查的信息管理工作。

二、耳聋基因筛查

随着新生儿听力筛查工作的广泛开展和临床经验的积累,逐渐发现在新生儿听力筛查中存在局限或缺陷,即并不是所有的听力损失患儿均会在出生后立即表现出来。如有些新生儿通过了新生儿听力筛查,但随后出现 *GJB2* 或 *SLC26A4* 基因引起的迟发性听力损失;又如药物性聋敏感基因引起的听力损伤,出生时均可通过新生儿听力筛查。新生儿听力筛查的实施对于潜在听力损失儿童的早期发现存在不足。听力损失病因学研究显示,遗传和多种环境因素均可致病,而遗传因素导致的听力损失在儿童听力损失患儿中高达 50%~60% 以上。

目前,随着人类基因组计划的成功和致聋基因的不断发现与克隆及大规模聋病分子流行病学调查,为各种族提供翔实的常见致聋基因突变谱和突变频率数据。基于大规模不同种族的聋病分子流行病学的研究以及聋病常见基因图谱的绘制,已经确认 *GJB2*、*SLC26A4* 和 mtDNA 12SrRNA 是我国听力损失人群中最常见的 3 个致病基因,同时在健听人群中的突变携带率相对较高,这使得在普遍的新生儿听力筛查中融入基因筛查成为可能。

通过采集新生儿血样进行先天性疾病筛查,流程成熟,广泛开展的有苯丙酮尿症筛查、先天性甲状腺功能减退症筛查、囊肿性纤维化筛查等。因为这些疾病临床症状严重,早期干预明确有效,筛查方式简便,在世界范围内得到广泛认可,我国目前已经在有条件的地区逐步开展了前两项筛查,有些地区还实现了免费筛查。新生儿采血进行疾病的早期筛查,由来已久,家长容易接受,同期加入耳聋基因的筛查易于操作。

2007 年,王秋菊首次提出"新生儿听力及基因联合筛查"的理念,即在广泛开展新生儿听力筛查的基础上融入耳聋基因筛查,在新生儿出生时或出生后 3 天内采集新生儿脐带血或足跟血,进行耳聋基因筛查。

三、新生儿听力与耳聋基因联合筛查

新生儿耳聋基因筛查时,必须结合听力筛查的结果,单纯应用分子诊断来确定新生儿的遗传性听力损失同样是不可行的,这是因为分子检测结果中存在众多的不确定性和难以解释的因素,比如某个基因的多态和单一位点的杂合突变,仅有基因检测的结果是不能给新生儿家长以准确的信息来说明新生儿的听力状况和预后,因此必须结合听力筛查的结果。

新生儿听力筛查结果与基因筛查的结果均以"通过"和"未通过"来表示。听力筛查"通过"而基因筛查"未通过"者,要进一步做基因诊断和遗传咨询以及听力学监控和随访;听力筛查"未通过"而常见耳聋基因筛查"通过"者,则仍然要进行进一步的听力学诊断和基因诊断;听力筛查和基因筛查均通过者,进入目前成熟的儿童保健流程,但是不排除其他基因导致的迟发性听力损失的情况。

将新生儿听力筛查结果和基因筛查结果联合分析,保证了传统听力筛查检出听力损失儿童的优势,也增加了重要的遗传信息,扩大了常规的听力损失高危人群,应该对其加强随诊和临床观察,如出现听力下降可及早干预。

(王小亚 罗仁忠)

参考文献

中华人民共和国卫生部办公厅 . 卫生部关于印发"新生儿疾病筛查技术规范 (2010 年版)"的通知 . 卫妇社发 [2010] 96 号 . 2010.

第二节　听力损失的早期诊断与干预

随着我国新生儿听力筛查工作在全国范围内普遍推行,目前各地新生儿听力筛查未通过的转诊患儿数量大幅度上升,如何对转诊患儿进行规范的早期诊断和干预已是摆在耳科医师和听力学工作者面前的严峻问题。美国婴幼儿听力联合委员会建议,所有听力损失婴幼儿均应在出生3个月内确诊,6个月内接受干预。我国卫生部颁发的《新生儿听力筛查技术规范》中也明确规定新生儿听力筛查的原则是所有婴儿应该在出生后42天内进行听力筛查;所有筛查未通过的婴儿,最迟应该在出生后3个月内接受全面的听力学评估;所有确诊为永久性听力损失的婴儿应该在诊断之后尽快接受早期干预服务,最迟不能超过6月龄。因此,婴幼儿听力损失早期诊断和干预归根到底还是如何做到尽早对新生儿和低龄婴儿进行规范的综合听力学诊断评估。

2018年3月,国家卫生和计划生育委员会"新生儿疾病筛查听力诊断治疗组"专家经过多次讨论和修订,共同编写了《婴幼儿听力损失诊断与干预指南》。该指南分为听力损失诊断和听力损失干预两大部分,内容包含诊断标准、原则、方法及综合评估,干预指导原则、方法和效果评估。该指南主要为从事此项工作的临床医生、听力和言语康复等相关领域的专业工作者提供指导性意见,进一步规范我国婴幼儿听力损失的诊断和干预工作,全面提高听力损失患儿的康复效果。

婴幼儿听力损失诊断与干预流程如图 2-13-2-1 所示。

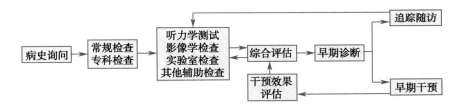

图 2-13-2-1　婴幼儿听力损失和干预流程

一、婴幼儿听力损失的早期诊断

听力学诊断评估的目的是确定有无听力损失,评估听力损失耳的听力损失类型、程度和听力曲线构型,以便确定干预方法。理想的听力诊断应包括定性、定位、定量和病因诊断。

一般认为"听力正常范围"标准如下:①声导抗测试(含 1 000Hz 探测音)鼓室图正常;②短声听性脑干反应(ABR)测试 V 波反应阈 ≤ 35dB nHL;③耳声发射(OAE)测试,畸变产物耳声发射(DPOAE)各分析频率点幅值在正常范围内且信噪比 ≥ 6dB,瞬态诱发耳声发射(TEOAE)各频率段相关系数大于 50%,总相关系数大于 70%;④行为测听听阈在相应月(年)龄的正常范围内。

1. 诊断原则

(1)听力测试组合:仅仅靠单项测试是不够的,必须根据婴幼儿年龄和认知发育情况,选择适合该个体的客观听力检查和主观行为测听项目进行组合测试。

小于 6 月龄的婴儿,一般以客观听力测试为主,结合主观听力测试结果进行判断。听力综合评估的重点放在电生理学测试上,如声导抗、耳声发射、听性脑干反应及听性稳态反应等,行为观察测听(BOA)居于次要地位。BOA 只是婴儿对声刺激的反应而非听阈,对听阈的判断起到辅助作用,而 BOA 对于高危新生儿,特别是有严重认知功能障碍或多种神经运动障碍的患儿却具有重要意义,通过 BOA 测试可以了解患儿听觉发育和认知发育的问题,可以为制订切实可行的早期干预计划提供帮助。6 月龄以上的婴幼儿,一般以主观听力测试为主,结合客观听力测试结果进行判断。主观听力测试包括视觉强化测听、游戏测听、言语识别或察觉阈。对双耳分别进行评估后,获得双耳的听力检测结果,为听力干预提供帮助。

(2)交叉验证:任何单一测听结果必须有其他听力测试结果的支持,只有经过多项测试结果的相互验证,才能明确诊断,还应结合病史、体检和家长对儿童日常听性行为的观察报告进行相互交叉验证作出的诊断才最具说服力。

(3)连续性:婴幼儿的听觉系统处在发育期,评估和诊断应有连续性,不能孤立地看待单次诊断结果。对婴幼儿听力的行为学评估是个持续精确的过程。对于 6~36 月龄的婴幼儿,随着月龄的增长,他们的听觉反应能力也逐渐增强,测试中做出反应的正确率也逐渐提高,即能产生反应的声音强度降低,建议 3 岁之前每 3~6 个月随访 1 次,之后每年随访 1 次,直至 6 岁。

(4)仪器设备校准和测试环境:仪器设备校准及测试环境应遵循相应国家标准(参考 GB/T16403 和 GB/T16296)。

(5)多学科合作:婴幼儿听力损失往往和全身状况相关,应实行多学科合作原则,共同全面评估患儿的发育问题。婴幼儿听力损失诊断与干预工作涉及临床医学、听力学及言语病理学、生物医学工程学、教育学、心理学和社会学等诸多领域,需要临床医师、听力师、听觉言语康复专业相关人员及家长密切合作,协同开展工作。

2. 诊断方法

(1)病史采集:病史采集包括母亲妊娠期特殊病史、患儿围产期的情况、新生儿听力筛查情况、监护人观察婴幼儿日常对声音的反应情况、言语发育、智力和肢体运动发育情况,患儿既往病史和用药史,还应包括家族史和其他听力损失的高危因素。

(2)体格检查:体格检查包括常规体检和耳鼻咽喉专科检查。常规体检包括一般情况、生长发育和伴随畸形,如毛发、头面部发育,四肢发育等,以排除各种伴有听力损失的综合征;专科体检要注意耳廓、外耳道、鼓膜和软硬腭等情况。

(3)听力学检查:包括主观听力测试(行为测听)和客观听力测试(生理学测试)两大类。目前婴幼儿行为测听包括行为观察测试(BOA)、视觉强化测听(VRA)、游戏测听(PA)、纯音听阈测试以及言语测听;生理学测试包括声导抗及声反射、诱发性耳声发射、ABR 以及听觉稳态诱发反应(ASSR)等。

1)出生至 6 月龄的婴儿:该年龄段婴儿听觉行为发育程度尚低,其听力学组合测试如下:①ABR,包括短声 ABR 和短纯音 ABR,当 ABR 不能引出波形时,可采用 ASSR 了解残余听力;②OAE 测试;③1 000Hz 和 226Hz 探测音的声导抗测试;④行为观察测试。

2)6~36 月龄的婴幼儿:①行为测听:采用视觉强化测听或游戏测听;②OAE 测试:条件允许最好进行 DPOAE 和 TEOAE 测试;③声导抗测试:鼓室图测试,同时进行镫骨肌声反射测试;④ABR 测试:在仪器最大声输出不能引出 ABR 波形时,可采用 ASSR 测试了解残余听力。

(4)影像学检查

1)颞骨 HRCT 可帮助了解有无中耳、内耳及内耳道畸形,双侧听力损失患儿建议常规行此检查。为减少放射线对婴幼儿的辐射损伤,6 月龄以下不常规推荐。

2)MRI 有助于了解内耳膜迷路、蜗神经及脑发育情况,对内耳高分辨 HRCT 扫描无异常发现的单侧或双侧极重度听力损失儿童,推荐行此检查。该检查对人工耳蜗植入术前蜗神经的形态评估具有重要价值。

(5)实验室检查:婴幼儿的血、尿有助于发现先天性或早期的感染,如风疹病毒、巨细胞病毒、梅毒、弓形体等感染。综合征型听力损失,也需要进行相关实验室检查以帮助确诊。

(6)其他检查:遗传因素约占先天性听力损失的 50% 以上,有条件时,推荐耳聋基因检测和相关病因学诊断。

3. 综合评估　通过询问病史、体格检查、听力学测试以及影像学和实验室检查等,获取听力损失评估所需资料,在此基础上进行听力测试结果的交叉验证和医学综合评估。明确听力损失是单侧还是双侧,是永久性还是暂时性,为临床治疗和干预提供参考。此外,对于确诊为听力损失的婴幼儿,还应进行相关医学评估,以明确病因。

耳鼻咽喉头颈外科医生对就诊患儿的整体发育,如运动能力、交往能力、智力、身体发育状况等进行初步的评估,对于高度怀疑除听力以外还伴有其他方面异常的患儿,要及时请相关科室会诊,对患儿进行全面和综合的评估,在听力干预的同时,进行其他发育异常的综合干预与康复,以期达到满意的效果。

4. 听力损失的诊断　正确的诊断是选择恰当听力干预手段的前提。听力损失诊断包括听力损失程度、性质和病因等三部分内容。

推荐用 500、1 000、2 000、4 000Hz 的平均听阈来进行听力损失的分级,对婴幼儿而言,最重要的是获得各言语频率的反应阈和听阈。听力损失的性质可分为传导性、感音神经性和混合性听力损失。对于诊断听力损失的病因,临床有一定难度,通过详细询问病史、母亲孕产史、家族史以及听力学和相应的影像学及遗传学检查等辅助检查,可对一部分听力损失的病因做出诊断。

5. 追踪随访　听力诊断异常或听力损失高危的婴幼儿,应进行定期随访。听力诊断异常的婴幼儿,3 岁前每 3~6 个月随访并评估 1 次;通过新生儿听力筛查,但伴有听力损失高危因素的婴幼儿,3 岁以内每年至少做 1 次诊断性听力学评估。儿童保健的跟踪随访对听力追踪的连续性原则也非常重要,可以定期进行听力反应及语言发育的粗略评估,即时发现迟发型听力损失。

先天性听力损失的早期诊断评估是一个连续性的、逐步精确的和综合评估的过程,其结果需要定期复查和校核。

二、婴幼儿听力损失的早期干预

越来越多的证据显示,语言是在对声音的感知、语言的聆听和交流过程中发育成熟的。发生在任何年龄阶段的听力损失都会对儿童的听觉和言语发育产生影响,同时还会影响其认知和学习能力,甚至影响其他生存能力的发展。因此,对听力损失婴幼儿进行强化性早期干预能够明确地改善他们的听觉和言语语言认知和发育状况,这已在听力损失婴幼儿听觉言语康复实践中得以证实并被大家所公认。

早期干预建议遵循以下原则:①在患儿家长知情同意的前提下给予指导,使其理解早期干预的意义;②对已确诊患儿应尽早验配助听器和 / 或植入人工耳蜗;③助听器使用 3~6 个月后,如果收效甚微或无效,应尽早行人工耳蜗植入;④双侧干预模式优于单侧;⑤倡导干预方案个性化;⑥密切观察,定期追踪随访,注重干预前后的效果评估。

目前婴幼儿听力损失早期干预的主要手段有:追踪随访、助听器验配、人工耳蜗植入、骨锚式助听器(BAHA)和振动声桥等的应用、药物治疗及其他。

1. 追踪随访　儿童生长发育过程的各阶段都可能发生听力损失,都可能会对儿童的言语发育和学习带来严重的影响,也必须尽早发现并及时干预。概括起来有 3 类:①延发性听力损失:围产期时听力正常,出生前后某些特定的有害因素,如:宫内先天性感染、严重的窒息、持续机械通气、高胆红素血症等对内耳造成损害,导致随着时间推移在其出生后的某个时期开始出现听力下降。②进行性听力损失:出生时听力正常,出生后出现与遗传及神经退行性病变或其他因素相关的不同进展速度、频率及严重程度的听力损失。③获得性听力损失:获得性因素如:脑膜炎、耳毒性药物、声损伤等直接或间接作用于内耳所致听力损失。即使诊断为“听力正常”的婴幼儿,还应坚持做到追踪随访,即最好每 6 个月进行一次听力复查或告知家长仍需密切关注儿童的日常听性行为反应,尤其是对于未通过新生儿听力初、复筛的婴幼儿,其成长过程中发生迟发性听力损失的概率远远高于通过新生儿听力筛查的婴幼儿。

2. 助听器验配　助听器验配是婴幼儿听力损失早期干预的重要手段,其目的是使婴幼儿获得最佳听觉效果,为进一步的言语及语言康复训练提供先决条件,使其最终获得较好的言语语言发展,回归有声世界和主流社会,能够与正常儿童一样健康成长。研究表明,绝大多数双耳听力损失的儿童都可得益于个性化的助听器验配,早期干预应该将听力损失确认与助听器验配之间的时间降低到最小,原则上要求在诊断为永久性听力损失的一个月之内为婴幼儿验配助听器,越早越好;此时助听器验配的基本要求是使配戴助听器的婴幼儿最大可能地获得言语声的刺激,并使其听到的言语声强度在安全舒适的可听范围之内,避免声音过度放大或放大不足。

3. 人工耳蜗植入　人工耳蜗植入是将人工制造的电子听觉装置植入重度或极重度感音神经性听力损失患儿的耳蜗内,将外界声音转换成电刺激在听中枢产生电听觉,患儿需要通过学习和训练对声音和电听觉之间重新建立相应的联系,重新理解语言,恢复言语交流能力,重返有声世界。对于重度或极重度感音神经性听力损失的婴幼儿,通常要求有效验配助听器并观察使用助听器 3 个月以上的听觉言语康复效果,如果无效果或效果不明显,则需尽快为患儿植入人工耳蜗。一般认为这类患儿人工耳蜗植入手术的年龄在 12 月龄左右,特殊情况下,植入年龄还可以再提早数月;术前患儿配戴助听器 3~6 个月并进行听觉言语康复训练,将对术后语言能力的提高有很大帮助。

4. 骨传导助听器　骨传导助听器适用先天性外中耳畸形等外耳道狭窄、闭锁,和其他不适合使用气导助听器的患儿。这类患儿听力损失特点常表现为气导听阈下降而骨导听阈正常或接近正常,通过骨导听阈仍可以获得较好的言语感知和识别。由于患儿早期骨质较薄,早期推荐配戴软带骨传导助听器,待到适龄后,可以考虑植入式骨导助听器。

5. 药物治疗及其他　对于确诊为传导性听力损失(分泌性中耳炎)的婴幼儿,首先是指导家长应积极治疗鼻腔病变,并保持正确喂奶姿势和方式,其次是严密观察(从确诊之日起,观察 3 个月),定期随诊,直到中耳渗液完全消失(鼓室导抗图为 A 型);对于病程超过 3 个月的患儿,应可考虑外科治疗(鼓膜置管术、腺样体切除术等)和验配助听器等干预措施。

早期干预应该遵循以家庭为中心的原则,帮助患儿的父母正确理解听力损失的危害性和早期干预的重要性,认识到早期干预过程中父母参与的作用,促进听力损失婴幼儿交流能力的发展。听力师和家长要认识到婴幼儿听力干预设备的调试及效果评估是一个逐步精确和完善的漫长过程,要付出更多的耐心,而家庭角色的关键作用是保证在家中和婴幼儿直接交流(如逗玩、模仿动物发声和情感对话,对话很可能听不懂,但是这并不重要)并为其日常学习语言提供更多、更好的机会。

干预后效果评估也至关重要,需贯穿在听觉言语康复的整个过程。根据效果评估,可了解患儿干预后在言语及语言发展、行为认知和学习等方面能力的改善程度,从而判断干预措施是否有效。根据患儿年龄、认知水平及行为能力等采用不同的评估方式,并坚持长期监测。长期的评估监测主要分为听觉能力、语言能力和学习能力等三方面,内容包括听力学、婴幼儿交往能力、神经或情感发育水平、认知发育水平以及学业发展水平的持续评价。

(王小亚　罗仁忠)

参考文献

1. 国家卫生和计划生育委员会新生儿疾病筛查听力诊断治疗组 . 婴幼儿听力损失诊断与干预指南 . 中华耳鼻咽喉头颈外科杂志 , 2018. 53: 181-187.
2. 黄治物, 吴皓 . 先天性听力损失的早期诊断评估 . 中国医学文摘 : 耳鼻咽喉科学 , 2013, 28 (1): 13-15.

第三节　助听器选配

助听器(hearing aid, HA)是将声音放大并输送至耳部的电子装置。儿童助听器选配对听力师的理论知识、技术水平和临床经验都有较高的要求,需要与家长、康复机构、教育机构等多方合作,综合考虑儿童的需求,对助听器的类型、样式、声学特征以及操控部件等细节进行选配。为听力损失儿童选配合适的助听器,对于发展和保持听力损失儿童在听、说两方面的交流能力,具有十分重要的意义。

一、助听器概述

(一) 结构和工作原理

助听器由传声器(俗称麦克风)、放大器和受话器组成(图 2-13-3-1)。其工作原理为:传声器把接受到的声信号转化为电信号传到放大器,放大器把电信号滤波放大后传给接收器,接收器再将放大的电能转化为声信号,达到信号增强的目的。

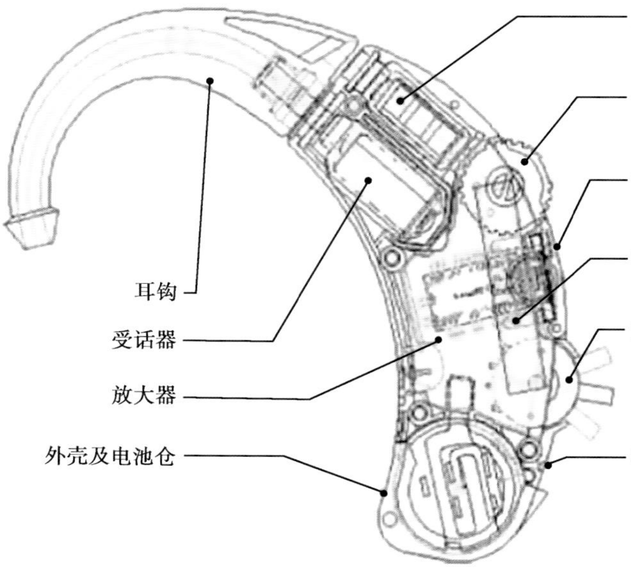

图 2-13-3-1 助听器结构图

（二）分类

1. 按声音传导方式

（1）气导助听器（air conduction hearing aid）：通常的盒式、耳背式以及耳内式助听器等属于气导型助听器。气型助听器是将放大的声音信号向外耳道内传输。

（2）骨导助听器（bone conduction hearing aids）：骨导助听器是通过颅骨震动传音，最终产生的不是声音信号而是振动信号。骨导助听器耳机或耳塞，而是一个能够产生振动信号的震荡器。

植入式骨导助听器（implantable bone conduction hearing aids）的构想，最早起源于骨锚式助听器（Bone-anchored hearing aids，BAHA）。BAHA 现已特指穿皮植入式的骨导助听器，可通过外科手术永久地植入，直接振动颅骨将声音传至耳蜗，避免依赖外耳和中耳。骨导植入式助听器适用于双侧传导性或混合性听力损失儿童，如外耳或中耳畸形，或是伴随头面部畸形的综合征（如 Treacher Collins 综合征）以及慢性化脓性中耳炎而不能佩戴传统助听器者。对比传统骨导式助听器，其声音输出更稳定，增益更大，音质也更好。儿童骨导式助听器的手术时间，取决于年龄和颅骨厚度，通常建议最小植入年龄为 5~6 岁。

由于穿皮使用存在着感染等的风险，对患者的个人卫生和日常维护要求较高，后又出现了经皮骨导装置。本章第四节将详细阐述该技术。

2. 按外观

（1）耳背式（behind-the-ear，BTE）：是儿童最常使用的助听器类型（图 2-13-3-2）。它挂在耳郭后，根据儿童的耳郭大小，听力损失情况来选择助听器及耳钩外形。儿童耳后式助听器最常用的连接方式是通过导声管将耳钩和耳模相连，还可以通过细声管，开放性耳塞/耳模等方式连接。近十几年来，受话器内置于外耳道内（receiver-in-canal，RIC）的助听器日益受到欢迎，该类耳后式助听器外形相对比较小巧，功率可以做得较大且不易产生啸叫。

（2）定制式助听器 定制式助听器更小巧，但需要制取耳印模，寄送到厂家，根据外耳,耳道的形状去定制外壳。分为耳内式(in-the-ear,ITE)、耳道式(in-the-canal,ITC)或深耳道式(completely-in-the-canal,CIC)助听器。儿童外耳道随年龄不断发育,如选配定制式助听器,需要频繁更换外壳,并且更换外壳有制作周期,因此婴幼儿要慎重选择(图2-13-3-3)。

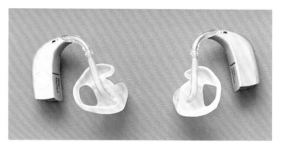

图 2-13-3-2　耳背式助听器

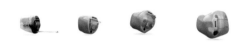

图 2-13-3-3　定制助听器

(3)其他类型助听器　包括眼镜助听器(speHRCTacle aid),其主要针对有视觉和听觉双重障碍的儿童。眼镜助听器主要有两种形式:一种是类似于耳后式助听器,将受话器通过导声管连接耳模;另一种是将骨导振子直接加装在眼镜腿的末端,利用眼镜腿的夹持力振动头颅,起到骨导助听器的效果。

二、助听器验配特点与原则

儿童处于听觉和言语发育的关键阶段,任何程度的听力损失如得不到有效干预,均可能影响听觉、言语、认知、心理、社会等诸多方面的发育。助听器是听力损失婴幼儿学习语言的重要辅助装置,精准选配助听器对婴幼儿和儿童的正常发育具有重要意义。

(一)儿童外耳道声学特性

正常成人的外耳道为深度 2.5~3.1cm 的盲管结构,其声学共振特性为对 2 000~4 000Hz 较宽范围的频率产生 10~15dB 的增益。随着年龄的增长,耳道的声学参数也随之改变。1987 年 Kruger、Ruben 发现新生儿的外耳道共振曲线的峰值频率是成人平均的 2~3 倍,随生长发育逐渐接近成人。因此为每一儿童调配助听器时需要其真耳测试的数据。

传统的真耳测试方法显然不能被儿童接受。儿童很难在真耳测试的过程中保持安静不动,可能还会不自主地发出声响,甚至根本就不肯佩戴携有探管麦克风的头件。所以必须针对儿童的这些特点,设计新、耗时短的真耳测试方法,这就是真耳 - 耦合腔差值(real-ear to 2cc coupler difference,RECD)测试。利用 RECD 的结果作为转换因子,就可将较难进行的儿童助听器真耳测试转化成无须儿童参与的耦合腔中的测试。Feigin 等(1989)报告 5 岁以内儿童的 RECD 均高于成人,之后才逐渐接近成人。

(二)儿童选配助听器的特点

儿童的助听器选配与成人相比,在选配方法、处方公式、耳模选择与更换、家庭指导、跟踪评估等方面都具有较大差异。它表现在:

1. 在听力康复的早期,听力损失儿童不具备足够的认知能力,不能像成人一样自主地调节助听器的设置。助听器上的设置对儿童都是锁定的,从而要求儿童助听器的选择和调试要比成人助听器更加精确。使用过程的安全性需求也与成人存在显著差异。

2. 由于认知能力和行为能力的局限,可获得的儿童的听力数据往往是有限的。对于婴儿期的听力损失儿童,很难获得完整的带有频率特异性的听力数据(即听力图),儿童助听器验配师往往只能用一、两个频率的阈值来推算助听器的放大特性。

3. 语前聋儿童需要依赖助听器来习得语言,这就需要助听器具有更高的清晰度和舒适度。

4. 婴幼儿的耳道声学特性与成人相比有较大的差异性,随着年龄的增长还呈现出一定的变异。成人助听器选配中常用的各种转换因子,不适于学龄前儿童的使用。如果只以助听器在 2mL 耦合腔中的电声参数来推断儿童助听器的使用效果,可能会出现较大的偏差。只有在儿童真实的耳道上完成助听器性能参数的测量,即真耳分析(real ear measurement,REM),才能获得比较可信的数据。

5. 儿童生性好动,不易配合,注意力好分散,能配合验配(如完成真耳测试等)的时间有限。

(三) 儿童验配助听器的听力标准

儿童一旦确诊有永久性的听力下降,就应选配助听器。某些孩子具有波动性听力或单侧听力下降,可能也需要助听器的帮助。儿童的听力损失究竟到什么程度就需要助听器,尚没有一个统一的认识。然而我们只要考察一下日常言语在 1 000 ~ 4 000Hz 频率范围内的语谱,就会发现超过 25dB HL 的听力损失就有可能影响儿童接收言语信息,而这些言语信息对于发展儿童发展良好的听说能力是必备的。多年来,"听力下降 25dB HL"一直是世界各国听力学实践的重要"金标准",无论听力疾病的技术鉴定,还是听力保护的标准,或是涉及听力残疾鉴定,这个标准至今袭用。所以欧美发达国家发布的指南多提示:双耳听力损失均超过 25dB HL,就应考虑选配助听器。但考虑到对低龄婴幼儿进行听力检测受到许多技术条件的限制,中华医学会 2018 年发布《婴幼儿听力损失诊断与干预指南》则将关注点放在语言频率(500、1 000、2 000 和 4 000Hz)平均听力损失在 30~40dB 以上的婴幼儿身上。对于单侧听力损失、2 000Hz 以上的高频听力损失、轻度听力损失,应结合其他一些因素来决定是否需要选配助听器。这些因素包括:认知能力、是否存在其他残疾、孩子在家中及教室中的声学环境。

(四) 儿童选配助听器的原则

1. 尽早干预 听觉是言语链中的重要一环,幼儿要学会并保持言语,有赖于听力的存在以及大量言语信息的反复刺激。言语和语言能力的获得与发展,是有其关键期的。错过了这个关键期,康复过程中的种种努力往往是事倍功半。所以儿童配戴助听器的年龄越小越好,一旦符合上述的听力学标准,就应立即选配助听器。

早期选配是儿童助听器选配的重要原则。美国婴幼儿听力联合委员会(Joint Committee on Infant Hearing,JCIH)2007 年发布的蓝皮书《早期听力检查和干预原则及指南》建议采用"1-3-6 进程":婴幼儿应在出生后 1 个月内完成初筛和复筛;所有筛查未通过的婴儿,在出生后 3 个月内接受全面的听力学及医学评估;确诊为永久性听力损失的婴儿,均应该在 6 个月内尽快接受干预服务。2019 年美国婴幼儿听力联合会(Joint Committee on Infant Hearing,JCIH)新版的早期听力检测和干预计划的原则和指南中鼓励采用"1-2-3 进程"。我国 2010 年颁布的《新生儿听力筛查技术规范》和 2018 年出台的《婴幼儿听力损失诊断与干预指南》中均指出,听力损失应在 6 个月内接受干预。更多研究显示,6 个月内获得听觉刺激对婴幼儿听觉言语发育至关重要,且选配年龄越小,儿童对助听器适应性越强。

2. 助听器要提供与儿童言语学习相适应的听觉输入　放大的目的是为有听力损失的婴儿或儿童提供尽可能接近常态的听觉环境,特别是语言环境。给听力障碍儿童提供适当的语音放大输入,使其尽可能获得与年龄相适应的口语接收和表达、语言发育、读写技巧和社会心理发育的机会。

助听器要求提供长时平均会话声谱范围内的可听度,确保声音畸变最小,提供智能降噪等信号处理策略以尽可能减少不适当的信号,能方便地连接外部辅听装置,佩戴舒适以确保持续日常使用。

3. 双耳选配与双模式助听　双耳听觉有利于婴幼儿声源定位能力的建立。此外,双耳聆听对听敏度有加合效应,还可以减少混响对于言语理解的影响,改善助听器佩戴者在噪声下言语识别。研究显示,若长期佩戴单侧助听器,听觉剥夺的影响可导致中枢对言语声处理机制的异化,因此,听力师应尽可能建议儿童选配双耳助听器。

单侧听力损失儿童,也应该考虑在受损侧实施干预。有证据显示,与正常听力儿童相比,单侧听力损失儿童存在较大的言语和语言发育延迟及学习困难的风险。

随着人工耳蜗技术的逐渐普及,越来越多的重度、极重度听力损失儿童进行了人工耳蜗植入。目前单侧人工耳蜗植入者居多,其非植入侧在具有残余听力的前提下使用助听器辅助聆听,即为双模式助听。研究显示,双模式助听的儿童在言语理解和声源定位方面都优于单侧人工耳蜗植入的儿童。

4. 循序渐进、定期随访　正常听力的新生儿也要经过约 1 年的听觉经验和语音输入的积累才能说出第一个字。听力损失儿童使用助听器,听力不可能补偿到完全正常的水平。家长要有一个正确的心态,持之以恒,坚持不懈。在训练中要先易后难,善于绕过训练中的"暗礁"。应鼓励听力损失儿童至少每半年随访一次,评估其听力、言语发育状态,并以此为依据调整助听器的放大特性。

同时,助听器的麦克风、受话器等部件会随着使用时长而出现性能下降;耳模也许会随着儿童耳道发育而出现松动,配戴大功率助听器时易出现啸叫。所以助听器检修也是定期随访的另一内容。

5. 发挥家长及听力损失儿童老师的作用,提高听能管理水平　必须提供适合儿童家庭人员阅读水平、受欢迎的语言和交流模式的材料,并对低阅读水平的家庭要提供视频或图片形式的资料。

三、助听器选配流程

儿童选配助听器的步骤也与成人相仿,一般要经过听力诊断、预选助听器、调试、验配、随访确认效果五个步骤。

(一)获得有频率特异性的听阈

1. 行为测听方法获得频率特异性听阈　获得双耳的准确听阈是儿童助听器精准选配的前提。需根据儿童生理年龄和发育水平选择相应的行为测听方法,如游戏测听、视觉强化测听和行为观察测听。鼓励使用耳机而不是声场测听。声场测听只能获得双耳中的听力较好值;而用耳机测听能准确地了解孩子双耳各自的听力损失。建议使用插入式耳机。它外型小巧,比压耳式耳机更易于为儿童接受。而且插入式耳机的耳间衰减值大,需要进行掩蔽测听的概率大大降低。另外,测听中若采用插入式耳机,由于插入式耳机的校准是在 2mL 耦合腔或堵耳模拟器中完成的,那么就可以直接应用真

耳 –2mL 耦合腔传递函数,来估算外耳道内的 SPL 数值。

但行为听阈的测定受儿童的发育状况、认知能力、听力水平和听力师经验等多方面因素影响,对于婴幼儿和低龄儿童,采用行为测听和听觉生理测试相结合、交叉印证的方式是获得其频率特异性听阈的常规方法。

2. 应用听觉电生理测试技术预估听阈 对于婴幼儿和低龄儿童,常用的听觉电生理测试包括 ABR、ASSR 等。为提高选配准确性,每侧耳应获得 3~4 个频率点的听阈估计值。短纯音由于具备较好的频率特异性,该刺激声诱发的 ABR 称为频率特异性ABR(frequency specific ABR,FSABR)。研究显示,FS-ABR 与行为听力阈值高度相关,二者之间的修正值往往在 5~20dB,低频的修正值往往大于高频修正值,具体修正值与频率、受试者年龄、设备校准等因素相关。ASSR 也是预估行为听阈的重要方法,大多数 ASSR 测试设备都能同时给出各频率的修正值。由于电生理反应阈值往往高于行为阈值,由此临床上采用电生理反应阈值减去修正值的方法来预估低龄婴幼儿的行为阈值,即:

$$电生理反应阈值(dB nHL) - 修正值 = 预估的行为听阈(dB eHL)$$

这种方法在儿童助听器选配中非常重要,如果不考虑修正值而直接采用听觉电生理反应阈进行助听器选配,将高估了听力损失的程度,导致增益过高而引发潜在风险。

此外,听力损失类型也是婴幼儿助听器选配中必须考虑的因素。临床上可以结合骨导和气导 ABR、声导抗测试结果综合判断。特别需要提示的是,对于小于 12 月龄的婴幼儿,在鼓室声导抗测试时需加测 1 000Hz 探测音。

(二) 预选助听器的相关因素

1. 听力损失的程度与性质 助听器的功率要依据儿童的听力损失程度选定,避免因过度放大而损伤残余听力。对于传导性听力损失,如果是暂时性的,可选择气导助听器;如果是小耳畸形、外耳道闭锁等永久性听力损失,可选择骨导装置进行听力补偿。对于波动性听力损失,可采用多套不同增益水平的助听程序,并指导家长有针对性地选择不同程序。若预估到儿童听力有进行性下降的趋势(如大前庭水管综合征),在选择功率时需有一定余量,以保障听力下降时还存在一定的增益调节余地。

此外,一些特殊病例也应给予考虑:

(1)单侧听力损失儿童,若听损耳尚有较好的残余听力(PTA ≤ 70dB HL)可在听损耳试配气导助听器。对一侧重到极重度听力损失而另一耳听力正常的儿童,可考虑采用信号对传式(contralateral routing of signal,CROS)气导助听器或骨导装置,这取决于儿童的年龄及操控能力。

(2)轻度听力损失儿童若存在学习困难的较高风险,也可考虑使用助听放大设备。

(3)对于听神经病谱系障碍(ANSD)的儿童,临床处置建议是不尽相同的:使用低增益助听器或 FM 系统;仅单耳使用低增益助听器;或者完全避免使用助听器。这些结论的临床证据还比较薄弱,尤其针对婴幼儿和低龄儿童,需要更多的临床研究。而大多数 ANSD 婴幼儿往往同时伴有发育迟缓等其他健康问题,现有儿童测听方法不能有效获得或预测其行为听阈,仅依靠对儿童配戴助听器后的行为观察来判断助听器的增益是否恰当。此外,2 岁以下儿童一般无法进行言语识别测试,即使已经确定了听阈、提供助听器,评估助听效果仍很困难。对于所有 ANSD 儿童来说,助听器及其他辅听技术能够带来的帮助取决于多重因素,包括儿童诊断和干预的年龄、助听装置的适用性、使用的连续性、干预质量、家庭影响程度以及其他残疾或健康条件。

(4)永久性传导性听力损失的儿童,若外耳和外耳道的解剖结构足以支持耳模嵌入耳甲腔及助听器的佩戴,宜配戴气导助听器;如果解剖(外耳道闭锁,慢性流脓,其他解剖畸形)不足以支撑气导助听器的佩戴,则宜采用骨导助听器。

(5)拟接受人工耳蜗的儿童在植入前,可尝试助听器并优化其放大参数。确定无法从助听器获益或收益甚微,再考虑植入人工耳蜗。

(6)对于有传导性听力损失但由于病理或生理原因不能佩戴气导助听器的儿童,比如外耳道炎、慢性化脓性中耳炎,小耳畸形,外耳道闭锁等。可佩戴软带骨导助听器。骨导助听器通常由弹力发带绷固在头上,振子的振动面放在乳突位置,将声音通过机械振动传入。通常婴儿出生后一个月以后可以开始佩戴骨导助听器,佩戴位置可暂为颞骨或前额,如果婴幼儿俯卧,甚至可以放在头颅背侧。但由于婴儿颅骨还未完全融合骨化,长时间佩戴可能会造成不适、头带连接不紧、移位等问题,可以考虑用防汗带或是帽子,再用尼龙子母扣固定振子。

2. **性能选项**

(1)方向性麦克风:使用方向性麦克风可改善患者前方语音的信噪比,提高在噪声条件下的言语识别。对于儿童患者,是否舍弃全向性而开启方向性麦克风,尚未达成一致观点。支持全向性模式主要基于两点原因:一是当说话人在儿童侧方或后方时,方向性麦克风会降低语音强度;二是方向性麦克风的开启可能影响儿童在不经意状态下的语言习得,尤其是当声音从非正面发出时。支持开启方向性模式的原因在于:现代助听器只有在方向性麦克风的信噪比优于全向性时才会自动开启方向性模式。因此,只要儿童能够可以很好地寻找声源,对于大于6个月龄的婴幼儿,可以开启方向性麦克风功能。

(2)压缩设置:非线性压缩通过加大对低强度声音的增益来获得更好的可听度,同时对高强度声音则降低增益来保证舒适度和安全性。目前常用的儿童处方公式,如 DSL[i/o]和 NAL-NL2 均已采纳非线性压缩的理念,因此在选配时无须再做特殊的处理。由于听神经病变患者会受到时间处理问题的影响,应考虑线性放大、避免振幅压缩。同时建议使用低频滤波或高频移频的助听器,以及增强时域包络。

(3)反馈管理:当助听器放大后的信号从外耳道、耳模中泄漏出来,被助听器的麦克风再次接收而循环放大,反馈即可能发生(表现为高频啸叫)。反馈一旦发生,将会掩蔽声音信号输入,且引发助听器佩戴者和周围人的烦躁,因此应以以下两种方式实施反馈管理:一种是降低助听器在高频啸叫所处频带的增益以避免反馈形成。另一种是通过助听器自带的反馈抑制算法,在发生反馈的频率加入一个相位相反的信号予以抵消,即可抑制反馈。但反馈管理有时会对音乐声也错误地给予反馈抑制,若大龄儿童需要学习音乐,则要谨慎使用此项功能。值得注意的一点为,应优先确保儿童耳模佩戴合适,对于耳模问题导致的反馈应通过改善耳模来解决。

(4)移频:移频是将某一特定频率区域的声信号转移输出到另一频率区域。由于高频区域的听力下降往往重于低频区域,因此移频通常是将高频声信号转到中频区域输出,从而使因高频区没有足够残余听力、助听器放大后仍听不到的高频声音能再次被听到。

3. **助听器外形的选择** 儿童助听器外形的选择应基于下列因素:外耳道的大小和形状、耳甲腔及外耳道的预期生长变化、皮肤的敏感性、外接辅听装置、舒适度、堵耳效应、外观等。

(1)首选耳背式(BTE)助听器:对于儿童患者,因耳的大小在改变,外耳到青春期可能持续生长,一般提倡用BTE,因为随着儿童的成长仅需更换相对便宜的耳模。另外,耳后式助听器的外型有足够的空间,可加装方向性麦克风、拾音线圈、直接音频输入端、内置FM接收器、蓝牙接收器天线等辅听装置。BTE可提供儿童患者需要的全部声学放大特征。

对于婴幼儿,由于软骨组织未发育完全,耳郭不足以支撑BTE,可考虑使用医用双面胶把助听器粘贴在耳后,以防移位。为了防止助听器掉落而损坏或丢失,可以用儿童安全夹将助听器固定在衣服上。耳后式助听器的外壳和耳模可有不同的颜色和图案,鼓励儿童根据自己的喜好来选择,这有利于培养听力损失儿童健康开朗的性格。随着年龄增长,特别是到青少年期,儿童会对助听器的外观有所要求,希望助听器更小巧隐蔽。这时听力师需做全盘考虑,从听力损失程度、多程序切换、音量调节等多个因素为儿童选择最适合的助听器型号。

(2)慎用定制式助听器:一些大龄儿童或青少年外耳的大小和结构已与成人相似,可以考虑定制式助听器。如果婴幼儿耳郭变形或松弛而不能支撑耳后式助听器,作为极为特殊的案例,可以考虑定制式助听器,但要严格掌控听力损失程度。

从实际操作的角度看,儿童佩戴定制式助听器,父母和老师不容易监控助听器的工作状态。且由于定制的外壳体积较小,无法连接音靴等外部附加装置,因此定制式助听器提供给儿童的功能受到一定限制,特别是听力损失儿童课堂教学时所需的FM系统等。尽管很多父母由于其外观小巧而倾向于让孩子选配定制式助听器,但听力师要向家长阐明利弊,选择最适合儿童建立听能的助听器。

4. 耳模 耳模(ear mold)是耳甲腔和外耳道的模型,其作用是将助听器放大后的声音传送至鼓膜,具有固定助听器、修饰声学效果、防止声反馈和改善佩戴舒适度的作用。儿童患者在耳模方面要注意以下两点:

(1)儿童助听器耳模的特殊要求:婴幼儿和低龄儿童外耳的一个重要特点是耳道非常狭小,通常只能制作声孔,加做通气孔或制作喇叭口受到限制;为避免反馈的发生,一般情况下很少在婴幼儿和低龄儿童的耳模制作中施加通气孔。耳模材质通常为软耳模,既防止啸叫的产生,又能避免儿童活动中的意外撞击对耳朵造成伤害。防敏涂层和多种颜色的耳模也给儿童更多选择。此外,对于重度听损的儿童,耳模需要保持密封性,导声管通常也选择相对坚挺并防潮的材料,连接到儿童助听器的耳钩以保障佩戴舒适。

(2)定期更换耳模:由于婴幼儿发育迅速的特点,为了防止反馈,耳模需及时更换。通常情况下,6月龄以内的婴幼儿耳模更换频率为每月1次,6~12月龄婴幼儿耳模更换频率为每2个月1次,然后以每年3~4次的频率更换耳模直到3岁以后,接下来再根据儿童的生长情况和助听器的声反馈情况来定期更换。

5. 安全性 儿童使用助听器还涉及一些与物理或声学特性有关的安全因素。因此推荐:

(1)电池仓门:采用可锁闭的电池仓门,以免儿童自行取出电池后吞咽或塞入鼻孔。

(2)音量控制:使音量控制无效或锁住,或利用宽动态范围压缩电路来自动控制音量。

(3)过度放大:采用实证有效的儿童验配处方公式,结合儿童月龄来套用前人总结的不同年龄段儿童的真耳-耦合腔差值(RECD)正常值,配戴初期宁肯增益"保守"也不要过度放大;如家长/看护人怀疑有过度放大则监测暂时阈移。

(4)父母的焦虑、训练和装置的使用：通过咨询和指导，减轻家长 / 监护人的焦虑情绪，并教会他们使用及监测助听器的方法。

(5)助听器功能异常：助听器功能异常有可能造成更严重的听力损失或放大不足。家长 / 监护人须定期监测助听器功能，掌握一般的监测方法及发现和排除故障的能力。

(6)耳压痕和接触性皮炎：了解以前是否有皮肤反应以减少耳印和 / 或耳模接触性皮炎的发生率。

（三）放大参数的调配

1. 目标增益的匹配

(1)处方公式：加拿大西安大略大学的 Seewald 教授领导的研究小组自 1982 年开始，为解决儿童线性放大助听器的选配，开发了 DSL（desired sensation level，理想感觉级）处方公式，一直居于儿童助听器选配处方公式的主流，并随着非线性放大助听器的普及而出现了 DSL［i/o］。儿童要借助助听器学习言语和语言，助听器不但要保证儿童能听到言语，而且还要提供充分的言语放大，并避免响度不适，以保证言语的接收。所以，处方的中心思想是言语必须要放大到"理想的感觉级"以实现最佳的可懂度，这也是 DSL 命名的由来。具体说，就是要在全语频范围内将平均会话言语声级放大到患者最舒适的声级。

1976 年，来自澳大利亚国家声学实验室（National Acoustic Laboratories）提出了 NAL 处方公式，着重使言语频率范围的声音处于舒适级。1999 年又推出了针对非线性放大的 NAL-NL1 处方公式。不同于 DSL［i/o］等非线性处方公式中采用的"响度正常化"原则，NAL-NL1 公式在将患者的响度补偿到接近正常人水平的同时，也还力求获得最大的言语分辨，从而与其他处方公式表现出较大的差异。

2010 年上述二家权威机构分别开展了双盲对照临床研究，结论是：NAL-NL1 在对轻声言语的增益上略显不足，而对于保障孩子在嘈杂环境中的聆听舒适度，DSLv4.1 的增益又显得过大了。

(2)真耳分析：由于放大后的言语信号是输出在耳道内的，助听器的使用也改变了耳道的声学环境，如果能以在耳道内测量的听阈数值与放大后的言语强度进行全频率的比较，对于估价助听器对言语发育的效果会是很有帮助的。这需要专门的真耳测量设备与技术，可参阅助听器领域的专业书籍，此处不予详述。

基于选择的处方公式，通过助听器选配软件可完成初始选配。初始选配建议在选配软件中采用对每一儿童个体实际测得的 RECD 数据。RECD 是同一输入信号条件下，外耳道近鼓膜处各个频率的声压级与耦合腔中的声压级之差。该方法的优越性在于：在一定时间段内，只需对儿童进行一次 RECD 测试，在此后的助听器选配和调试就可在依靠 RECD 数据在标准耦合腔中进行。但考虑到不少验配结构不具备对儿童进行真耳测试的条件，国外学者已总结了不同月龄儿童 RECD 的正常值，大多数助听器选配软件中都已提供。但由于人种间外耳道生理尺寸可能存在差异，因此，条件允许的前提下建议测量每一儿童个体的 RECD 数据。

(3)循序渐进　为了使初次佩戴助听器的患儿能平稳地适应助听器，为数不少的助听器产品都提供了增益缓释功能。假定患儿理想的目标增益为 100%，需要 8 周左右的适应期，则验配师可以将初次佩戴时的增益设定为 60%，以每周递增 5% 步距确定增益的缓释进程，并在 8 周内保持与患儿家长的密切联系。

2. 数字化信号处理　全数字助听器的功能日臻强大。多频带、非线性放大、语音增强、智能降噪、声反馈截除、多麦克风指向性接收等现代数字信号处理技术都融入助听器中。

3. 多程序设置

（1）母亲喃语的声强特征：儿童大部分时间听其他儿童和妇女的言语，这些言语声比成年男子的言语声有更高的频率成分；在为儿童验配助听器时，重点要放在提供较高频率言语信息的能听度上。

（2）方向性、降噪等参数的设置：儿童比成人有更大的理解言语的聆听需求，特别在较困难的听觉环境下（声级低、噪声和 / 或混响）。为使他们更好地理解语言，需要增强可听度、增加强度级、增加信噪比或改善聆听环境。儿童的助听处方目标是在安静环境下比成人有更大的输出。在班级里助听器使用策略应该考虑距离和混响的影响。

（四）助听性能的验证

助听器的验证主要包括增益和最大输出两方面，在助听器选配耳模更换、参数调节和复查时均应该进行助听器验证。

1. 真耳分析 婴幼儿耳道内测得的声压级一般都超过成人，外耳的共振特性随年龄增长而发生变化，因此常规鼓励将探管麦克风深入到患儿真实耳道来测量以上二类参数，这往往需要专门的真耳分析设备与技术，请参与助听器专业书籍。对于不具备真耳测试设备与技术的验配中心，可采用功能增益等比较粗略的方式。

2. 功能增益 功能增益是以往验证助听器增益频响特性的常用方法（在第六节中也有述及），其定义指在声场中裸耳（unaided）和助听（aided）听阈的差值。基于功能增益常采用验证方法包括以下两种：如果声场以 SPL 为标称建立，验证中将助听听阈与正常人长时平均会话语谱（average speech spectrum，SS）进行比较，通常认为各频率助听听阈在 SS 线上 20dB 为最佳助听效果。如果声场以 HL 为标称建立，验证中将助听听阈与正常人言语香蕉图（hearing banana）进行比较，一般认为助听听阈在香蕉图范围内为最佳助听效果。功能增益的局限性包括以下几方面：

（1）功能增益法提供的信息较为局限，只能获得各频率点的听力阈值，而真正验证助听器效果需要确保整个频率范围内不同声音强度输入的增益均处于最佳范围；

（2）不同儿童听力损失程度不同，并不能将助听听阈位于 SS 线上 20dB 和进入香蕉图作为验证标准，过大的增益不仅导致不适，对于表达能力受限的婴幼儿和儿童还存在潜在危险；

（3）功能增益验证有赖于助听器佩戴者的配合，测试时间较长，对于婴幼儿和儿童，容易因为配合能力等因素影响验证结果，且多次验证间误差较大，重复性较差；

（4）受声场输出的限制，对于极重度听力损失的儿童，某些频率的功能增益可能无法测定。

鉴于以上因素，功能增益在婴幼儿和儿童助听器精准选配中的应用受到较多限制。但在选配中，可以将其作为对家长和监护人咨询的参考信息，同时对于 6 月龄以下婴幼儿功能增益可作为参考。

（五）助听效果的确认

确认儿童助听后听功能的目的在于，展示助听器在帮助儿童接收他人及自己的言语时的效用与不足。它是儿童听力康复中的重要一环，但往往被忽视。

一旦助听器的选配过程完成，对儿童听觉功能的确认过程就随之开始，应在声场中完成助听听阈的测量,它将作为一条基线,来监测儿童使用助听器后是如何发展交流能力的。

除了对助听听阈的直接测量外,确认的内容还应包括儿童助听后听能配建的情况。这些来自家长、老师及言语治疗师的康复信息,有助于了解助听器是否达到了目的:助听器应确保孩子听到完整、舒适、清晰的语音信号,并在日常生活环境中有一定的排除噪声干扰能力。有一些相关的量表可以评价儿童的听力康复状况,详见本章第六节。一般说来,量表得分的高低不应成为调整助听器的依据,除非有明显的行为指征。量表的计分应是双耳使用状态下的得分。

随着新生儿听力筛查计划的逐步实施,选配助听器的儿童的年龄越来越小,新的听力检查手段、新的助听器技术也在大量涌现,使得儿童助听器验配面临一些新的挑战:验配手段向着系统化的、量化的、更加便于验证的方向发展,助听器新技术力求实现儿童能够全天使用,并安全、舒适地接收言语刺激。

(郗 昕)

参考文献

1. 国家卫生和计划生育委员会新生儿疾病筛查听力诊断治疗组 . 婴幼儿听力损失诊断与干预指南 . 中华耳鼻咽喉头颈外科杂志 , 2018, 53 (3), 181-188.
2. 倪道凤 . 2013 年版《美国听力学学会临床实践指南:儿童放大》(Ⅰ). 中国听力语言康复科学杂志 . 2014, 12 (3): 170-173.
3. 倪道凤 . 2013 年版《美国听力学学会临床实践指南:儿童放大》(Ⅱ). 中国听力语言康复科学杂志 . 2014, 12 (4) : 260-262.
4. 郗昕 , 杨伟炎 . 小儿助听器选配 (上、下). 听力学及言语疾病杂志 . 2004, 12 (3): 194-195; 12 (4): 270-273.
5. 蒋涛 . 儿童听力筛查势在必行——解读美国《儿童听力筛查指南 》. 听力学及言语疾病杂志 . 2017, 25 (2): 116-119.
6. 中华人民共和国卫生部 . 新生儿疾病筛查管理办法 (卫生部令第 64 号)[S]. 2009-02-16.
7. 中华医学会耳鼻咽喉头颈外科学分会听力学组 , 中华耳鼻咽喉头颈外科杂志编辑委会 . 新生儿及婴幼儿早期听力检测及干预指南 (草案). 中华耳鼻咽喉头颈外科杂志 , 2009, 44 (11): 883-887.
8. 黄丽辉 , 倪道凤 , 卜行宽 , 等 . 制定婴幼儿听力损失的评估和干预标准刻不容缓 . 中华医学杂志 , 2008, 88 (22): 1516-1517.
9. AMERICAN ACADEMY OF PEDIATRICS, JOINT COMMITTEE ON INFANT HEARING. Year 2007 Position Statement: Principles and guidelines for early hearing detection and intervention programs. Pediatrics, 2007, 120 (4): 898-921.

第四节 人工听觉植入

一、人工耳蜗植入

人类的听觉感知有赖于耳蜗将外界的声音信号转化为听神经的突触活动,在这个转化过程中耳蜗的毛细胞起到了非常重要的衔接作用。而重度、极重度感音神经性听力损失的患儿通常是因为毛细胞的缺失或者功能不良而导致听力损失。人工耳蜗(cochlear implants,CI)也正是在不断努力和尝试克服这种听力损失中产生和发展而来的人类智慧产物,它可以越过毛细胞直接刺激听神经将声音信号传达到中枢,从而帮助患儿获得听觉感知。

残存的螺旋神经节细胞是人工耳蜗作用的前提,人工耳蜗通过电极刺激神经后将含有声音时间、频率和强度特征的电刺激信号传入到中枢。在世界范围内,人工耳蜗植入的病例数逐年的增多,随着科技的发展,它的作用和表现也正朝着更好、更优异的方向不断地发展,从而造福更多的听力损失患儿。

(一)人工耳蜗结构原理

不同的人工耳蜗产品制造商设计理念上、侧重点会有所不同,但基本的装置组成都是一致的,主要有麦克风、声音处理器、接收刺激器以及植入电极(图 2-13-4-1):①麦克风的作用是对声音的采集,它一般被安装在耳背式佩戴装置中或者在言语处理器中;②言语处理器的作用是将话筒或其他设备如电话、电视等输入的信号进行转换编码,即将采集到的声音转化为电信号,它需要外部电池提供的能量;③接收刺激器其作用是通过穿皮的传送线圈将言语处理器发出的信号接收后并传递给耳蜗内的电极;④植入电极是最终刺激螺旋神经节细胞的重要部件,在人工耳蜗植入手术中,术者需要将电极植入到耳蜗的鼓阶内,因为鼓阶是相对靠近螺旋神经节的部位,电极和电极载体的生物相容性好,可以在患儿体内保持一生。

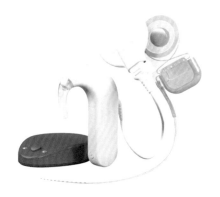

图 2-13-4-1 人工耳蜗装置示意图

(二)儿童人工耳蜗植入参考标准

人工耳蜗植入主要用于治疗双耳重度或极重度感音神经性听力损失(听阈≥80dB HL)。语前聋儿童的选择标准:植入年龄一般为 12 月龄~6 岁。但脑膜炎导致的听力损失因面临耳蜗骨化的风险,建议尽早手术。6 岁以上的儿童最好有一定的听力言语基础。经综合听力学评估,对于重度听力损失儿童配戴助听器 3~6 个月无效或者效果不理想,可考虑行人工耳蜗植入;极重度听力损失儿童可考虑直接行人工耳蜗植入。

语后聋儿童的选择标准:各年龄段的语后聋儿童;双耳重度或极重度感音神经性听力损失,依靠助听器不能进行正常听觉言语交流;无手术禁忌证;植入者本人和 / 或监护人对人工耳蜗植入有正确的认识和适当的期望值。

手术禁忌证:绝对禁忌证为内耳严重畸形(如 Michel 畸形),听神经缺如或中断,中耳乳突急性化脓性炎症。相对禁忌证为癫痫频繁发作不能控制,严重精神、智力、行为及心理障碍,无法配合听觉言语训练。

（三）术前评估

1. **听力学评估** 用于评估人工耳蜗植入的必要性。尽管随着技术的进步,人们对生活质量要求的提高,人工耳蜗植入的听力学标准逐渐放宽,但是其最终目的没有改变——使患儿获得更好的听力。听力学评估属于功能评估,通过检测了解患儿的听力阈值,包括主、客观两方面。其中主观的听力阈值还应涉及助听辅助下的听阈检测。对于已经配戴助听器治疗的患儿则还应进行言语和语言发育的评估,以此来判断这些患儿实施人工耳蜗植入的必要性。

常规听力学检查项目包括有:①主观听阈测定,6岁以下儿童可采用小儿行为测听法,包括行为观察测听法、视觉强化测听法和游戏测听法;②声导抗测定,包括鼓室压曲线和镫骨肌反射;③听性脑干反应(ABR)、40Hz相关电位(或多频稳态诱发电位);④耳声发射(瞬态诱发耳声发射或畸变产物耳声发射);⑤耳蜗电图;⑥助听听阈测试和言语识别测试。

2. **影像学评估** 用于评估人工耳蜗植入手术的可行性,儿童人工耳蜗植入术前的影像学检查主要包括有颞骨HRCT以及内耳、内耳道的MRI检查。HRCT检查的优势在于有助于对骨迷路细节的把握,比如耳蜗的骨化、面神经的走形异常以及耳蜗的先天畸形等;MRI检查则更有利于对于软组织细节的了解,特别是对于怀疑中枢病变或者迷路炎的儿童尤为重要。另外MRI检查对于了解内耳道的情况以及明确听神经是否存在更是作用突出(图2-13-4-2)。

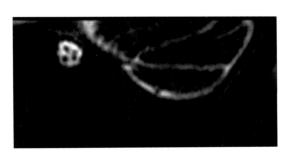

图 2-13-4-2 内耳道 MRI 表现

3. **耳科学评估** 用于评估人工耳蜗植入手术的安全性。对于准备接受人工耳蜗植入的患儿而言,明确是否有反复的耳部感染病史、鼓膜置管手术史或者其他耳科手术史是非常重要的。对于伴有急性中耳炎的患儿最好还是在炎症控制良好的情况下再实施手术。对于分泌性中耳炎或者是反复急性中耳炎发作的患儿来讲,鼓膜置管手术是可以考虑的治疗方案,但是在人工耳蜗植入之前鼓膜应当是完整的状态。目前并没有证据表明儿童人工耳蜗植入侧耳较对侧耳更易患急性中耳炎。

4. **心理、智力及学习能力评估** 对缺乏语言能力的3岁以上的儿童可选希内学习能力测验,3岁以下者可选用格雷费斯心理发育行为测查量表。术前患儿的发育水平对人工耳蜗术后开机后言语及语言康复的效果及速度是有影响的,对于发育明显落后的患儿,应向家长解释可能会给患者术后康复带来的极大困难,帮助家长在术前建立客观合理的心理期望值。

（四）手术步骤

手术采用全身麻醉,做手术切口前给予静脉点滴抗生素预防感染。植入电极后进行电极阻抗测试和神经反应遥测。手术径路多数采用面隐窝进路。一般采用耳后切口，依据术者习惯可采用直切口、C形切口及S形切口。翻开肌骨膜瓣后暴露乳突区骨皮质。用电钻于乳突后（与外耳道后壁约45°方向）上方颅骨表面制作接收刺激器骨床。行单纯乳突切除术，暴露砧骨短脚，以此为标志开放面隐窝（图2-13-4-3），将接收刺激器入位骨床，依据植入电极类型，采取蜗窗径路、扩大蜗窗或者鼓阶径路将刺激电极插入耳蜗鼓阶（图2-13-4-4），参考电极置于颞肌下的颅骨表面。

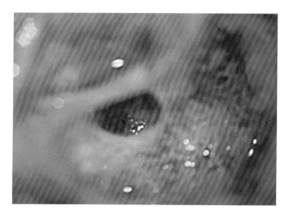

图 2-13-4-3　术中经面神经隐窝暴露蜗窗龛

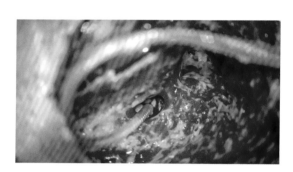

图 2-13-4-4　术中电极植入

（五）手术并发症

手术并发症主要包括伤口感染、局部血肿、皮瓣坏死、面瘫、脑膜炎和植入体故障。部分病人（前庭水管扩大者常见）手术后有轻度的眩晕及呕吐，数日内多可以自行消失。

（六）术后开机、调机及康复

开机多在人工耳蜗植入手术后一个月进行。开机后，大多数病人对外界的声音都会有一个逐步适应的过程，经过一段时间的心理和生理变化、发展，才能稳定下来。调机是通过电脑及专门的设备，由专业人员调节每一个人工耳蜗装置中的参数使之为病人提供最舒适、最有效的刺激并让病人舒适地听到各种声音的过程。开机后的最初1~4周电极参数变化最大、最快，每周调试1次，第二个月每2周调试1次，第三个月每月调试1次，以后可每3个月、6个月、1年调试1次。听力损失儿童的听觉言语康复训练对于术后的效果影响非常重要，它应该符合儿童语言的发展规律，按听力损失儿童"听力年龄"分阶段由浅入深逐步进行。目前的康复训练大体分为三个阶段，即听觉训练阶段、词汇积累阶段、语言训练阶段。良好的康复训练可以尽快缩短人工耳蜗植入儿童与正常儿童之间的言语及语言发育差距。

（七）发展趋势

从1961年全世界第一例人工耳蜗植入手术开始，人工耳蜗植入技术经历了一次次不断的跨越，从语后聋成人患者人工耳蜗植入到语前聋儿童的人工耳蜗植入，从单通道电极植入到多通道电极植入，从双侧重度、极重度听力损失患儿的植入到单侧极重度听力损失患儿的植入，日新月异的变化源于人工耳蜗植入后给患儿带来的巨大改变，虽然人工耳蜗植入技术已逐渐在医院推广，但是需要明确的是人工耳蜗植入技术仍然有巨大发展空间，其未来可能发展趋势包括：全植入式人工耳蜗的开发、正常颞骨的机器人辅助人工耳蜗植入、个性化设计的人工耳蜗植入等等。总而言之，未来人工耳蜗植入还将会在人类克服听力损失的道路上带来更多的惊喜。

（张 杰　杨 扬）

二、人工中耳植入

人工中耳（middle ear implant,MEI）是一种助听装置,可以将振子固定在耳内可以振动的部位（如听骨链）或耳蜗（如前庭窗、蜗窗）,通过体外部分将声波能量转换成放大的机械振动,产生神经冲动传入大脑,形成听觉。常规的助听器是麦克风接受外界声音并转换成电能,经放大后再转换成声能,经外耳道空气和听骨链将声能传入内耳。人工中耳则是将声能转换成电能,放大后跳过外耳及中耳,直接震动听骨。由此可见,与传统助听器相比,人工中耳可以更高保真、无噪声、无反馈啸叫地将声音传入内耳。

根据植入形式划分,人工中耳可分为部分植入式或全植入式。目前已经进入产品化的人工中耳听力植入系统包括振动声桥（VIBRANT SOUNDBRIDGE®,VSB,美笛乐公司）、Carina（科利耳公司）、和DACS PI（峰力声学植入）。振动声桥是目前应用最广泛的,也是唯一在中国通过审批并用于临床的部分植入式人工中耳。

（一）人工中耳结构原理

1. 结构　振动声桥由两个部分组成,包括体外的听觉言语处理器（audio processor,AP）和体内的振动听骨链重建假体（vibrant ossicular reconstructive prothesis,VORP）。AP（图 2-13-4-5）包括麦克风、数字信号处理器、外部线圈、发射线圈、调节器和提供整个系统能量的电池,它靠与 VORP 的磁体部分发出的磁力吸附于头皮。植入体 VORP（图 2-13-4-6）包括电磁感应接受线圈、内部磁体、调制解调器、导线和核心部分漂浮质量传感器（floating mass transducer,FMT）。

VORP 整体长 130mm,直径为 0.56mm,VORP 的接收器是一个直径 29mm、厚 4.6mm 的电磁感应线圈,它含有聚酰亚胺涂层的金线圈与 AP 里的发射线圈对应。FMT 是一个直径 1.8mm,高 2.3mm,重 25mg 的圆柱体,上附有钛夹,用于固定在中耳结构上,选择左、右不同的术耳,钛夹的方向有所不同（图 2-13-4-7）。FMT 用于固定在镫骨头或者板上结构时,依据现存的结构以及周围空间的大小,来进行 FMT 上钛夹的塑形;当选择把 FMT 固定于蜗窗龛或者前庭窗等结构上时,可将钛夹剪断,使用光滑的一面正对膜性结构。

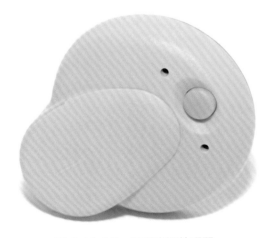

图 2-13-4-5　听觉言语处理器

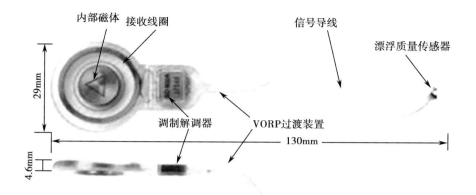

图 2-13-4-6　植入体 VORP

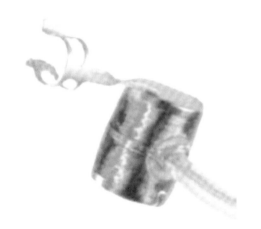

图 2-13-4-7　漂浮质量传感器

2. 工作原理　听觉言语处理器的功能就是接受和处理声音信号,然后将处理后的信号连同能量一起通过电磁感应传递至植入体 VORP 部分,VORP 中的调制解调器的目的即是将听觉言语处理器输送进的信号进行解调,同时可以控制受 FMT 过度的刺激带来的损害。FMT 的工作原理则是将入的信号转换成机械能,直接驱动听骨链高效振动,继而振动内耳淋巴,刺激听觉末梢感受器产生听觉。

FMT 用最小的形态改变将足够的能量传递至内耳。经激光多普勒振动测量仪测量得出,FMT 1μm 的位移相当于 120dB 的能量的传入。FMT 外有两层含聚酰亚胺涂层的金线圈缠绕包裹在密封钛合金的缠线筒,密封好的钛合金缠线筒是含有钐、钴等稀有金属的磁体,其内还有弹性较好的硅树脂弹簧。在 FMT 的最外层还有一层环氧树脂的涂层,用于手术操作的时候的保护。当 FMT 线圈通电时,线圈磁场与磁体磁场相互作用,使得硅树脂弹簧沿着 FMT 长轴运动,形成不同的位移,最终形成振动。

人类在不同的环境中,对于听觉的调节获取信息的能力各有不同,据此,振动声桥的 AP 提供了 3 种不同情境下工作的模式,主要用于嘈杂环境、多人对话、打电话等。

(二) 手术适应证与禁忌证

1. 手术适应证

(1)中重度感音神经性听力损失其气导阈值在图 2-13-4-8 的阴影范围内,患儿对助听器效果不满意,或者因为医疗原因如外耳道炎、耵聍栓塞、外耳道骨瘤等不能配戴助听器。鼓室测压正常,中耳解剖结构正常,使用耳机或者在最佳助听器状态下,65dB 时言语可懂度 >50%。

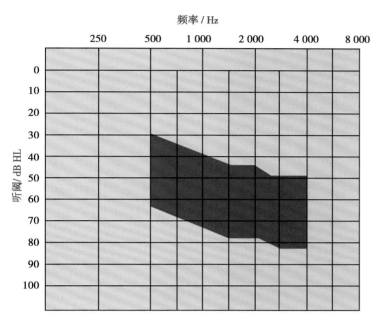

图 2-13-4-8　VSB 植入手术适应证中感音神经性听力损失的阈值范围

（2）以下情况引起的传导性听力损失或混合性听力损失:①鼓室 - 听骨链重建失败;②多次中耳手术后;③咽鼓管阻塞,鼓室粘连;④外耳或中耳畸形(外耳道骨性闭锁,中耳畸形,前庭窗闭锁等);⑤耳硬化症。传导性听力损失或混合性听力损失的骨导阈值在图 2-13-4-9 阴影范围内。

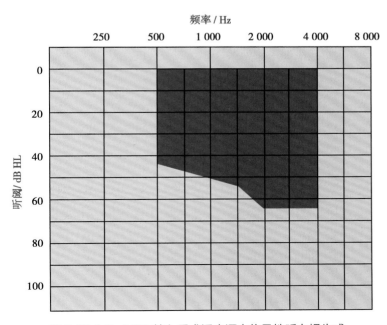

图 2-13-4-9　VSB 植入手术适应证中传导性听力损失或
混合性听力损失骨导阈值范围

2. 手术禁忌证

(1)蜗后及中枢病变引起的听力损失,既往两年内听力波动 >15dB。

(2)感音神经性听力损失患儿在最佳助听器状态下,听阈高于 65dB 时言语可懂度低于 50%。

(3)传导性听力损失或混合性听力损失患儿处于中耳炎急性期或中耳腔有渗液等。

(三)术式

1. 砧骨振动成形术 用于中耳结构正常的感音神经性听力损失儿童,其 FMT 植入砧骨长脚上,并且 FMT 长轴与镫骨运动方向平行(图 2-13-4-10)。

2. 蜗窗振动成形术 FMT 植入蜗窗龛,FMT 长轴与蜗窗膜垂直。用于传导性或混合性听力损失儿童(图 2-13-4-11)。

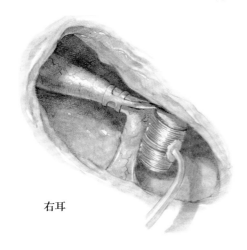

右耳

图 2-13-4-10 砧骨振动成形术,FMT 长轴与镫骨运动方向平行

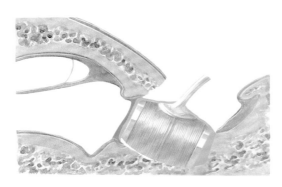

图 2-13-4-11 蜗窗振动成形术,FMT 长轴与蜗窗膜垂直

3. 镫骨振动成形术 FMT 植入镫骨头或镫骨弓上,FMT 长轴与镫骨运动方向平行,用于传导性或混合性听力损失儿童。

4. 前庭窗振动成形术 FMT 植入前庭窗龛,FMT 长轴与前庭窗垂直。因为不容易固定 FMT,这种术式很少用。

5. 第三窗振动成形术 对于严重的中耳畸形患儿,前庭窗和蜗窗均处于闭锁状态时,可以于鼓岬开窗(不同于前庭窗及蜗窗,故称为第三窗),将 FMT 长轴垂直于第三窗窗膜,该手术风险高,很少应用。

(四)手术并发症

振动声桥植入的并发症较少见,其并发症的发生于 FMT 植入位置有一定关系,在 FMT 行砧骨振动成形术时,要注意保护听骨链的完整性,避免听骨链损伤,同时要保证 FMT 长轴与镫骨运动方向一致。当 FMT 植入蜗窗时,避免 FMT 与蜗窗龛周围骨壁接触。对于先天性外中耳畸形患儿,要注意保护面神经,避免面神经损伤。

(赵守琴 王丹妮)

三、骨传导植入

骨传导,简称骨导(bone conduction),指声波通过颅骨传导到内耳使内耳淋巴液发生相应的振动,从而引起基底膜振动产生听觉的过程。骨导助听装置(bone conduction hearing device,BCHD)是利用骨导途径产生听觉的助听系统,其基本原理是声音处理器接受声信号,产生振动后传导至颅骨。传统的骨导助听装置多以头带、软带或绑定眼镜的方式传递振动信号,但是存在局部压力过大、不美观、不方便等因素。因此,目前 BCHD 更多地采用部分或全部植入颅骨的方式,形成了一类新的植入式助听器,即骨传导植入体(bone conduction hearing implants,BCHI)。根据振动传导途径不同分类为:①主动式 BCHD,此类助听器直接激励颅骨,振动传递效率高。早期代表性产品有 Baha Connect™ 系统(科利耳公司),即传统的穿皮 BAHA 系统,既往称为骨锚式助听器(bone anchored hearing aid)。新一代的骨桥系统(BoneBridge™,美笛乐公司)植入体可产生振动激振颅骨,而 Baha Connect™ 系统等振动均由体外的声音处理器(sound prosessor)产生,连接穿透皮肤的骨皮质钛钉后将振动传导至颅骨。②被动式 BCHD,此类骨导助听器的振动不直接激振颅骨,通常振动经过皮肤衰减后通过内置磁铁振动传导至颅骨。代表性产品为 Baha Attract™ 系统和 Sophono™ 骨导助听器。二者的植入体均为带有磁力的全植入体,通过磁力连接体外声音处理器,后者产生振动,经过皮肤间接驱动颅骨。植入骨传导自首个植入体 Baha 问世后的 40 年来,逐渐成为解决不适用传统气导助听器的传导性听力损失、混合性听力损失和单侧听力损失的重要听觉康复方案。

（一）简史

人类对骨传导可引起听觉的认识由来已久,一世纪时罗马科学家老普利尼即指出声音可以通过固体传播,并且描述了通过树木的枝条可以引起骨导听觉的可能性。文艺复兴时期,意大利医师 Girolamo Cardano 进行了骨导听觉的实验,他将长矛或棍棒一头连接七弦琴,使他人用牙齿咬长矛另一头,这样的方法可使这人听到正常情况下听不到的远处的声音。另一名意大利医师 Hieronymus Capivacci 意识到 Cardano 的实验的临床应用意义。他将患者的牙齿通过 2 英寸的铁棍与西塔琴的琴弦相连接,如果患者可听到琴声,则诊断为鼓膜的疾病,如果没有听到则考虑听神经的病变。

19 世纪 70 年代末期,由于留声机、电话的发明使人类记录、再产生声音成为可能,而当时人们认为听觉的神经可直接连接到牙齿和颅骨,基于二者的联系,有人提出可以设计出精确感知人类语音、产生振动,再通过连接牙齿将声音传至听觉神经装置的想法,希望可治疗听力损失。于是,一些通过牙齿助听的装置应运而生,但助听效果难以令人满意。

直到 20 世纪初期,麦克风和耳机的发展使最早的骨导振子(或称为振荡器 oscillator)得以发明。1925 年,美国伊利诺斯州的 Frederick Kranz 为第一个真正意义的骨导振子注册专利。此时,骨导振子被设计绑定在眼镜上、压迫双眼间颅骨、眉弓处产生听觉,其后改进为绑定在眼镜腿上。在 1931—1932 年间,压迫在乳突隆起处的骨导振子的出现和广泛推广促使骨导助听器的进一步发展,1933 年 Hugo Lieber 设计了适用于小型、可穿戴的助听器的骨导接收器,最常见的骨导接收器是设计为振动其外壳,而塑料外壳与乳突相贴合,磁性部件与外壳紧密连接,将振动传至颅骨。与此同时,气导助听器也得到蓬勃发展,骨导助听器由于软组织导致振动衰减,高频处助听效果不佳,其发展受到极大的限制。

骨导助听器发展的里程碑是骨融合概念的提出和其在骨导助听器的应用。瑞典解剖学家 Per-Ingvar Brånemark 提出了钛钉植入骨质后产生骨融合(osseointegration)的概念,在 1970 年代,他与耳鼻咽喉科的同事 Anders Tjellström 探讨通过声学方法研究骨融合程度的方法,二人将 Oticon 公司的骨导振子粘贴到连接患者牙科植入体的快式接口(snap coupling)上,并将骨导振子与听力计相连接,患者自觉听声清晰响亮,甚至"要求降低音量"。另外一个耳鼻咽喉科同事 Per Kylén 测量了磨钻乳突时听泡处的噪声强度,发现噪声强度相当高,甚至可导致听阈暂时提高,进一步提示了骨质良好的传音效果,基于这些发现,结合当时传统骨导助听器经皮传输声衰减、头部压力大等缺点,骨锚式助听器(bone anchored hearing aid,Baha)被设计生产,并与 1977 年首次在 3 例患者中进行植入,翌年再完成 10 例植入手术。在随后 5 年的随访中,患者均对植入体表示满意,无植入体丢失。1986 年首届 Baha 培训班使得 Baha 植入的概念得到更广泛的传播,截止 2010 年,已有超过 8 万例 Baha 使用者登记在案。Baha 在大规模临床应用后虽然发现皮肤并发症多等缺点,但其作为首个植入骨导助听装置,不仅为患者提供了较为满意的听觉增益,提供了听觉康复的新思路和新方法,为改进这一助听方案促使 Sophono™、Baha AttraHRCT™ 等骨导助听器的研发问世。

(二)手术适应证

适用于各类不能进行外耳道成形或鼓室成形术等听力重建手术,或者不能适应气导助听器的听力损失患者。

1. 双侧传导性听力损失或混合性听力损失 此为骨传导植入的最佳适应证。包括先天性外中耳畸形、外伤等原因导致的外耳道闭锁患者;先天性耳道狭窄不能接受气导助听器患者;反复流脓控制不佳的中耳炎患者;胆脂瘤、耳硬化等中耳疾病听力重建手术后听力提高不理想者;不能耐受传统气导助听器的传导性或混合性听力损失患者。

目前已有大量植入骨传导助听装置后助听效果的临床报道,提示此类助听装置可提供良好的助听增益。Baha connect 系统应用例数最多,可达到 30dB 左右增益。Briggs 等报道 Baha attract 可在 500~4 000Hz 处提供约 12~27dB 的增益。Slyvester 等报道的双侧传导性听力损失者在植入 Sophone 后,PTA 均值从(58.1 ± 9.4)dB 减少至(21.9 ± 10.4)dB,增益 30.1dB,而双侧混合性听力损失者助听增益较差,气导 PTA 仅增益(6.2 ± 5.3)dB。

骨导助听器植入术候选患者的感音神经性听力损失损失部分(即骨导听阈)应符合植入体要求。根据厂商的推荐,各骨传导助听装置适用听力损失范围如下:植入骨桥和 Sophono 骨导助听器需满足纯音测听下骨导听阈均值 PTA(500、1 000、2 000、4 000Hz 均值)≤ 45dB HL;Baha 适用听力范围与言语处理器型号相关,适用于骨导 PTA(500、1 000、3 000Hz 均值)小于等于 45~55dB HL 者。此外,患者气骨导差应 ≥ 30dB HL。

2. 单侧传导性或混合性听力损失 单侧听力损失可导致儿童言语发育迟缓,影响其部分口语表达,患儿中发生学习困难、需要课外辅导或言语治疗的概率显著高于正常听力儿童。对学业表现的影响机制并不清楚,但被认为与声源定位能力的缺陷、双耳总和(binaural summation)有关。单耳听力损失、声源定位困难的儿童会花额外的精力去寻找声源而不是理解口头语言。然而,目前尚缺乏单侧传导性/混合性患者植入骨导助听器或人工中耳后助听效果的大宗病例报道和长时间随访;且骨导助听器可激励双侧耳蜗,可能导致此类患者听声失真或不适,因此,应谨慎选择此类患者作为骨导助听器或人工中耳植入对象。

3. 单侧听力损失 单侧听力损失(single-sided deafness,SSD)为 Baha、骨桥和 Sophono 的适应证。听神经瘤及术后患者、突发性聋、梅尼埃病等导致的单侧听力损失患者主要面临无法形成立体听觉的问题。SSD 患者的听觉康复在目前仍存在很多争议，其佩戴骨导助听器的助听效果有限。多数研究证实 SSD 患者使用 Baha 后可改善噪声和混响环境下的听声效果，改善听声容易程度，减轻对响声的厌恶感，主观上提高听声质量和生活质量，但不能改善其声源定位能力。仅有少量研究评估了 SSD 患者使用骨桥的效果，结论与使用 Baha 的 SSD 患者相关研究结论相似。对于先天性 SSD 患者是否适用骨导助听器有争议，有学者认为骨导助听器不直接刺激患耳听神经和听皮层，并不属于"疾病治疗"。欧美多国专家对 Baha 系统的共识中提出，骨导助听器可拾取患耳侧声源，通过骨导传至健侧耳蜗，减少头影效应（shadow effect）对患者的消极影响，但植入 Baha 前应使用刚性头带在乳突处试戴 Baha。

（三）手术禁忌证

1. **患者有影响骨融合的基础疾病**　BAHA connect^{TM}、Baha attract^{TM}、Ponto^{TM} 的植入体需要骨融合的过程，对影响骨融合的因素，如孕期妇女、糖尿病、骨质生成异常、放疗后患者等均应纳入禁忌或慎重考虑需要骨融合过程的助听器植入手术的开展。

2. **需要反复行磁共振检查患者**　因骨桥和 Baha attract^{TM} 仅可耐受最高 1.5T 的磁共振检查，而 Sophono^{TM} 可耐受最高 1.5T（Alpha 1 系统）或 3.0T（Alpha 2 系统）的磁场，且均可在植入处形成金属伪影。而磁场中振动声桥的漂浮传感器可能从听骨链上脱落，因而不能耐受磁共振。需反复多次进行磁共振检查、尤其是颅内磁共振检查的患者不建议植入振动助听装置。

3. **精神障碍、智力发育障碍患者及其他不能配合植入处皮肤清洁维护患者，应慎重。**

（四）术前评估

1. **中内耳 HRCT**　HRCT 对骨质结构成像清晰，是评估外耳道、中耳的首选影像学检查，也可评估乙状窦、硬脑膜等解剖位置和植入部位骨质厚度，为植入部位的选择提供参考信息。HRCT 是骨桥植入前必要检查，因其植入体厚度大，植入部分骨槽可累及乙状窦等重要结构。对于 Baha attract 和 Sophono 骨导助听器，其植入体极小，HRCT 检查并非植入手术所必需，可仅为原发疾病的诊断和评估所用。

2. **听力学检查**　术前应行纯音测听评估双耳骨导、气导下各频率听阈、患耳听力损失程度和类型。不能配合纯音测听患者，可进行行为学测听或气骨导 ABR 测试。

3. **言语评估**　有条件的单位可开展患者言语评估，指导助听器验配。言语评估包括：①客观言语评估，进行安静环境下和 / 或噪声环境下言语识别率 / 言语识别阈的评估；②主观量表评估，对助听器使用情况评估可采用助听器效果评价简表（Abbreviated Profile for Hearing Aid Benefit，APHAB）评分量表和助听器效果国际性调查问卷（International Outcome Inventory for Hearing Aids，IOI-HA）；对听声效果的评估可采用单侧听力损失问卷（Speech, Spatial and Qualities of Hearing Scale）或其改良版本。评估单侧传导性或混合性听力损失者与单侧感音神经性听力损失者的言语功能时，其评估方法存在矛盾。为评估助听器对言语的助听效果，此类患者的健耳在测听过程中被掩蔽，而在日常生活中，其健耳的听声作用可能掩盖助听效果，因此，建议对单耳听力损失患者加做主观量表评估其言语功能。

4. **生活质量评估**　可采用健康实用指数 3 量表（HUI-3）和 Glasgow 受益量表（Glasgow Benefit Inventory）。对于不能进行自我评估的患者，例如儿童或智力发育迟滞患者,可使用父母版本的 SSD 量表或 Glasgow 儿童受益量表(Glasgow Children's Benefit Inventory)。

5. 利用软带佩戴声音处理器评估助听后纯音听阈　试戴骨导助听器可利于患者选择是否进行振动助听植入术,有合理的术后效果预期,同时利于医师预计术后助听增益,植入术前均应通过软带或头带试戴骨导助听器。Baha™ 系统助听听阈较佩戴软带Baha 时低 1.1~13.2dB,且在高频助听听阈优势更显著,而 Baha Attract™ 系统助听听阈与软带佩戴时的助听后听阈无差别。术前试戴助听器对 SSD 人群尤为重要,在试戴骨导助听器后接受植入手术的比例约为 46.6%。患者试戴时间应不少于 2 周,以更好感受助听收益。

6. 患者沟通能力和心理状态　有条件的单位可根据患者年龄、听力损失疾病情况评估患者言语表达交流能力;对于有心理疾病和智力缺陷的患者,可进行患者学习能力、个性、植入术期望等评价,以避免对植入前患者有不切实际的期望。

(五)术式及开机时间选择

手术术式选择和围手术期护理可根据助听器生产商的标准进行。被动式骨导助听器因皮肤导致的高频骨导信号衰减,术中需对 >6mm 的皮瓣削薄,而皮瓣瘢痕的生成、挛缩是否导致植入处皮瓣增厚、影响耳郭再造,仍无充分临床经验,因此,皮瓣的削薄应根据经验慎重进行。术后开机时间根据助听器不同,骨桥术后 7~9 日切口皮瓣处愈合后即可开机,Sophono™ 植入术后 2 周切口愈合后可佩带言语处理器,而 Baha attract™ 系统术后 4 周达骨融合后可佩戴声音处理器。

(陈　颖　张天宇)

第五节　听力-言语-语言康复

上文已讲到听力损失对儿童的言语接收和言语表达产生的影响。对于听力损失儿童的助听器选配和听力语言康复,要充分考虑儿童身体、智力发育水平来进行。

一、"三早"的重要性

"三早"指的是在听力损失儿童听力语言康复中强调的"早发现、早配戴助听器、早干预(训练)"。"三早"的提出是有其生理和心理学依据的。

成人的大脑重量 1 400g,而新生儿仅为 335g,但 2 岁时重量就增加了一倍。2 岁前神经元的发育最显著,树突发育较新生儿时期显著得多,形成了许多突触联系。在人体的各感觉系统中,听觉传导路的神经纤维髓鞘化过程最慢。新生儿期,仅听神经纤维有髓鞘化过程;6 个月时,脑干的听神经纤维出现髓鞘化过程;1 岁时,颞叶听区才出现髓鞘化过程。在这个阶段中,只有听力正常且不断接收言语,刺激听觉传导通路及语言中枢神经元的发育,新生儿的语言中枢才能得以正常发育。正常新生儿从出生的第一天就能听到声音并为言语做准备,约 6 月龄时开始有牙牙学语的表现,约 9 月龄时已能听懂一些词汇,约 1 岁时终于发出了第一个有意义的字。语言作为第二信号系统,是需要通过后天学习形成的。语言中枢是在大量言语刺激的基础上与大脑其他神经系统同步发育的,如果因为听力损失而无法接收言语,颞区语言中枢神经元发育迟缓、突触联系稀少。一旦孩子的神经系统基本定型,大脑的可塑性随之降低,语言中枢的缺憾是日后无法补救的。这方面最明显的例子就是狼孩的故事。当他在十几岁时回到人类社会时,已很难学会人类的语言。智力水平也极为低下。

所以听力康复开始的年龄越早越好。诺贝尔奖获得者 Lorenz 提出所谓"痕迹"或"盖印"(imprinting)现象。即任何一种功能的建立,都有一个最佳的时期,叫临界期或者叫获得极限。早期获得的经验,对今后的人格、心理会产生深远影响。听觉的发育、语言的发育也存在着这样一个临界期。错过了这个时期,往往事倍功半。而且语言作为思维的载体,在孩子的智力发展方面有重要的意义。许多听力损失儿童即使上了正常小学,语文成绩也远不如算术成绩,说明听力障碍影响到了与语言表达相关的科目。

1. 早发现听力障碍儿童　随着耳声发射等新的检测手段的诞生以及新生儿听力筛查计划的普及,有听力障碍的新生儿的早期发现已成为可能。我国目前在一些大城市已经开展了此项工作。幼儿在 6 月龄以内就可以确诊有无听力损失,但 6 月龄以内的幼儿无法配合完成行为测听,作为幼儿助听器选配的基础,如何获得有频率特异性的左、右耳听力阈值,就成为摆在我们面前的新课题。幸而有稳态诱发电位(SSEP)及陷波白噪声掩蔽下的短纯音诱发的 ABR 等新技术的问世,我们能够为幼儿选配合适的助听器。

2. 早期科学地选配助听器　加拿大儿童听力学家 Seewald 指出,儿童不是微缩的大人。儿童的耳道较成人的短,耳道容积和共振频率都不同于成人,在 5 岁时才接近成人。而我们目前所采用的听力零级是基于成人耳道设定的。Seewald 提出了适于儿童的理想感觉级(DSL)处方公式,后又针对非线性放大助听器推出了 DSL(i/o)处方公式。考虑到目前的真耳测量方法儿童不能配合完成,Seewald 又提出了真耳 - 耦合腔差值(RECD)测量方法,将助听器参数的调节从真耳转移到耦合腔中完成,不再需要小儿的配合。遗憾的是,这一方法在我国还不普及。

在为 6 月龄以下儿童选配助听器时,处方公式的设计也要有不同的考虑。建议使用非线性放大助听器,对不同强度的言语声给予不同的放大:给予轻声更多的放大,以帮助他们早日形成听觉概念;对中等强度的语声给予适度的放大;对于很大的语声,放大量要降低以避免对儿童听力的伤害。

由于儿童生长旺盛,儿童助听器的验配需要定期随访。

3. 早期干预(训练)　对于听障儿童的早期干预,有着一些截然不同的康复模式:听觉语言康复、提示性言语、唇读、拼音手语、全方位交流模式等。尽管有一些聋人组织反对,但听觉语言康复仍是被广泛接受的干预模式。由于保育方面的限制,3 到 7 岁的听力障碍儿童是由听力障碍儿童的语训老师来完成的。3 岁以下听力障碍儿童的听觉康复,目前在我国基本上是由家长承担的。但实际上,家庭是听力障碍儿童康复的主要场所,听力障碍儿童家长在整个听力语言康复中发挥着无可替代的作用,是听力障碍儿童最好的、最主要的老师。应重视开展听力障碍儿童家庭康复计划,逐渐由以教师为主体的被动的听觉训练过程,发展为在康复专家指导下的由听力障碍儿童及其家长为主体的听觉学习过程。听力障碍儿童家庭康复具有针对性强、随机性强的特点,但必须对听力障碍儿童家长进行听力学、儿童心理学、特殊教育学等方面的定期培训,专业人员要给家长定期的指导和鼓励。

二、听力障碍儿童听力语言康复的内容及原则

听力障碍儿童的听力语言训练主要包括三个方面的内容:①听觉训练;②发音训练,③言语训练(下文将分别叙述)。贯彻听觉训练、发音训练、言语训练相结合的原则。听力障碍儿童是由于听力障碍而失去了语言功能的,他们的发音器官并无异常。如果早期发现而且听力补偿得充分,孩子是有可能自然发育出语言的。因此在训练的早期要重视听觉训练,使听力障碍儿童养成好的聆听习惯,使得听力障碍儿童的言语接收更加丰富,早日建立起听觉概念。语言声是最好的听觉训练的素材,孩子听自己发出的语声又很有兴趣,所以应将听觉训练、发音训练、言语训练三者结合起来,只不过在不同的时期有所侧重罢了。

在听力障碍儿童康复中应遵循的主导原则是:

1. **循序渐进的原则**　正常听力的新生儿也要经过约1年的听觉积累才能说出第一个字。听力障碍儿童使用助听器,听力也不可能补偿到完全正常的水平。家长要有一个正确的心态,持之以恒,坚持不懈。在训练中要先易后难,善于绕过训练中的"暗礁"。

贯彻听觉训练、发音训练、言语训练相结合的原则。听力障碍儿童是由于听力障碍而失去了语言功能的,他们的发音器官并无异常。如果早期发现而且听力补偿得充分,孩子是有可能自然发育出语言的。因此在训练的早期要重视听觉训练,使听力障碍儿童养成好的聆听习惯,使得听力障碍儿童的言语接收更加丰富,早日建立起听觉概念。语言声是最好的听觉训练的素材,孩子听自己发出的语声又很有兴趣,所以应将听觉训练、发音训练、言语训练三者结合起来,只不过在不同的时期有所侧重罢了。

2. **交往第一的原则**　语言是交往的工具,只有在交往中能灵活地运用语言,举一反三,才能算掌握了语言,才能真正地回归主流社会。但交往的能力只有在交往中学习,听力障碍儿童是由于有交往的需要才在交往过程中学习语言的。因此特别强调交往第一的原则。

3. **重视兴趣的原则**　游戏是孩子的天性。如果把学习变成游戏,孩子就会有兴趣,就乐于学习。正常孩子就是在游戏中学习言语和增进智力的,要求听力障碍儿童接受刻板的、一成不变的听力语言训练,也是不现实的。随着年龄的增长,孩子的兴趣越来越不易固定在一件玩具上。这就要求家长不断地根据孩子的喜好变换训练的手法。要经常给孩子以鼓励,即使是极小的一点进步,家长也要不失时机地给予鼓励,以激发孩子的自信心。即使家长为孩子的听力苦恼不已,训练时面部表情也要丰富、兴奋、乐观。适当的物质奖励也是可以的。

4. **进行有计划的随机训练**　虽然家庭康复过程中有随机性强的特点,可随时随地地针对听力障碍儿童的兴趣开展训练,但也要有一定的教学计划。要在言语康复专家的指导下确定近期、远期的目标,并在实践中不断修正。如果没有计划,家长经常会因成效不明显而变得心灰意懒。能坚持写一些教育日志就更好了。

5. **重视家长联谊会及听力障碍儿童康复幼儿园的作用**　家长之间的联系,对于互通信息、交流经验、相互鼓励、树立信心,有着康复专家所无法替代的作用。听力障碍儿童在家庭环境中不易管束,使得训练计划无法贯彻。幼儿园的作用也不容忽视。听力障碍儿童白天在家常由老人照看,老人由于精力、文化方面的限制,训练的力度不够。反之,如果在听力障碍儿童康复幼儿园,听力障碍儿童很容易模仿其他听力障碍儿童的

语训。晚上回家也愿意将白天在幼儿园中的训练课程在家中复习。

6. 充分调动其他感官的参与　听力障碍儿童由于缺乏有声语言,他会用手势、表情、动作或用一些自然形成的语声,如"呀""啊"等,表示自己的愿望和要求。对孩子的这种初级的交往意识要及时给予鼓励。反过来,孩子也能通过家长的动作、表情、说话时音调的变化和节奏,来理解家长的意思并作出反应。这种沟通方式,即使是非言词性的表达也将为学习有声语言打下良好的基础。即使助听器补偿得很好,在配戴助听器的初期,听力障碍儿童也会不自觉地运用其他感官来帮助理解。所以不要强求孩子只用"听"来学习语言,应利用孩子的各种感觉途径来训练他们说话:用眼睛看发音时的口型;用手来感觉肺部的呼吸、声带的振动、辅音发音时气流的变化等。当然,如果孩子的听力补偿得很好,应逐渐减少其他感官的参与而主要依赖于"听",毕竟主流社会中是要求只靠"听"就能进行交流的。对于双耳深度感音神经性听力损失,助听器的补偿效果往往不佳,即使经过大量的训练,许多孩子仍然停留在"看话"的水平上。这种唇读能力对于听力障碍儿童在嘈杂环境中的交往有一定帮助,但仅通过唇读学习言语是不够的,因为许多不同的辅音,其口型是一样的或者不易看出来。

三、听觉训练

听觉训练的目的是最大限度地开发和利用听力障碍儿童的残余听力,养成其聆听的良好习惯,以便配合测听、助听器调配或人工耳蜗调试,同时培养其感受、辨别、记忆与理解声音的能力,为最终重返主流社会打下基础。

1. 听觉对声音的认识规律　听觉对声音的认识是有一定规律的,分为听觉察知、听觉注意、听觉定位、听觉辨别、听觉记忆、听觉选择、听觉反馈和听觉概念 8 个阶段:

(1)听觉察知:就是判断声音的有无(正常听力的儿童即具有此能力)。

(2)听觉注意(聆听):就是有意识地去听,这是听觉学习非常重要的一环。

(3)听觉定向:就是辨别声音的方向,正常听力的儿童 4 月龄时即有此能力,是在察知、注意两个能力的基础上形成的。双耳听力平衡是其前提。

(4)听觉辨别:识别(辨识)不同的音色(如喇叭声、鼓声)。

(5)听觉记忆:是在辨识的基础上,经过大脑皮质的处理,将声音的某种特质与其他事物建立起联系,并储存于记忆中。如哼唱歌曲可帮助写下歌词。

(6)听觉选择:在噪声环境中,在有两个或两个以上的声音存在的环境中,能有意识地选择想听的声音。选择的过程即为听觉识别、记忆的过程。

(7)听觉反馈:人的言语发生过程,是在"言语链"的反馈环路的控制下完成的,存在着一个无意识的听觉自我调整过程。如在噪声环境中,人会不自主地调整提高音量。

(8)听觉概念:以上各阶段熟练运用,经大脑活动,对声音的本质做出反应。不仅听见了,而且听懂了,并能正确地回答,并做出相应的反应。这就意味着建立了听觉概念。

这 8 个阶段互相联系依存,听觉训练不要把这 8 个阶段截然割裂开,而应遵循由低级到高级,由简单到复杂的原则进行。听觉训练一定要与日常生活、儿童的知识水平、语言发育水平相适应,一定要与发音训练、语言训练相结合。单纯的听觉训练,要排除通过振动感受声音的可能性,也要防止听力障碍儿童用视觉而不用听觉来辨别声音。

2. 听觉训练的组成　听力障碍儿童的听觉训练通常由三部分组成:声音刺激、乐音训练和辨音训练。

（1）声音刺激：听力障碍儿童刚戴上助听器时，并不见得马上对声音做出反应，所以需要大量的声音刺激来唤醒听觉，使之建立起声音的意识，并养成注意听的习惯。

找一些既能发出较大声响又便于儿童感受其振动的物品，如鼓、锣、脸盆、收录机等。设计许多听的游戏，必要时可利用触觉。在游戏中要有层次地培养孩子听觉的8个阶段。以鼓为例，敲击鼓面后，用表情和动作引起孩子的兴趣，示意孩子用耳朵听，自己也做出聆听的样子。还可以将孩子的手放在鼓面上，使其感受鼓的振动；或者在鼓面上放几个硬币，观察硬币被弹起。待声音消失后，用手势告诉孩子，声音没有了。这是听觉察知的训练。结合穿珠子、用积木垒宝塔、插生日蜡烛等对孩子来说有成就感的游戏，启发孩子听到声音后穿一个珠子、搭一个积木或插一根蜡烛，这是听觉注意的训练。在不同的方向上敲鼓，以训练孩子的听觉定位能力。让孩子判断鼓声的大小、敲鼓次数的多少，以及区分鼓声和锣声，这是听觉辨别的训练。在此基础上，可设计一些更有趣的游戏。如家长和孩子分角色演绎"小白兔不给大灰狼开门"的故事，用两种不同节奏和力度的敲门声或语言声代表兔妈妈和大灰狼，由家长和孩子轮流扮演小白兔和兔妈妈（大灰狼）。孩子可将不同节奏和力度的敲门声及语言声与兔妈妈或大灰狼联系起来，帮助建立孩子的听觉记忆、听觉选择的能力。由孩子自己控制敲门及说话的节奏和力度，可以锻炼孩子的听觉反馈，并有助于听觉概念的形成。

游戏是多种多样的，不同的孩子感兴趣的游戏也不同。因此听觉训练中最重要的是，家长或老师要在理解了游戏设计精髓的基础上，根据孩子的爱好特点和日常生活，灵活地变换游戏种类。

要使聆听成为小儿日常生活中的重要内容。要让孩子时刻生活在声音的世界里，最大限度地给他声音的刺激。语言声、收录机、家庭生活中的各种声音，都是很好的素材。孩子很喜欢模仿大人的行为，可以诱导他听这些动作发出的声响。还应带孩子到户外，除了能让孩子听到更多的大自然的声音，而且有助于开阔孩子的视野。

（2）乐音训练：用和谐而有规律的声音刺激听觉器官，让儿童感到乐音很优美，培养孩子辨别不同的音色和音调，对于培养孩子的听觉辨别、听觉记忆和听觉选择，都很有好处。可以用收录机播放一些节奏性强的音乐，训练对音乐有无的判断以及节奏的把握。听广播也是乐音刺激的一种，在家长较忙的情况下，可让孩子独自收听广播电台的少儿节目、童话剧、歌曲、音乐等。现在还有了配景故事视频，也可利用。还可以结合一些简单明快的儿童歌曲，让听力障碍儿童体会到曲子中愉快的情绪，并使之产生听觉记忆，能分辨出不同的曲目。乐器可以发出不同音调的声音，类似于临床测听中使用的纯音（啭音），可利用乐器预先在家中做一些测听前的适应性训练。

（3）辨音训练：辨音训练可分成两部分：①整体声音的分辨；②语音的分辨。

1）整体声音的分辨：整体声音的分辨，诸如分辨自然界各种动物的叫声、物体发出的声音、各种交通工具的声响、男声女声等。可应用一组相关的物体，设计一个场景来训练。如就餐时筷子敲击各种餐具的声音，一组能发声的玩具、一套动物卡片配合一盘录有动物叫声的录音带等。

2）语音的分辨：语音的分辨是整个听觉训练中最重要的也是最难的。语音的分辨的难易程度分别是：句长的分辨、音节多少的分辨、三音节词的分辨、双音节词的分辨、单音节词、音素的分辨、音调的分辨。音素的分辨，包括：

A. 元音辨音练习：a-e、i-u、i-ü、u-ü、o-i、ü-a。

B. 辅音辨音练习：b-p、f-h、z-zh、c-ch、s-sh。

C. 复韵母辨音练习：an-ang、in-ing、en-eng、uan-uang、ian-iang、ong-iong。

有了敏锐的语音分辨能力，才能正确地模仿语言。语音分辨要与发音训练密切配合并贯穿始终。音素的听觉训练要有一定的训练工具，如图画、零散字母卡片、挂图等。

四、发音训练

语音是有声语言的基础，听力障碍儿童由于听力损失在言语接收和言语发出两方面都存在不同程度的缺陷，要学习说话并最终达到正常儿童的言语发展水平，就必须进行发音训练。发音训练能帮助听力障碍儿童体会发音要领、掌握发音技巧、培养正确的语音习惯，为能清楚、流利地说出每一个字音打下坚实的基础。

发音训练的强度是依据听力障碍儿童的听力补偿程度而定的。对于听力补偿很好的听力障碍儿童，发音训练的强度要适中，应更多地强调依赖听觉来学习发音，毕竟正常儿童的言语获得是不需要强化的发音训练的。适当的发音训练有助于锻炼孩子发音器官的协调，突破一些发音中的难点，找出助听器选配中的缺憾，以便孩子早日弥补言语链各个环节上的发育迟滞。

发音训练的目的是让听力障碍儿童掌握发音器官的不同活动部位和活动方法，从而形成正确的语音。它可分为 8 个部分：

1. 呼吸方法训练　声音是由呼出的气流冲击声带产生的。气流强弱的变化与声音的响亮程度、字音的清晰程度有密切关系。平常的自然呼吸与语言呼吸不同，要让听力障碍儿童说清楚话，首先必须学会运用呼吸控制气流。

呼吸方法训练包括以下两方面：

（1）深呼吸训练：主要是锻炼呼气肌肉群和吸气肌肉群的力量，同时结合做呼吸锻炼操。呼吸锻炼操可包括扩胸运动和抬臂吸气 / 落臂呼气运动。还可引导孩子闻一闻花香、洒上香水的手绢、醋等。这对吸气肌肉群的锻炼有益。教师或家长要表现出闻到香味时的喜悦，并让孩子的手放在胸前，让他用触觉体会吸气时胸腔的扩展。呼气肌肉群的锻炼有助于孩子学会呼气，控制气流。吹气要匀、细、长，持续时间越长越好。可点燃数根小蜡烛，看孩子一口气能吹灭多少根；把小纸船、纸青蛙、纸鸭子放在水盆中，让孩子吹动它们前进；把聚拢的糖纸吹散，再吹动每一张糖纸，使它们合拢；通过吹羽毛、吹气球比赛，看谁的羽毛或气球飘的时间最长；吹肥皂泡是儿童很喜爱的游戏。要引导孩子在吹气前深吸一口气，并用手感受呼出的气流。呼吸训练最终要达到"吸气一大片，呼气一条线"，注意不要端肩，要用鼻吸气，用口鼻呼气。

（2）声气结合锻炼：锻炼一口气说完的能力，既锻炼了说话用气和控制气流的能力，也锻炼了口腔肌肉运动的敏捷性，使口腔的大小开合得到全面锻炼。可先从数阿拉伯数开始，逐渐过渡到数词加量词，再加实物，如："一个、两个……"—"一个枣、两个枣……"—"一个苹果、两个苹果……"等。

2. 舌部锻炼　舌头是一个重要的发音器官，元音中的舌尖音、舌面音、舌根音，特别是辅音都与舌头的活动有关。舌头的动作很灵敏，可以前伸后缩、上下升降。听力障碍儿童由于听力障碍，语言发育迟缓，舌头运动少，舌肌得不到应有的锻炼，很不灵活、肌肉僵硬，舌头的运动跟不上正常语言的节拍，造成语速缓慢。许多不同辅音，听起来都一样,因为他的舌头总是摆放在几个固定的位置上。因此锻炼孩子的舌头十分必要。训练的方法可以是做"舌操"或是在游戏中反复使用拟声词。舌操可分三节:①顶舌头:舌尖用力顶两腮;②伸舌头;③卷舌头。舌操可用鼓点或音乐做伴奏,让孩子结合拍手等动作。拟声词的使用,可以是手枪的哒、哒、哒,小鸭子的嘎、嘎、嘎,拔河时的拉、拉、拉等,锻炼舌头的弹性和力度。

3. **口部锻炼** 我们说话时,嘴唇可圆可扁,可撮伸,可开启。语音的正确与否,与双唇有极大的关系。听力障碍儿童在刚学说话时,嘴唇不用力,嘴张不开,造成位置不对,所以说出话来含糊不清。口部训练可分为张口训练和双唇训练。张口训练可引导孩子观察老师的嘴、舌的位置来模仿,也可引导孩子张大嘴用压舌板将舌头纠正到正确位置。双唇训练的方法是,双唇紧闭,向前突出,然后自然地恢复原状。唇形的圆展对于某些音素(如 b、p、m、i、u、ü)的发音十分关键。双唇训练能帮助孩子锻炼双唇的力量和灵活性。双唇训练可结合游戏,如小猪撅嘴等进行。

4. **鼻音练习** 鼻腔主要用来发鼻辅音。发鼻辅音常常需要有双唇、舌头、硬腭、软腭等部分参加,但气流最终是由鼻腔通过的。这不同于其他的辅音,气流都是由口腔通过的。也就是说,发鼻辅音时,双唇是紧闭的。鼻音的训练主要是让孩子感觉气流从鼻腔通过时鼻子的振动,并锻炼用鼻腔发音。训练方法是:①鼻音哼唱:用鼻音 m、n 哼唱,曲调要优美,表情要愉快自然,让孩子摸着老师的鼻翼,感受鼻子的振动,然后让孩子也模仿哼唱;②学猫、牛、羊等动物的叫声。

5. **嗓音训练** 元音的本质是声带的振动,气流通过口腔不受阻碍。多数听力损失儿童长期不发音,即使使用也只是本能地发一些尖而怪的声音。在对听力障碍儿童进行呼吸、舌头、口部锻炼的同时,也应当进行嗓音训练,使他们能活动声带发出响亮的声音。嗓音训练可以把元音训练,特别是 a、o、e、i、u、ü,作为训练的主要内容,要引导孩子摸喉头,体会声带的振动。

6. **音素训练** 音素可分为元音和辅音两大类:

(1)汉语中的元音:汉语中的元音有 a、o、e、i、u、ü。这 6 个元音都是舌面元音,区分各元音的主要是舌头的位置和嘴唇的形状。a 的发音最重要,发好它是发好其他音的基础。元音训练中要教会孩子正确的发音要领,即舌位的高低、前后及嘴唇的圆展:

(2)汉语中的辅音:辅音是发音的难点。辅音可根据发音部位、发音方法和送气与否加以区分。发音部位是指气流在口腔中受阻的部位,分为 7 种:双唇音、唇齿音、舌尖音、舌根音、舌面音、卷舌音、平舌音。按发音方法的不同,辅音又可分为塞音、擦音、塞擦音、鼻音、边音 5 种;英文中送气音往往要求声带振动,又叫做浊辅音;不送气的辅音称为清辅音。但在汉语中,似乎绝大多数辅音都不要求声带振动,只有鼻音和边音要求声带振动。辅音训练要贯彻先易后难的原则,如果孩子的听力补偿不好而主要依靠看嘴形学发音,那么他最早发出的辅音必然是发音部位靠前的双唇音、舌尖音,而舌根音、卷舌音、平舌音是最困难的。在学习过程中,要充分利用眼、手等辅助手段(让孩子用眼看您发音时的口型和唇、齿、舌的准确位置,用手感受声带振动和气流强弱),让孩子体会模仿发音。下面介绍一些辅音的实用训练方法:

1)卷舌音的训练。首先让孩子学会将舌头翘起。示范孩子嘴张开,把舌尖向上翘起,使舌尖对着硬腭前部,练习发 zh、ch、sh。接下来可应用"大拇指站岗法":用大拇指紧贴上齿背和齿龈,指甲向着口腔内部。发 zh、ch、sh 时,如果舌尖翘起能抵住或对着硬腭,大拇指的指甲不会被舌尖沾湿,这就证明已会发"舌尖硬腭音"了。不用大拇指站岗,舌头也能翘起。还可以用卷舌元音 er 引出 zh、ch、sh。具体是 er-zhi、er-chi、er-shi。当然对于高频听力补偿不好的孩子,即使他能卷舌,要体现出 zh、ch、sh 的细微差别也是很难的。

2)对于双唇音中 b、p 送气与不送气的区分,可用一个纸条放在嘴前,送气的 p 可使纸条飘动得大。

3)同是送气音,h 送出的是热气,在镜子上可出现水雾;而 f 送出的是冷气。

音素的训练不要把元音与辅音的训练割裂开来。训练元音时,应找出许多同韵的音节来进行。由于辅音在音节中持续时间短,发不出响亮的音来,训练时应加上与其舌位相当的元音,如播(bo)、泼(po)、摸(mo)、佛(fo)、得(de)、特(te)、讷(ne)、勒(le)、鸡(ji)、七(qi)、西(xi)等。

7. 拼音训练 音节是语音的自然单位,一个汉字就是一个音节。音素是语音中可区分语言意义的最小单位,一个音节可能只有一个音素,最多可有 4 个音素。音节开头的辅音称为声母,声母后面部分统称为韵母。听力障碍儿童经过一系列的发音训练,掌握了发音器官的活动,能正确发出元音和辅音,这时要进行拼音训练,为将来的正音和识字打下基础。拼音训练可采用支架法和碰音法。支架法的要领是,利用声母总在音节之首且发音短暂的特点,拼音时声母不出声,只是做好发音的准备(支好架:舌头放在合适的位置上)。发音时,一张嘴就紧接着把韵母冲出来,一下子拼成一个音节。碰音法就是把声母和韵母连在一块念,由慢到快,越读越快,最后拼成一个音节。

8. 四声训练 四声是汉语等有声调语言的特点。分为阴平、阳平、上声和去声,也叫一声、二声、三声、四声。汉语四声的本质是在韵母的发音过程中,由声带的绷紧或放松所决定的音高(元音的基频)的时变模式。由于上声的音长明显长于其他调类、去声的调值变化最大,听力障碍儿童较易区分和模仿,但阴平和阳平的音长适中、音高均为高调值,不易控制和摹仿,成为训练中的难点。训练也要遵循这个规律。可以结合拼音中的声调符号,用手势指挥,练习说一些"猫羊狗兔、山河美丽"等词组。

五、言语训练

如果没有有声语言,听力障碍儿童很难与健全人正常交往;他们的思维大多停留在形象思维阶段,很难发展成为抽象思维;他们的个性、人格、感情等方面的发展也都受到一定影响。所以在进行听觉和发音训练的同时,也要培养孩子的语言交往能力。语言的学习是先从词汇开始的。理解是表达的基础,理解先于表达。许多孩子是从学说"爸爸"、"妈妈"开始说话的。经过家长无数次的训练,他终于说出了这两个字,并且逐渐理解了爸爸、妈妈的含义,把词的发音和词的意义联系在一起。这是孩子迈入有声世界的第一步,也是最关键的一步。下面就是选择一些易于被孩子接受的词汇,扩充他的词汇量。孩子最先掌握的词是名词,而且是日常生活中看得见、摸得着的物体名词。其次是动词,其他各词类在有了一定的语言基础后陆续掌握。在词汇的学习中,要举一反三,利用直观形象的方法,使孩子对获得的感性材料,通过分析、对比、综合、归类,概括出事物的共同属性,形成正确的概念。例如,教孩子"白"这个概念时,不能总拿着一张白纸,而应把各种白色的物体展示给他看,否则他可能会把"纸"理解为"白"。有了词汇,就可以进行词组、短句的练习了,这可在游戏中进行。家长可进一步通过故事、看图说话、场景对话等丰富孩子的词汇。采用不同的句式、重音、语气,让孩子掌握其在语言中的内在意义。

六、听觉辅助装置在听力障碍儿童康复中的应用

手持式麦克风配合助听器使用,是一种解决"嘈杂环境中的交流障碍"的有效方案,多用于听力障碍儿童的语训。听力损失使听力障碍儿童的语言发育迟缓或停滞,这一阶段听力语言康复的重点是教会孩子说话。语训老师可在游戏过程(玩具会发出噪声)中使用手持式麦克风,将正确的语音通过助听器上的外接音频输入端口送入助听器放大,玩具的噪声会大大地抑制,保证了一对一训练的效果。

调频(frequency modulation,FM)系统是一种使用更为灵活、有效的方法,特别适用于听力损失儿童的语训及课堂教学。它包括一个方向性麦克风,一个调频转换器和调频接收器。教师衣领上别的麦克风将声信号送至腰间的调频发射器,后者将老师的声音以特定调频信号发射出去。听力障碍儿童助听器上的外接音频输入端口连有一个接受器,老师的声音就可经助听器放大后直接输送到听力障碍儿童耳中。这样不论老师站在教室的什么位置,听力障碍儿童坐在教室的任何一排座位都可以听到教师的声音,排除了周围噪声与距离的影响,其清晰度就如同老师在身边说话一样。调频系统并不局限在课堂使用,成人及儿童都可以在户外、家中、会议室等场合使用。

听力障碍儿童配戴助听器之后的听觉、发音和语言训练,是依据听力语言康复模式而设计的,但考虑到我国重度耳聋的听力障碍儿童使用助听器的比例很大,听力补偿效果不佳,而加大了发音训练的强度。发音训练对于这些儿童是十分必要的。因为通过强化的发音训练,孩子能较快地学会唇读,促进他们在词汇、言语、认知和语言方面的发育,虽然因停留在"看话"水平而不能完全地融入主流教育中,但也能极大地促进他们的身心发展。

(郗 昕)

第六节 康复效果评估

我国听力损失儿童数量众多,调查资料显示先天性极重度听力损失患儿发病率约为 1‰~1.36‰,每年新增约 2 万余名极重度先天性听力损失患儿。随着各种人工听觉技术的蓬勃发展,国家对听力损失儿童康复的救助力度不断增强,尤其是十二五计划《残疾儿童康复救助"七彩梦行动计划"实施方案》的发布,使得更多儿童可以免费获得人工耳蜗及助听器的救助。

随之而来的问题是,如何有效地测查救助儿童的言语感知与交流能力的发展,以全面衡量国家救助项目的社会效益和卫生经济学效益。目前中文儿童言语测听尚未普及,听力障碍儿童康复成效的评估工具有待完善,成为制约此项工作开展的薄弱环节,需要尽快建立我国听力损失儿童的听觉、言语、语言能力的评估体系,为临床和科研提供实用、严谨的数据,为政府决策提供坚实的学术依据。

一、听觉功能评估

确认助听后儿童听觉功能的目的在于,展示助听器、人工耳蜗在帮助儿童接收他人

及自己的言语时的效用与不足。它是儿童听力康复中的重要一环,但往往被忽视。

1. **助听听阈**　一旦助听器的选配或人工耳蜗的调试过程完成,对儿童听觉功能的确认过程就随之开始,应在声场中完成助听听阈的测量,它是康复效果评估的最基本方法之一,将作为一条基线,来监测儿童助听器或人工耳蜗的听力补偿状况。

正常人中等音量的语声在强度和频率上都有一定的分布范围,这就是正常人长时间平均会话声谱(long term average speech spectrum,LTASS),如果将其绘制在听力图上,则 LTASS 表现为一个香蕉状的区域,因此被形象地称为"香蕉图"(图 2-13-6-1)。

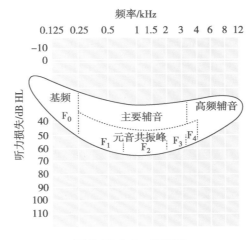

图 2-13-6-1　香蕉图

在声场中用啭音测试助听后的听阈,若该听阈在各频率处都落在 LTASS 中,则较为满意,最理想的状态是助听听阈位于 LTASS 的中线。个别频率的听阈处在 LTASS 之外,可通过修改助听参数或耳模等方法来改进。

需要强调的是,助听听阈是否进入言语香蕉图应根据患儿裸耳听阈及助听设备的实际情况,在临床实践中不应过分强调助听听阈必须进入言语香蕉图。若助听设备不能满足患儿需求,可通过评估建议患儿使用其他更能满足需要的助听设备。

2. **问卷评估**　问卷评估可帮助了解听力损失儿童配戴助听设备后在日常生活中真实的听觉表现,尤其适用于年龄较小、无法配合其他形式评估的小龄儿童。

(1)听觉意义整合量表(MAIS)和婴幼儿听觉意识整合量表(IT-MAIS):对于尚处于语音发声准备阶段的儿童,通常采用家长问卷的方式对其在自然环境下的聆听能力进行评估。

婴幼儿听觉意识整合量表(infant-toddler meaningful auditory intergration scale,IT-MAIS)是 2000 年由 Zimmerman-Philips 和 Robbins 等在 Robbins 等 1991 年发表的听觉意识整合量表(MAIS)基础上修改而来的,用以评估 2 岁以下儿童对日常生活中声音的自发性反应。该测试共 10 个问题,以访谈形式提问,由儿童家长作答。这 10 问题涉及听觉的三个主要维度:①发声与言语行为(问题 1~2);②对声音的察知能力(问题 3~6);③对声音的辨别和理解能力(问题 7~10)。对每个问题都有各自的评分标准。IT-MAIS 替代了 MAIS 中关于"孩子能否主动要求配戴或察知听力设备的故障"等内容的第 1~2 个问题。

评估过程要严格以访谈形式进行,这样可以避免家长由于字面理解上的歧义造成的误判;同时也不鼓励简单的"是"或"非"这样的答案。问卷中的问题是要来引出受试者与访谈者之间对话的,例如:"请问小明对周围环境中的哪些声音会有所反应?",这样的问句比起"小明在家里对声音有反应吗?"这样的问句,回馈给采访者的信息要多得多。IT-MAIS 只能以访谈的方式进行。让家长自行填写问卷,将会使这份量表失去效用。访谈过程中应鼓励家长尽可能地回想各种实例,采访者将家长的叙述记录在评估表上。有些问题可能会要求家长对孩子某些听觉反应出现的时间比例作出估计,家长可能一时难以回答。通常这些问题会使家长更加关注孩子的听觉行为,而在之后的评估中给出更确切的回答。

IT-MAIS 总分为 40 分,每个问题最低为 0 分,最高为 4 分。评分方式通常是基于孩子表现出某种听觉行为的概率而定。0 分为该情况从不发生(0%);1 分为该情况很少发生(25%);2 分为该情况偶尔发生(50%);3 分为该情况经常发生(75%);4 分为该情况总是发生(100%)。例如:"小明出现这种反应的概率大于 50% 还是小于 50% ?"。访谈者在历次访谈中都应遵从固定的评分标准。

(2)小龄儿童听觉发展问卷:小龄儿童听觉发展问卷(littlEARS auditory questionnaire, LEAQ)共 35 道题,包括"接受性听觉行为""语义性听觉行为"和"表达性语言行为"3 个维度,考察儿童对各种声音(环境声、语言声、音乐声)的察觉、定向、区分、理解能力及牙牙学语、模仿等前语言行为。该问卷适用于评估听觉年龄为 2 岁以内的儿童。该问卷由家长自行填写即可,使用非常方便。

(3)听觉行为分级标准:听觉行为分级标准(categories of auditory performance, CAP)共 8 条项目,每条项目对应一个听觉级别,级别 0 最低,表示听力损失患者对环境声或说话声没有注意到;级别 7 最高,表示听力损失患者可以和认识的人打电话。该问卷对被评估者的年龄和言语能力没有特别要求,适用年龄跨度较大;该问卷分级较粗,难以反映短期内听力损失儿童的听觉变化。

(4)家长对儿童听觉 / 口语表现的评估问卷(parents' evaluation of aural/oral performance of children, PEACH)及教师对儿童听觉 / 口语表现的评估问卷(teachers' evaluation of aural/oral performance of children, TEACH):这两种问卷与 MAIS 一样,是结构化的问卷,由澳大利亚国家声学实验室的 Teresa Ching 及 Mandy Hill 所设计,旨在透过访问家长来评估孩子在使用助听器 / 人工耳蜗后的听力和交流沟通能力。要完成这个问卷调查,家长或教师必须至少观察孩子一个星期以上,并围绕所列的 13 个问题做认真的记录。观察的要点包括:①助听装置的使用以及响度不舒适度;②安静环境中的听说能力表现;③吵杂环境中的听说能力表现;④电话使用;⑤对环境声音的反应。已有简化版,仅7 道题。分别由与听力损失儿童接触最密切的家长或康复教师,以日记的形式记录儿童对环境声的察知以及在安静和噪声环境下对单词、短语、句子、段落的识别和理解情况,然后根据记录内容计分,可反映听力损失儿童在日常生活学习中的听觉言语能力现状与发展。

因为 PEACH/TEACH 是为婴儿、或比婴儿再大一些的幼儿,以及有不同能力的儿童所制定的评估,有些问题暂时可能还涉及不到,孩子会觉得比较难回答。儿童的聆听能力会随着他们生长发育,以及进行更多的听力训练而不断改善。PEACH/TEACH 不是测试,家长或教师不必因某个问题的得分为零而担心。听力师鼓励家长或教师生动地描述孩子的听觉经历中一个个鲜活的事例,以真实评估孩子配戴助听器的效果,并指导助听器的精细调试。同时,它还可以用于追踪孩子的进展情况。

二、言语感知能力测试

言语听觉能力评估是通过儿童在安静环境及有背景噪声环境中的言语识别得分来判断助听效果。此类评估一般适用于年龄在 2 岁以上、具备一定听觉语言能力的听力损失儿童。

1. 闭合式测试

(1) 林氏六音测试:对于已经具备一定听觉察觉能力的儿童(或婴幼儿),常采用 1981 年 Ling 等编制的林氏六音测试评估其对具有不同频率特征的音素的察觉能力,该方法简便易行,非常适合于家长或听力师对听觉放大装置和儿童听觉察觉能力进行筛查性评估。涵盖了低频(m、u)、中频(ɑ、i)、高频(sh、s)言语声。评估者可在不同距离处(如 0.5m、1m、2m)对听力损失儿童进行分耳测试,快速、简要判断其左、右耳对不同频率语音的识别情况。

(2) 听力损失儿童听觉能力评估词表:该词表包括自然声响识别、语音识别(又分为韵母识别和声母识别)、数字识别、声调识别、单音节词识别、双音节词识别、三音节词识别、短句识别和选择性听取等 9 项内容。对于 2~3 岁听力损失儿童,多选用其中的韵母识别、声母识别、双音节词识别测试进行评估。给声方式可为口声或由计算机导航 - 听觉言语评估系统播放录音。测试在安静条件下进行。所有测试声、词、句均有对应的图片,患儿采用听声识图或听说复述的反应方式进行测试。

(3) 早期言语感知测试:郑芸等仿照英文版 ESP(Early Speech Perception)测试研发了普通话版早期言语感知测试(Mandarin early speech perception test,MESP)。英文版本 ESP 只包括四项亚测试:言语察觉、节律辨识、扬扬格词辨识、单音节词辨识,测试难度逐级增加。MESP 则有六项亚测试,前三项与 ESP 相同,后三项则将 ESP 第四项单音节辨识拆分成了汉语韵母辨识、声母辨识、声调辨识三项亚测试。严格地讲,它已超出了英文版 ESP 的难度。普通话版 MESP 分为标准版和简易版。标准版 MESP 有 6 项亚测试,分别为言语察觉、节律分辨、扬扬格词分辨、韵母分辨、声母分辨、声调分辨。测试采用口声或播放录音的方式,其中以口声测试较为常用。所有测试词均有配套的图片,测试采用听声指图的闭合式言语测听方法,在安静条件下进行。简易版 MESP(low-verbal Mandarin early speech perception test,LV-MESP)由标准版 MESP 简化而来,包括言语声察觉、言语节律感知、扬扬格词分辨、单音节词分辨 4 项亚测试。测试采用口声方式。所有测试词均有配套的玩具,测试采用听声指玩具的方式,属于闭合式测试方法。适用于口语能力有限、词汇量不够、无法理解或不愿配合标准 MESP 测试的幼儿。

(4) 普通话儿童言语理解力测试(Mandarin pediatric speech intelligibility test,MPSI):是根据英文版 PSI 的研发原理,结合普通话和中国儿童语言文化特点共同研发而成。英文版 PSI 测试由单音节词和句子测试组成。句子测试包括两种模式,模式一带有提示性语句(即在目标句子前加入"请指出"),适用于小龄儿童;模式二不带有提示性语句,适用于大龄儿童。每种模式分别包含 10 个目标句与 10 个竞争句,目标句与竞争句固定配对并分为两组,每组分别包含 5 对句子。每个目标句包含 5~7 个单词,每个竞争句包含 6~9 个单词。给声方式为播放录音。可在安静和噪声条件下测试。测试采用听声指图的闭合式言语测听方法。根据患儿的测试结果,信噪比以 10dB 为步长逐渐降低以增加测试难度。中文版 MPSI 测试仅有句子测试且只有一种模式,即模式二。MPSI 测试材料包含 2 个练习句、12 个目标句和 12 个竞争句。目标句和竞争句随机配对。目标句分为两组,每组包含 6 个目标句。每个目标句包含 6~7 个单词,每个竞争句包含 8 个单词。给声方式为使用 MAPP(Mandarin auditory pediatric protocol)测试软件播放录音。可在安静和噪声条件下测试。练习句和目标句均有配套的图片,测试采用听声指图的闭合式言语测听方法。根据患儿的测试结果,信噪比以 5dB 为步长逐渐降低以增加测试难度。

(5)嘈杂语环境下儿童汉语普通话声调和双音节测试材料(Mandarin pediatric Lexical Tone and Disyllabic-word picture identification test in noise,MAPPID-N):它包含一组从 1~10 个阿拉伯数字的辨识测试、3 组双音节词(每组 8 个备选项)辨识测试、6 组单音节声调(每组 4 个备选项)辨识测试。言语声及噪声的声强、方位及信噪比均可由软件控制和播放。所有测试词均有对应的图片。每组测试所对应的图片呈现在电脑触摸屏上,患儿通过点击触摸屏上的相应图片进行测试。

2. 开放式测试

(1)儿童普通话词汇相邻性测试(Mandarin lexical neighborhood test,M-LNT)词表,包括单音节词表和双音节词表。单音节词表包括单音节易词表 3 张,难词表 3 张,每表 20 个字;练习表 1 张,10 个字。双音节词表包括双音节易词表 3 张,难词表 3 张,每表 20 个词;练习表 1 张,10 个词。给声方式为在安静条件下播放录音。患儿反应方式为开放式的听说复述法。

(2)BKB 语句:BKB 是三名英国聋教育专家 Bench、Koval 和 Bamford 的姓氏首字母。他们 1979 年为听力损失儿童发展了 BKB 儿童短句测试集。语句采样于聋校 8~15 岁在校儿童对图片的描述。BKB 测试运用开放项列,测试更能反映听力损失儿童的自然语言运用。目前是十分常用的儿童及成人语句测试材料。近年来在此基础上先后发展了 BKB-SIN、HINT-C 等适用于儿童的噪声下语句测试材料。郗昕等从北京 4~5 岁儿童的口语语料库中编选了 30 张嘈杂语噪声下普通话儿童短句识别表,每表 9 句、50 个关键词,经成人及同龄正常儿童受试者的临床验证,其中的 27 张等价,并具有较高的信度和敏感度。同时针对儿童配合时间短的特点,该套句表还具有很高的效率,能 1.5 分钟内获得可靠的结果。

(3)HINT-C 语句:黄丽娜等在研发中文粤语版和普通话版 HINT 时,将汉语语句加长到 10 个字并提高了难度。之后又从中筛选出适应儿童生活经验的语句,选编成儿童版的 MHINT-C(Mandarin hearing in noise test-children)。

三、言语发音能力测试

言语发音能力测试可以分为两种:问卷评估和结构化测试。问卷评估注重考查儿童在真实生活情境下的反应,适用于年龄较小、配合度较低的听力障碍儿童;结构化测试是通过精心设计的测试项目,考查儿童的言语表达能力,这种方式适用于年龄较大、配合度较高、具备一定听觉语言能力的听力障碍儿童。

1. 问卷调查 言语可懂度分级问卷(speech intelligibility rating,SIR)用于评估听力损失儿童的言语可被他人听懂的程度,可长期跟踪评估患儿言语可懂度的发展变化过程。SIR 问卷将患儿的言语可懂度分为 5 个等级,得分 1~5 分。由患儿生活中的密切接触者提供患儿言语可被他人听懂程度的信息,并对其言语可懂度进行分级评估。与CAP 问卷相同,SIR 问卷简便易懂,可重复性高,没有语言依赖性,因此同样是一种可由专业人员、家长及没有患儿言语可懂度评估经验的普通人所掌握使用的评估方法。得分越高,表示言语能力越好。该问卷共 5 个项目,每个项目对应一个言语级别:级别 1 最低,表示连贯的言语无法被理解、口语中的词汇不能被识别、患者日常交流的主要方式为手势;级别 5 最高,表示连贯的言语可被所有聆听者理解、在日常环境中患者的语言很容易被理解。

2. **儿童言语清晰度测试**　主要对听力损失儿童的发音状况做出评估。共分四个级别,每个级别的清晰度与相应的语言年龄一致。为了提高客观性,本测验采用三级测试方法,即将测试人员分为三个级别,一级测试人员为听力损失儿童直接带养者,包括听力损失儿童家长、语训教师,二级测试人员为间接接触听力损失儿童的人员,包括其他听力损失儿童家长、其他语训教师或直接为听力损失儿童服务的人员,三级测试人员为基本不与听力损失儿童接触的人员包括健听儿童家长、不直接为听力损失儿童服务的人员。要求测试人员为当地人(不受方言影响),无听力损失。测试工具是 50 张语音清晰度测试双音节词图片,共分为两组,每组 25 张。

测试方法:4 名测试人员(一级 1 名,二级 1 名,三级 2 名)面对听力损失儿童,主试者选择 25 张双音节测试图片依次出示,让听力损失儿童认读,每张图片读两遍。测试人员根据听力损失儿童发音,将听到的内容按顺序写在记录纸上,未听清的词可用圆圈填充记录。主试者依据标准答案对测试者的记录评分,评分标准双音词每词正确为 1 分,每字正确为 0.5 分,每名测试人员满分 25 分。最后将 4 名测试人员记录的正确数累加,即可获得听力损失儿童的语音清晰度。

四、语言能力测试

1. 问卷调查

(1) 有意义使用言语量表(meaningful use of speech scale,MUSS):主要用于听力损失儿童言语产出能力的评估。评估内容包括发声交流情况、言语交流能力和言语交流技巧 3 方面。量表共包含 10 个问题。评估由经过培训的听力学专业人员对患儿家长或监护人采用访谈方式进行。评估前由评估人员对患儿家长或监护人进行必要的指导。评估人员逐一询问量表中的 10 个问题,由家长或监护人对患儿在日常生活中的言语行为做出详细的描述,并鼓励家长或监护人提供尽量多的例子,由评估人员将家长或监护人的回答进行详细记录。评估人员根据患儿言语行为的出现频率进行评分。每个问题得分0~4分5个级别。0分表示儿童从不使用所询问的发声或言语行为,出现频率为0%;1 分表示儿童很少使用所询问的发声或言语行为,出现频率低于50%;2 分表示儿童偶尔使用所询问的发声或言语行为,出现频率至少 50%;3 分表示儿童经常使用所询问的发声或言语行为,出现频率至少 75%;4 分表示儿童总是使用所询问的发声或言语行为,出现频率为 100%。量表满分为 40 分。在实际使用过程中,学者多采用 MUSS 得分率进行统计分析。MUSS 得分率(%) =(MUSS 得分 /40)× 100%。得分越高,表示患儿言语能力越好。

(2) 普 通 话 汉 语 沟 通 发 展 量 表(Chinese communicative development inventory,CCDI):是由 Tardif 和 Fletcher 等在 MacArthur-Bate 沟通发展量表的基础上,根据我国

的语言文化特点发展起来的,通过向家长或监护人了解婴幼儿掌握的词汇量来评估儿童早期的语言发展情况。量表包括"词汇和手势"量表及"词汇和句子"量表,前者适用于 8~16 个月龄的正常婴幼儿,表中对每一目标词汇的认知程度分为"不懂""听懂"和"会说"三种等级供家长或监护人填选,其中"会说"代表患儿对该词同时能"听懂";后者适用于 16~30 个月的正常儿童,表中仅包含"不会说"和"会说"两种等级供家长或监护人填选。采用面对面询问的方式,由患儿家长或监护人填写评估问卷。评估前由评估人员对患儿家长或监护人进行必要的指导,由家长或监护人完成测试表格,判断孩子对表中所测词汇的认知情况。评估人员根据家长填写的情况进行统计并评分。

2. 儿童语言能力测试 常采用孙喜斌编著的《听力障碍儿童语言能力评估标准及方法》:包括语音清晰度、听话识图、模仿句长、看图说话、主题对话 5 个分测验。其中的语音清晰度测试,已在上文的小儿言语清晰度测试中述及。语言能力评估题库依据汉语语言的结构及使用规律编制。评估工具参照健听儿童在各年龄段的语言发育指标,将语言年龄(即健听儿童的实际年龄)作为评估标准。通过评估获得听力损失儿童的语言年龄,并以此衡量其语言理解能力、表达能力、语法能力、发音水平及语言使用能力等。对于 3 岁以内儿童,常进行语音清晰度、听话识图、模仿句长 3 项。

对于儿童词汇量的测试,香港大学与解放军总医院联合研发了普通话表达与理解词汇量测试(Mandarin expressive and receptive vocabulary test,MERVT),并在正常儿童中完成标准化验证,取自 1 岁 6 月龄至 3 岁 11 月龄听力正常儿童的常用词汇,由"表达"(88 张)和"理解"(73 组)两套图卡组成,每套图卡都依照由易到难的顺序排列词汇,图卡的序号就代表了测试词汇的难度分。采用与受试儿童面对面交流的方式,先由受试儿童依次根据表达图卡中的 88 幅图片,口头命名图卡所示词语;再由评估人员现场发声,由受试儿童从 73 组备选图片中挑选出正确图片。儿童若对连续 5 个图卡不能正确应答,则该名儿童的"表达"词汇量得分和"理解"词汇量得分就以其能正确表达和理解的最高词汇序号来计分。由于儿童的词汇量与人工耳蜗使用时长有一定的相关性,可依据受试儿童耳蜗植入的时长,大致确定 MERVT 的起始测试词以缩短 MERVT 测试时间。也可根据受试儿童上次随访时的记录,持续进行本次测试以减少测试时间,提高受试儿童的配合度。同时,因儿童在早期言语语言的学习发展过程中存在构音不清的情况,为避免偏倚,要求家长坐在无法看到图卡的位置,在孩子发音不清楚时,由家长根据孩子的表述来说明受试儿童想要表达的词汇。

(郗 昕)

第十四章
侧颅底疾病

第一节　脑脊液耳漏

脑脊液耳漏（cerebrospinal otorrhea）是指蛛网膜下腔与颅外相通,脑脊液从耳部流出,常为颅中窝骨折累及鼓室所致,若鼓膜有破裂时脑脊液经外耳道流出,鼓膜完整时脑脊液可经咽鼓管流向咽部,甚至反流至鼻腔,再从鼻腔流出。

【分类】

脑脊液耳漏可分为获得性和先天性。获得性脑脊液耳漏多见,通常由于钝器伤或手术损伤引起,也可见于感染或肿瘤。先天性脑脊液耳漏多见于迷路畸形,与迷路相关通道的异常扩大或开放,如蜗水管扩大、内耳道底存在骨裂等,以及耳囊周围硬脑膜缺损。根据发病的原因分类,脑脊液耳漏也可分为继发性和自发性。

【流行病学特点】

脑脊液耳漏发病罕见,确切发病率未知。颅底手术是引起脑脊液耳漏最常见的病因,在此类手术中,脑脊液耳漏发生率约为 6%~12%。颞骨骨折是第二常见病因,大约21% 颞骨骨折的患儿会伴发脑脊液耳漏。自发性脑脊液耳漏极罕见,全世界的文献报道不到 500 例。与成人相比,儿童脑脊液耳漏更常见（72%）。儿童发生自发性脑脊液耳漏的比例是 93%,成人是 36%。自发性脑脊液耳漏尽管发病率低,但耳漏的来源很难判断,所以对医生可能会造成极大的挑战。

【病因】

脑脊液耳漏的潜在病因是分隔蛛网膜下腔和中耳乳突的骨性及脑膜屏障受到侵犯,包括术后、创伤后、先天性或耳科疾病等。

【临床表现】

脑脊液耳漏的主要症状是从外耳道或鼻腔流出清澈的水样分泌物。然而,这种症状并不是总是存在,因为本质上这种排放与患儿体位有关,而且是间歇性发作,当屏气或向前倾斜时水样分泌物能够增加。有些患儿可能仅仅主诉咽喉部有一种奇怪的咸味,并没有水样分泌物流出。

脑脊液耳漏的患儿通常会出现单侧听力损失。听力损失的性质很重要,感觉神经性听力损失提示脑脊液耳漏与内耳相关,如 Mondini 畸形。如果是传导性听力损失,则提示颞骨的某个部位存在缺损,这种情况可能与单侧分泌性中耳炎的症状相似,从而可能导致误诊。只有当透明液体从鼓膜切开的切口不断流出时,鼓膜切开术才能确诊脑脊液耳漏。如果出现脑脊液不断从外耳道流出,可以将耳部加压包扎以防止脑脊液从外耳道持续排出,从而有利于鼓膜愈合。然而,加压包扎所导致的脑脊液流出受阻,也易引发感染,从而加速发生脑膜炎的可能,因此建议仅在耳甲腔放置无菌棉球并且适当更换,同时立即进一步检查。

自发性脑脊液耳漏常表现为不明原因反复发作的脑膜炎征象,在这种情况下,脑脊液耳漏的来源可能不是很明显。相反,在手术和创伤后出现耳漏的情况下,耳漏的来源通常是显而易见的。

怀疑有脑脊液耳漏的患儿应对其进行耳科学、神经科学和头颈部的彻底检查。如果可能,建议执行完整的听力学评估。

【辅助检查】

1. 实验室检查

(1)葡萄糖定量:测试分泌物中的葡萄糖含量有助于区分脑脊液和鼻腔分泌物,鼻腔分泌物的葡萄糖含量较低,但是如果标本有血液、唾液、血清、泪液污染时,可能导致假阳性。

(2)β_2 转铁蛋白测定:β_2 转铁蛋白只存在于脑脊液中,尽管外淋巴液中也还有微量的 β_2 转铁蛋白,但外淋巴液不会引起大量的耳漏现象。

2. 影像学检查

通常使用影像学的方法定位脑脊液耳漏的位置。

使用 HRCT 进行轴位和冠位扫描,除非耳漏位置明确,否则扫描应覆盖所有颅前窝、颅中窝、颅后窝。HRCT 检查需注意耳囊是否存在异常形态,如 Mondini 畸形。注意前庭和蜗水管的大小。注意鼓室盖是否有缺陷。

通过使用鞘内造影剂,例如碘帕醇或碘海醇,可以增强 HRCT 扫描对耳漏部位的定位。HRCT 扫描中含气腔的存在和位置可能有助于识别和定位脑脊液耳漏的漏口位置。

MRI 可能有助于精确定位耳漏部位。MRI T_2 序列可显示中耳内高信号影。在 HRCT 扫描观察到鼓室盖缺陷的情况下,MRI 可以进一步显示脑组织是否脱垂进入中耳,这对于制订手术计划至关重要。

(1)HRCT 表现:以外伤性脑脊液耳漏为例,可见外、中、内耳或颅底骨折或骨折破坏形成的骨质缺损区、鼓室内脑膜膨出以及伴随的乳突积液(图 2-14-1-1)等改变。脑池

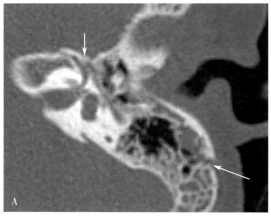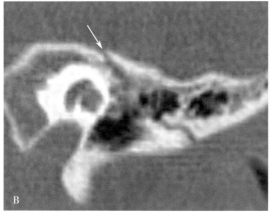

图 2-14-1-1 外伤性脑脊液耳漏影像学表现

A. 颞骨横断位 HRCT 示左侧颞骨骨折(长白箭),涉及中颅底、面神经膝状窝(短白箭),左侧乳突气房积液;B. 颞骨 HRCT 冠状位清晰显示左颞骨骨折线涉及中颅底(白箭)(患儿外伤后外耳流水,临床实验室检查为脑脊液)

造影 HRCT 可明确显示颅内脑池或蛛网膜下腔内高密度对比剂直接从骨质缺损区进入中耳腔;或从骨质缺损区进入前庭或耳蜗内,然后再进入中耳腔,此骨质缺损区就是漏口。

(2) MRI 表现:T_2 加权像和水成像显示鼓室内脑膜膨出和颅腔脑脊液高信号影与耳内高信号影直接相连,他们之间骨质或脑膜形成的线状低信号影局部中断,中断处就是漏口;增强后 T_1 加权像可见脑膜炎或颅内脓肿等表现。

【治疗】

脑脊液耳漏导致患儿罹患脑膜炎的风险很高。因此,在大多数情况下,都需要手术进行修补。只有在创伤或近期颅底手术导致的脑脊液耳漏,可以使用敷料加压包扎和腰穿脑脊液引流等手段进行保守治疗。对于保守治疗不成功的患儿,再建议进行手术。

1. 保守治疗 尽管脑脊液耳漏带来很高的罹患脑膜炎的风险,但是预防性使用抗生素仍存在争议。因为在没有感染的情况下使用抗生素,可能导致细菌耐药,这使得一旦脑膜炎出现时,治疗更加复杂。因此,只有出现脑膜炎症状和体征,并且通过腰穿证实,才建议使用广谱抗生素,当细菌培养 + 药敏结果出来后再进行调整用药。但也有学者认为脑脊液耳漏建议常规使用预防性广谱抗生素,因为当存在明显的脑膜炎体征时,中枢神经系统可能已发生不可挽回的损害,但越来越多的研究并不支持脑脊液耳漏使用广谱抗生素,即使在创伤性脑脊液耳漏的患儿也是如此。当使用留置装置(例如腰部或心室引流管)时,也常规使用抗生素。

有些药物可用于减少脑脊髓液的产生。此类药物包括利尿剂(例如呋塞米,氢氯噻嗪),碳酸酐酶抑制剂(如乙酰唑胺)和类固醇。这些药物不是治疗脑脊液耳漏的主要方法,它们仅仅是有效的辅助治疗手段。此外,在脑脊液耳漏诊断和评估阶段,使用此类药物所引起的脑脊液生成减少,可能会妨碍定位耳漏的漏口位置。

对于手术或外伤造成的脑脊液耳漏可以使用加压包扎和半卧位进行治疗。如果出现脑脊液不断从外耳道流出,可以将耳部加压包扎以防止脑脊液从外耳道持续排出,从而有利于鼓膜愈合。然而,加压包扎所导致的脑脊液流出受阻,也易引发感染,从而加速发生脑膜炎的可能,因此建议仅在耳甲腔放置灭菌棉球并且适当更换,同时立即进一步检查。通常仅仅使用加压包扎和半卧位进行治疗,听神经瘤术后的脑脊液耳漏,80% 患儿可以治愈,外伤颞骨骨折所致的脑脊液耳漏,3~4 周后几乎都可以愈合。

连续腰穿脑脊液引流可作为与手术或创伤相关的脑脊液耳漏保守治疗的辅助手段。脑脊液的连续排出可以降低颅内压,从而促进耳漏的自然愈合。当耳漏部位定位不明确时,不建议使用脑脊液引流,因为持续的引流不但可能妨碍定位而且可能导致气颅。对于术后脑脊液耳漏或自发性脑脊液耳漏术后的患儿,腰穿引流可以帮助促进手术修复后的愈合。连续腰穿脑脊液引流通常是每小时引流 10mL,引流管放置 2~3 天,如果没有脑脊液漏迹象,则夹闭引流管继续观察 24 小时,然后再拔除引流管。

2. 手术治疗 自发性脑脊液耳漏的主要治疗方法是手术修复。对于术后或创伤性耳漏的患儿,保守治疗不成功的情况下,可以进行手术。手术径路取决于缺损的程度和位置。

视频 4 耳内镜下
脑脊液耳漏修补术

耳囊缺陷引起的儿童自发性脑脊液耳漏,如 Mondini 畸形,通常可通过经耳道径路进行修复。北京儿童医院数据提示:耳蜗畸形伴自发性脑脊液耳漏好发于 IP-Ⅰ、共腔畸形、IP-Ⅱ。此类患儿很少存在残余听力,可以行镫骨切除术,经前庭窗软组织封闭前庭。

然而,在大多数自发性耳漏患儿,首选经乳突径路,如果影像学不能确定耳漏的位置,则尤其如此,因为乳突切除术可以更好地显露耳漏的部位。通常术中使用筋膜和明胶海绵即可修复耳漏。如果硬脑膜缺损较小(<1cm),使用筋膜修复的同时,也可以采取在骨缘和硬脑膜之间放置耳屏软骨进一步加固。有时可能需要脂肪或肌肉移植物。在极少数情况下,未发现确切的耳漏部位,并且从多个乳突气房观察到弥漫性脑脊液渗漏。在这种情况下,乳突可能需要用脂肪填塞,也可能需要中耳和咽鼓管的封闭。

如果漏口位于颅中窝底且直径 >1cm,最好通过颅中窝、乳突联合径路进行修补。首先进行乳突切除术以便于识别漏口位置,确定漏口后,再使用颅中窝径路进行修复,因为颅中窝径路更便于固定修复材料。修复材料不仅仅可以选用自体的颞肌筋膜,大腿外侧的阔筋膜,或者颞肌肌肉瓣等,必要时也可使用人工复合材料,如硅胶片、钛板等进行修复。

脑脊液耳漏发病率低,容易漏诊。熟悉颞骨的解剖有助于寻找脑脊液耳漏的漏口位置,精准的影像学检查对于确认漏口位置至关重要。手术径路的选择取决于漏口的大小和部位,持续的腰穿脑脊液引流是一种重要的治疗辅助手段。

(杨 军 何景春 沙 炎)

第二节 岩尖胆脂瘤

岩尖胆脂瘤(petrous apex cholesteatoma)是一种少见疾病,由于其病变位置的特殊性,来源于岩尖的岩尖胆脂瘤容易漏诊且治疗困难。

【解剖特点】

岩尖是指颞骨处于内耳和斜坡之间的部分。以内耳道为界分为前后两部分,前部较大,延伸于耳蜗,是病变最常侵犯的部位,包含颈内动脉颞骨内水平部分、破裂孔的纤维软骨组织和气房。后面的部分较小,位于内耳道和半规管之间,主要由耳囊来源的坚硬骨质组成。

岩尖的毗邻关系复杂,上方毗邻三叉神经、颅中窝底,位于自岩尖到后鞍突的硬脑膜皱襞中的展神经跨过岩尖的中上部分。岩尖的后方是覆盖小脑角的颅后窝硬脑膜,其上下边缘有岩上窦和岩下窦。内侧与斜坡衔接,外侧为包含耳蜗和半规管的耳囊。

【分类】

按照 Sanna 分类,来源于岩尖的岩尖胆脂瘤是岩骨胆脂瘤的一种类型,仅占 2%。按照岩尖胆脂瘤来源可分为两类,即先天性和获得性,前者的发生率较后者低。先天性胆脂瘤来源于颞骨内胚胎期残留的上皮细胞。获得性岩尖胆脂瘤继发于中耳胆脂瘤,从颞骨鼓乳区域胆脂瘤向内侧侵蚀迷路周围或通过迷路向内侵犯形成,其中迷路上途径较为常见,约占 45.8%。

【临床表现】

岩尖胆脂瘤的临床表现主要是由骨质破坏影响脑神经和其他重要结构(耳蜗、半规管和脑干等)所致。

获得性岩尖胆脂瘤从中耳胆脂瘤发展而来,耳部症状明显,常有耳漏、严重听力损失、面瘫和眩晕,也可有脑膜炎、侧窦血栓形成、脑脓肿等颅内症状。

先天性胆脂瘤早期常缺乏典型症状而延误诊断和治疗,发病年龄多 20~50 岁,常见的表现为听力下降、耳鸣、面瘫、眩晕、头痛、脑膜炎等,其中听力下降最常见(发生率为83%~94%),20%~50% 的病人有不同程度的面瘫。

【鉴别诊断】

因为岩尖胆脂瘤没有特异性的临床表现,所以诊断较为困难,容易漏诊。但随着HRCT 和 MRI 的广泛应用,岩尖胆脂瘤的术前诊断已不再困难。它常需同岩尖胆固醇肉芽肿、蛛网膜囊肿或其他肿瘤等疾病相鉴别。岩尖胆脂瘤的 HRCT 表现为光滑边缘的膨胀性病变,静脉注射造影剂后不增强,其密度虽然存在变异,但一般低于邻近脑组织(图 2-14-2-1A)。

先天性岩尖胆脂瘤和胆固醇肉芽肿在 HRCT 常难以区别,但岩尖胆脂瘤在 T_1 加权像呈等或低信号,T_2 加权像多呈高信号(图 2-14-2-1B、C),DWI 成像病变弥散受限,呈明显高信号,增强后病变内部无强化(图 2-14-2-1D),周边可出现环形强化。而胆固醇肉芽肿 MRI 表现为 T_1 加权和 T_2 加权均为高信号,据此两者可以鉴别。

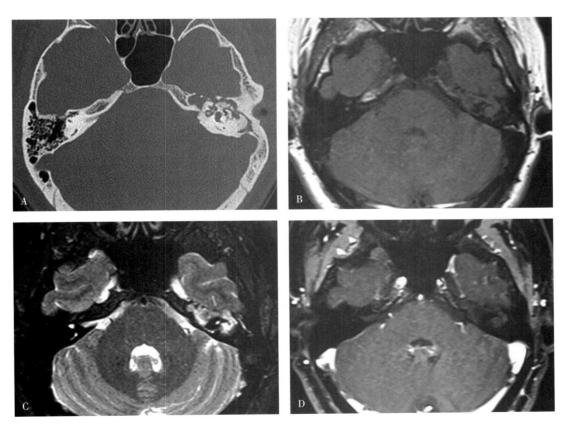

图 2-14-2-1 岩尖胆脂瘤的影像学表现

A. 轴位 HRCT(骨窗)示左侧岩锥内耳周围不规则骨破坏腔伴软组织灶,边缘轻度硬化;B. 横断位 T_1 加权像示左侧岩锥不规则中等信号软组织肿块影,涉及部分迷路和中耳;C. 轴位 T_2 加权像左侧岩锥不规则软组织肿块影,呈高信号,涉及部分迷路和中耳;D. 轴位增强 T_1 加权像示左侧岩锥区肿块未见明显强化

蛛网膜囊肿的 MRI 表现为 T_1 加权低信号和 T_2 加权高信号,信号强度与脑脊液相近,且信号强度均一。值得一提的是,临床上需要避免将正常的骨髓混淆为胆脂瘤或其他病变性占位,骨髓的 MRI 表现为 T_1 加权高信号和 T_2 加权低信号,这是其独特的表现。

【治疗】

该病治疗以手术治疗为主。

1. **手术原则** 彻底清理病变,最大限度保护重要组织结构。

2. **手术进路** 需要根据病变范围的大小、内耳功能状态、面神经功能情况,以及如何减少对脑膜、脑组织及其他脑神经的损伤,从而降低术后并发症等方面,综合考量后,选择合适的手术进路。其手术进路包括:经迷路或耳蜗进路、颅中窝进路、迷路下进路、耳蜗下进路、迷路后进路、经蝶骨进路、经腭骨斜坡进路及联合进路等。

经迷路或耳蜗进路,病变暴露清楚,便于对岩骨内颈内动脉的控制,但以牺牲耳蜗、前庭的功能为代价。颅中窝进路可以保存内耳功能,但术野狭小且术中缺乏定位面神经的解剖标志.此外,在处理获得性岩尖胆脂瘤时,还需另外处理中耳乳突病。迷路后进路也可能保留听力和面神经功能,但术野相对狭小,为充分显露术野,需牵拉脑组织,所以由此引起的并发症发生率相对较高。经蝶骨进路和经腭骨、斜坡进路视野和切口都最有限,更适合用于处理斜坡病变。目前,随着鼻内镜的广泛应用,对于仅限于岩尖的胆脂瘤,可以采用鼻内镜下经蝶窦径路进行切除。当病变耳为唯一听力耳或双耳同时患病时,要充分考虑不完全切除胆脂瘤的利弊和发生极重度听力损失的潜在可能。

3. **面神经处理** 大多数患儿术中需要解剖面神经和面神经改道以扩大手术径路和完整切除胆脂瘤。如果胆脂瘤破坏局限,面神经管没有破坏,尽可能不要触动面神经及其血供。

4. **术腔的处理** 保留开放的术腔可能会导致脑脊液漏、术腔疼痛与渗出、脑膜炎和重要的岩骨内结构的损伤。岩骨术腔脂肪填塞和 / 或外耳道盲端封闭能避免保留术腔的并发症。MRI 技术可以早期准确鉴别残留、复发的胆脂瘤和填塞的脂肪,因此术腔填塞对胆脂瘤的影响随访观察影响不大。

5. **术后并发症** 常见的并发症主要是脑脊液漏,包括耳漏、鼻漏,以及脑膜炎和局部切口感染等,但都较少见。防止术后脑脊液漏的方法包括彻底切除病变、封闭硬脑膜缺损、用脂肪封闭术腔等。

【预后】

虽然不同的手术进路适于不同解剖、不同大小的胆脂瘤病例,但复发仍然是一个重要的问题。复发可能的原因是未能彻底切除脑膜或重要结构上的胆脂瘤上皮。最常见的复发部位是面神经迷路段和颈内动脉周围。为减少术后复发,在术中可以使用带角度的内镜系统辅助定位和切除术腔内的残存胆脂瘤基质。尽管 MRI 技术不断提高,但由于分辨率的原因,仍不能完全替代对可疑病例的手术探查。

总而言之,随着 HRCT 和 MRI 的广泛应用,岩尖胆脂瘤的诊断不再是主要问题。联合鼻内镜的应用将有助于胆脂瘤的完全切除,甚至可以避免经迷路或耳蜗进路,从而保存残留内耳功能。

(杨 军 何景春 沙 炎)

第三节　颞骨良恶性肿瘤

累及颞骨的肿瘤（tumors of the temporal bone）包括良性肿瘤及恶性肿瘤。良性肿瘤主要有听神经瘤与神经纤维瘤病Ⅱ型、面神经鞘膜瘤、颈静脉球体瘤、畸胎瘤、脑膜瘤、颈动脉体瘤、黏液瘤、脂肪瘤、鼻咽纤维血管瘤、颞骨巨细胞瘤和母细胞瘤、腮腺混合瘤和斜坡脊索瘤等。恶性肿瘤主要有横纹肌肉瘤、脊索瘤、软骨肉瘤、中耳癌、鼻咽癌等。

儿童侧颅底肿瘤发病率低，国内外文献对此类疾病的报道较少。但颅底肿瘤由于其位置的特殊性，与脑神经、重要血管及脑组织等重要结构有着非常密切的关系，且解剖结构复杂，位置深在，治疗难度高，手术创伤大。故不论是良性还是恶性肿瘤，一旦涉及这一区域，都可能给机体造成严重创伤。以往侧颅底肿瘤诊治手术开展较少成功率低。随着现代耳显微外科技术、颞骨影像学与导航技术等方面的进展，颞骨肿瘤的手术治疗已成为耳鼻咽喉头颈外科边缘学科 - 颅底外科的主要内容之一。本节将逐一对儿童常见颞骨肿瘤进行介绍。

一、听神经瘤

听神经瘤（acoustic neuromas）是指起源于听神经鞘的肿瘤，为良性肿瘤，确切的称谓应是听神经鞘瘤，是常见颅内肿瘤之一，占颅内肿瘤的 7%~12%，占小脑脑桥角肿瘤的 80%~95%。多见于成年人，高峰在 30~50 岁，20 岁以下者少见，儿童单发性听神经瘤非常罕见，迄今为止，均为个案报道。无明显性别差异。左、右发生率相仿，偶见双侧性。临床以小脑脑桥角综合征和颅内压增高征为主要表现。

【病因】

听神经瘤多源于第Ⅷ脑神经内耳道段，亦可发自内耳道口神经鞘膜起始处或内耳道底，听神经瘤极少真正发自听神经，而多来自前庭上神经，其次为前庭下神经，一般为单侧，两侧同时发生者较少。

【临床表现】

1. 早期耳部症状　肿瘤体积小时，出现一侧耳鸣、听力减退及眩晕，少数患儿时间稍长后出现听力损失。耳鸣可伴有发作性眩晕或恶心、呕吐。

2. 中期面部症状　肿瘤继续增大时，压迫同侧的面神经和三叉神经，出现面肌抽搐及泪腺分泌减少，或有轻度周围性面瘫。三叉神经损害表现为面部麻木、痛、触觉减退、角膜反射减弱、颞肌和咀嚼肌力差或肌萎缩。

3. 晚期小脑脑桥角综合征及后组脑神经症状　肿瘤体积大时，压迫脑干、小脑及后组脑神经，引起交叉性偏瘫及偏身感觉障碍，小脑性共济失调、步态不稳、发音困难、声音嘶哑、吞咽困难、饮食呛咳等。发生脑脊液循环梗阻则有头痛、呕吐、视力减退、视乳头水肿或继发性视神经萎缩。

【辅助检查】

1. 影像学检查

（1）颅骨 X 线片岩骨平片见内耳道扩大、骨侵蚀或骨质吸收。

（2）HRCT 及 MRI 扫描　HRCT 表现为瘤体呈等密度或低密度，少数呈高密度影像。

早期肿瘤局限于内耳道内(图 2-14-3-1),当肿瘤扩展至小脑脑桥角区时,肿瘤多为圆形或不规则形,位于内耳道口区,呈现出"高脚杯"征(图 2-14-3-2),多伴内耳道扩张,增强效应明显。MRI 在 T₁ 加权像上呈略低或等信号,在 T₂ 加权像上呈高信号。第四脑室受压变形,脑干及小脑亦变形移位。注射造影剂后瘤实质部分明显强化,囊变区不强化。

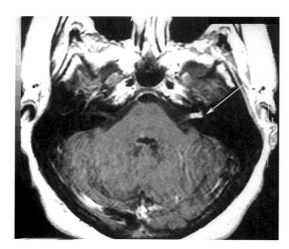

图 2-14-3-1 听神经瘤 MRI 表现
可见局限于内耳道内的听神经瘤(黄箭)

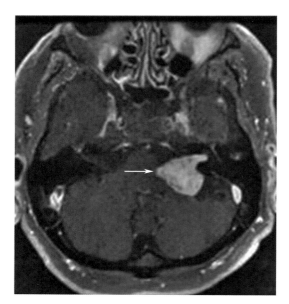

图 2-14-3-2 听神经 MRI 表现
白箭指示听神经瘤起源于内耳道,并向小脑脑桥角生长,肿瘤呈现出"高脚杯"征

2. 神经耳科检查 由于病人早期仅有耳鸣、听力损失,常在耳科就诊。常用的是听力检查及前庭神经功能检查。

(1)听力检查:有 4 种听力检查方法可区别听力损失是来自传导系统、耳蜗或听神经的障碍听力测验,第 I 型属正常或中耳疾病;第 II 型为耳蜗听力丧失;第 III、IV 型为听神经病变音衰退阈试验。如果音调消退超过 30dB 提示听神经病变,短增量敏感指数试验积分在 60%~100% 为耳蜗病变,双耳交替音量平衡试验有增补现象的属耳蜗病变,无增补现象的属中耳或听神经病变。

(2)OAE:反应外毛细胞功能,听神经瘤患儿耳蜗未受累及时,OAE 可引出。

(3)ABR:可出现潜伏期延长或不能引出。

(4)前庭功能检查:听神经瘤多起源于听神经的前庭部分,早期采用冷热水试验几乎都能发现病侧前庭神经功能损害现象、反应完全消失或部分消失。这是诊断听神经瘤的常用方法。但由于从前庭核发出的纤维经脑桥交叉至对侧时位于较浅部,容易受大型小脑脑桥角肿瘤的压迫,健侧的前庭功能也有 10% 左右病人可以受损。

【诊断】

典型的听神经瘤具有上述渐进性加重的临床表现,借助影像学及神经功能检查多可明确诊断。

【治疗】

1. 外科手术治疗听神经瘤首选手术治疗,可以完全切除、彻底治愈。根据肿瘤大小及部位可选择经迷路径路、经乙状窦后径路、经耳囊径路或经颅中窝径路。

2. 立体定向放射 目前在立体定向放射治疗听神经瘤在保留听力、减少面神经损伤方面具有一定优势。对于不能耐受手术的患儿可以选择。然而,立体定向放疗也存在其不容忽视的缺点,如大型肿瘤的放疗效果不确切。放疗后复发患儿局部粘连严重,再次手术不易切除。因此需严格掌握放疗的指征。

3. 观察 对于无明显症状的小听神经瘤,可以暂不手术,定期进行内耳道 MRI 增强扫描,当瘤体增大或引起相应症状后再行手术或放射治疗。

二、神经纤维瘤病 II 型

神经纤维瘤病(neurofibromatosis,NF)是一种良性的周围神经疾病,属于常染色体显性遗传病。其组织学上起源于周围神经鞘神经内膜的结缔组织。它常累及起源于外胚层的器官,如神经系统、眼和皮肤等,是常见的神经皮肤综合征之一。

【分类】

根据其临床表现和基因定位位点不同,1988 年美国国立卫生研究院(National Institute of Health,NIH)将其分为神经纤维瘤病 1 型(neurofibromatosis type 1,NF1)和神经纤维瘤病 2 型(neurofibromatosis type 2,NF2)。

【病因】

神经纤维瘤病是常染色体显性遗传病。NF2 致病基因定位于常染色体 22q11.2。患病者此基因位点缺失,致使患儿体内不能产生施旺细胞瘤蛋白。该蛋白是否是抑癌基因及其作用机制目前尚不清楚。但它可能在细胞周期的运行、细胞内及细胞外信号转导系统中起作用。

【发病机制】

神经纤维瘤由施旺细胞和成纤维细胞组成。其细胞外机制嵌入神经束膜细胞、轴突和肥大细胞。丛状神经纤维瘤病和皮肤神经纤维瘤病的细胞组成相同。但是丛状神经纤维瘤病有更为广泛的细胞外基质,而且往往含有丰富的血管网。神经纤维瘤病可累计多个神经或神经束,向周围结构延伸从而导致相应的功能障碍以及软组织和骨结构的增生。丛状神经纤维瘤病偶尔会恶变成纺锤细胞瘤(周围神经鞘恶性肿瘤)。每种细胞类型在神经纤维瘤病的发生、发展过程中扮演的角色仍不清楚。

【病理生理】

神经纤维瘤病主要的致病机制为肿瘤生长对周围组织破坏产生症状;肿瘤增长本身对相应的周围神经产生压迫出现相应的神经功能障碍等;肿瘤生长于颅内,产生占位效应导致颅内压增高产生头痛、呕吐等症状;或肿瘤刺激脑组织产生异常放电形成癫痫等。

【临床表现】

首发症状以双侧进行性听力下降最为常见,亦有部分病人表现为单侧严重的听力损失或波动性听力丧失或突发性听力丧失。最常见的临床表现为耳鸣、听力下降,头晕,眩晕这少见,其次为手颤、走路摇摆、语调异常等共济失调表现,口角歪斜,面部麻木感等,这些症状多为单侧。少数患儿诉持续性头痛,伴恶心、呕吐和视物不清等颅内压增高表现。

【辅助检查】

1. 超声检查 可见多发实质性肿块,可位于皮下、腹腔、盆腔等。

2. **眼科检查** 通过裂隙灯可见虹膜粟粒状、棕黄色圆形小结节,也成为 Lisch 结节或虹膜错构瘤。检眼镜可能发现颅内压增高导致的视乳头水肿或视神经萎缩。

3. **HRCT 和 MRI 检查** 对于脊柱内或颅内的肿瘤可通过 HRCT 或 MRI 检查发现。肿瘤在 HRCT 密度通常较脊髓和脑组织略高,呈圆形或类圆形。在 MRI 上神经纤维瘤表现为 T_1 加权像低或等信号,T_2 加权像高信号。部分肿瘤伴有囊变。增强扫描后肿瘤多明显强化。

4. **神经电生理检查** 表现为神经源性损害,电信号传导减慢等。

【诊断】

1987 年美国 NIH 制定了诊断标准:

(1)双侧听神经瘤;

(2)有 NF2 家族史(一级亲属中有 NF2 患儿),患单侧听神经瘤;

(3)有 NF2 家族史(一级亲属中有 NF2 患儿),患儿有以下病变中的 2 中:神经纤维瘤、脑膜瘤、胶质瘤、施旺细胞瘤、青少年晶状体后囊浑浊斑。

上述标准符合 1 项即可诊断 NF2。

【鉴别诊断】

1. 其他前庭和中枢神经系统疾病引起的眩晕表现为视物旋转,伴恶心、呕吐、出汗等自主神经症状。NF2 的肿瘤包裹、压迫前庭神经,由于肿瘤生长缓慢,病人多可逐渐代偿,因此病人较少出现真性眩晕,可仅表现为头晕和行走不稳。NF2 往往伴有双侧听力进行性下降。

2. 发生于小脑脑桥角区的肿瘤常见的为脑膜瘤、胆脂瘤及三叉神经鞘瘤等,脑膜瘤有典型的脑膜尾征,胆脂瘤和三叉神经鞘瘤可产生三叉神经痛等症状。

3. 转移瘤脑内伴发的多发性病灶要与转移瘤鉴别,后者大多有原发病变,结合临床和病史可鉴别。

【治疗】

手术治疗是目前有效的首选的治疗方法。手术多采用经乙状窦后径路,在电生理检测下仔细辨别面听神经的位置,尽可能解剖和功能保留上述神经。术中往往需要磨除部分内耳道的后壁以期达到肿瘤全切除。

【预后】

NF2 的预后较差,双侧手术切除后往往导致双耳极重度听力损失,而次全切除术后复发率高。转归主要有死亡、听力丧失及面瘫。但是在现代显微神经外科的理念以及术中电生理监测的帮助下,术中解剖或功能保留面听神经、全切肿瘤的机会也越来越大。

【预防】

本病尚无有效的预防措施。

三、面神经瘤

面神经瘤分为面神经鞘瘤和面神经纤维瘤。面神经鞘瘤起自神经鞘膜的施旺细胞,是具有包膜的上皮性良性肿瘤。面神经鞘瘤约 25% 起于水平段,75% 起于垂直段。肿瘤质软而光滑,有完整的包膜,面神经纤维可能被挤压但不被破坏。肿瘤切面光滑呈淡红、黄或灰白色,少有坏死。神经纤维瘤来源于中胚叶神经内膜的施万细胞和属于神经结缔组织的成纤维细胞,可单发,亦可多发,多发者称之为神经纤维瘤病,有恶变可能。面神经纤维瘤还可分为内生性面神经纤维瘤和外生性面神经纤维瘤两种。

【临床表现】

面神经肿瘤的临床表现与肿瘤的所在部位及侵犯范围有关。早期症状往往不明显且没有特异性。肿瘤生长很慢,长期无症状。面神经鞘瘤最常见的症状是渐进性面神经麻痹,也可以听力下降或面肌痉挛为首发症状。原发在水平段者因骨管狭窄受压比垂直段者早且重,面瘫出现也早且重,可以反复发作,40%的病人早期表现面肌痉挛,尔后转为面瘫。内耳道段面神经肿瘤往往出现听力下降,并容易误诊为听神经瘤。原发在鼓室段者,除面瘫外还可有耳鸣、听力损失。

【诊断】

全面进行面神经功能检查,如泪腺颌下腺分泌,镫骨肌反射及舌味觉试验等,颅底及乳突 X 线摄片,可见面神经管道有骨质破坏,乳突和颅底 HRCT 检查对诊断意义更大。颞骨 HRCT 静脉造影是显示面神经瘤最准确的方法,多轨迹断层片也有用,可以描绘出面神经管的细微骨质变化。凡有进行性面瘫,除非已确诊为其他原因所致,均应考虑此瘤的可能性,特别是伴有面部抽搐或痉挛者。突发性面瘫经全程探查减压后无改善时,也应考虑本瘤。对有前庭耳蜗症状的患儿,都应进行听力学和前庭功能检查。若为传导性听力下降,肿瘤常在膝神经节以下;感音神经性听力损失,蜗后症状或单侧前庭功能减弱,必须疑为近端的肿瘤或耳囊受到破坏。

【鉴别诊断】

内耳道段的面神经瘤与听神经瘤在 MRI 上难以鉴别,但在术中可以分辨。鼓室段的面神经瘤在影像学上往往表现为"绳结征",即经过重建的面神经管上有局部增粗。面神经瘤和血管瘤的 HRCT 和 MRI 增强扫描时均有明显强化。而 HRCT 上的面神经血管瘤由于常常存在钙化而呈现"蜂巢征"。

【治疗】

1. 治疗原则　面神经肿瘤的基本处理原则为手术切除肿瘤加面神经吻合或移植术,最大限度地保留或恢复面神经的功能。但面神经功能不能完全恢复,最高达到 House-Brackmann 分级法的Ⅲ~Ⅳ级。如果患儿面神经功能正常伴有中度以下听力下降,可以随访观察。一旦出现面瘫,则应及时手术治疗,尤其是 ENoG 提示面神经变性超过 50% 者。延误手术可能影响预后,长期面瘫的患儿再接受面神经移植比那些面部功能正常时就接受移植的患儿效果差。在切除肿瘤的同时,尽可能保留面神经的连续性或行Ⅰ期面神经功能重建,如不能行Ⅰ期面神经功能重建,也要尽可能在短期内行Ⅱ期功能重建手术。

2. 手术方式　颞骨内面神经肿瘤手术路径包括经乳突径路、经颅中窝径路 - 乳突联合径路、经颞下窝径路、经乙状窦后径路等。术式的选择视肿瘤的位置、大小和残余听力的水平而定。手术径路的选择原则如下:肿瘤位于小脑脑桥角者应选择经乙状窦后径路;位于迷路段和膝神经节者经颅中窝径路手术;位于水平段和垂直段者经乳突径路手术;肿瘤位于迷路段、水平段和垂直段者经颅中窝 - 乳突联合径路;位于垂直段和颅外腮腺段者可采用经乳突 - 颈部联合径路;对于膝神经节周围的小肿瘤且听力良好的患儿可以选择经颅中窝径路;对于较大肿瘤或听力很差并侵犯到内耳道、颅后窝或膝神经节的患儿可以选择经迷路径路;如面神经水平段和垂直段受累,则可选择经乳突 - 面隐窝径路。如外耳道受累,有可能需采用外耳道壁磨低术式。对于伴随面神经扩展到腮腺的肿瘤应予以暴露。对于慢性耳部感染且需要行经颅内径路摘除肿瘤的,手术可以分期进行。切除面神经肿瘤后,面神经重建可以采取改道吻合或移植耳大神经、腓肠神经。

四、颈静脉球体瘤

颈静脉球体瘤(glomus jugular tumor,GJT)是一种起源于化学感受器的血管瘤样肿瘤,也称为非嗜铬性副神经瘤或化学感受器瘤、鼓室球体瘤等。临床表现为单侧搏动性耳鸣、轻度传导性听力损失和耳部闷胀感,晚期可出现多组脑神经的症状。

【分型】

1962 年 Alford 和 Guild 首次将颈静脉球体瘤分为两型:起源并局限于中耳的称鼓室球体瘤,累及中耳和颈静脉球两处的称为颈静脉球体瘤。随着医学影像学的发展和颅底手术技术的发展,Fisch、Glasscock 和 Jackson 分别于 1978 年和 1981 年提出了两种分型法(表 2-14-3-1 及表 2-14-3-2),这两种分型法描述了肿瘤的范围及颞骨、颞下窝、颅内的侵犯程度,为目前广泛采用。

表 2-14-3-1　颈静脉球体瘤 Fisch 分型法

分型	范围
A 型	肿瘤局限于中耳腔(鼓室球体瘤)
B 型	肿瘤局限于鼓室乳突区域,无迷路下骨破坏
C 型	肿瘤侵犯迷路下,扩展到岩尖部,并破坏该处骨质
D1 型	肿瘤侵入颅内,直径小于 2cm
D2 型	肿瘤侵入颅内,直径大于 2cm

表 2-14-3-2　颈静脉球体瘤 Glasscock-Jackson 分型法

	分型	范围
鼓室球体瘤	鼓室球体瘤 I 型	肿瘤局限于鼓岬表面
	鼓室球体瘤 II 型	肿瘤完全充满中耳腔
	鼓室球体瘤 III 型	肿瘤充满中耳腔,扩展至乳突
	鼓室球体瘤 IV 型	肿瘤充满中耳腔,扩展至乳突或穿透耳镜至外耳道,或向前发展累及颈内动脉
颈静脉球瘤	颈静脉球瘤 I 型	肿瘤小,限于颈静脉球、中耳和乳突
	颈静脉球瘤 II 型	肿瘤侵犯至内耳道下方,可有颅内侵犯
	颈静脉球瘤 III 型	肿瘤侵犯岩尖部,可有颅内侵犯
	颈静脉球瘤 IV 型	肿瘤超出岩尖至斜坡或颞下窝,可有颅内侵犯

【临床表现】

本病可见于从婴儿到老年的任何时候,但高发年龄在 50~60 岁。发病年龄越小,肿瘤发展越快,越容易具有多病灶性和血管活性物质分泌性的特点。根据肿瘤原发部位及发展状况不同,出现的症状和体征也有异。鼓室体瘤出现症状较早,而起源于颈静脉球顶部的颈静脉球体瘤可于疾病晚期才出现症状。

1. **早期症状** 单侧搏动性耳鸣、轻度传导性听力损失和耳部闷胀感,耳鸣与脉搏一致,如压迫患侧颈动脉,耳鸣立即消失,停止压迫,耳鸣迅即重现。如肿瘤长到外耳道,可有出血,继发感染后可有流脓或流脓血性液,肿瘤压迫或继发感染可引起耳痛。

2. **晚期症状** 肿瘤压迫颈静脉球窝的神经血管结构并沿颅底伸展侵犯舌下神经管时可出现咽下困难、声嘶、误吸和构音障碍等。肿瘤向上、向前破坏颈静脉球窝可暴露颈内动脉管并进入中耳,产生传导性听力下降和搏动性耳鸣,或面瘫。肿瘤侵入咽鼓管并沿管周气房或颈内动脉管生长可进入岩尖、海绵窦和颅中窝,出现面部麻木等症状。肿瘤沿颅底或迷路下气房生长可进入颅后窝,压迫小脑和脑干,可出现共济失调和走路不稳。晚期肿瘤侵入颅内广泛,则出现颅内压增高症状,甚至脑疝而死亡。

【辅助检查】

1. **耳镜检查** 肿瘤早期可见耳镜完整,但呈深红色或蓝色,逐渐向外隆起。以鼓气耳镜向外耳道加压使耳镜与肿瘤相贴,可见肿物搏动,与脉搏跳动一致,进一步加压,肿瘤受压颜色转白而停止搏动,即 Brown 征。肿瘤可穿破耳镜而突入外耳道,出现血性或脓血性分泌物,耳道内检查可见出血性新生物,触之易出血。

2. **HRCT 检查** HRCT 可以清楚地显示颞骨破坏的范围。当颈静脉球窝和下鼓室之间的骨性分隔尚完整时,HRCT 可以分辨出肿瘤是来源于颈静脉球窝还是中耳。可见颈静脉孔区不均匀高密度影边界不清,注药后肿瘤强化,如肿瘤累及颈内动脉行冠状扫描可观察肿瘤与颈内动脉的关系。

3. **MRI 检查** 肿瘤在 MRI 上呈等 T_1 和长 T_2 不均信号影,轮廓不规则,注药后明显强化,边界清晰。对显示肿瘤与周围软组织的关系要比 HRCT 更清晰,能明确肿瘤向颅内侵犯的范围,以及是硬膜外还是硬膜内侵犯。颈静脉球体瘤在 MRI 上有特征性的信号,具有诊断价值,即肿瘤内出现血管流空现象,称作"盐与胡椒征(salt and pepper pattern)"。

4. **磁共振血管成像** 可以显示肿瘤是否侵入颈内动脉、颈内静脉或乙状窦。颈静脉球血管造影目的:①明确诊断;②了解肿瘤供血动脉;③除外颈动脉体瘤和迷走神经瘤,为术前栓塞做准备;④静脉期判断肿瘤对颈内静脉回流影响。

【诊断】

详细的病史、典型的症状和体征是诊断的重要依据。体格检查时应进行彻底的耳科学、耳神经学和神经科学检查。现代影像学则为诊断提供了最重要的依据。

凡具有与脉搏一致的搏动性耳鸣、传导性听力损失和耳部闷胀感的长期病史,耳镜呈深红色或蓝色、或伴有耳内出血,尤其是外耳道内有触之极易出血的息肉样或肉芽样组织者,均应考虑本病。

【鉴别诊断】

鼓室球体瘤应与特发性血鼓室、中耳胆固醇性肉芽肿相鉴别;肿瘤穿破耳镜者,应与中耳炎性息肉或肉芽区别;合并感染并有面瘫者,需与中耳癌鉴别;合并脑神经症状者,需与相应脑神经的神经鞘瘤或神经纤维瘤相鉴别,如听神经瘤、面神经瘤、迷走神经鞘瘤等。此外,还应与颅底脑膜瘤、转移性肿瘤、鼻咽癌、异位颈内动脉、颈内动脉瘤、先天性鼓室底壁缺损、高位颈静脉球等相鉴别。

【治疗】

应根据病变范围结合患儿的年龄、健康状况、术后生活质量等因素综合考虑治疗方法,主要方法有手术、观察和放疗等。

1. **手术治疗**　颈静脉球体瘤的首选方法为彻底手术切除。根据肿瘤的部位、侵犯范围,参照临床分期(Fisch),可采用不同的手术方法:局限于鼓室内的小型肿瘤可采用耳科手术径路,如耳道径路或耳后径路。肿瘤体积较大涉及颈静脉孔区则需要采用颅底手术径路,分为以下三类:①外侧方径路用于已侵犯岩骨段颈内动脉的大中型颈静脉球瘤,通过乳突切除从后外侧到达颈静脉孔区;②后侧方径路包括枕下乙状窦后径路、远外侧及经髁径路等,适用于以肿瘤颅内部分占优势的患儿;③前方径路以颞下窝径路为最主要的手术径路,此基础上可联合外侧径路,用于 Fisch 分型 B 型或 C 型肿瘤,特别适用于肿瘤沿着颈动脉岩骨部或咽鼓管侵及岩尖、并长入中颅底的患儿。理想的手术径路选择应遵循以下原则:避免损伤重要神经血管结构的前提下最大程度的显露术野、切除肿瘤。为此术前应综合考虑肿瘤类型、侵及范围、周围结构受累程度、听力、神经功能及术者经验,选择最佳手术径路,以期达到最好的治疗效果。

2. **放射疗法**　凡病变范围广泛、难以手术切除或手术切除不满意者,或全身情况不能手术者,均可采用放射治疗。

3. **介入治疗**　术前栓塞可降低术野的出血,降低功能性颈静脉球体瘤儿茶酚氨的释放。许多学者主张术前血管栓塞,最好在术前进行栓塞,2~3 天后行手术治疗。对于那些因为自身条件不能接受手术治疗的患儿,介入治疗也是一种姑息治疗方式。

【预后】

据文献报道,一般术后 5 年的治愈率为 60%,复发率为 25%,虽然局限于鼓室内的小肿瘤近期手术疗效满意,但有数年后复发的可能。较大的肿瘤虽经广泛切除,复发的可能性仍然存在,复发多在术后 2 年内。

五、朗格罕斯组织细胞增生症

朗格罕斯组织细胞增生症(Langenhans cell histiocytosis,LCH)是以单核巨噬细胞系统和网状细胞系统增生为共同特点的一组疾病,即以往的组织细胞增生病 X,病因目前尚不明确,现认为有克隆增殖异常、细胞因子介导、病毒感染、免疫紊乱等几方面原因。按其病理特点和临床反应,分为 Letterer-Siwe 病、儿童郎格汉斯细胞组织细胞增生症,介于两者之间的中间型及骨嗜酸细胞肉芽肿。治疗上,目前尚无特异的治疗方法,因 LCH 临床表现各异,治疗方法也因病情不同而有所差异。控制和预防感染,分型施治是基本的治疗原则。对于 Litterer-Siwe 病、Hand-Schuller-Christian 病及其中间型,主要采取化疗的方法,对于骨嗜酸细胞肉芽肿可采取手术刮除,放疗等方法,目前,一些联合治疗方法对重症和难治病例也取得一定疗效。

【分型】

传统分为三种临床类型,即 Litterer-Siwe 病,Hand-Schuller-Christian 病及骨嗜酸肉芽肿(eosinphilic granuloma of bone,EGB)。

【流行病学特点】

病因未明,近年来研究发现多与体内免疫调节紊乱有关。法国一项全面流行病学研究显示,该病在儿童人群中的年发病率为 2/1 000 000。

【临床表现】

EBG 是 LCH 中最常见的一型,主要表现为慢性炎症,进展较慢,病程长。多见于儿童或青少年,偶见于老年人,有报道 4 岁以下的儿童占 34%。男女之比为 2∶1。全身骨骼均可发病,主要侵犯长骨、颅骨(额骨>顶骨>颞骨>枕骨)、肋骨、盆骨等。可单发,也可多发。

发生于颌骨的嗜酸性粒细胞肉芽肿以单发者常见,多发者约占25%。颌骨中下颌骨较上颌骨多见,下颌磨牙区与下颌角是最常见的部位。其早期表现为局部轻度疼痛和肿胀、压痛,但一般无急性炎症表现。在某些患儿,病变区牙槽黏膜糜烂,形成长期不愈合的溃疡;牙龈充血,形成很深的牙周袋。病变进一步发展,随着牙槽中隔的破坏加重,牙松动不断加剧,牙根陷入病变组织中犹如浮牙。病变区钝痛,进食时加剧,口臭明显。如拔除松动牙,拔牙创口可经久不愈,触碰牙槽窝时疼痛剧烈。如病变穿破骨皮质,可触及肿瘤样致密的新生物。由于骨质的不断破坏,被嗜伊红肉芽组织所取代,故可发生病理性骨折,但可自行愈合,较少发生严重并发症。少数患儿可出现全身症状如乏力、食欲不振、倦怠、低热等。辅助检查见周围血白细胞总数轻度增加,偶见嗜酸性粒细胞增加,血沉稍快,血钙、磷、AKP多属正常。

【组织病理学特点】

肉眼见病变组织为灰褐色、灰红色或者灰黄色,质软且脆。镜下可见到多种细胞成分,其中包括淋巴细胞、网状细胞、嗜酸粒细胞和多核巨细胞、成纤维细胞、浆细胞等,并有较多的血管。有的组织细胞质内可见多数小空泡,致胞浆呈泡沫状,称为泡沫细胞。其细胞核较小,位于中央或偏旁。泡沫细胞边缘可见多核巨细胞,病灶内嗜酸粒细胞均成熟,分布不一,并可有嗜酸性粒细胞灶状脓肿形成。

【临床表现】

LCH可累及任何器官和部位,最多见于骨,尤其是颅骨,颞骨为其好发部位,病灶可单发或多发。

【辅助检查】

1. X线检查 典型的X线表现为圆形或椭圆形透光区,直径自数毫米至数厘米不等,边缘较囊肿模糊,并常延伸至牙槽嵴,牙像悬浮在空气中是其特征性影像。牙槽骨包括牙槽中隔呈水平向或垂直向吸收,牙根多数被吸收。如病情趋于好转或经过一段时间治疗,可见到骨破坏影像减少;同时由于骨质增生,病变周围可出现硬化带。除侵犯牙槽骨的病例有黏膜侵犯外,一般病变不突破骨皮质。

2. HRCT检查 HRCT表现为不规则溶骨性破坏(图2-14-3-3A),边界清楚,边缘无硬化带,多涉及颞骨鳞部、岩部、乳突部,也可涉及听骨、内耳及面神经等,也可伴有其他部位颅骨累及。软组织窗观察,LCH呈中等密度(图2-14-3-3B),增强后呈中等至明显强化,强化欠均匀。常伴有中耳乳突炎。

3. MRI检查 MRI图像上,T_1加权像呈中等信号为主(图2-14-3-3C),也可呈低信号或较高信号,T_2加权像呈较高信号(图2-14-3-3D),增强呈中等至明显强化(图2-14-3-3EF),DWI提示病灶多呈轻至中等弥散受限。

【鉴别诊断】

颌骨嗜酸性粒细胞肉芽肿伴有其他骨骼损害时易于诊断,体格检查、血液学检查、X线检查常可提示病变的范围和程度,但确诊依赖于病理学诊断。本病的特点是:

1. 可同时侵犯多处骨骼,疑为本病时,应摄颅骨、肋骨、长骨X线片及胸片。

2. 多侵犯下颌骨,约一半以上的病例牙槽突首先破坏,造成多个牙松动。原因不明的多个牙松动是本病的重要特征,可同时发生在上、下颌牙槽突。

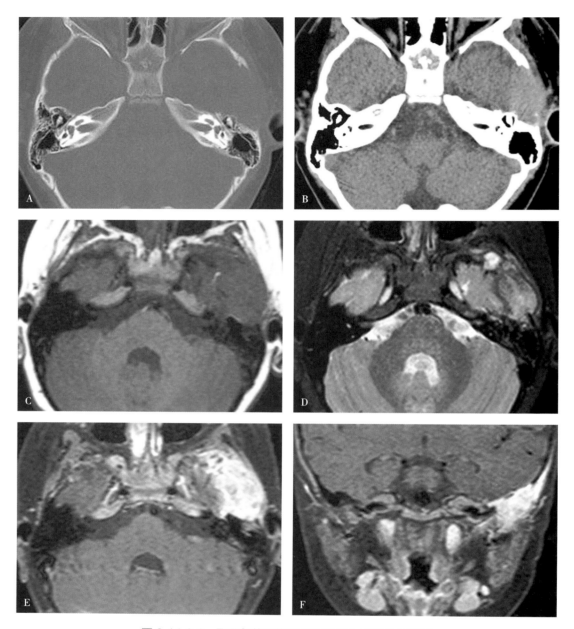

图 2-14-3-3 颞骨朗格汉斯组织细胞增生症影像学表现

男性,3 岁,左耳血性耳漏半年,查体左侧外耳道深部肉芽样物及淡红色分泌物

A. HRCT 骨窗轴位,示左侧颞骨鳞不规则骨质缺损伴中等密度软组织肿块,骨缺损边界清晰;B. HRCT 软组织窗轴位,示左侧颞骨鳞不规则骨质缺损伴中等密度软组织肿块;C. MRI 中 T_1 加权像轴位,示肿块呈中等信号,信号基本均匀;D. MRI 中 T_2 加权像轴位,示肿块呈稍高信号,信号欠均匀;E. 增强 MR 轴位,示软组织肿块明显强化;F. 增强 MR 冠状位,示软组织肿块明显强化

3. 患处牙龈常充血、水肿,糜烂或形成经久不愈的溃疡,有口臭和血性唾液等。

4. 有时本病的最初症状为无明显外伤史的病理性骨折,此类骨折多能自行愈合,不引起严重并发症。

5. 少数患儿外周血中嗜酸粒细胞计数呈周期性增高,应在 2~3 周内连续每日进行外周血嗜酸粒细胞计数检测。

6. 进行放射治疗时,病变转归发生较快,骨组织恢复较迅速。

7. 依据 X 线表现特点辅助诊断。

8. 对颌骨病灶行刮除或穿刺活检。病灶内浸润的组织细胞中含有病理性朗格汉斯细胞是确诊的依据,嗜酸粒细胞分散在组织细胞之间,或成簇分布。朗格汉斯细胞的特点为在光镜下可见有皱折的不规则囊状核;电镜下可见胞浆内 Birbeck 颗粒。

【治疗】

尽管 LCH 尚未完全证实属于恶性肿瘤,但经验证明以抗肿瘤化疗药物治疗为主的治疗方法,已使 LCH 的预后得到了明显改变。除化疗外,还对局部病灶行手术刮除或放疗。由于 LCH 侵犯器官及病情轻重相差较大,治疗应以人而异,分型论治。

儿童首选的治疗方案取决于疾病范围和是否存在"中枢神经系统风险"病灶。

风险较高的病灶 - 对于累及眼眶、蝶骨、乳突或颞骨("中枢神经系统风险"病灶)的 LCH 病灶和多灶性骨受累,联用两种药物(如 LCH- Ⅲ 研究中采用长春碱和泼尼松联合治疗 6 个月)的效果更佳,是儿童患者的标准治疗,而不是采用外科手术、放疗或单一药物化疗。

【预后】

根据不同的类型和分度(级),其预后差异很大,受累器官越多,器官功能障碍越明显则预后越差。采用联合化疗后,长期存活率65%左右。部分患儿可出现一些远期后遗症,如肺功能不全、肝纤维化、脂肪肝、尿崩症、生长迟缓、性发育不良等,也可有中枢神经系统功能损害的表现。

(杨 军 焦 宇 沙 炎)

第十五章
耳相关疾病围手术期护理

第一节　中耳手术护理

随着儿童耳鼻咽喉头颈外科的发展,目前儿童中耳手术主要涉及胆脂瘤切除术、耳内镜下鼓膜修补术、鼓室成形术(听骨链重建)、乳突根治术/改良根治术、经乳突面神经减压术、镫骨手术等。

对患儿及家长进行全方位的综合评估:了解患儿及家长对所患疾病的了解程度及治疗效果的期望值、患儿的自理能力及医疗护理行为的配合能力、患儿疾病的既往史以及入院后的心理需求等,运用沟通技巧有针对性地完成患儿及家长的围手术期护理健康宣教。与中耳手术相关的护理特殊问题包括心理护理、手术部位的观察、术后感染的预防等。术后应严密监测患儿的生命体征及病情变化情况、做好并发症的预防与处理工作,做好患儿疾病相关的出院健康指导工作,将患儿的各项护理安全管理工作贯穿于疾病治疗的始终。

【术前护理】

1. 心理护理

(1)对于能够进行直接沟通的年长儿,护理人员要注意运用患儿能够理解与接受的方式与患儿进行沟通,了解患儿的心理需求,向患儿及家长介绍住院治疗的主要过程及需要患儿配合的医疗护理操作,取得患儿及家长的配合,及时完成入院及术前健康宣教。

(2)对于无法进行沟通的患儿,护理人员应首先通过沟通技巧取得患儿的信任,消除患儿的陌生感,做好患儿家长的入院及术前健康宣教,通过与患儿家长的交流获得护理人员需要知晓的患儿信息,在患儿家长的协助下完成患儿的术前护理工作。

2. 术前注意预防患儿呼吸道感染,监测体温变化,保证患儿充足的睡眠与休息时间。如发生病情变化及时通知医生。

3. 耳部术野准备

(1)术前一日根据手术要求进行皮肤准备,剃除患侧耳郭周围 5~7cm 的头发,并清洁该区域皮肤。

(2)术晨应将病人头发梳理整齐,术侧长发扎好发辫,短头发扣好发卡,使手术区域及其周围无发丝。

4. 按要求完成常规全身麻醉术前准备。

【术后护理】

1. 心理护理　术后根据患儿及家长的情绪状况给予必要的安抚,有针对性的完成患儿及家长的心理护理,及时完成个性化的术后健康宣教指导,使患儿能够顺利渡过术后观察期。

2. 病情观察

(1)患儿回病房时与麻醉医生交接患儿的手术名称、麻醉方式、术中情况。

(2)患儿处在麻醉恢复期时,常伴随出现意识模糊和躁动不安,会存在发生坠床、静脉输液管路脱出、撕抓伤口等一系列的安全隐患,因此责任护士要密切观察患儿的病情变化,必要时给予保护性约束。术耳持续加压包扎的患儿要注意敷料有无松脱,伤口周围有无皮下血肿,切口有无渗血。外层敷料被渗血污染面积大于 3/4 以上则认为渗血较多,可通知医生更换外层敷料,重新加压包扎。若发现不仅外层敷料全部被渗血污染,还出现血迹不断滴下的现象,或在更换敷料后短时间内又出现外层敷料全部被渗血污染时应及时通知医生进行相应处理。

(3)部分患儿由于手术方式的不同,术后会并发不同程度的面神经损伤症状。如出现面瘫,护士应密切观察患儿的面瘫表现,认真做好交接班,如有面瘫眼睑闭合不全的患儿可遵医嘱在患儿入睡前涂用油性眼膏,避免暴露性角膜炎发生。

(4)严密观察患儿有无眩晕、恶心、呕吐等其他并发症的发生,如有发生及时通知医生给予观察或处理。

(5)观察患儿鼻腔、外耳道有无清亮、无色透明液体渗出,警惕脑脊液耳漏的发生。

3. 体位护理　患儿术后取平卧位或健侧卧位,勿压术区。避免头部剧烈运动或撞击。

4. 饮食护理　患儿完全清醒 4 个小时后可给予患儿饮水饮奶,6 个小时后可给予半流质饮食或软食,根据患儿的手术方式逐渐过渡为普食,鼓励患儿进食清淡、易消化、富含蛋白质的食物,忌辛辣刺激的食物。

5. 基础护理　对于出现眩晕、恶心、呕吐等不适的患儿,应认真做好患儿的基础护理工作,患儿如厕需进行搀扶,避免跌倒等意外事件的发生。

6. 预防患儿上呼吸道感染,必要时遵医嘱应用抗生素预防感染。

【出院指导】

1. 保持伤口清洁、干燥、若切口出现红、肿、热、痛、血肿、流脓等现象应及时就诊。伤口完全恢复前禁游泳、跳水、潜水等水上活动,洗澡、洗头时避免污水入耳,避免掏耳、挖耳及用不洁的物品堵耳,勿用力擤鼻,掌握正确的擤鼻方法,遵医嘱进行进一步治疗。

2. 保持营养均衡,进食高蛋白、高热量、富含维生素的食物。

3. 养成良好的生活习惯,劳逸结合,避免过度劳累;适当地进行体育锻炼,增强体质,预防感冒,避免剧烈咳嗽及打喷嚏。中耳胆脂瘤手术的患儿术后半年内避免剧烈运动或重体力活动。

4. 术后遵医嘱定期返院复查。如出现耳痛、耳流脓、意识障碍、外耳道流清水样液体、剧烈头疼等异常情况应及时就诊。

5. 术后至少 2 个月避免乘坐飞机、游泳。禁用过氧化氢溶液滴耳,以免影响耳镜正常愈合。

(翟士芬)

第二节　人工听觉植入术护理

人工听觉植入是指通过手术将人工植入体完全或部分埋植到体内从而改善听力的技术。目前,已成功应用于临床的人工听觉植入装置根据其刺激的部位不同可大致分为:刺激颞骨骨导的骨锚式助听器;刺激听骨链的振动声桥;刺激耳蜗的人工耳蜗;以及刺激听觉中枢的听觉中脑植入系统等。随着人工听觉植入技术的提高和植入年龄的降低,大部分接受人工听觉植入的儿童是先天性听力损失或语前聋,在护理过程中与患儿的交流和配合度均存在一定困难。聋哑儿童多数性格孤僻、偏执,对手术有恐惧心理,护理工作者应对患儿及家属进行综合、全面的评估,了解有无心理障碍、家长对手术的期望值、患儿的配合程度等,并注意沟通方式,培养患儿和家属健康的心理状态。儿童人工听觉植入术后相关的护理诊断及干预措施主要关注沟通、出血控制、手术部位观察、感染预防、舒适等方面。术后严密观察患儿病情变化,预防并发症,做好植入物的保养及语言康复训练相关的出院指导等为该类手术护理工作重点。

【术前护理】

1. 心理护理

(1)对于患儿:对于能读懂唇语的患儿,交流细节上要注意平视患儿的眼睛,语速缓慢,并辅以幼儿容易接受的卡通图片进行沟通和交流,对于不能读懂唇语或难以进行交流的患儿要面带微笑,提前备好一些玩具或糖果,借助于肢体语言,采用抱抱患儿、轻轻抚摸婴儿头部及同患儿一同玩耍的方式来消除患儿对陌生人的敌对心理,并注重对患儿家长进行手术宣教,从侧面了解患儿的性格特点。

(2)对于父母:当父母得知患儿确诊为先天性听力损失时,他们的生活便出现了各种超越他们解决的危机,其典型情绪反应为焦虑。患儿父母的心理健康水平及事件的应对方式又会通过亲子交流直接影响患儿的精神康复。因此,术前了解患儿家属的情绪状态,侧重对患儿家长进行心理安慰,向他们讲解有关疾病的知识,说明手术目的、术前及术后注意事项,减轻病人及家属的焦虑和担心,取得手术配合。对于年龄较小的患儿,指导家属尽可能帮助患儿配合治疗。

2. 耳部术区准备

(1)剃除患侧耳郭周围距发际6~8cm的头发,并清洁该区域皮肤。

(2)术晨应将病人头发梳理整齐,术侧长发编结成贴发三股辫,短头发可编成竹节辫,碎发可用凡士林将其粘贴于头皮上。

3. 除备齐各项常规检查报告外,还需根据植入物不同备齐专科检查报告:如电测听、脑干电位、声阻抗、多频稳态、耳声发射、HRCT 或 MRI 检查、常规全身麻醉术前准备等。

4. 由于患儿健康状况变化快,要特别告知家属患儿感冒发热咳嗽等对手术的影响,若患儿有病情变化及时告知。

【术后护理】

1. 心理护理　术后根据病人的情绪状况给予针对性的心理护理。要注意与照顾者的沟通及交流,详细讲解包括术后的注意事项,协助顺利渡过术后观察期。

2. 病情观察

（1）手术日观察

1）局部情况观察：由于患儿在清醒的过程中，经常伴随出现意识模糊和躁动不安，会带来坠床、静脉输液针脱出、患儿撕抓伤口等一系列的安全隐患，因此责任护士要密切注意观察和保护。术耳一般持续加压包扎，注意敷料有无松脱，颞部有无皮下血肿，切口有无渗血。如渗血较多，可更换外层敷料，重新加压包扎；若出血过多，应及时通知医生处理。人工耳蜗植入术后应严密观察有无因面神经水肿引起的面瘫，这种情况一般能完全恢复。如有面瘫眼睑闭合不全的病人可在入睡前涂用油性眼膏，避免暴露性角膜炎发生。

2）全身情况观察：严密观察有无眩晕、恶心、呕吐、耳鸣等症状。人工耳蜗植入时因植入的电极刺激迷路，可造成病人眩晕，但眩晕可以在短期内逐渐消失。

（2）术后至出院前观察

1）局部情况观察：密切观察耳周敷料有无松脱，如有皮下血肿应及时处理，以免引起感染，若感染累及埋植部件时，可导致机体产生异物排斥反应，需取出埋植部件方可治愈感染。

2）全身情况观察：密切监测患儿生命体征，尤其是体温的变化，早期发现术后感染及排异征象。术后密切观察生命体征、意识和瞳孔情况，检查有无颈项强直、头痛、恶心等颅内并发症反应。

3. 体位护理　取平卧位或健侧卧位，勿压术区。避免剧烈活动和头部撞击，减少头部及下颌骨运动，防止植入的内装置移位或损坏，影响其接收效果。

4. 饮食护理　全麻清醒后给予半流质饮食，避免咀嚼使下颌骨频繁活动，3~5 天后视病情可改为软食，并逐渐改为普食，进食清淡、易消化、富含蛋白质的食物。禁烟酒，忌辛辣刺激的食物。

5. 基础护理　因人工耳蜗植入的电极可刺激迷路，引起眩晕而不敢活动者应协助病人做好基础护理，注意安全。

6. 预防上呼吸道感染，教会患儿舌尖顶上腭、指压人中、深呼吸等正确抑制咳嗽、打喷嚏的方法。勿用力擤鼻，防止逆行感染。

【出院指导】

1. 保持耳后切口清洁、干燥，防止污物污染切口。若切口出现红、肿、热、痛、血肿、流脓等现象应及时就诊。

2. 植入物的保养

（1）植入部分：虽然植入体的抗震、抗撞能力较强，但在日常生活中还是要注意保护，适当参加体育锻炼，避免剧烈活动或发生头部撞击等竞技运动，防止内装置移位或损坏。当发生耳部和局部感染时，及时就诊。

（2）体外部分：告知病人及家属认真阅览植入物维护说明书，外装置在洗头或淋浴时取下。言语处理器注意避免潮湿、静电；避免受重力从高处摔落。麦克风要注意防潮，必要时进行干燥。通常体外部分使用一段时间后要进行定期保养，电池和导线必要时更换，确保机器正常工作。

3. 术后一周门诊复查植入处伤口恢复情况。开机时间、语言训练等与植入体相关等事宜联系语训中心工作人员。不同人工听觉植入体开机测试时间不同，电子耳蜗等常规术后 4 周到医院开机测试,由听力师配备外部装置,开启言语处理器,调试言语处理程序,并进行语言康复训练。

4. 人工听觉植入术的效果好坏关键在于术后对语言环境的重建,告知家长尽可能为患儿提供多声音的环境,为患儿播放音乐,并开展有意识的训练,加强与患儿的沟通工作。沟通时注意发音清晰、声音响亮、降低说话语速。

5. 注意保暖,预防呼吸道感染。

(华 玮)

第三节 耳郭再造术护理

先天性小耳畸形是除唇、腭裂之外最常见的面部畸形,临床表现为耳郭结构畸形、外耳道闭锁或狭窄、中耳畸形以及相关器官畸形等,对美观、听觉功能以及心理健康产生不良影响。目前最常用的治疗方法是手术再造耳郭和重建听力。外耳畸形患儿及家属均有一定的心理负担,常有自卑心理、性格孤僻、听力差、不愿与人交流等护理工作者应对患儿及家属进行综合、全面的评估,了解有无心理障碍、家长对手术的期望值、患儿的配合程度等,并注意沟通方式,培养患儿和家属健康的心理状态。先天性小耳畸形整复手术术后相关的护理诊断及干预措施主要关注沟通、负压引流、手术部位观察、感染预防、舒适等方面。术后严密观察患儿病情变化,预防并发症,做好负压引流、耳道护理、再造耳郭的保护相关的出院指导等为该类手术护理工作重点。

【术前护理】

1. 心理护理

(1)外耳畸形直接影响容貌美观,由于患儿先天性身体的明显残疾,患儿及家属均有一定的心理负担,常有自卑心理、性格孤僻、内向、听力差、害怕被人笑话、情绪低落、不愿与人交流等,又由于家长有自责心理,对孩子百依百顺、娇惯溺爱,很多孩子还表现为专横顽皮。男性患儿长年留长发或戴帽子以掩盖自身缺陷,缺少获得相关知识的途径。所以针对于年龄较大具有一定理解能力的患儿,护士应主动与其交谈,用通俗易懂的语言解释手术的目的、方式,介绍术前和术后的注意事项,并可观看已再造者的术后照片。对于年龄较小的患儿,应侧重对患儿家长进行心理安慰,指导家属尽可能帮助患儿缓解来自各方面的压力,还可邀请病区中手术成功的患儿介绍经验和体会。

(2)当父母得知患儿确诊为先天性中外耳畸形时,其典型情绪反应为焦虑和自责。患儿父母的心理健康水平及事件的应对方式又会通过亲子交流直接影响患儿的心理康复。因此,术前了解患儿家属的情绪状态,对患儿家长侧重进行心理安慰,向他们讲解有关疾病的知识,说明手术目的、术前及术后注意事项,减轻患儿及家属的焦虑和担心,取得手术配合。对于年龄较小的患儿,指导家属尽可能帮助患儿配合治疗。

2. 皮肤准备

(1)剃除患侧耳郭上方 10cm 的头发(建议剃光头),注意不能损伤皮肤表皮层以免影响手术,并清洁该区域皮肤。

(2)术晨应将患儿头发梳理整齐,术侧长发编结成贴发三股辫,短头发可编成竹节辫,碎发可用凡士林粘贴于头皮上。

(3)取肋骨者,术中备皮范围为上至乳头水平线,下至会阴部及腹股沟连线,两侧为腋后线,注意观察局部皮肤有无毛囊炎、红肿等。

3. 术前指导患儿健侧睡姿的适应性训练,同时强调体位要求的重要性,已取得患儿和家属的配合,防止术后重建耳受压,引起皮瓣血运障碍及支架外露。

4. 除备齐各项常规检查报告外,还需备有专科检查报告:如 ABR、HRCT 检查等、以了解其全身状况、患耳听力及外耳、中耳畸形情况。

5. 由于患儿健康状况变化快,要特别告知家属患儿感冒发热咳嗽等对手术的影响,若患儿有病情变化及时告知。

【术后护理】

1. **心理护理**　术后及时告知术中情况及术后健康指导,有助于患儿及家属情绪稳定,积极配合治疗及护理。术后根据患儿的情绪状况给予针对性的心理护理。要注意与照顾者的沟通及交流,详细讲解术后注意事项,协助顺利渡过术后观察期。

2. **病情观察**

(1)由于患儿在清醒的过程中,经常伴随出现意识模糊和躁动不安,会带来坠床、静脉输液针脱出、患儿撕抓伤口等一系列的安全隐患,因此责任护士要密切注意观察和保护。

(2)注意观察生命体征,尤其是呼吸频率、血氧饱和度等变化。

(3)术后注意观察术区伤口有无渗血、渗液,敷料有无松脱,包扎松紧度是否适宜。如敷料渗血较多,在请示主刀医生后可重新包扎,切不可压迫再造耳郭。打开敷料后应观察外耳皮瓣存活情况,若发现血肿、皮瓣缺血或淤血等应及时通知医生处理。

3. **疼痛护理**

(1)全麻清醒后予以头部抬高 15~20 度,减少头部充血,有利于耳部负压引流;减少腹部张力,减轻疼痛。

(2)向患儿解释疼痛的原因,提供安静舒适的环境,关心体贴患儿。取肋骨者术后疼痛比较剧烈,遵医嘱给予镇痛剂;也可通过讲故事、听音乐等分散患儿的注意力,减轻疼痛。

4. **负压引流护理**

(1)Ⅰ期肋软骨耳郭支架植埋和立耳手术术后的负压引流尤为重要:良好的负压可以使术区渗血得到充分引流,耳支架与皮瓣之间吸附紧贴保持塑形,也避免积血引起感染。由于手术术腔小,所以引流管较细,引流量较少,术后应高度重视切口负压引流的护理,密切观察并记录引流装置负压情况及引流液的色、质、量,防止引流管扭曲、脱落、堵塞。胶布交叉妥善固定引流管,保证负压球不漏气,呈负压吸引状态。

(2)Ⅰ期肋软骨耳郭支架植埋手术患儿术耳放置两根引流管,立耳术后一般放置一根引流管(引流管置于耳支架的下方),引流管均连接于负压球进行负压引流。护理人员每天每班都应抽吸引流管,保证负压引流通畅不堵塞。具体方法是:首先将 20mL 一次性注射器的针头取下,并将负压球脱开,再将注射器的针栓与引流管接口处相连,抽拉注射器活塞形成负压,同时观察引流管内血液的移动情况,以判断引流管是否阻塞,频次为每 4 小时抽吸一次,如发现管内血液黏滞或有血块,则改为每两小时抽吸一次。每小时询问患儿术耳有无闻及 "丝丝" 漏气声,若有声响,提示负压管漏气,可去除负压 30 分钟后继续连接负压并密切观察(时间不可过长,以免堵塞)。术后也可请患儿主动参与,一旦听见漏气声及时告知护士。若反复漏气,须报告医生,必要时打开敷料,检查缝合口,可疑处涂以金霉素药膏或补加缝合密度。

(3)Ⅰ期肋软骨耳郭支架植埋术后第 1 天一般引流出 10~30mL 淡血性液体,之后逐日递减,色泽变浅,3~5 天后引流液少于 1ml,可拔除引流管。立耳术后引流量少,一般术后 3~4 天拔除引流管,病情许可下患儿也可携带引流管出院。

(4)如发现引流量逐日增加,持续鲜红、量多,患儿疼痛剧烈,应及时报告医生检查处理。

5. 体位护理

(1)患儿全麻清醒后予半卧位或健侧卧位,可以减轻疼痛和局部肿胀,绝对禁止患侧耳部受压。

(2)Ⅰ期手术取肋软骨者术后腹带加压包扎以限制胸部活动度及减轻腹部切口疼痛。术后 24 小时内鼓励患儿轻按压胸腹部伤口在床上活动,48 小时后可协助其下床适当活动。禁止剧烈运动,预防继发性血肿等并发症的发生。Ⅱ期、Ⅲ期术后鼓励患儿早期下床活动。

6. 饮食护理

患儿完全清醒后即可给患儿适量进食,进食从少量流质如温水等开始,若出现呕吐可对症治疗;判断有无异常,之后视情况逐渐过渡至半流质,再过渡至普食。术后患儿需减少面颈部的运动,避免咀嚼过度引起皮瓣变形、引流装置移位,影响手术效果。

7. 预防并发症

(1)气胸或肺不张:术中取肋软骨过程中由于损伤胸膜可能引起气胸或肺不张。术后应密切观察生命体征等变化,尤其呼吸情况,若患儿出现胸闷、气急、呼吸困难、血氧饱和度下降、一侧呼吸音减弱等表现,应立即通知医生,予以床旁胸片检查及早明确诊断并处理,必要时放置胸腔闭式引流、胸外科会诊。

(2)血肿:患儿Ⅰ期手术后由于切取软骨后局部遗留较大的腔隙,容易形成血肿,故术后常规使用胸腹带加压包扎,使胸腹部肋软骨供区受压 24 小时,预防出血血肿形成。护理人员应注意观察患儿胸腹部敷料包扎区有无隆起、淤斑,或触之有波动感,如发现有以上情况应立即通知医生对症处理。

(3)感染:正确合理应用抗生素,一般术后常规使用抗生素 5~7 天。术后鼓励患儿咳嗽、咳痰、做深呼吸(尤其是Ⅰ期手术取肋软骨者),如果痰液黏稠可使用稀释痰液药物或雾化吸入,同时应勤翻身,预防肺部感染。护理人员应密切观察术耳皮瓣的颜色、血运、肿胀程度及皮肤温度,发现异常及时处理,防止皮瓣感染。

(4)再造耳皮瓣坏死:Ⅰ期、Ⅱ期术后必须保持负压引流管的通畅和密闭,如术后出现再造耳皮瓣远端暗紫,提示皮瓣静脉回流不良,通知主刀医生后按医嘱予以轻负压(负压球半瘪状态),改善皮瓣回流,拔除负压引流之后可遵医嘱行高压氧等治疗。

【出院指导】

1. 加强宣教,强调术耳保护的重要性。再造耳郭缺乏正常感觉神经分布,对外界冷热等物理刺激不敏感,要注意终身保护。遇寒冷季节时一定要注意保暖,谨防冻伤。避免日光直接照射再造耳及周围伤口。切勿碰撞、挤压,佩带保护耳罩 6 个月 ~1 年左右。即使完全恢复后也要尽量睡向健侧,选用松软枕头,减少对再造耳的压迫。

2. 向Ⅰ期手术患儿及其家属说明再造耳成活过程,并告知再造耳术后 3 个月内会有组织肿胀的情况,随着时间的推移,肿胀逐渐吸收消退,出院后可行高压氧舱治疗以促进肿胀的吸收,4~6 个月后软骨支架稳定,覆盖皮瓣血运良好时,可行Ⅱ期手术。

3. 外耳道成形术后 3~6 天第一次门诊换药,3~4 周抽出耳内纱条。洗澡洗头前将清洁干棉球塞于外耳道口,以免污水进入耳内引起感染,注意耳道内是否有异味,如有及时就诊。术后半年内不能坐飞机,以免影响术后耳镜愈合。植皮者每天用乙醇棉球擦拭植皮区。耳道内纱条抽出后每天用挤干的 75% 乙醇棉球塞紧外耳道防止耳道缩小。

4. 通常立耳手术术后住院时间较短,患儿患耳可携带引流管出院,教会家属引流管的护理,防止引流管扭曲、脱落、堵塞。嘱患儿出院后不可随意拉松患耳敷料,以免引起出血。

5. 立耳术术后 3~4 天拔除引流管,10~14 天后打开敷料,随后 1 个月、3 个月定期门诊复查。敷料打开后,每天用 75% 乙醇棉球进行局部擦拭消毒,勿碰水。

6. 如患耳皮肤发黑,红、肿、热、痛,局部皮肤出现水泡,瘘口渗液等情况需及时就诊。

（张君莉）

第四节　侧颅底手术护理

一、颅底肿瘤手术护理

儿童侧颅底肿瘤临床上罕见,诊断和治疗均存在较大的困难,其发病率低,国内外文献对此类疾病的报道较少。儿童侧颅底肿瘤的类型包括听神经瘤、神经纤维瘤病Ⅱ型、脑膜瘤、先天性胆脂瘤、横纹肌肉瘤、脊索瘤和软骨肉瘤、畸胎瘤、黏液瘤、脂肪瘤及其他肿瘤;手术径路包括经乙状窦后径路、经颅 - 眼眶 - 颧弓径路、经岩骨径路、经迷路径路、经耳蜗径路等。手术切除是目前治疗侧颅底肿瘤的重要手段和首选方法。但颅底肿瘤由于其位置的特殊性,与脑神经、重要血管及脑组织等重要结构有着非常密切的关系,且解剖结构复杂,位置深,治疗难度高,手术创伤大。故不论是良性还是恶性肿瘤,一旦涉及这一区域,都可能给机体造成严重创伤。因此积极有效的围手术期护理,耐心细致的术前评估、术后严密的病情观察,对并发症的预防及提高生存和生活质量有着极其重要意义。

【术前护理】

1. 心理护理

(1)由于疾病特点和不同手术径路,侧颅底解剖结构复杂,易损伤重要的器官、神经和血管,家属常常会感到恐惧和焦虑,以至担心手术的成败、担心术后并发症的发生。护理人员应针对患儿及家属不同的心理问题实施个性化的心理疏导。利用专业理论知识恰如其分地解答家属的疑问,同时让家属简单了解病情,知晓手术的必要性及其预后,以及患儿术后可能会出现的异常情况及处理方法,使其有一定的思想准备。护理人员应开展多元化的健康教育方式,播放宣教及早期功能锻炼的视频,介绍类似病例的成功案例,帮助其解除对手术的各种疑虑,提高其遵医依从性,使之以最佳的生理及心理状态迎接手术,进而促进患儿早日康复。

(2)女性患儿常因担心术后面瘫、自我形象受损,思想负担重。护士应向患儿及家属解释术后多数均可保留面神经功能,小部分可在术后出现暂时性面瘫,但可在术后一年左右逐步恢复或部分恢复,使患儿减轻思想顾虑,积极配合手术和护理。

(3)责任护士应深入病房,关心患儿的生活和思想动态,营造良好的护患关系,取得其信任,便于更好地开展围手术期护理。

2. 术前指导

(1)注意休息,增加营养。应尽可能补充各种营养素,采用高热量、高蛋白质、高维生素的饮食,以增进全身和各器官的营养,增加机体免疫功能,更好地耐受麻醉及手术创伤。

(2)指导患儿深呼吸训练。指导患儿双手分别放在胸口和上腹部,肩、背放松,尽量保持胸部平坦,用力抬起和收缩腹部,用口逐渐深呼气、深吸气,3 次 / 日,每次 10~15 分钟,以促进肺通气和换气,预防术后肺部并发症。

(3)指导患儿锻炼有效的咳嗽、咳痰。术后因切口疼痛,患儿会拒绝咳嗽,因此术前需反复进行咳嗽训练,使之掌握正确方法,以减轻术后疼痛和缓解紧张情绪。方法为先进行 5~6 次深呼吸,深吸气后保持张口然后浅咳,将痰咳至咽喉部再迅速咳出。

(4)床上大小便的训练。尽可能教会患儿床上大小便,保持大便通畅,便秘者可用缓泻剂。

3. 术前准备

(1)完善术前各项检查:如血、尿、凝血常规,肝肾功能、心电图、胸片、HRCT、MRI 等;完善有关的专科检查,如纯音电测听、声导抗、听觉脑干反应(ABR)、耳声发射(OAE)、前庭功能、前庭诱发肌源性电位等。

(2)术前遵医嘱使用预防性抗生素并观察用药后的不良反应。

(3)女性患儿遇经期停止手术,有发热和腹泻者及时通知医生。

(4)术前一日手术室护士应到病区进行术前访视,了解手术方式,观察患儿全身情况,关心患儿术前准备是否完善,作好解释安慰工作。

(5)术前一日沐浴,修剪指甲。术晨手术部位备皮(剃除患侧耳郭周围距发际 5~6cm 头发),避免手术野皮肤破损。

(6)遵医嘱检测血型、备血,充分做好输血准备。

(7)手术前晚注意患儿情绪,给予心理安慰。如患儿过度紧张,可适当给予镇静药或安眠药。

(8)手术前 6~8 小时起禁食、水,以防止麻醉或手术过程中呕吐而并发吸入性肺炎或窒息。

(9)准备并检查带往手术室的物品、药品,如术中应用的抗生素,X 线、HRCT、MRI 检查,胃管、导尿管等。床旁备氧气、负压吸引装置,吸痰护理盘及心电监护仪。

(10)术晨指导患儿更换清洁病员服,保持床单位清洁及消毒备用,室内进行空气消毒。

(11)手术日晨测生命体征,协助医生做好术侧的手术标记。

【术后护理】

1. 体位　体位护理是侧颅底肿瘤手术护理的重要环节。术后搬动病人时动作必须轻柔平稳,防止头颈部扭曲或震动。麻醉未醒前头部加压包扎应向健侧卧位,搬动时双手托住颈部,保持水平位置。麻醉未清醒时取平卧位,头偏向健侧,防止误吸。麻醉清醒后予头高卧位,术后第 1 天抬高床头 15~30°,以有利于颅内静脉回流减轻脑水肿。定时协助翻身,防止压疮发生。术后第 4~6 天根据患儿活动耐力,协助患儿慢慢坐起来,观察有无眩晕、恶心呕吐、眼震等情况,做好心理安慰及解释工作,协助下床或搀扶上厕所,根据身体耐受情况逐渐增加活动量。

2. **病情观察**　密切观察并记录生命体征、意识、瞳孔,有无出现头痛、频繁恶心呕吐、复视等颅内压增高表现。侧颅底肿瘤手术后,由于血细胞随蛛网膜下腔进入脑脊液,刺激脑产生精神症状,观察患儿有无烦躁,语无伦次等症状,遵医嘱评估 GCS 评分,观察过程中有任何一项异常变化或评分下降,应立即通知医师。必要时给予保护性约束,并与家属作好解释安慰工作。

3. **保持呼吸道通畅**　避免痰液堵塞呼吸道而引起窒息及肺部感染,患儿咳痰无力时,应协助翻身,拍背,鼓励有效咳嗽,遵医嘱给予雾化吸入,必要时吸痰。

4. **准确记录 24 小时出入量**　如患儿病情危重时,应准确记录 24 小时出入量,包括饮入量、补液量、尿量、腹部伤口引流量、脑脊液漏出量等,为临床医生调整补液及用药提供依据。

5. **饮食**术后清醒后给患儿试饮少量清水或温水,吞咽功能良好且无呛咳者可给予流质饮食,之后遵医嘱过渡为半流质或普食。一旦患儿出现误咽或呛咳,应严格禁食,留置胃管,直至吞咽功能恢复。留置胃管期间,应保持胃管通畅,每次注入营养液前后用温水冲洗胃管,防止堵塞,妥善固定,避免胃管脱出。保证摄入足够的蛋白质与热量,给予高热量、高蛋白易消化饮食促进伤口愈合,少量多餐。必要时可以通过肠外营养来维持机体所需要的营养物质。

6. **手术切口护理**　密切观察伤口有无渗血、渗液,保持敷料清洁干燥,观察有无血肿,如有异常立即通知医生,积极处理。

7. **导管护理**　确保各导管引流通畅,定时观察负压引流球的压力,妥善固定并保留一定的活动余地,防止导管牵拉、扭曲、折叠和阻塞,准确记录各导管引流量。如有气管切开者,应保持呼吸道通畅,定时湿化吸痰,及时更换气管切开处纱布,避免痰液污染。遵医嘱给予抗炎、祛痰及雾化治疗,定时翻身拍背,指导有效咳嗽及正确的拍背方法,防止肺部并发症的发生。

8. **大小便观察**　术后应保持大小便通畅,避免用力屏气增加颅内压,术后第 1 次大便可用缓泻剂。严格做好留置导尿管护理,保持导尿管通畅避免逆行感染,密切观察尿液色、质、量。常规留置导尿管 1~2 天,经夹放导尿管后,患儿膀胱功能恢复良好,予以拔管。

9. **并发症的观察与护理**

(1)颅内出血:术后严密观察意识、瞳孔及其他生命体征是判断术后出血及有无颅内压增高的重要手段。颅内出血多在术后 24 小时内发生,因此术后 24 小时内应严密观察患儿有无意识模糊、神志淡漠、烦躁不安等症状,如出现剧烈头痛、频繁呕吐及血压增高、心率减慢、呼吸深慢或不规则,提示颅内压增高,可能导致再次出血。积极采取预防颅内压增高的措施:①保持病室环境安静,抬高床头 15~30° 以利颅内静脉回流而降低颅内压;②充足给氧以提高动脉血氧饱和度,改善脑的氧代谢以减轻脑水肿,有利于脑功能的恢复。氧流量一般为 2L/min,氧浓度最好为 30% 左右;③根据年龄严格控制液体摄入量,避免血容量过多,每日 <2 000mL,减少饮水量;④一旦出现血压升高时,及时

通知医生选用合适的降压药物,将血压控制在正常水平。当患儿血压增高、呼吸深而慢,甚至意识不清或昏迷时,提示可能脑干受压,应立即报告医生及时处理,快速给予20%甘露醇脱水,复查头颅HRCT,了解颅内情况,必要时做好开颅血肿清除准备。

(2)面瘫:侧颅底肿瘤术后可能会出现面瘫。应仔细观察患儿是否出现额纹消失、鼻唇沟变浅、口角歪斜、眼睑闭合不全,饮水时有否从口角流出等面瘫症状的出现。应向患儿及家属做好解释及安慰,消除焦急的情绪,同时给予积极治疗,可酌情使用营养神经药物。当患儿出现眼睑闭合不全时,应采取积极的应对措施,日间可给予眼罩保护,以防强光异物损伤。防止眼部干燥,遵医嘱使用抗生素滴眼液和金霉素眼药膏,夜间将胶布牵拉上下眼睑,使之闭合。严禁用手揉搓或触摸眼睛,以免感染引起角膜炎。三叉神经损伤者易发生角膜溃疡,应特别重视眼部护理,严重时可缝合上下眼睑,以防进一步感染。

(3)颅内感染:侧颅底肿瘤术后颅内感染是比较严重的并发症,可导致患儿死亡。由于手术时间长,创面大,机体创伤大,易引起术后颅内感染。主要表现为头痛、呕吐、持续发热、颈抵抗,确诊依赖于脑脊液常规生化检查。高热时给予物理降温,选择敏感和易通过血脑屏障的抗生素抗感染治疗、腰穿置管引流和鞘内注射治疗等。腰穿后应去枕平卧6h,防止头痛,腰穿持续引流期,应严格无菌操作,控制脑脊液的滴速及24h脑脊液量,密切观察腰穿处敷料有否潮湿,引流接管处是否脱落,并保持引流袋适当的位置,严禁高于腰部水平,防止逆行感染。

(4)脑脊液漏:脑脊液漏是侧颅底肿瘤术后常见的并发症,也是导致颅内感染的重要原因之一。发生率在3%~5%不等。由于岩骨背面和硬脑膜结合紧密,术中需切除部分硬脑膜,手术修补不严密可导致脑脊液漏。此外,由于术后脑水肿、脑积水等可使颅内压增高影响切口愈合,而造成脑脊液漏。因此,早期发现脑脊液漏是预防术后颅内感染的重要手段。侧颅底肿瘤术后引起的脑脊液漏有切口漏、鼻漏及耳漏。术后应密切观察伤口敷料处是否潮湿,并通过观察敷料的湿透程度来判断脑脊液的漏出量。观察耳鼻腔有无异常分泌物,如鼻腔有间断或连续的清水样物溢出,在胸膝坐位、压迫同侧颈静脉时,出现溢液明显增加,就可确认为脑脊液漏。持续或复发性脑脊液漏可引起脑膜炎,因此积极处理尤为重要。鼻腔如漏出量较少,可通过安静卧床休息、伤口加压包扎、避免增加脑压等措施使漏孔缩小至修复。同时保持鼻腔清洁,严禁用力擤鼻、剧烈咳嗽或随意搬动患儿,指导患儿吸入鼻腔分泌物至口腔后吐出,防止逆行感染。保持大便通畅,避免用力而升高颅内压。

(5)脑组织水肿:由于手术时间较长,牵拉小脑组织可使其挫伤导致水肿,如术后发热、呼吸骤停、脑组织缺氧等可加剧脑组织水肿。脑水肿可发生在术后24小时,48~72小时达高峰并可持续72小时。此时要密切观察患儿是否有颅内高压症状,及时发现意识、瞳孔尤其是精神症状的改变,如烦躁、嗜睡或性格改变。

(6)后组颅神经损伤:肿瘤巨大并与后组脑神经粘连时,可增加手术损伤的机会,术后会出现呛咳、吞咽困难、声音嘶哑,患儿可因呛咳、误吸导致吸入性肺炎或窒息。如呛咳不严重时,可适当进食半流质。呛咳、误咽严重应立即禁食,置胃管给予鼻饲流质,待患儿经试验吞咽功能良好后方可拔除胃管,鼓励患儿逐步锻炼,循序渐进由流食过渡到普食。护士应做好首次进食指导,注意饮食温度,不可过热,以防烫伤。

(7)肺部感染:巨大侧颅底肿瘤患儿因手术可能损伤脑干引起脑水肿,会有不同程度的后组脑神经功能障碍的表现。护士应观察患儿有无频繁咳嗽、吞咽反射减弱或消失,加之麻醉气管插管刺激,气管黏膜水肿,分泌物不能及时排出,导致呼吸道分泌物过多而引起肺部感染。术后应定时湿化、吸痰,持续吸氧。如患儿出现呼吸困难、痰多不易吸出,应及早行气管切开。气管切开吸痰时,注意无菌操作,每日翻身拍背 4~5 次,鼓励患儿床上活动,痰液黏稠可遵医嘱行雾化吸入 3~4 次 / 天,选择敏感抗生素控制感染。同时积极改善全身营养状况。

(8)深静脉血栓:由于侧颅底肿瘤术后卧床时间较长,易发生下肢深静脉血栓。卧床期间应鼓励患儿翻身及四肢活动。尽量避免下肢深静脉穿刺。一旦肢体出现肿胀麻木、疼痛,应抬高患肢,促进下肢静脉回流,切忌用手按摩和摩擦患肢以免血栓脱落造成肺动脉栓塞。若栓塞严重可在术后 24 小时后使用溶栓抗凝药物,治疗期间应严密观察药物不良反应、出血倾向等副作用。

【出院指导】

1. 饮食保持营养均衡,选择高蛋白、高热量、富含维生素的易消化食物,术后 1 个月内软食,忌辛辣、刺激、坚硬及过烫食物。养成良好生活习惯。

2. 面瘫的康复指导:树立恢复期的信心,告知患儿及家属面瘫可在术后 1 年左右自行恢复,应保持乐观情绪;指导患儿面肌运动训练(张口、鼓腮、吹气等),按摩患侧面部,用食指、拇指将口角拉向同侧耳做被动训练,以促进面神经的恢复。注意保护眼球,指导进行睁、闭眼动作训练,促进眼轮匝肌功能恢复。

3. 术后半年内避免剧烈运动或重体力劳动,适当进行体育锻炼,增强体质,预防感冒,避免剧烈咳嗽及打喷嚏。

4. 户外活动需有人陪护,以防发生意外并注意保暖。

5. 保持伤口清洁干燥、禁游泳、跳水等水上活动,避免用力排便、擤鼻等增加颅内压的动作。面瘫患儿应注意用眼卫生,防止角膜炎发生。

6. 强调定期随访的重要性,以便及时观察肿瘤的复发及术后的恢复。出院后 3 个月复查 CT,以后每年复查一次。

二、颞骨肿瘤手术护理

在颞骨肿瘤中 90% 以上为恶性,主要来源于外耳道和中耳乳突腔,发病率极低。儿童多见的为横纹肌肉瘤、朗格汉斯细胞增生症等,其中横纹肌肉瘤最为多见,占全部儿童肿瘤的 5%~15%。由于颞骨附近重要组织器官多,术前难以准确判断病变范围,易造成较高的手术死亡率和并发症,故术前需做好充分的准备及告知,围手术期的病情观察及并发症预防尤为重要,需充分发挥护理人员的专业素养,体现整体护理及人文关怀,对促进患儿康复有重要意义。

【术前护理】

1. 心理护理　由于患儿及家属缺乏对疾病的认识,担心其治疗效果,加上部分病人因疾病进展出现视力下降、面瘫等,往往表现为焦虑、恐惧、自卑。为了让患儿轻松配合手术,责任护士应多与病人交流,减轻心理压力,使患儿处于接受治疗的最佳状态,多途径及方法向患儿及家属讲解面瘫在术后是有可能改善或恢复的。同时鼓励家属或亲朋好友多与患儿沟通及陪伴,给予更多的支持和关心,使患儿保持心情舒畅,以积极的态度面对手术治疗。

2. 术前准备

(1)完善各项检查协助患儿做好术前准备,包括抽血送检、心肺功能检查、电测听、CT、MRI 等。了解既往病史,向患儿及家属解释各项检查及相关配合的目的及注意事项。

(2)术前准备 遵医嘱术前使用抗生素,术前禁食禁饮 6~8h,备齐各类手术物品、药品。术晨手术野备皮,训练患儿在床上大小便,为术后卧床做准备。

【术后护理】

1. 病情观察 密切观察生命体征,术后搬动病人时动作应平稳,需一人双手托住病人的头部,防止头颈部扭曲,术后 6 小时抬高床头 15°~30°,预防颅内出血。给予低流量吸氧及心电监护。健侧卧位,避免压迫术耳。观察伤口渗血情况,保持敷料清洁、干燥,被血迹污染时及时更换并告之医生。加强巡视,注意观察患儿术后有无剧烈头痛、频繁呕吐、烦躁不安、意识不清、血压增高、脉搏减慢、呼吸深快等颅内出血或血肿征兆发生。观察呼吸情况,并及时有效地清除呼吸道分泌物,保持呼吸道通畅。

2. 导管护理 术后留置胃管及导尿管的患儿,需妥善固定并保持引流通畅,严密观察胃液及尿液的颜色、性状和量,保持口腔及尿道口清洁,预防感染。

3. 听力损失的护理 患儿如听力严重下降,使正常的交流受到影响,在与患儿交谈时,护士应注意提高音量或站在病人的健侧,用手势或书面等方式进行交流。并嘱患儿在与他人交流时主动将健耳靠近对方,以提高交流效果。

4. 术后并发症的观察及护理

(1)颅内压增高:密切观察患儿的意识改变,表情是否淡漠。注意生命体征的变化,若持续高热,脉搏缓慢而洪大,呼吸慢而深,血压升高,应警惕颅内压升高。密切观察瞳孔变化,对光反射的灵敏度、意识状态及肢体活动情况,观察有无持续性烦躁或嗜睡,有无剧烈头痛、喷射性呕吐、颈项强直及肢体感觉、运动障碍。预防颅内压增高护理措施:①术后取半坐卧位,有利静脉血回流,降低颅内压;②避免咳嗽、感冒、打喷嚏及用力擤鼻;③保持大便通畅,避免用力排便;④遵医嘱给予足量的并可通过血脑屏障的抗生素,给予 20% 甘露醇快速静脉输注,起到脱水降颅压作用。

(2)脑脊液漏的护理:脑脊液漏是颞骨肿瘤切除术后最常见的并发症之一,可并发颅内低压症和危及生命的颅内感染。术后需密切观察耳部切口或鼻腔是否有无色透明的液体流出,询问患儿平卧时咽部有无甜液流下以及夜间有无异常呛咳,如果有,应警惕脑脊液漏的发生。护理措施:①术后一旦发生脑脊液漏,需绝对卧床休息 7~10 天,采取半坐卧位或抬高床头;②伤口常规加压包扎 6~7 天,头部置无菌巾,应用消毒棉球擦拭渗液,禁止填塞、滴药及外耳道冲洗;③按医嘱使用抗生素。多数脑脊液漏者经保守治疗可好转,必要时行手术修补。

(3)术后感染:注意观察切口渗血、渗液情况。颞骨肿瘤手术区切口深,手术暴露时间长。如出现切口感染会直接影响手术的效果,导致手术失败甚至危及生命。所以使用足量的有效抗生素,并密切观察体温的变化。换药时严格执行无菌操作。

(4)面瘫:由于肿瘤侵犯和手术的损伤可引起面神经麻痹,出现暂时性和永久性面瘫,表现为患侧眼睑闭合不全或完全不能闭合,角膜长期暴露。容易导致角膜炎和结膜炎,如不及时采取措施。严重时可发生角膜溃疡,致使视力丧失,严重影响病人的生存质量。护士应及时评估面瘫的程度、进展及转归情况。遵医嘱应用激素、神经营养药物,酌情局部理疗、针灸,做好相应的对症护理。

【出院指导】

1. 注意个人及伤口卫生,保持创面清洁干燥,避免用污物或手接触伤口,以免引起创面损伤和感染等。

2. 术后半年内避免剧烈运动或重体力劳动,劳逸结合。注意保暖,防止感冒。

3. 注意饮食调节,给予营养丰富易消化的食物。

4. 有暂时性面瘫者指导做面部按摩及理疗。

5. 定期随访,以便及时观察肿瘤的复发及术后的恢复。出院后 3 个月复查 HRCT,以后每年复查一次。

(瞿颖华)

参考文献

1. 席淑新,陶磊.实用耳鼻咽喉头颈外科护理学.北京:人民卫生出版社,2014.
2. 张亚梅,张天宇.实用小儿耳鼻咽喉科学.北京:人民卫生出版社,2011.

3

第三篇
鼻　科　学

第一章
鼻部的发育与解剖

第一节　鼻的胚胎发育

　　鼻的发育主要在胚胎时期,出生后鼻的形态已基本完成,但随面部的逐年生长而变化。鼻的发育从第 1 鳃弓及鼻额突开始。鼻额突、上颌突、下颌突是胚胎的第 3、4 周时可见的三个面部突起。鼻的胚胎过程分为三个时期:即膜形成时期、软骨长入时期、软骨和骨化时期(亦称混合时期)。

一、膜形成时期

　　鼻的发育与面部和腭的形成有密切关系。胚胎的面部发育最早发生于第 1 鳃弓及鼻额突(nasal frontal process)。鼻额突出现于胚胎期第 3 周,最初在前脑泡腹面的中胚层出现增生变厚,后迅速发展形成胚口凹前的宽隆起,约占初前脑的 2/3。故鼻额突的生长变化对鼻的发育十分重要。

　　大约在胚胎期第 3 周后,鼻额突下部两侧出现外胚层圆形增厚,名为嗅基板。随后嗅基板深处中胚层间质组织亦明显增厚,且继续围绕嗅基板增厚生长形成一深凹,名为嗅凹,嗅基板位于嗅凹的底部。嗅凹最后形成初鼻腔和前鼻孔等。嗅凹发生后,使鼻额突分成以下各部分:①鼻外突,位于嗅凹外侧的突起;②鼻内突,位于嗅凹内侧的突起,后迅速发展成为球形,故又称为 His 球突;③左右球突之间的鼻额突下部,为发育鼻腔的重要部分,由此部分内陷而形成初鼻腔的壁及鼻中隔等(图 3-1-1-1)。

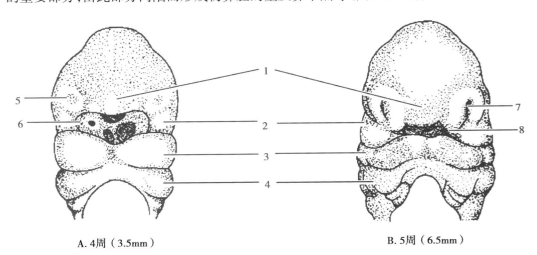

A. 4周（3.5mm）　　　　　　　　　　　B. 5周（6.5mm）

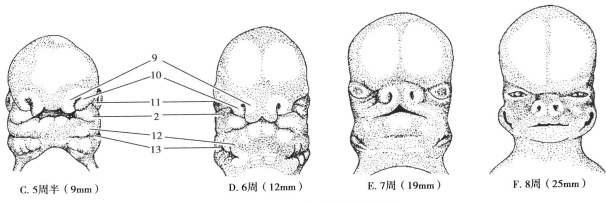

C. 5周半（9mm）　　D. 6周（12mm）　　E. 7周（19mm）　　F. 8周（25mm）

图 3-1-1-1　胚胎面部发育示意图

1. 额突　2. 上颌突　3. 下颌弓　4. 舌骨弓　5. 鼻始基　6. 腭部　7. 鼻凹
8. 口腔　9. 鼻内突　10. 鼻外突　11. 鼻眼沟　12. 下颌　13. 舌骨下颌沟

在胚胎的第 6 周时，上颌突向前迅速伸展即与鼻外突相接触，上颌突继续向前伸展，与鼻外突的外缘接触、融合，并与对侧的上颌突相融合，开始形成上唇及上牙槽。由于腭突的形成，将原鼻、口腔分隔为两个腔，即为原始鼻腔（primary nasal cavity）和口腔（图 3-1-1-2）。

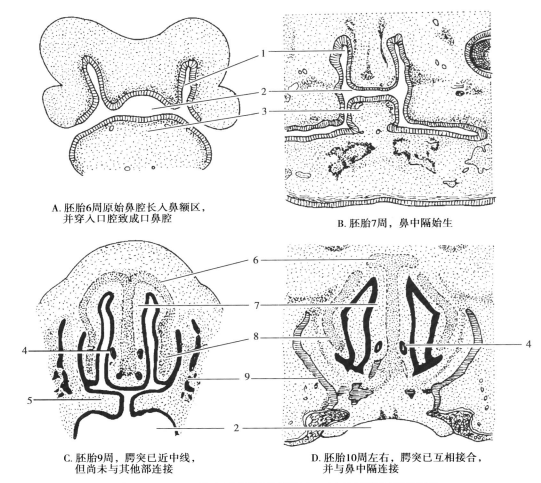

A. 胚胎6周原始鼻腔长入鼻额区，
并穿入口腔致成口鼻腔

B. 胚胎7周，鼻中隔始生

C. 胚胎9周，腭突已近中线，
但尚未与其他部连接

D. 胚胎10周左右，腭突已互相接合，
并与鼻中隔连接

图 3-1-1-2　胚胎头部冠状切面鼻腔与口腔分割发育期示意图

1. 嗅凹　2. 口腔　3. 舌部　4. 犁鼻器官　5. 腭突　6. 鼻软骨　7. 鼻中隔　8. 下鼻甲　9. 上颌部

由于上颌突形成了上唇,也就构成了初鼻腔的基础,嗅凹的外口将变成前鼻孔;嗅凹通入口凹的沟被封闭后成为一沟通管,此管向前的开口为初鼻腔的初后鼻孔;间突和其前的鼻额突交角成为鼻尖部,沿其向前伸的鼻额突则成为鼻梁;鼻外突的外侧面形成鼻翼,鼻外突的内侧面则形成了初腭;球间突伸展则形成原始鼻中隔。

初鼻腔继续发育,向鼻的脑端扩张其腔道,由球间突向下伸展出初鼻中隔,鼻外突的内侧向中线生长出初腭突。随着初鼻腔出现,球间突开始形成初腭突,两侧的初腭突开始向中线靠拢,不久,初上颌亦萌出次腭突。以上两类腭突和鼻中隔均向中线伸展,位于三突之间的舌部受到挤压,加上其自身的发育,渐降至口底,腭突和鼻中隔得以互相融合,以后的硬腭和软腭均为球间突长出。当硬腭和软腭完全联合时,永久鼻腔大致已形成。

二、软骨生长时期

永久性鼻腔形成后,约在胚胎的第 3 个月,最先长入鼻腔的软骨为鼻中隔软骨。起先在鼻中隔最高部位,间质组织形成软骨,然后迅速向下扩展至犁鼻器官形成后终止。另外,又从中隔最高部位的软骨向两侧呈水平发展,沿鼻腔侧壁下降而形成软骨,出生后再伸入鼻甲等处。

在胚胎的第 4 个月时,鼻中隔软骨开始长入鼻腔外壁,鼻腔外侧壁初期较中隔表面平滑,至软骨伸入时,即出现黏膜皱襞,鼻甲由此开始生长,软骨也相继长入而成为鼻甲部软骨。以后骨化成为薄的鼻甲骨。而黏膜皱襞间的沟槽即成为鼻道。

第 2 个软骨发源于蝶骨体,此软骨也向中隔伸入。先形成中隔软骨板,软骨外均被覆盖一层软骨膜。

三、软骨和骨化时期

鼻的骨化以前颌为最早,是全身骨化中最早的一个。鼻中隔的间质组织向筛骨正中板、犁骨、鼻中隔软骨及犁鼻软骨各处生长为软骨。筛骨正中板在胚胎时期尚属软骨,直至出生后第 1 年开始由一骨化中心逐渐骨化。在 6 岁时,此板和筛骨的筛状板相结合,全部骨化约在 17 岁完成。

犁骨的骨化始于胚胎的第 8 周,由两骨化中心骨化而成,其全部联合约在 15 岁左右。犁鼻软骨为一小块的鼻中隔软骨,呈长条形,位于犁骨和鼻中隔软骨之间。筛骨正中板的骨膜和犁骨的骨膜并不连续,鼻中隔软骨与犁骨、筛骨正中板的骨膜也不连续,仅有一纤维膜介于各部之间。

鼻的晚期发育除软骨化和骨化外,还有各鼻道内亦出现一些特殊变化,如鼻道内黏膜向邻近的骨面内陷入,初始的凹陷处即为各鼻窦的开口。

(肖才文)

第二节　鼻窦的发育

上颌窦、筛窦和额窦起源于鼻腔外侧壁的外突,而蝶窦则起源于鼻囊的后外突。鼻窦的发育始于胚胎期第 3 个月。只有上颌窦及筛窦在出生时可见。

鼻窦是位于颅内,且通向鼻腔的若干不规则的小腔,窦壁衬有鼻黏膜的延续部分。在胚胎时期少数鼻窦仅有始基,所以鼻窦的发育或扩大主要在出生之后。鼻窦中以上颌窦发育最早,其次为筛窦及额窦,而蝶窦乃由鼻腔软骨壳的后上凹部、壳顶凹部黏膜所发生(图 3-1-2-1)。

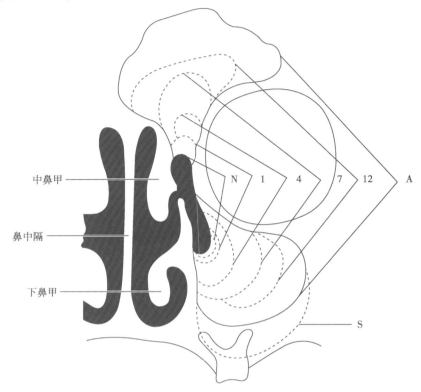

图 3-1-2-1　头部一侧的额切面示出生后额窦及上颌窦的发育过程示意图
N. 新生儿　A. 成人　1、4、7、12. 各年龄　S. 老人

一、上颌窦的发育

上颌窦(maxillary sinus)是各组鼻窦中发育最早的,约在胚胎期第 3 个月开始发育,相当于中鼻道的半月裂处的黏膜出现一个凹陷,或在凹陷处组织被吸收,形成一小空洞,为将来的上颌窦开口。与此同时,窦腔开始发育于中鼻道的深处,即为上颌窦始基。待出生后不久,窦口与窦腔相通。窦腔下界比下鼻道的底壁略低,从开始至发育完成,其前后径为最大,上下径次之,横径最小。

1 岁时,上颌骨大部被牙胚胎所占据,窦腔呈狭长形。至 2 岁以前,窦腔前后径增大,其后界已扩展到第一磨牙始基上面。从 2~4 岁时,窦腔扩展明显;到 7 岁时,发展迅速;10 岁以后,生长变慢;15 岁后则发育停止。

二、额窦的发育

额窦(frontal sinus)的发育较为复杂,其可发源于以下各处:①中鼻道 3、4 额窦沟或额前筛气房;②未分化的额隐窝;③筛漏斗的前极或后极;④筛泡上隐窝。

出生后额窦的发育很不一致,同一人两侧额窦的发育也有差别或不对称,也有少数出现一侧或两侧额窦完全未发育。1 岁时额窦开始从中鼻道的始基隐窝向额骨内进行气化,2 岁以后开始进入额骨水平部,到 4~6 岁时仅有豌豆粒大小,直到 11 岁其生长都很缓慢,以后稍快,到 20~25 岁时达到它最终的形态和大小(图 3-1-2-2)。

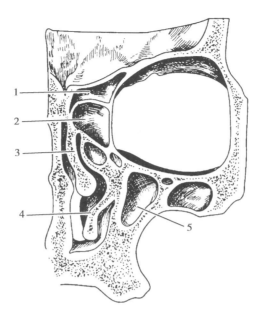

图 3-1-2-2　鼻腔前 1/3 冠状切面示意图示筛窦气房
1. 额窦　2. 筛额气房　3. 中鼻甲　4. 下鼻甲　5. 上颌窦

三、筛窦的发育

在胚胎期第 4 个月时,胎儿已出现筛窦(ethmoid sinus)始基,到第 7 个月时可见筛囊,开始即被中鼻甲的附着处分为前后两组,前组居下,后组居上。新生儿的前组筛房平均大小为 5mm × 2mm × 2mm,后组筛房为 5mm × 4mm × 2mm,个别气房在初生婴儿已生长很明显。

鼻道中的次沟与隐窝为筛房的发源地。前组筛房位于后组筛房的前面,在发生时期就彼此重叠挤压,极易产生变异,甚至有的气房被排挤离位,其发育也不均匀。随着年龄的增长,筛骨外侧部的气房向四周扩展,且气化活跃,形成蜂窝状。

筛窦气房在初生时即已形成,但每一气房尚呈圆形,有薄的骨隔互相分开,此时的筛房的位置远高于上颌窦。1 岁时筛房生长较快,筛房间彼此沟通,不断向外扩展。2 岁时则更为显著,并以向上扩展为主。由于相互挤压,圆形气房则变为各种复杂形状。7 岁时筛窦已生长为很大,筛房气化也很广泛。12~14 岁时筛房已趋定形,到 15~18 岁时发育完全。

筛骨鼻甲成为筛囊的内界,即筛板的外界;筛囊的侧壁为最薄的筛骨纸板,即为眼眶的内侧壁;下界的前部为筛泡;后部为筛后气房。钩状突在下部之前,并弯向后下。后界横径变大,延伸到蝶骨体前壁。

由于筛窦气化很广泛,气化可伸展至邻近的骨质。如气化至上颌骨,形成筛上颌气房;前组气房气化至额骨眶上板形成筛额气房;后筛气房向后扩展至蝶骨形成筛蝶气房;气房扩展伸入中鼻甲等处形成筛甲气房等(图 3-1-2-3)。

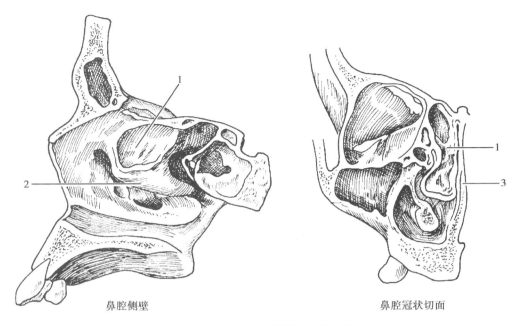

鼻腔侧壁　　　　　　　　　　　　　鼻腔冠状切面

图 3-1-2-3　中鼻甲内的筛甲气房示意图

1. 大筛甲气房(从后筛房伸入)　2. 中鼻甲　3. 鼻中隔

四、蝶窦的发育

蝶窦是鼻窦中唯一不从鼻外侧壁的外突发育而来的,其起始于胚胎期的鼻囊。蝶窦在胚胎第 7 周开始发生,在胚胎第 4 个月时,鼻腔的后上顶部已出现一个囊状陷凹,即为蝶窦始基。但在出生时仍呈原始静止状态。自 3 岁起生长变快,到 4 岁时,蝶窦鼻甲才和蝶骨融合,蝶窦才真正伸入蝶骨体内,蝶窦始基开始气化。7 岁时发展迅速,12~15 岁时蝶窦成形。

蝶窦的气化程度因人而异:气化广泛者,蝶窦不限于蝶骨体内;气化不好者,则窦腔很小,仅限于蝶骨体内;蝶窦完全未发育者比较少见。蝶窦外侧壁有时还可缺如,因而罹患蝶窦感染可侵及周围毗邻组织。

(肖才文)

第三节　鼻的应用解剖

鼻(nose)位于面部中央,由外鼻、鼻腔和鼻窦 3 部分组成(图 3-1-3-1)。鼻腔的三维解剖结构是维持正常鼻生理功能的基础。鼻腔为一不规则腔隙,结构较为复杂。每侧鼻腔借助深在而隐蔽的鼻窦开口分别与四个鼻窦相交通。鼻窦还分别与眼眶、前、中颅底(颈内动脉颅内段及海绵窦)等解剖结构相毗邻。鼻的应用解剖是鼻 - 眼外科及鼻神经外科的解剖学基础。

一、外鼻的解剖

(一) 外鼻的形态

外鼻(external nose)由成对的骨和成对或单个的软骨构成。外观呈三棱锥体状

(图 3-1-3-2),前棱最高部为鼻根,向下依次为鼻梁及鼻尖,左右两棱为鼻背。鼻尖两侧的半圆形膨隆部分为鼻翼(ala nasi)。鼻翼向外下与面颊交界处有一浅沟为鼻唇沟。三棱锥体的底部为鼻底,由鼻中隔的前下缘及鼻翼软骨内侧脚构成的鼻小柱将鼻底分成左右前鼻孔。

　　外鼻软骨支架主要由鼻外侧软骨和大翼软骨组成,骨支架则由鼻骨、额骨鼻突和上颌骨额突组成(图 3-1-3-3)。鼻骨左右成对,其上、外侧、下缘分别与额骨、上颌骨额突、鼻外侧软骨上缘连接。鼻骨(上)、上颌骨额突(外)及腭骨突起(下)共同形成梨状孔。

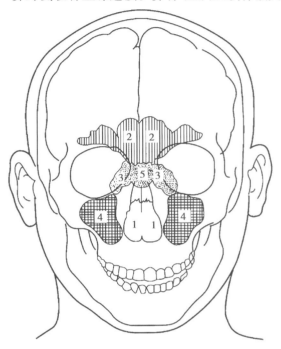

图 3-1-3-1　鼻在颅面骨中的位置示意图
1.鼻腔　2.额窦　3.筛窦　4.上颌窦　5.蝶窦

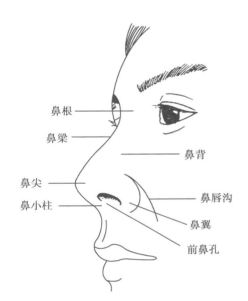

图 3-1-3-2　外鼻解剖示意图

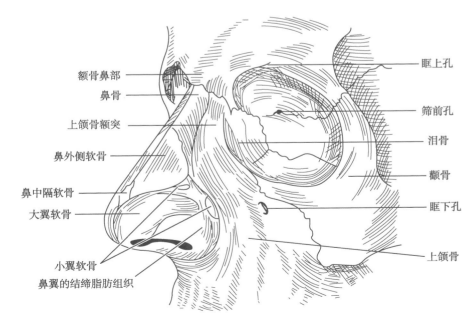

图 3-1-3-3　外鼻的骨和软骨支架示意图

(二) 外鼻的皮肤

鼻部皮肤上下厚薄不一,鼻根、鼻梁及其两侧面的皮肤较薄,皮下组织较疏松,当面部做出表情时,此处皮肤出现皱纹。鼻尖、鼻翼及鼻前庭皮肤较厚,并与其下的脂肪纤维组织及软骨膜连接紧密,当炎症时皮肤稍有肿胀,即可因压迫神经末梢,痛感明显。

鼻尖及鼻翼处皮肤含较多汗腺和皮脂腺,易发生痤疮、酒渣鼻和疖肿。

(三) 外鼻的肌肉

外鼻皮下有纤细的肌肉,有司前鼻孔部运动及参与面部表情的作用。按其作用可分为两组,即鼻孔扩张肌和鼻孔收缩肌群。

(四) 外鼻的神经

外鼻的运动神经为面神经。外鼻肌肉运动为面神经的面颊支所支配。感觉神经主要是三叉神经第一支(眼神经)和第二支(上颌神经)的一些分支,即筛前神经、滑车上神经、滑车下神经和眶下神经。

(五) 外鼻的血管和淋巴

1. **动脉** 为颈内动脉的眼动脉的分支或终支,即筛前动脉的外支及鼻背动脉,颈外动脉的面动脉和上颌动脉的分支或终支,即上唇动脉,面动脉的鼻翼支及内眦动脉和眶下动脉的外鼻支(图 3-1-3-4)。

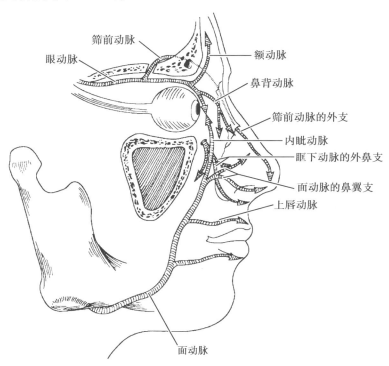

图 3-1-3-4 外鼻的动脉示意图

2. **静脉** 外鼻的静脉主要经内眦静脉和面静脉汇入颈内静脉。值得注意的是:内眦静脉又可经眼上、下静脉与颅内海绵窦相通(图 3-1-3-5)。因面静脉无静脉瓣,其血液可呈正、逆向流动,故在鼻或上唇患疖肿时,如误加挤压或治疗不当可能引起海绵窦血栓性静脉炎或其他颅内并发症。临床上将外鼻根部与上唇三角形区域称为"危险三角区(danger triangle)"。

3. 淋巴 外鼻的淋巴回流多伴随面静脉而汇集入下颌下淋巴结和腮腺淋巴结（图 3-1-3-6）。

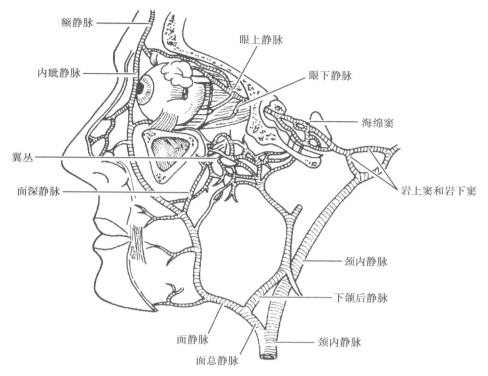

图 3-1-3-5 外鼻的静脉与眼静脉及海绵窦的关系示意图

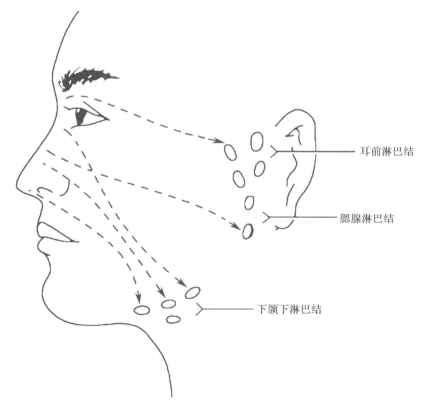

图 3-1-3-6 外鼻的淋巴引流示意图

二、鼻腔的应用解剖

鼻腔(nasal cavity)为一顶窄底宽、前后径大于左右径的不规则狭长腔隙。鼻腔由鼻中隔分成左右两侧。每侧鼻腔又分为位于其最前段的鼻前庭和位于其后的固有鼻腔两部分。

(一) 鼻前庭

鼻前庭(nasal vestibule)为介于前鼻孔和固有鼻腔之间的小空腔,即相当于鼻翼内侧面的空间。起于前鼻孔缘,止于鼻内孔。在鼻前庭的皮肤与固有鼻腔的黏膜交界处的外侧部分,相当于大翼软骨外侧脚上缘处并向内形成的弧形隆起部称为鼻阈,为鼻前庭最狭窄处,对鼻的呼吸功能有重要影响,鼻前庭外侧壁即为鼻翼之内侧面,鼻前庭内侧壁即为鼻中隔最前部的鼻小柱。

鼻前庭覆盖皮肤,是外鼻皮肤的延续,为复层鳞状上皮,其布有鼻毛,并富含皮脂腺和汗腺,较易发生疖肿。

(二) 固有鼻腔

固有鼻腔(proper nasal cavity)通常简称为鼻腔,前起鼻内孔,即鼻阈,后止于后鼻孔。有内、外、顶、底四壁(图 3-1-3-7)。

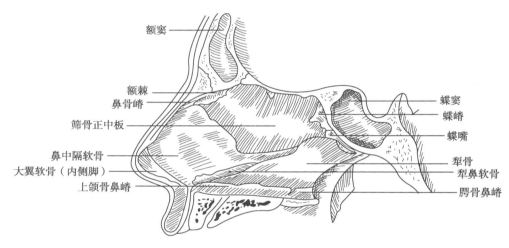

额窦
额棘
鼻骨嵴
筛骨正中板
鼻中隔软骨
大翼软骨(内侧脚)
上颌骨鼻嵴
蝶窦
蝶嵴
蝶嘴
犁骨
犁鼻软骨
腭骨鼻嵴

图 3-1-3-7　鼻中隔支架示意图

1. **内侧壁**　内侧壁即鼻中隔,由软骨部和骨部组成。骨部鼻中隔以筛骨正中板和犁骨为主体,另有鼻中隔周围的颅骨以嵴状骨片,即上颌骨鼻嵴、腭骨鼻嵴、额骨鼻嵴等为鼻中隔骨部的组成部分。软骨部鼻中隔主要由鼻中隔软骨构成,另有犁鼻软骨等参与其构成。

鼻中隔骨膜及软骨膜外覆有黏膜。在鼻中隔最前下部分的黏膜内血管汇聚成丛,该区即利特尔区(Little's area),该区是鼻出血的好发部位,故又称"易出血区"。

2. **外侧壁**　外侧壁是鼻腔解剖最为复杂、最具生理和病理意义的部位,也是鼻窦炎发病及功能性鼻窦手术和鼻内镜鼻窦手术的重要解剖部位和区域。其由诸多骨性结构组成,但主要部分是筛窦和上颌窦的内侧壁。

外侧壁自下向上有三个呈阶梯状排列,略呈贝壳形的长条骨片,外覆骨膜和黏膜,分别称为下鼻甲、中鼻甲、上鼻甲。下鼻甲为一独立骨片,中鼻甲与上鼻甲为筛骨的一部分,其大小依次缩小约 1/3,其位居于后外侧壁的位置依次后移约 1/3。三个鼻甲之上缘均附着于鼻腔外侧壁,游离缘皆向内下悬垂于鼻腔内。各鼻甲的外下方均有一裂隙样间隙,分别称为下、中、上鼻道(图 3-1-3-8~ 图 3-1-3-10)。

　　下鼻道外侧壁前段近下鼻甲附着处骨壁薄易刺透,是上颌窦穿刺冲洗的最佳进针位置。中鼻道外侧壁上有两个隆起,前下者呈弧形嵴状隆起,名钩突(uncinate process);其后上的隆起,名筛泡,均属筛窦结构。两者之间有一半月形裂隙,名半月裂孔(semilunar hiatus);半月裂孔向前下和外上逐渐扩大的漏斗状空间,名筛漏斗。额窦经鼻额管开口于其上部,向后下依次为前组筛窦和上颌窦开口(图 3-1-3-11)。以筛漏斗为中心的附近区域被称为"窦口鼻道复合体(ostiomeatal complex)",即包括中鼻甲、钩突、筛泡、半月裂、筛漏斗以及额窦、前组筛窦和上颌窦的开口。这一区域的通气和引流障碍是发生鼻窦炎病变的重要原因,也是功能性鼻内镜手术和鼻窦内镜手术的关键区域。鼻内镜筛窦手术以中鼻甲、钩突和筛泡作为手术标志和入路。上鼻甲后端的后上方有蝶筛隐窝,是蝶窦开口所在。后组筛窦开口于上鼻道。

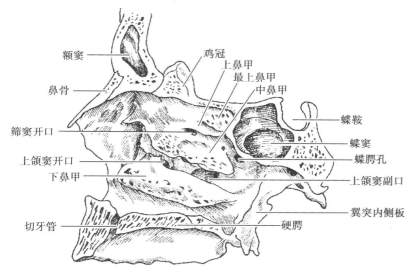

图 3-1-3-8　骨性鼻腔外侧壁示意图

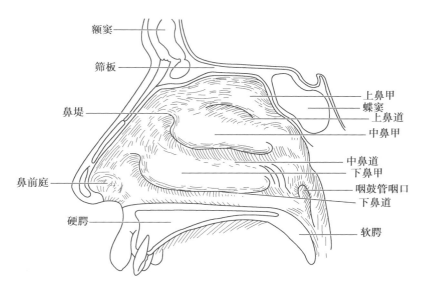

图 3-1-3-9　鼻腔外侧壁示意图

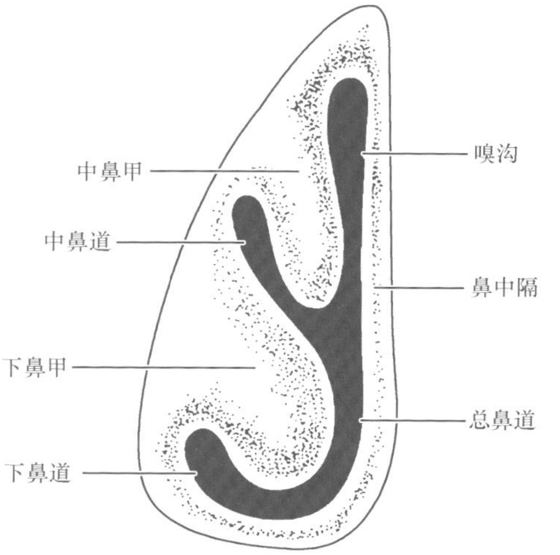

图 3-1-3-10 右侧鼻腔示意图

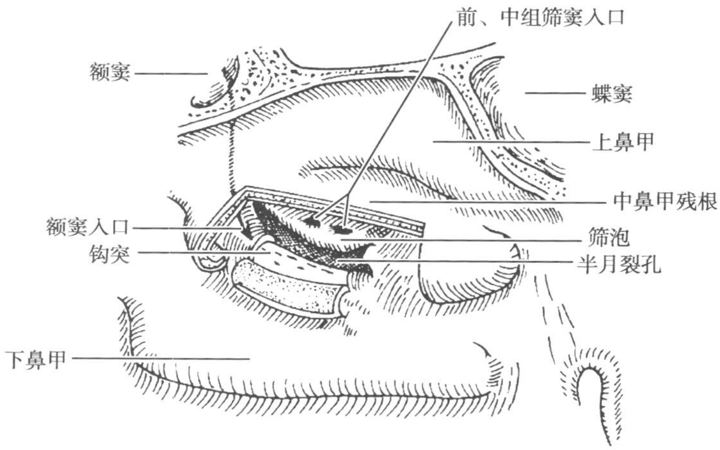

图 3-1-3-11 中鼻道外侧壁示意图

鼻丘位于中鼻甲前端外上方的鼻腔外侧壁上,呈一小丘状隆起。大多数人的鼻丘内都含有 1~4 个气房,是前组筛房的一部分。

以中鼻甲游离缘水平为界,其上方的鼻甲与中隔之间的间隙称为嗅沟或嗅裂。各鼻甲内侧面与鼻中隔之间的腔隙称为总鼻道。

在发生学上,鼻甲的生长速度超过鼻腔高度的生长速度。初生儿的下鼻甲可抵达鼻腔底部,以致中鼻道成为主要的呼吸通道;儿童的下鼻甲与成人比较相对较大,故在儿童患鼻炎时鼻塞较为显著。

3. 顶壁 顶壁很窄、且狭小,呈穹隆状,为临床重要解剖及手术危险区域,由鼻骨、额骨、筛骨和蝶骨组成。前段倾斜上升,后段则倾斜向下,中段呈水平状,即为分隔颅前窝与鼻腔的筛骨水平板,属颅前窝底的一部分,板上多孔(筛孔),故又名筛板,嗅神经的嗅丝穿过筛孔进入颅内。筛板薄而脆,受外伤或鼻腔手术时较易损伤,从而易引起颅内并发症,如脑脊液鼻漏等。

4. 底壁 底壁即硬腭的鼻腔面,与口腔相隔,由上颌骨腭突和腭骨水平部构成。底壁呈水平位,至后部则稍向下倾斜。

5. 前鼻孔 前鼻孔由鼻翼的游离缘、鼻小柱和上唇围绕而成,鼻腔以此与外界相通。

6. 后鼻孔 后鼻孔在成人呈椭圆形,为鼻腔与鼻咽部之通道,较前鼻孔大。后鼻孔主要由蝶骨体、蝶骨翼突内侧板、腭骨水平部后缘、犁骨后缘围绕而成(图 3-1-3-12)。

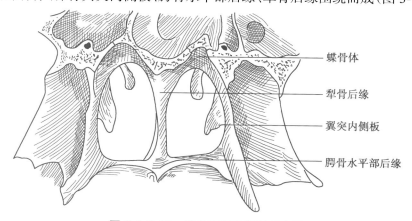

图 3-1-3-12 骨性后鼻孔解剖示意图

（三）鼻腔黏膜

鼻腔黏膜与鼻泪管、鼻窦和鼻咽的黏膜相连续。按其部位和生理功能分为嗅区黏膜和呼吸区黏膜两部分。

1. **嗅区黏膜** 嗅区黏膜（olfactory mucosa）范围较小，主要分布在上鼻甲内侧面及与其相对应的鼻中隔部位。儿童嗅区黏膜分布范围较广，可包括一小部分中鼻甲内侧面和与之相对应的鼻中隔表面。嗅区黏膜为无纤毛假复层柱状上皮，是由嗅细胞、支持细胞和基底细胞构成的一种特异性感觉上皮，即嗅器（olfactory organ），其内含嗅腺，嗅腺分泌出的浆液性液体能溶解到达嗅区的含气味微粒，刺激嗅毛产生嗅觉。嗅细胞为具有嗅毛的双极神经细胞，其顶部的树突呈棒状伸向细胞表面，末端膨大成球状（嗅泡），并由此膨大发出 10~30 根纤毛，感受嗅觉；其基部伸出细长的轴突，在黏膜固有层形成无髓鞘的神经纤维，穿过筛骨水平板进入颅内，止于嗅球。如嗅沟阻塞、嗅区黏膜萎缩、颅前窝底部骨折或病变累及嗅觉径路均可导致嗅觉减退或丧失。

2. **呼吸区黏膜** 呼吸区黏膜（respiratory mucosa）占鼻腔大部分，表面光滑湿润，黏膜内含有丰富的静脉窦，构成海绵体样结构。

邻近鼻前庭处为鳞状上皮和移行上皮，中、下鼻甲前端以及鼻中隔下部前约 1/3 段为假复层柱状上皮，鼻腔后 2/3 部位均为假复层纤毛柱状上皮。黏膜中含有丰富的黏液腺、浆液腺及杯状细胞，能产生大量分泌物，在黏膜表面形成一层随纤毛运动而不断向后移动的黏液毯（mucus blanket），对鼻黏膜形成保护。

黏膜下层血管丰富：毛细血管内皮基膜不连续，有利于物质交换；小动脉壁内缺乏弹力层，故对组胺等化学物质的反应非常敏感，能迅速舒缩；在下鼻甲游离缘后端，毛细血管与小静脉之间形成海绵状血窦，内有丰富的含血腔隙，其反射性膨胀具有重要的生理和病理意义。在黏膜固有层和黏膜下层有较多与免疫反应密切相关的浆细胞、淋巴细胞、肥大细胞、产生溶菌酶的组织细胞、吞噬和溶解细胞功能的白细胞以及具有修复功能的成纤维细胞。

呼吸区黏膜与其下方的骨膜或软骨膜粘着甚紧，构成一层不能移动的黏骨膜或黏软骨膜。由于固有层的厚薄不一，致使黏膜的厚薄也不一致。鼻腔外侧壁黏膜最薄，而中、下鼻甲前后端和游离缘以及鼻窦开口周围等处黏膜较厚，此处黏膜通常含有丰富的、由静脉血管构成的海绵状组织。

（四）鼻腔的血管和淋巴

1. **动脉** 鼻腔的动脉主要来自颈内动脉系统的眼动脉和颈外动脉系统的上颌动脉的分支（图 3-1-3-13）。

眼动脉有分支经筛前孔及筛后孔入鼻腔后即为筛前动脉及筛后动脉。分别供应鼻腔外侧壁的前上部、鼻中隔的前上部、额窦及前组筛窦和鼻腔外侧壁的后上部、鼻中隔后上部以及后组筛窦，并与蝶腭动脉吻合成丛。

上颌动脉自翼腭窝内分出与鼻部有关的各终支，包括蝶腭动脉、上颌牙槽后动脉、眶下动脉及腭大动脉，供应鼻腔外侧壁大部分、鼻腔底、额窦、筛窦、上颌窦及鼻中隔。

此外，尚有颈外动脉的咽升动脉及面动脉的分支供应蝶窦前、底壁，鼻腔后上及鼻前庭、鼻中隔前下部分。

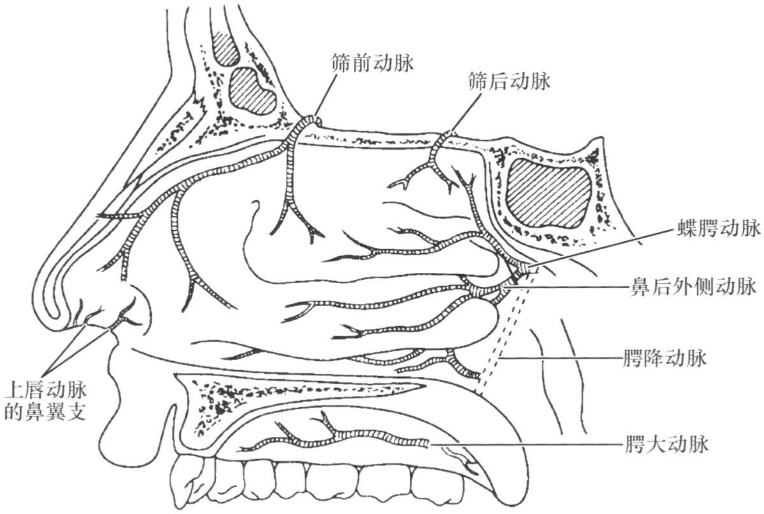

图 3-1-3-13 鼻腔外侧壁的动脉示意图

2. 静脉 静脉与动脉大致伴行,鼻腔前部、后部和下部的静脉最后汇入颈内、外静脉,鼻腔上部静脉则经眼静脉汇入海绵窦,或经筛静脉汇入颅内的静脉和硬脑膜窦,如上矢状窦。鼻中隔前下部的静脉构成静脉丛,称克氏静脉丛(Kiesselbach's plexus),也是鼻中隔前下部出血的重要来源。老年人在下鼻道外侧壁后部近鼻咽处有表浅扩张的鼻后侧静脉丛,称为鼻 - 鼻咽静脉丛(naso-nasopharynx venous plexus),是鼻腔后部鼻出血的主要来源。

由于鼻腔和鼻窦的静脉均可直接或间接与颅内静脉或静脉窦相通,可为鼻、鼻窦感染向颅内传播的途径。此外,鼻腔和鼻窦的感染也可波及毗邻的眶内组织。

3. 淋巴 鼻腔上部的淋巴较少。鼻腔前 1/3 的淋巴管与外鼻淋巴管相通,汇入耳前淋巴结、腮腺淋巴结及下颌下淋巴结,鼻腔后 2/3 淋巴结汇入咽后淋巴结及颈深淋巴结上群。鼻部的恶性肿瘤可循上述途径发生转移(图 3-1-3-14)。

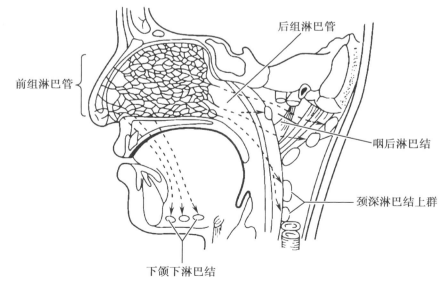

图 3-1-3-14 鼻腔的淋巴引流示意图

（五）鼻腔的神经

鼻腔的神经包括嗅神经、感觉神经和自主神经 3 部分。

1. **嗅神经**　嗅神经分布于嗅区黏膜。嗅细胞中枢突汇集成多数嗅丝，穿经筛板的筛孔进入嗅球。嗅神经鞘膜系硬脑膜的延续部分，其周围间隙与蛛网膜下腔相沟通，如手术损伤嗅区黏膜或继发感染，不仅可导致嗅觉障碍，感染或可循嗅神经进入颅内通道而引起鼻源性颅内并发症。

2. **感觉神经**　主要来自三叉神经第一支（眼神经）和第二支（上颌神经）的分支。分布于鼻中隔、鼻腔各壁及上颌窦等处。

3. **自主神经**　交感神经来自颅内动脉交感神经丛组成的岩深神经，副交感神经来自面神经分出的岩浅大神经。两者在翼管内组成翼管神经，经蝶腭神经节入鼻腔。主要司理鼻黏膜血管的舒缩和腺体分泌。

三、鼻窦的应用解剖

鼻窦为鼻腔周围颅骨内的含气空腔（图 3-1-3-15），一般左右成对，共有 4 对。依其所在骨命名，即有上颌窦、筛窦、额窦和蝶窦。各窦的形态和大小各异，发育常有不同。窦腔内黏膜与鼻腔黏膜连接，为假复层纤毛柱状上皮，其菲薄脆弱，各鼻窦有窦口与鼻腔相通。

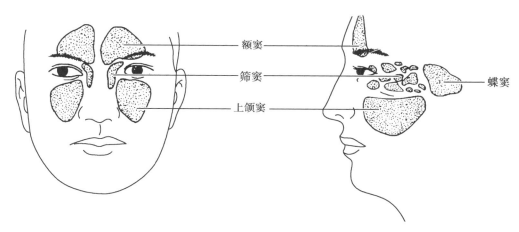

图 3-1-3-15　鼻窦的面部投影

在临床上，按其解剖位置和窦口所在部位，将鼻窦分为前后两组：前组鼻窦包括上颌窦、前组筛窦和额窦，窦口均开口于中鼻道；后组鼻窦包括后组筛窦和蝶窦，前者窦口位于上鼻道，后者窦口开口于上鼻道后方的蝶筛隐窝（图 3-1-3-16）。

（一）上颌窦

上颌窦（maxillary sinus）居于上颌骨内，为鼻窦中最大者，其窦腔呈不规则的锥形体，容积个体差异较大，平均约 13~15ml。上颌窦有五个壁，即为前、后外、内侧、上及底壁。

1. **前壁**　即面壁，向外下倾斜，中央骨壁最薄而凹陷，称之为尖牙窝，行传统的上颌窦手术（Caldwell-Lue 手术）时常经此凿开骨壁进入窦腔。眶下缘下方有一眶下孔，是眶下血管和神经通过之处。

2. **后外壁**　与翼腭窝及颞下窝毗邻。上颌窦恶性肿瘤破坏此壁累及翼内肌时可引起张口困难。

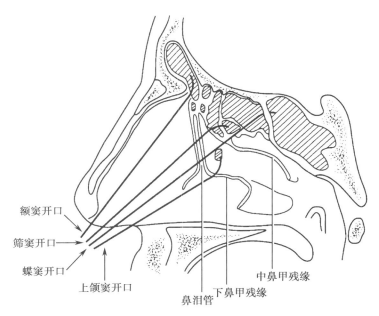

额窦开口

筛窦开口

蝶窦开口

上颌窦开口

鼻泪管

下鼻甲残缘

中鼻甲残缘

图 3-1-3-16　鼻窦的开口部位示意图

3. 内侧壁　即为鼻腔外侧壁的下部。其后上部有上颌窦的自然窦口通中鼻道，相当于筛漏斗的中后部，呈椭圆形、圆形和肾形。窦口直径大小不等（1~22mm），平均约为2.8mm。有时尚有1~3个上颌窦副口存在。此窦口位置较高，不易引流，是易患上颌窦炎的原因之一。其在下鼻甲附着处前下方最薄，是经下鼻道进行上颌窦穿刺的最佳部位。

4. 上壁　即为眼眶的底壁的内侧部。承托眶内容物，故上颌窦和眶内肿瘤及外伤可相互影响。

5. 底壁　相当于上颌牙槽突。常低于鼻腔底，与上颌第2前磨牙和第1、第2磨牙关系密切。窦腔极大者，甚至尖牙根也可位于窦腔底部。故根周感染有时可引起牙源性上颌窦炎。

（二）筛窦

筛窦（ethmoid sinus）又称筛迷路，位于鼻腔外上方筛骨内，系介于鼻腔外侧壁上部与眼眶之间，蝶窦之前和颅前窝之下的蜂窝状结构，因其特殊的解剖位置，复杂和多变异的解剖结构，加上此区域是临床鼻窦病变的好发部位，因而也是鼻腔及鼻窦手术的关键区域。在四对鼻窦中，初生婴儿尚无额窦和蝶窦，只有上颌窦和筛窦，但出生时筛窦甚小，仅有2~3个小气房存在，1岁时影像学检查才能显示，至4~5岁时逐渐发育，12岁时筛窦近成人大小（图3-1-3-17）。

筛窦以中鼻甲基板为界，分为基板前下方的前组筛窦和后上方的后组筛窦。近年来，有人将筛窦分为前组、中组和后组筛房，以半月裂之前的筛气房为前组筛房；筛泡为中组筛房；中鼻甲后方的筛气房为后组筛房。

1. 内侧壁　即内界，为鼻腔外侧壁上部，附有上鼻甲和中鼻甲。

2. 外侧壁　即外界，为眼眶内侧壁，由泪骨和筛骨纸样板构成，后者占外侧壁绝大部分，平均厚度仅0.2mm，菲薄如纸，甚或有骨缝和裂隙。筛窦炎症有时可经此骨缝或裂隙扩散至眶内，筛窦肿瘤也可破坏此壁侵犯眶内，筛窦内手术误伤此壁可同时损伤眶内结构。

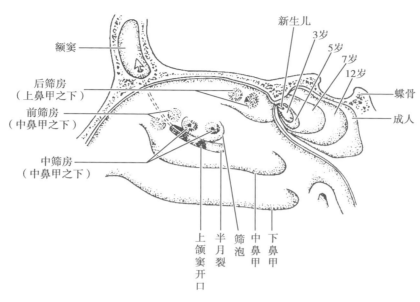

图 3-1-3-17 筛、蝶窦发育简示图

3. **顶壁** 即上界,为额骨眶板的内侧部分,是颅前窝底的一部分。筛顶的外侧为额骨眶板外侧部,其内侧与筛板相连接。顶壁与筛板的连接方式有水平式和高台式两种。筛顶是筛窦手术极易损伤而致脑脊液漏的多见部位。筛板常较筛顶略低(图 3-1-3-18)。

4. **下壁** 即下界,为中鼻道外侧壁结构,如筛泡、钩突及筛漏斗等。

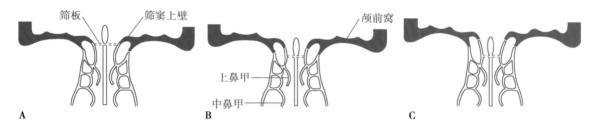

图 3-1-3-18 筛窦与筛板的关系示意图
A. 筛板较筛顶略低;B. 筛板低于筛顶;C. 筛板明显低于筛顶

5. **前壁** 即前界,与上颌骨额突和额窦相接。

6. **后壁** 即后界,为蝶筛板,与蝶筛前壁的外侧部分相接。有时后筛房可扩展到蝶窦外侧和上方,筛窦后界外上方仅借一菲薄骨壁与视神经孔相隔。

(三) 额窦

额窦(frontal sinus)位于额骨鳞部之下和眶部之上,额骨的内板和外板之间。其形似一底在下方,尖向上方的三棱锥体,左右各一,额窦为鼻窦中变异最常见者,其大小、形状极不一致,两侧额窦发育可不一致,有时一侧甚或两侧未发育。出生时,额窦尚未形成,1 岁左右开始向额窦中气化,4 岁时可有豌豆大小,10~12 岁时已具有临床重要性,20 岁时已发展至成人形态。

1. **前(外)壁** 即为额骨外骨板,较坚厚,常含骨髓,故额窦炎、额骨外伤或手术后感染均可引起额骨骨髓炎。

2. **后壁** 即额骨内骨板,较薄,与颅前窝内结构毗邻。此壁可有骨裂隙,且有导静脉经穿此壁与硬脑膜下腔相通,故额窦炎也可引起脑膜炎或额叶脓肿。

3. **底壁** 即眼眶顶壁和前组筛窦之顶壁,其内侧相当于眶顶的内上角,极薄。急性额窦炎时此处可有明显压痛。额窦开口位于底壁的后内方,借额鼻管引流到中鼻道前端。

4. **内侧壁** 即为两侧额窦之中间隔板,故称额窦中隔。下部垂直,上部常向一侧,以致两侧额窦大小不一。

(四) 蝶窦

蝶窦(sphenoid sinus)位于蝶骨体内,由蝶窦中隔将其分为左右两个。两侧蝶窦发育差异较大,蝶窦中隔居中者极少,可呈矢状位、冠状位,故两侧蝶窦大小不一和形态不对称。

蝶窦位于颅底深部,与颅中窝的蝶鞍、颈内动脉、海绵窦、视神经管、视交叉及第Ⅲ、Ⅳ、Ⅴ和Ⅵ对脑神经等关系极为密切。因此,熟悉蝶窦解剖学对施行某些鼻神经外科手术极为重要。

1. **外侧壁** 其解剖结构重要而复杂,与颅中窝、海绵窦、颈内动脉和视神经管等毗邻,此壁较薄,如气化过度可能缺如,颈内动脉和视神经管可经此壁向窦腔内突出而形成隆突或压迹。

2. **内侧壁** 即蝶窦中隔,常偏向一侧,常致两侧蝶窦腔不对称。

3. **前壁** 稍向前下倾斜,形成鼻腔顶的后段及筛窦后壁。前壁中央的蝶嘴与鼻中隔的筛骨垂直板和犁骨后缘相接。前壁上部骨质较薄,与颅底骨质相接,其交角处是脑脊液鼻漏的好发部位。蝶窦开口位于此壁上方近鼻中隔处,引流入蝶筛隐窝的后部。蝶窦开口一般高于窦底,不利于窦腔分泌物引流。

4. **后壁** 与颅后窝的脑桥相隔,此壁骨质较厚,但充分气化的后壁骨质甚薄。手术时应避免损伤此壁而导致脑桥损伤、危及生命的严重后果。

5. **顶壁** 即上壁,为颅中窝底的一部分,上有蝶鞍,承托垂体。此壁与整个鞍底毗邻。顶壁是鼻内筛蝶窦入路和鼻中隔入路鞍内手术的关键结构。

6. **下壁** 即为鼻咽顶部。翼管神经孔位于下壁外侧的鼻翼突根部,在下壁和前壁交界处的前面有蝶腭动脉横行而过,与外壁交界处有颈外动脉的腭升动脉经过。

第四节 鼻和眼眶的相关解剖

眼眶位于面部两侧上方,为容纳眼球及与其相关的肌肉、血管、神经和筋膜等的骨腔。眼眶内侧壁、下壁及上壁均被各鼻窦所围绕,其内侧壁为筛窦及其后上方的蝶窦,下方为上颌窦,上方则为额窦(图 3-1-4-1)。各鼻窦与眼眶之间仅以骨板相隔,其中尚有一些血管和神经通过。此外,眼眶顶壁常可有先天性缺损或因年老而骨质吸收,内侧壁纸样板亦可能有缺损。临床上,鼻窦或眶内遇有炎症、肿瘤或外伤(或手术损伤)时,常可相互侵及和影响,故两者关系极为密切。现代鼻-眼相关外科学即建立在上述解剖学关系的基础上(图 3-1-4-2)。

眼眶由额骨、颧骨、蝶骨、上颌骨、腭骨、筛骨和泪骨构成。其似呈四面锥体形,尖端向后,即为视神经孔;其底朝前下,并略向外下方。眼眶有上、下、内、外四壁,其中坚厚的外壁与鼻窦无关。

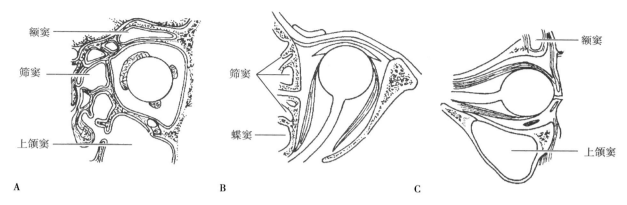

图 3-1-4-1　鼻窦与眼眶的关系示意图

A. 经眼眶额状切面显示额窦、筛窦和上颌窦与眼眶的关系；B. 经眼眶水平位切面显示筛窦、
蝶窦与眼眶内侧壁、眶尖的关系；C. 经眼眶矢状切面显示额窦、上颌窦与眼眶的关系

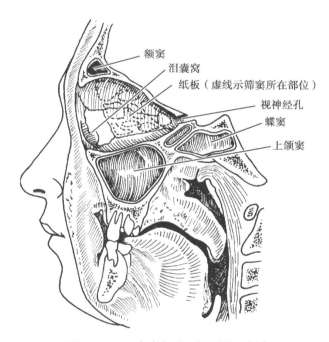

图 3-1-4-2　鼻窦与眼眶的关系示意图

一、眶上壁

眶上壁（supraorbital wall）又称眶顶壁。大部分由额骨眶板构成，后方极小部分为蝶骨小翼。此壁若有骨质缺损，则眶顶骨膜与颅前窝的硬脑膜直接相连，一旦发生眶内脑膜脑膨出，则可压迫眼球产生搏动性眼球突出征。

眶上缘内侧深约 5mm 处，为眼上斜肌腱软骨性滑车附着处，当损伤时可致斜视。眶上缘内 1/3 与外 2/3 交界处有眶上切迹或眶上孔，供给额部皮肤的眶上神经及血管由此通过。额窦底多位于眶上壁内侧，但发育极佳者，额窦底可占全部眶上壁，此时，眼眶与额窦间的关系则更为密切。额窦肿瘤、囊肿以及额骨骨纤维异常增生症及额骨骨瘤等向下可侵及眶内，引起眼球向下外方移位。眶顶深处即为眶尖，是眼眶四壁的后方交汇点，为视神经孔（视神经管）所在部位。此孔内侧以薄骨板与后组筛窦及蝶窦相隔，此处有视神经和眼动脉通过;外侧即眶顶与外侧壁的交界处为眶上裂,此处有动眼神经、滑车神经、展神经、三叉神经第一支及眼上静脉和交感神经等通过。

鼻 - 眼相关外伤或鼻内镜蝶筛区域手术可能损伤视神经管和视神经而致失明。蝶窦和后组筛窦的炎症有时可波及眼眶,引起眶内感染,如球后视神经炎、视神经乳头炎等,甚或严重感染以及蝶筛窦癌等可同时累及视神经孔和眶上裂处的脑神经,出现眼球固定、瞳孔散大、角膜反射消失等脑神经麻痹症状,称眶尖综合征(orbital apex syndrome)。

二、眶下壁

眶下壁(inferior orbital wall)即眶底。主要由上颌窦上壁、颧骨眶板和后方的腭骨眶突构成,其下方即为上颌窦。眶下壁后缘与蝶骨大翼眶面下缘形成眶下裂,此处有眶下神经以及眶下动脉和静脉等通过,眶下神经及眶下血管等再循眶下管出眶下孔。

眶下壁前内缘近鼻泪管入口处,即泪囊外侧凹陷处,为眼下斜肌的起始部位或附着处,施行眶内减压等手术时,应避免损伤此肌,以免影响眼球的转动功能。当眼球受到撞击时,因眶内压突然剧增,可致眶下壁向下挤压骨折,眶内容物和部分眼球被挤入上颌窦中,称为眶底击出性骨折(blow-out fracture),亦称眶底爆裂性骨折(blowout fracture of orbital floor)。

三、眶内侧壁

眶内侧壁(medial orbital wall)由前向后依次为上颌骨额突、泪骨、筛骨纸样板以及蝶骨体的一小部分。筛骨纸样板为眶内侧壁的主要部分,其菲薄如纸最易遭受外伤(或手术损伤)、肿瘤和炎症破坏可同时累积筛窦和眶内。

眶内侧壁上界以额筛缝与额骨眶板相连接,相当于筛窦顶壁之水平;其下界以额筛缝与上颌骨眶板连接,相当于上颌窦顶壁水平。内侧壁上有筛前孔及筛后孔,有同名血管和神经通过。筛前、后孔及其同名动、静脉,神经,是筛前、筛后动脉结扎术,鼻外筛窦视神经减压术、筛前神经切断术以及鼻内镜鼻窦手术的重要解剖标志。内侧壁前下方有一泪窝,为椭圆形,其下接鼻泪管,窝内容纳泪囊。窝之前、后界为泪前嵴和泪后嵴,系泪囊及鼻泪管手术的重要标志。

约 7 岁以后,鼻及鼻窦和眼眶的解剖关系发育渐趋成熟。若因发育异常,或某些病变造成眶壁骨质缺损时,则鼻窦疾患将更易影响眶内。如鼻窦的肿瘤等可致眶内受压,导致眼球移位或突出,产生复视、视力减退和眼球运动障碍等。

第五节 鼻和鼻颅底的相关解剖

由于鼻腔、鼻窦与颅底比邻关系密切。临床常将与鼻腔、鼻窦比邻的颅底区域称为鼻颅底(nasal skull base)。与鼻腔及鼻窦相毗邻部位的颅底主要为前颅底(anterior skull base)、中颅底(middle skull base)。鼻腔中段顶壁,即筛骨水平板(筛板),构成颅前窝底的中央部分;筛窦顶壁位于筛骨水平板外侧,构成颅前窝底的一部分;额窦后壁为颅前窝前壁;蝶窦顶壁及侧壁为颅中窝底,蝶窦顶壁及蝶鞍底,位于颅中窝的中央,其上有垂体。蝶窦侧壁则紧邻颅内海绵窦、颈内动脉和脑神经。上述鼻腔及鼻窦与颅前窝、颅中窝的分隔骨板中均有丰富的动脉和静脉以及神经穿行。筛骨水平板与筛窦顶壁的连接方式、鼻腔的发育状态差异以及鼻脑之间的分隔骨板因先天缺损或存在骨裂隙等解剖变异均可能改变鼻和颅的解剖关系。此外,有实验表明鼻和颅之间还存在某些潜在的微细交通。

鼻腔顶壁即筛骨水平板因其骨质菲薄而脆且多孔,又有由硬脑膜延续的鞘膜包绕嗅神经由鼻腔嗅区的嗅丝穿过筛板上的筛孔进入颅内嗅球。筛板常较筛窦顶壁偏低,故鼻腔顶部和筛窦手术易致筛板损伤而引起鼻源性颅内感染。或因筛骨外伤骨折时损伤嗅神经可引起嗅觉障碍。若同时发生硬脑膜撕裂伤则可引起脑脊液鼻漏等。筛骨外侧与额骨眶部之间的额筛缝因先天性缺陷也可致脑膜和脑组织经此疝入鼻腔和鼻眶之间,形成先天性脑膜脑膨出。筛板若有先天性缺损,则颅内蛛网膜憩室可经此进入鼻腔也是引起鼻源性颅内感染的途径。

过度气化的筛窦和蝶窦,其顶壁或可缺如,此时可发生硬脑膜和窦腔黏膜直接连接;硬脑膜与蛛网膜的静脉与额窦黏膜内静脉相互通连;蝶窦黏膜静脉或流入眼静脉,或汇入海绵窦;若窦内感染尤其是急性炎症时极易侵及颅内,引起海绵窦血栓性静脉炎等颅内并发症。蝶窦手术或经鼻蝶窦入路施行垂体肿瘤手术时应避免损伤颈内动脉及海绵窦,以免导致严重的颅内出血。颅底骨折多见于颅中窝,尤以蝶骨体和颞骨岩部较多见。蝶骨体骨折时若损伤紧邻的颈内动脉和海绵窦,可引起严重的鼻出血,若伤及脑膜和蝶窦黏膜可引起脑脊液鼻漏或鼻源性颅内感染。

总之,鼻 - 颅之间极为密切的解剖学关系,是引起鼻颅先天性疾病、鼻源性颅内并发症、鼻颅复合外伤和鼻部手术损伤所致严重出血、脑脊液漏等的解剖学因素,也是内镜鼻颅相关手术和现代鼻神经外科学建立的解剖学基础。

(肖才文)

参考文献

1. 黄选兆,汪吉宝,孔维佳.实用耳鼻咽喉头颈外科学.2版.北京:人民卫生出版社,2008.
2. 孔维佳.耳鼻咽喉科学.北京:人民卫生出版社,2002.
3. 卜国铉.鼻科学:耳鼻咽喉科全书.2版.上海:上海科学技术出版社,2000.

第二章
鼻部生理

第一节 鼻的生理

一、外鼻的生理

外鼻位于颅面的中央,其形状随着人种或种族的不同而有一定的差异。外鼻的外形和轮廓高低的均衡及其与面部各结构或器官之间的匀称关系,对人的外部美容外观有十分重要的影响。鼻翼的活动有助于面部表情的调整和呼吸阻力的调节。

二、鼻腔的生理

鼻腔的主要目的是过滤和调节吸入的空气,同时充当呼吸道阻力的主要来源。鼻腔的主要功能为呼吸、嗅觉与共鸣,另有反射、腺体分泌、免疫、吸收、排泄泪液等功能。

(一) 呼吸功能

1. **呼吸道的门户和通道** 鼻腔为呼吸道的重要门户,在机体与外界环境的接触中起着重要作用。出生时新生儿一般在三周内只会用鼻呼吸,然后逐渐学会用口呼吸。因此新生儿的吮吸及呼吸功能的维持必须依靠正常的鼻呼吸。若出生时伴有先天性鼻咽部畸形、后鼻孔闭锁、双侧前鼻孔狭窄或闭锁等病变的患儿,不仅会有吮吸功能障碍及呼吸困难,甚至有引起窒息和死亡的危险。

(1) 鼻腔的呼吸气流:鼻腔气道的横截面积在鼻瓣区显著降低,达到 $30\sim40mm^2$,约为前鼻孔面积的 1/2。该狭窄区域将鼻前庭与主气道分开并且占从环境空气到肺泡的呼吸气流总阻力的大约一半。在绕过这个狭窄区域之后,吸入的空气流入主鼻腔气道,分为层流和紊流。层流系指气体分子平行于管腔壁的流动;各层流之间不相混杂,气柱流动的截面积呈抛物线状,轴心部位流速最快,离轴心部位越远流速越慢,管腔壁处几乎为零。层流从鼻内孔朝后上方弧形流向后鼻孔再散开,为鼻腔气流的大部分,与通气量关系甚大,亦是肺部进行气体交换的主要部分。层流与鼻腔黏膜接触面积最广,可以充分发挥鼻腔调节温度和湿度的作用。平静吸气时,气流进入较为缓慢,空气大部分从鼻腔下部通过;用力吸气时,气流呈弧线形向上达到鼻腔顶部,以利尽量与嗅区黏膜接触,使空气中含有气味的分子得以刺激嗅细胞产生嗅觉。紊流产生于鼻内孔的后方,系呈漩涡状而又不规则的气流,为吸入空气的小部分,有利于气体充分混合,增加气体与鼻腔黏膜之间的相互接触,既便于尘埃等颗粒物质的沉降,又可使鼻腔有效的发挥对气流的调节作用。

Swift 和 Proctor 详细描述了鼻腔气流及其特征(图 3-2-1-1)。在吸气时,空气首先以 2~3m/s 的速度沿垂直方向向上流入前庭,然后在鼻阈前方汇聚并改变其方向从垂直到水平,由于气道变窄,速度达到最高水平(高达 12~18m/s)。在通过鼻瓣之后,横截面积增加,速度同时降低至约 2~3m/s。流量的性质从在鼻瓣处的层流,变成后方更多的紊流。

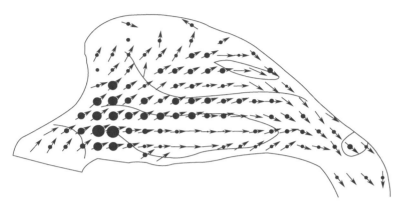

图 3-2-1-1 吸入空气的方向和速度的示意图
点的大小与速度成正比,箭头表示气流的方向

(2)鼻阻力的产生和生理意义:鼻阻力(nasal resistance)是维持正常鼻通气的重要前提,鼻内孔或鼻瓣区产生的鼻阻力,约为全部呼吸道阻力 40%~50%,它有助于吸气时形成胸腔负压,使肺泡扩张以增加气体交换面积,同时也使吸气时气体在肺泡内停留的时间延长,以留有足够的气体交换时间。因此,正常鼻阻力存在对充分保证肺泡气体交换过程的完成是重要的。呼气时气流在鼻内孔受阻,形成漩涡,流速减慢,亦有利于鼻腔对水分和热量的回收。这充分说明鼻式呼吸是维持正常呼吸生理功能的最好方式。

根据流体动力学原理可计算出鼻腔的阻力,即鼻腔阻力由鼻腔管道两端的气压差除以空气流速。儿童的鼻阻力分布范围广,个体差异大,总的说来,年龄的增长与鼻阻力变化成反比关系,婴幼儿时期鼻阻力较大,到 16 岁时接近成人水平;老年人阻力一般相对较低,这可能与鼻腔组织退行性变有关。

鼻阻力有一定的自然波动范围,但不应超过原值的 50%。正常人两侧鼻腔的阻力虽因鼻甲周期的关系而有定期的交替性改变,但不影响鼻腔总阻力的数值,即不超过总阻力自然波动范围。王德云等(1995)观察同一侧鼻腔阻力变化时发现,大约 90% 正常人群在一天中鼻腔阻力值的变化,最大值与最小值的比不超过 200%,即小于两倍。

鼻阻力过大或过小均可产生不良影响,如萎缩性鼻炎或下鼻甲切除过多时鼻腔宽大,鼻阻力降低,肺呼吸功能也因之降低,故患者仍觉鼻塞、呼吸不畅。经口呼吸时因气道阻力减少,可导致肺泡膨胀不全,婴幼儿则有发生肺不张之虞。鼻腔阻力过大,如慢性肥厚性鼻炎、鼻息肉等,可引起 PaO_2 降低,$PaCO_2$ 升高,长期存在可引发心肺疾病。

鼻阻力受许多因素的影响,但和性别与身高无关。运动可降低鼻阻力,但运动停止15~60min 后,鼻阻力即恢复至运动前水平。鼻部减充血剂的应用可减少鼻阻力。吸烟和饮酒可增加鼻阻力,内分泌系统对鼻阻力亦有明显影响,如妊娠期鼻黏膜明显充血,鼻腔黏液的黏滞度增加,但妊娠终止后上述变化很快消退,考虑可能与血液中雌激素含量有关。甲状腺功能亢进及甲状腺功能减退均可影响鼻阻力。鼻腔及鼻咽部的局部病变如变应性鼻炎、鼻息肉、腺样体肥大、鼻中隔偏曲等疾病常增加鼻阻力。另外,空气污染、温度、湿度的变化、环境噪声、甚至光线强度、及一些精神因素都对鼻阻力和对鼻腔气流的感觉起着重要的影响作用。

(3)生理性鼻甲周期:生理性鼻甲周期(physiologic turbinal cycle),又称鼻周期(nasal cycle),是指正常人两侧下鼻甲黏膜内的容量血管呈交替性和规律性的收缩与扩张,表现为两侧鼻甲大小和鼻腔阻力呈相应的交替性改变,但左右两侧的鼻总阻力仍保持相对恒定,大约1~7h轮换一次,对鼻呼吸无明显影响,正常人不觉鼻塞,称为生理性鼻甲周期。

生理性鼻周期的生理作用尚不十分清楚。一般认为在于促进睡眠时反复翻身,有助于解除睡眠的疲劳。亦有人认为鼻周期的功能就像鼻孔处的变阻器,有利于更好地控制进入鼻咽的气流量。鼻中隔完整存在是鼻周期发挥作用的基础。

2. 调节吸入空气温度和湿度的作用 吸入的气体主要在鼻腔内迅速升温和润湿,外界吸入的空气虽可冷热变化不定,但经过正常鼻腔的加温作用后,温度到咽部时基本恒定于31℃,相差一般不大于1℃。这种温度的调节多赖于鼻腔广大而迂曲的黏膜和丰富的血液供应而维持。鼻腔气流的湍流特性促进了这一点,从而最大限度地增加吸入和呼出的空气与鼻黏膜表面之间的接触。在吸气停止后,血液对鼻黏膜的升温是一个相对缓慢的过程。

鼻黏膜中含有大量腺体,腺体分泌是吸入空气加湿的主要水源,在24小时的正常呼吸期间,鼻黏膜分泌约1 000mL液体,其中大部分(约700mL)用以提高吸入空气的湿度,少部分向后流向鼻咽部。除腺体分泌物之外,其他来源还包括环境空气的含水量,通过鼻泪管的流泪,鼻窦的分泌,唾液分泌(口鼻呼吸期间)以及来自杯状细胞和凝血因子的分泌物,以及对细胞旁间隙中离子梯度的被动转运。

3. 过滤及清洁作用 首先鼻前庭的鼻毛由四周伸向前鼻孔中央,对空气中较粗大的粉尘颗粒及细菌有阻挡和过滤作用。较小的尘埃颗粒吸入鼻腔后可随气流的紊流部分沉降,或随层流散落在面积较广泛的鼻黏膜表面的黏液毯中;其中部分水溶性颗粒可被溶解,不能溶解的尘埃颗粒和细菌等则随纤毛运动到达后鼻孔,进入咽腔,被吐出或咽下。喷嚏反射亦可清除侵入鼻腔的粉尘和微小异物。另外,当鼻腔受到粉尘或有害气体的刺激较重时,鼻黏膜充血肿胀,鼻腔缩小,因而阻碍有害物质继续进入鼻腔。鼻腔的清洁作用主要由鼻黏膜表面的黏液纤毛系统来完成。此外,鼻分泌物中所含的溶菌酶、干扰素、SIgA等也有助于清洁作用。

4. 黏膜纤毛系统的作用 人类鼻腔、鼻窦黏膜大部分为假复层纤毛柱状黏膜上皮,每个柱状上皮细胞约有250~300根纤毛,大部分纤毛长度约为5~6μm,平均直径0.3μm。在纤毛的表面覆盖着一层黏液毯,一个10~15μm深的黏液层覆盖整个鼻腔。它略带酸性,pH值在5.5和6.5之间。黏液层由两层组成:下层为薄薄的低黏度的溶胶层,包裹纤毛的轴,上层为厚而黏稠的凝胶层,来自黏液腺。因此,鼻黏液有效地过滤并去除直径大于4mm的近100%的颗粒。鼻腔每天产生1~2L的鼻黏液,由2.5%~3%的糖蛋白,1%~2%的盐和95%的水组成。黏蛋白是糖蛋白之一,它赋予黏液独特的保护和润滑黏膜表面的特性。免疫球蛋白构成黏液中的大部分蛋白质;鼻分泌物中的其他物质包括乳铁蛋白,溶菌酶,抗胰蛋白酶,转铁蛋白,脂质,组胺和其他介质,细胞因子,抗氧化剂,离子(Cl^-、Na^+、Ca^{2+}、K^+),细胞和细菌。此外,黏液提供免疫和机械黏膜保护,其高含水量在加湿吸入空气中也起着重要作用。基于纤毛的独特特征,黏液纤毛运输是从前向后单向运动的。鼻腔黏膜纤毛摆动分两个时相,即一个快速有力的、挥向后鼻孔方向的"效验相",在此期间纤毛变直,纤毛的顶端与黏液的凝胶层相接触,产生推力;另一个为缓慢恢复到原位的"恢复相",此阶段期间弯曲的纤毛在黏液的周围或溶胶层中返回,从而推动它在一个方向上运动(图 3-2-1-2)。黏液运输将黏液及其内容物移向鼻咽,除了下鼻甲前部(运输位于前方)之外。周期性吞咽有利于不断向鼻咽后部运输颗粒。然而,黏液纤毛运输不是从鼻腔清除颗粒和分泌物的唯一机制。呼和吸可帮助分别向后和向前移动气道分泌物。喷嚏反射通过增加鼻腔空气压力及伴随着水样鼻腔分泌物的增加,来清除鼻腔的粉尘和微小异物。

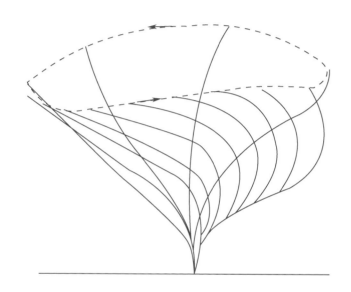

图 3-2-1-2 快速前进拍摄期间单个纤毛的运动和较慢恢复阶段的示意图

影响纤毛运动的因素很多,如:①干燥,过于干燥数分钟即可破坏纤毛;②温度,纤毛运动的最适宜温度为 28~33℃,高温和低温都可导致纤毛运动的停止;③渗透压,最适渗透压为 0.7%~0.9% 氯化钠溶液的渗透压,高渗盐水可导致纤毛运动停止,但若恢复到生理盐水中,纤毛运动又可恢复,低渗盐水可造成纤毛永久性损害;④ PH 值,鼻腔黏膜的 PH 值常不稳定,合适的值为 5.5~7.0,略偏酸性,不利于细菌生长;⑤药物,大多数消毒防腐剂及青霉素稀释液(500U/mL)均对纤毛有害,0.5%~1% 麻黄碱生理盐水滴鼻,不影响纤毛运动,升至 2% 浓度时,纤毛运动即可受到抑制,浓度较大的萘甲唑林(0.1%)对纤毛有明显抑制作用,不宜使用;⑥有害气体,二氧化硫、甲醛、臭氧、一氧化氮或煤气达到一定含量时均可影响纤毛的传输功能。

(二)嗅觉功能

鼻腔的重要感觉功能之一是嗅觉(olfaction)。嗅气道宽 1~2mm,位于中鼻甲上方,位于鼻中隔和鼻腔外侧壁之间的筛板下方。嗅黏膜的表面积为 200~400mm²,并含有许多具有纤细纤毛的气味受体细胞,突入覆盖黏液层并增加上皮表面积。嗅黏膜还含有位于上皮下方的小管状浆液鲍曼氏腺。每一个受体细胞通过一种细导管时间短但传导时间低至 50m/s 的细无髓神经纤维与嗅球连接。来自嗅球的冲动被传递到嗅觉皮层，结合成特定模式。

由于大部分吸入的空气通过鼻腔下部，嗅上皮所在的区域通气不良。因此，正如鼻气道阻力升高所记录的鼻塞导致嗅觉阈值升高。这可能会继发于几种情况，如鼻中隔偏曲，鼻息肉，鼻畸形或鼻腔充血增加。平静吸气时，到达嗅区的空气仅约 5%~10%;用力吸气通过增加吸入空气的流速并因此将达到嗅觉上皮的空气比例提高 5% 至 20% 来帮助嗅觉过程。除了穿越鼻腔的解剖学障碍之外，气味分子必须在脂质和水中具有双重溶解性以能够到达嗅觉受体。为了穿透覆盖嗅黏膜的黏液，它们在一定程度上溶解在水中。另一方面，脂质溶解度增强了它们与嗅觉上皮纤毛的受体膜的相互作用。嗅觉敏感性通常随着年龄而降低。

(三) 发声和共鸣功能

鼻腔在发声时起共鸣作用。鼻音为语音形成的一部分，鼻音程度的高低直接关系到语音质量的好坏。语音的辅音 m、n、ng 须经鼻腔发出。当患有急性鼻炎、鼻息肉、鼻肿瘤等阻塞性病变时，发声时严重影响甚至完全失去鼻腔共鸣作用，语音质量改变，呈闭塞性鼻音(rhinolalia clausa)。如患软腭裂、腭肌瘫痪、软腭损伤等疾病导致鼻咽腔关闭不良，气流由鼻腔漏出，亦导致语音质量改变，呈开放性鼻音(rhinolalia aperta)。

(四) 鼻的反射功能

鼻腔内神经分布丰富，鼻神经绝大多数是感觉和自主神经(交感神经，副交感神经，非肾上腺素能和非胆碱能)(图 3-2-1-3)。当鼻腔黏膜遭受到机械性、物理性或化学性刺激时，可引起广泛的心血管和呼吸方面的反应。反应的强度取决于刺激的强度，反应的范围从打喷嚏到呼吸心跳停止。

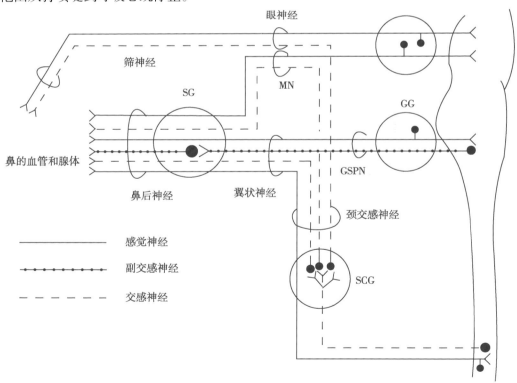

图 3-2-1-3 鼻腔的神经支配示意图
SG. 蝶腭神经节　MN. 上颌神经　GG. 膝状神经节　GSPN. 岩浅大神经　SCG. 颈上神经节。

1. **鼻-肺反射与鼻-心反射**　鼻-肺反射（nasopulmonary reflex）以鼻黏膜三叉神经为传入支，经过中枢的三叉神经核及迷走神经核，传出纤维是广泛分布于支气管平滑肌的迷走神经。变应性鼻炎引起支气管哮喘即通过此反射所致。鼻腔麻醉或切断三叉神经后，此反射消失；注射阿托品后，反射明显减轻。临床上还可见到，由于止血或鼻腔手术施行鼻腔或后鼻孔填塞时，可导致不同程度的肺及循环功能的改变，支气管张力增加，肺顺应性减低，肺阻力加大，影响肺容量、气流量及肺泡内气体交换量，从而加重心血管系统负担，可引起肺心病与冠心病，称为鼻-心反射（rhinocardiac reflex）。

2. **喷嚏反射**　喷嚏反射（sneezing reflex）是人体的一种保护性反射动作，与咳嗽相似。喷嚏反射的传入支为三叉神经，当鼻黏膜受到各种理化因素刺激时，发生一系列的反射动作，如深吸气，悬雍垂下降，舌根上抬，腹肌和膈肌剧烈收缩，声门突然开放，气体从鼻腔急速喷出，借以清除鼻腔内的异物和刺激物。

3. **鼻-睫反射**　鼻-睫反射（nasocilliary reflex）属副交感神经系统反射。若眼受刺激，则鼻黏膜可充血肿胀，鼻分泌物增多；鼻腔受到刺激，则可引起流泪、眼结膜充血、瞳孔缩小和睑痉挛等。

4. **体表或局部冷热变化引起的鼻部反应**　体表大面积皮肤或足部等局部皮肤受凉，鼻黏膜血管即发生反射性收缩，鼻部温度迅速下降；随后又可出现血管舒张。全身受热时，鼻黏膜则充血肿胀。

5. **嗅觉条件反射**　鼻与唾液腺及内脏有反射联系，闻及美味佳肴时，唾液及胃液的分泌增加，刺激与增强食欲。

（五）鼻黏膜的分泌功能

鼻腔黏膜腺体十分丰富，嗅区黏膜有嗅腺，呼吸区黏膜有杯状细胞和固有层中的浆液腺、黏液腺和混合型腺体。嗅腺有多数短管，开口于嗅黏膜。从嗅腺分泌出的浆液性液体，可溶解气流中所含的气味物质微粒，以利于其接触与刺激嗅上皮，产生嗅觉。杯状细胞为单细胞浆液腺，分布于鼻腔后份及下部者较鼻腔前上部为多。杯状细胞排出的黏液有助于黏液毯的形成和维护纤毛的正常生理功能。呼吸区黏膜固有层的浆液腺和黏液腺，是鼻腔局部抗体，尤其是 SIgA 的主要来源。鼻黏膜的血管与腺体均由自主神经支配。交感神经受到刺激而兴奋时，鼻黏膜的血管收缩，腺体分泌减少，但当副交感神经受到刺激而兴奋时，鼻黏膜的血管舒张，腺体分泌增多。

（六）鼻黏膜的免疫防御功能

鼻黏膜是局部黏膜免疫系统的重要组成部分，其内发现的免疫活性成分，在上呼吸道黏膜防御方面起着重要作用。来源于鼻黏膜的各种具有免疫防御功能的物质有非特异性与特异性两大类，二者之间密切配合，互相联系，共同构成鼻黏膜的免疫屏障，发挥免疫防御作用。

非特异性免疫物质包括各种抗微生物因子，如溶菌酶、乳铁蛋白、蛋白分解酶等。特异性免疫物质主要是 IgA、IgG、IgE，IgG 虽然只占鼻分泌物中总蛋白的 2%~4%，但在疾病状态或黏膜血管通透性增高时含量明显升高，可防止到达黏膜上皮的病原菌进一步入侵。IgA 中的分泌型 IgA（SIgA）有防护呼吸道感染的作用，反复发作的呼吸道感染的患者，常显示其 SIgA 功能低下。鼻分泌物中的 IgE 大部分是局部合成的，在变应性鼻疾病的患者更是如此。如花粉症和鼻息肉患者血清中的 IgE 水平并不升高，但在鼻分泌物中则可明显增加。Mygind 等（1987）的研究表明：鼻黏膜上皮表面存在少量的

T淋巴细胞和B淋巴细胞,且以T辅助细胞为主。近年来发现,正常鼻窦黏膜上皮中存在较大数量的一氧化氮,其经窦口进入鼻腔,在鼻黏膜的免疫防御功能中具有抗菌、抗病毒的作用,或还可有上调鼻黏膜纤毛的功能,兼具清洗下呼吸道和肺的作用。

(七) 鼻黏膜的吸收功能

人类鼻黏膜表面积约为150cm^2,呼吸区黏膜表层上皮细胞均有许多微绒毛,可增加药物吸收的有效面积。鼻黏膜上皮下层有丰富的毛细血管、静脉窦、动静脉吻合支,以及淋巴毛细血管交织成网,使吸收的药物可迅速进入血循环,以提高鼻腔用药的生物利用度。临床研究表明,鼻内用药的利用度可接近静脉注射的水平,明显高于口服药物的利用度,这也为用药方法增添了新的途径。

(八) 排泄泪液功能

鼻泪管(ductus nasolacrimalis)是泪囊下方的延续部分,二者之间常有一狭窄带。此管上部是骨内段,下部为鼻内段,位于鼻腔外侧壁的黏膜下,开口位于下鼻道外侧壁的前部,距鼻腔底约16mm,距前鼻孔外侧缘约30mm,其形状可多样。泪液自泪囊排入鼻腔,并非简单地由上向下流入,而是通过泵抽作用所致。当眼睑张开之际,眼轮匝肌即可挤压泪囊,同时位于下鼻道外侧壁前部的鼻泪管口张开,加上吸气时鼻腔负压的轻微抽吸作用,促使泪液向下排入鼻腔。

(九) 鼻黏膜功能的生理调节

鼻黏膜的许多功能状态皆由交感神经和副交感神经司理与调节。交感神经兴奋时,鼻黏膜血管收缩,腺体分泌可能减少。副交感神经兴奋时,黏膜血管扩张,稀薄的浆液性分泌物增多。体内尚有不少自主神经系统密切相关而又互相协调的因素,影响着鼻黏膜的功能状态,其调节中枢在垂体-间脑区。维生素有助于维持纤毛上皮的功能,促使结缔组织的生化反应增强,提高抗感染能力。维生素B$_1$缺乏,可因神经末梢退行性变而导致黏膜萎缩。维生素A缺乏,可导致鼻黏膜上皮组织干燥、过度角化,腺上皮细胞分泌减少。维生素C缺乏可致胶原蛋白合成受阻,鼻黏膜的血管通透性和脆性增加,较易发生鼻出血,儿童鼻出血的原因常常与维生素摄入不均衡有关。

第二节 鼻窦的生理

目前存在许多与鼻窦生理功能有关的理论,但仍有一些理论没有得到客观证据的支持。人们通常认为鼻窦的生理功能主要包括以下五个方面。

1. **减轻头颅重量** 颅骨因有鼻窦的存在而减轻了头颅的重量,使头部运动灵活,且易保持身体平衡,并且增加了头颅在水中的浮力。

2. **加温加湿和防御作用** 人类鼻窦黏膜是鼻腔呼吸区黏膜的延续,使鼻腔黏膜面积增大,促进了对吸入空气的温度和湿度的调节作用;鼻窦黏膜中存在大量的一氧化氮(NO),可增强鼻黏膜的抗菌、抗病毒等防御功能。

3. **共鸣作用** 鼻窦为一共鸣器,对喉部发出的声音可起共鸣作用,使其悦耳。

4. **保护作用** 鼻窦内充满空气,可以缓冲外来压力的冲击,使脑部和眼眶组织免受震荡,但鼻窦容积不超过50mL,故其缓冲作用是有限的。

5. **保温绝热作用** 鼻窦如同一绝缘体,既可防止热的散失,又可隔绝热对重要组织的不利影响,但因其与颅脑组织存在一定距离,故其隔热效应是十分有限的。

(葛文彤,王蓬鹏)

参考文献

1. 黄选兆,汪吉宝,孔维佳.实用耳鼻咽喉头颈外科学.2版.北京:人民卫生出版社,2007,12.
2. 孔维佳.耳鼻咽喉头颈外科学,2版.北京:人民卫生出版社,2010,8.

第三章
鼻部检查

在进行鼻部检查时，应先详询病史，对患儿发病情况、病程经过要有所了解。耳鼻咽喉疾病常相互联系，故应同时了解耳、咽、喉部病史情况，如有颈部肿块存在，亦应了解其与鼻病的病史联系。

第一节　鼻部一般检查

一、外鼻的检查

首先需要观察鼻外形有无畸形，同时观察外鼻部及其周围额面部皮肤色泽是否正常、有无肿胀、增厚、水肿、皮下淤斑等现象；有无皮下捻发音及触痛、压痛。鼻背触诊检查两侧鼻骨是否对称，鼻骨骨折时可两侧不对称且有触痛。

二、鼻腔的一般检查

受检查者与检查者相对而坐，小婴儿可由家长怀抱取坐位进行检查。如为体弱患儿，也可取半卧位进行检查。

(一)鼻前庭检查

被检查者头稍后仰，检查者以拇指置于鼻尖，余指置于额部。轻触鼻尖部，观察有无触痛，然后将鼻尖部轻轻抬起，观察鼻前庭部皮肤有无充血、肿胀、增厚、糜烂、皲裂及结痂现象，鼻毛是否脱落或粘结；有无分泌物及其性质等。

(二)鼻腔检查

通常以左手执前鼻镜，将镜页合拢，由前鼻孔平鼻底轻轻放入鼻腔，深度不应超过鼻阈部，以免引起疼痛或黏膜损伤。将镜页缓缓张开，嘱患儿头部渐向后仰，取由下向上的顺序，进行鼻腔观察，首先是鼻底、下鼻道、下鼻甲及鼻中隔的下部分，继而观察中鼻道、中鼻甲及嗅裂。应注意黏膜是否光滑、润泽，有无充血、肿胀、干痂，鼻甲的大小，鼻腔的宽窄；中鼻道及嗅裂有无分泌物，分泌物的性质；中隔的位置及形状，中隔前区黏膜是否出血或糜烂；有无新生物，新生物的性质，触之是否易出血等。如黏膜肿胀或下鼻甲肿大，妨碍检查时，可用1%麻黄碱溶液喷雾鼻腔，使黏膜收缩后再进行观察，检查完毕后，退出前鼻镜时两镜页要稍张开，以免将患儿鼻毛夹住令其感疼痛。

视频5　鼻部一般检查

三、鼻窦的一般检查

(一) 触诊

前组鼻窦的急性炎症,在鼻窦的浅表部位可出现压痛、触痛或叩痛。触压时两侧应以指腹用同等力量触压进行比较。额窦炎时,在眉弓处有叩痛,在眶上壁内侧有触痛;筛窦炎在内眦部有触痛;上颌窦炎时在前壁相当于尖牙窝部有触痛或叩痛,患侧上颌的第二尖牙及第 1、2 磨牙亦可出现叩痛。

(二) 前鼻镜检查

观察鼻腔脓液来源,对诊断很有帮助,在中鼻道前端出现脓液,多为额窦炎症,在中鼻道中部有脓,多为前组筛窦感染,在中鼻道中部稍后有脓,多为上颌窦化脓,在嗅裂部有脓,则多为后组筛窦及蝶窦炎症,当中鼻道及嗅裂部无脓性分泌物而局部黏膜水肿、充血明显,亦应考虑有鼻窦炎症之可能。

(三) 体位引流法

在进行体位引流前,以 1% 麻黄碱溶液喷雾鼻腔,充分收缩中鼻道及嗅裂部黏膜,使窦口通畅。其原则是所引流的鼻窦窦口,应处于该窦的下方。如检查右侧上颌窦时,将头俯于桌面上,然后将面部向右侧转 90°。检查额窦时,头位应直立。检查前或后组筛窦时,头应向前倾或后仰各约 30° 左右。检查蝶窦时,头应俯于桌案上。待 5~10min 后,观察各鼻窦开口位置是否有脓,用以诊断鼻炎、鼻窦炎。

第二节 鼻的内镜检查

一、鼻内镜检查

鼻内镜是硬性内镜,带有光线充足的冷光源,通过镜像放大,能深入鼻腔清晰地观察到从前到后的解剖结构。婴幼儿在硬性内镜检查有困难,可以纤维内镜取代。

目前临床上常用的内镜为 0°、30° 和 70° 三种,直径 4.0mm,镜身长 180mm,这种内镜视野大,亮度好。儿童可用直径 2.7mm 内镜。同时应备有冷光源和光源导线。正常鼻黏膜为淡红色,表面光滑湿润而有光泽。鼻腔与鼻咽膜黏无充血、水肿,无干燥、溃疡,无出血、血管扩张及新生物等;无脓性分泌物。正常上颌窦:黏膜薄而透明,可看到黏膜下黄色骨壁,细小血管清晰可见,在内侧壁上方可看到自然开口,有时还可看到副口。在自然口的后方有一凹陷,略呈蓝色,是上颌窦与后组筛窦之间的薄壁。

二、纤维 / 电子鼻咽喉镜检查

纤维 / 电子鼻咽喉镜检查是以导光纤维作为光源的细条状、柔软而可弯曲的内镜。检查操作安全简便,先清除鼻腔内鼻涕,继而在鼻咽表面麻醉后,把纤维 / 电子鼻咽喉镜经前鼻孔送入鼻腔底部,再缓缓进入鼻咽部,详细观察鼻咽部情况。对可疑病变的部位,亦可通过此纤维 / 电子鼻咽喉镜钳取活检送病理检查。检查中注意观察鼻咽顶、鼻中隔后缘、两侧咽隐窝、咽鼓管隆凸及咽鼓管咽口的黏膜是否光滑,色泽是否正常,两侧是否对称,有无新生物,后鼻孔两侧大小是否对称,各鼻道有无分泌物及新生物,各鼻甲是否正常。

第三节　鼻功能检查

一、鼻通气功能检查

在进行鼻镜检查前,应先了解鼻腔通气情况。确定患儿鼻腔通气状况时,应注意气流通过鼻腔的声音。完全闭锁则无声音,狭窄则为高音调,通气良好为低音调。亦可将小羽毛或棉绒置于前鼻孔,观察在呼吸时羽毛或棉绒有无扇动。对于婴幼儿疑有鼻孔闭锁时,也可用亚甲蓝滴入鼻腔,然后观察咽部是否有亚甲蓝染色,如为阴性,则可能是鼻腔后部受阻。

二、嗅觉功能检查

嗅觉功能的精确测定,目前尚无良法。在临床上应用较多的是定性检查法,特别是在大量进行体检时采用较多。在检查时,应选择只兴奋嗅末梢神经而不刺激三叉神经的嗅剂(如食醋、酱油、香油、玫瑰水等),各以同样的棕色小瓶盛之,并以水为对照剂备用。检查时,令被检者闭目,以一指按住一侧前鼻孔,分别以各种嗅剂置于另一侧前鼻孔前令其嗅之,再以同法测对侧。

判断:全部嗅出为嗅觉良好;只能嗅出其中数种,则为嗅觉减退;全部不能嗅出者为嗅觉丧失。必要时应重复检查,但应注意嗅觉易疲劳,在复查时,要有适当间隔。

第四节　鼻 - 眼相关检查

由于儿童鼻、鼻窦及其眼眶的解剖发育特点,互相之间的相关性疾病较多,如先天性鼻泪管囊肿、鼻窦炎并发眶周蜂窝织炎等,鼻、鼻窦及眼眶的检查应同时进行。

(一)病史及一般情况

应详细询问现病史和既往史,注意发现有价值的病史材料,包括以下几个方面。

1. 发病年龄　某些鼻眼相关疾病有较强的年龄倾向,如先天性鼻泪管囊肿、毛细血管瘤发生在婴儿期;横纹肌肉瘤、视神经胶质瘤、黄色瘤病等多发于儿童或青少年时期;眼眶良性肿瘤、囊肿、甲状腺相关眼病、炎性假瘤等成年患者多发。

2. 起病和病程　发病急剧者多提示急性炎症、出血、眶内气肿等;发病较快者常见于儿童的横纹肌肉瘤、恶性眼球凸出、恶性肿瘤等。

3. 症状　分析临床症状对诊断有较大的帮助。眼球凸出提示眶内占位性病变,眼球凸出方向可提示病变位置,如眼球向前方突出,病变多位于眼球之后。鼻窦炎合并眶周蜂窝织炎脓肿形成,从眼球突出方向,亦可对脓肿形成的部位做一初步判断。一些鼻窦、鼻颅底手术亦要重视眼部相关症状表现。

(二)眼部检查

1. 眼睑和结膜　眼睑水肿、充血提示炎症;伴有眼睑回缩、上睑迟落征可能为甲状腺相关眼病;眼睑肥厚、色素沉着提示神经纤维瘤;眼眶恶性肿瘤、脑膜瘤可致眼睑水肿。结膜的血管扩张呈螺旋状多预示眶静脉压增高。

2. **眼球突出度**　一般使用 Hertel 眼球突出计测量,国人正常眼球突出度多为12~14mm,两眼突出度相差小于 2mm。临床上眼球突出度的正常值并非绝对数值,稍超出正常值仍可能为正常;但如果两眼球凸出度相差大于 2mm 应视为异常。除记录正确的眼球突出度,还应注意是否有眼球搏动或移位。

3. **眶区触诊**　扪诊是眼眶疾病重要的检查手段,可发现眶周及眶前部的病变。应注意肿块的位置、大小、质地、边界、活动度、表面情况、是否压痛、波动及搏动等。扪诊时还要注意眶压情况,方法是用两拇指对称向眶内按压两侧眼球,感觉球后阻力,判断眶内压。眶内压尚无公认的正常值,常以医生的临床经验为判断标准,正常时球后组织松软,双侧对称。当一侧眶压增高时,鉴别并不困难。

4. **视力和视野检查**　视力和视野可估计视功能的损伤程度。视神经本身病变或对其的压迫、侵犯,均可致视力下降及视野缩小。

5. **眼球运动**　眼外肌病变,或对眼外肌的压迫或侵犯均可致眼球运动障碍;眼眶爆裂性骨折所致的眼外肌嵌塞,除表现该肌肉运动障碍外,还表现眼球向拮抗肌运动的方向转动受限。

6. **眼底**　视神经病变可致视盘充血、水肿或萎缩;肿瘤压迫可致视网膜水肿,静脉扩张、迂曲;视神经脑膜瘤、视神经周围的炎性假瘤,由于侧支循环的建立,均可出现视神经睫状静脉。

(三) 全身及实验室检查

如眶周围组织的炎性病灶可引起眶蜂窝织炎;甲状腺功能亢进患者可发生眼部病变;眼眶神经纤维瘤多伴有全身皮肤的咖啡色斑及软性肿物;儿童时期的恶性肿瘤应排除血液系统疾病;眼眶的转移性肿瘤应寻找原发灶。实验室检查方法很多,除了细胞学、血清及生化检查外,还包括细菌培养、病毒分离试验、免疫组织化学、特殊染色、电子显微镜、基因诊断等。

(四) 眼眶影像学检查

眼球凸出病变首选超声或 MRI 检查。对于可疑球内病变首选超声检查,但对于较大病变或球外眶内者 MRI 检查优于超声。怀疑肿瘤性病变,推荐采用动态增强扫描;病变性质鉴别不清时可行 CT 扫描观察骨质改变;怀疑眶外疾病所致眼球凸出,MRI 检查应以病变为中心。

外伤通常伴有骨折或异物,一般首选 CT 检查;对于非金属性异物则应考虑使用MRI 检查,伴血管损伤形成动静脉瘘者,根据临床需求选用 CTA 和 / 或 MRA、DSA。

复视、眼球运动障碍均可由多种原因引起,怀疑眼肌源性病变以 MRI 检查为主,判断时期及病变范围;怀疑外伤骨折所致者首选 CT 检查;怀疑海绵窦病变者,应以高分辨增强 MRI 为主;怀疑运动神经障碍者,采用高分辨及水成像 MRI 检查;怀疑脑血管病源性者,选用颅脑 MRI 检查。

(五) 面部检查

临床医生应该密切关注患儿的面部解剖结构,包括:口的大小、嘴唇的形状、人中的长度和外观、鼻的大小和形状、眼距、睑裂的宽度、耳郭的大小、形状和位置。

非典型的面部特征可能提示与特定综合征相一致的表型模式,这些综合征可能由母体摄入药物或酒精引起,或是由特定的基因或染色体异常引起。眶周或面部水肿可能是全身变态反应或传染性单核细胞增多症(眶周水肿)的部分表现,也可能是肾病综合征的首发征象。单侧眼眶或面部水肿可由昆虫叮咬或蜂窝织炎引起。腮腺炎可导致的单侧或双侧面部肿胀。淋巴结肿大、淋巴结炎和唾液腺病变可导致下颌下腺软组织肿胀。继发于外周或中枢面神经缺陷的单侧面瘫可能是由创伤性损伤、病毒或细菌感染或其他异常引起。面部肌肉紧张僵硬可见于低钙血症、破伤风或其他感染。

(陈望燕)

第五节 鼻部影像学检查

由于影像学检查存在辐射暴露,故针对儿童的影像学检查需要慎重选择。以往常用的鼻咽侧位、鼻窦柯-瓦氏位等 X 线检查随着耳鼻咽喉头颈外科的鼻内镜、纤维鼻咽喉镜的应用普及,逐步被弃用。儿童主要的鼻部影像学检查为 CT 和 MRI 检查。

一、鼻部影像检查技术

(一) CT 检查

针对患儿鼻窦炎怀疑出现并发症、鼻腔鼻窦占位等需要影像学检查时,CT 为首选影像学检查方法。需将水平位、冠状位影像结合观察,除疾病外对于窦口鼻道复合体及鼻道、鼻窦的解剖变异也应重点观察,还需将骨窗与软组织窗结合观察,必要时进行三维重建辅助判断。对于部分难以定性的炎性病变或肿瘤病变,需加行增强 CT 或 MRI 协助判断病变的性质和判断累及范围。

高质量的 CT 扫描对于疾病的鉴别诊断和手术入路指导十分重要,但辐射暴露和不良反应仍然是公共关注的问题。与成人相比,儿童有更高的辐射敏感性,且鼻窦 CT 对于晶状体的损伤已经得到证实。所以,推荐儿童 CT 检查可使用低剂量 CT 扫描方法,图像的条件或参数为:骨窗的窗宽为 3 000~4 000HU,窗位为 500~700HU;软组织窗的窗宽 300~400HU,窗位 40~50HU。对比剂:选用 300~320mg/mL 碘对比剂,使用剂量为 1.0~1.5mL/kg。对于体重为 10~20kg 的患者,使用高压注射器以 1.4mL/kg 的剂量高速静脉注射对比剂,对于体重为 20~50kg 的患者,静脉注射 1.2mL/kg,注射 <15s 完成。

(二) MRI 检查

鼻窦 MRI 软组织对比清晰,可显示软组织病变的范围,如是否累积颅内、眶内、翼腭窝等。常规扫描序列为 T_1WI、T_2WI、脂肪抑制 T_1WI、弥散加权序列扫描、磁共振增强扫描(采用脂肪抑制 T_1WI)。对比剂为 Gd-DTPA,剂量为 0.1mmol/kg。镇静患儿需给予 10% 水合氯醛 0.5ml/kg。T_1WI 扫描参数:TR 450 600ms,TE 9.1~13.0ms,层厚 5mm,层间距 1mm,NEX 1 或 2。T_2WI 扫描参数:TR 4 000~5 500ms,TE 87.6~130ms,层厚 5mm,层间距 1mm,NEX 1 或 2;DWI b 值分别取 0、1 000s/mm^2。T_1WI 序列显示解剖结构较好,T_2WI 序列显示病变特性较好。

二、正常鼻腔及鼻窦影像

因为儿童的鼻窦随着年龄增长在不停生长发育,故不同年龄段的儿童鼻窦 CT 的表现都不尽相同(图 3-3-5-1~ 图 3-3-5-14)。

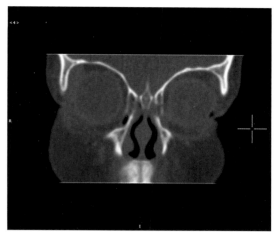

图 3-3-5-1　1 岁儿童鼻窦 CT 冠状位,图示筛窦发育早期

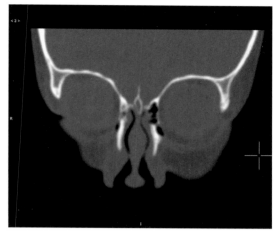

图 3-3-5-2　2 岁儿童鼻窦 CT 冠状位,图示筛窦气房有所增多

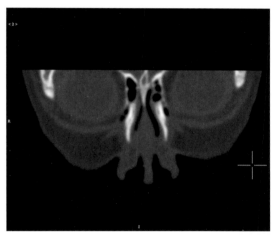

图 3-3-5-3　3 岁儿童鼻窦 CT 冠状位,图示筛窦气房增多

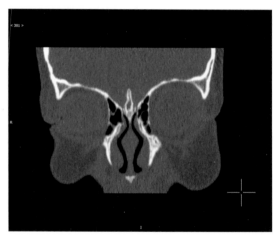

图 3-3-5-4　4 岁儿童鼻窦 CT 冠状位,图示筛窦气房增多

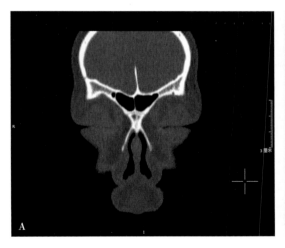

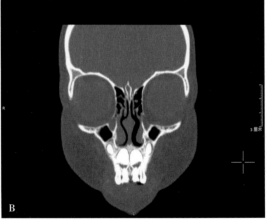

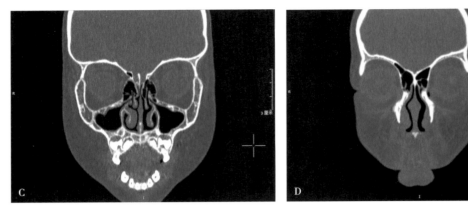

图 3-3-5-5　5 岁儿童鼻窦冠状位 CT 表现
A. 示额窦由额前筛气房从后向前发育；B. 示逐渐增大的筛窦气房；C. 示发育中的上颌窦；D. 示蝶窦已气化至蝶骨

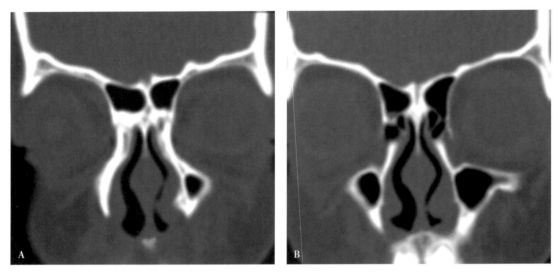

图 3-3-5-6　6 岁儿童鼻窦冠状位 CT 表现
A. 示逐渐增大的额窦；B. 示额窦、筛窦及部分上颌窦

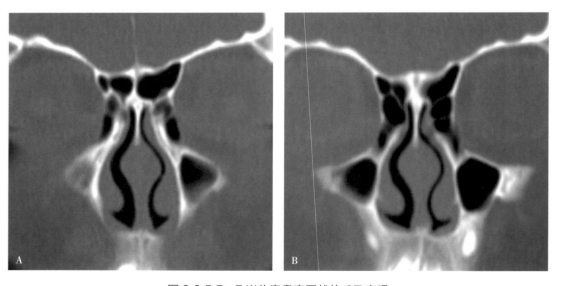

图 3-3-5-7　7 岁儿童鼻窦冠状位 CT 表现
A. 示额窦向上向前气化，尚未到达眶顶；B. 示逐渐增大的筛窦气房

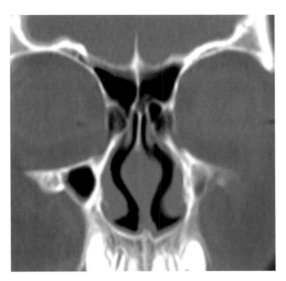

图 3-3-5-8 8 岁儿童鼻窦 CT 冠状位,图示额窦气房增大,发育至眶顶

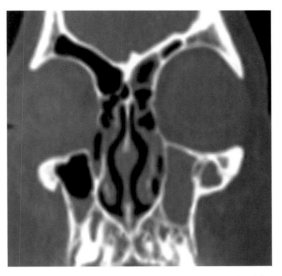

图 3-3-5-9 9 岁儿童鼻窦 CT 冠状位,图示额窦气房到眶顶,并显示左侧上颌窦软组织影像

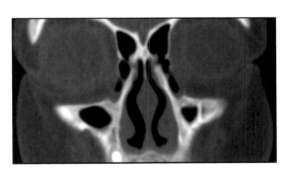

图 3-3-5-10 10 岁儿童鼻窦 CT 冠状位,图示筛窦、上颌窦气房

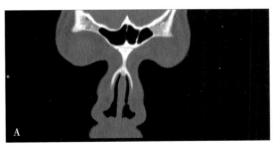

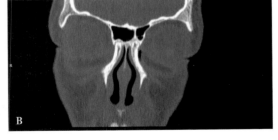

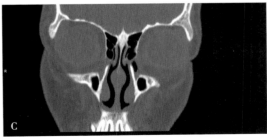

图 3-3-5-11 11 岁儿童鼻窦冠状位 CT 表现

A. 示额窦继续向额骨方向延伸;B. 示额窦气房继续增大延伸至额骨;C. 示筛窦气房增大

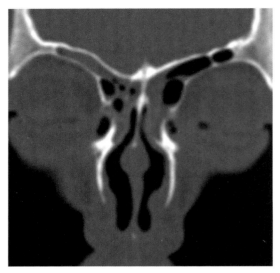

图 3-3-5-12　12 岁儿童鼻窦冠状位 CT 表现，图示额窦已达眶顶，注意额窦及额筛气房浑浊

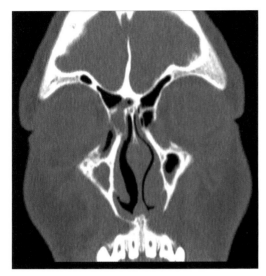

图 3-3-5-13　13 岁儿童鼻窦冠状位 CT 表现，图示额窦已到达额骨垂直部

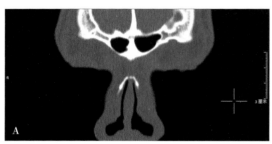

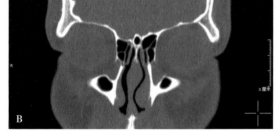

图 3-3-5-14　16 岁儿童鼻窦冠状位 CT 表现
A. 示额窦于额骨内；B. 示前筛气房

（一）上颌窦

上颌窦最早可在 70 天胎龄时出现。婴儿出生时，上颌窦宽约 5 毫米。它们以每年 2 毫米的速度充气，在 9 岁左右生长速度减缓，在 12 岁时发育成熟。在 CT 上，出生后数年内，上颌窦常呈不透明状。两侧不对称也很常见，单侧上颌骨发育不全在 7%~17% 的成年人中存在。

（二）筛窦

筛窦多对气房组成。它们在解剖学和功能上被中鼻甲基板分为前后筛房。筛房在胎儿第四个月时出现，并在出生时就存在。在 CT 上，生后数年，筛窦常呈不透明状。而后一直到青春期后期，筛房逐渐增大。

（三）蝶窦

蝶骨骨髓由造血转化为脂肪骨髓后，蝶骨骨窦开始气化。蝶窦充气前，T_1 加权 MRI 序列显示脂肪骨髓转化异常强烈。MRI 上这种表现不应与真皮样囊肿、出血或蛋白样肿块混淆。蝶窦气化作用在 1~2 岁时由后筛气房发展而来，3~4 岁时扩展至蝶骨，14 岁时达到成人大小。

（四）额窦

额窦在出生时是一个小凹，是最后发育的鼻窦。气化开始于骨髓转化之后，通常在

2 岁左右。4 岁时延伸到颅前筛状空气细胞,8 岁时到达眶顶,19 岁时延伸到额骨的垂直部分。额窦在青春期后期达到正常大小。发育变异很常见,15% 的成年人出现单侧额窦发育不全,5% 的成年人出现双侧发育不全。气化也可向后延伸至眶顶。每个额窦通过一个沙漏状的额隐窝向下流入中鼻道。额窦引流通路的变化取决于钩突的附着方式:当钩突与颅底或中鼻甲相连时,额窦流入漏斗;当钩突连接到眶内壁时,额窦会向内引流,直接进入到中鼻道。

(葛文彤　王蓬鹏)

参考文献

1. 韩德民 . 2012 耳鼻咽喉头颈外科学新进展 . 北京 : 人民卫生出版社 , 2012.
2. 黄选兆 , 王吉宝 , 孔维佳 . 实用耳鼻咽喉头颈外科学 . 2 版 . 北京 : 人民卫生出版社 , 2008.
3. 中华医学会放射学分会头颈学组 . 鼻部 CT 和 MRI 检查及诊断专家共识 . 中华放射学杂志 , 2017, 51 (9): 660-664.

第四章
鼻部症状学

一、鼻塞与流涕

鼻塞（nasal obstruction）是耳鼻咽喉头颈外科常见的症状之一，最常见的原因包括鼻炎、鼻窦炎、鼻息肉、鼻中隔偏曲、鼻腔鼻窦肿瘤、腺样体肥大和鼻部创伤等。流涕（rhinorrhoea, running nose）是指呼吸道在病理状态下异常渗出而从鼻腔排出分泌物。

【危险因素】

包括特应症病史、复发性鼻窦炎、鼻部创伤、鼻部手术、有家庭宠物、暴露于质量较差的空气，以及鼻息肉病家族史。鼻塞也常伴许多其他疾病，包括支气管哮喘和阻塞性睡眠呼吸暂停。

【原因】

鼻塞一般可分为黏膜性原因和结构性原因（表 3-4-0-1）。鼻黏膜是一种复杂的组织，易受局部和全身病变的影响，导致鼻塞，如：细菌性鼻窦炎、鼻息肉和由变态反应性鼻炎所致的鼻甲软组织肥大。机体也存在周期性的鼻甲黏膜肿胀，间隔 2~5 小时在鼻中隔两侧交替出现，称为鼻周期。打乱鼻周期也可导致鼻塞。构成鼻腔的任何结构出现异常都可导致鼻塞，如：鼻中隔偏曲（软骨部分或骨性部分）、鼻中隔偏曲的对侧出现下鼻甲黏膜代偿性肥厚、下鼻甲骨性肥大、泡状中鼻甲、良性和恶性肿瘤和鼻后孔闭锁或狭窄等。

表 3-4-0-1 鼻塞的原因

	分类	
黏膜性	炎症	鼻窦炎、鼻炎、鼻息肉、Wegener 肉芽肿、结节病、细胞组织增多症 X
	感染	艾滋病、梅毒、结核病、鼻前庭炎
	药物性	止痛药、降压药、α 受体阻滞剂、ACEI 类药物、钙通道阻滞剂、抗抑郁药物、雌激素和孕激素、非甾体抗炎药、药物性鼻炎（如：羟甲唑啉引起的反射性鼻塞）
结构性	先天畸形	梨状孔狭窄、后鼻孔闭锁
	获得性疾病	腺样体肥大、异物、鼻中隔疾病（如鼻中隔穿孔、鼻中隔偏曲）、鼻瓣区异常
	肿瘤	鼻咽纤维血管瘤、内翻性乳头状瘤、嗅母细胞瘤

【临床表现】

患儿诉有鼻内充血、不通气、胀满或堵塞感。可以表现为睡眠困难，因为下鼻甲在仰卧位时可能出现充血。患儿只能偏向一侧睡眠,偏向另一侧睡眠会使鼻塞加重。鼻窦炎时,还可能伴有面部充血、面部疼痛或压迫感、嗅觉障碍、后鼻分泌物、咳嗽;过敏性鼻炎患儿可能伴清涕、眼痒、打喷嚏或喉部刺激感或痒感。随着每日的不同时间、体位改变、季节变换和是否接触环境刺激物,鼻部症状可能时轻时重。

鼻塞的自然病程随病因的不同而异。结构异常如鼻中隔偏曲或下鼻甲骨性肥大,通常会随着时间而缓慢加重。黏膜异常如由季节性变态反应或伤害性刺激所导致的持续时间和严重程度通常存在波动。

根据鼻涕的性状可判断病变的性质。是鼻部疾病常见症状之一。根据原因不同,分泌物性质不同,可主要分为以下几种:

(1)水样鼻涕:分泌物稀薄,透明如清水样,多见于急性鼻炎早期和变应性鼻炎发作期。

(2)黏液性鼻涕:分泌物在水样鼻涕的基础上黏性增加,常见于慢性鼻炎。

(3)黏脓性鼻涕:分泌物黏稠,脱落的黏膜上皮细胞及浸润的多形核白细胞为其主要成分,常见于急性鼻炎的恢复期,慢性鼻炎及鼻窦炎等。

(4)脓性鼻涕:分泌物为脓性,常见于较重的鼻窦炎。

(5)血性鼻涕:鼻分泌物中带有血液,常见于鼻及鼻窦炎症、外伤、异物、结石、肿瘤等。

(6)脑脊液鼻涕:分泌物为透明清澈水样,常见于先天性筛板/蝶窦骨缺损和颅前窝、颅中窝底骨折或手术外伤。

【诊断】

包括详细的病史采集和体格检查。部分患者可能还需要进一步的检查,包括鼻内镜检查或影像学检查。

1. **病史采集**　应当重点关注以下几个重要的临床病史特征:鼻塞症状是单侧(提示结构性原因)还是双侧(提示黏膜性原因);鼻塞的时间特征(包括昼夜变化和季节变化);是否接触变态反应性刺激物和空气传播的物质(如香烟烟雾、微粒状物质、宠物皮屑和化学物);有面部疼痛或压迫感、鼻充血、嗅觉障碍、头痛、脓性鼻分泌物多提示鼻窦炎症状;有面部畸形、脑神经功能障碍(如面部麻木)和不明原因的鼻出血,多提示肿瘤性疾病;还应注意询问鼻部疾病史及家族史;鼻内药物使用史;鼻部创伤史或既往鼻部手术史。

2. **体格检查**

(1)鼻部检查:是发现或确认鼻塞病因最重要的部分。鼻塞的大多数潜在病因可以通过对鼻、鼻腔和鼻咽部的全面检查来确定。

1)外鼻检查:鼻外形的检查要求仔细观察是否有骨性和软骨性畸形,寻找有无既往创伤的证据,观察鼻尖结构的完整性以及周围鼻骨有无压痕或凹陷。检查者用手把患者鼻尖提举到中线位,评估鼻通气是否有改善。如气流改善,则提示鼻尖软骨疾病。用Cottle法评估鼻瓣功能,通过向外侧牵拉颊部将上外侧软骨拉离鼻中隔,从而让鼻瓣内角增大。如果采用这种手法时患者的症状减轻,则鼻塞的原因很可能与鼻瓣有关。

2)前鼻镜检查:前鼻镜检查应从鼻孔开始评估,观察有无黏膜异常、开放性以及软组织是否随呼吸而出现塌陷。前鼻镜检查可评估下鼻甲的大小、径长以及鼻中隔前中段的位置,以及鼻黏膜的情况,充血渗出的鼻黏膜引起的鼻道阻塞可能是变态反应、非变态反应性鼻炎或过度应用减充血剂所致。溃烂的脆弱黏膜可能提示肉芽肿性疾病。

发现脓性分泌物有助于诊断鼻窦炎。

3）鼻内镜检查：初步评估后鼻塞症状病因仍不清楚或针对病因进行治疗后症状仍持续存在的患者，应进行鼻内镜检查。使用局部减充血剂和/或局部麻醉喷雾剂对鼻部进行准备处理后，使用硬质或柔性鼻内镜直接检查中鼻道、鼻腔后方和鼻咽部，以确定有无息肉、鼻甲后部肥大、鼻中隔中份和后份偏曲、腺样体肥大、鼻肿瘤、鼻后孔闭锁、和鼻窦炎时脓性分泌物从后面流出。

（2）颈部触诊：对检测有无颈淋巴结肿大也很重要，尤其是在怀疑鼻部恶性肿瘤伴有淋巴结转移时，颈部淋巴结的检查更加重要。

3. **影像学检查** 当仅根据病史和体格检查诊断不明时，需要使用影像学检查评估黏膜性疾病和解剖学畸形。首选鼻窦 CT 扫描。普通 X 线摄影在鼻塞的诊断性评估中缺乏敏感性和特异性。与 CT 扫描相比，MRI 可进行更细致的软组织评估，在需要更好地描述鼻部肿瘤特征时可进行该检查。

4. **其他检查方法**

（1）对怀疑变态反应性鼻炎的患儿进行皮肤点刺实验或血清过敏原检查，伴有支气管哮喘的患者尤其应考虑进行该检查，对有慢性症状的患儿也可考虑进行该检查。

（2）鼻声反射鼻测量、鼻气流量峰值测定、鼻测压计等是简单的无创检查，使用计算机测量鼻腔的横截面积、最大用力鼻吸气时达到的鼻气流峰值以及对气流进行功能性评估。

（3）疑似恶性肿瘤的病例应进行活检。

（陈望燕）

二、鼻 出 血

鼻出血（epistaxis）指血液由鼻腔流出，常由鼻、鼻窦及其邻近部位局部病变、外伤，以及某些影响鼻腔血管状态和凝血机制的全身性疾病引起，是鼻科常见症状和急症之一。鼻出血在儿童中常见，多发于 10 岁以下儿童，但小于 2 岁的儿童中鼻出血罕见（约 1/10 000），若发生，应考虑创伤或严重的疾病（如，血小板减少症）。儿童的鼻出血通常较轻微，且 90% 出血来源于鼻前部。

【病理生理】

儿童鼻出血几乎全部发作于鼻中隔前下部的利特尔区（Little's area）其原因如下：

鼻黏膜紧密贴附于鼻中隔，对其下方血管提供的解剖学支持或保护很少。任何可以引起鼻血管充血、鼻黏膜干燥或刺激鼻黏膜的因素都会增加出血的可能性。

1. 鼻中隔前下部有鼻腭动脉、筛前动脉、上唇动脉鼻中隔支及腭大动脉分支相互吻合，形成网状血管从，血供丰富。

2. 鼻中隔前下部黏膜甚薄，血管极易损伤，且由于这些血管与软骨关系紧密，破裂后不易收缩。

3. 鼻中隔前下部极易因挖鼻而损伤，而且容易遭受空气刺激，使黏膜干燥、结痂，干痂脱落时易发生出血。若鼻中隔有偏曲或距状突，这种情况更为常见。

【原因】

鼻出血既可为鼻腔局部疾病所致，如外伤或医源性损伤、鼻窦炎症、鼻中隔病变、肿瘤，也可为全身疾病引起鼻部血液流变学、血流动力学和血管状态异常导致鼻部出血，如发热性传染病、血液病、心血管疾病、营养代谢障碍、遗传学疾病等。头外伤后若伴有视力急剧下降的严重鼻出血还应考虑来自蝶骨骨折导致颅内假性动脉瘤破裂。儿童鼻出血病因与成人有些不同,常见原因如下(表 3-4-0-2):

1. 外伤　儿童跌倒撞伤鼻部可能导致严重出血,通常来源于鼻前部,并且常与鼻中隔损伤相关;另外儿童反复挖鼻也可引起鼻前庭糜烂,中隔前部黏膜糜烂涌血。

2. 鼻腔异物　儿童把玩物、纸团、果皮、瓜子等塞入鼻腔继发感染,引起黏膜糜烂出血。鼻出血常为单侧并且伴随有恶臭的鼻溢液。

3. 鼻腔炎症　分泌物积聚在鼻腔、鼻前庭,引起干、痒、痛等不适,因儿童不会擤鼻涕,经常用手挖鼻所致,是儿童常见的鼻出血的原因。

4. 肿瘤　鼻腔、鼻窦和鼻咽部肿瘤均可出现鼻出血症状。良性肿瘤,如:鼻腔血管瘤或鼻咽纤维血管瘤,出血一般较剧烈,常多发于青壮年,但近年儿童发病率有增高趋势。儿童鼻部恶性肿瘤较少见,早期可表现为反复少量出血或血涕,晚期可因破坏较大血管致大出血。

5. 急性发热性传染病　流感、出血热、麻疹和疟疾等疾病,鼻黏膜干燥血管破裂出血。血液病以白血病、血小板减少、血友病、再生障碍性贫血为多见,引起凝血机制异常、凝血成分缺如,导致鼻腔出血。

6. 营养障碍或维生素缺乏　由偏食等不良饮食习惯导致营养摄入不全,维生素 C、维生素 P、维生素 K 或钙缺乏导致儿童鼻出血。

7. 其他　风湿热和遗传性毛细血管扩张症患儿常有鼻出血。青春发育期的月经期可发生鼻出血。磷、汞、砷、苯等化学物质中毒也可引起鼻出血。

表 3-4-0-2　儿童鼻出血常见病因

分类		常见病因
局部	创伤	挖鼻
		异物
		钝性或穿透性面部外伤
		手术性原因
		经鼻气管插管
		鼻胃管插管
	黏膜刺激	空气干燥
		变应性鼻炎
		吸入刺激物、药物(吸入糖皮质激素、烟草、挥发性吸入性药物)
		上呼吸道感染或全身感染鼻充血
		局限性皮肤或软组织感染
		病理性细菌(如金黄色葡萄球菌)的定植
	解剖	鼻中隔偏曲或单侧后鼻孔闭锁引起非对称气流
	肿瘤	血管瘤
		青少年鼻咽血管纤维瘤(特别是青春期男性)
		化脓性肉芽肿
		横纹肌肉瘤
		鼻咽癌
		内翻性乳头状瘤
	其他	阵发性咳嗽引起的其他鼻静脉压增高

续表

分类		常见病因
系统	出血性疾病	遗传性或获得性凝血障碍、血小板疾病、血管疾病(如遗传性出血性毛细血管扩张症)
	药物	阿司匹林、布洛芬、抗凝剂
	肉芽肿	肉芽肿伴多血管炎、结节病、结核
	高血压	原发性高血压、继发性高血压(肾病、皮质类固醇)、静脉压增高(上腔静脉综合征)

【临床表现】

鼻出血多从出血侧的前鼻孔流出。当出血量大或出血部位临近鼻腔后部时,可向后流至后鼻孔再经对侧鼻腔流出,或经鼻咽部流至口腔吐出或咽下。少数情况下也可经鼻泪管由泪小点处流出,多发生在鼻填塞不完全时,鼻出血可表现为涕中带血、滴血、流血、血流如注。鼻出血多为单侧,亦可为双侧;可间歇反复出血,亦可持续出血。

由于鼻出血可因不同的病因引起,除表现为鼻出血外,还伴有病因本身(引起出血的疾病)的临床表现。如头鼻部创伤、医源性损伤、鼻 - 鼻窦肿瘤(或鼻咽、颅底肿瘤)以及其他全身性疾病等。

【诊断】

根据患儿临床表现可以迅速做出诊斯,但应注意判断是否为鼻部出血。仔细检查鼻中隔前端常可找到出血部位;对突出的黏膜和血管,用吸引器或相关器械轻柔地操作就可找到出血点和需治疗的位点;同时对口咽部进行详细检查;对于鼻前部没有明显出血的患者,鼻内镜检查很有必要,鼻内镜的照明和放大功能可彻底检查鼻后侧的黏膜,通过鼻内镜常可发现鼻腔和鼻窦肿瘤。检查鼻出血儿童是有难度的。对于部分儿童,镇静和 / 或镇痛可能有帮助。在鼻腔止血后详细了解病史、临床表现、作相应的检查以明确出血的病因,以利于进一步治疗原发病。

大多数自限性鼻出血儿童不需要常规实验室评估。然而,对于经常反复鼻出血、难以控制的严重鼻出血,以及有提示出血性疾病个人史或家族史的患者,需要进行出血性疾病评估,检查项目包括:全血细胞计数和血小板计数及外周血涂片检查、凝血酶原时间和活化部分凝血活酶时间。对于鼻出血儿童,若观察到或怀疑存在肿块,应进一步进行 CT 或 MRI 检查。

三、眶周肿胀

眼眶肿胀是炎症、肿瘤、外伤、感染等原因引起的眼眶周围肿胀。肿胀和周围组织的炎性反应对眼眶和眼部结构可产生严重破坏。早期诊断、及时治疗可减轻眼部并发症。如治疗不及时或治疗措施不当,可造成严重的视力损害,甚至失明,或可导致患者死亡。

【原因】

1. 眶周血肿　特点是有外伤史或手术史,皮下或黏膜下淤血;初期呈紫红色、后期转为青色,触诊柔软,边界尚清,穿刺有血。

2. 眶周气肿　特点是有外伤史。皮下气肿发展快,触诊柔软,捻发音明显,边界不清,无压痛。

3. **眶周脓肿**　特点是局部按诊有波动感,压痛明显、皮肤发红、发热、穿刺有脓。

4. **炎症性水肿**　特点是局部压痛明显、皮肤红肿发亮,指压有凹陷,皮温高,常伴全身症状。白细胞总数和中性白细胞升高。

5. **创伤性水肿**　特点是有外伤史、手术史、烧伤史、或低温冷冻史、在创伤区软组织明显肿胀,皮肤紧而发亮,轻度压痛,边界尚清。

6. **眼部疾病**　如神经母细胞瘤晚期眼眶转移形成具有特征性的熊猫眼,表现为眼球凸出、眶周青紫。

【诊断】

眶周肿胀的检查需要注意眶周肿胀的部位、深浅、大小、肿胀的时间、质地,有无过敏、外伤、感染史等,必要时可以做穿刺检查或切取活体组织病理检查、影像学检查、彩色超声检查、血尿常规化验等。

（姚　琦　陈望燕）

参考文献

黄选兆,汪吉宝,孔维佳.实用耳鼻咽喉头颈外科学.2版.北京:人民卫生出版社,2008.

第五章
先天性鼻及鼻窦畸形

第一节 先天性外鼻畸形

先天性外鼻畸形（congenital malformation of external nose）是指机体由于胚胎发育过程中受到某种因素（如遗传、环境等）的影响,使得在胚胎期颜面原基发育不良或颜面各隆突融合不全,导致鼻部发育异常而出现的畸形。临床表现呈多样性:缺鼻、鼻裂、额外鼻孔及双鼻畸形、管形鼻、钮扣形鼻、驼鼻、先天性鼻赘、先天性鼻尖畸形等。该疾患临床较少见,男女比例大致相同。

1. **缺鼻** 缺鼻（arhinia）又名外鼻缺损。在胚胎期,鼻额突和嗅凹不发育或发育不良或仅发育某一侧,则可发生无鼻（arhinia）或半鼻（half-nose）畸形（图 3-5-1-1～图 3-5-1-2）。

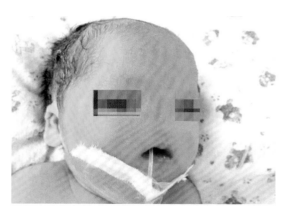 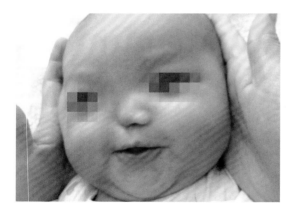

图 3-5-1-1 无鼻患儿外观 （首都医科大学附属北京儿童医院提供）　　　图 3-5-1-2 半鼻患儿外观 （首都医科大学附属北京儿童医院提供）

缺鼻患儿需手术整形修复,对无鼻畸形者手术治疗时应先行上颌骨穿通达咽部,并植皮成腔,再行皮瓣造鼻术。

2. **鼻裂** 鼻裂（cleft nose）又称二裂鼻（bifid nose）。胚胎期两侧嗅凹向中线靠拢的过程中,嗅凹之间的间质组织发育不良,从而形成中线处裂沟。常与唇和（或）腭正中裂同时存在,裂沟常沿鼻中线纵行,鼻背增宽,眼间距增宽（图 3-5-1-3）。

3. **额外鼻孔及双鼻畸形** 额外鼻孔（proboscis lateralis）指在两侧鼻前孔的上方即

鼻尖外出现一额外鼻孔,形成"品"字形(图 3-5-1-4);双鼻畸形(doubling of nose)为两个外鼻,四个鼻孔,呈上下或左右排列(图 3-5-1-5、图 3-5-1-6)。

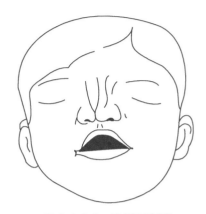

图 3-5-1-3 鼻裂示意图

(引自:黄选兆,汪吉宝,孔维佳.实用耳鼻咽喉头颈外科.2 版.北京:人民卫生出版社,2008)

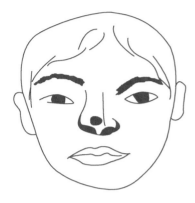

图 3-5-1-4 额外鼻孔示意图

(引自:黄选兆,汪吉宝,孔维佳.实用耳鼻咽喉头颈外科.2 版.北京:人民卫生出版社,2008)

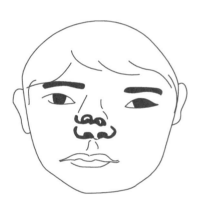

图 3-5-1-5 上下排列的双鼻示意图

(引自:黄选兆,汪吉宝,孔维佳.实用耳鼻咽喉头颈外科.2 版.北京:人民卫生出版社,2008)

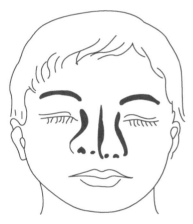

图 3-5-1-6 左右排列的双鼻示意图

治疗:该病的治疗需手术,对于双鼻,应按畸形具体情况,制订整复手术方案。一般双鼻的两外侧鼻腔具有鼻甲结构,并可通入鼻咽部,但两内侧鼻腔常为盲腔。因此,如将两内侧鼻腔切除,即可将双鼻合成单鼻。

4. **纽扣形鼻** 纽扣形鼻(button-like nose)即因外鼻呈纽扣状发育不全而得名。无前鼻孔发生,在相当于前鼻孔处仅有小凹。此畸形是因为鼻窝未下陷,也未与咽腔及口腔相通所致。

5. **先天性鼻赘** 先天性鼻赘是胚胎发育中有原始胚胎组织存留,可在鼻部出现各种赘生畸形,鼻赘上覆皮肤且表面长出细毛。

6. **鼻侧喙** 鼻侧喙(lateral proboscis)一般认为由于胚胎期额鼻隆突发育障碍形成。常在一侧鼻根部形成管状物,又称管状鼻。

7. 先天性皮样囊肿及瘘管 详见本章第二节。

8. 驼鼻 驼鼻（hump nose）曾名驼峰鼻，为一种常见的外鼻畸形。多为先天发育逐渐形成的鼻部形态变异；鼻部的外伤也可导致此畸形。其特征为外鼻的骨锥与软骨锥交接区鼻梁呈驼峰状或矩状隆起。驼鼻常可伴发鼻尖下垂畸形，形似鹰钩状，又称"鹰钩鼻"。根据畸形的特征和范围选择整形手术

9. 鞍鼻 鞍鼻（saddle nose）系指先天性鼻梁塌陷或凹陷呈马鞍状，为常见的鼻部畸形。先天性鞍鼻多由遗传或发育异常所致，后天性者的原因较多：①外伤所致鼻骨凹陷性骨折而未及时予以复位，日久发生陈旧性病变；②鼻中隔手术误将隔背软骨鼻背板部分损伤或切除；③鼻中隔脓肿致其软骨支架受损可导致鞍鼻；④梅毒以及先天性梅毒等可破坏鼻中隔的骨性及软骨性支架，形成广泛的瘢痕。从外观和畸形程度上，鞍鼻畸形分为单纯性和严重性鞍鼻两类。严重者，其面部中央因发育不良而下陷，呈"碟形脸"畸形。

整形手术治疗是鞍鼻的根本性治疗方法。一般在患者年满 18 岁后再施行手术整形，这样可以避免术后再次发生畸形。单纯性鞍鼻畸形，可以通过充填垫高的方法矫正。严重鞍鼻畸形，应先加长鼻的长度，修复黏膜衬里，再添重组之支架，达到恢复外形的目的。

（葛文彤 王蓬鹏）

参考文献

1. 孔维佳 . 耳鼻咽喉头颈外科学 . 北京：人民卫生出版社，2005.
2. 黄选兆，汪吉宝，孔维佳 . 实用耳鼻咽喉头颈外科学 . 2 版 . 北京：人民卫生出版社，2008.

第二节　先天性鼻背中线皮样囊肿及瘘管

鼻背中线皮样囊肿及瘘管属先天性疾病。其膨大的部分称窦，有窦道穿通于皮肤表面与外界相通者则为鼻背中线瘘管（median fistula of nasal dorsum）；无窦口与外界相通则称囊肿，其内若仅含上皮及其脱屑者为上皮样囊肿，倘含有真皮层的汗腺、皮脂腺、毛囊等皮肤附件者，谓之鼻背中线皮样囊肿（median dermoid cyst of nasal dorsum）。

【流行病学特点】

本病较少见，一般在出生时或婴幼儿时期发病，亦见于成人。发病率约为 1/20 000~1/40 000。其发病率约占皮样囊肿的 1%~3%，占头颈部（上）皮样囊肿的 10%；男性多见，少数患者可以有家族史。鼻部皮样囊肿一般不合并综合征，但也有报道 41% 的患者并发其他先天性畸形，包括腭裂、耳道闭锁、脑积水、颅缝早闭、半面发育不良、泪管囊肿和眶距增宽症等。同时合并其他先天性畸形的患者，皮样囊肿颅内延伸的发生率会增高。

【病因学】

鼻部皮样囊肿是额鼻部的不与皮外相通的囊肿,或是前神经孔处胚胎发育异常而形成的瘘管。1910 年,Grunwald 发表了鼻部皮样囊肿或瘘管的胚胎形成的鼻原基理论。随后 Pratt 在 1965 年对这个理论进行了进一步阐述。该病的病因学说目前较为公认的是胚胎发育早期的外胚层被包埋所致。胚胎期硬脑膜通过在额骨后方的盲孔经鼻前间隙与外界皮肤相接处。当两侧内侧鼻突与额鼻突融合形成外鼻时,硬脑膜回缩,盲孔闭锁。若在硬脑膜回缩过程中与皮肤分离不彻底,可有部分外胚层组织滞存其回缩的径路上,形成窦道或囊肿。

【临床表现】

出现症状的年龄不等。患者多有鼻背部沉重感。视患者年龄大小、囊肿或瘘管的部位和范围、有否感染史或手术史等因素不同而症状各异。囊肿可发生于鼻梁中线上的任何部位,但多见于鼻骨部,向深部发展多居于鼻中隔内。有瘘管者,其瘘口多位于鼻梁中线中段或眉间,有时尚可有第二开口位于内眦处。有部分患者在较小年龄阶段即已发现鼻背部有小瘘口,或有局限性小肿块,随年龄增长而逐渐增大,有时会出现外鼻畸形,视囊肿大小,有的会出现鼻梁变宽、膨隆。若囊肿位于鼻中隔内,鼻中隔高位会向两侧膨隆,表面黏膜光滑,有时会出现鼻塞症状。瘘管也可能开口于鼻腔,瘘口处可挤出黄色油脂样或脓样物质甚至细小毛发。文献报道瘘管向颅内延伸的发生率变化范围较大,为 5%～45%。

【体格检查】

1. 鼻梁中线某处有局限性隆起或有鼻梁增宽,位于鼻梁上段过大的囊肿,可使眶距变大或眉间隆起(图 3-5-2-1)。触及隆起处皮肤,觉其表面光滑且可有特殊移动感,压之可有弹性,肿物经按压后不可缩小,Furstenberg 征阴性。瘘管可开口于外鼻或鼻腔内,挤压瘘口时可有皮脂样分泌物甚至细小毛发溢出。瘘管有感染者可有溢脓,瘘口周围红肿或有肉芽生长(图 3-5-2-2)。

2. **鼻腔检查**　收缩鼻黏膜后仔细检查,可发现少数患者有鼻中隔后上部增宽。

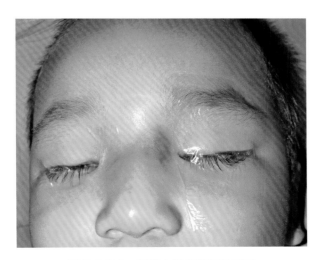

图 3-5-2-1　鼻背中线皮样囊肿外观
可见鼻根部偏左局部隆起

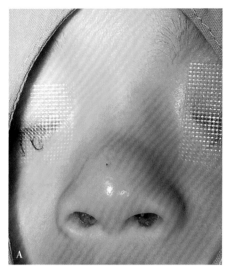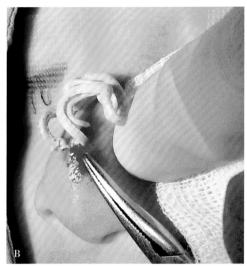

图 3-5-2-2　鼻背中线瘘管外观

A. 可见鼻梁近鼻尖处可见瘘口；B. 瘘口处可挤出黄色油脂样物

【辅助检查】

影像学检查在鼻背肿物诊断中非常重要，可以在术前评估瘘管向颅内延伸情况以及囊肿的范围。CT 提供骨骼解剖信息，如果向颅内侵犯，CT 上可见扩大的盲孔和分叉的鸡冠（图 3-5-2-3）。MRI 评估软组织特征，不仅能清楚地显示瘘管的主干，且能够分辨瘘管是否存在细小的分支，有利于指导临床手术完整切除病灶（图 3-5-2-4）。瘘管在 CT 上显示液体密度，MRI 上显示液体信号（长 T_1 信号，长 T_2 信号）。CT 和 MRI 也能显示瘘管内的脂肪（CT 值为负值，脂肪抑制后 MRI 上 T_1WI 的高信号被压低）。增强扫描不能协助诊断。两种情况容易误诊导致不必要的开颅手术：①正常情况下，出生后盲孔已闭合，但 5 岁前仍会在影像上显示；②鸡冠位于盲孔后方，其腔内的骨髓成分在 CT 上呈低密度，有时会被误认为囊肿或瘘管的延续。

穿刺检查有助于确诊，穿刺可抽出油脂状物。

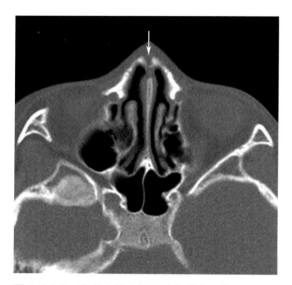

图 3-5-2-3　鼻背中线皮样囊肿窦道水平位 CT 表现

可见鼻根部骨质呈 Y 形分叉

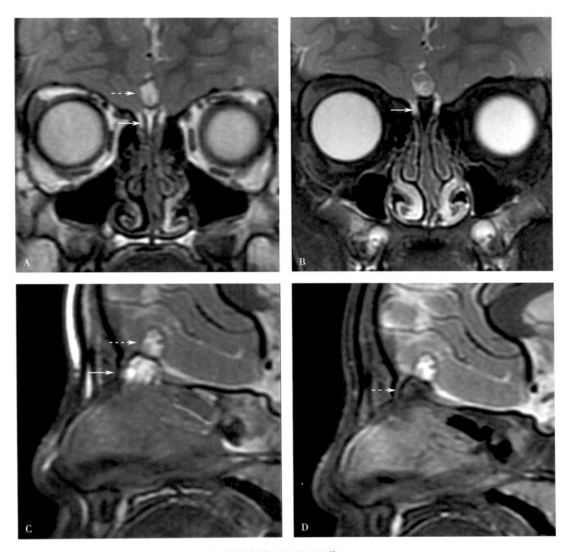

图 3-5-2-4 鼻皮样窦道 MR T₂WI 像

A. 显示囊肿为长 T_2 像(虚线箭头所指);B. 为脂肪抑制后,囊肿仍为长 T_2,而鸡冠内的骨髓呈低信号(实线箭头所指);C. 显示矢状位上囊肿(虚线箭头所指)和鸡冠内的骨髓(实线箭头)均为长 T_2 像;D. 为脂肪抑制后,囊肿仍为长 T_2,而骨髓呈低信号(虚线箭头)

【病理学】

肉眼检查可见轮廓清晰的囊肿,内衬以起源于外胚层的鳞状上皮细胞,和起源于中胚层的皮肤附属器(即毛囊、皮脂腺和汗腺)。根据这些附件可以区分皮样囊肿与表皮样囊肿。另外,与畸胎瘤不同,鼻部皮样囊肿不含内胚层形成的组织。

【鉴别诊断】

根据症状及检查所见诊断多无困难,但有时须与脑膜脑膨出、鼻胶质细胞瘤、鼻根部血管瘤相鉴别:

1. **脑膜脑膨出** 肿物可压缩、透光度常为半透明,患儿用力或啼哭时,以及轻压囟门或颈内静脉时,其肿物可略显增大或张力增加(即 Furstenberg 征阳性);或反之,轻压肿物时,前囟门稍向外凸。穿刺有助于鉴别,脑膜脑膨出可抽出脑脊液,而皮样囊肿则为油脂状物。

2. **鼻胶质细胞瘤** 系较罕见的神经组织的"良性肿瘤";与脑膜脑膨出同属先天性神经源性鼻部肿物。常见于新生儿。因其肿物的囊腔与颅内不相通,故 Furstenberg 征阴性。胶质细胞瘤质较硬,覆盖的皮肤呈现毛细血管扩张。

3. **鼻根部血管瘤** 为中胚层鼻部肿物。血管瘤多为扁平状突起而并非呈囊状。Furstenberg 征阴性。

【治疗】

主要为手术治疗。就手术时机而言,目前多数学者建议早期切除鼻背中线皮样囊肿及瘘管。理由是为避免鼻背中线皮样囊肿扩大,最大限度缩小病变对鼻骨及鼻软骨损害或清除颅内病变。

手术方式包括:①鼻背中线垂直(或 Y 形或 T 形)切口;②鼻根部横切口 + 瘘口周围环切;③鼻背中线垂直切口 + 瘘口周围环切;④鼻额骨切开(nasofrontal osteotomy)入路:对于扩展到颅内的鼻背中线皮样囊肿及瘘管,可以采用鼻额骨切开入路;⑤内镜辅助下鼻皮样囊肿切除术。前四种术式切口均有损面容,但对于婴幼儿鼻腔较狭窄,不宜行鼻内镜操作的也可以考虑选用。王荣光等(2006)介绍了在内镜下经鼻中隔入路行鼻皮样窦囊肿切除手术取得良好效果。该手术方法的优点是在内镜下操作,手术创伤小,没有颜面部瘢痕,不损伤鼻部骨性和软骨性结构,采用造袋术的方法,不需要完全切除囊壁,只要鼻中隔造瘘口宽大、引流通畅,囊肿就不会复发。首都医科大学附属北京儿童医院对鼻正中瘘管的手术治疗提出结合外瘘口部位进行个性设计切口的观点,对于深部窦道的处理需联合内镜,以确保手术彻底,对于确定性颅内病变,需联合神经外科采用经前额开颅入路,近来也有人采用经眉间颅下入路,这种方式可以避免鼻背切口。

【随访和预后】

囊肿完全切除后可以治愈,但如果切除不彻底,有上皮组织残留,则有可能复发和并发感染。有报道称复发率为 12%,术后平均复发时间为 3.6 年。由于切除数年后还可能复发,因此建议长期随访,每年一次。

（葛文彤　王蓬鹏）

参考文献

1. SZEREMETA W, PARIKH TD, WIDELITZ JS. Congenital nasal malformations. Otolaryngol Clin North Am. 2007, 40: 97-112.
2. SESSIONS RB. Nasal dermal sinuses—new concepts and explanations. Laryngoscope. 1982, 92: 1-28.
3. 黄选兆, 汪吉宝, 孔维佳, 等. 实用耳鼻咽喉头颈外科学. 2 版. 北京: 人民卫生出版社, 2008.
4. 王荣光, 杨仕明, 王洪田, 等. 内镜下经鼻中隔进路鼻皮样窦囊肿手术. 中华耳鼻咽喉头颈外科杂志, 2006, 41 (2): 116-119.
5. 杨小健, 张杰, 唐力行, 等. 儿童先天性鼻中线囊肿及瘘管切除术. 中华耳鼻咽喉头颈外科杂志. 2020, 55 (3): 230-235.

第三节　鼻孔闭锁与狭窄畸形

一、前鼻孔闭锁及狭窄

前鼻孔闭锁及狭窄(atresia or stenosis of anterior nares),是指由先天性疾病、外伤及后天性疾病所致的鼻腔前段通气障碍,称为前鼻孔闭锁及狭窄。属先天性者少见,多为后天性疾病。

【病理与生理】

1. 后天性前鼻孔闭锁及狭窄造成的后天性前鼻孔闭锁及狭窄的病因主要为鼻部外伤,如鼻底裂伤、化学腐蚀伤(图 3-5-3-1)、烧伤或烫伤;医源性闭锁见于手术不当;鼻部特殊感染,如梅毒、麻风、鼻硬结症和雅司病等;某些皮肤疾病,如患者本身为瘢痕体质者则尤甚。

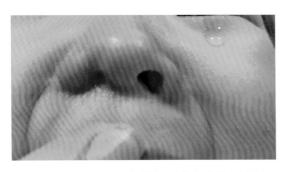

图 3-5-3-1　高锰酸钾烧伤后前鼻孔狭窄外观
(由首都医科大学附属北京儿童医院供图)

2. **先天性前鼻孔闭锁及狭窄**　是由于在胚胎正常发育的第 2~6 个月期间,鼻前孔暂时为上皮栓所阻塞,若 6 个月后上皮栓仍不溶解消失或溶解不完全,形成膜性或骨性间隔时,将导致先天性前鼻孔闭锁及狭窄,但少见。另外,也见于先天性梨状孔狭窄和闭锁,它是继发于上颌骨鼻突的过度发育,多为骨性闭锁。

【临床表现】

鼻塞几乎是唯一症状,且与其闭锁或狭窄的程度成正比。新生儿若患先天性双侧前鼻孔闭锁时,则病情危重,可发生窒息、营养严重障碍、吸入性肺炎。部分儿童由于双侧前鼻孔闭锁而长期鼻塞和张口呼吸,引起面骨发育障碍,出现硬腭高拱、上切牙突出、牙列不齐等类似“腺样体面容”。该闭锁多为膜性,厚约 2~3mm,位于鼻缘向内约 1~1.5cm 处,中央若有小孔则可稍微通气。

【诊断】

根据病史、临床表现及体检情况诊断并不困难,为明确闭锁的性质及制订手术方案,必要时可行 CT 检查。

【治疗】

对新生儿先天性双侧前鼻孔膜性闭锁,先以粗针头刺破闭锁膜,再置一短塑料管并妥善固定,以作扩张之用,新生儿或婴幼儿期的前鼻孔狭窄或闭锁以改善通气功能为首要原则,对于外观整形需到适龄儿童时;对后天性者,可行手术切除闭锁部分组织并行前鼻孔整形术。常规鼻孔整形术包括单纯切开术、切除瘢痕皮片移植术,前者易发生在此再次狭窄,基本很少使用,后者仍在使用。随着科技的发展、激光的使用、鼻内镜手术的发展,目前有文献报告,激光治疗前鼻孔闭锁、鼻内镜下颊黏膜移植治疗前鼻孔膜性闭锁。

二、后鼻孔闭锁

后鼻孔闭锁(choanal atresia)为一少见畸形。2 个多世纪前 Roederer(1755)发现本病,1814 年 Otto 首次论及先天性后鼻孔闭锁,新生儿中先天性后鼻孔闭锁的发生率约为 1/5 000~1/8 000,单双侧发病比率为 1.6:1,男女发病率基本等同,病因迄今未明,大多认为系先天发育缺陷,常伴有其他发育畸形(如 CHARGE 综合征)。

【病理与生理】

闭锁的病因有先天性和后天性之分,先天性者多见;闭锁的程度有单侧、双侧、完全和部分闭锁之分,双侧者多见。闭锁隔的性质有骨性、混合性、膜性之分。先天性者约 30% 为单纯骨性闭锁,70% 为混合性;后天性者皆为膜性。闭锁隔病理上由三层组成,即鼻腔黏(骨)膜、鼻咽黏(骨)膜和中间的骨板层(偶尔含软骨、肌肉纤维、淋巴组织),大多周边厚而中央呈小凹陷。骨性的闭锁隔多由扭曲形骨片所构成;混合性者则既含骨片又有软骨。闭锁隔可厚达 1~12mm 不等。多数在 2mm 左右,但常为周边厚、中央薄。有时中央可见小孔,但患者仍觉鼻塞。先天性的膜性隔可菲薄如纸,但少见。闭锁隔(或膜)可分为四个缘、两个面。四个缘分别为:下缘位于腭板上;上缘附着于蝶骨体下;外侧缘与蝶骨翼突内侧板和腭骨垂直板相接;内侧缘多在犁骨侧面;前为鼻面;后为咽面。两面的黏膜分别与所在腔体的黏膜相延续。闭锁隔多呈偏转倾斜状:从横断面观,闭锁板的内侧缘与犁骨中部成锐角;从矢状面观,其下缘与腭板亦成锐角。故在其鼻面和咽面各有一楔形盲囊样腔隙:鼻面的位于外上,咽面的位于内下。此腔隙于术中需先探明。

1. 有关先天性后鼻孔闭锁的致畸学说较多,目前较为认同的是颊鼻膜(bucconasal membrane)胚胎性残留学说 正常胚胎第 27 天~6 周时,位于原始鼻腔与原始口腔间的间隔——颊鼻膜应消失而形成原始鼻腔,如此膜所含间叶组织较厚,未能吸收、穿透,则形成闭锁间隔。间质组织内有来自鼻中隔和腭突的细胞成分的掺入。视其掺入的量不同而闭锁隔的性质各异:掺入量小,闭锁隔可为膜性;若较大,则可形成混合性,甚至为厚实的骨性。另外还有:

(1)颊咽膜上端未溶解学说:胚胎第 4 周时颊咽膜溶解破裂,原口与前肠相通。因颊咽膜的上端在腭平面以上,若不溶解吸收则可发展为本病。

(2)骨性后鼻孔异常发育学说:蝶骨体及其翼突内侧板、犁骨后缘及犁骨翼、腭骨水平部共同围成后鼻孔。若上述各骨过度增生,可形成既有软骨又有骨质的混合性闭锁,其中软骨部分可能来自腭骨。

(3)鼻突和腭突异常发育学说:认为本病系因环绕颊鼻膜的鼻突和腭突区异常发育所致。

(4)上皮栓块演化学说:认为于胚胎期后鼻孔出现后,其一侧或两侧为上皮栓块所堵塞,后者逐渐演化发展成为膜性或骨性闭锁。

2. 后天性病因为后鼻孔附近曾患结核、梅毒、硬结病等，以及曾遭意外重伤或曾行腺样体手术，预后瘢痕形成闭锁，故皆为膜性闭锁。闭锁膜的形状不如先天性者规则光滑，亦非仅局限于鼻后孔处。

【临床症状】

先天性者主要症状是：流白黏涕，嗅觉丧失，张口呼吸，哺乳困难，吮奶或闭口时呼吸困难加重，张口啼哭时症状明显缓解。患者症状的轻重缓急，与闭锁程度或性质有关；尚与其年龄有关。新生儿难于用口呼吸，是由于在解剖及生理方面有其特殊性。先天性双侧完全性后鼻孔闭锁者，出生后即有严重呼吸困难、紫绀、甚至窒息。有些患儿的症状虽不如上述严重，但每于吮奶或闭口时呼吸困难加重，明显紫绀，拒绝吸吮。而张口啼哭时，症状反而显著改善或消失。再次吮奶或闭口时，症状又出现，故呼吸困难常呈周期性发作。因吮奶不便而致营养障碍，加之不能经鼻呼吸而易罹患肺炎甚至夭折。若能幸存下来，需经历约 4 周才逐渐习惯用口呼吸，但吮奶时仍有憋气。随着患儿年龄增长，症状可日趋减轻。少数先天性双侧闭锁患儿，亦可无上述症状。先天性者若在幼年时曾被忽略，后来仍可追询出患者自幼即有患侧鼻孔不能通气，或不能擤出鼻涕，婴儿时期曾有吮奶及呼吸困难等病史。先天性单侧后鼻孔闭锁者，吮奶时可出现气急，平时可无明显症状。但有一种情形须加重视：即已习惯用健侧鼻孔呼吸的先天性单侧闭锁幼婴，若健侧偶然堵塞，可能会突发窒息。

先天性后鼻孔闭锁还常伴发其他畸形，如硬腭高拱，两歧腭垂，面骨不对称，扁平鼻，鼻翼软骨裂，双耳垂，先天性耳前瘘管，外耳道闭锁，先天性虹膜缺损，多指畸形，先天性心脏病，颌面成骨不全综合征，眼部、肠道及泌尿系统的畸形等，并发现有遗传倾向。

后天性后鼻孔闭锁者的症状，与导致闭锁的原发疾病、闭锁部位、病变范围、病程久暂及有无并发症等皆密切相关。

【诊断】

1. 常规检查　患儿拒奶及有较典型周期性呼吸困难，每当张口啼哭或行压舌检查时症状立见缓解。稍大的患儿可见其以口呼吸，患侧前鼻孔内充满黏液但无气泡。由患鼻分泌出的黏性蛋白状物，刺激鼻翼及上唇等处而皮肤发红或出现湿疹。双侧闭锁的成年患者，因其长期用口呼吸，可有硬腭高拱，上颌切牙牙列不齐。单侧闭锁者则见其鼻中隔偏向患侧。

2. 其他检查　对怀疑本病者，确诊还可用下列方法辅助检查，最基本的检查方法是：棉絮试验、经鼻触探、滴鼻反流、鼻咽指检、X 线造影、纤维/电子鼻咽喉镜检查等。

对婴幼儿拟诊先天性后鼻孔闭锁的病例，螺旋 CT 检查应列为首选检查方法。螺旋 CT 能够清楚的显示闭锁的性质和程度，新生儿后鼻孔闭锁的 CT 诊断标准为后鼻孔通气孔小于 3.4mm，这主要取决于犁骨的宽度。后鼻孔闭锁在影像上常表现为上颌骨后部、蝶骨翼突向内弯曲，伴有骨性或膜性的鼻中隔延长至后鼻孔，同时存在犁骨不同程度增厚（图 3-5-3-2）。

【鉴别诊断】

先天性双侧闭锁者及后天性闭锁者，因其各自的病史及临床表现多较典型，一般不难确诊；先、后天性闭锁两者之间，因各具临床特点，亦易鉴别；唯先天性单侧闭锁者易于疏漏或误诊。

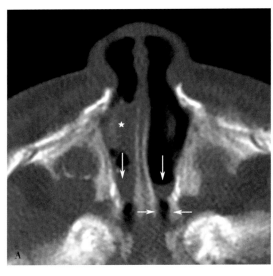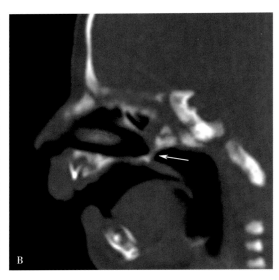

图 3-5-3-2　先天性后鼻孔混合性闭锁的 CT 表现

A. 水平位 CT 示双侧后鼻孔骨性狭窄,纵向箭头为膜性闭锁。横向箭头是犁骨增厚、上颌骨后部及蝶骨翼突向内弯曲。★为鼻腔内储留的分泌物;B. 矢状位 CT 示后鼻孔闭锁膜(箭头所示)

(由首都医科大学附属北京儿童医院供图)

应与之鉴别的疾病有:先天性鼻咽闭锁、新生儿窒息、鼻后孔息肉、腺样体肥大、先天性心脏病、胸腺肥大症、先天性鼻部皮样囊肿、鼻后孔或鼻咽部肿瘤,以及局部的炎症或异物、鼻腔或鼻咽粘连、脑膜脑膨出、先天性小颌畸形等。

【治疗】

1. 双侧先天性后鼻孔闭锁者,出生后即出现呼吸困难和紫绀,需气管插管和经口腔胃管喂食,必须尽早处理。单侧闭锁者可延期手术。

紧急救治:当婴儿出现窒息时,须立即以手指或压舌板将舌压下,使其离开软腭,开通呼吸道。然后将小号的口咽通气管或其顶端已剪开扩大的橡皮奶头,置于婴儿口内,并以胶布或系带妥善固定。

2. 鼻后孔闭锁成形术是治疗此病的有效方法。选择手术的时机、路径及方法,应视患者的年龄、闭锁的病因、性质以及全身状况等而定。就时机而言,以往意见不一。一般有宜早手术和暂缓手术两种意见,大多是针对先天性者的。尤其对新生儿先天性双侧闭锁者,多数赞成宜早施术。主张尽早手术者认为,长期张口呼吸势必会影响患者体质和颌面骨的发育;而主张晚手术者主要是顾忌手术与麻醉的风险,且如果出生后无明显呼吸困难和紫绀,会建议推迟手术至 2 岁左右进行。

手术入路及方法:20 世纪 90 年代以前多采用传统术式,如鼻腔入路、硬腭入路、鼻中隔入路及上颌窦入路 4 种。但传统经鼻手术视野狭窄,手术的部分区域带有一定的盲目性,不易彻底切除闭锁隔,术后再发狭窄、闭锁的概率较大。经硬腭径路需去除大部分硬腭,影响腭骨发育,且手术时间长,出血多,并有可能造成腭瘘,术后面部疼痛之虞;经上颌窦径路和经鼻中隔径路有可能影响鼻中隔和上颌的发育。Stankiewicz 1990 年首次将鼻内镜应用于治疗先天性后鼻孔闭锁,随着鼻内镜手术的广泛应用和日趋成熟,鼻内镜下的各种手术术式越来越多,传统术式已为鼻内镜术式所代替,极少施用,在此不予赘述。

视频6　鼻内镜下双侧后鼻孔成形术

鼻内镜下后鼻孔成形术具有手术损伤小、视野清晰、出血少、术后恢复快、成功率高、并发症少等优点。鼻内镜术式主要有以下几种：

（1）经鼻内镜常规术式：利用鼻内镜常规设备（包括电钻、电动吸切器）来重建后鼻孔通路。具体方法如下：平卧，肩下垫枕，头后仰位，头略偏向右侧。气管内插管全麻。应用鼻减充血剂收缩鼻腔黏膜及鼻甲。在鼻咽部放置纱布团，作为定位标志，使用 3mm或 2.7mm 0° 鼻内镜，用射频针在鼻中隔后部、闭锁板前方做切口，然后向上、向下扩大切口，外侧至鼻腔外侧壁，将黏膜掀起，在鼻中隔后部，用加长电钻或刮匙去除闭锁骨板，钻孔尽可能在闭锁骨板的内下部，此处骨质最薄，也最安全。如仅为膜性闭锁或骨板很薄也可用电动吸切器切除闭锁的骨板或膜。切除范围向外侧扩大至腭骨垂直板和翼内板，向下达腭骨水平板，向内达鼻中隔，向上至蝶窦。扩大闭锁板的骨孔时，注意不要损伤鼻咽侧的黏骨膜、咽鼓管、颅底、蝶腭神经血管束、蝶窦等重要结构。术毕鼻腔放置 4mm 内径的聚乙烯扩张管，通过新成形的后鼻孔，但不接触咽壁，以免进食反流及不适。将扩张管固定在前鼻孔。

术后全身应用足量有效的抗生素 1 周，预防感染。对婴幼儿应严密观察，加强护理：如给氧、吸痰、除痂等。术后早期，对留置于新生儿鼻中的扩张管，须予以特别重视，保持通畅，严防脱落，以保障有效的"用鼻"呼吸。床边宜预备等同型号的硅胶扩张管，以防管腔堵塞或扩张管脱落后，患儿发生窒息。术后 48 小时抽除术中所填压的凡士林纱条，每日换药。局部治疗：如给予生理性海盐水进行冲洗、前鼻孔支撑扩张管与皮肤接触处可应用润滑油，术后也可雾化吸入疗法，防止鼻腔干燥。支撑扩张管放置时间，通常为 3 个月，但也有学者认为放置时间过长，可引起前鼻孔局部皮肤受压变形、或皮肤损伤，可以适当缩短留置时间，拔出支撑扩张管后，应定期复查，部分患儿仍有再狭窄的可能，当出现再狭窄，可以在拔出支撑扩张管后行球囊扩张。术后随访时间应延长至术后 1~2 年（图 3-5-3-3、图 3-5-3-4）。

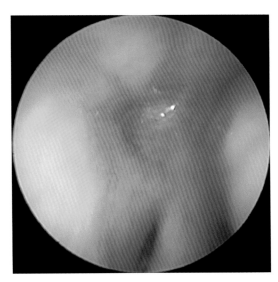

图 3-5-3-3　0° 鼻内镜下后鼻孔闭锁术前所见
可见后鼻孔完全闭锁
（由首都医科大学附属北京儿童医院供图）

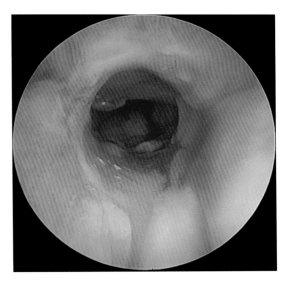

图 3-5-3-4　0° 鼻内镜下后鼻孔闭锁术后所见
患儿术后 1 月，可见后鼻孔成型后黏膜上皮化
（由首都医科大学附属北京儿童医院供图）

（2）经鼻鼻内镜 CO_2 激光重建后鼻孔：在鼻内镜下，以镰状刀切开后鼻孔闭锁处，对膜性闭锁可采用 CO_2 激光气化，具有出血少、组织损伤轻及术后瘢痕少等优点。如为骨性闭锁可配合 4mm 电钻钻孔，其余处理同上。

（3）经鼻鼻内镜 KTP 激光重建后鼻孔：CO_2 激光矫正后鼻孔闭锁精确而且因软组织及骨组织汽化而无出血。然而，早产儿通常鼻孔较小，CO_2 激光束无法插入或无法在显微镜下获得足够的视野瞄准。近年来有文献描述了对后鼻孔闭锁修复的 KTP 或钕激光的创新性的使用。这些激光通过直径 0.6mm 的光导纤维传递，已用于重建后鼻孔闭锁。手术采取经口插管全身麻醉，鼻内镜下用 KTP 激光在后鼻孔闭锁或狭窄区切出合适大小的孔径来重建后鼻孔通路。KTP 激光的波长特点使术者能在切开膜性和骨性闭锁区的同时有效止血。手术中鼻咽部放置湿棉垫以吸收激光穿透产生的能量，保护鼻咽黏膜。术后鼻内放置硅胶固定模，以重建气道及防止后鼻孔狭窄。固定模的大小视患者情况而定，新生儿通常放置直径 4mm、较年长儿童使用 7~8mm 的固定模。术后定期清洁和调节模的位置，必要时更换固定模以适应患儿的生长发育。

（华清泉 葛文彤）

参考文献

1. 孔维佳. 耳鼻咽喉头颈外科学. 2 版. 北京：人民卫生出版社，2005.
2. 黄选兆，汪吉宝，孔维佳. 实用耳鼻咽喉头颈外科学. 2 版. 北京：人民卫生出版社，2008.

第四节 鼻窦发育异常与畸形

鼻窦发育异常与畸形（sinusal malformation）是指由于先天或后天的各种原因导致鼻窦发育出现某种或某些变异或异常，且因此出现不适症状或有病理表现者。此外，外伤、肿瘤压迫或侵蚀等机械性损伤有时亦可导致鼻窦畸形。本节就鼻窦发育变异或异常，并结合临床诊断、治疗有关问题予以阐述。

一、鼻窦发育变异与畸形概述

1. **鼻窦发育异常** 鼻窦发育通常认为是通过骨吸收气化形成。鼻窦起源于软骨性鼻囊，鼻窦的发生是鼻腔黏膜向软骨性鼻囊内生长的结果。导致鼻窦发育异常的原因、机制主要为：

（1）先天性胚胎发育障碍：表现为单个或多个鼻窦未发育或缺失，甚至单侧或双侧全组鼻窦完全缺失。可伴有患侧缺鼻畸形，或颌面部的其他先天性畸形。

（2）后天性因素：可能与内分泌紊乱、感染、局部外伤、营养障碍、气候环境及生活条件等因素，导致松质骨吸收不良或其影响发育有关。多数学者认为甲状腺、肾上腺皮质、垂体、性腺等功能障碍，将影响鼻窦发育，如巨人症的患者鼻窦发育过度，而佝偻病和侏儒症患者的鼻窦则发育不良。持炎症学说者认为鼻窦的气化过程与乳突气化类似，婴儿鼻腔炎症可影响鼻窦的气化。此外还有黏液囊肿自发性引流后改变、形成了单向活瓣、产气微生物作用等。

2. **鼻窦变异与畸形** 不同个体的鼻窦,其处于颅骨中的位置,窦腔的形状、容积、分隔等方面差异颇大;即使同一个体两侧鼻窦的状况也不完全相同。没有与鼻窦变异相关的临床表现时,应归为生理性变异;只有当鼻窦变异导致临床症状或病理表现时才能诊断鼻窦畸形。鼻窦通常出现的变异主要有 3 种:

(1)鼻窦仅部分发育、完全未发育或缺失。

(2)鼻窦过度发育,扩张至通常情况所不能到达的颅面骨区域。

(3)鼻窦的正常间隔缺如或出现异常间隔。

二、上颌窦发育异常与畸形

1. **上颌窦发育不全或缺失** 上颌窦缺失者极为少见,可伴有钩突发育不全或同侧缺鼻畸形,同时面颊部深凹或两侧不相称;或两侧均显塌陷,形成所谓"凹脸"。1989 年Geraghty 等提出上颌窦发育不全的诊断标准:①眼眶垂直径增大;②眶下神经血管管道外移;③犬齿窝抬高;④眶下裂增大;⑤翼腭裂增大。

遇此情况,手术时易误入鼻腔或不易进入窦腔,应近眶下凿开其前壁进入。由于上颌窦发育不全者,眼眶容积增大,眶底较低,手术中必须小心防止损伤眶底。

上颌窦发育不全的类型见表 3-5-4-1。

表 3-5-4-1 上颌窦发育不全的类型(E.Gümüsburun,2000)

类型	发育状况	发生率 /%
Ⅰ 型	轻度发育不全:钩突发育正常,筛漏斗发育良好	1.4
Ⅱ 型	明显发育不全:钩突发育正常或不全,同侧眼眶扩大	1.2
Ⅲ 型	重度发育不全:上颌窦呈裂隙状伴或不伴软组织密度混浊,钩突缺如,同侧眼眶扩大	1.6

2. **上颌骨过度发育** 上颌窦发育与上颌骨和上颌牙齿的发育密切相关。窦腔过度发育时可向四周扩张;向各个方向扩张可致窦壁菲薄,甚至缺损;各窦腔或隐窝发育过度,可致面颊部膨隆;窦腔口狭窄导致引流不畅可致囊肿。

3. **上颌窦间隔异常** 上颌窦内存在间隔形成两个或多个窦腔。异常间隔者中,约半数为垂直间隔,又分为冠状间隔和矢状间隔,此外还有水平间隔、斜行间隔及不完全间隔。

(1)垂直间隔:①冠状间隔将上颌窦分为前后两腔,两窦腔可均开口于中鼻道,或后方窦腔开口于上鼻道;②矢状间隔分上颌窦为内外两腔,外腔密闭,内腔通入中鼻道;③内外腔之间亦偶有小孔相通。

(2)水平间隔:分上颌窦为上下不通两腔,上腔引流入上鼻道,下腔引流入中鼻道,或两腔皆开口于中鼻道。

(3)斜行间隔:分上颌窦为前下与后上两腔。

(4)不完全间隔形成骨嵴,分成互相交通的两个以上的窦腔。眶下管过度发育突入上颌窦内,隆起形成矢状隔嵴,手术时应避免伤及眶下神经和血管。

多窦腔畸形常使上颌窦疾病的诊断、治疗发生困难,如穿刺冲洗或进行手术时,仅进入一腔,易忽视另一腔的病变,CT 诊断与临床治疗均应引起重视。

三、筛窦发育异常与畸形

筛窦发育的变异较大,可由 4~30 个气房构成(成人筛窦每侧约含 4~17 个气房;发育良好的筛窦可达 18~30 个气房),气房数目因人而异,但一般不超出筛骨范围。当筛窦过度发育扩张到临近骨质时,气房骨壁变薄,甚至缺失,窦腔黏膜可直接与眶内、脑膜、海绵窦、视神经等接触,视神经也可被广泛气化的后组筛房包绕。认识筛窦变异意义在于指导临床手术,以免发生严重并发症。

1. 筛窦发育不全或缺失　筛窦缺失极为少见,但后组筛窦有时缺失,约占 2%。可能为前组筛窦过度发育或为蝶窦气化良好,向前扩张与前组筛窦相连,致后组筛窦发育受阻。

2. 筛窦过度发育　筛窦过度发育变异最常见。过度发育的筛房向四周扩张,可以向筛外侵及。分述如下。

(1)前后组筛窦向额骨眶上板扩张,形成眶上气房,可突入额窦。前组筛窦气房向额窦扩张,形成筛额气房,上方与额窦壁相邻,炎症时类似额窦炎,临床上难以鉴别。突向额窦底部形成额泡(frontal bulla),在额窦手术时可能进入此气房。

(2)鼻丘气化时则可形成鼻丘气房,可向泪骨、上颌骨、额骨、鼻骨等方向气化。鼻丘气房过度发育或发生炎症时可阻塞额窦引流,引起额窦炎;或阻塞鼻泪管,引起溢泪;向后发展,可挤压筛泡导致筛漏斗狭窄,引起前组鼻窦炎。鼻丘气房过度发育向上可达中鼻甲前上与颅底附着部,开放时可伤及颅底,或损伤中鼻甲前上附着缘致术后中鼻甲外移与额隐窝粘连。

(3)筛窦向眶下板气化,形成筛泡以下沿上颌窦顶壁、眶纸板下部的气房,称为 Haller 气房。发生炎症时临床表现与上颌窦炎相似。Haller 气房影响上颌窦引流,是引起上颌窦炎或术后复发的重要原因。在鼻窦手术时需先清理此筛房的病变,彻底开放 Haller 气房是保证上颌窦中鼻道开窗不再发生阻塞的重要因素。

(4)开口于漏斗的筛窦气房又名 Boyer 气房。筛泡过度气化、钩突气化及其发生炎症病变可以阻塞中鼻道,影响中鼻道的引流,处理鼻道窦口复合体时必须清除。

(5)前后筛窦发育不一致时,筛板前后高低不一,形成"双层筛板",或筛窦向鸡冠气化,鼻内筛窦手术时,易误伤颅底或发生脑脊液漏。炎症病变时可以解决引流为主,避免以求彻底而发生颅内并发症。

(6)前后筛房气化进入上鼻甲、中鼻甲或下鼻甲前端,形成泡性鼻甲,以中鼻甲常见。如引流受阻塞可成为囊肿。Bolger 将中鼻甲气化分为三型:①板状型,气腔位于中鼻甲垂直板内;②泡状型,为中鼻甲下部气化;③广泛型,中鼻甲垂直部和下部均形成气腔。中鼻甲气化影响鼻窦引流,是引起鼻窦炎的重要解剖学因素。

(7)后组筛房可向外上气化,居于蝶窦前上方或外侧,形成蝶上筛房或蝶旁筛房,如与视神经管紧邻甚至包绕视神经管或延伸至视神经管上方并出现视神经结节时称为 Onodi 气房。感染时易误为蝶窦病变。手术中应注意避免损伤视神经。

(8)此外,后组筛房可向翼板、腭骨眶突、蝶骨翼突、前床突等气化。一侧筛窦可气化伸入鼻中隔上部,甚至经此扩展到对侧,手术时可经此进入对侧鼻腔。

四、额窦发育异常与畸形

额窦变异较为常见,表现为窦腔发育不全或缺失、两侧窦腔容积不等甚至相差悬殊、过度发育、间隔异常等。

1. 额窦发育不全或缺失 额窦发育不全者约为 2%~20%，窦腔可小如蚕豆，容积小于 1.0mL，常位于眼眶的内上角。小额窦亦可呈裂隙状位于额骨深处。一侧或双侧额窦完全不发育者，或仅有厚实的额骨，称为额窦缺失。

2. 额窦过度发育 额窦过度发育容积可达 40mL 以上，过度气化的额窦，向上可达额骨鳞部较远处；可经眶上或眶顶之后向两侧扩张，少数可至蝶骨大小翼或额骨颧突；向深部可达筛骨、蝶窦前壁和鸡冠；向前下可至鼻骨上部或上颌骨额突。临床上脑发育不全或脑萎缩者，同侧或双侧额窦往往代偿性增大，以填补颅内空隙。伴额窦过度发育者手术时，应注意以下几点：

(1)窦腔各壁常有骨嵴突起，其间形成不规则的小窝，有时可呈封闭的气房状。术中须将其用刮匙刮除或凿平，以利于术后引流。

(2)窦腔的后壁或下壁变得极为菲薄甚至缺损，窦壁黏膜与脑膜或眶内组织直接接触，术中剥离黏膜时易误入颅内或眶内；窦内的感染也易向颅内或眶内扩散。

(3)若额窦气化扩张至鸡冠，嗅球可呈嗅嵴状隆起于窦内，手术中应注意避免损伤。

(4)额窦气化向筛骨扩张时，可有一骨管横行于额窦内，该骨管有筛前神经和血管穿行。手术时不可损伤该骨管。

此外，额窦异常扩大可致突眼和两侧不对称畸形，诊断时需与囊肿、骨髓炎、肿瘤等鉴别。

3. 额窦间隔变异 额窦中隔偏斜可使两侧窦腔不对称，严重者两侧窦腔容积有 4~5 倍差异，但额窦中隔的根部很少发生偏斜，且额窦开口多位于前壁的最下部位，手术时宜于此处进入窦腔。若健康的大窦在额部占据整个额区，而有病变的小窦位于深面，手术时，需经过大的窦腔方可进入小窦。

额窦腔内可出现半骨隔或骨隔。半骨隔多发生于窦腔的上部，为额窦腔过度扩张时，因板障较为坚实而不能被完全吸收所致。骨隔可呈矢状、冠状或水平位，分隔窦腔成左右、上下或前后部分。亦有学者认为多窦腔额窦畸形实为筛窦异常发育，突入额骨的鳞部所致。

五、蝶窦发育异常与畸形

1. 蝶窦发育不全或缺失 蝶窦一侧或两侧不发育属少见，据卜国铉统计观察为 1%。为筛房过度发育或对侧蝶窦气化超过中线妨碍窦腔发育所致。

2. 蝶窦过度发育 蝶窦过度发育，其扩张可达蝶骨各部，甚至上颌骨、额骨、腭骨、筛骨、鼻中隔等。蝶窦过度发育与颅前窝、颅中窝、颅后窝更加接近，并与海绵窦、颈内动脉、视神经、蝶腭神经节以及经眶上裂的关系更加密切。蝶窦发生病变，可出现各种并发症或综合征，分述如下。

(1)蝶窦常向蝶骨各部扩张，尤易使大小翼气化，亦可向下扩张到翼板，向上伸入前后床突，向前伸入蝶嘴。此时，蝶窦与视神经、颈内动脉、海绵窦、眶上裂的 Ⅲ、Ⅳ、Ⅴ、Ⅵ 对脑神经、翼管神经等更为接近。故蝶窦发生病变时，可并发单眼或双眼失明、海绵窦综合征、眶尖综合征、展神经麻痹、蝶腭神经节综合征（Sluder's syndrome）、垂体综合征等。蝶窦过度发育以致窦腔骨壁菲薄甚至缺如，颈内动脉可膨突于窦腔内，行蝶窦手术时应注意避免损伤。

（2）蝶腔扩张入翼板、腭骨眶突，形成翼窝或腭窝；同时有蝶骨大翼气化的侧窝，其底为翼腭窝顶，前壁为翼腭窝后壁，与蝶腭神经节接近。病变时可致蝶腭神经节综合征。

（3）蝶窦腔可向后下伸入枕骨基部与枕骨大孔接近，气化广泛者，窦腔与脑桥、延髓基底动脉、侧窦及岩下窦相邻。经蝶窦手术时，应注意避免损伤其后的脑干、静脉窦等。

（4）蝶窦腔向前扩张入眶上板，与眶上板的额窦相邻；如扩张入筛骨，与前组筛房接近，可抑制后组筛房的发育。

（5）蝶窦腔向前下扩张入犁骨、腭骨垂直板及筛骨形成腭窝或筛窝，并可经腭骨的眶突和翼板，向前与上颌窦后壁相邻。蝶窦与上颌窦之间骨壁有时缺损，两者可交通。

3. 蝶窦间隔变异 包括蝶窦间隔缺失、偏斜及出现异常的多间隔等。蝶窦中隔缺失时形成一个大的窦腔，有学者认为系一侧窦腔过度发育，致另一侧未发育。中隔偏斜可致两侧窦腔相差 3~4 倍。变异的垂直或水平间隔，可将蝶窦分为前后或上下两腔；多间隔可分隔蝶窦成多窦腔。蝶窦发育的分型见表 3-5-4-2。

表 3-5-4-2 蝶窦发育的分型（卜国铉，1965）

类型	蝶窦发育状况	发生率 /%
未发育型	蝶窦未气化无窦腔，鞍底全为松质骨	1
甲介型	蝶窦略有气化，发育很小	2
鞍前型	蝶窦发育较小，鞍底大部分为松质骨	3
半鞍型	蝶窦发育尚可，鞍底后半部为松质骨	8
全鞍型	发育良好，鞍底与窦腔仅薄骨板相隔	55
枕鞍型	过度发育，已扩张至枕骨	21
额面分隔型	窦内有一额面分隔，将窦腔分为前后两个腔	9
冠面分隔型	窦内有一冠状面分隔，将窦腔分为上下两部分	1

【展望】

因鼻窦畸形引起不适症状或病理表现者，经手术治疗，畸形可得到矫正，症状可缓解或消失；因此明确鼻窦变异，有助于指导临床实践，以免在诊断、治疗中发生误诊、漏诊或导致严重的手术并发症。导致鼻窦发育异常或畸形的机制尚不完全清楚，尚待更深入的鼻腔 - 鼻窦显微解剖及组织病理学研究。随着电镜、免疫组化、原位杂交技术和分子病理学研究在鼻科领域的深入，可进一步明确鼻窦发生发育、正常解剖，以及鼻窦变异与炎症、囊肿、肿瘤等病变的关系，为临床提供指导。

（华清泉 许 昱 李祖望）

参考文献

1. 刘湘燕，韩德民，周兵，等 . 鼻 - 鼻窦解剖变异与慢性鼻窦炎的关系 . 中华耳鼻咽喉科杂志，1998, 33 (3): 149-152.
2. 卜国铉 . 鼻科学 . 上海：上海科学科技出版社，2000.

第五节　先天性脑膜脑膨出

先天性脑膜脑膨出（congenital meningoencephalocele）是指颅内组织通过先天性颅骨缺损突出到颅外。根据颅内组织突出的成分分为脑膜膨出（congenital meningocele）、脑膜脑膨出（congenital meningoencephalocele）和脑膜脑脑室膨出（meningoencephalocystocele）。按颅底缺损的部位，先天性脑膜脑膨出通常分为枕部（occipital），颅穹隆部（cranial vault），前顶部、额筛部、前部（sincipital/frontoethmoidal/anterior）和基底部（basal）四类，每类有细分的亚型（表3-5-5-1）。期中75%的脑膜脑膨出发生在枕部，15%在前顶部，10%在基底部。鼻部先天性脑膜脑膨出来源于前顶部脑膜脑膨出和基底部脑膜脑膨出两类。本节主要介绍这两类。

表3-5-5-1　先天性脑膜脑膨出的分类

分类	亚型
枕部脑膜脑膨出	
颅穹隆部脑膜脑膨出	额间型（interfrontal）
	前囟门型（anterior frontanelle）
	后囟门型（posterior frontanelle）
	顶间型（interparietal）
	颞型（temporal）
前顶部、额筛部、前部脑膜脑膨出	鼻额型（nasofrontal）
	鼻筛型（nasoethmoidal）
	鼻眶型（nasoorbital）
基底部脑膜脑膨出	额筛型（frontoethmoidal）
	蝶筛型（sphedoethmoidal）
	经蝶型（transsphenooidal）
	蝶眶型（spheno-orbital）

【流行病学特点】

枕部脑膜脑膨出病例主要在欧洲和美国。鼻部脑膜脑膨出多数病例发现于东南亚（如缅甸、老挝、泰国、马来西亚、印度尼西亚）和印度，而欧洲、北美和中东病例很少。在泰国该病的发病率大概是1/5 000~1/6 000，而在西方为1/35 000~1/40 000。该病诊断年龄为0~40岁。

【病因学】

鼻部先天性脑膜脑膨出的病因尚不明确，通常认为是遗传和环境等多因素的综合作用。动物实验研究发现放射线、台盼蓝、过量维生素A、叶酸拮抗剂和营养不良能导致脑膜脑膨出。抗癫痫药物、华法林、高温、病毒感染和妊娠期糖尿病是先天性脑膜脑膨出的潜在危险因素。

【临床表现】

有些患儿可无明显症状。多数患儿出生时就出现位于鼻部、眉间或额部的包块。

包块可大可小,最大可至半个患儿头颅的大小。包块在患儿哭闹时增大。体检时压迫双侧颈内静脉包块增大,即 Furstenberg 试验阳性。基底型脑膜脑膨出位于鼻腔内部,外观不可见,但可能出现上气道阻塞,如鼻塞、打鼾、流涕等症状。经蝶窦脑膜脑膨出可能压迫视神经或垂体导致视力障碍和垂体功能障碍。可能出现脑脊液鼻漏,继发感染引起脑膜炎。有些患儿伴有其他异常,如腭裂、脑积水、胼胝体发育不全。脑积水和胼胝体发育不全是目前报道最多的颅内其他异常。文献报道 66.7% 的基底型脑膜脑膨出患儿出现牵牛花综合征,表现为先天性视盘发育不良同时伴有眼部和颅面部异常。与鼻部先天性脑膜脑膨出相关的其他综合征包括:额鼻发育不良(frontonasal dysplasia)、羊膜带综合征(amniotic band syndrome)、脑 - 眼发育不良肌营养不良综合征〔cerebroocular dysplasia-muscular dystrophy syndrome(Walker-Warburg congenital muscular dystrophy)〕、隐眼综合征(Cryptophthalmos syndrome)、节段性侏儒症(dyssegmental dwarfism)、Knobloch 综合征(Knobloch's syndrome)、Von Voss-Cherstvoy 综合征(Von Voss-Cherstvoy syndrome)、Roberts 综合征(Roberts' syndrome)等。

各亚型鼻部先天性脑膜脑膨出的缺损位置和临床特点见表 3-5-5-2。

表 3-5-5-2 各亚型鼻部先天性脑膜脑膨出的缺损位置和临床特点

分型	亚型	缺损位置	临床特点
前顶部脑膜脑膨出	鼻额型(nasofrontal)	通过眶间缺损向前经鼻骨和额骨之间到鼻骨的浅面	眉间包块、眶眦距增宽、鼻骨下移
	鼻筛型(nasoethmoidal)	通过盲孔到鼻骨深面,在外侧软骨上部头端再转向浅部	鼻背包块、鼻骨上移、鼻翼软骨下移
	鼻眶型(naso-orbital)	通过盲孔深入到鼻骨和额骨至眶内侧壁缺损	眼眶包块、突眼、视力改变
基底部脑膜脑膨出	额筛型(frontoethmoidal)	通过筛板进入上鼻道、中鼻甲内侧	最常见类型,鼻塞、眶眦距增宽、鼻穹隆增宽、单侧鼻腔包块
	蝶筛型(sphedoethmoidal)	通过后筛和蝶窦之间的骨质缺损	鼻塞、眶眦距增宽、鼻穹隆宽、单侧鼻腔包块
	经蝶型(transsphenooidal)	通过开放的颅咽管进入鼻咽部	鼻咽部肿物、鼻塞伴腭裂
	蝶眶型(spheno-orbital)	通过眶上裂经眶下裂进入翼腭窝	单侧突眼、视力下降和复视

【检查】

1. **CT 检查** 鼻颅底薄层轴扫 + 三维重建可以显示是否有颅底骨质缺损以及缺损的位置、大小,是否伴有颅内容物的疝出。同时可以显示颌面部的其他骨性异常(图 3-5-5-1 A、B)。

2. **MRI 检查** 颅脑 MRI 水平位、冠状位、矢状位,T_1 和 T_2 加权扫描能很好显示颅底和颅内的软组织,明确颅内容物是否疝出以及疝出内容物的性质(图 3-5-5-1C、D)。明确疝出物与颅内其他重要结构如垂体和视交叉等的关系。并能明确是否有的其他颅内异常。对于怀疑疝出物有伴行血管时可以考虑行 MRA 或 MRV 检查。

3. **血管造影** 怀疑脑膜脑膨出伴有血管时或考虑有其他颅内血管畸形时可以考

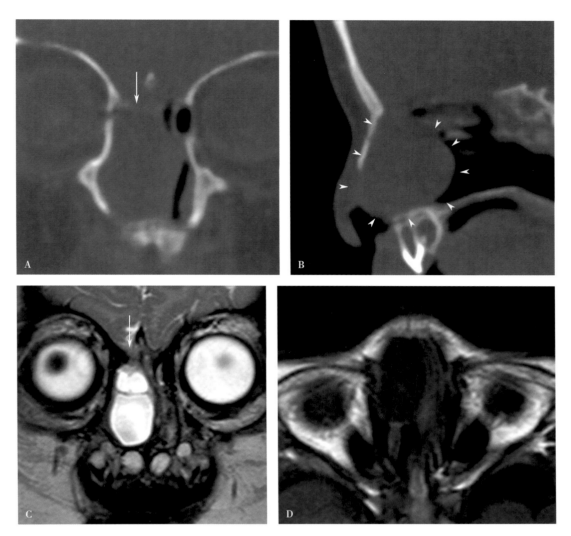

图 3-5-5-1　鼻部脑膜脑膨出的影像学表现

A. 冠状位 CT 显示膨出物将鼻中隔压向对侧,筛板部分缺如(箭头所示);B. 矢状位 CT 显示颅底骨质缺损,膨出物与颅内关系密切,垂至鼻腔内类圆形肿物(箭头所围为膨出肿物);C. 冠状位 MR T₂WI 显示膨出物呈高信号,来源于颅内,与脑组织相连;D. 水平位 MRI 的 T₁WI 显示肿物呈低信号

(由首都医科大学附属北京儿童医院供图)

虑行血管造影检查。

4. **肿物活检术**　对于怀疑脑膜脑膨出的鼻内和鼻外包块术前禁忌行肿物活检。

5. **病理学检查**　脑膜脑膨出包含胶质细胞、脑组织、非功能性神经组织、脉络丛和室管膜细胞。与鼻部胶质瘤相比,伴有室管膜细胞的囊性结构是脑膜脑膨出的突出特征。胶质组织可以通过免疫组化指标 GFAP、S-100 蛋白和 NSE 染色来确认。

6. **内镜检查**　行鼻内镜或显微内镜检查以检查鼻腔和鼻咽部。观察肿物的起源、质地和大小。

【鉴别诊断】

鼻部先天性脑膜脑膨出需要与其他先天性包块相鉴别,如鼻胶质瘤、鼻部皮样囊肿和瘘管。鼻部胶质瘤是一种脑膨出仅与脑膜相连续,但与颅内不相通,通常表现为质硬或搏动性包块。Furstenberg 试验在鼻部胶质瘤和皮样囊肿或瘘管均为阴性。另外需要与鼻息肉以及其他鼻腔良、恶性肿物相鉴别。

视频7　鼻内镜下
脑膜脑膨出切除
术＋颅底修补术

【治疗】

手术是先天性脑膜脑膨出唯一的治疗手段。手术需要耳鼻咽喉头颈外科、神经外科、麻醉科、整形外科等多学科团队协作完成。由于鼻部脑膜脑膨出通常在出生时出现，但其表面覆盖有表皮或皮肤，而且不危及生命，因此很少需要立即手术。如果伴有脑积水需要急诊手术，二期再行择期脑膜脑膨出手术。出现严重气道梗阻时，需充分评估手术风险。手术时机应该选择在生命的早期以允许更加充分和全面的切除和修复。

治疗前顶部脑膜脑膨出的手术入路有多种，分为颅外入路和颅内入路两大类。手术目的包括：①切除疝出物；②用颅骨膜充分修复硬膜缺损；③预防术后脑脊液漏；④如有矫正眶距增宽症同时矫正；⑤如果需要重建外鼻；⑥使水平眼轴与内眦对齐；⑦开放鼻泪管。训练有素的颅面团队能实现上面的这些目标，而且没有大的并发症没有死亡病例。虽然有学者推荐分期手术。但多数为一次手术。在切除脑膜脑膨出修补硬膜和颅骨缺损后，整形外科团队接着完成颅面重建、眶距增宽矫正和鼻重建（如果需要）。采用双冠切口，分离皮瓣，行骨切开后充分暴露脑膜脑膨出的基底部，沿颅底切除疝出组织，用带蒂的颅骨骨膜瓣修复，取小块颅骨修复骨缺损。同时取小块颅骨重建鼻，将内眦韧带内移以矫正眶距增宽。

对于基底部脑膜脑膨出手术的目的是将疝出物切除或还纳于颅内后行严密的硬膜修复。这类病损由于周围有重要的结构（下丘脑、垂体、大脑前动脉、视神经、视交叉等）手术更具有挑战性。多数倾向于选择颅内入路。如果脑膜脑膨出的基底部部窄，直接切除并行路颅骨膜修复硬膜；如果基底部部宽大，怀疑有正常的重要结构疝出，应千方百计将这些重要结构还纳回颅内。当病变位于筛窦或蝶骨平台时，行双额开颅入路能充分暴露和处理病变。对于延伸到眶和颞下窝的病变需要行经翼点入路或颞下入路。

近年来随着内镜颅底外科的迅速发展，对于鼻部脑膜脑膨出有些颅底外科中心也开始可采用内镜经鼻入路或内镜和开放联合入路。内镜微创，避免外部切口，能很好地实现手术目标，应用带蒂鼻中隔黏膜瓣修复颅底缺损。

【随访和预后】

多数的前顶部脑膜脑膨出患儿有正常或接近正常的智力因此在完成修复手术后预后好。文献报道手术相关的死亡率是 7%~20%。随着技术的进步多数颅面中心近几年的死亡率已经控制在 1% 以下。基底部脑膜脑膨出患儿术后多数预后较好，除非有重要结构疝出。伴有脑积水和/或其他颅内异常的患儿预后不佳。术后要密切观察脑脊液漏和继发感染。其他并发症包括：溢泪、脑崩症、横纹肌溶解、神经损伤、感染、癫痫发作、垂体功能低下等。

（刘剑锋　陶泽璋）

参考文献

1. KENNARD CD，RASMUSSEN JE.Congenital midline nasal masses：diagnosis and management.J Dermatol Surg Oncol.1990；16（11）：1025-36.

2. TIRUMANDAS M，SHARMA A，GBENIMACHO I，et al. Nasal encephaloceles：a review of etiology，pathophysiology，clinical presentations，diagnosis，treatment，and complications.Childs Nerv Syst.2013，29（5）：739-44.

3. VAN WYHE RD,CHAMATA ES,HOLLIER LH.Midline Craniofacial Masses in Children. Semin Plast Surg.2016;30(4):176-180.

4. WILSON M,SNYDERMAN C.Endoscopic Management of Developmental Anomalies of the Skull Base.J Neurol Surg B Skull Base.2018,79(1):13-20.

5. ALBRIGHT AL,POLLACK IF,ADELSON PD. Principles and practice of pediatric neurosurgery,3rd ed.New York:Thieme,2015.

6. LUMENTA CB,ROCCO CD,HAASE J,et al.European Manual of Medicine Neurosurgery Heidelberg:Springer,2010.

7. FLINT PW, HAUGHEY BH,LUND VJ,et al.Cummings Otolaryngology head and neck surgery.5th ed.New York,Mosby,2010.

第六节　先天性鼻部胶质瘤

先天性鼻部胶质瘤(congenital nasal glioma)是较少见的先天性中线包块。先天性鼻部胶质细胞瘤也叫鼻部脑组织异位症(nasal cerebral heterotopias)、鼻部神经组织异位症(nasal neurogcial heterotopias),因此并非真性肿瘤。鼻部胶质瘤在组织学上与脑膨出相似,但是缺乏室管膜组织。在胚胎学起源上也与脑膜膨出类似,但是 70% 的病例不与颅内相通。

【流行病学特点】

男性与女性患病比为 3:2,无家族易感性。

【病因学】

鼻部先天性脑膜脑膨出的病因不明确。

【临床表现】

先天性鼻部胶质瘤根据部位分为三型:鼻内型(30%)、鼻外型(60%)和混合型(10%)。鼻内型表现为:鼻腔内发白的肿物,基底多位于鼻腔外侧壁中鼻甲附近,偶尔位于鼻中隔。鼻外型胶质瘤表现为:质硬、不可压缩的光滑肿物,可以起源于从鼻尖到眉间的任何部位;有时可见肿物表面毛细血管扩张;可有鼻背变宽,眼距增大;无搏动,不会随哭泣、咳嗽和用力而增大,Furstenberg 征阴性。

【检查】

先天性鼻部胶质瘤可以在产前通过超声或 MRI 诊断。出生后通过 CT 和 MRI 影像学检查能与其他先天性中线肿物相鉴别。先天性鼻部胶质瘤在 CT 上呈等信号,增强 CT 能与脑膨出相鉴别,因为增强的肿物与颅内不通。在 MR 上,T_1 加权像表现为与脑灰质相等或低信号,T_2 加权像表现为高信号,不增强或轻度增强,肿物与颅内脑脊液不相通(图 3-5-6-1)。内镜检查可以提示肿物的质地、范围和起源。

【鉴别诊断】

鼻部先天性胶质瘤需要与部其他中线先天性包块相鉴别,如脑膜脑膨出、鼻部皮样囊肿和瘘管。鼻部脑膜脑膨出与颅内相通,Furstenberg 征阳性。另外需要与鼻息肉以及其他良恶性肿物相鉴别。

【治疗】

应尽早手术以减少并发症。延迟干预可能导致感染和鼻部畸形。鼻部胶质瘤的手术治疗需要由耳鼻咽喉头颈外科、神经外科和整形外科组成的多学科团队完成。手

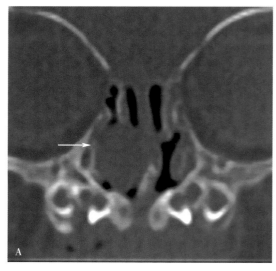
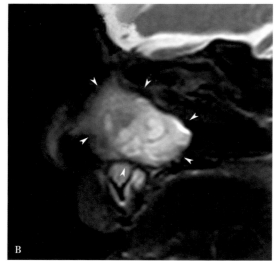
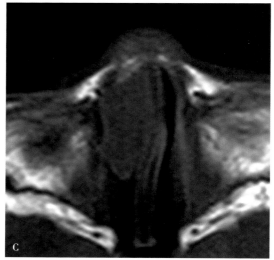

图 3-5-6-1 鼻部神经胶质异位的影像学表现

A. 冠状位 CT 可见肿物（白箭所指）位于右侧中鼻道及总鼻道,边缘光滑,将下鼻甲向外推挤;B. 矢状位 MRI,T$_2$WI 见肿物（箭头所围）呈高信号,密度不均匀,与颅内无沟通;C. 水平位 MRI,T$_1$WI 见肿物呈低信号,有包膜,光滑,将鼻中隔推挤向对侧

（首都医科大学附属北京儿童医院供图）

术入路的选择需要综合考虑以下多方面的因素:肿瘤的位置、大小、相关的软骨和骨畸形和术者的经验。手术的目的有三:完全切除肿物、探查延伸至颅底的柄部、良好的外观效果。手术入路应该充分考虑美容,既能充分暴露肿物又能探查与颅底延续的柄部。对于鼻外型胶质瘤需行外部切口。可以选择如下入路:鼻侧切开、外部鼻成形、经眉间颅下、双冠入路和中线鼻入路。有 10%~25% 的鼻部胶质瘤有纤维束柄穿过鼻骨并延伸至颅底。对于这种病例需要行鼻部骨切开以充分暴露,必要时需行额部开颅术。鼻内型胶质瘤适合内镜经鼻内入路切除。

【随访和预后】

鼻部胶质瘤的手术复发率为 4%~10%。应延长随访实践。

（刘剑锋　陶泽璋）

参考文献

1. KENNARD CD, RASMUSSEN JE.Congenital midline nasal masses：diagnosis and management.J Dermatol Surg Oncol.1990,16（11）:1025-1036.

2. VAN WYHE RD, CHAMATA ES, HOLLIER LH.Midline Craniofacial Masses in Children. Semin Plast Surg.2016,30（4）:176-180.

3. WILSON M, SNYDERMAN C.Endoscopic Management of Developmental Anomalies of the Skull Base.J Neurol Surg B Skull Base.2018,79（1）:13-20.

4. FLINT PW, HAUGHEY BH, LUND VJ, et al.Cummings Otolaryngology head and neck surgery.5th ed.New York：Mosby,2010.

第六章
鼻炎和鼻窦炎

第一节　鼻炎

一、概述

鼻炎(rhinitis)即鼻腔炎性疾病,是病毒、细菌、变应原、各种理化因子以及某些全身性疾病引起的鼻腔黏膜的炎症。鼻炎的主要病理改变是鼻腔黏膜充血、肿胀、渗出、增生、萎缩或坏死等。

【分类】

鼻炎按起病病程可分为急性鼻炎和慢性鼻炎。

【病因】

1. **病毒感染**　病毒感染是其首要病因,或在病毒感染的基础上继发细菌感染。已知有 100 多种病毒可引起本病,最常见的是鼻病毒,其次是流感和副流感病毒、腺病毒、冠状病毒、柯萨奇病毒及黏液和副黏液病毒等。病毒传播方式主要是经过呼吸道吸入,其次是通过被污染体或食物进入机体。

对于包括鼻病毒感染在内的大多数急性鼻炎,最主要的病毒传播方式是,接触染有病毒的人或物之后再接触自己的鼻黏膜,形成自体接种。

2. **遗传因素**　有变态反应家族史者易患此病。患者家庭人员多有哮喘、荨麻疹或药物过敏史。以往称此患者为特应性个体,其体内产生 IgE 抗体的能力高于正常人。

3. **鼻黏膜易感性**　易感性的产生源于抗原物质的经常刺激,但其易感程度则视鼻黏膜组织中肥大细胞、嗜碱性粒细胞的数量和释放化学介质的能力。现已证实,变应性鼻炎患者鼻黏膜中上述细胞数量不仅高于正常人,且有较强释放化学介质的能力。

4. **变态反应**　刺激机体产生 IgE 抗体的抗原物质称为变应原。该变应原物质再次进入鼻黏膜,便与相应的 IgE 结合而引起变态反应。引起本病的变应原按其进入人体的方式分为吸入性和食物性两大类:

(1)吸入性变应原

1)花粉:那些花粉量大、植被面积广、变应原性强,并借助风来传播的花粉最有可能成为变应原。由于植被品种的差异,不同地区具有变应原性的花粉也不同。

2)真菌:在自然界分布极广,主要存在于土壤和腐败的有机物中,其菌丝和孢子皆具有变应原性,以孢子较强。

3)尘螨:属节肢动物门蜘蛛纲,成虫大小一般为 300~500μm,主要寄生于居室内各个角落,其中以床褥、枕头、沙发垫等处的灰尘中最多,螨的排泄物、卵、脱屑和其碎解的肢体,皆可成为变应原。

4)动物皮屑:动物皮屑是最强的变应原之一,对易感个体,若长期与有关动物接触,则可被致敏,激发出鼻部症状。

5)室内尘土也是引起常年性鼻炎的常见变应原。

(2)食入性变应原:指由消化道进入人体而引起鼻部症状的变应原物质。其作用于鼻黏膜的方式十分复杂,至今仍不甚清楚。牛奶、蛋类、鱼虾、肉类、水果,甚至某种蔬菜都可成为变应原。

【症状】

1. **鼻塞** 鼻塞特点为间歇性:在白天、天热、劳动或运动时鼻塞减轻,而夜间、静坐或寒冷时鼻塞加重;鼻塞的另一特点为可呈交替性:如侧卧时,居下侧之鼻腔阻塞,上侧鼻腔通气良好。由于鼻塞,间或有嗅觉减退、头痛、头昏、说话呈闭塞性鼻音等症状。

2. **鼻涕** 常为黏液性或黏脓性,偶成脓性。脓性多于继发性感染后出现。

3. **嗅觉下降** 多为两种原因所致:一为鼻黏膜肿胀、鼻塞,气流不能进入嗅觉区域;二为嗅区黏膜受慢性炎症长期刺激,嗅觉功能减退或消失。

4. **头痛、头昏** 慢性鼻窦炎多表现为头沉重感。

5. **全身表现** 多数人还有头痛、食欲缺乏、易疲倦、记忆力减退及失眠等。

二、急性鼻炎

急性鼻炎(acute rhinitis)是一种急性自限性上呼吸道病毒感染,症状轻重不一,包括打喷嚏、鼻充血、流涕、咽痛、咳嗽、低热、头痛和不适。急性鼻炎的症状可由多种病毒引起。学龄前儿童感冒的其他常见病因包括呼吸道合胞病毒(respiratory syncytial virus,RSV)、流感病毒、副流感病毒和腺病毒。

【症状】

急性鼻炎病毒的潜伏期是 24~72 小时。6 岁以下儿童平均每年感冒 6~8 次,症状一般持续 2 周。较年长的儿童和成人平均每年感冒 2~4 次,症状一般持续 5~7 日。

急性鼻炎的症状因人而异,部分原因在于年龄差异,还有部分原因在于感染的病毒不同,不过不同病毒引起的表现多种多样,且有一些共同表现,不同程度的打喷嚏、鼻充血和流涕、咽喉痛、咳嗽、低热、头痛以及不适。

【诊断】

急性鼻炎是根据以下病史和体格检查做出的临床诊断:与感冒患者的接触史、鼻充血、流涕、咽痛、发热(幼儿多见)、颈前淋巴结肿大,以及鼻黏膜和口咽发红。当儿童出现以下情况时应考虑其他诊断:39℃以上的发热、急性病容、有口腔黏膜病变、喘鸣、肺部查体发现局灶性体征、咯血,或有慢性呼吸系统疾病的特征,如生长迟滞、杵状指、胸腔过度膨胀、胸廓畸形和特应症。实验室检查并不能辅助诊断。

急性鼻炎常与变应性鼻炎混淆,需要仔细鉴别。变应性鼻炎的典型症状主要是阵发性喷嚏、清水样鼻涕、鼻塞和鼻痒。喷嚏每次多于 3 个,甚至数十个,多在晨起或者夜晚或接触变应原后立刻发作。急性鼻炎虽然会打喷嚏,但次数并不多,急性鼻炎还会并发一些全身症状,如全身无力、肌肉酸痛等,而变应性鼻炎发作时通常不会出现以上全身症状。急性鼻炎症状通常是逐一出现,常以咽痛开始,接着打喷嚏,后来才流涕,且较不易引起眼睛及咽痒。典型的变应性鼻炎症状是一起出现,打喷嚏、流清涕、鼻子痒、鼻塞等等,避免过敏原后即可缓解。

【治疗】

急性鼻炎通常是一种轻度的病毒性疾病,具有自限性。通常选择鼻腔吸引;盐水滴鼻、喷鼻或冲洗;充分补液;冷雾加湿器等措施中的 1 种或多种作为一线治疗方案。

对于急性鼻炎最初几日中由发热引起的不适,使用对乙酰氨基酚(年龄 >3 月龄的儿童)或布洛芬(年龄 >6 月龄的儿童)进行治疗。使用退热药和镇痛药时,建议不要同时使用复方 OTC 药物,以避免使用多种含有相同成分(如对乙酰氨基酚)的药物引起药物过量。

抗生素对急性鼻炎无治疗作用。抗生素不会改变急性鼻炎的病程,也不能预防继发的并发症,但却有可能引起严重的不良反应,并促进细菌对抗生素的耐药性增强。抗生素只能用于明确诊断为继发细菌感染的患者,包括细菌性中耳炎、鼻窦炎和肺炎等。

【预防】

大多数的急性鼻炎患儿不需要暂时离开儿童看护机构或学校。在鼻病毒感染者的鼻分泌物中存在高滴度的鼻病毒。约一半的感染者的唾液中含有低滴度的鼻病毒。感染者的手上常染有病毒。鼻病毒在人体皮肤表面可存活长达 2 小时。其在物体表面可存活长达 1 日。应勤洗手,多通风,以预防呼吸道感染。

三、慢性鼻炎

慢性鼻炎(chronic rhinitis)慢性鼻炎是鼻黏膜及黏膜下层的慢性炎症。其主要特点是炎症持续三个月以上或反复发作,迁延不愈,间歇期亦不能恢复正常,且无明确的致病微生物,伴有不同程度的鼻塞,分泌物增多,鼻黏膜肿胀或增厚等障碍。

【临床表现】

慢性鼻炎表现为长期间歇性或交替性鼻塞,导致头昏脑胀,严重影响睡眠、工作和学习。黏脓性鼻涕常倒流入咽腔,出现咳嗽、多痰。慢性鼻炎患者在无特定病因情况下随时间推移而出现喷嚏、鼻溢、鼻充血和鼻后滴漏的各种组合表现。其发病机制尚未充分明确。慢性鼻炎的诊断基于特征性的病史特点、体格检查发现和缺乏对致敏原过敏的证据。它是一种排除性诊断,但它可能与其他类型的鼻炎共存。

【治疗】

对于有轻度症状的慢性鼻炎患者,推荐使用鼻内糖皮质激素或鼻内抗组胺药;对于中到重度症状患者,可鼻内糖皮质激素与鼻内抗组胺药联合使用。推荐慢性鼻炎患者每日进行鼻腔冲洗或海水鼻喷雾剂喷鼻治疗。

其他治疗参见本章第二节"慢性鼻窦炎"。

四、药物性鼻炎

药物性鼻炎(medicamentous rhinitis)是指不恰当的鼻腔用药长期持续作用以及因治疗其他疾病而出现药物副作用的结果,也是一种慢性鼻炎。

1. 鼻减充血剂相关鼻炎 长期使用鼻减充血剂能够引起药物性鼻炎。多日规律使用减充血剂喷鼻停药后,会导致鼻充血反弹,这使得患者更频繁地用药来缓解鼻塞,并最终形成依赖。在药物性鼻炎患者中,体格检查常常发现鼻黏膜水肿、充血。

使用非处方鼻减充血剂时,需注意:限制最多使用 5 日、不超过推荐的使用频率,用药期间尽可能减少用药。也有证据表明,如果患者联合使用鼻减充血剂与鼻内用糖皮质激素,有可能会减少药物性鼻炎的发生。

2. **全身性药物相关鼻炎**　某些全身性用药也可通过局部炎症、神经源性效应或未知的机制引起鼻炎症状。主诉症状通常为鼻充血,无其他鼻部症状。这些药物包括:α-受体阻滞剂,如可乐定、甲基多巴、胍法辛、哌唑嗪、多沙唑嗪和酚妥拉明;其他降压药,如血管紧张素转化酶抑制剂(angiotensin converting enzyme inhibitor,ACEI)、β-受体阻滞剂(口服和眼用制剂)、钙通道阻滞剂、利血平、美卡拉明、阿米洛利、肼屈嗪、氯噻嗪和氢氯噻嗪;部分抗抑郁药、苯二氮䓬类和抗癫痫药物,如氯氮䓬-阿米替林、氯丙嗪、利培酮、硫利达嗪和加巴喷丁;阿司匹林加重性呼吸系统疾病患者间歇性使用非甾体类抗炎药(nonsteroidal antiinflammatory drugs,NSAIDs)等。

五、变应性鼻炎

参见本篇第七章"变应性鼻炎"。

六、与鼻炎症状相关的全身性疾病

与鼻炎症状相关的全身性疾病包括:肉芽肿性病变(如 Wegener 肉芽肿)、结节病、中线肉芽肿、囊性纤维化、甲状腺功能减退症、纤毛不动综合征和免疫缺陷。然而,这些疾病大多数更常累及鼻和鼻窦,而不仅仅是累及鼻腔,并有其他器官系统症状。

(陈望燕)

参考文献

1. BARANIUK JN. Updated practice parameters for the diagnosis and management of rhinitis. Current Allergy & Asthma Reports, 2009, 9 (2): 97-98.
2. CHOW AW, BENNINGER MS, BROOK I, et al. IDSA clinical practice guideline for acute bacterial rhinosinusitis in children and adults. Clinical Infectious Diseases, 2012, 54 (8): e72.
3. RITTSCHOF CC, PATTANAIK S, JOHNSON L, et al. European Position Paper on Rhinosinusitis and Nasal Polyps 2012: Updates and highlights on diagnosis and treatment of rhinosinusitis. Medical Journal of Chinese Peoples Liberation Army, 2013, 38 (2): 87-93.

第二节　鼻窦炎

一、急性鼻窦炎

儿童急性鼻窦炎(pediatric acute rhinosinusitis,PARS)指鼻腔和鼻窦黏膜细菌感染后的急性炎症,鼻部症状持续 10 天以上,12 周内完全缓解。过去将急性鼻窦炎归为普通感冒,现在也将两者作了划分,其治疗方案是不同的:普通感冒多为自限性的,症状的持续时间应该小于 10 天；急性鼻窦炎多继发于上呼吸道感染，症状持续超过 10 天，但小于 12 周。

【流行病学特点】

PARS 是临床常见多发疾病，多为病毒性上呼吸道感染（viral upper respiratory infection,URI）或过敏性炎症的常见并发症。儿童时期上呼吸道感染高发，加之大气污染等因素的影响，PARS 在年幼儿童中高发，我国尚没有大样本的流行病学数据。根据美国和意大利的文献报道，5%~13% 儿童在上呼吸道感染后可诱发 PARS。

【病因学】

PARS 的发病机制迄今尚未完全明确，通常认为由病原微生物感染引起。同时还有学者认为变态反应及全身免疫因素也是可能的病因。

1. **感染因素** PARS 多继发于上呼吸道的病毒感染。最常见的致病病毒是鼻病毒和冠状病毒，其他病毒包括流感病毒、副流感病毒、腺病毒、呼吸道合胞病毒及肠病毒等。病毒介质不仅可以导致鼻窦黏膜肿胀，使其更容易遭受细菌感染，而且可以直接损伤黏膜纤毛上皮系统的功能。引发上呼吸道感染的致病菌都可以引起 PARS，大部分是条件致病菌。儿童 PPARS 最常见的致病菌是肺炎链球菌，其次是流感嗜血杆菌和卡他莫拉菌，这些细菌通常在健康儿童的鼻咽部都是存在的。

2. **解剖因素** 儿童鼻道窦口复合体相对狭窄，鼻窦黏膜相对肥厚，容易出现窦口的阻塞。以及其他的解剖发育异常，鼻中隔偏曲，泡状中鼻甲，鼻息肉，后鼻孔闭锁等。儿童期多存在腺样体肥大的因素，增生肥大的腺样体阻塞后鼻孔，导致鼻腔引流不畅，也是 PARS 常见的发病因素。

3. **变态反应** 鼻黏膜变应性炎症引起的黏膜肿胀、窦口阻塞，可继发鼻窦的感染。

4. **免疫因素** 儿童的免疫系统发育尚不完善，天然免疫系统和获得性免疫系统均在发育之中，容易产生上呼吸道感染，并且对于病原微生物的抵抗性较差，从而导致 PARS 的发生。

5. **鼻窦外伤和异物** 可以阻塞鼻道和窦口，影响鼻窦的通气引流。

6. **其他因素** 被动吸烟，邻近器官的感染（如腺样体或扁桃体炎症等），鼻窦气压伤，药物等都可以引起鼻窦黏膜肿胀，导致鼻窦感染。Kartagener 综合征、囊性纤维化、原发性纤毛运动障碍、免疫缺陷等先天性疾病也是引起 PARS 的原因之一。

【临床表现】

1. **症状**

（1）全身症状：年龄越小则全身症状越明显，可有畏寒、发热、食欲减退、周身不适、精神萎靡及嗜睡等症状。如继发于上呼吸道感染，则上述症状在前期基础上加重。部分儿童还可以出现咳嗽、呕吐、腹泻等消化道及呼吸道症状。

（2）局部症状

1）鼻塞：最常见的症状之一，主要因为鼻黏膜急性充血、肿胀，分泌物蓄积引起。年龄小的患儿有时不能准确表述这个现象，儿童鼻塞可表现为张口呼吸、气促或夜间睡眠打鼾等。

2）流涕：鼻分泌物多为黏性或者黏脓性，向前鼻孔流出。

3）咳嗽：主要是分泌物倒流，刺激下呼吸道引起。

4）颜面部疼痛或者头痛：症状由分泌物蓄积、细菌毒素、黏膜肿胀刺激压迫神经末梢引起。由于儿童鼻窦的发育特点,不同年龄段的儿童疼痛部位及规律存在差异。

5)其他伴随症状:嗅觉障碍、耳痛、听力下降、行为异常等。行为异常可表现为注意力不集中、易烦躁、易激惹等。

2. 体征 鼻甲黏膜充血肿胀、鼻腔及鼻道有黏(脓)性分泌物、并可见咽后壁黏(脓)性分泌物附着、鼻窦部位压痛和叩击痛等。有些儿童患者在鼻窦表面皮肤及软组织可出现红肿、局部压痛等。

伴随体征:腺样体和/或扁桃体增生肥大,部分患者表现为分泌性中耳炎的体征。

【辅助检查】

1. 鼻内镜检查 鼻内镜检查是诊断的重要手段,适用于任何年龄段的儿童。镜下可见下鼻甲黏膜充血与肿大,总鼻道、鼻底、后鼻孔及下鼻甲表面有黏性或脓性分泌物,多来源于中鼻道或嗅裂,部分患者可见腺样体增大。

2. 鼻窦 CT 扫描 CT 扫描显示窦口鼻道复合体或鼻窦黏膜病变。不建议常规进行鼻窦 CT 扫描,特别是低龄患儿(<6 岁),但有以下情况可考虑检查:①有颅内、眶内或软组织脓肿等并发症征象者;②足量抗菌药物按疗程治疗效果不佳者;③反复发作者;④怀疑鼻 - 鼻窦部有良性或恶性新生物。

3. 病原菌检测 诊断急性细菌性鼻窦炎的金标准是鼻窦穿刺液菌群浓度≥ 10 000U/mL,然而此微生物样本提取需作窦腔穿刺,临床缺乏可操作性,不列作儿童鼻窦炎的常规检查手段,但有下列情况需行细菌学检查:①病情严重,甚至出现中毒症状者;②抗菌药物治疗 48~72 小时仍无改善者;③有免疫缺陷者;④出现眶内或颅内并发症者。

4. 怀疑有中耳炎症状的患儿可以做相应的耳内镜及听力学检查。

【诊断】

PARS 的诊断有赖于病史,临床表现和体格检查。注意与其他常见的儿童期疾病,如上呼吸道感染和过敏性鼻炎等相鉴别。儿童多无法明确表述疾病特点,病史和症状受限于家长的观察和主观评估。年龄特别小的儿童可能无法耐受鼻内镜检查,临床医师需要根据病史或者影像学检查做出正确的诊断。

【治疗】

儿童 PARS 的治疗原则以保守治疗为主,积极消除致病因素,控制感染,促进鼻腔和鼻窦的通气引流,防止并发症的发生或者病变迁延成慢性鼻窦炎。

1. 抗菌药物 根据国内外指南、文献报道及临床实践经验,推荐选用口服阿莫西林克拉维酸,每日剂量(按阿莫西林计算)30~45mg/kg,每日 2 次,疗程至少 10~14 天。一线药物耐药者,可选用第 2 代或第 3 代头孢菌素。青霉素类药物过敏者可以选择大环内酯类抗生素,如克拉霉素、阿奇霉素等,阿奇霉素每次剂量 10mg/kg,每日 1 次,疗程为 3~5 天,疗程总剂量不超过 1 500mg。

有效和安全是选择抗菌药物的首要原则,鼻窦炎有使用抗菌药物指征者应以口服给药为主要途径,不推荐抗菌药物联合使用。高热、有中毒症状、合并眶内或局部软组织脓肿、呕吐造成药物摄入困难者等可选择静脉途径使用上述抗菌药物。

2. 鼻用糖皮质激素 鼻用糖皮质激素具有抗炎、消除水肿作用,特别是对于症状较严重的急性期鼻窦炎可缓解症状,鼻用糖皮质激素的应用以晨起喷药为好,疗程 2~4 周。

3. 鼻腔冲洗 使用生理盐水或 2.3% 高渗盐水冲洗鼻腔,可有效缓解鼻黏膜急性期水肿、刺激鼻黏膜纤毛活性、增加鼻腔分泌物清除速率,并可以缓解临床症状,提高患儿生活质量。根据不同年龄患儿的依从性,可以选择冲洗、滴注或雾化的方式,可以作为常规治疗方式。

4. 抗组胺药及白三烯受体拮抗剂　伴有变应性鼻炎者,可全身或鼻腔局部使用第2代抗组胺药物,以鼻用抗组胺药物为好,也可口服白三烯受体拮抗剂,疗程一般不少于2周。对于伴有哮喘的患者,首选口服白三烯受体拮抗剂。

5. 黏液促排剂　黏液促排剂可稀化呼吸道黏液并改善纤毛活性,推荐使用,疗程2~4周。

6. 鼻用减充血剂　对急性严重的鼻塞塞者,可适当间断、短时间(7天以内)使用低浓度鼻黏膜减充血剂,有利于改善鼻腔通气和引流,缓解症状。推荐使用低浓度麻黄碱(0.5%)滴鼻剂或盐酸羟甲唑啉鼻喷剂,禁止使用盐酸萘甲唑啉鼻喷剂。

7. 中医中药　中医中药治疗儿童鼻窦炎目前仍缺少高级别循证医学证据,可作为辅助治疗方法。

【并发症】

1. 咽部和扁桃体炎症　是由于鼻窦的炎性脓涕向后流入咽部所导致。

2. 下气道炎症　致病菌还可以引起气管炎和支气管炎,也可以诱发哮喘。部分抵抗力差的患儿还可以引起肺炎。

3. 眶内和颅内并发症　鼻窦感染直接弥散或者通过血行播散,导致眼眶和颅内感染性并发症,这与儿童的解剖学特征有关:窦壁薄,血管孔隙大,有多孔骨和未闭合的结构。眶并发症是最常见的,大约占其中的90%。3%的PARS可能会导致眶蜂窝织炎。

【护理要点】

1. 养成良好的饮食习惯,避免挑食、偏食,不要暴饮暴食,注意给患儿适当加强营养。

2. 养成良好的生活习惯,增强机体免疫力,避免上呼吸道感染。

3. 改善生活环境,保持空气流通和适宜的温湿度,避免吸入二手烟。

4. 勿抠鼻,勿用力擤鼻涕。感冒期间避免乘坐飞机。

二、慢性鼻窦炎

慢性鼻窦炎(chronic rhinosinusitis,CRS)是指鼻腔和鼻窦的慢性炎症,鼻部症状持续超过12周,症状未完全缓解,甚至加重。根据临床表现将其分为两类:慢性鼻窦炎(不伴鼻息肉)和慢性鼻窦炎(伴有鼻息肉)。

【流行病学特点】

CRS是儿童期常见的疾病,大约2.4%~7.5%的成人急性鼻窦炎会转变为CRS,但是儿童目前缺乏相应的数据。文献报道大约有2.7%~6.6%的儿童罹患CRS,但是我国目前没有相应的流行病学数据。

【病因学】

1. 解剖因素　目前认为与成人CRS类似,窦口鼻道复合体(ostiomeatal complex,OMC)异常,是引起儿童CRS的因素之一。它在新生儿期即可存在,但是发育尚未完善,相对狭窄。OMC的阻塞可以影响鼻窦的通气引流,继而引起鼻窦的炎症。其他儿童期常见的解剖变异有泡状中甲,上鼻甲、鼻丘气房以及Haller气房的过度气化。与成人相比,儿童的鼻中隔偏曲较少见。目前认为解剖学异常并非CRS的关键因素,感染、免疫及遗传等,可能发挥更重要的作用。

2. 感染因素 关于细菌感染在儿童 CRS 发病中的作用机制比较复杂。由于细菌浓度低,传统的细菌检测及培养方式很难获得一致性数据。Muntz 和 Lusk 报道了 105 例 CRS 患儿术中前筛区域的细菌培养结果,最常见的细菌种类是 α 溶血性链球菌和金黄色葡萄球菌,其次是肺炎链球菌,流感嗜血杆菌和卡他莫拉菌,6% 的标本中可以培养出厌氧菌。Brook 等也报道了在 CRS 患儿中厌氧菌的检出率是增加的。其中最多见的是厌氧的革兰氏阳性球菌,其次是拟杆菌和梭杆菌。Hsin 及其同事在 165 名患有 CRS 的儿童的上颌窦盥洗液中,发现分离出的细菌为:α- 溶血性链球菌(21%),流感嗜血杆菌(20%),肺炎链球菌(14%),凝固酶阴性葡萄球菌(13%),和金黄色葡萄球菌(9%),在 8% 的人中发现了厌氧菌。但是一些随机双盲对照研究表明,CRS 患者与正常对照组鼻腔鼻窦的细菌培养结果并没有显著差异,同时患者也多不具备急性细菌感染的症状和体征,所以目前研究多认为细菌感染与 CRS 可能并没有直接关系,而是参与了这种多因素导致的黏膜炎症过程。

真菌可能通过介导黏膜的免疫反应,从而导致 CRS 的发生。但是目前真菌在成人和儿童 CRS 发病机制中的作用均尚未明确。

病毒可以破坏上气道黏膜上皮屏障,可能发挥一定的作用。

3. 腺样体肥大或者鼻咽淋巴组织增生 儿童期往往存在腺样体肥大的情况,6~7 岁时最为显著,10 岁后逐渐萎缩,这种情况大多数是生理性的。但是在各种因素的刺激下,增生肥大的腺样体可以阻塞鼻腔鼻窦的通气引流,导致局部分泌物蓄积,引起儿童 CRS。同时研究还发现腺样体可以作为一个细菌的储存池,导致慢性炎症的反复发作。

4. 免疫功能不全 所有的儿童都有生理性的免疫功能发育不完善。比如在抗细菌感染中发挥重要作用的 IgG_2 和 IgG_4 直到 10 岁以后才会达到成人水平。婴幼儿和低龄儿童上呼吸道特异性分泌性 IgA 产生不足,容易产生上呼吸道感染,导致鼻黏膜肿胀。

5. 变态反应 可能与 IgE 介导的 I 型变态反应以及由嗜酸性粒细胞释放的各种细胞因子有关。参与的主要炎症物质有 IL-4、IL-5、IL-13、嗜酸性粒细胞阳离子蛋白(ECP)、嗜酸性粒细胞趋化因子(eotaxin)以及粒细胞巨噬细胞集落刺激因子(GM-CSF)等。但是目前变态反应在儿童 CRS 发病中的确切作用尚不明确。

6. 全身因素 Kartagener 综合征,囊性纤维化,原发性纤毛运动障碍,免疫缺陷等全身系统疾病也是引起 CRS 的原因。

【相关因素及研究进展】

1. 细菌生物膜 细菌生物膜是一种复杂的细菌聚合物,它外面包裹着具有保护性和黏附性的基质。它可以由一种或者多种不同的细菌组成,可以形成一个稳定的生态系统来介导免疫逃逸。细菌生物膜内部的细菌可以通过特定的信号系统来改变他们的遗传信息,使得他们获得对抗生素的耐药性。通过间断的释放出浮游菌,细菌生物膜还可以作为一个细菌的储存库。目前认为细菌生物膜在成人 CRS 中起了重要作用,以往的研究报道了儿童 CRS 患者腺样体表面广泛存在细菌生物膜,但是针对细菌生物膜在儿童 CRS 发病机制中的确切作用,目前还研究较少。

2. 胃食管反流 目前的研究表明胃食管反流(GERD)可能与儿童 CRS 有关。Phipps 等进行了 30 例 CRS 儿童的前瞻性研究,通过 24 小时 pH 监测发现 63% 的儿童患有胃食管反流。美国某儿童医院一项大样本的回顾性研究也发现,4.19% 的 CRS 的儿童合并有胃食管反流,而对照组仅有 1.35% 的儿童合并 GERD。但是需要更多的研究证据来支持 GERD 与儿童 CRS 的关系。

【临床表现】

1. 症状 主要症状包括鼻塞,黏性、脓性鼻涕,咳嗽,头痛,伴随症状包括嗅觉减退或丧失,听力下降,行为改变,口臭等。

值得注意的是儿童的症状与成人有区别,特别是年龄比较小的儿童,无法准确叙述自己的感受,而此时,应该重视家长或主要看护人的介绍。对于慢性鼻窦炎的患儿,70%~100% 有鼻塞和张口呼吸表现,71%~80% 有流涕表现,其次是咳嗽(50%~80%),约有 40%~68% 的患者并发耳部问题,如反复发作的慢性化脓性中耳炎。

(1)鼻塞:鼻塞为主要症状,患儿不会主诉鼻腔通气不好时,家长会发现患儿张口呼吸,或气粗,或夜间睡眠打鼾。

(2)流涕:儿童鼻窦炎患儿可以为脓涕,或为黏稠白色分泌物。如果分泌物积聚在鼻腔,或者在鼻腔,尤其是鼻腔前部结痂,可以表现为鼻塞。

(3)咳嗽:咳嗽是儿童鼻窦炎的一个临床症状,主要是分泌物倒流刺激下呼吸道引起,或因伴黏膜变态反应引起。

(4)听力下降:因鼻腔黏膜炎症累及咽鼓管咽口,或腺样体肥大阻塞咽鼓管口,导致中耳负压,鼓膜内陷,或引起分泌性中耳炎,导致听力下降。

(5)行为变化:包括儿童注意力下降,学习成绩下降,易烦躁,年龄较小儿童可以表现为易激惹等,是儿童鼻窦炎的体征之一。病史中,有时儿童可能仅仅表现为行为上的变化。

病情严重程度判定可按照视觉模拟量表(visual analogue scale,VAS),将病情分为(0~10 分):轻度 0~3,中度 >3~7,重度 >7~10(表 3-6-2-1)。

表 3-6-2-1　VAS 症状评分量表

症状	0 1 2 3 4 5 6 7 8 9 10 (很好)　　　　　(适中)　　　　(非常严重)
鼻塞	□分
流脓涕	□分
头痛	□分
面部疼痛	□分
发热	□分
嗅觉减退	□分
鼻痒、喷嚏	□分
耳痛、闷胀	□分
咳嗽	□分
睡眠张口呼吸、 睡眠打鼾	□分

2. 体征　主要包括两个主要方面的检查：

（1）全身检查：可无明显的阳性体征。

（2）专科检查：包括前鼻镜检查和鼻内镜检查，或采用纤维鼻咽喉镜进行检查。检查过程中，需要考虑儿童的耐受性或依从性，避免检查过程中，因患儿配合不好引发器械导致的鼻腔损伤。检查内容的主要关注点：①鼻腔黏膜状态是充血、肿胀或水肿，或黏膜干燥、出血等（图3-6-2-1）；②鼻腔分泌物定位，如分泌物的性状、位置和量，有助于判断鼻窦炎的严重程度或性质（图3-6-2-2）；③鼻腔新生物，如鼻腔是否有息肉或其他新生物，鼻腔后部是否伴有腺样体肿大；④咽部检查，如儿童扁桃体是否增生肥大，或伴有感染，以及咽后壁是否伴增生淋巴组织或有分泌物自鼻咽部倒流至口咽等；⑤耳部检查，如鼓膜是否完整或内陷，或有穿孔等。伴发分泌性中耳炎的患儿鼓膜可以呈内陷、橘黄色，有积液征（图3-6-2-3）。

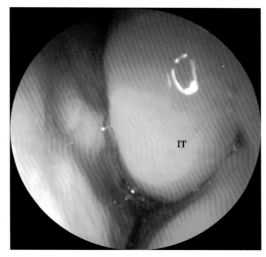

图3-6-2-1　慢性鼻窦炎伴过敏性
鼻炎鼻内镜检查表现

鼻黏膜水肿，鼻腔较多清水样分泌物。IT. 下鼻甲

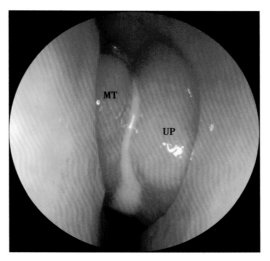

图3-6-2-2　慢性鼻窦炎鼻内镜检查表现

鼻黏膜水肿，鼻腔较多黏液样分泌物，中鼻道黏脓性分泌物。UP. 钩突　MT. 中鼻甲

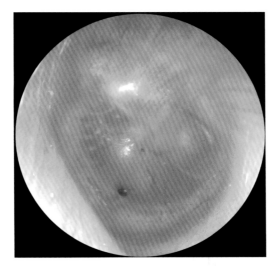

图3-6-2-3　慢性鼻窦炎急性发作并发左侧分泌性中耳炎耳内镜下表现

可见左侧鼓膜内陷，呈橘黄色，鼓室可见液平和气泡

【影像学检查】

X线检查不能够准确地定位鼻腔和鼻窦内病变的部位,尤其是比较重要而且精细的结构,如窦口鼻道复合体等部位,而且图像不够清晰,容易造成误诊,因此,临床上已经少用。

鼻窦CT检查在显示鼻腔和鼻窦的病变,明确是否存在黏膜炎症,或骨结构异常等(图3-6-2-4、图3-6-2-5)具有优势,但对于儿童CRS不作为常规,只有出现或可疑并发症,以及决定采用手术治疗时才进行鼻窦CT检查,并且可以根据CT检查对鼻窦炎病情严重程度进行分型(Lund-Mackey分级),用于定量慢性鼻窦炎患者病情。过多放射线对机体有损害作用,尤其是儿童慢性鼻窦炎患者,进行必要的CT检查时适当增加层厚,有选择地针对鼻窦重要区域进行扫描,可以减少辐射量。

临床上CT检查发现约60%的正常儿童存在鼻腔或鼻窦黏膜水肿的表现,因此,CT不能作为诊断慢性鼻窦炎的金标准。儿童CRS诊断主要结合病史、临床表现、专科检查和必要的辅助检查共同确定诊断。

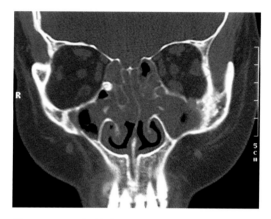

图3-6-2-4 慢性鼻窦炎伴鼻息肉的冠状位CT
表现(骨窗)
可见鼻中隔轻度左偏,鼻窦骨质轻度骨质增生,
右侧筛窦有小骨瘤

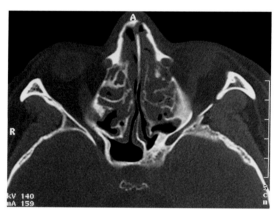

图3-6-2-5 慢性鼻窦炎的水平位CT表现(骨窗)
患者有鼻窦手术史,可见鼻窦骨质明显增生,鼻窦
充满软组织影,蝶窦部分含气,发育较小

Lund-Mackay评分用于对慢性鼻窦炎进行病情严重程度量化,更准确地明确病情。评分方法是通过CT检查对5组鼻窦的病情分别进行打分(0~2分):0分,正常;1分,部分浑浊;2分,完全浑浊;对窦口鼻道复合体进行单独打分(0分和2分):0分,无阻塞;2分,阻塞(表3-6-2-2)。

表3-6-2-2 慢性鼻窦炎Lund-Mackay评分量表

特征	侧别	基线	3个月	6个月	1年
息肉	左				
	右				
水肿	左				
	右				
鼻溢	左				
	右				

续表

特征	侧别	基线	3个月	6个月	1年
瘢痕	左				
	右				
结痂	左				
	右				
总分					

评分标准:①息肉:0= 无息肉,1= 息肉仅在中鼻道,2= 息肉超出中鼻道;②水肿:0= 无,1= 轻度,2= 严重;③鼻漏:0= 无,1= 清亮、稀薄鼻漏,2= 黏稠、脓性鼻漏;④瘢痕:0= 无,1= 轻,2= 重(仅用于手术疗效评定);⑤结痂:0= 无,1= 轻,2= 重(仅用于手术疗效评定);每侧 0~10 分,总分 0~20 分

【辅助检查】

1. **鼻通气功能检查** 通过检测患者鼻气道阻塞程度、具体狭窄的部位等,来判定病情的严重程度,常用的有鼻测压计和声反射鼻计:①鼻测压计:用于测定经鼻呼吸时气流在鼻腔的阻力大小。正常成人鼻阻力为196~294Pa,儿童参数目前参照成人。当鼻腔有阻塞性病变,如炎症、异物或者肿瘤等时,鼻阻力即会明显升高,而萎缩性鼻炎鼻阻力明显下降。②声反射鼻量计:可以定量鼻咽腔容积、鼻腔最小横断面积,从而对鼻咽腔部位的阻塞程度作出客观评估。正常鼻声反射测量曲线在鼻内孔、下鼻甲前缘有两处明显下降,之后便呈逐渐增高趋势。鼻腔段曲线显著升高见于萎缩性鼻炎或者鼻中隔穿孔等疾病;显著下降见于鼻腔阻塞性疾病。

2. **鼻腔自洁功能检查** 检测鼻黏膜纤毛传输功能,排除纤毛功能障碍。此检查可适用于大龄儿童。常用的方法是糖精试验:将直径为 0.5mm 的糖精颗粒置于下鼻甲上,让受检者每隔 15s 吞咽 1 次,当咽部感受到甜味时报告检查者记录受试时间,使用细卷棉子测量前鼻孔至咽后壁的距离,可以计算出糖精的移动速度。正常成人为 3.85~13.2mm/s,平均 7.82mm/s,儿童参数欠缺。

3. **嗅觉功能检查**

(1)嗅瓶实验:采用 5 种不同气味的溶液(蒜、醋、香精、乙醇和煤油),让受检者进行辨别。辨出 2 种以下者评价为嗅觉减退。

(2)嗅域检查:以多数人可以嗅到的最低嗅剂浓度为嗅觉单位,按 1~10 个单位配成不同浓度。按照 Druek 要求的 7 种类型的嗅剂,总共配成 70 瓶。检查患者对该 7 种嗅剂的最低辨别阈,标出嗅谱图。当患者对某一嗅剂出现感觉缺失,则在嗅谱图上标出一条黑色失嗅带。

(3)嗅觉诱发电位:使用气味剂或电泳脉冲刺激嗅黏膜,应用计算机叠加技术在头皮特定部位记录特异性嗅觉脑电位。该检查作为一项客观而灵敏的电生理指标,对嗅觉及其相关疾病的诊断具有重要的临床价值,有很大的临床应用前景。

4. **皮肤过敏原皮试和血清特异性 IgE 检测** 用于了解患者是否存在过敏体质,明确病因是否与过敏有关。

5. **听力学检查** 检测患儿的听力水平和声导抗,明确慢性鼻窦炎,包括可能伴发的腺样体肥大,是否累及中耳影响患儿的听力及中耳功能,间接了解患儿鼻咽部的炎症

情况,协助明确病因,进行合理治疗。

6. 免疫功能检测 10岁以下的儿童多免疫功能不够健全,对排除腺样体肥大、过敏、纤毛不动和结构异常等其他病因,经长期保守治疗效果不好的患儿,考虑存在免疫缺陷的可能,必要时可进行免疫功能检查,血清IgA、IgM、IgG,及IgG亚群,即$IgG_1 \sim IgG_4$亚型水平较低也可能导致儿童难治性鼻窦炎。

7. 细菌学检查 一般的慢性鼻窦炎不需要进行微生物学评估,该检验需要用于:①感染较为严重;②急性感染药物治疗48~72小时后未见好转;③免疫系统功能缺陷患儿;④出现眶内、颅内并发症。

【鉴别诊断】

1. 先天性疾病

(1)后鼻孔狭窄或单侧后鼻孔闭锁:临床表现为双侧或单侧鼻腔脓涕、鼻塞,多在婴幼儿时期就诊经纤维内镜检查发现。

(2)脑膜脑膨出:多为单侧,阻塞鼻腔引起鼻塞、脓涕,影像学检查对发现和鉴别该病非常重要。

(3)不动纤毛综合征:由呼吸道黏膜上皮的纤毛动力蛋白臂缺失导致的功能异常,可以是家族性,临床表现为鼻窦炎、内脏反位和支气管扩张,可伴有不育,确诊需要组织活检检查纤毛活动度和超微结构。

(4)Young综合征:一种常染色体隐性遗传病,男性梗阻性不育的一种原因,主要病理改变是双侧附睾头部增大或者呈囊性,附睾体中的黏稠液体中无精子。患者年幼时多有咳嗽、多痰、脓涕、鼻塞和头痛等呼吸道感染和鼻窦炎病史,成年后也间断发作,呼吸道黏膜组织学无异常。

2. 创伤

(1)鼻骨骨折:可以出现鼻窦炎的症状,多为青枝骨折,通过询问病史和专科检查加以明确。

(2)鼻腔异物:多表现为单侧带有恶臭的脓涕,易误诊为鼻窦炎,需要进行内镜详细检查加以鉴别。

3. 炎症

(1)腺样体肥大:临床表现为双侧鼻塞、黏脓鼻涕、睡眠张口呼吸和打鼾,或伴有听力下降、硬腭高拱及鸟嘴征等腺样体面容等,鼻内镜或纤维内镜检查可以确诊。

(2)上颌窦或蝶窦后鼻孔息肉:多单侧出现,表现为脓涕、鼻塞、咳嗽和头痛等,通过鼻内镜或者CT检查加以鉴别。

上述情况常伴发鼻窦炎,或为鼻窦炎之病因。

4. 肿瘤

(1)鼻咽纤维血管瘤:男性患儿多见,多单侧出现,鼻塞、脓涕症状,鼻内镜检查或CT检查可见鼻腔内红色、表面光滑、质韧或较硬新生物,多源于翼腭窝,增强CT可见新生物血供非常丰富,周围骨质,尤其是翼突根内侧受压变形或吸收。

(2)鼻咽畸胎瘤、横纹肌肉瘤和淋巴瘤等:临床表现可有鼻塞、脓涕,经鼻内镜或者CT检查可以发现新生物,或黏膜局部坏死性肉芽肿,可以加以鉴别。

【护理要点】

1.养成良好的饮食习惯,避免挑食、偏食,注意给患儿适当加强营养。

2. 养成良好的生活习惯,增强机体免疫力,避免上呼吸道感染。

3. 改善生活环境,保持空气流通和适宜的温湿度,避免吸入二手烟。

（周　兵　孙　炎）

参考文献

1. 中华耳鼻咽喉头颈外科杂志编委会鼻科组, 中华医学会耳鼻咽喉头颈外科学分会鼻科学组. 儿童慢性鼻窦炎诊断和治疗指南 (2012 年, 昆明). 中华耳鼻咽喉头颈外科杂志, 2013, 48 (2): 92-94.

2. CHANDRAN SK, HIGGINS TS. Chapter 5: Pediatric rhinosinusitis: definitions, diagnosis and management-an overview. Am J Rhinol Allergy. 2013, 27（Suppl 1）: S16-19.

3. AMERICAN ACADEMY OF PEDIATRICS. Subcommittee on Management of Sinusitis and Committee on Quality Improvement. Clinical practice guideline: management of sinusitis. Pediatrics. 2001 Sep; 108 (3): 798-808.

4. ESPOSITO S, PRINCIPI N, ITALIAN SOCIETY OF PEDIATRICS, et al. Guidelines for the diagnosis and treatment of acute and subacute rhinosinusitis in children. J Chemother. 2008 Apr; 20 (2): 147-57.

5. 孔维佳, 周梁. 耳鼻咽喉头颈外科学. 3 版. 北京: 人民卫生出版社, 2001.

6. AMERICAN ACADEMY OF PEDIATRICS. Clinical practice guideline for the diagnosis and management of acute bacterial sinusitis in children aged 1 to 18 ye PARS sinusitis. Pediatrics, 2013, 132: e262-e280.

7. 中国医师协会儿科医师分会儿童耳鼻咽喉专业委员会. 儿童急性感染性鼻窦炎诊疗——临床实践指南 (2014 年). 中国实用儿科杂志, 2015, 30 (7): 512-514.

8. PEARLMAN AN, CONLEY DB. Review of current guidelines related to the diagnosis and treatment of rhinosinusitis. Current Opinion in Otolaryngology & Head Neck Surg, 2008, 16: 226-230.

9. FOKKENS WJ, LUND VJ, MULLOL J, et al. European position paper on rhinosinusitis and nasal polyps 2012. Rhinol Suppl, 2012, 23: 1-298.

10. CHOW AW, BENNINGER MS, BROOK I, et al. IDSA clinical practice guideline for acute bacterial rhinosinusitis in children and adults. Clin Infect Dis, 2012, 54: 72-112.

11. 中华耳鼻咽喉头颈外科杂志编委会鼻科组, 中华医学会耳鼻咽喉头颈外科学分会鼻科学组. 儿童慢性鼻窦炎诊断和治疗指南 (2012 年, 昆明). 中华耳鼻咽喉头颈外科杂志, 2013, 48 (2): 92-94.

12. SILVIU-DAN F. Pediatric chronic rhinosinusitis. Pediatr Ann. 2014, 43 (8): e201-209.

13. HAMILOS DL. Pediatric chronic rhinosinusitis. Am J Rhinol Allergy. 2015; 29 (6): 414-420.

14. KALOGJERA L. Evolution of guidelines for pediatric rhinosinusitis. Int J Pediatr Otorhinolaryngol. 2013, 77 (9): 1383-1384.

第三节　鼻息肉

一、鼻腔息肉

鼻腔息肉 (nasal polyp) 是鼻、鼻窦黏膜慢性炎症性疾病,以极度水肿的鼻黏膜在中鼻道形成息肉为临床特征。公元前 2000 年,埃及文献中第一次报道鼻腔息肉。

【流行病学特点】

鼻腔息肉发病率占总人口的 1%~4%,但在支气管哮喘、阿司匹林耐受不良、变应性真菌性鼻窦炎及囊性纤维化患者中,发病率可在 15% 以上。其中,50% 阿司匹林耐受不良病人伴有鼻腔息肉。鼻腔息肉发病多在 40~60 岁成年人,男性多于女性。儿童鼻腔息肉发病率低,发病率占总人口 0.1%~0.216%。

【病因学】

儿童鼻腔息肉的病因、发病机制、临床表现及治疗与成人有相同之处,亦存在差别。大部分儿童鼻腔息肉的发生由于炎症引起。其中,三分之一的儿童鼻息肉为上颌窦后鼻孔息肉,三分之一为囊性纤维化继发的黏液潴留等感染性因素引起,三分之一为病因不明。儿童鼻腔息肉病因及发病机制不清,相关疾病包括几种。

1. **遗传** 研究儿童鼻腔息肉患者染色体组型结果显示有多发染色体数量异常,而成人患者多同时有染色体数量和结构的异常,提示儿童鼻腔息肉可能代表鼻腔息肉的一个特殊亚群,它的特点就是只有染色体数量改变。染色体组型的差异也反映了儿童鼻腔息肉和成人鼻腔息肉具有不同的病理生理机制。此外,某些原发性鼻腔息肉患儿有鼻腔息肉家族史,也提示和遗传有关。

2. **慢性炎症** 慢性鼻窦炎是儿童常见疾病,它的病理生理学基础是阻塞,尤其是窦口鼻道的阻塞,儿童窦口鼻道复合体相对狭窄,黏膜相对肥厚,一旦出现各种诱发因素容易出现阻塞。加之儿童鼻咽部淋巴组织增生、腺样体肥大等,容易导致鼻腔后部阻塞和引流障碍,从而导致炎症的发生,但儿童慢性鼻窦炎伴发鼻腔息肉不常见。

3. **先天性异常**

(1)囊性纤维化(cystic fibrosis):囊性纤维化是常染色体退行性变疾病,发病原因是囊性纤维化跨膜调节基因突变,上皮细胞表面离子转运调节异常导致外分泌腺功能异常,引起黏膜表面黏液分泌物稠厚,局部防御机制减弱导致黏膜慢性炎症形成。研究显示,囊性纤维化患者 74%~100% 患慢性鼻窦炎症,6%~44% 患鼻腔息肉。儿童囊性纤维化患者首先表现为慢性鼻窦炎伴鼻息肉。息肉形成的原因不清,有研究显示息肉发生率和突变基因型没有相关性,也有研究发现某些特定基因变化的息肉发生率高。

(2)不动纤毛综合征(immobile cilia syndrome)及 Kartagener 综合征:先天异常导致黏液纤毛运动障碍从而导致鼻窦和中鼻道反复感染引起黏膜肿胀息肉形成。

(3)Dubowitz 综合征:很少见,是一种常染色体退行性变,特征是子宫发育迟缓,身材矮小,小头畸形,明显面部畸形以及精神运动发育迟缓,可以伴发鼻腔息肉。

4. **过敏性疾病**

(1)过敏性真菌性鼻窦炎(allergic fungal sinusitis):由 IgE 介导的鼻、鼻窦黏膜对真菌抗原的一种过敏性炎症反应,属于非侵袭性真菌性鼻窦炎的一种。诊断标准其中一条即出现鼻腔息肉。儿童鼻腔息肉患者多有特应性特质,多伴发过敏性真菌性鼻窦炎。确切诊断需要组织病理学检查,表现为鼻窦黏膜嗜酸性粒细胞浸润、过敏性黏液以及黏液真菌涂片阳性但不侵入黏膜。

(2)哮喘及过敏性鼻炎:变态反应在鼻腔息肉形成过程中的作用仍存争议,研究发现鼻黏膜局部发生 IgE 介导的变态反应,释放大量组胺、白三烯和炎性细胞趋化因子,造成局部血管扩张、渗出增加、组织水肿、嗜酸性粒细胞浸润,容易引起息肉的形成。研究显示鼻腔息肉患儿多同时伴发哮喘。

(3)阿司匹林耐受不良:原因不明的呼吸道高反应性疾病,表现为服用阿司匹林等非甾体抗炎药后诱发鼻炎、哮喘发作,数年后可出现鼻腔息肉。

5. **免疫异常** 儿童免疫系统发育不成熟,可以导致复发或慢性感染。

（1）高免疫球蛋白 E 综合征：是一种原发性免疫缺陷性疾病,特征是复发性葡萄球菌脓肿,复发性囊肿形成型肺炎以及血清 IgE 水平高于 2 000IU/mL。患儿患此综合征可以出现鼻腔息肉。

（2）IgG 亚群免疫缺陷及 IgA 免疫缺陷：多与难治性鼻窦炎和复发性鼻腔息肉相关。

6. 解剖异常　引起中鼻道引流障碍的解剖异常,如鼻中隔偏曲、中鼻甲反张等,可导致局部黏膜炎症从而息肉发生,也有研究显示两者相关性不大。

【病理学】

鼻腔息肉组织学分 3 型。

1. 嗜酸粒细胞性息肉　也称过敏性息肉,最常见。特征是呼吸上皮间质水肿,杯状细胞增生,大量嗜酸性粒细胞浸润,基底膜增厚,轻度透明样变,分隔上皮和间质。儿童鼻腔息肉中嗜酸性粒细胞息肉所占比例和成人(成人嗜酸性粒细胞息肉占所有息肉的 80%~90%)不同,可能的原因是上呼吸道感染,囊性纤维化以及 Kartagener 综合征等导致鼻黏膜慢性炎症,这种情况在儿童更常见,由此推测儿童息肉可能只是其他疾病的一个症状。

2. 炎症性息肉　也称纤维炎症型息肉,其特征是无间质水肿和杯状细胞增生。上皮通常表现为鳞状上皮或立方上皮化生。浸润炎症细胞以淋巴细胞为主,间有嗜酸性粒细胞。间质含有大量成纤维细胞。大多数纤维炎症息肉中,浆液黏液腺体有轻度增生。这种类型约占 10%。

3. 息肉伴间质异型性　很少见,间质细胞呈星形伴有细胞核过度染色,也可能呈现更加不规则形状。

【临床表现】

1. 症状

（1）鼻腔息肉多发生于双侧,单侧少见。主要症状为随着息肉增大而逐渐加重的持续性鼻塞。因息肉上少有血管分布,故血管收缩剂滴鼻无明显效果。严重者呈阻塞性鼻音,睡眠时打鼾。息肉蒂长者可感觉到鼻腔内有物体随呼吸上下移动。

（2）常伴有嗅觉障碍。

（3）鼻腔分泌物增多,可为浆液性、黏液性,伴发感染可为脓性。

（4）如伴发变态反应性炎症时可有喷嚏、清涕等。

（5）鼻塞所致张口呼吸可继发慢性咽炎。息肉阻塞咽鼓管可引起耳闷、听力下降甚至分泌性中耳炎。若鼻窦受累,可有头晕及面部胀痛。鼻分泌物倒流可以引起反复咳嗽,甚至气管和肺部炎症。

（6）巨大息肉可以导致外鼻变形,鼻梁增宽扁平,两侧鼻背隆起形成“蛙形鼻”。长期张口呼吸可以导致面骨发育障碍,产生“腺样体面容”,表现为上颌骨变长,硬腭高拱,牙列不齐,上切牙外露,唇厚等。

（7）少数生长快、体积巨大息肉可挤压破坏周围组织造成眼肌麻痹、眼球凸出等。

2. 体征　前鼻镜和鼻内镜检查可发现一个或多个圆形、表面光滑、质软、可移动、灰白或淡红色荔枝状半透明肿物,触之柔软,不易出血,根蒂多在中鼻道,多发息肉根基较广(图 3-6-3-1)。息肉小者需用血管收缩剂收缩鼻甲或用鼻内镜才能发现。息肉向前可发展至前鼻孔,因前端长期受空气、尘埃的刺激而呈淡红色。息肉向后发展可至鼻咽部。鼻腔内可见浆液性或黏稠脓性分泌物。

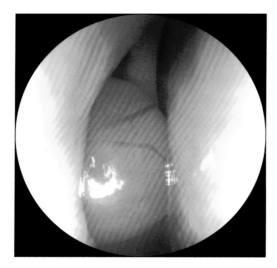

图 3-6-3-1　鼻腔息肉 0° 鼻内镜下表现
中鼻道鼻息肉,息肉表面血管纹清晰,半透明

【辅助检查】

儿童鼻腔息肉患者多伴有其他基础疾病,因此辅助检查不仅要针对鼻腔息肉,还要关注基础疾病。

1. **影像学检查**　鼻窦 CT 扫描可清晰反映鼻部解剖变异、软组织情况和周边骨质情况,但是不作为儿童鼻腔息肉的常规检查,只用于手术患者。

2. **免疫球蛋白检测**　儿童鼻腔息肉患者常伴有免疫功能异常,尤其是体液免疫,常表现为 IgG 亚群的缺失。

3. **汗液检查**　儿童鼻腔息肉患者多数同时患有囊性纤维化,表现为汗液中氯、钠含量升高,可达正常的 3~4 倍。

4. **过敏相关检查**　儿童鼻腔息肉患者多伴有过敏性真菌性鼻窦炎或哮喘。皮肤点刺实验、血清 IgE 检查等可有阳性发现。

5. **基因检查**　可发现多发基因数量异常或阳性家族史。

【诊断】

儿童鼻腔息肉的诊断多根据临床表现,包括鼻塞、流涕、呼吸不畅、嗅觉障碍以及其他相关疾病。检查可见鼻腔尤其是中鼻道和筛区单发或多发圆形、表面光滑、灰白或淡红荔枝样肿物。鼻窦 CT 可以显示病变的部位和范围以及相应鼻窦受累情况,但是不作为常规诊断工具,多用于手术前评估。

【鉴别诊断】

根据患儿的症状、体征及检查诊断并不困难,但应注意与以下疾病相鉴别。

1. **鼻内翻性乳头状瘤**　好发于中老年男性,极少见于儿童。多表现为鼻塞、涕中带血或流血涕,病变好发于鼻腔外侧壁尤其是中鼻道,易累及上颌窦和筛窦。检查可见肿瘤外形如乳头状,表面粗糙不平,色灰白或淡红,触之质脆,易出血。确诊有赖于病理检查。

2. **鼻咽纤维血管瘤**　好发于青春期男性。主要表现为进行性加重的鼻塞和反复鼻出血。肿瘤原发于鼻咽部,基底广,不能活动,粉红色,触之较硬,易出血,局部呈侵袭性生长。影像学和病理学有助于诊断。

3. **脑膜脑膨出**　多发于新生儿或幼儿。鼻塞不明显,病史长且进展缓慢。肿块多位于鼻腔顶部、嗅裂或鼻中隔的后上部。肿物单发、无蒂,粉红色,表面光滑,触之柔软有弹性,可有搏动感。可伴有脑脊液漏或脑膜炎。影像学有助于诊断。切忌贸然活检,以免造成脑脊液鼻漏和颅内感染。

【治疗】

治疗原则是局部或全身药物治疗、手术治疗切除息肉等,治疗重点是解除鼻塞,预防复发。因儿童鼻腔息肉与多种基础疾病相关,所以要注意相关因素的治疗。

1. **基础疾病的治疗** 治疗如变应性真菌性鼻窦炎、免疫功能异常、慢性鼻窦炎等。

2. **药物** 儿童鼻腔息肉主要采取的药物治疗,包括:

(1)激素:鼻喷激素或口服激素均可减轻水肿,缩小息肉体积,控制局部炎症。但口服激素对儿童生长发育的影响仍存争议。以局部应用为主。

(2)抗生素:可以控制炎症以及并发或继发的感染。

(3)减充血剂:用于严重鼻塞患儿,选择儿童用盐酸羟甲唑啉,但不宜长期使用,原则上连续使用不超过 7 天。

(4)抗组胺药物:多用于有过敏性体质患儿,尤其是伴发过敏性鼻炎、哮喘或过敏性真菌性鼻窦炎者。

(5)黏液促排剂:可以稀释黏液,促进排出。

3. **手术** 对于药物治疗失败,体积较大或多发的阻塞性息肉,或有慢性持续性鼻窦感染及症状例如鼻塞、慢性流涕、张口呼吸等的患儿需要手术治疗。术式以单纯息肉切除术为首要选择,注意保护周围的黏膜,不要过多开放鼻窦。

4. **免疫调节治疗** 适用于有免疫功能异常或有缺陷的患儿。

5. **基因治疗** 原发性鼻腔息肉或基因检查有异常患儿可以采取基因治疗。基因治疗的效果尚有待进一步探讨,因为包括鼻腔息肉在内的疾病都是多基因性的。

（周 兵 黄振校）

二、上颌窦后鼻孔息肉

上颌窦后鼻孔息肉是(antrochoanal polyps,ACP)起源于上颌窦,并突入后鼻孔的一种特殊类型息肉。1753 年,Palfyn 首先在文献中报道上颌窦后鼻孔息肉。1906 年,Killian 在文献中对上颌窦后鼻孔息肉疾病进行详细描述。鼻塞和流鼻涕为其主要的临床症状。

【流行病学特点】

多见于儿童和青少年,男性较女性多见。上颌窦后鼻孔息肉通常单侧发病,双侧发病少见。

【病因学】

上颌窦后鼻孔息肉的病因学及发病机制不清,和感染以及过敏关系密切,囊性纤维化是儿童患者的危险因素。有研究发现,65% 上颌窦后鼻孔息肉病人合并有慢性鼻窦炎,70% 病人合并有过敏性鼻炎。

【病理学】

大体观可见上颌窦后鼻孔息肉由上颌窦内囊肿和突入鼻腔和后鼻孔的息肉组成。显微镜下,按组织病理学特点上颌窦后鼻孔息肉主要分成四型:

1. **水肿型** 嗜酸性或过敏性息肉是最常见的类型。息肉组织由水肿的结缔组织和腺体组成,伴有嗜酸性粒细胞浸润和杯状细胞增生,缺乏囊肿。

2. 导管型 息肉组织由腺体和囊肿组成。

3. 纤维型 息肉组织含有大量成纤维细胞和胶原蛋白,伴有淋巴细胞的浸润。

4. 息肉伴间质异型性 较少见,间质细胞呈星形伴有细胞核过度染色,但缺乏有丝分裂。

【临床表现】

1. 症状 鼻塞和流涕为上颌窦后鼻孔息肉最常见的症状,往往表现为单侧。此外,可有嗅觉减障碍、张口呼吸、打鼾等症状。

2. 体征 前鼻镜或鼻内镜检查可以一个息肉样新生物(图 3-6-3-2),大的息肉可以延伸至鼻咽部或后鼻孔,可以通过鼻咽镜或张口发现(图 3-6-3-3)。

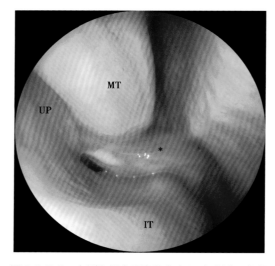

图 3-6-3-2 右侧上颌窦后鼻孔息肉 0° 鼻内镜下表现
鼻息肉(*)的蒂从中鼻道半月裂出,脱垂至后鼻孔。
IT. 下鼻甲 UP. 钩突 MT. 中鼻甲

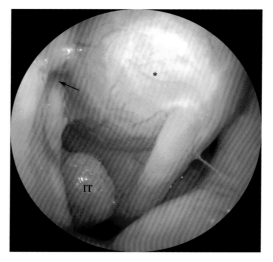

图 3-6-3-3 后鼻孔息肉 70° 鼻内镜所见
可见鼻息肉(*)自中鼻道经后鼻孔脱垂到
鼻咽部。IT. 下鼻甲,箭头示咽鼓管咽口

【辅助检查】

1. CT 检查 发现上颌窦软组织影,肿物从上颌窦自然口或副口延伸至鼻咽部或口咽部,不伴有周围骨质破坏(图 3-6-3-4)。

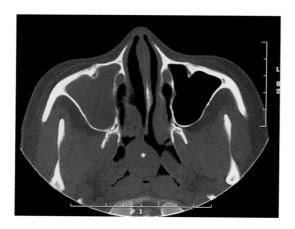

图 3-6-3-4 上颌窦后鼻孔息肉水平位鼻窦 CT 表现(骨窗)
可见右侧上颌窦软组织影,鼻腔可见密度均匀光滑软组织肿块,* 为垂至后鼻孔的息肉

2. MRI 检查 发现上颌窦后鼻孔息肉表现为 T_1 加权像低信号，T_2 加权像高信号。

【诊断】

鼻内镜、CT 和 MRI 是诊断鼻息肉主要的手段。

【鉴别诊断】

同鼻腔息肉。

【治疗】

上颌窦后鼻孔息肉的主要治疗手段为手术切除。手术方式与鼻腔息肉有所不同，单纯息肉切除术，具有较高的复发率，故不推荐单纯性息肉切除术治疗上颌窦后鼻孔息肉。鼻内镜手术，适当扩大开放上颌窦自然口，使用 30° 或 70° 鼻内镜，结合使用动力系统，完整切除上颌窦后鼻孔息肉的根蒂处及周围黏膜，有效减少息肉复发。

(周 兵)

参考文献

1. Cotton RT, Myer Ⅲ CM. Practical Pediatric Otolaryngology. New York: Lippincott-Raven, 1998.

2. Önerci and B. J. Ferguson (eds.). Nasal Polyposis. Heidelberg: Springer-Verlag Berlin, 2010.

3. Larsen K, Tos M. The estimated incidence of symptomatic nasal polyps. Acta Otolaryngol, 2002, 122 (2): 179-182.

4. Kennedy DW, Hwang PH, Stammberger HR. Rhinology: diseases of the nose, sinuses, and skull base. Thieme, 2012.

5. Maldonado M, Martínez A, Alobid I, et al. The antrochoanal polyp. Rhinology, 2004. 42 (4): 178.

第四节 鼻窦炎的药物治疗

鼻窦炎是儿童常见、多发呼吸道疾病，影响患儿生活质量，同时带来经济负担，越来越受到重视，从病因、病理、症状等各方面来说，儿童鼻窦炎与成人相比具有不同的特点，因此治疗也有所不同。

一、治疗依据

目前对儿童鼻窦炎的病因学认识在不断深入，儿童鼻窦炎的发生是包括外界环境因素及宿主因素在内的多因素共同参与导致的疾病，其中环境因素（如细菌、细菌生物膜、超抗原、真菌等），宿主因素（如过敏、局部解剖异常、免疫功能异常等）。有多种致病因素，其中包括鼻窦及周围组织器官感染、窦口鼻道复合体阻塞、黏膜纤毛结构和功能障碍、免疫功能紊乱、全身因素及遗传等。感染与变态反应造成的黏膜水肿是鼻窦炎的主要原因，黏膜水肿可以导致狭窄的窦口和引流通道迅速受阻，局部组织缺氧，纤毛活动减弱，为病原菌定殖提供了基本环境，导致了黏膜炎症的恶性循环。儿童的窦口和漏斗较小，相对较轻的水肿即可造成显著阻塞，再则儿童免疫系统不成熟，这些因素均可导致频繁的感染。在诸多因素相互影响相互作用下，造成儿童鼻窦炎的恶性循环并慢性迁延，从而给根治疾病造成较大困难。因此，只有针对这些致病因素进行综合治疗，才可以有效地治疗儿童鼻窦炎。

儿童鼻窦炎的治疗策略是以药物治疗为主。治疗儿童急性鼻窦炎,主要目的是迅速消灭鼻腔、鼻窦中的细菌,预防迁延成慢性鼻窦炎及并发症发生。慢性鼻窦炎药物治疗的目标是控制感染、改善通气和恢复鼻 - 鼻窦生理功能,抗感染、抗水肿为治疗儿童鼻窦炎的关键环节,还包括抗过敏、促进黏液纤毛传输以及改变机体免疫缺陷等方面。儿童鼻腔和鼻窦黏膜对炎症的反应程度比成人明显,对适当的药物治疗反应迅速,药物治疗常收到良好的效果。

二、常用治疗药物

局部类固醇激素具有显著的抗炎、抗水肿作用,无论急性还是慢性鼻窦炎,都是一线治疗药物。抗菌药物发挥抗感染作用,小剂量、长疗程大环内酯类抗生素由于其抗炎作用在慢性鼻窦炎的治疗中值得推荐。其他治疗方法(如抗组胺药、黏液促排剂、鼻腔冲洗、抗胃食管反流和中药治疗等)目前也为大多数医师接受和推荐,儿童人群使用,需注意用法用量及用药安全。

1. **抗生素** 在感染因素中,细菌感染是首要因素。我国儿童鼻窦炎致病菌流行病学调查与抗生素耐药性的研究表明,肺炎链球菌、流感嗜血杆菌、金黄色葡萄球菌、凝固酶阴性葡萄球菌、厌氧菌、卡他莫拉菌是儿童鼻窦炎的主要致病菌。目前,引发鼻窦炎的细菌中耐药菌越来越多。最近的研究显示,在美国约 25% 的肺炎链球菌对青霉素产生耐药性,同样,对大环内酯类和磺胺类药物的耐药性也很普遍。因此选择对耐药菌起抗菌作用的抗生素进行治疗至关重要。

急性鼻窦炎和复发性急性鼻窦炎一般使用 2 周,或者在脓性引流消退后继续用药 1 周。对于一些曾多次用抗生素治疗仍持续有症状的慢性鼻窦炎患者,最好在停用抗生素 1 周后借助鼻内镜取样作细菌培养和药敏试验有助于抗生素的选用。

(1)β- 内酰胺类:对于儿童急性鼻窦炎,阿莫西林 - 克拉维酸钾是目前最好的既能用于流感嗜血杆菌也能用于肺炎链球菌的抗生素,头孢类首选二代,这两类抗生素在临床使用最广泛,其次为大环内酯类药物。"美国感染性疾病学会儿童和成人急性细菌性鼻及鼻窦炎临床指南"推荐阿莫西林或阿莫西林 - 克拉维酸与其他药物联合应用,克拉维酸可以覆盖对阿莫西林耐药的流感嗜血杆菌和卡他莫拉菌。并指出对于非 I 型青霉素过敏或青霉素不敏感的肺炎链球菌发病率高的地区的儿童,第 3 代头孢类抗生素和克林霉素联合使用可作为二线治疗药物。

对于慢性鼻窦炎,除非鼻分泌物呈脓性,一般不使用抗菌药物治疗。由于耐药菌株增多,且多为产 β- 内酰胺酶菌株,因此应选择对 β- 内酰胺酶稳定的药物治疗,必要时还应根据细菌培养及药敏试验结果,选用合适抗生素,必要时亦需应用抗厌氧菌药物。

(2)大环内酯类:近年来有较多临床和动物实验证实,大环内酯类抗生素治疗慢性鼻窦炎和鼻息肉是有效的,如症状减轻、黏液传输速率得到改善、鼻分泌物减少、影像学检查得到改善等。长期、低剂量大环内酯类抗生素,在手术治疗效果不理想或不能以糖皮质激素治愈的慢性鼻窦炎有较好的疗效,在不同研究中其有效率为 60%~80%。其作用机制目前普遍认为多与抗菌作用关系不大而与其抗感染作用有关。大环内酯类药物的抗炎作用已经被认识多年,其机制包括两个方面:直接作用于重要的炎性细胞因子和炎性物质,减少一系列炎症细胞因子和炎性物质的释放、活化和表达,由此抑制炎性病变的发生和发展;破坏和抑制细菌生物膜的生成。持续性脓性分泌物而细菌培养阴性、无变态反应和局部类固醇疗效差的患者通常对大环内酯类药物的治疗反应较好。具有抗感染性的仅限于十四元环的大环内酯类如红霉素、罗红霉素、克拉霉素等和十五元环的大环内酯类如阿奇霉素。

罗红霉素和克拉霉素是第二代大环内酯类抗生素,具有良好的药代动力学特性、半衰期延长、服用量减少和不良反应小等特点。儿童用量采用常规抗生素剂量的 1/2,罗红霉素 2.5~5mg/(kg·d),克拉霉素 10~15mg/(kg·d),疗程需要持续 12 周以上。大多数治疗策略为用药 3~6 个月后停药,观察病情变化。部分患者停止治疗后,症状改善仍可持续较长时间,而部分患者病情可在停药 1 个月后复发。如果病情复发可重新开始治疗;如患者的首次治疗反应较好,复发后重新治疗同样有效。

罗红霉素、克拉霉素和阿奇霉素的药物不良反应均以消化道反应多见。罗红霉素药物副反应发生率相对较低,大多为消化道反应;克拉霉素药物副反应发生率相对较高,主要是消化道反应,少见过敏性反应。另外,克拉霉素和阿奇霉素具有组织蓄积作用,因此长期应用该类药物,应重视其对肝功能和中枢神经系统的不良反应,尤其是听神经功能的损害。对于 12 岁以下的儿童用药应该慎重。目前所采用的该类药物的剂量不能完全排除抑菌效应,因此长期口服应用可能造成消化道菌群的失调。配合使用调节消化道菌群的制剂是必要的。

2. 糖皮质激素

(1)鼻用糖皮质激素:鼻 - 鼻窦黏膜变应性和免疫异常是慢性鼻窦炎发生和发展的另一重要因素。鉴于局部糖皮质激素强大的抗炎、抗水肿作用及在炎症各个阶段都发挥效应,已成为鼻腔和鼻窦黏膜炎症的第一线药物,局部糖皮质激素联合抗生素同时使用,可缩短病程和延长第二次发作周期。有学者报道标准治疗剂量的鼻用皮质类固醇激素对儿童骨密度无明显影响。并且有学者通过全面系统收集全世界有关鼻腔局部应用皮质类固醇药物的安全性随机对照试验进行评价后认为,儿童鼻腔局部长期应用类固醇是安全的,与安慰剂比较无统计差异。

鼻用糖皮质激素的使用方法为儿童每日 1 次,每个鼻孔各 1 喷,以早晨用药为宜,某些患者需每日 2 次,每鼻孔各 1 喷,每日最大剂量为每鼻孔不超过 2 喷,应采用能够使症状得到有效控制的最小剂量。急性鼻窦炎治疗时间 2~4 周,症状控制后继续用药 2 周。对慢性鼻窦炎的治疗建议使用 8~12 周,症状完全控制后进行临床评估,可继续使用 2~4 周。局部糖皮质激素治疗无法缓解症状的可能原因是由于依从性差、使用不当、药物不能充分到达病变部位(鼻甲肥大、息肉、感染、结痂),对此类患者应给予具体的咨询和指导。

鼻用糖皮质激素在临床研究中报道的局部不良反应包括鼻出血、咽炎、鼻灼热感及鼻部刺激感。鼻出血一般具有自限性,同时程度较轻。少见有速发或迟发的过敏性反应,包括荨麻疹、皮疹、皮炎、血管性神经水肿和瘙痒。极少数患者在鼻腔内给予类固醇后出现黏膜溃疡和鼻中隔穿孔。对于长期使用局部糖皮质激素的患者应定期检查鼻腔,给患者示范正确的喷雾技巧减少鼻中隔穿孔等并发症。

(2)雾化吸入糖皮质激素:由于某些患者鼻喷雾剂药物不能充分到达病变部位,对于鼻腔鼻窦黏膜急性炎症或较重水肿的患者可以采用雾化吸入方法。雾化吸入型糖皮质激素,具有高亲脂性、适当的水溶性和对局部受体高亲和力的特点,使其在气道局部的抗炎作用强而持久,同时其全身作用极低。吸入后能迅速为黏膜所吸收,减轻鼻腔黏膜水肿、渗出,有利于鼻腔通气和引流。

(3)全身糖皮质激素:儿童不推荐常规使用全身糖皮质激素治疗。对于严重、复发性鼻息肉,合并严重哮喘、变应性鼻炎或阿司匹林不耐受的患儿可以短期口服糖皮质激素。

长期口服糖皮质激素可引起多种不良反应如糖耐量下降、骨质疏松症、血压升高、白内障、免疫抑制,尤其是儿童可造成生长发育迟缓,所以全身给予糖皮质激素治疗时应慎重,需注意全身使用激素的禁忌证,密切观察用药过程中可能发生的不良反应,并应密切随访。

推荐使用半衰期较短的糖皮质激素,如泼尼松、泼尼松龙或甲基泼尼松龙等。可采用每天清晨顿服给药的方式,以减少外源性激素对脑 - 垂体 - 肾上腺轴的抑制作用。常用泼尼松(或泼尼松龙),推荐剂量为 0.5mg/(kg·d),早晨空腹顿服,每日 1 次,疗程 5~10天,最长 14 天。

3. 黏液促排剂　鼻黏液纤毛消除功能对保证鼻窦引流和排除鼻腔异物有明显作用,在鼻炎、鼻窦炎发病中有重要意义,慢性鼻窦炎一个最重要的病理改变是纤毛运动功能的损害。该类药物罕见胃部不适或者过敏反应,使用安全,一般使用时间 4 周以上。

4. 其他药物治疗

(1)减充血剂:减充血剂是 α- 肾上腺素能受体激动剂,可对鼻甲中的容量血管产生收缩作用,通过减少鼻黏膜中的血流而缓解鼻塞症状。由于其对鼻黏膜形态与功能的损伤,导致药物性鼻炎,目前对局部减充血剂的使用已经进行了限制。不推荐使用,急性期鼻塞严重者可以短时间(7 天以内)低浓度使用,以利于通气和引流,以低浓度麻黄碱(0.5%)或盐酸羟甲唑啉为主,应杜绝使用萘甲唑啉。

(2)抗组胺药:抗组胺药是治疗变应性鼻炎的一线药物,对伴有变态反应者可全身和 /或局部使用抗组胺药。临床常用的口服 H_1 受体拮抗剂大致分为三代:第一代也称传统抗组胺药如氯苯那敏、苯海拉明等,中枢镇静作用显著,现在已很少应用。临床常用第二代也称非镇静抗组胺药。鼻用抗组胺药在国外的应用历史已有 10 余年,通常起效快速(15~30min 内),鼻用剂型的疗效一般略好于口服剂型。有 Meta 分析研究显示:鼻用抗组胺药在缓解鼻部症状方面不及鼻用皮质类固醇,两者在缓解眼部症状方面无显著差异。

(3)白三烯受体拮抗剂:由于白三烯可导致支气管强烈收缩,在哮喘的发病机制中起重要作用,因此,抗白三烯治疗在哮喘治疗中的地位非常重要,可有效地缓解哮喘症状,并发挥抗炎作用。有研究表明,白三烯 D_4 可能导致鼻黏膜血管扩张,可能是导致变应性鼻炎患者出现鼻塞症状的原因之一。抗白三烯治疗对鼻窦炎患者的主要意义是改善鼻腔通气状况,且有抗炎作用。

白三烯受体拮抗剂可减轻哮喘症状、改善肺功能、减少哮喘的恶化。作为联合治疗中的一种药物,本品可减少中 - 重度哮喘患者每天吸入糖皮质激素的剂量,并可提高吸入糖皮质激素治疗的临床疗效。适用于慢性鼻窦炎合并哮喘及变应性鼻炎的患儿的治疗。

(4)抗胃食管反流药物:有研究认为胃食管反流也是复发性上呼吸道感染和慢性鼻

窦炎的一个可能原因。文献报道,有学者对 28 例儿童慢性鼻窦炎的药物治疗计划中加入抗反流治疗,其中 25 名免于手术。因此对于伴随有胃食管反流的患儿采用抗反流治疗有助于儿童慢性鼻窦炎的治疗,临床需要结合实践情况,不可一概而论。

药物治疗主要是用抑酸剂和促动力剂。抑酸剂中质子泵抑制剂最为常用,其中奥美拉唑在国内外有长期的临床安全使用经验,在儿科可作为首选。国外可用到 3mg/(kg·d),国内建议 1mg/(kg·d),最大不要超过 2mg/(kg·d)。组胺受体阻滞剂的使用要注意年龄。促动力剂可供儿科选择的主要有多潘立酮,儿童用量一日 3~4 次,每次 0.3mg/kg。

5. **鼻腔冲洗** 使用生理盐水或 2.3% 的高渗盐水,进行鼻腔雾化、滴注或冲洗,具有机械的清除作用,去除腔黏膜表面的病原微生物以及产生的各类化学物质,从疾病的起源上阻断疾病发生和发展。此外鼻腔冲洗还可以降低胶体层的黏液,稀化黏液,增加纤毛的摆动频率,加快黏液层向鼻咽部的移动,提高黏膜纤毛摆动功能,减轻黏膜水肿。

在过去的几年里涌现出各种不同的鼻腔冲洗设备,从简单的鼻腔冲洗液灌洗到正压式鼻腔冲洗,各种不同的冲洗设备冲洗效果也会有所不同。有学者对鼻腔灌洗、鼻腔喷洗和鼻腔雾化式冲洗三种不同方法对鼻腔的冲洗效果进行评价,他们发现鼻腔灌洗法在冲洗液弥散度上要优于其他两种方法。但鼻腔灌洗这种方法,冲洗水流大,会有呛水的感觉,在儿童中应用会有一定的难度。

雾化式鼻腔冲洗器,采用雾化脉冲式原理,将冲洗液雾化成柔和的小水珠并以脉冲的形式冲入鼻腔。这种鼻腔冲洗方法将药液雾化为小颗粒,弥散范围更广,冲洗药液更易扩散至鼻腔深部及裂隙,直接作用于鼻腔黏膜,起效迅速,药物利用度提高,水流轻柔、喷雾均匀、柔和、舒适,无局部刺激,儿童易于接受,依从性好,儿童在使用过程中感到舒服而能主动、规律地进行治疗。

鼻腔盐水冲洗液的浓度目前临床上有一些不同的观点,更多的观点支持高渗盐水的冲洗效果,但高渗盐水也会出现一些不良反应,如冲洗后鼻腔黏膜有干燥感等情况。

三、充分药物治疗方案选择和评估

所谓充分药物治疗是指以治愈为目的的药物治疗,其核心是联合药物和足够长时间的治疗,且在充分药物治疗之前不应作 CT 检查和手术干预。有资料显示 40% 的儿童急性鼻窦炎可以不治而愈,大多数慢性鼻窦炎对恰当的药物和保守治疗比较敏感而可以治愈。而且儿童慢性鼻窦炎在成年后可能有自然痊愈倾向,这在某些未经治疗的儿童慢性鼻窦炎、成人后 CT 图像显示正常得到依据。上述观点为儿童慢性鼻窦炎阶梯性治疗方案奠定了理论基础。

儿童慢性鼻窦炎的治疗方案首选为充分的联合药物治疗。联合使用各种旨在抑制慢性鼻 - 鼻窦疾病临床症状的药物:包括抗生素、局部类固醇激素,剂量和时间要足够,抗生素首选第 2、3 代头孢类药物和阿莫西林、克拉维酸钾,局部类固醇激素至少 2 个月以上。局部类固醇激素对缩短病程、延长再次发作时间的效果是肯定的。对严重的鼻塞者,可适当间断使用低浓度鼻黏膜血管收缩剂。通过皮肤试验,可对变态反应作出诊断,并给予抗变态反应治疗。也可附加鼻腔冲洗、药物雾化吸入等治疗。抗胃食管反流的使用也应考虑在治疗计划之内。

药物治疗是否有效,需要进行系统的评估。由于儿童年龄特点,自我主观评估存在不确定性,应考虑儿童的理解和表达能力,根据患儿和监护人的意见,结合鼻部检查所见进行综合评估。近期疗效评估时间为 3 个月,远期疗效评估时间不少于 1 年。评估方法采用主观评估和客观评估,包括症状评分、鼻内镜检查和鼻窦 CT 扫描;还可以进行生活质量评估,考虑到儿童的理解和表达能力,需要综合考虑患儿和家长的意见进行评估。

经充分药物治疗后,症状无改善或改善不满意时,考虑药物治疗无效,方可采用辅助性手术的方法。

(周 兵 马晶影)

参考文献

1. 许庚,史剑波,文卫平,等.儿童 CRS 规范化诊断和治疗.中国耳鼻咽喉头颈外科,2005, 12: 407-410.
2. 中华耳鼻咽喉头颈外科杂志编辑委员会.儿童鼻窦炎诊断和治疗建议 (2012 年,昆明).中华耳鼻咽喉头颈外科杂志,2013, 48: 177-179.
3. CHOW AW, BENNINGER MS, BROOK I, et al. IDSA clinical practice guideline for acute bacterial rhinosinusitis in children and adults. Clin Infent Dis, 2012, 54: 72-112.
4. FOKKENS W, LUND V, MULLOL J, et al. European position paper on phinosinusitis and nasal polyps group. Rhinol Suppl, 2007, 20: 1-136.
5. SCADDING GK, DURHAM SR, MIRAKIAN R, et al. BSACI guidelines for the management of rhinosinusitis and nasal polyposis. Clin Exp Allergy, 2007, 38 (2): 260-275.
6. 张罗,周兵,韩德民,等.变应性鼻炎研究进展 (二):药物治疗.耳鼻咽喉头颈外科,2003, 10: 368-374.

第五节 儿童鼻窦炎的手术治疗与并发症

关于儿童慢性鼻窦炎的手术治疗,目前尽管已经有大量临床实践表明鼻内镜手术可以取得比较满意的临床疗效。一项 Meta 分析表明,鼻内镜手术已经成为临床治疗儿童鼻窦炎的首选手术方法,临床有效率 88.4%,严重并发症为 0.6%。但是,文献中对于儿童鼻窦炎是否需要内镜手术仍然存有疑问。首先是对儿童鼻窦炎的自然病程并未真正了解,因为临床已经观察到一些表现为比较严重的鼻窦炎的儿童,生长到青春期之后,其鼻窦炎有自愈倾向。其次是药物治疗的疗程或有效性,或治疗无效的评判标准尚未统一,对疾病的分类和发病机制的了解还有相当的距离。文献报告大多是回顾性研究,前瞻性疗效评价十分缺乏,因此,更长期的临床疗效有待进一步观察。即便如此,这并不影响关于儿童鼻窦炎是否采用手术治疗的判断,因为临床确实存在许多患有慢性鼻窦炎的儿童,有严重鼻窦炎症状,常规的药物治疗并未取得满意的效果,生活质量受到严重影响,特别是对儿童的学习能力及身心发育产生比较大的影响。由于鼻塞导致的呼吸道通气障碍,还可以引发其他的疾病,包括睡眠呼吸低通气障碍、听力下降及颌面部发育畸形等,在采用恰当的药物治疗后仍无法缓解的情况下,通过外科手段的干预,解除鼻腔鼻窦通气引流的阻塞状态,对缓解鼻窦炎症状,消除对相邻器官及全身其他系统的源头性影响,将会起非常重要的作用。

近年文献报告关注儿童难治性鼻窦炎,包括原发纤毛功能不良、囊性纤维化及原发免疫缺陷等导致的儿童鼻窦炎。目前认为这类患儿的鼻窦成为病原菌的聚集地,细菌定植多于下呼吸道,为继发下呼吸道感染的重要因素。Aanaes K 等(2013)报告手术开放鼻窦并结合系统药物治疗,清除病原菌,可以改善继发肺部感染,提高患儿生存质量,因此,内镜手术成为难治性或复杂儿童鼻窦炎的治疗措施和适应证之一。

一、术前评估

儿童鼻窦炎手术前的评估总体应该包括症状、体征和必要的实验室检查,再决定是否符合手术适应证,以及评估术后疗效时有重要作用。

1. **症状** 包括鼻塞、流涕、咳嗽等,在药物治疗以后缓解程度或是否加重;注意近期是否有呼吸道感染。根据鼻塞或听力下降,推测是否合并腺样体肥大。年龄较小患儿则注意行为变化。

2. **体征** 儿童鼻窦炎的体征主要依靠鼻腔内镜或前鼻镜检查。

(1)鼻腔检查:鼻腔黏膜充血或鼻甲肿胀,可以伴中鼻甲黏膜水肿,或息肉样变,鼻腔或中鼻道狭窄;鼻腔总鼻道和中鼻道有粘着分泌物或脓性分泌物(图3-6-5-1)。伴有腺样体肥大的儿童(图3-6-5-2),鼻腔黏膜有时呈淡紫色,分泌物常堆积在鼻腔后部。

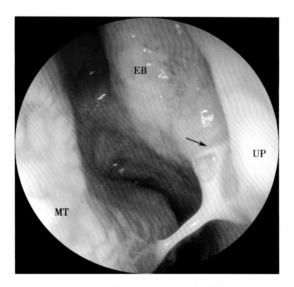

图 3-6-5-1 慢性鼻窦炎 0° 鼻内镜检查所见
可见中鼻道自半月裂流出脓性分泌物(箭头示半月裂)。MT. 中鼻甲 UP. 钩突 EB. 筛泡

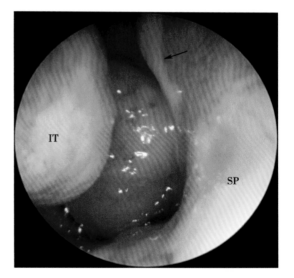

图 3-6-5-2 腺样体肥大 0° 鼻内镜检查所见
可见左侧鼻腔后部腺样体突入到鼻腔,腺样体内上方沿鼻中隔(SP)附着有脓性分泌物(箭头),源自上鼻道。IT. 下鼻甲

(2)鼻咽部检查:鼻内镜或鼻咽纤维喉镜检查鼻咽部,腺样体增生,部分或全部阻塞后鼻孔及咽鼓管咽口。腺样体表面可以覆有分泌物,黏白或脓性。

(3)耳部检查:鼓膜内陷、完整,或呈橘黄色,光锥消失。

(4)咽部检查:明确是否伴有扁桃体肥大。

3. **系统检查** 儿童鼻窦炎易患因素中,遗传是不可忽视的重要影响素。在系统检查中,注意有无反复咳嗽或复发呼吸道感染及是否有支气管扩张等病史及家族史。易患鼻窦炎的遗传疾病包括囊性纤维化、Kartagener 综合征等。

许多儿童鼻窦炎伴有变应性鼻炎,虽然尚无证据表明,鼻窦炎的发生与变态反应有必然的联系,但需要对是否存在变态反应做出评价。

4. **影像学检查** 影像学检查内容主要为鼻窦 CT 检查。鼻窦 CT 检查对辅助诊断和明确病变程度和范围有非常重要的指导作用,但儿童呼吸道黏膜的变化易受外界的影响,如果发生呼吸道感染,扫描中显示的鼻窦黏膜表现为明显的水肿,甚至提示严重的鼻窦炎,当经过药物治疗,呼吸道黏膜炎症缓解后,鼻窦黏膜水肿会较快恢复。所以,鼻窦 CT 扫描的时机非常重要,同时也强调,鼻窦 CT 扫描提示鼻窦炎,并不能决定有手术适应证。CT 扫描中应该关注的内容包括鼻窦黏膜病变的程度和范围、鼻腔鼻窦的解剖变异及鼻腔鼻窦的骨质变化,包括下鼻甲骨的增生与否等。在是否具有手术适应证方面,在关注 CT 扫描所显示的鼻窦病变程度,特别是鼻窦黏膜和骨的关系,更应该注重药物治疗反应程度,换言之,只有当不少于 12 周的药物治疗无效后,才考虑采用手术治疗的可能。

与鼻窦手术适应证相关的鼻窦 CT 扫描观察主要内容:

1. 鼻窦黏膜病变程度和范围(图 3-6-5-3)。

2. 黏膜病变的可能的性质,如黏膜潴留囊肿和息肉等(图 3-6-5-4)。

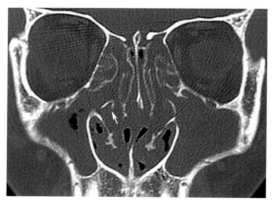

图 3-6-5-3 全组鼻窦炎冠状位 CT 扫描(骨窗)
可见筛窦轻度骨质增生,鼻窦充满软组织密度影,
含气少。箭头示钩突

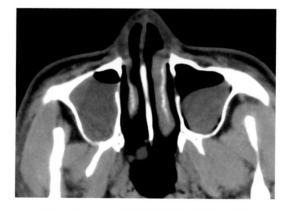

图 3-6-5-4 上颌窦黏膜潴留囊肿水平位
CT 表现(软组织窗)
可见双侧上颌窦起自前壁之类圆形均匀软组织密度影

3. 鼻窦引流通道通畅程度(图 3-6-5-5)。对鼻窦口通畅程度的影响包括黏膜和骨质。

4. 鼻腔鼻窦解剖变异,包括鼻中隔偏曲、气化中鼻甲或上鼻甲及眶下气房等(图 3-6-5-6、图 3-6-5-7)。

5. 鼻腔鼻窦骨结构的增生变化。包括鼻甲骨质和鼻窦壁骨质增生变化等。骨质增生明显,并伴黏膜病变者,通常提示病程长,疾病较为严重(图 3-6-5-8、图 3-6-5-9)。此时需要和鼻窦先天发育不良鉴别(图 3-6-5-10)。

6. **实验室检查** 变态反应因素调查,包括过敏原皮肤点刺实验,鼻腔分泌物涂片和血清特异性 IgE 检测,以及免疫球蛋白 IgG 亚群检测等。

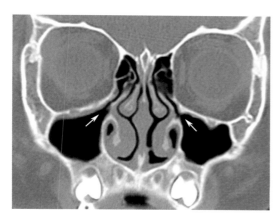

图 3-6-5-5　正常鼻窦冠状位 CT 表现（骨窗）

箭头显示上颌窦自然口，局部黏膜光滑，窦口通畅。
齿槽骨内有尚未萌出恒牙

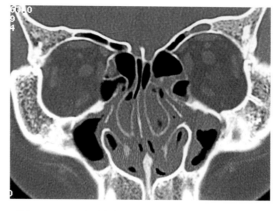

图 3-6-5-6　慢性鼻窦炎冠状位 CT 表现（骨窗）

可见双侧筛窦、上颌窦黏膜肥厚。双侧中鼻甲气化，
中鼻甲气房内为软组织密度影。鼻中隔轻度右侧偏曲

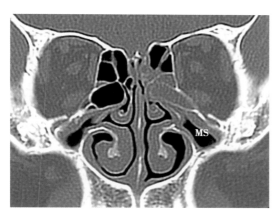

**图 3-6-5-7　上颌窦发育不良伴鼻窦炎冠
状位 CT 表现（骨窗）**

可见双侧筛窦、上颌窦黏膜肥厚。上颌窦（MS）
容量小，提示上颌窦发育不良

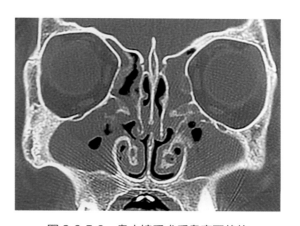

**图 3-6-5-8　鼻内镜手术后鼻窦冠状位
CT 表现（骨窗）**

可见筛窦呈手术后状态。残留筛房和钩突及
下鼻甲骨质增生

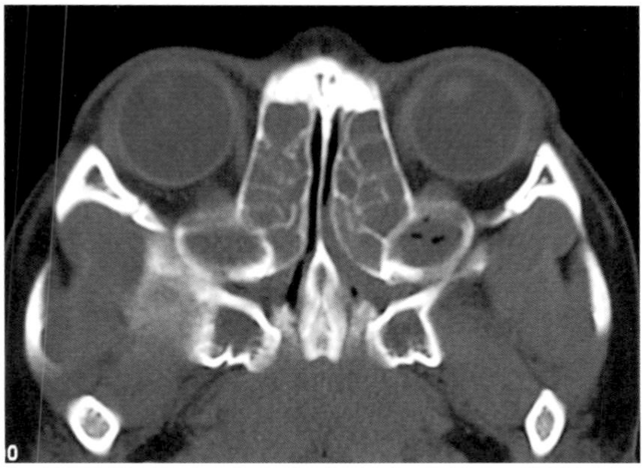

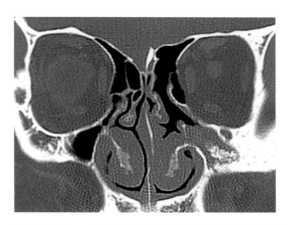

图 3-6-5-9　后鼻孔闭锁伴鼻窦炎水平位 CT 表现

3 岁幼儿，可见筛窦和上颌窦黏膜肥厚，几乎不含气

图 3-6-5-10　上颌窦发育不良冠状位 CT 表现（骨窗）

可见双侧上颌窦容量小，窦底明显高于鼻底。左侧上
颌窦软组织影，毗邻窦底边缘可见编织骨形成，为长
期慢性炎症结果，注意与真菌性鼻窦炎鉴别

二、手术适应证

儿童鼻窦炎手术适应证则是,经过恰当和实时的药物治疗(不少于 12 周)后症状不缓解,从考虑经鼻内镜手术治疗。针对儿童鼻窦炎的手术,并非仅限于鼻窦,在易患因素中已经阐述扁桃体和腺样体对鼻窦炎发病的影响,所以,儿童鼻窦炎的手术方式或内容也存在一个阶梯的选择,主要的类型见表 3-6-5-1。对伴有腺样体和 / 或扁桃体肥大的患儿,如果药物治疗不缓解,首先应该考虑扁桃体或腺样体切除,即阶梯选择的第一级。只有在第一级治疗无效后,无扁桃体及腺样体肥大,或合并比较严重鼻窦病变,才考虑采用第二或第三级手术方式。

三、手术方法

习惯于成人鼻内镜手术的医生,在给儿童实施手术时应记住儿童的鼻窦比较小,其深度和腔隙小,毗邻结构关系亦不同于成人。手术操作必须轻柔,组织处理仔细,以大幅度减少手术创伤,减少术后水肿,粘连和肉芽组织的形成,降低并发症,手术效果会更好。实施手术的同时,应随时参阅术前 CT 扫描。

表 3-6-5-1 儿童慢性鼻窦炎手术类型

分级	手术
第一级	腺样体切除(引发鼻塞、流涕、打鼾等症状)
	扁桃体切除
	上颌窦穿刺灌洗
	下鼻道上颌窦开窗术
第二级	中鼻道上颌窦开窗术
	前后筛窦开放
第三级	蝶窦开放
	额窦开放
	鼻中隔手术

1. **麻醉** 儿童鼻内镜手术采用全身麻醉。麻醉吸入剂的选择应由儿童麻醉医生决定,特别是吸入剂的类型会影响用于血管收缩的肾上腺素的聚集。

2. **血管收缩剂** 儿童鼻腔黏膜脆弱,可选择刺激性小的盐酸羟甲唑啉,同时选择棉片用于鼻腔黏膜表面麻醉。全身麻醉后,手术部位局部注射 1% 或 2% 利多卡因 + 1 : 100 000 肾上腺素。

3. **手术器械** 目前许多厂家都研制了用于儿童手术的细小手术器械,针对儿童手术可选择适当的器械。年龄较大儿童一般用普通器械可完成手术。几乎所有儿童在术中都用 0° 直径 4mm 硬性鼻内镜观察,甚至 14 月龄幼儿也可适用,极少数病例需要用 0° 直径 2.7mm 的内镜。

4. **操作方法** 儿童手术方法与成人基本相同。手术的目的是通过开放狭窄或阻塞的鼻窦开口,去除鼻窦病变,包括筛窦、额窦、上颌窦及蝶窦自然口的开放,重建鼻腔鼻窦通气引流通道。

手术中的注意事项:①手术范围:在去除病变的基础上,尽可能保留鼻腔鼻窦结构,明确为全部鼻窦炎,且药物治疗无效,如果决定手术开放鼻窦,通常不应只是前筛的处理,而应该开放所有受累鼻窦;如果仅仅处理前筛,手术后鼻腔黏膜肿胀、增生,包括骨质的增生,以及瘢痕闭锁等,常常继发更为严重的鼻窦炎症。②中鼻甲处理:肥大中鼻甲或泡性中鼻甲阻塞或遮蔽手术视野,可行中鼻甲部分切除术,以充分暴露手术视野和促进鼻窦的通气引流。对于儿童鼻窦炎手术中中鼻甲的处理,在某种程度上较成人要更为积极,因为手术后的儿童黏膜反应较成人敏感,其术后反应包括黏膜水肿和骨质增生,手术后本来就比较狭窄的中鼻道由于中鼻甲水肿和增生,极易发生手术后鼻腔粘连,导致手术失败,且在出现粘连后,又不可能像成人一样方便处理,所以,必要时行中鼻甲矫正,拓宽中鼻道,以及在手术后中鼻道放置硅胶管,中鼻道的塑性才比较稳定,保持足够宽敞引流通道,从而减少局部粘连发生的概率;③尽量避免下鼻道开窗,减少和避免对颌面或牙齿发育的不良影响;④减少手术操作的副损伤。儿童鼻腔狭小,操作过程中,切忌粗暴,以避免过黏膜副损伤,防止术后发生粘连;⑤鼻中隔偏曲必要时,可行局限性鼻中隔切除矫形手术,对年龄较小儿童,可用骨折的方法矫正鼻中隔。

手术结束时,在手术区域涂布抗生素 - 类固醇激素软骨,或选择浸有激素的可吸收填塞材料填塞。

四、术后处理和随访

手术后处理和随访与术中去除病灶对于鼻内镜手术的成功具有同等重要的作用。

1. 术后处理 术后患儿药物治疗的地位和手术一样重要。儿童鼻窦炎手术后术腔的变化比成人要迅速,水肿、增生或分泌物增多等,须依靠药物治疗,而非不断地局部处理。药物治疗的主要原则和术前一样。

(1)鼻用激素:手术后第二周开始应用,持续时间应该在 3~6 个月。

(2)抗生素:选择广谱抗生素,通常持续 2 周即可。

(3)鼻腔冲洗:选择等渗或高渗盐水清洗鼻腔非常重要,如果不超过 3% 的浓度,在一定程度上有减轻黏膜水肿和促进纤毛功能作用。

(4)黏液促排剂:手术后使用黏液促排挤有利于黏液纤毛清除系统功能的恢复,儿童可以选择口服如欧龙马滴剂等。

(5)减充血剂:减充血剂不能连续使用超过 7 天;术后短时间内应用可以有效缓解术后鼻塞,减少粘连。可以选择儿童用羟甲唑啉。

2. 随访处理方法和要点 鼻内镜手术最初的数周内,原则上应每周复查一次,间隔时间随恢复过程而逐渐延长。如果考虑鼻腔清洁处理,原则上应在全麻或镇痛局部麻醉下进行。在镜下清除凝血块、干痂、肉芽组织或粘连及检查上颌窦。鼻腔由放置的硅胶管通常可以放置 2~4 周后再取出。检查和处理结束时和手术结束时一样,需在术腔涂布抗生素 - 类固醇激素软膏。

五、手术结果和疗效

1. 疗效 文献报告有效率为 75%~90%,表明儿童鼻窦炎手术疗效已十分肯定。周兵等(2003 年)报告儿童鼻窦手术后随访疗效,其中,慢性鼻窦炎 89 例(147 侧),慢性鼻窦炎伴鼻息肉 86 例(142 侧),鼻窦黏液囊肿 13 例(16 侧)。治愈 132 例(70.2%),好转 43 例(22.9%),无效 13 例(6.9%)。术后头痛缓解率(175/188,93.1%),其次为鼻塞(160/188,85.1%),脓涕 60.1%(113/188)。11 例手术前后无变化,2 例症状较术前加重。术前 56 例嗅觉丧失者,术后 34 例(60.7%)改善或恢复。术后症状完全缓解 123/188 例(65.4%),部分缓解 52/188 例(27.7%),总有效率为 93.1%。8 例(4.3%)接受再手术。Kim HY 等(2005)对 97 例儿童鼻窦炎的鼻内镜手术的预后因素进行了分析。针对变态反应、腺样体及扁桃体增生、前期手术史、家庭吸烟环境、鼻息肉大小、术前 CT 扫描病变范围评分、血液嗜酸粒细胞及鼻黏膜嗜酸粒细胞浸润情况等,与预后相关性作分析。研究发现,在上述多种因素中,家庭中有人吸烟、鼻息肉大小及 CT 扫描病变评分等,是影响手术疗效的重要预后相关因素。经过长期随访观察发现,经过合理和恰当的药物治疗,许多儿童慢性鼻窦炎是可以治愈的。

2. 生活质量评估 儿童鼻窦炎内镜手术后除了相关症状的评估外,应与成人一样做生活质量评估(quality of life,QOL)。可以采用马晶影 2006 年报道的改良儿童鼻窦炎 QOL 评估量表。

六、鼻内镜手术并发症

儿童鼻窦炎鼻内镜手术并发症的发生类型和特点与成人并无明显差异,但就儿童来说,手术并发症最常见的手术后窦口闭锁和鼻腔粘连,这两个方面是儿童鼻窦手术失败或手术效果不好的重要原因。主要面临的问题包括:①鼻腔鼻窦的结构狭窄,术后黏膜水肿和骨质增生较成人明显;②术后鼻腔清洁处理较成人依从性差很多,由于清理不及时或不合理,常导致术腔阻塞,易出现继发感染或术腔瘢痕粘连、闭锁;③儿童天然免疫发育尚不全,抵御感染的能力不足,手术的机械损伤黏膜后,天然免疫防御系统也受到破坏,增加了感染的机会,导致术后黏膜炎症的迁延不愈。

儿童鼻窦手术并发症及相关处理主要关注以下几个方面。

(一)眼眶并发症

1. 眶纸板损伤 在眼眶并发症中,眶纸板损伤最多见,但并非出现眶纸板损伤就意味着发生了并发症。及时发现眶纸板损伤尤为重要,发现后可以立即终止操作,用明胶海绵保护,待手术结束后,局部填塞即可。如果眶脂肪疝出较多,不主张切除,可以考虑借助鼻中隔垂直板进行眶壁整复。如果在术中出血较多的情况下发现眶纸板损伤,则按眶内血肿的处理方法处理。

2. 眶内血肿 多发生在术中出血多,且有眶纸板损伤的时候,筛前动脉损伤后缩进眼眶导致的眶内血肿少见。遇见前一种情况,需要疏松填塞或不填塞,否则由于填塞过紧,血液可自眶壁渗入到眶内,导致积血或血肿。一旦发现眶内血肿发生,应立即行眶壁切开减压。

3. 眼肌损伤 内直肌损伤最为多见,近期文献报告多因动力系统使用不当导致,多由于术者对动力系统性能未充分了解和未遵守使用原则,加之不熟悉局部解剖。

4. 眶蜂窝织炎 该病少见。常为眼眶损伤后继发。因此,眼眶损伤后的预防感染十分重要,包括减少填塞和及时清理干痂,同时,预防性应用抗生素。

5. 视神经损伤 包括直接和间接损伤。由于眶内血肿、电凝刺激及血管收缩剂等导致视神经损伤,为间接损失,往往是可逆的;视神经被器械直接咬伤或断裂,则为不可逆视力丧失。

（二）颅内并发症

1. 脑脊液鼻漏 多见于筛顶,尤其是额隐窝和蝶筛交界处的颅底硬脑膜的损伤。关键在于及时发现,发现后,按照脑脊液鼻漏的修补方法,通常容易修补成功,尤其是新鲜创面。避免颅底损伤的关键是熟悉解剖和操作原则。

2. 颅内出血或颅内感染 此为继发颅底损伤,少见。

（三）出血并发症

1. 血管性出血 主要是筛前动脉和蝶腭动脉及其分支,后者更多见,常在中鼻道上颌窦开窗时引起。双击电凝可以即刻处理,轻者填塞可止。

2. 非血管性出血 临床要关注非血管性出血,与黏膜炎症和系统疾病等有关,因此,手术前要充分了解出凝血功能和抗炎治疗。缺乏充分的手术前治疗,常导致术中出血和手术困难,也是出现其他严重并发症重要原因之一。

（四）手术后并发症

主要为鼻腔粘连和窦口闭锁,是儿童鼻窦手术后面临的最棘手的问题之一,其中最常见的中鼻甲 - 鼻腔外侧壁及下鼻甲 - 鼻中隔的粘连。主要的预防和处理措施包括:

1. 积极处理中鼻甲 前述中鼻甲的手术后反应是黏膜水肿和骨质增生,使本来狭小的中鼻道极易发生粘连,加之处理不及时和难以充分。可以通过塑形中鼻甲,包括部分切除,可以拓宽中鼻道;

2. 选择适当填塞物 手术结束后,中鼻甲和鼻腔外侧壁做隔离或局部框架的塑形是必要的,可以选择硅胶管或膨胀海绵置于中鼻道入口,特别是硅胶管(图 3-6-5-11),可以放置 2~4 周,取出时,中鼻道多可已经固定。如果术后出现粘连,则在分离粘连后,放置膨胀海绵隔离 5~7 天,可以得到塑形中鼻道的作用。下鼻甲 - 鼻中隔粘连可以按照同样的原则处理。

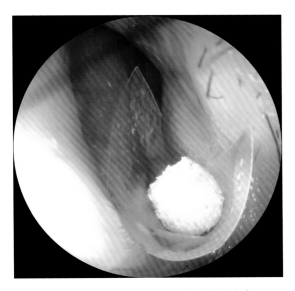

图 3-6-5-11 鼻内镜下鼻甲 - 鼻中隔粘连分离后
为防止再粘连,下鼻甲和鼻中隔间衬一层塑料薄膜后
用膨胀海绵隔离。膨胀海绵 3~5 天后取出

3. 窦口闭锁的处理 防止窦口闭锁的处理始于手术中,即倡导使用咬切钳开放窦口,避免黏膜撕脱,可以在最大程度上避免黏膜瘢痕增生。其次是根据病变特点,决定开放窦口的大小,如复发或伴骨质增生的情况,通常需要较大开窗口。

（五）全身并发症

儿童手术后的全身并发症极少报告。主要是感染中毒性休克、哮喘发作和恶性高热等。由麻醉导致的意外则更为少见。

儿童鼻窦炎手术后对额颌面部发育的影响始终受到关注。但许多研究已经表明儿童鼻窦开放手术不会对颌面发育产生影响。

（周 兵）

参考文献

1. 周兵, 韩德民, 黄谦, 等. 青少年鼻内窥镜鼻窦手术. 中华耳鼻咽喉科杂志, 1995, 30 (5): 267-269.
2. 周兵, 韩德民, 刘华超, 等. 儿童和少年慢性鼻窦炎鼻腔鼻窦解剖变异的 CT 扫描. 中华耳鼻咽喉科杂志 1998, 3 (6): 375-376.
3. 周兵, 韩德民, 黄谦, 等. 少年儿童鼻内镜手术远期疗效及相关临床因素探讨. 中华耳鼻咽喉科杂志, 2003, 38 (4): 367-369.
4. 马晶影, 周兵. 少年儿童慢性鼻窦炎患者生活质量量表的编制和检验. 中国耳鼻咽喉头颈外科, 2006, 13 (12): 821-826.
5. BESWICK DM, RAMADAN H, BAROODY FM, et al. Practice patterns in pediatric chronic rhinosinusitis: a survey of the American Rhinologic Society. Am J Rhinol Allergy. 2016, 30 (6): 418-423.
6. TASCA I, COMPADRETTI GC. Nasal growth after pediatric septoplasty at long-term follow-up. Am J Rjinol Allergy, 2011, 25 (1): 7-12.
7. BOTHWELL MR, PICCIRILLO JF, LUSK RP, et al. Long-term outcome of facial growth after functional endoscopic sinus surgery. Otolaryngol Head Neck Surg, 2002, 126 (6): 628-634.

第六节 鼻窦炎并发症

急、慢性鼻窦炎的分泌物后流,可以引起邻近组织器官的感染或慢性炎症。在儿童,比较常见的有腺样体炎、腺样体肥大、扁桃体炎、中耳炎、气管支气管炎、肺炎等。由于鼻窦与眼眶、颅底相毗邻,且有导血管相通,当鼻窦分泌物引流不畅或机体抵抗力下降时,感染会直接累及眼眶及颅内,引起严重的眼部并发症与颅内并发症。

一、颅外并发症

1. 腺样体炎与腺样体肥大 鼻窦炎患儿的鼻腔鼻窦脓性或黏液脓性分泌物向后流入鼻后孔及鼻咽部,最先影响腺样体组织,引起急、慢性腺样体炎,导致腺样体充血、肿胀,表面覆脓性分泌物。炎症长期得不到控制则促使腺样体增生肥大,堵塞鼻后孔使鼻腔通气引流不畅,后者可进一步加重鼻窦炎的症状,二者互为因果,形成恶性循环。

2. 中耳炎 鼻窦炎的炎症可向后蔓延至咽鼓管咽口,炎性分泌物倒流刺激亦可引起咽鼓管口肿胀阻塞,是分泌性中耳炎的发病因素之一。因擤鼻不当导致的压力后移,可使鼻腔的炎性分泌物进入咽鼓管和中耳腔,从而引发急性化脓性中耳炎。

3. **气管、支气管炎、肺炎** 一部分鼻腔鼻窦的炎性分泌物可在睡眠过程中经鼻咽、口咽、喉咽、喉腔进入气管、支气管,从而引起下呼吸道的炎症,表现为咳嗽,咳脓痰,晨起症状为重。长期的脓涕下流也是支气管扩张症的发病因素之一。

4. **眼眶感染(眼并发症)** 眼眶感染可由鼻窦感染累及眶壁直接蔓延而来,也可因感染沿眶壁导血管血行感染所致,多发生于急性鼻窦炎或慢性鼻窦炎急性发作时,常单侧发病。根据其发生部位与严重程度分为以下几种类型:

(1)眶周蜂窝织炎:炎症局限于眶隔前的软组织,表现为眼睑充血水肿和压痛,无眼球移位和视力障碍。发热等全身症状较轻(图 3-6-6-1)。

(2)眶骨膜炎:感染累及眶壁骨质,引起相邻眶骨膜的炎症。表现为内眦或眶内下方眼睑的轻度肿胀,无眼球移位和视力障碍。发热等全身症状不明显。

(3)眶骨膜下脓肿:感染突破眶壁骨质,于骨膜下形成脓肿。表现为:眼睑明显充血水肿和压痛,眼球凸出。按脓肿所在部位可出现眼球向前外、前上或前下方的移位。重者可出现复视和视力障碍。患儿有发热、哭闹、食欲缺乏等全身症状。外周血中白细胞增多,中性粒细胞百分比增加(图 3-6-6-2)。

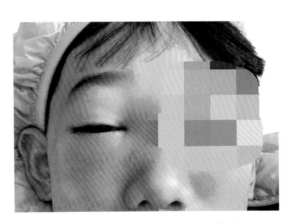

图 3-6-6-1 眶蜂窝织炎外观(右)

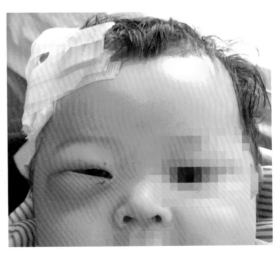

图 3-6-6-2 眶骨膜下脓肿外观(右)

(4)眶内蜂窝织炎:感染范围扩大,眶内弥漫性炎症水肿而尚未形成脓肿。表现为眼睑肿痛,眼球凸出移位、运动障碍,患儿发热、哭闹、烦躁不安、食欲缺乏甚至呕吐等全身症状严重,外周血中白细胞显著增多,中性粒细胞百分比增加。若感染不能及时控制,则进一步发展为眶内脓肿。

(5)眶内脓肿:可由眶蜂窝织炎或眶骨膜下脓肿发展而来。表现为眶深部剧痛,眼球明显凸出、运动受限,球结膜水肿,视力减退。发热、哭闹、烦躁不安、拒食、呕吐等全身症状严重,外周血中白细胞显著增多,中性粒细胞百分比增加。若炎症侵入眼球,则进一步发生全眼炎,导致视力丧失(图 3-6-6-3、图 3-6-6-4)。

(6)感染性和感染相关性视神经炎:鼻窦的感染可通过直接蔓延、血行播散等途径直接侵犯视神经,也可通过触发免疫机制导致视神经炎症,表现为单眼或双眼视力减退或失明,通常全身症状不明显。

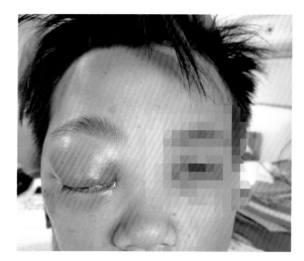

图 3-6-6-3 眶内脓肿外观(右)

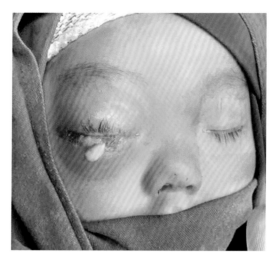

图 3-6-6-4 眶内及眶隔前脓肿破溃溢脓外观(右)

二、颅内并发症

鼻窦炎引起的颅内并发症较少见。包括:硬膜外脓肿、硬膜下脓肿、化脓性脑膜炎、脑脓肿及海绵窦血栓性静脉炎等。表现为相应的颅内感染症状,如头痛、发热、呕吐、意识障碍等,发生脑脓肿时,根据脓肿所在部位可出现定位体征。发生海绵窦血栓性静脉炎时可出眼睑下垂、眼球突出及运动障碍、球结膜水肿及视力减退等表现。

【诊断】

急、慢性鼻窦炎导致颅内外并发症时,可伴有或不伴有明显的鼻塞、流涕等鼻部症状,常首诊于眼科或儿科。此时,影像学检查是主要的诊断手段。鼻窦 CT 可以清楚显示鼻窦炎症情况、周围骨壁的结构改变、相邻眼眶内的软组织影等(图 3-6-6-5、图 3-6-6-6),

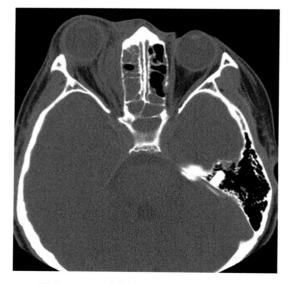

图 3-6-6-5 左侧眶骨膜下脓肿 CT 表现

显示左侧眶骨膜下脓肿,内直肌受压移位,眼球凸出

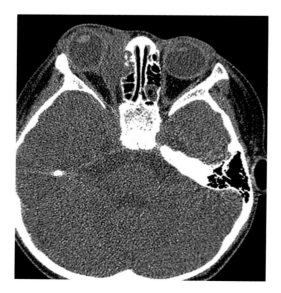

图 3-6-6-6 左侧眶内脓肿 CT 表现

显示左侧眶内脓肿,相邻眶纸板骨质吸收,筛窦房隔模糊

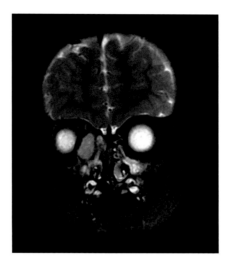

图3-6-6-7 右侧眶骨膜下脓肿MRI表现

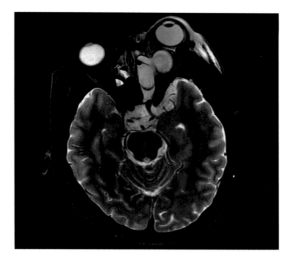

图3-6-6-8 右侧眶内脓肿 MRI 表现

显示右侧眶内脓肿、眼球凸出、筛窦积液

可以帮助明确诊断和判断病变部位及程度,通常作为诊断鼻源性眼部并发症的主要辅助手段。而 MRI 在显示脓肿和颅脑病变时更为清晰(图 3-6-6-7、图 3-6-6-8)。当怀疑有颅内并发症或眼眶并发症 CT 检查难以判定时,应及时行 MRI 检查以协助诊断。

实验室检查:患儿通常出现外周血白细胞计数升高、中性粒细胞分类增加、C 反应蛋白和降钙素原升高等细菌感染性表现。

【鉴别诊断】

儿童鼻窦炎眶并发症应与眼睑蚊虫叮咬、眼眶肿瘤等相鉴别,后者无发热等全身症状,影像学检查可协助诊断。而发生颅内并发症时,需与流行性脑脊髓膜炎、病毒性脑炎等相鉴别,需与儿科医师一起结合全身症状体征综合判断。

【治疗】

由于鼻窦炎的分泌物后流引起的邻近组织器官的感染或炎症,应积极治疗鼻窦炎,同时根据具体情况加用治疗相关疾病的药物(详见第三篇第七章第四节)。因腺样体炎及腺样体肥大与鼻窦炎互为因果,对合并腺样体炎及腺样体肥大经药物治疗无效者,可考虑行腺样体切除术。鼻窦炎若发生眼、颅并发症,常起病急,后果严重,应及时处理。

(1)眼眶感染:①首选广谱高效抗菌药物静脉滴注,用量及疗程要足够。根据以往的细菌培养结果,以肺炎链球菌、葡萄球菌多见,可首先选用头孢哌酮舒巴坦钠或夫西地酸钠静脉滴注,此后可根据鼻腔分泌物的细菌培养与药敏试验结果调整抗菌药物种类;②加用全身糖皮质激素以减轻眼眶渗出与水肿;③鼻腔应用血管收缩剂、局部激素,口服黏液促排剂,促使鼻窦开口开放引流,以上治疗对处于眶蜂窝织炎、眶骨膜炎阶段的炎症,通常可迅速控制病情,达到治愈的目的;④发生眶骨膜下脓肿及眶内脓肿时,单纯药物治疗奏效慢,应在药物治疗的同时,根据病情轻重决定施行鼻内镜下鼻窦开放术与脓肿引流术,眶隔前的脓肿可请眼科医师协助经眼睑引流;⑤感染性和感染相关性视神经炎儿童少见,应与眼科医师协同进行诊断及药物治疗,必要时可行鼻内镜下鼻窦开放术及视神经减压术。

关于手术指征的把握,目前国内外对于手术治疗的争议主要在于儿童眶骨膜下脓肿的治疗。笔者认为,应根据患者的年龄大小、病变轻重以及对药物治疗的反应来综合判断。对婴幼儿、病史较短、眶骨膜下脓肿较小、抗菌药物联合糖皮质激素治疗 24~48 小时后,眼睑红肿减轻,眼球凸出回缩,全身症状明显减轻者,可继续用药观察。而对病史较长、药物治疗 48 小时后眼部症状(眼睑肿胀、突眼、眼肌麻痹等)和全身情况(发热、感染指标等)仍无改善或进行性加重者,以及抗菌药物联合糖皮质激素治疗 5~7 天,激素减量或停药后眼部症状复加重者,应考虑手术治疗。

手术首选经鼻内镜手术方式。内镜下开放相关鼻窦,去除感染坏死的骨质,引流脓肿。手术的原则是小范围、精细和微创。儿童特别是婴幼儿鼻腔狭小,鼻窦发育不完善,为手术操作增加了困难。这要求术者有较高的手术技巧和使用精细的手术器械。术中操作务必轻柔,避免黏膜的撕脱和误伤周围结构。成功的手术可以缩短药物治疗的时间,减少长时间用药的不良反应,避免更严重并发症的产生,且不会影响患儿术后的面部发育。术后定期术腔清理,保证引流通畅,配合药物治疗可尽快控制病情进展,达到治愈目的。

(2)颅内感染:应足量使用可透过血-脑屏障的广谱抗菌药物,辅以全身激素、支持疗法及其他对症处理。对药物治疗效果欠佳、影像学提示鼻窦病变较重、窦口有阻塞者,应在全身状况允许的情况下施行鼻内镜下鼻窦开放术,去除病灶,引流硬膜外脓肿或硬膜下脓肿。对脑脓肿,可经鼻窦开放后引流或者由神经外科医师处理。合并海绵窦血栓性静脉炎可加用抗凝药物。

(李 娜)

参考文献

1. 孔维佳,周梁.耳鼻咽喉头颈外科学.3 版.北京:人民卫生出版社,2015,340-343.
2. 葛坚,王宁利.眼科学.3 版.北京:人民卫生出版社,2015:357-360;452-453.
3. 李娜,于龙刚,陈敏,等.鼻窦炎眶并发症 28 例临床分析.中华耳鼻咽喉头颈外科杂志,2017,52 (9): 664-669.
4. 潘宏光,李兰,钟辉,等.儿童鼻源性眶蜂窝织炎诊疗分析,中华耳鼻咽喉头颈外科杂志,2015,50 (1): 14-19.
5. 王明婕,周兵,张伟令,等.幼儿急性鼻窦炎眶内并发症治疗的回顾性分析,中国耳鼻咽喉头颈外科,2012,19 (10): 532-535.
6. 王永哲,杨本涛,鲜军舫,等.儿童急性鼻窦炎颅眶并发症的 CT 和 MRI 表现,临床放射学杂志,2016,35 (3): 338-341.

第七章
变应性鼻炎

第一节　变应性鼻炎概述

变应性鼻炎（allergic rhinitis，AR）又称过敏性鼻炎，是机体接触变应原（过敏原）后主要由 IgE 介导的鼻黏膜非感染性炎性疾病。近半个世纪以来，AR 在世界大多数地区呈持续流行增加趋势，已成为全球性健康问题。AR 是儿童时期"过敏进程"（allergic march）的一部分，多在学龄前期和学龄期发病。2006 年报道，北京和广州 13~14 岁儿童 AR 患病率为 10.4%。2009 年报道，武汉 3~6 岁儿童 AR 患病率为 10.8%。2013 年报道，北京 3~5 岁儿童 AR 患病率为 14.9%，城区高于郊区。

上、下呼吸道具有相关性，AR 与哮喘经常同时存在，被称为"一个气道、一种疾病"（one airway，one disease）。研究表明，儿童 AR 是哮喘的发病危险因素。在 AR 合并哮喘的患者中，治疗 AR 对改善哮喘症状、减少哮喘的急性发作有显著意义。2001 年，由世界卫生组织（World Health Organization，WHO）参与制订了"变应性鼻炎及其对哮喘的影响（allergic rhinitis and its impact on asthma，ARIA）"临床指南，并于 2008 年、2010 年和 2016 年进行三次更新。中华医学会于 2015 年修订了 AR 的诊断和治疗指南，2018 年还发表了英文版指南，对今后的临床工作具有重要的指导意义。

【发病机制】

传统上认为 AR 是由 IgE 介导的 I 型变态反应性疾病，细胞、介质、细胞因子、趋化因子、神经肽以及黏附分子等在一个复杂的免疫网络内协同作用，炎症级联反应激发了鼻部高反应性和临床症状。鉴于 AR 是一种复杂的炎性反应过程，而非单纯的某个症状，对其发病机制的认识为合理的治疗提供了基础。

1. **IgE 依赖性机制**　一般情况下，I 型变态反应是由环境中常见的室内外气体变应原、食物及其他一些变应原引起的 IgE 持续过度产生而诱发的。IgE 在人体血清的抗体总量中仅占很小的比例（IgE 含量为 50~300ng/mL，而 IgG 含量为 10mg/mL）。然而，IgE 的生物活性通过结合于细胞表面的低或高亲和力特异性受体的活化而得到增强。

IgE 的产生是 B 细胞、T 细胞、肥大细胞以及嗜碱粒细胞之间复杂的相互作用的结果，涉及 IL-4 和 IL-13 等细胞因子的参与，以及 T 细胞和 B 细胞通过一系列表面受体与黏附分子之间的相互作用。研究显示，IgE 不但在局部淋巴组织中产生，还可局部产生于鼻和支气管黏膜，在花粉季节以及随后的一段时期内，鼻黏膜内能够持续地合成 IgE。变应原能够驱动 AR 患者鼻黏膜中 IgE 的同型转换。

由环境变应原诱导产生的特异性 IgE 与肥大细胞和嗜碱性粒细胞膜表面的 FcεRI 受体相结合。当吸入物变应原作用于鼻和 / 或支气管黏膜表面时，肥大细胞在呼吸道黏膜内的聚集是 AR 和哮喘病理生理过程很重要的一环。暴露于特异性变应原引发附着在受体上的 IgE 分子的聚合导致了介质(组胺、白三烯等)释放，从而产生 I 型变态反应，包括速发相和迟发相反应。

2. **非 IgE 依赖性机制** 由于变应原本身具有蛋白水解酶活性，目前认为其也可直接激活上皮细胞，结果导致 Th2 免疫应答，包括细胞因子和趋化因子的释放，从而有可能诱导非 IgE 依赖性气道炎症。另外，屋尘螨主要抗原 Der p1 能改变上皮组织的紧密连接，从而增加上皮通透性。相对于 IgE 依赖性机制，非 IgE 依赖性机制的相关重要性尚未确定。

【临床表现】

1. **病史和症状** 首先要了解一般病史、环境和职业方面的情况，以及个人和家族的变应性疾病史，积极寻找接触变应原的线索。在我国，常见的吸入性变应原有尘螨、花粉、真菌、蟑螂、动物皮毛或皮屑等，应注意各个地区的分布特点。流行病学调查显示，北京地区学龄前儿童最常见的变应原为链格孢、粉尘螨和屋尘螨；武汉地区则尘螨最多见，其次为真菌，同时对吸入物和食物变应原过敏的患儿占 27.4%。

AR 通常首次发病于儿童和少年，其典型的临床症状有阵发性喷嚏、清水样涕、鼻塞和鼻痒等。但某些患者流涕、喷嚏及鼻塞的症状可能不一致，也有患者仅以鼻塞为主要症状。大多数花粉过敏诱发的 AR(也称花粉症，pollinosis)出现眼部症状，包括眼痒、灼热感和流泪等。因此，在采集病史时应详细询问有哪些相关症状，发作的频度和持续时间，对患者生活质量的影响，以及过去的治疗情况等。这对 AR 的正确诊断、严重程度的判断以及对治疗反应的评估非常重要。

值得注意的是，AR 并不是一个孤立的疾病，常伴发变应性结膜炎、湿疹、哮喘、鼻窦炎、鼻出血、中耳炎及睡眠呼吸障碍等。另一方面，大多数哮喘患者有季节性或常年性 AR 症状。因此，临床上应特别注意 AR 与哮喘的相关性。

2. **体征**

(1)鼻腔体征:前鼻镜检查应注意观察:①鼻黏膜的色泽和肿胀程度;②鼻分泌物的量和外观;③鼻腔的解剖结构，如鼻中隔有无偏曲、下鼻甲大小、中鼻道形态等。

发作时最主要的体征为双侧鼻黏膜苍白、肿胀，但并不一定呈对称性，通常可观察到下鼻甲水肿，表面附有水样黏液。这些异常有时仅局限于下鼻甲的后部，需要鼻内镜进一步检查。中鼻道黏膜也可呈水肿样改变，但息肉极少见。眼部体征有结膜充血、水肿，可见乳头样反应。

如在发作间歇期，鼻黏膜可表现为基本正常。但在有多年病史的 AR 患者，可见鼻黏膜慢性水肿和 / 或鼻道黏性分泌物。

(2)其他体征:AR 患者的咽部黏膜通常也有改变，典型表现为咽后壁呈"鹅卵石"样外观。这是由于口咽部黏膜下存在许多淋巴小囊，受到炎症刺激后引起的肿胀反应。另外，伴有哮喘、湿疹或特应性皮炎的患者可见相应的肺部、皮肤体征。

儿童 AR 患者在外鼻周围和眼睑下方有时可出现某些特殊体征:①变应性敬礼(allergic salute):指患儿为减轻鼻痒和使鼻腔通畅而用手掌或手指向上揉鼻;②变应性暗影(allergic shiner):指患儿下眼睑肿胀导致静脉回流障碍而出现的下睑暗影;③变应性

皱褶（allergic crease）：指患儿经常向上揉搓鼻尖而在外鼻皮肤表面出现横行皱纹。

【变应原检测】

1. **皮肤试验** 主要方法包括皮内试验、点刺试验和划痕试验，属于体内试验（*in vivo*）。皮肤试验是确定 IgE 介导的速发型超敏反应的主要检查手段，如正确操作，对 AR 的诊断可提供有价值的证据。

目前在临床上常用皮肤点刺试验（skin prick tests，SPT），适用年龄涵盖从婴幼儿到老年人群。总体而言，SPT 结果与 AR 临床症状有较好的相关性，在诊断吸入物变应原过敏时的敏感性和特异性高，但食物变应原皮肤试验对 AR 诊断的临床价值有限。

假如患者对某种变应原产生超敏反应，则 20min 内在皮肤点刺部位出现风团和红斑，风团直径 ≥ 3mm 判定为 SPT 阳性。评价 SPT 的反应强度可采用皮肤指数（skin index，SI），分别测量变应原和组胺风团的最大径及最小径（取最大径中点的垂直线），两者之和的比值即为 SI，分为 4 个等级：+ 为 $0.3 ⩽ SI<0.5$ ；++ 为 $0.5 ⩽ SI<1.0$ ；+++ 为 $1.0 ⩽ SI<2.0$ ；++++ 为 $SI ⩾ 2.0$。

一个具备专业知识和训练有素的检查者完成的 SPT 有良好的可重复性。故临床上重复检测并不常用，仅在判断儿童患者是否出现新发变应原以及患者症状有所改变时应用。使用标准化吸入物变应原试剂行 SPT 时，全身性不良反应罕见，安全性和耐受性好。

影响皮肤试验的主要因素有：①变应原提取液的质量，应尽量使用以生物方法标准化的和生物单位标记的变应原，或重组的变应原；②年龄，儿童青少年皮肤试验阳性率较高，而老年人的皮肤风团面积呈减小倾向；③季节，一般来说，在花粉季节中皮肤试验的敏感性增加，季节后敏感性逐渐下降；④药物，无论是第一代还是第二代 H_1 抗组胺药对 IgE 介导的 I 型变态反应均有明显抑制效应，持续时间一般为 2~7 天，故应在停用抗组胺药 1~2 周后行皮肤试验。对 SPT 有影响的药物还包括某些抗抑郁药物、抗精神病药物等（表 3-7-1-1）。

表 3-7-1-1 各种治疗对变应原皮肤点刺试验的抑制效应

治疗方法		影响程度	持续时间	临床意义
H_1 抗组胺药	口服	++++	2~7 天	有
	鼻用	−	−	无
H_2 抗组胺药		±		无
丙咪嗪		++++	可达 21 天	有
吩噻嗪类		+~++	可达 10 天	有
糖皮质激素	全身（短期）	−	−	无
	全身（长期）	可能		无
	吸入	−	−	无
	皮肤用	+~++	可达 7 天	有
多巴胺		+	−	无
		−		

续表

治疗方法	影响程度	持续时间	临床意义
可乐定	++	–	无
孟鲁司特	–	–	无
特异性免疫治疗	–~++	–	无
紫外线治疗	+++	可达4周	有

由于操作不正确和使用的材料不合适,皮肤试验可能出现假阳性和假阴性反应。假阳性结果可因严重皮肤划痕、刺激反应或因邻近的一个强反应引起的非特异反应所致。而导致假阴性反应的因素则有:①变应原提取液的效价不足,或效价随时间而减弱;②患者正在使用对变态反应有影响药物;③婴儿皮肤的反应性减弱;④不适当的检查技术,如未刺进皮肤或刺入深度不够等。临床上使用阳性对照液可克服某些假阴性结果,因在皮肤反应弱的患者,其反应可减小或没有反应。但是,即使排除了假阳性或假阴性反应,对 SPT 结果的正确解释还需要结合患者病史及临床表现而作出。

2. **血清检测** 包括血清总 IgE 和变应原特异性 IgE 测定,属于体外试验(*in vitro*)。由于变应性疾病、寄生虫感染以及其他一些因素(如种族)均可使血清总 IgE 水平增加,因此测定血清总 IgE 值对 AR 的诊断意义不大。

血清特异性 IgE 定量检测具有较高的可信度,而且适用于任何年龄,在诊断 I 型变态反应方面十分重要。目前,测定血清特异性 IgE 的主要技术包括酶联免疫法、免疫捕获法、免疫印迹法、荧光免疫法、化学发光法、蛋白芯片法等,文献报道各种方法之间大多数变应原的检测结果具有良好的相关性。另外,用于吸入物变应原的过筛试验有 Phadiatop 等方法,即在单一测定中使用几种变应原的混合物,或在一次测定中检测几种不同的变应原。这些试验与临床的关系已经广泛研究,它们对 I 型变态反应诊断的有效性(即敏感性和特异性)超过 85%,但仅限于确定是变态反应还是非变态反应,试验结果为阳性的 AR 患者还需要进一步确定致敏原(表 3-7-1-2)。

表 3-7-1-2　皮肤点刺试验和血清特异性 IgE 检测的比较

比较项目	皮肤点刺试验	血清特异性 IgE 检测
原理	抗原抗体在体表的反应,肥大细胞释放组胺等介质,属间接的生物测定	对变应原特异性 IgE 抗体的直接免疫化学测定
敏感度	高	较高
特异度	较高	较高
药物影响	抗组胺药对试验结果影响较大	药物对检测结果无影响
皮肤条件	要求高	无要求
结果评判	有一定主观性	客观,定量分级
技术要求	要求操作者手法娴熟	需按照实验操作规范
风险性	有一定风险,如发生过敏反应	无
价格	低	较高

通常,血清特异性 IgE 水平的临界值为 0.35kU/L,≥该值即为阳性,提示机体处于致敏状态。测定结果分为 7 个级别,0 级:<0.35kU/L;1 级:0.35~0.69kU/L;2 级:0.7~3.4kU/L;

3 级:3.5~17.4kU/L;4 级:17.5~49.9kU/L;5 级:50~100kU/L;6 级:>100kU/L。

变应原特异性 IgE 检测与 SPT 具有相似的诊断功能,但各有特点(表 3-7-1-2)。研究显示,患者血清特异性 IgE 水平较低时,其与临床症状的相关性弱于特异性 IgE 水平较高者,但也不是与过敏症状无关,特别是在低龄儿童。另外,有些无症状者也可能存在血清特异性 IgE。因此,检测结果阳性并不能肯定该变应原有临床意义,需结合病史和症状进行全面的诊断评估。

有些因素可影响特异性 IgE 的定量测定,临床使用时应做到以下几点:①使用高质量的试剂(变应原、抗 IgE 抗体);②采用既有敏感性、又有特异性的试验方法,以便能进行大范围的定量测定;③使用含有大量变应原的高容量固相,以便能最大限度地结合 IgE 抗体;④使用的抗 IgE 制剂必须是 Fcε 特异性的,并且最好是针对 Fcε 片段上多个表位的单抗,同时具有剂量反应特性;⑤校准剂应是可测量人 IgE 的 WHO 国际参考制剂。

3. **激发试验** 变应原鼻激发试验(nasal provocation test,NPT)在以下几种情况可用于临床诊断:①当 AR 的病史与变应原 SPT、血清特异性 IgE 检测检查结果之间存在矛盾,即诊断有疑问时;②为了诊断职业性 AR;③在进行变应原特异性免疫治疗前,需要进一步确诊时。NPT 的方法为将吸附有变应原溶液(激发剂)的滤纸片贴于下鼻甲,或使用定量泵将激发剂喷雾于鼻腔,变应原浓度逐步增加,10 倍为一个上升梯度,直至出现阳性反应。变应原浓度的级别越低,表示鼻黏膜反应性越大,对变应原的致敏程度越高。

记录 NPT 所产生的鼻部症状,并可将症状评分与客观检查结果(鼻分泌物的量、鼻阻力或气流的变化等)进行综合评价,以获取有临床诊断和鉴别诊断价值的数据资料。但国内由于缺乏标准化试剂,临床应用受到限制。

4. **其他检查** 包括鼻分泌物涂片、鼻灌洗液中特异性 IgE 测定等。鼻分泌物涂片采用伊红-亚甲蓝染色(瑞氏染色),高倍显微镜下嗜酸粒细胞数 >5% 为阳性,结合鼻灌洗液中变应原特异性 IgE 测定,对 AR 的鉴别诊断有一定意义。

【诊断】

AR 的诊断应根据患者典型的过敏病史、临床表现以及与其一致的变应原检测结果而作出。其诊断依据为:①症状:打喷嚏、清水样涕、鼻痒和鼻塞等症状出现 2 个或以上,每天症状持续或累计在 1 小时以上,可伴有流泪、眼痒和充血等眼部症状;②体征:常见鼻黏膜苍白、水肿,鼻腔水样分泌物;③变应原检测:至少一种变应原 SPT 和/或血清特异性 IgE 阳性。

AR 传统上分为季节性(seasonal)和常年性(perennial)两大类。ARIA 和我国的临床指南根据鼻部症状的发作时间将 AR 分为间歇性(intermittent)和持续性(persistent),同时基于症状严重程度和对生活质量(quality of life,QOL)的影响分为轻度和中-重度。因此,临床上可将 AR 分为 4 型:轻度间歇性、中-重度间歇性、轻度持续性和中-重度持续性(图 3-7-1-1)。

儿童 AR 患者合并哮喘较多见,尤其是中-重度持续性 AR 患儿,应根据病史、临床表现和肺功能检查等进行哮喘的诊断。另外,变应性结膜炎、慢性鼻窦炎、上气道咳嗽综合征、分泌性中耳炎、阻塞性睡眠呼吸暂停综合征等也是儿童 AR 常见的并发症,在诊断时应注意全面评估。

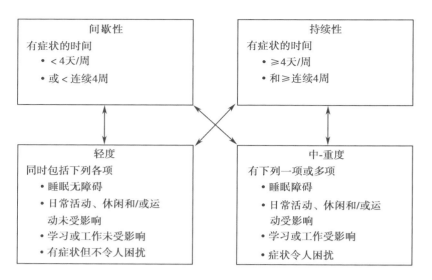

图 3-7-1-1 变应性鼻炎的临床分型

【鉴别诊断】

许多非过敏因素可诱发类似 AR 的鼻部症状,包括物理性和化学性因素、感染性因素、食物和药物、职业性因素等。临床上主要应注意 AR 与各种类型的非变应性鼻炎(nonallergic rhinitis)相鉴别,后者变应原检测阴性,无Ⅰ型变态反应的证据。

1. **血管运动性鼻炎** 血管运动性鼻炎(vasomotor rhinitis)又称为特发性鼻炎(idiopathic rhinitis),发病机制不明,可能与鼻黏膜自主神经功能障碍有关。诱发因素包括冷空气、强烈气味、烟草烟雾、挥发性有机物、摄入乙醇饮料、体育运动、强烈的情感反应等。主要症状是发作性喷嚏、大量清涕。多见于中年女性,儿童发病少见。

2. **非变应性鼻炎伴嗜酸粒细胞增多综合征** 非变应性鼻炎伴嗜酸粒细胞增多综合征(nonallergic rhinitis with eosinophilia syndrome, NARES)是一类以嗜酸粒细胞增多为特征的非变应性鼻炎,发病机制不明,主要症状与 AR 相似,但症状较重,常伴有嗅觉减退或丧失。儿童发病不常见。嗜酸粒细胞异常增多,其判断标准为鼻分泌物中嗜酸粒细胞数超过粒细胞和单核细胞数(除外上皮细胞)的 20%,外周血嗜酸粒细胞数 >5%。

3. **感染性鼻炎** 感染性鼻炎(infectious rhinitis)由病毒或细菌引起,病程短,一般为 7~10 天。临床表现与普通感冒或鼻窦炎相同,常伴有发热、头痛、乏力、四肢酸痛等全身不适症状。儿童发病多见。

4. **激素性鼻炎** 激素性鼻炎(hormonal rhinitis)是指人体内分泌激素水平发生生理和病理改变时出现的鼻部症状,发病与性激素、甲状腺素、垂体激素等有关,常见症状为鼻塞、流涕。

5. **药物诱发性鼻炎** 药物诱发性鼻炎(drug-induced rhinitis)是指许多药物可诱发鼻炎,常见的有阿司匹林、非甾体抗炎药(non-steroidal anti-inflammatory drugs, NSAIDs)等。药物性鼻炎(rhinitis medicamentosa)是由于长期鼻用减充血剂所致,主要表现为鼻塞,儿童患者并不少见。

6. **食物诱发性鼻炎** 食物诱发性鼻炎(food-induced rhinitis)也称为味觉性鼻炎(gustatory rhinitis),多见于辛辣食物诱发流清涕,可能是由于辣椒素刺激感觉神经纤维,导致释放速激肽和其他神经肽类。在食物诱发的严重过敏反应中,鼻部症状也较常见。

另外,含乙醇的饮料可通过未知的非变态反应机制诱发鼻症状。

7. 其他　阿司匹林耐受不良、脑脊液鼻漏等也可产生类似鼻炎的症状,应注意鉴别。

【治疗】

AR 的治疗原则包括变应原回避、药物治疗、免疫治疗以及患者教育。根据 ARIA 的分类法,推荐阶梯式治疗方案(图 3-7-1-2)。临床上应该按照疾病的严重度、并发症、治疗的可行性和可承受性,进行个体化治疗。

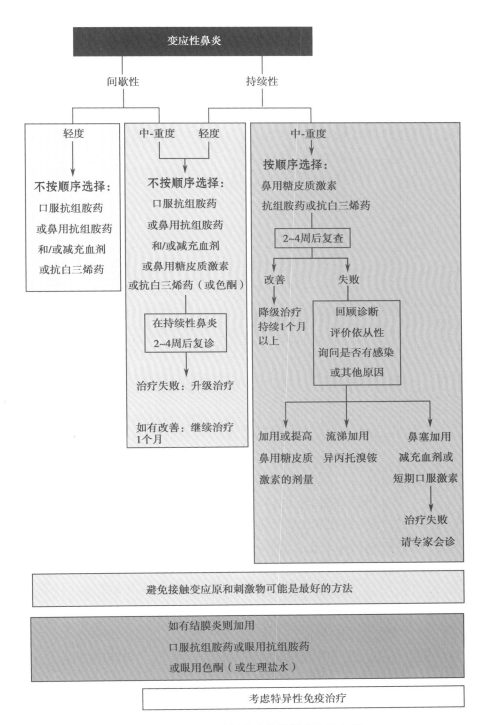

图 3-7-1-2　变应性鼻炎的阶梯式治疗方案

1. 变应原回避 避免接触变应原是 AR 防治策略中的一个重要组成部分。控制 AR 症状的第一步即是识别和回避变应原,但通常并不容易做到。而且在 AR 的三级预防中,避免接触变应原对于大多数室内变应原而言并没有确切效果,不能作为一种普通的措施。但是,特应性个体避免与宠物直接接触是值得提倡的;对于某些家中变应原浓度极高的患者,在环境评估之后,建议采用多方面避免尘螨和宠物的措施。

对于花粉症患者而言,在空气中花粉浓度较高的季节,最好避开白天花粉高峰期进行户外活动,在室内或车内时注意关闭门窗,以减少症状发作。在自然暴露于花粉的环境中,使用特制的口罩、花粉阻隔剂、鼻腔过滤器可在一定程度上阻止花粉吸入鼻腔。国内多中心随机、双盲、安慰剂对照临床研究表明,花粉阻隔剂对尘螨过敏的儿童和成人常年性 AR 患者的鼻部症状和生活质量也有明显改善作用。

2. 药物治疗 儿童 AR 药物治疗的一般原则与成人相同,一线用药包括鼻用糖皮质激素、第 2 代 H_1 抗组胺药和白三烯受体拮抗剂,另有一些药物为二线用药(表 3-7-1-3)。

表 3-7-1-3 变应性鼻炎常用治疗药物

药物种类	给药方式	临床治疗	推荐程度
糖皮质激素	鼻用	一线用药	推荐使用
	口服	二线用药	酌情使用
第 2 代抗组胺药	口服	一线用药	推荐使用
	鼻用	一线用药	推荐使用
白三烯受体拮抗剂	口服	一线用药	推荐使用
肥大细胞膜稳定剂	口服	二线用药	酌情使用
	鼻用	二线用药	酌情使用
减充血剂	鼻用	二线用药	酌情使用
抗胆碱药	鼻用	二线用药	酌情使用

3. 免疫治疗 1911 年,英国医生 Noon 首次报道脱敏治疗枯草热(花粉症),开创了变应原免疫治疗(allergen immunotherapy,AIT)的先河。所谓 AIT,也称特异性免疫治疗(specific immunotherapy),即给予患者逐渐增加剂量的变应原提取物(治疗性疫苗),使之达到一定剂量,以有效地改善暴露于该变应原而引起的相应症状。目前的观点认为,AIT 是一种能改变 AR 自然进程的对因疗法,最好用于儿童 AR 的早期治疗。主要有皮下注射和舌下含服两种方法。

(1)皮下免疫治疗:皮下免疫治疗(subcutaneous immunotherapy,SCIT),AIT 的传统给药方式为皮下注射,并一直沿用至今。

1)适应证与禁忌证:临床诊断明确的 AR 患者即可以采用 AIT,而不需要以药物治疗无效为前提条件,此为 AIT 总的适应证。当存在以下情况时尤其适用 AIT:①常规药物治疗(抗组胺药、抗白三烯药、鼻用糖皮质激素等)不能有效控制症状;②药物治疗引起较严重的不良反应;③不愿意接受持续或长期药物治疗。SCIT 通常在 5 岁以上的患儿中进行,根据国内目前可供临床使用的标准化变应原疫苗的种类,其适应证主要为尘螨过敏导致的中 - 重度持续性 AR,合并其他变应原数量少(1~2 种),最好是单一尘螨过敏的患者。

SCIT 的禁忌证包括:①伴有严重的或未控制的哮喘(FEV₁<70% 预计值)以及不可逆的呼吸道阻塞性疾病,此为绝对禁忌证;②正在使用 β 受体阻滞剂;③严重的心血管疾病;④严重的免疫性疾病;⑤严重的心理障碍,无法理解治疗的风险性和局限性;⑥恶性肿瘤;⑦单次注射之前有急性感染、发热或接种其他疫苗等情况。

2)疗效与安全性:经典的 SCIT 分为 2 个阶段,即剂量递增期(3~6 个月)和维持期(2~3 年)。最佳疗程尚不十分清楚,目前认为对于那些有较好疗效的患者应该持续 3~5 年,但临床上最好做到疗程的个体化。SCIT 对儿童 AR 的疗效是肯定的,同时还能改善患者的 QOL。长期随访观察显示,SCIT 对儿童季节性 AR 的远期疗效显著,且对哮喘的发生有预防作用。另有研究表明,很多单一变应原致敏的患者在进行 SCIT 后不再产生新的致敏,而那些没有接受免疫治疗的患者则发展为多种变应原致敏。

SCIT 不良反应包括局部反应和全身反应。局部反应是指发生在注射部位的不良反应,引起局部不适,分为两种情况:一种情况发生在注射后 20~30min,另一种情况发生在注射 30min 后。当发生局部不良反应时,应该调整变应原疫苗的剂量。全身反应是指远离注射部位发生的不良反应(表 3-7-1-4),通常于注射后数分钟内发生,很少超过 30min。随着变应原疫苗的标准化,SCIT 的安全性已明显提高。国内多中心、大样本临床观察显示,屋尘螨标准化变应原疫苗 SCIT 的全身反应发生率为 0.47%(19 963 次注射出现 94 次),多见于儿童或合并哮喘患者;全身反应级别中 1~4 级分别为 74.47%、15.96%、7.45% 和 2.13%,以轻度的 1 级反应占大多数。一项 Meta 分析显示,在 14 085 次疫苗注射过程中仅 19 次(0.13%)因出现全身反应而需要注射肾上腺素进行抢救,无死亡事件发生。

当发生全身不良反应时,应该重新评估免疫治疗方案,以确保治疗的安全性。如本次使用变应原疫苗后出现的全身反应属轻 - 中度,经对症处理后,可继续进行 SCIT,但需调整剂量;如出现重度全身反应或发生过敏性休克,应考虑终止 SCIT。

表 3-7-1-4　变应原免疫治疗的全身不良反应分级

分级	名称	临床表现及处理
0 级		无症状或非特异性症状
1 级	轻度全身反应	症状:局部荨麻疹、鼻炎或轻度哮喘(PEF 自基线下降 <20%) 处理:口服抗组胺药或吸入 β₂ 激动剂
2 级	中度全身反应	症状:缓慢发生(>15min)全身荨麻疹和(或)中度哮喘(PEF 自基线下降 <40%) 处理:抗组胺药、激素和 / 或雾化吸入 β₂ 激动剂(不使用肾上腺素)
3 级	重度(非致命性)全身反应	症状:快速发生(<15min)全身荨麻疹、血管性水肿或重度哮喘(PEF 自基线下降 >40%) 处理:全身使用激素、胃肠外给予抗组胺药及 β₂ 激动剂(可能要使用肾上腺素)
4 级	过敏性休克	症状:立即发生瘙痒反应、面部潮红、红斑、全身荨麻疹、喘鸣(血管性水肿)、速发型哮喘、低血压等 处理:肾上腺素、重症抢救

(2)舌下免疫治疗:舌下免疫治疗(sublingual immunotherapy,SLIT)是一种无创、方便的 AIT 新方法,自 20 世纪 80 年代以来在临床实践中得到应用和推广,目前在国内外已广泛用于 AR 和哮喘的治疗。

1) 适应证与禁忌证:SLIT 的适应证和禁忌证与 SCIT 基本相同。另外,针对 SCIT 出现全身反应或不愿意进行注射治疗的患者,SLIT 是一个替代选择。在禁忌证方面,口腔溃疡或口腔创伤患者不宜进行 SLIT。

该疗法操作相对简便,可以通过医生的指导由患者或监护人在家中自行使用变应原疫苗,更适合于低龄患儿。世界过敏组织(WAO)意见书认为,SLIT 对患者年龄没有具体限定。但考虑到治疗效果以及患儿的依从性、安全性和耐受性,该疗法适用于 3 岁以上人群。

2) 疗效与安全性:SLIT 也分为剂量递增期(3~6 周)和维持期(2~3 年)两个阶段。大量的临床研究以及 Meta 分析证实了 SLIT 对儿童 AR 和哮喘的疗效及安全性。随机双盲安慰剂对照研究表明,由尘螨单一致敏的 4~16 岁儿童接受 36 个月 SLIT 后,AR 和哮喘症状显著改善,对症药物使用量明显减少。据文献报道,对尘螨致敏引起的常年性 AR 患者采用 SLIT 治疗 2 年或 3 年,随访至 6 年,发现治疗 3 年组的 SPT、NPT 和症状评分均明显优于治疗 2 年组。研究结果提示,为了获得较理想的治疗效果,SLIT 的疗程最好持续 3 年以上。

SLIT 尚无发生严重不良反应或危及生命事件的报道,其安全性已在 5 岁以下儿童中得到证实。SLIT 的不良反应主要发生在口腔(13%),最常见的是口内瘙痒和肿胀,一般出现于首次给药后;其次为胃肠道反应(7.5%),包括胃痛、恶心和腹泻等,一部分可能与剂量有关,减量后症状可消失。

3) SLIT 的给药方式:正确的方法是将变应原疫苗(滴剂或片剂)含于舌下 1~2min 后将其吞咽,这对确保取得疗效极为重要,故又称为舌下 - 吞咽免疫疗法(sublingual-swallow immunotherapy)。如有可能,最好每天在同一时刻服药。给药后 90min 内,应避免刷牙、漱口、进食等影响药物吸收的行为,故以晚上临睡前用药为佳。这样可促使药物最大限度地经口腔黏膜吸收,加之夜间胃蛋白酶和胃酸水平较低,可减少对变应原的降解,提高疗效。

(3) 不良反应的预防和处理:AIT 的主要风险是发生过敏反应,故必须在经过相关专业知识培训、有资质的专科医师严密监控下进行 SCIT,并识别过敏反应的早期症状和体征,采取适当的紧急处理措施(表 3-7-1-4)。作为诊疗常规,每次注射后应至少观察患者 30min,若出现全身反应或全身反应经治疗后,均应延长观察时间。儿童患者必须有成人陪同。

SLIT 通常在家中进行,缺乏系统化、专业化的医疗监督,对不良反应的观察和识别不够,因此平时应采取各种措施加强医患之间的联系和沟通,及时发现问题并进行应对处理。每年对患者至少应进行 3~4 次定期随访,这一点非常重要。

(4) 药物治疗的作用:AIT(包括 SCIT 和 SLIT)应该与药物治疗相结合。临床观察表明,免疫治疗前和治疗期间进行适当的药物治疗(抗组胺药、抗白三烯药、鼻用糖皮质激素等)可以快速有效地缓解患者的症状,提高治疗依从性,为 AIT 的顺利进行创造良好条件。需要注意的是,药物治疗有可能掩盖 AIT 的轻度不良反应,从而影响其剂量调整。

4. 手术治疗 外科手术对 IgE 介导的 I 型变态反应疾病本身并没有意义,而且儿童鼻腔鼻窦发育不完善,故不推荐进行手术治疗。

5. 健康教育 WAO 提出,对变应性疾病患者的健康教育可以分为三个方面:首诊教育、强化教育(随诊教育)以及家庭和看护人员教育。其主要内容如下:①疾病知识的普及和指导,让患者了解变应性疾病的病因、危险因素、自然进程以及疾病可能造成的危害性;②告知患者变应原监测的必要性和主要检测方法;③指导患者进行良好的环境控制,避免接触或尽可能少接触变应原;④介绍药物治疗和免疫治疗的作用、效果、疗程和可能发生的不良反应,指导患者用药方法以及剂量和种类的调整。

对于儿童 AR 患者,还应做好与监护人的沟通,使其正确理解该病的发作因素和临床特点,以及对学习能力、生活质量及下呼吸道的影响(尤其是可诱发哮喘),从而增强治疗依从性,提高治疗效果。

【预后与预防】

AR 的治疗策略随着最近对上、下呼吸道炎症机制的研究进展而不断完善,虽然尚不能彻底根治,但通过长期、正规的综合治疗,儿童 AR 的症状可得到良好控制,并改善患者的 QOL。

预防可以分为三个级别:一级预防针对过敏高危人群,但尚未出现致敏的状况;二级预防针对已有变应原致敏,但尚未发病的个体;三级预防则意味着对已发病的 AR 或哮喘进行治疗的策略。目前已发表的大多数研究结果来自三级预防,对环境控制有较多争议。另外,有人认为预防或早期治疗 AR 有助于防止哮喘的发生或减轻下呼吸道症状的严重程度,但仍需要临床进一步观察证实。

第二节 变应性鼻炎的药物治疗

儿童变应性鼻炎的常用治疗药物如下。临床应特别注意各类药物的适用年龄、剂量及不良反应。

1. **鼻用糖皮质激素** 鼻用糖皮质激素(intranasal corticosteroids,INCS)通过抑制炎性介质包括生长因子、细胞因子和趋化因子等的表达,作用于过敏级联反应而发挥强烈的抗炎作用,是目前治疗 AR 最有效的药物。INCS 可以使高浓度的药物到达鼻黏膜的糖皮质激素受体部位,对 AR 患者的鼻部所有症状均有显著的改善作用,且对眼部症状也有一定疗效。如果鼻充血持续存在或症状反复,INCS 是最适合的一线用药,而且比其他任何药物治疗更有效。Meta 分析还显示,对于 AR 合并哮喘的儿童或成人患者,INCS 治疗有利于哮喘的控制和改善肺功能。

INCS 一般在首次给药后 7~8 小时开始起效,数天后临床症状出现改善,2 周左右达到最佳疗效。临床可用于轻度和中 - 重度 AR 的一线治疗,按推荐剂量每天喷鼻 1~2 次,疗程不少于 2 周;对于中 - 重度持续性 AR 是首选药物,疗程 4 周以上。

目前临床常用的 INCS 有糠酸莫米松(mometasone furoate)、布地奈德(budesonide)、丙酸氟替卡松(fluticasone propionate)和糠酸氟替卡松(fluticasone furoate)等。这些鼻喷剂具有良好的耐受性,偶尔会有一些局部不良反应(发生率为 10% 左右),如鼻黏膜刺激感、咽痛、鼻出血等,一般较轻微,而且多为暂时性,改变喷药方式或更换药物有时能减少不良反应的发生。长期使用 INCS 导致鼻中隔穿孔的情况也很罕见,可能与喷药方式(朝向鼻中隔)有一定关系。虽然局部不良反应不多见,但仍需要指导患者掌握正确的喷鼻方法。

INCS 在给药部位产生作用,由于药物滞留于局部,以及受体的高亲和力、吸收后快速代谢和清除等特性,很少发生全身不良反应。一般来说 INCS 的全身生物利用度低,抑制下丘脑 - 垂体 - 肾上腺(the hypothalamic-pituitary-adrenal axis,HPA)轴的危险性很小。临床有研究显示,AR 患儿采用糠酸莫米松、丙酸氟替卡松或布地奈德鼻喷剂治疗一年,对儿童的生长发育总体上无显著影响。但长期使用 INCS 时仍应重视用药期间对儿童生长、骨代谢状况及 HPA 轴功能的监测,建议使用全身生物利用度低的制剂(图 3-7-2-1),用药时需注意药品说明书的年龄限制和推荐剂量。临床不推荐鼻腔注射糖皮质激素治疗 AR,口服糖皮质激素应严格掌握适应证,避免发生严重不良反应。

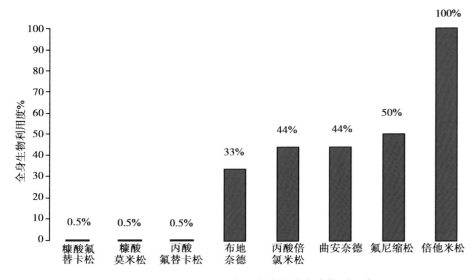

图 3-7-2-1 各种鼻用糖皮质激素的全身生物利用度

2. H_1 抗组胺药(H_1-antihistamines) 组胺是导致 AR 发病的主要介质,因此 H_1 抗组胺药(即 H_1 受体拮抗剂,简称抗组胺药)在 AR 治疗中占有重要地位。研究表明,抗组胺药作为反向激动剂(inverse agonists)发挥作用,与 H_1 受体结合并稳定其非活性构象,使平衡向非活性状态转换。第 2 代抗组胺药还具有一定的抗炎作用,通过抑制黏附分子的表达和趋化因子的活性,从而抑制炎性细胞的聚集和浸润,稳定和抑制肥大细胞脱颗粒以及其他炎性介质的合成释放,如白三烯、5- 羟色胺和血小板活化因子等。

(1)口服抗组胺药(oral antihistamines):由于第 1 代抗组胺药(如氯苯那敏、苯海拉明、异丙嗪等)对 H_1 受体的选择性不高,且有明显的中枢镇静作用并可降低学习和认知能力,不宜用于儿童。1981 年,第 2 代无镇静作用的抗组胺药开始用于临床,是目前临床上最常用的治疗 AR 的药物,总体上具有良好的疗效和安全性。

第 2 代口服抗组胺药对于所有 AR 患者而言都是重要的治疗药物,具有良好的效益风险比,能在用药后 1 小时内快速缓解鼻 - 眼相关症状。一般每天只需用药 1 次,疗程不少于 2 周。新型第 2 代抗组胺药除了高选择性拮抗 H_1 受体外,具有较强的抗炎活性,对缓解鼻塞有中等程度的效果。临床上对于持续性 AR,为了获得最佳疗效,推荐以连续治疗取代针对症状发作的"按需"治疗。对花粉过敏的患者,推荐在致敏花粉播散前 2~4 周进行预防性治疗,有利于症状控制,并根据花粉播散时间以及对症状产生的影响而决定疗程。

目前临床常用的第 2 代口服抗组胺药有氯雷他定(loratadine)、地氯雷他定(desloratadine)、西替利嗪(cetirizine)、左西替利嗪(levocetirizine)、非索非那定(fexofenadine)、咪唑斯汀(mizolastine)、依巴斯汀(ebastine)、伊美斯汀(emedastine)、奥洛他定(olopatadine)、卢帕他定(rupatadine)等。儿童用药需注意药品说明书的年龄限制和推荐剂量,5 岁以下建议使用口服溶液、糖浆或颗粒制剂。虽然第二代抗组胺药极少有嗜睡的不良反应,但对于每日 1 次口服的药物仍建议在晚上临睡前使用,这样不但对控制夜间症状(主要是鼻塞)有益,而且可有效地缓解次日晨起时发生的症状(主要是喷嚏和流涕)。

文献报道,第二代口服抗组胺药中的阿司咪唑和特非那丁可引起心律失常等严重心脏毒副作用,这些致命的心脏不良反应虽属罕见,但应引起临床重视,目前这两种药物已停用。抗组胺药导致心脏毒性的主要因素是 QT 间期延长,尤其在有器质性心脏病(如缺血性心脏病、心肌病)、心律失常(包括心动过缓)、电解质失衡(低钾血症、低钙血症、低镁血症)等基础疾病的患者,应特别注意。

(2)鼻用抗组胺药:直接将抗组胺药用于鼻腔可使高浓度的药物有效地到达病变局部的靶细胞,通常用药后 15~30min 即可起效。一般每天用药 2 次,疗程不少于 2 周。由于起效快,在过敏症状突然发作时也可用作"按需治疗"。鼻用抗组胺药(intranasal antihistamines)的疗效相当于或优于第二代口服抗组胺药,特别是对鼻塞症状的缓解。另有 Meta 分析显示,鼻用抗组胺药与 INCS 的复方制剂(内含氮卓斯汀和丙酸氟替卡松)喷鼻治疗 2 周,对中 - 重度间歇性 AR 患者鼻症状的改善效果明显优于单一药物治疗。

目前用于临床的鼻用抗组胺药主要有氮卓斯汀(azelastine)、左卡巴斯汀(levocabastine)等。总体上,鼻用抗组胺药安全性和耐受性好,不良反应少见,主要有苦味、鼻腔烧灼感、鼻出血、头痛和嗜睡等,程度轻微。

3. 抗白三烯药 白三烯(leukotriene)是一类脂质炎性介质的统称,可扩张血管平滑肌,增加容量血管通透性,导致鼻黏膜组织水肿。白三烯还能促进嗜酸粒细胞的趋化和黏附,延长细胞的存活时间并促进细胞活化,刺激黏液分泌等,在 Ⅰ 型变态反应的速发相和迟发相均发挥重要的作用,是引起 AR 发病过程中鼻塞、流涕等症状的重要炎性介质。

抗白三烯药(anti-leukotrienes)又称为白三烯调节剂,主要分为两类:①白三烯受体拮抗剂(leukotriene receptor antagonists,LTRA),如孟鲁司特(montelukast)、扎鲁司特(zafirlukast)、普鲁司特(pranlukast)等;②白三烯合成抑制剂(leukotriene synthesis inhibitors):如齐留通(zileuton),属于 5- 脂氧化酶抑制剂。LTRA 选择性地与白三烯受体 CysLT1 结合,通过竞争性阻断半胱氨酸白三烯的生物学作用而发挥治疗效应。

LTRA 治疗 AR 的疗效总体上与第二代口服抗组胺药相当,其对鼻塞症状的改善作用优于抗组胺药,而且能有效缓解喷嚏和流涕症状。在季节性 AR 和哮喘患者中进行的研究发现,孟鲁司特可改善鼻和支气管症状,且吸入 β2 激动剂的使用量也有减少。LTRA 作为一线药物推荐用于 AR 伴或不伴哮喘的治疗,每天用药 1 次,晚上睡前口服,疗程 4 周以上。儿童患者应注意不同年龄段的用量和用法,以孟鲁司特为例,2~5 岁用 4mg(颗粒剂或咀嚼片),6~14 岁用 5mg(咀嚼片)。

Meta 分析显示,孟鲁司特对 AR 患者的鼻、眼症状及生活质量均有明显改善;与第二代口服抗组胺药氯雷他定联合使用,对季节性 AR 患者的日间和夜间症状(包括鼻塞及睡眠障碍)的改善作用更显著,其疗效优于孟鲁司特或氯雷他定单独治疗。另有研究发现,LTRA 与 INCS 联合治疗 AR,其疗效优于 INCS 单独治疗。由于糖皮质激素不能有效抑制半胱氨酸白三烯的合成及后续的炎性反应过程,因此对 INCS 治疗后鼻部症状(主要是鼻塞)未得到良好控制的中 - 重度 AR 患者,可考虑联合应用 LTRA。

LTRA 的安全性和耐受性良好,偶见头痛、口干、胃肠不适、皮疹等不良反应,无嗜睡作用。在 35 项针对成人和 11 项针对儿童的随机、双盲、安慰剂对照临床试验中,孟鲁司特的行为相关不良事件(behavior-related adverse experiences)发生率为 2.73%,与安慰剂相比无显著差异。

4. 色酮类药物　色酮类药物(chromones)可稳定肥大细胞的细胞膜,阻止肥大细胞脱颗粒,抑制组胺、5- 羟色胺和白三烯等多种炎性介质的释放,从而发挥抗变态反应作用,也称肥大细胞膜稳定剂。对缓解儿童和成人 AR 的喷嚏、流涕和鼻痒症状有一定效果,但对鼻塞的改善不明显。

鼻内局部使用色酮类药物起效较慢,例如色甘酸钠、奈多罗米(nedocromil)和曲尼司特(tranilast)通常在用药 1~2 周后出现疗效,且持续时间短,需每日多次给药,一般作为 AR 治疗的二线药物。可作为预防用药在花粉播散前 2 周左右开始使用,对季节性 AR 患者因花粉过敏而引起的症状发作具有缓解作用。

色酮类药物具有极好的安全性和耐受性,不良反应少,适用于儿童。口服曲尼司特偶有胃肠道不适、头痛、心悸、皮疹和膀胱刺激症状等发生。

5. 鼻用减充血剂　鼻用减充血剂(intranasal decongestants)为 α 肾上腺素能受体激动剂,其作用是直接刺激血管平滑肌上的 $α_1$ 受体,引起血管平滑肌收缩,减少局部组织液生成,减轻炎症所致的鼻黏膜充血和肿胀。鼻用减充血剂能快速缓解鼻塞症状,但对 AR 的其他鼻部症状无明显改善作用。由于存在反跳性血管扩张而导致药物性鼻炎的风险,应严格掌握适应证及用法用量,且连续使用时间一般不超过 7 天。临床随机对照研究显示,INCS 治疗季节性或常年性 AR 时短期(3 天以内)加用羟甲唑啉喷鼻,对鼻部症状的改善效果明显优于单一药物治疗。

儿童 AR 患者鼻塞严重时,宜选择低浓度的鼻用减充血剂,主要有 0.025% 羟甲唑啉(oxymetazoline)、0.025% 赛洛唑啉(xylometazoline)以及含有 0.025% 萘甲唑啉(naphazoline)、1% 色甘酸钠和 0.25% 氯苯那敏的复方鼻喷剂色甘萘甲那敏,一般用于 6 岁以上儿童,2 岁以内禁用。

鼻用减充血剂的常见不良反应有鼻腔干燥、烧灼感和针刺感等,部分患者可出现头痛、头晕和心率加快等反应。疗程过长或用药过频易发生药物性鼻炎,应特别引起注意。

6. 鼻用抗胆碱药　鼻用抗胆碱药通过抑制胆碱能神经释放递质乙酰胆碱,阻止乙酰胆碱与毒蕈碱型受体(M 受体)相互作用,阻断节后迷走神经传出支,降低迷走神经反射张力,从而减少腺体的分泌和松弛气道平滑肌。主要用于控制流涕症状,而对喷嚏和鼻塞无效。异丙托溴铵(ipratropium bromide)鼻喷剂起效迅速,一般为 15~30min,适用于以大量水样涕为主要症状而其他药物疗效不佳的 AR 患者,可以与抗组胺药或 INCS 联合治疗。但国内目前尚缺乏相应鼻内剂型,限制了其临床应用。

鼻用抗胆碱药很少吸收,无明显全身抗胆碱能作用,局部不良反应可有鼻黏膜干燥、出血等,也不常见,其严重程度有明显的剂量依赖性。

7. 盐水鼻腔冲洗　盐水鼻腔冲洗采用生理盐水、生理性海水或 2.3% 高渗盐水进行鼻腔冲洗,是一种安全、方便、价廉的治疗方法,可清除鼻内刺激物、变应原和炎性分泌物等,在一定程度上减轻鼻黏膜水肿,改善黏液纤毛清除功能。临床推荐使用。

(程 雷)

参考文献

1. 董震,程雷.重视儿童变应性鼻炎的临床诊治.中华耳鼻咽喉头颈外科杂志,2007,42 (9): 641-642.

2. 董震,程雷.加强对儿童变应性鼻炎的认识.中华耳鼻咽喉头颈外科杂志,2012,47 (8): 617-618.

3. 中华耳鼻咽喉头颈外科杂志编辑委员会鼻科组,中华医学会耳鼻咽喉头颈外科学分会鼻科学组.变应性鼻炎诊断和治疗指南 (2015 年,天津).中华耳鼻咽喉头颈外科杂志,2016,51 (1): 6-24.

4. CHENG L, CHEN J, FU Q, et al. Chinese Society of Allergy Guidelines for Diagnosis and Treatment of Allergic Rhinitis. Allergy Asthma Immunol Res, 2018, 10 (4): 300-353.

5. ROBERTS G, XATZIPSALTI M, BORREGO LM, et al. Paediatric rhinitis: position paper of the European Academy of Allergy and Clinical Immunology, Allergy, 2013, 68 (9): 1102-1116.

6. BOUSQUET J, HEINZERLING L, BACHERT C, et al. Practical guide to skin prick tests in allergy to aeroallergens. Allergy, 2012, 67 (1): 18-24.

7. BAO Y, CHEN J, CHENG L, et al. Chinese Guideline on allergen immunotherapy for allergic rhinitis. J Thorac Dis, 2017, 9 (11): 4607-4650.

8. CHENG L, ZHOU WC. Sublingual immunotherapy of house dust mite respiratory allergy in China. Allergol Immunopathol (Madr), 2019, 47 (1): 85-89.

第八章
鼻出血的处理

大多数儿童鼻出血程度轻微，直接压迫鼻翼5~10min多可控制出血，但也可能需要烧灼、使用止血药物、鼻腔填塞或更为积极的措施。严重鼻出血在儿童罕见。对于难治性鼻出血或有诱发鼻出血的基础性局部或全身因素（如鼻肿瘤或出血性疾病），需要个体化处理方法和综合治疗。首先止血，达到止血目的后，再进行对病因的检查和治疗，通过控制基础性局部或全身疾病进程来预防复发。

一、紧急治疗

大多数儿童鼻出血为鼻前部自发性出血，不伴有气道受累或血流动力学不稳定。不过，仍有必要对其一般情况、生命体征、气道稳定性和精神状态进行快速评估，以识别需要气道干预和/或补液的儿童。对于正在咯血或呕血的患者和失血性休克的患者，可能需要进行气道干预。

二、一般处理

安抚患儿使其安静下来，并嘱咐患儿勿将血液咽下，以免刺激胃部引起呕吐，同时有助于掌握出血量，必要时给予镇静剂。一般出血成少量出血取坐位或半时位，大量出血疑有休克者，应取平卧低头位。

（一）常用止血方法

1. 指压法 此法作为临时急教措施，用手指压紧出血侧鼻翼10~15min，同时可用冷水袋或湿毛巾敷前额和后颈，以促使血管收缩减少出血，然后再进一步处理。在压迫期间，儿童应端坐并使腰部前倾，以使流入口腔和下咽部的血液量最小。这一体位可避免潜在的血液误吸或吞咽。

2. 收敛法 优选羟甲唑啉，向鼻腔出血部位喷1~2喷0.05%的盐酸羟甲唑啉，或将羟甲唑啉棉片置于鼻内靠近鼻中隔处止血。血管收缩剂放置后，在鼻的两侧使用直接压迫，持续5min，随后可取出棉片以重新检查出血点，最多持续使用3日，以避免充血反弹引起鼻出血复发。如果没有羟甲唑啉，则推荐使用可达到血管收缩的最小剂量去甲肾上腺素（如将0.25%去甲肾上腺素以等量的生理盐水稀释至0.125%）。

3. 烧灼法 适用于反复小量出血且能找到固定出血点者。应采用75%硝酸银溶液对出血点进行烧灼，但易导致鼻溢和结痂，应避免过度烧灼和鼻中隔双侧同时烧灼，因为可能发生鼻中隔溃疡和穿孔。目前采用的方法，如YAG激光、射频或微波等，有操作简单,烧灼温和,损伤小的优点,但需要注意的事项相同。

4. 填塞法 用于出血较剧、弥漫性出血或出血部位不明者,或者局部压迫和血管收缩剂均无效者。根据不同病因、出血量和出血部位选择适宜的填塞材料,由于会出现黏膜的轻微磨损,因而在有凝血障碍或遗传性出血性毛细血管扩张症的患者应谨慎使用不可吸收的填塞物。

对于前鼻孔填塞,可选择大小合适的膨胀海绵放入出血侧鼻腔的总鼻道,注入生理盐水使海绵膨胀以达到压迫目的,或应用凡士林油纱条以叠瓦状填入鼻腔(图 3-8-0-1)。当前鼻孔填塞法未能奏效时,则联用后鼻孔填塞法(图 3-8-0-2)。填塞操作应该无菌且规范,鼻腔填塞物留置期间应给与抗生素治疗,填塞时间一般不超过 3 天。鼻腔填塞方法缺点是在取出鼻腔填塞物时会对鼻腔黏膜造成二次损伤,诱发新的出血。

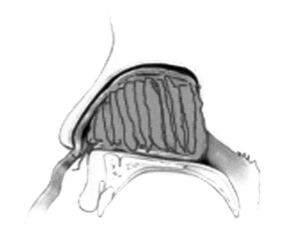

图 3-8-0-1 前鼻孔填塞法示意图
应用凡士林油纱叠瓦状填入鼻腔

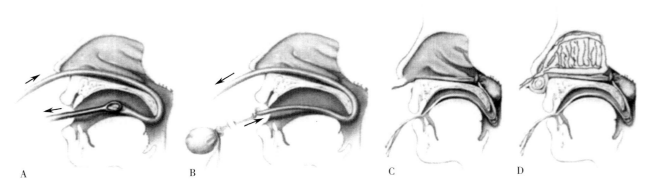

图 3-8-0-2 后鼻孔填塞法示意图
A. 从口拉出导尿管头端;B. 将后鼻孔球缚于导尿管头端;C. 将后鼻孔球拉至后鼻孔;
D. 做前鼻孔填塞并将后鼻孔球前端丝线固定于前鼻孔,尾端可留至口外

(1)可吸收性材料填塞:如淀粉海绵、明胶止血海绵、纤维蛋白海绵等。较适用于血液病所致的鼻黏膜弥漫性、出血部位明确,且量较小或范围较小的鼻出血。将淀粉海绵、明胶止血海绵、纤维蛋白海绵等放置在出血部位,并可在材料表面蘸上凝血酶粉剂、三七粉或云南白药以增强止血效果。填塞时应注意仍需给予适当的压力,必要时辅以

小块凡士林油纱条以加大压力。可吸收性材料填塞的优点是填塞物不必取出,可避免因取出填塞材料后的鼻再出血。

(2)不可吸收材料填塞

1)膨胀海绵、藻酸钙纤维敷料:较适用于血液病所致的鼻黏膜弥漫性、相对较小量出血、部位明确的较小范围的出血。选择大小合适的膨胀海绵沿鼻腔底部直接插入,并注入 10~20mL 生理盐水使之膨胀。将藻酸钙纤维敷料放置出血部位,敷料与出血创面接触后转变为凝胶物质达到保护创面和止血。上述两者联合使用可增强止血效果。膨胀海绵、藻酸钙纤维敷料质地软,取出时对鼻黏膜的损伤小,减少了再出血的可能。

2)凡士林油纱条、抗生素油膏纱条、碘仿纱条:常被用于较严重的出血、且出血部位尚不明确或外伤致鼻黏膜较大撕裂的出血以及经上述各止血方法无效者,是多年以来一直沿用的有效止血方法。鼻腔纱条填塞分为前鼻孔法和后鼻孔法两种,当前鼻孔法未能奏效时,则联合后鼻孔填塞法。纱条填塞的缺点是患者较痛苦,取出纱条时对黏膜损伤较大有再出血的可能。操作应按无菌规范,填塞时间一般不超过 3 天。无论是预防性全身使用抗生素还是用抗生素软膏浸渍鼻腔填塞物,均不能根除鼻腔携带的病原菌,也不能可靠地预防中毒性休克综合征。因此,不常规推荐使用抗生素。但是,如果存在基础鼻窦感染的证据,则可使用抗生素。

3)气囊或水囊:鼻腔或后鼻孔气囊或水囊压迫可用指套或气囊套在小号导尿管头端,置于鼻腔或鼻咽部,囊内充气或充水以压迫出血部位达到止血目的,也有专用的后鼻孔气囊。此方法可代替前后鼻孔填塞。与纱条填塞相比患者痛苦小,取出时对黏膜损伤小,再出血的可能性亦较小,但止血效果不如纱条填塞。近年,国内外均生产有适应鼻腔解剖的止血气囊,使此方法变得更为方便和有效。

进行经前鼻孔鼻腔填塞后,必须检查口咽部以确认充分止血。如果完成经前鼻孔鼻腔填塞后,患者称有吞咽血液,则可能存在鼻后端出血。

5. 鼻内镜下止血法 鼻内镜下止血法是目前临床最常用和有效的止血方法。优点是能够准确判定出血的部位,可以避免盲目的鼻腔填塞。患儿仰卧位,先用含有表面麻醉剂和血管收缩剂的棉片对鼻腔进行收缩麻醉,在内镜引导下,一边用吸引器将鼻腔分泌物和血性物吸出,一边按顺序检查鼻中隔、鼻腔外侧壁、鼻腔顶壁及鼻咽部,找到出血点或出血区域后,可以使用双极电凝、微波、射频或激光止血,如为范围较广的弥漫性出血,可将含有抗生素的眼膏涂满明胶海绵或止血膨胀海绵作鼻腔填塞。

6. 血管结扎法 对以上方法未能奏效的严重出血者采用此法。中鼻甲下缘平面以下出血者可选择结扎上颌动脉或颈外动脉;中鼻甲下缘平面以上出血者,则选择结扎筛前动脉;鼻中隔前部出血者可选择结扎上唇动脉。但由于不是结扎责任血管,侧支循环的建立常使效果不尽如人意。

7. 血管栓塞法 其又称数字减影血管造影(digital subtraction angiography,DSA)对严重后鼻孔出血具有诊断和治疗双重功效,本法用海绵微粒、钢丝螺圈等栓塞血管,是治疗经前后鼻孔填塞仍不能止血的严重鼻出血的有效方法。与传统的动脉结扎术相比,具有准确、快速、安全可靠等优点,不良反应有单侧肢体运动障碍、失语及一过性失明等。

(二)全身治疗

1. 镇静剂 使用镇静剂有助于减少出血,对反复出血者尤重要。

2. **止血剂** 常用注射用血凝酶、抗血纤溶芳酸、酚磺乙胺、6- 氨基己酸、凝血酶等。

3. **维生素** 维生素 C、维生素、维生素 P。

4. 鼻出血严重者需住院观察，注意失血量和可能出现的贫血或休克。另外，鼻腔填塞可致血氧分压低和二氧化碳分压升高，故还应注意心、肺、脑功能。

5. 有贫血或休克者应纠正贫血或抗休克治疗。

6. 治疗全身性疾病。

（三）特殊处理

1. 鼻中隔前下部反复出血者，可局部注射硬化剂或行鼻中隔黏膜划痕术，也可施行鼻中隔黏骨膜下剥离术。

2. 遗传性出血性毛细血管扩张症则可应用面部转移全层皮瓣行鼻中隔植皮成形术。

三、预防

在家可使用简单压迫控制鼻出血，对 Little 区加压很重要，因为这一位点是大多数儿童鼻出血的来源。目前尚无证据证明对颈部、前额或鼻骨进行冰敷对鼻出血有效。

1. **保持鼻腔黏膜湿润和预防局部创伤** 此为预防儿童反复良性鼻出血的一线处理方法。在干燥的环境中，建议家里使用加湿机来增加空气湿度，但对有严重变态反应或肺部问题的儿童可能是禁忌。也可以使用生理盐水鼻腔喷雾剂喷鼻，每日 2~4 次。

2. **预防局部创伤** 教育孩子纠正不良习惯，不要挖鼻，仔细修剪指甲，以及在体育运动期间根据需要使用保护性面部护具。

3. **涂抹软膏** 当鼻血被控制后，在鼻内涂一些青黛软膏，青黛软膏可促进糜烂黏膜愈合。或者用抗生素软膏，减少由金黄色葡萄球菌引起的慢性炎症，该菌在反复鼻出血中可能发挥作用。这些药物可用于鼻中隔黏膜，可能会减少出血倾向。需要注意的是，涂药棉签不能损伤鼻黏膜。该疗法的适应证和持续时间还不清楚，且其长期获益尚不确定。

4. **加强营养** 纠正孩子偏食、厌食等不良饮食习惯，补充维生素和微量元素。

5. 对有出血性疾病的儿童应及时积极治疗原发病。

儿童鼻出血多可自愈，严重鼻出血罕见。儿童 90% 以上的鼻出血出现在前端，发生于该解剖区域的鼻出血较后端出血容易治疗，可以用指压、收敛、烧灼等治疗。后端鼻出血很难找到出血部位，且保守治疗很难根治，多种内科疾病和抗凝药物治疗可能会加重鼻出血，难治性出血需要进行手术或栓塞治疗。尽管鼻出血很少会危及生命，但初始评估的重点应放在患儿的呼吸和血流动力学稳定性上。快速评估一般情况、生命体征、气道稳定性和精神状态，对于识别需要气道干预和 / 或补液的鼻出血儿童非常有必要。随后应立即识别出血来源，并开始采取止血措施。预防儿童反复良性鼻出血的方法是保持鼻腔黏膜湿润和预防局部创伤。

（姚 琦 陈望燕）

参考文献

黄选兆,汪吉宝,孔维佳 . 实用耳鼻咽喉头颈外科学 .2 版 . 北京:人民卫生出版社,2008.

第九章
鼻腔及鼻窦异物

鼻异物（Foreign body of nose）是指由于各种原因使外来物质进入鼻腔、鼻窦，或内生物质滞留于鼻腔、鼻窦者。异物仅限于鼻腔者多见于儿童，鼻窦异物则多见于意外伤或战伤。

【异物种类】

虽然种类繁多，但主要可分为外生性和内生性两大类，前者又可分为非生物类及动、植物类。

1. 外生性异物

（1）非生物类异物：如小玩物、塑料珠、玻璃球、橡皮头、金属弹片、碎石、小饰物及纽扣、纽扣式电池等（图3-9-0-1）。

（2）动物类异物：昆虫、毛滴虫等。

（3）植物类异物：壳、豆粒类等。

2. 内生性异物　如鼻石、鼻腔及鼻窦牙（图3-9-0-2）、死骨、凝血块、痂皮等。

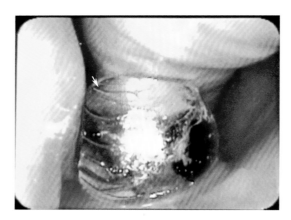

图 3-9-0-1　下鼻道异物鼻内镜下表现
（由首都医科大学附属北京儿童医院供图）

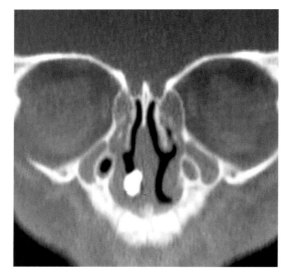

图 3-9-0-2　鼻腔牙 CT 表现
（由首都医科大学附属北京儿童医院供图）

【病因】

外生性异物可通过前、后鼻孔或外伤而进入鼻腔、鼻窦；内生性异物可为先天性异常或外伤所致。

1. **自塞入鼻**　以儿童为多见。常因好奇玩耍或闻嗅含香精的橡皮头等，误将细小物品塞入鼻内。有的因怕家长斥责，当时不说，日久遗忘，症状出现后才被警觉。

2. **爬行入鼻**　尤其是在热带地区。昆虫和水蛭较多，可爬入露宿者鼻内。

3. **饮吸入鼻**　如在不洁净的水域捧饮生水或捧水洗脸时吸水洗鼻，致使水中生物进入鼻内。

4. **弹射入鼻**　工矿爆破、电动刨锯、狩猎玩枪时发生意外，使石块、木片、铁屑及弹片等进入鼻腔、鼻窦。战伤亦可并发鼻腔或鼻窦金属异物。

5. **呕逆入鼻**　呕吐、喷嚏、呛咳时，可迫使食物、蠕虫等逆行入鼻。

6. **误遗于鼻**　行鼻部手术时不慎将棉片、纱条、小器械或其断端遗留于鼻腔、鼻窦内，造成医源性异物。

7. **内生于鼻**　如鼻石等内生性异物。

【临床表现】

异物的性质、大小、形状、存留部位及时间等不同而使症状各异。若异物光滑，刺激性小，早期可无症状。儿童鼻腔异物多有单侧鼻塞、流涕或涕中带血含脓，或伴有鼻前孔下潮红等。鼻内有水蛭、昆虫或蠕虫者常有虫爬感。鼻出血，尤以水蛭甚。鼻腔异物并发鼻窦炎或鼻窦异物并发感染者，可有流脓涕、头昏、头痛等症状。病程较长者可有贫血症状。

【诊断】

儿童诉单侧鼻塞，或流脓血涕且伴有恶臭者，应首先虑及鼻腔异物。如异物存留过久，感染较重，鼻腔分泌物较多，甚至有肉芽组织形成者，有时需吸除分泌物后，在鼻内镜下才可发现异物。对透光性差的异物可行 X 线检查。对较大较深的异物，可借助 CT 定位。

【治疗】

取出鼻腔及鼻窦内的异物，是其主要治疗。应根据异物的种类、性质、大小、形状、所在部位及停留时间，初步判断其取出的难易程度。一般多在无麻醉或表面麻醉下以直视方式取出；但若患者不能配合或异物较大取出有困难者，则以在全麻下取出为宜。为防止异物被吸入下呼吸道，全麻可采用气管内插管。异物较大或部位较后，经前鼻孔取出有困难时，亦可采取仰卧头低位，将异物推至咽部后再经口腔取出，但须谨防发生下呼吸道异物。对活动的动物类异物，一经确诊，可采用仰卧垂头位在患侧鼻腔滴少许 1% 丁卡因，待其麻醉后在内镜下取出。上颌窦有异物且症状明显者，可经唇龈沟入路从窦腔取出异物。若为突发意外或战伤所致的金属性异物，需在尽量明确异物部位和妥善准备后，方可施行手术取除。

必须强调的是：对于坚硬而圆滑的鼻腔异物，切勿以镊子夹取，而应以钝头异物钩经前鼻孔入鼻，自上方轻巧超越异物后再向前钩出，否则，有可能将异物推向鼻咽部，有下坠呛吸进入喉腔及气管之危险。

特别需注意的是：随着日常生活中越来越多的小家电和玩具使用纽扣式电池作为电能来源，放置不当致使儿童将电池塞入鼻腔的病例亦相应增多。且因儿童语言表达能力不成熟,幼儿家长粗心,忽视了孩子的异物史和异常表现,第一时间未发现鼻腔异物,以致延误了治疗的最佳时机。纽扣电池含有汞、镉、铅等重金属有毒物质,在湿润的导电良好的鼻腔内发生"短路"放电产热,使鼻中隔黏膜、软骨严重烫伤,又由于电池内容泄漏,致使大量强碱性有毒物质侵蚀鼻腔黏膜及软骨,加之长时间的机械压迫作用,引起鼻中隔黏膜溃烂、软骨坏死,直至全层穿孔(图 3-9-0-3)。治疗上应强调紧急处理,尽快取出异物、冲洗鼻腔、促进黏膜恢复。

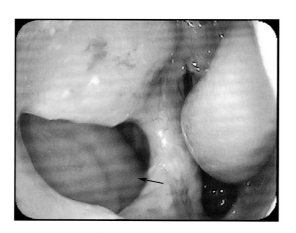

图 3-9-0-3 鼻腔纽扣电池导致鼻中隔穿孔的鼻
内镜下表现(黑箭为穿孔处)
(首都医科大学附属北京儿童医院供图)

(徐忠强)

第十章
鼻、面部骨和鼻窦外伤

第一节 鼻骨骨折

外鼻骨支架由一对鼻骨及部分上颌骨额突构成，位于面部中央，易遭受外界暴力或机械性创伤而发生鼻骨骨折。鼻骨上部厚而窄，与额骨鼻突连接，下部薄而宽，且缺乏支撑，故骨折多累及鼻骨下部。儿童的鼻骨由于有明显的裂缝，故骨折多局限于一侧。鼻骨骨折多单独发生，亦可以是颌面骨折的一部分。

儿童鼻骨骨折（fracture of nasal bone）由于其外鼻或鼻骨细小，且常伴有局部血肿、淤斑和肿胀，诊断较成人困难。由于儿童鼻骨支架大部分由软骨构成，仅部分骨化，外伤多造成不完全骨折或青枝骨折，可不伴有移位。普通 X 线检查易误诊。

【病因学】

导致鼻骨骨折发生的常见原因有鼻部遭受拳击、运动外伤、意外撞击和道路交通事故等。

【临床表现】

1. 症状　一般表现为鼻部外伤后局部疼痛，伤及鼻腔黏膜可有鼻出血。鼻中隔明显偏曲移位或血肿形成，可造成一侧或双侧鼻塞。

2. 体征　外鼻肿胀和皮下淤血。鼻骨骨折有移位者，表现为鼻梁塌陷或偏斜畸形。骨折类型与暴力的性质、方向和大小有关。暴力来自一侧时，同侧鼻梁下陷，对侧隆起。正面暴力常使两侧鼻骨骨折，同时可并发鼻中隔和筛骨损伤，形成鞍鼻畸形。外伤 2~3 天内，鼻部软组织肿胀、淤血，可掩盖畸形。如鼻腔黏膜撕裂，擤鼻后可出现伤侧下眼睑、颜面部皮下气肿，可触之有捻发音。鼻局部触痛，触之可感鼻骨塌陷或骨擦音。若有中隔血肿，可见中隔黏膜向一侧或两侧膨隆。

【辅助检查】

1. X 线　鼻骨侧位片可显示鼻骨骨折线，前后有无移位或碎骨片游离的情况。鼻骨正位片可显示是哪一侧出现骨折。鼻根部塌陷明显者，应做鼻窦 CT 以排除鼻窦及颅底骨折。

2. CT 检查　能准确判断鼻骨有无骨折和骨折的位置、部位、类型、有无合并邻近组织损伤，特别是鼻及颅面区复合骨折，使诊断率明显提高。

3. 其他　如鼻血为淡红色，其在手帕或纸上的痕迹中心呈红色而周边色淡、清澈，须行鼻漏出液的脑脊液生化检查，如其中葡萄糖定量分析是血糖的 2/3，应诊断伴有脑脊液鼻漏。疑有鼻中隔血肿者可穿刺抽吸确诊。

【诊断】

根据外伤史、鼻部畸形、鼻腔通气度和鼻中隔的检查、触诊及影像学检查等可明确诊断,严重外伤所致的鼻骨骨折应除外合并的其他颌面或颅底骨折。

【治疗】

治疗原则除止血、止痛、清创、缝合和预防感染外,还需对骨折进行复位和整形,以恢复鼻通气功能和外形美观。

1. **鼻骨骨折复位术** 刚发生的闭合性鼻骨骨折,伴有明确的鼻外观畸形,在充分检查和评估后,应尽快行鼻骨复位术。若伤后来诊时鼻部已明显肿胀,为了不影响复位效果,可嘱患者于外伤后1周左右,肿胀消退后再行手术,一般不宜超过2周。超过2周由于骨痂的形成,增加了整复难度。

复位方法:儿童应在全麻下手术。单侧鼻骨骨折伴塌陷时,先在鼻外沿鼻侧用鼻骨整复钳或骨剥离子量出鼻翼至双内眦连线的长度,并以拇指示。然后将鼻骨整复钳或骨剥离子用凡士林纱条或橡皮管包裹后伸入鼻腔,深度勿超过两侧内眦连线,避免损伤筛板。将鼻骨向前上方抬起复位,左手拇指和食指仔细向对上抬的鼻骨施加向下的压力,骨折复位时经常能感到骨摩擦感或听到骨摩擦音。伴有鼻中隔的骨折和脱位时,也应同步复位。将复位钳的两叶分别伸入两侧鼻腔,至于中隔偏曲处的下方,夹住鼻中隔垂直向上移动,即可使脱位的中隔复位。复位后仔细观察和触摸,确保鼻骨完全复位。随后,鼻腔内适当填塞凡士林纱条,以固定复位。但不宜填塞太多,致使鼻部变形。纱条于48小时内取出。嘱患者2周内不要挤压鼻部或用力擤鼻(图3-10-1-1)。

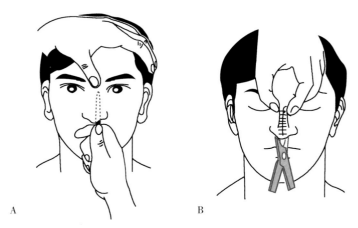

图 3-10-1-1 **鼻骨骨折复位示意图**

A. 单侧鼻骨骨折复位;B. 双侧鼻骨骨折复位

(引自:韩德民. 耳鼻咽喉头颈科学.2 版.北京:高等教育出版社,2011)

2. **鼻中隔血肿和脓肿手术** 鼻中隔血肿宜尽早手术清除,以免发生继发感染和软骨坏死。血肿切开可放置引流并行双侧凡士林纱条鼻腔填塞,脓肿切开引流无需填塞,应用足量敏感抗生素控制感染,避免发生软骨坏死、穿孔、鞍鼻畸形等并发症。

3. **开放鼻骨复位术和鼻中隔手术** 外伤后数周或更长,鼻骨骨折端骨痂形成,鼻内复位困难,此时应实行开放鼻骨复位及整形术。对伴有明显鼻中隔偏曲,影响鼻腔通气者,可施行鼻中隔偏曲矫正术。

(史剑波)

第二节　鼻窦骨折

一、鼻窦骨折

鼻窦位于颜面部中 1/3，上颌窦及额窦占颜面骨骼相当大一部分，位置较表浅，发生鼻窦骨折（fracture of nasal sinuses）机会较多，多与颌面部或鼻部外伤同时发生。蝶窦及筛窦位置较深，较少受累，受累时常常伴有颅脑损伤。

（一）额窦骨折

额窦骨折多为直接暴力所致。根据其骨折部位可分为额窦前壁骨折、后壁骨折和底部骨折，其中前壁骨折较为多见。根据骨折的类型可分为线性骨折、凹陷型骨折和粉碎型骨折。额窦骨折常与眶、筛、鼻骨骨折同时发生，称为额 - 眶 - 筛复合骨折。

【临床表现】

额窦骨折典型的临床表现有眉间和眶上缘软组织裂伤、前额部凹陷、眼周淤血、结膜下出血、眶上和滑车上神经分布区域皮肤麻木或感觉异常等。

前壁线型骨折，症状较轻，可仅表现为鼻出血，软组织肿胀和压痛。凹陷型骨折在急性期表现为额部肿胀，肿胀消退后则明显前额凹陷。粉碎型骨折可有眶上区肿胀、皮下积气、眶上缘后移、眼球向下移位。额窦前壁有骨髓，骨折时有患骨髓炎的风险。后壁骨折常常伴脑膜撕裂，可出现脑脊液鼻漏、颅内出血、颅前窝气肿、继发严重颅内感染。晚期可出现额部凹陷性畸形、额窦黏液囊肿等。

【诊断】

额窦骨折根据颅额部外伤史和临床表现，CT 扫描可明确骨折部位、范围、形态，显示前颅底或眶内积气、血肿等。MRI 对急性额窦骨折无实际诊断价值，但对额窦骨折并发症，如颅内出血、颅内感染、脑脊液鼻漏及额窦黏液囊肿，诊断价值较好。

【治疗】

额窦骨折的治疗原则为整复骨折、恢复外形和功能，避免并发症。

1. **前壁线型骨折**　由于皮肤无裂开，无变形，一般无需特殊处理，以预防感染为主。清理鼻内血块，应用鼻减充血剂，收缩鼻腔黏膜，保持鼻腔、鼻窦引流通畅，可自愈。

2. **前壁凹陷型或粉碎型骨折**　明显畸形者应及时手术。局部软组织有开放性伤口，应常规清创处理，清除异物和碎骨片、血块，充分止血。无开放性伤口者，自眉弓切口，直达骨壁，用剥离子或弯血管钳伸入额窦，挑起凹陷的骨折片使其复位。若复位困难，可自额窦底部钻孔或凿开，伸进器械进行复位，外侧用钛板固定，窦内不置支撑物，保持额窦引流通畅，缝合切口，包扎压迫止血。预防感染。

3. **后壁骨折**　应明确有无脑膜撕裂、脑脊液鼻漏、颅内血肿或脑组织损伤。密切观察病情变化，如无颅内并发症，可不予处理。若出现颅内并发症，及时请神经外科协同处理。轻度脑脊液鼻漏可采用保守治疗，头高位 30 度，20% 甘露醇 125mL，每天二次脱水。15~30 天不自愈或者严重脑脊液鼻漏可以采用手术治疗。根据额窦后壁骨折的部位采用经鼻内镜、额窦前壁切口、冠状切口等进行修复，合并颅内并发症，可经额开颅修复，同时处理颅内病变。

4. 额窦、额隐窝、鼻额管的处理 额窦黏膜大部分完好,鼻额管引流通畅,额窦可不予处理。轻度鼻额管狭窄,可放置 T 形扩张管,若额窦底部骨折、额隐窝、鼻额管严重受损,则需广泛开放额窦引流通道,甚至刮除额窦内全部黏膜,采用自体脂肪行额窦填塞术。

(二) 筛窦骨折

筛窦位于筛骨内,上方的筛板和筛顶构成颅前窝的底,筛骨隔板菲薄,有若干细孔,其孔内有嗅神经和血管穿过,结构脆弱易骨折。筛窦外侧以纸样板为界,与眼眶毗邻。筛窦骨折可累及前颅底,出现脑脊液鼻漏,或累及紧贴筛顶行走的筛前动脉,可出现严重的鼻出血和眶内血肿。骨折累及眼眶和眶尖,可出现眼部并发症,如眶骨膜下血肿、眶内血肿、视神经损害、眼底血管栓塞等。单纯筛窦骨折少见,多同时伴有鼻骨和眼眶损伤,及鼻 - 眶 - 筛复合骨折(nasal-orbital-ethmoid fracture,NOEF)。

【临床表现】

单纯筛骨骨折可仅表现为鼻出血,而复合型骨折 NOEF 的典型临床表现可有内眦间距增宽、内眦角圆钝、鼻梁塌陷、鼻尖上翘、复视、视力下降或失明、患侧瞳孔散大、直接对光反射消失,但间接对光反射存在(又称 Marcus-Gunn 瞳孔)。

【诊断】

鼻窦 CT 可明确筛窦骨折的部位、形态,有无移位。是否伴有颅底骨折,眶壁骨折,视神经管骨折等。应注意是否伴有脑脊液鼻漏、颅内血肿和出血、外伤性视神经损伤、眶壁骨折和眶内血肿、眼外观畸形等。

【治疗】

单纯筛窦骨折一般无需处理。来自鼻顶部前端的严重鼻出血,填塞法无效,可行鼻外或者经鼻内镜筛前动脉电凝或者结扎术。合并有其他部位的骨折,应行相应的治疗。NOEF 的治疗应注意以下几个方面:充分暴露骨折、确定内眦韧带的损伤情况、骨折复位和内固定、眶壁缺损重建。还应关注泪道系统和额窦骨折的情况,予以相应处理。对于伤后迅速出现的视力严重减退,应鉴别是眶内血肿导致还是外伤性视神经损伤。眶内血肿应采用冰敷、加压包扎、脱水、大剂量激素治疗,眼压明显增高可采用外眦切开或者眶减压手术。外伤性视神经损伤应尽早进行大剂量激素冲击治疗,并施行经鼻内镜视神经管减压术,以提高视力恢复概率。

(三) 上颌窦骨折

上颌窦骨折以前壁凹陷性骨折最多见,较多发生在上颌骨额突和眶下孔部位。上颌窦顶壁即眶底,此处骨壁较薄,受外伤时也易发生骨折。上颌窦底壁为齿槽突,此处骨壁较厚,骨折机会较少。如果面侧部受伤,可造成颧骨及上颌窦外侧壁骨折。上颌窦骨折常为颌面部骨折的一部分,可有复合骨折的特点,最常见颧 - 上颌 - 眼眶复合体(zygomatic-maxillary-orbital complex,ZMOC)骨折,常累及上颌骨和上颌窦。

【临床表现】

上颌窦骨折常为外力直接撞击所致。可表现为局部肿胀、塌陷畸形、左右两侧颌面部不对称。肿胀消退后畸形更加明显,影响患者面容美观及相关功能运动。骨折涉及眶下孔时可损伤眶下神经,常出现眶下区域及上唇区域麻木。上颌窦上壁发生骨折,破碎骨片挤入上颌窦内,眶内脂肪向下脱出,眼下直肌、下斜肌嵌顿在骨折缝中,造成眼球内陷、眼球活动障碍和复视,称为眶底爆折。应注意的是,上述症状和体征常常因眶周组织水肿、眼睑水肿,而被掩盖。如肿胀消退后,症状继续存在,应追查原因。ZMOC 骨折时,如颧弓骨折可造成颌面部明显畸形;如合并上牙槽骨折,则牙列错位,上下牙咬合异常。

【诊断】

外伤史、眶下区及上唇麻木、颌面部出现畸形、左右不对称、触诊可及凹陷。CT 可明确骨折部位,三维重建可直观显示其立体解剖关系。

【治疗】

上颌窦前壁单纯线性骨折无变形,鼻腔无损伤者,无需整复。窦内积血,鼻腔滴以 2% 羟甲唑啉,待自行排出。可适当应用抗生素,以控制感染。上颌窦前壁凹陷性骨折,可经口内上颌前庭沟入路进行骨折复位,彻底清创,复位后用微型钛板行内固定。上颌窦上壁即眶底骨折可经睑缘下或下睑结膜入路,回复眶内容,解除肌肉嵌顿,使用人工材料或自体骨重建眶底。精准的颧骨、眼眶及上颌骨复位和眶下壁复位是 ZMOC 骨折早期修复手术的关键。

（四）蝶窦骨折

蝶窦位于颅底中央的蝶骨体内,上承垂体窝,外侧与视神经管、颈内动脉关系密切。蝶窦骨折很少单独发生,多合并有较严重的颅底、后组筛窦骨折。

【临床表现】

蝶窦骨折累及视神经管,可出现视力减退、失明;累及颈内动脉可出现假性动脉瘤、动静脉海绵窦瘘、致命性的大出血。颞骨纵行骨折线可横穿蝶窦,若为蝶窦骨折的一部分,可出现脑脊液耳漏或鼻漏。若外伤累及蝶鞍内的脑垂体,可发生创伤性尿崩症。

【治疗】

单纯蝶窦骨折无并发症,无需治疗。如复杂的蝶骨骨折,合并颅内症状,病情危及患者生命,应请神经外科医生一起诊治。

二、鼻颅及筛眶复合骨折

（一）鼻眶筛复合骨折

鼻眶筛区（naso-orbit-ethmoid complex,NOE）是人体较为复杂的解剖区域之一,位于面中部中央偏上,鼻眶筛复合骨折约占儿童面部骨折的 1%~8%,当外力作用于鼻眶筛区的前部支架时,使这一相对脆弱结构破碎,造成眦距增宽、鼻背塌陷、鼻尖上翘等鼻眶筛区骨折特有体征,同时还可以并发额骨骨折、颅前窝骨折、脑膜撕裂、脑脊液鼻漏、眼球损伤等。

【相关解剖】

1. **鼻眶筛复合体**　特指面中部由两侧眶上孔和眶下孔之间构成的矩形区域,范围包括鼻骨、额骨、上颌骨额突、泪骨、筛骨,位于颅、眶及鼻三者交叉区域;上方是颅前窝,前方是鼻额突,两侧是薄弱的眶内壁,后方是蝶骨前界。鼻眶筛区的水平支架由上方的额骨（眶上缘）和下方两侧的眶下缘及梨状孔下缘构成,其决定了鼻眶筛区的前凸度;垂直支架由上颌骨额突,额骨鼻突和鼻骨组成,称为表面中央支架,额骨后部、筛骨垂直板、犁骨构成深面中央支架,这些支架相互交错构成火柴盒样结构的鼻眶筛复合体。

2. **内眦韧带**　内眦韧带是鼻眶筛区重要的软组织结构,为一束纤维结缔组织条带,起于上下睑板鼻侧,止于上颌骨额突及鼻骨眶面骨膜。一般认为分为前后两支,包裹泪囊,并将睑板固定于眶内壁的前后泪嵴。起到牵拉上下眼睑使上下泪点与眼球更好地接触以利于泪液收集和排泄作用,对眼轮匝肌的附着稳定性及开闭眼运动也有一定的支持作用。

【临床表现】

1. **鼻面部畸形和功能障碍** 以鼻根部为中心的"猪鼻"样畸形,鼻根及内眦部因骨折下陷而呈扁平状、内眦角变平、内眦窝消失、内眦角圆钝,伤侧眼裂缩短,而内眦距中线的距离明显比对侧增宽,可有眼球移位。

2. **鼻出血** 常为鼻黏膜损伤所致,如筛前或筛后动脉破裂,可致严重出血。

3. **眼部症状** 眶周淤血,可呈典型的"熊猫眼",伴有不同程度的眼部损伤,如眼球运动受限、眼睑肿胀、青紫、眼球内陷、视神经损伤及视网膜水肿等,眶骨膜撕裂后可有复视和半侧头痛,鼻泪管损伤则导致溢泪。

【分型】

儿童颅骨占比面积大,损伤常合并有颅骨骨折,常用 Burstein 分型:Ⅰ型骨折(中央型)累及鼻眶筛复合体和额骨上部,但局限于眶上裂内侧(图 3-10-2-1A);Ⅱ型骨折(单侧型)局限于单侧的眶上壁,但未累及鼻眶筛复合体(图 3-10-2-1B);Ⅲ型骨折(双侧型)包含双侧的眶上壁、鼻骨及鼻眶筛复合体上部(图 3-10-2-1C)。

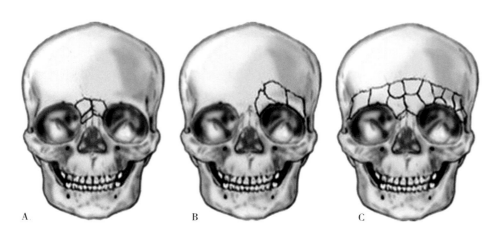

图 3-10-2-1 鼻眶筛复合骨折 Burstein 分型
(引自:Burstein F,Cohen S,Hudgins R.Frontal basilar trauma:classification and treatment.Plast Reconstr Surg,1997,99:1314Y1323)

【诊断】

1. 明确的面中部外伤史。

2. **典型的外貌特征** 鼻面部畸形和功能障碍、创伤性眦距增宽。

3. **CT检查** 应用水平位 CT 可观察鼻骨间缝、鼻颌缝、泪颌缝是否分离及泪囊窝、鼻泪管、眶内缘、眶内壁、鼻中隔的骨折及移位,评价眶体积的改变及眼球前后向移位的情况。应用冠状 CT 可观察眶壁尤其是眶下壁、眶内壁、眶顶壁、颅底骨折及鼻额缝分离的情况,以及眶腔的改变和眼球上下方向位置的变化。对于 NOE 骨折,冠状位及水平位 CT 可以明确诊断。

【治疗】

1. **治疗时机** 鼻眶筛区骨折患者常合并不同程度的颅脑损伤,应正确评估并将抢救患者生命放在首要地位;此区域解剖结构较复杂,待患者生命体征平稳后,需要联合神经外科、口腔颌面外科、眼科联合讨论患者的后续治疗方案。当伴有下列情况时,即使诊断明确也不宜初期行鼻眶筛区骨折手术:昏迷患者;脑脊液鼻漏和耳漏较多;出现颅内感染的症状和体征;休克或血容量不足;伴有威胁生命的胸腹、四肢损伤时;受伤局部有感染。

2. **早期治疗原则**　NOE 骨折早期治疗的基本原则是明确诊断,及时了解骨折范围,早期外科干预、广泛暴露、解剖复位、稳定的内固定、内眦韧带附着骨片的准确处理,应即刻修复骨缺损、防止并发症的产生。

早期手术着重解决以下问题:①复位和固定中央骨块及内眦韧带,恢复内眦间距;②重建眶内壁和眶下壁,恢复正常的眼眶容积;③植骨重塑鼻骨骨性支架,恢复鼻外形。

手术多采用内眦区开窗入路,即在两侧内眦窝做纵向弧形切口,中间附加水平切口连接,对于广泛性骨折,可考虑采用头皮冠状切口较为方便,增加睑缘下切口。当冠状瓣向前翻至眶上缘时,需要继续沿眶上壁向深处分离,至少达眶缘后 2cm 处,只有这样才能将冠状瓣翻至鼻梁水平,为此必须凿开眶上孔,松解眶上神经血管束,并将滑车上神经血管束游离,眶内壁的暴露深度以能完全显示骨折为准,眶内壁很薄,骨折常常延及深部,但一般不需处理筛后动脉。显露眶内壁骨折时应注意保护视神经,视神经眶口通常位于筛后孔后方数毫米处。

早期处理不当或延迟处理容易造成骨折错位愈合和软组织瘢痕收缩,导致面部畸形,使二期整复变得十分困难。近年来,随着颌面外科医师对颅脑损伤认识的深入以及麻醉、ICU 监护技术的改善,全身情况稳定、能耐受麻醉的患者应在不增加伤情的同时不失时机地争取进行解剖复位和固定为目的的初期手术或延期手术,以利于伤口愈合后期的整复治疗。

3. **晚期治疗原则**　对于伴有颅脑及全身损伤的 NOE 骨折患者,会因抢救生命需要而延误或忽视对骨折的处理或受初诊医院治疗条件的限制,初期未能进行有效的确定性处理;晚期出现骨折的畸形愈合,很难再进行解剖复位。同时,软组织瘢痕挛缩以及鼻背塌陷、内眦移位、睑裂变形、眼球内陷等严重畸形,进一步加重了修复重建的难度。因此,晚期处理时需要综合使用颌面外科、整形外科、牢固的内固定植骨或植骨代用品填充等技术。

手术的重点在于:①鼻根部骨折片截骨修整以缩窄鼻根部的宽度,鼻背骨性支架重建以重塑鼻背轮廓;②内眦韧带复位固定和内眦整形矫正创伤性内眦间距增宽;③眶壁植骨修复,缩小扩大的眶腔以矫正眼球内陷畸形,力求最大程度地恢复患者的容貌。

眼眶的准确复位是引导眶壁解剖重建的基础,但陈旧性眼眶骨折几乎不可能实现眶缘的解剖复位,因此需要借助三维打印头模技术制作模板,或利用计算机导航技术在术中引导眶缘复位或植骨修复。

(二) 脑脊液鼻漏

脑脊液经破裂或缺损的蛛网膜、硬脑膜和颅底骨板流入鼻腔或鼻窦,再经前鼻孔或鼻咽流出,称为脑脊液鼻漏(cerebrospinal rhinorrhea, CSF)。

【病因】

脑脊液鼻漏的病因主要为外伤、颅底和鼻窦的手术,外伤和手术所致脑脊液鼻漏占90% 以上,其中外伤占比更大。其他少见的因素包括自发性和肿瘤导致的脑脊液鼻漏,先天畸形所致脑脊液鼻漏未列于此。脑脊液鼻漏发生率最高者为筛板和筛凹骨折者。

【临床表现】

自鼻腔间断或持续性流出清亮水样液体,多为单侧。当低头用力、打喷嚏或压迫双侧颈内静脉等增加颅内压时可使漏出增加。脑脊液鼻漏多在伤后即发生,48 小时内发生超过 50%,1 周内发生约 70%。少数患者迟发性脑脊液鼻漏可在伤后数周或数年后发生。多数患者同时出现嗅觉减退或嗅觉丧失。有约 1/5 的患者以反复发生化脓性脑膜炎为主要表现。

【诊断】

1. 外伤后鼻溢液滴在纱布上,干后痕迹中心呈红色而周边清澈,或鼻孔流出无色清亮液体,干后不结痂,提示脑脊液鼻漏的可能。

2. **实验室检查包括** 葡萄糖定量检查,若漏出液的葡萄糖含量在 1.65mmol/L(30mg/dl)以上或者血糖的 2/3,即考虑为脑脊液。需排除泪液及血液的污染,以免出现假阳性。β 转铁蛋白的检测阳性有较高的特异性。

3. **临床已经很少使用 X 线片来诊断脑脊液鼻漏** 高分辨率薄层 CT 扫描可以发现骨折部位和对应鼻窦密度增高阴影、CT 脑池造影显示造影剂外溢及 MRI 水成像显示鼻窦和鼻腔高信号液体与颅内沟通对瘘孔定位发现率较高。

4. 鼻内镜检查发现脑脊液鼻漏来源部位对诊断和治疗有明确的指导意义。检查流程包括:①检查咽鼓管咽口,排除脑脊液耳漏;②检查中鼻甲后端附着,看液体来自中鼻甲外侧还是内侧,如果来自外侧,判定脑脊液鼻漏来源于额窦和前筛;如果来自内侧,有三个可能,后筛、蝶窦和嗅裂顶部;③检查上鼻甲后端附着部,如果来源于外侧,确定为后筛,如果来源于内侧,可能是蝶窦和嗅裂顶部;④检查蝶窦口和嗅裂顶部。椎管内注入荧光染料或有色染料有助于脑脊液鼻漏的定位诊断,但一般不推荐使用。

【治疗】

1. **保守治疗** 大部分脑脊液鼻漏者可治愈。病人取头高卧位,静卧两周,限制饮水量和食盐摄入量,脱水剂降颅压,控制感染,避免用力咳嗽和擤鼻,防止便秘。

2. **手术治疗** 适用于经过 2~4 周保守治疗仍有明确脑脊液鼻漏者或反复发作颅内感染者。手术方式有颅外法和颅内法。目前,颅外法已逐渐取代颅内法成为主要的治疗选择。颅外法的主要手术步骤为:①内镜下定位瘘孔;②瘘孔周围刮出创缘;③根据漏口大小,采用带蒂鼻中隔黏骨膜瓣(HBF 皮瓣)、游离鼻甲黏膜、或颞肌筋膜、大腿阔筋膜、肌肉、脂肪等自体组织修复,也可采用人工脑膜、人工皮、钛板等异体或者人工组织修复。常用方法包括:三明治法、浴缸塞法、转移皮瓣法等;④瘘孔修补后,外覆以生物膜,再用碘仿纱条填塞,2 周后取出填塞物。部分瘘口位于额窦的病例,由于单纯鼻内镜法暴露欠佳,可采用鼻内镜配合鼻外入路修复。如果同时合并颅内损伤,需请神经外科医生协助开颅修补。

(史剑波)

参考文献

1. 孔维佳,周梁. 耳鼻咽喉头颈外科学. 3 版. 北京:人民卫生出版社,2015.

2. 郭玉德 . 现代小儿耳鼻咽喉科学 . 北京：人民卫生出版社 , 2000.

3. 卜国铉 . 鼻科学 . 2 版 . 上海：上海科学技术出版社 , 2000.

4. 韩德民 . 耳鼻咽喉头颈科学 . 2 版 . 北京：高等教育出版社 , 2011.

5. 阎承先 . 小儿耳鼻咽喉科学 (修订版). 天津：天津科学技术出版社 , 1999.

6. 黄选兆 , 汪吉宝 , 孔维佳 . 实用耳鼻咽喉头颈外科学 . 2 版 , 北京：人民卫生出版社 , 2008.

7. NETTER FH. 奈特人体解剖彩色图谱 . 3 版 . 王怀经 , 译 . 北京：人民卫生出版社 , 2005.

8. 李祖兵 . 口腔颌面创伤外科学 . 北京：人民卫生出版社 , 2011.

9. 张志愿 , 张陈平 , 孙坚 . 头颈部肿瘤和创伤缺损修复外科学 . 杭州：浙江科学技术出版社 , 2014.

10. JAMES B. SNOW JR., ASHLEYWACKYM P. Ballenger 耳鼻咽喉头颈外科学 . 17 版 . 李大庆 , 译 . 北京：人民卫生出版社 , 2012.

11. 崔永华 , 刘争 . 耳鼻咽喉 - 头颈外科疾病诊疗指南 . 3 版 . 北京：科学出版社 , 2013.

第十一章
鼻 - 鼻窦肿瘤

第一节 外鼻良性肿瘤

一、概述

外鼻可以发生任何肿瘤，对于婴幼儿主要以内皮细胞增生及结构异常最为常见，主要包括血管瘤和血管畸形，而基底细胞癌、鳞癌等皮肤癌则罕见。

血管瘤和血管畸形是两类性质不同的病变。1997 年国际脉管性疾病研究学会（International Society for the study of Vascular Anomalies，ISSVA）正式将血管瘤和血管畸形分为两种不同的疾病。血管畸形是胚胎期血管发育异常，血管扩张引起，根据所含血管类型不同又分为毛细血管畸形、静脉畸形、动脉畸形、淋巴管畸形和混合畸形。血管瘤（hemangioma）属于真性肿瘤，目前分为先天性血管瘤（congenital hemangioma）和婴儿血管瘤（infantile hemangioma，IH）。血管畸形的特点是出生时即已存在，并完成增长。而婴儿血管瘤多数在出生后 1~3 月内发病，在临床上表现为增生期、静止期和消退期。1 岁内血管瘤处于增生期，尤其在 6 个月内生长迅速，此后瘤体可能静止，最终在几年后逐渐消退。但亦有部分血管瘤不能完全消退。血管瘤根据的形态学不同，分为：局限型、节段型、多发型。局限型血管瘤表现为局限于一个部位的单发性血管瘤，通常边界清楚；节段型血管瘤则分布在一个解剖区域，常为斑块样、线状或地图状；多发型属于多发的局限型血管瘤。与 IH 不同，先天性血管瘤增殖期发生在子宫内，一般在出生前就已经达到了最大体积，出生后不会再继续扩大发展。先天性血管瘤可分为迅速消退型和非消退型两型，临床均很少见。迅速消退型血管瘤多在生后 6~10 个月自然消退，非消退型血管瘤则倾向于持续存在。

二、婴儿血管瘤

婴儿血管瘤（infantile hemangioma，IH）是来源于血管内皮细胞的良性肿瘤，由胚胎期血管组织增生形成。

【流行病学特点】

IH 是婴儿最常见的血管良性肿瘤，发病率为 4%~10% 不等。女性多见，多在 1 岁之前发病。早产儿和低体重婴儿的发病率要高于正常胎儿。大部分的血管瘤在出生后或出生后 1 周内出现。

【病因】

血管瘤的病因及发病机制尚未完全明了。多认为婴儿血管瘤的发生与血管内皮细胞异常增殖及碱性成纤维细胞生长因子、血管内皮细胞生长因子等细胞因子的异常表达有关。

【临床表现】

临床表现取决于病变发生的部位、大小和病变所处的时期。较表浅的增殖期血管瘤常表现为典型的草莓样红斑或结节状病损,而比较深在的病变表面为青紫色或无颜色变化。增殖期血管瘤最初表现为苍白色斑,随后即出现毛细血管扩张,其周边绕以晕状发白区。婴幼儿一般表现出 2 个典型的快速增长期,一是出生后 4~6 周,之后是在 4~5 个月。由于快速增长,会呈现一系列表现,如触痛、溃烂、出血等。消退期通常在 12 个月之后,瘤体生长速度减慢,颜色变淡、瘤体变平、质地变软。一般认为 5 岁以内的自然消退率为 50%~60%,7 岁以内为 75%,9 岁时甚至可达 90% 以上。绝大多数浅表的血管瘤可以完全自然消退,消退后不留痕迹或轻度萎缩。但深部的血管瘤常不能完全消退,痊愈后留有永久性的萎缩或皮肤皱褶。

另外应注意的是,对于直径大于 5cm 的节段型婴儿血管瘤,通常患有 PHACE 综合征,表现为以颅后窝畸形(posteriorfossa defects)、血管瘤(hemangiomas)、动脉异常(arterial anomalies)、心脏畸形和主动脉缩窄(cardiacdefects and coarctation of the aorta)以及眼部异常(eyeanomalies)的神经皮肤综合征。

【辅助检查】

彩超、CT 或 MRI 检查均可成现为边界清晰、小叶状的富血供软组织肿块。

【治疗】

治疗方法有多种,选择什么样的方法取决于多种因素,如血管瘤的大小、位置、数量、并发症等。血管瘤是一种自限性肿瘤,多数可以自发消退,甚至可以完全消失,且消退后多数不会出现严重后遗症,因此多数病例不需要治疗。但是如果肿瘤累及了脑神经、气道和 / 或眶内结构,以及严重皮肤损害,引起了功能性或器质性障碍,则需要及时治疗。

目前治疗方法包括以下几种。

1. 药物治疗　口服或局部注射类固醇皮质激素、干扰素、免疫抑制剂、硬化剂、β 受体阻滞剂等疗法。其中,β 受体阻滞剂普萘洛尔由于其良好的治疗效果,目前已成为治疗婴幼儿血管瘤的一线药物(图 3-11-1-1)。

2. 物理治疗　激光、冷冻、放射与放射性核素治疗等。

3. 手术治疗　当血管瘤处于稳定期或消退期,伴有溃疡性病变,残留病灶大,眶周病变影响视力和对药物治疗无效时,可以考虑手术切除。

(杨大章)

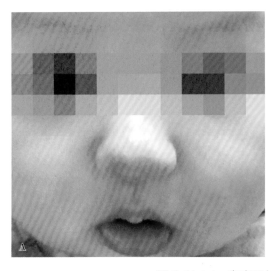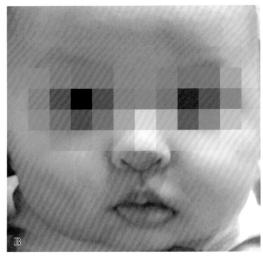

图 3-11-1-1 鼻尖婴儿血管瘤治疗前后对比
A. 服用普萘洛尔前；B. 服用普萘洛尔后 72 小时
（由首都医科大学附属北京儿童医院供图）

第二节 鼻腔、鼻窦良性肿瘤

鼻腔及鼻窦良性肿瘤种类繁多，按组织来源分类，可分为上皮源性肿瘤、结缔组织源性肿瘤、脉管组织源性肿瘤及神经组织源性肿瘤等。发生于儿童的常见肿瘤主要有：血管瘤、乳头状瘤、骨化纤维瘤、骨纤维异常增生及鼻咽部血管纤维瘤等。各类良性肿瘤通常都有一定的好发部位，有些肿瘤组织学上虽然为良性肿瘤，但在临床上却呈侵润性、扩展性生长，且治疗后容易复发，应予以密切随访观察。

一、血管瘤

鼻腔及鼻窦良性肿瘤中，以血管瘤（hemangioma）最为常见。血管瘤系来源于脉管组织的良性肿瘤。可发生于鼻腔及鼻窦任何部位，多见于青壮年，男性多于女性。根据组织学分类法可将血管瘤分为 3 类：毛细血管瘤（capillary hemangioma），海绵状血管瘤（cavernous hemangioma），蔓状血管瘤（pampiniform hemangioma）。其中毛细血管瘤约占80%，好发于鼻中隔，其次为鼻前庭、下鼻甲、中鼻甲和钩突，鼻腔内少见；海绵状血管瘤约占 20%，多位于鼻腔侧壁、下鼻甲及上颌窦内；而蔓状血管瘤罕见。

【病因】

病因至今未明。可能与慢性炎症、外伤及内分泌有关；亦有学者认为血管瘤为先天性良性肿瘤，与胚胎组织残留或异常发育有关。

【病理】

毛细血管瘤体积较小，直径多在 1.5cm 以下，常为带蒂的息肉样，表面光滑或伴溃疡形成，触之易出血。镜下可见由多数成熟的薄壁毛细血管组成，紧密排列成丛状或分叶状；海绵状血管瘤通常瘤体较大，基底较广，色红、紫或黑红，呈圆形，卵圆形或为桑葚形，质地较软而有弹性，可压缩。镜下多无完整的包膜，组织中充满均匀且相互沟通的血窦。

【临床表现】

鼻出血是最主要的症状,表现为反复发作。肿瘤较大时,可出现鼻塞及压迫症状,如:面部畸形、眼球移位、复视、头痛等症状。反复小量出血可导致贫血,严重的大出血可引起失血性休克。鼻部检查可见鼻中隔前下部、鼻前庭及下鼻甲等处带蒂或广基新生物,常呈鲜红或暗红色,质软,表面光滑或伴溃疡形成,触之易出血。原发于鼻窦时,有时于中鼻道可见出血性息肉状物。

【辅助检查】

CT 和 MRI 扫描有助于准确了解血管瘤侵犯的部位及与周围结构的解剖关系。CT 平扫多表现为等密度或稍低密度,与周围分界欠清楚,增强扫描肿瘤强化显著,边界清楚,可伴有骨质受压和吸收;MRI 平扫 T_1WI 表现为等信号或低信号,T_2WI 高信号,钆喷酸葡胺(Gd-DTPA)增强 T_1WI 可见"椒盐征"。

鼻部增强 CT 检查可见局部瘤体内明显的不均匀强化,可作为血管瘤诊断的依据。大多数血管瘤仅在皮肤表面蔓延,但大范围的婴儿血管瘤可能堵塞鼻腔或累及眼眶。此外,大的血管瘤可以压迫周围骨质,引起骨质的吸收破坏(图 3-11-2-1A)。故血管瘤需行 MRI 检查以明确病变的范围。局灶性血管瘤常表现为分叶状、局限性,在 T_2WI 上呈高信号(图 3-11-2-1 B、C),T_1WI 为低信号或与周围肌肉相同的等信号。T_1WI 增强后肿块呈快速明显强化,强化可以不均匀。血流敏感序列(SPGR 序列、GRE 序列或动态增强 MRA)可用于观察血液流动的情况。增强扫描的消退期可看到肿物内部的脂肪信号。MRI 影像特点可用来鉴别血流速度快的血管瘤与血流速度慢的静脉畸形以及其他脉管畸形。

【治疗】

治疗以手术为主。带蒂的肿瘤可采用针状电刀或双极电凝在其根蒂部电灼切除;肿瘤基底部较广者,可于肿瘤周围正常黏膜或皮肤处做切口,剥离子分离后连同基底部正常组织一并切除。对于鼻腔、鼻窦内较大的血管瘤,可在鼻内镜下予以切除,必要时联合上颌窦根治术式或 Denker 术式切除肿瘤。如术前评估术中可能出血较多时,术前建议行选择性上颌动脉栓塞术,以减少术中出血。

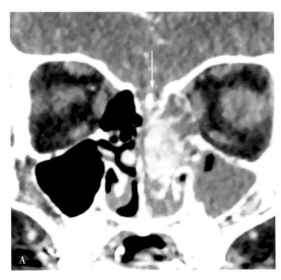
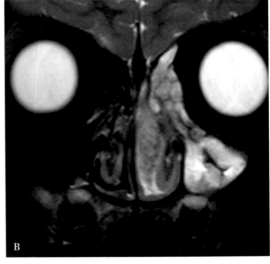

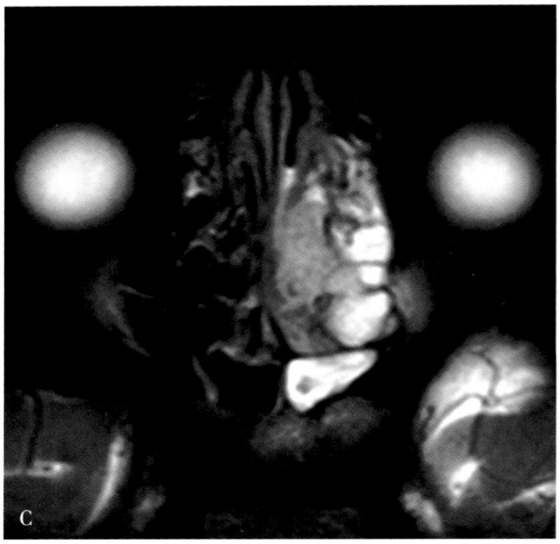

图 3-11-2-1 鼻部婴儿血管瘤的影像学表现
A. 增强冠状位 CT 可见中鼻道可见膨胀生长的软组织影,堵塞鼻腔,鼻甲和鼻中隔受压分别向两侧移位,伴有周围骨质的压迫吸收(筛板局部模糊不清箭头所示),增强后可见明显强化(血管增粗紊乱影)。肿物阻塞上颌窦及筛窦开口,鼻窦内软组织影无强化,显示为阻塞性炎症;B. 冠状位 MRI 中 T₂WI 可见鼻腔内高信号的肿物,伴点片状低信号。上颌窦、筛窦、蝶窦内为黏膜增厚;C. 水平位 MRI 中 T₂WI 可见鼻腔内高信号的肿物,伴点片状低信号。上颌窦、筛窦、蝶窦内为黏膜增厚

二、乳头状瘤

乳头状瘤(papilloma)是常见的鼻腔鼻窦的良性肿瘤,1854 年由 Ward 首先报道,约占全部鼻腔鼻窦肿瘤的 0.4%~4.7%,多见于中年男性,发生于儿童的病例较为少见。本病以往曾有 20 余个不同名称,目前根据 1991 年 WHO 发布的上呼吸道肿瘤分类标准,分为 3 种组织病理类型:①外生性乳头状瘤(exophytics papillomas),②内翻性乳头状瘤(inverted papillomas),③柱状细胞乳头状瘤(columnar cell papillomas)或嗜酸性乳头状瘤(oncytic papillomas)。其中内翻性乳头状瘤最常见,其次为外生性,柱状细胞乳头状瘤相对少见。鼻腔鼻窦乳头状瘤虽是一种良性肿瘤,但具有术后复发及恶变倾向。

【病因】

确切病因尚不明了,可能与细菌和病毒感染、慢性炎症、变应原、吸烟和接触化学物质有关;目前研究多认为与人乳头状瘤病毒(human papilloma virus,HPV)感染有关,其中 HPV-6、HPV-11、HPV-16 及 HPV-18 在内翻性和外生性乳头状瘤的发生发展中起重要作用。

【病理】

1. 外生性乳头状瘤 呈蕈状、疣状生长,表面呈灰褐色,常发生于鼻前庭、鼻翼及鼻中隔前部,根蒂细窄。镜下表现为分支状向外侧生长,周围呈分化良好的分层排列的鳞状细胞,上皮呈现过度角化或角化不全。

2. 内翻性乳头状瘤 呈多结节、分叶状灰红色或灰白色肿物,多见于鼻窦或鼻腔外侧壁。镜下表现为表层上皮过度增生,向基质内呈乳头状生长,上皮向内翻转,形成实体性细胞巢或细胞团块,基底膜完整。

3. 柱状细胞乳头状瘤 表现为淡红色、息肉样组织,质地较软。镜下多呈现外翻性和内翻性两种生长模式,上皮多层,为 2~8 层细胞层,由肿胀的高柱状细胞组成。细胞核小而圆,染色较深,胞质内含有嗜酸性颗粒。

【临床表现】

外生性乳头状瘤,前鼻镜下可见在鼻前庭、鼻翼及鼻中隔前部呈蕈状、疣状生长、

表面呈灰褐色的肿物,基底部多有根蒂。内翻性乳头状瘤和柱状细胞乳头状瘤临床表现基本相同,一般为单侧鼻腔发病,双侧鼻腔受累约为 10%。主要表现为单侧鼻塞,并呈进行性加重;有时涕中带血;偶伴头面部疼痛和嗅觉异常等;随肿瘤扩大和累及部位不同,出现相应症状和体征。鼻内镜检查可见肿物呈息肉样、多结节、灰红色或灰白色,触之易出血,肿瘤较大者可以充满鼻腔。同时本病经常会伴有鼻窦炎和鼻息肉。

【辅助检查】

1. CT 检查　清晰显示内翻乳头状瘤的起源部位及范围,明确有无骨质硬化及破坏。平扫见鼻腔鼻窦内软组织密度肿块影,不均匀,边缘欠清,肿块呈结节状、乳头状或不规则形,增强后呈轻至中度强化。肿瘤压迫可致鼻腔外侧壁移位、骨质破坏。

2. MRI 检查　显示分叶状,边界清楚,T_1WI 多呈等信号,T_2WI 多呈不均匀高信号,病变增强后多为明显不均匀强化。在 T_2WI 或增强 T_1WI 上,病变内部结构多呈较规整的栅栏状,也称为脑回征,是诊断鼻腔、鼻窦内翻性乳头状瘤的可靠征象。

【治疗】

1. 外生性乳头状瘤　生长局限、较小的肿瘤可采取冷冻、电灼、激光和常规手术切除。术中应注意肿瘤基底部的处理,务必切除彻底,保证足够的安全界。

2. 内翻性乳头状瘤和柱状细胞乳头状瘤　由于具有侵袭性生长、易复发和恶性变的特点,应行根治性切除。对于儿童应尽可能地避免鼻面部的损伤,保留鼻腔功能。随着鼻内镜技术及影像导航技术的不断发展,除已有恶变或侵及鼻外的肿瘤,内镜经鼻根治性切除肿瘤目前已成为首选,术中应特别注意肿瘤起源部位的处理,肿瘤附着处的骨质需用电钻予以磨除,以避免肿瘤复发。

三、骨化纤维瘤

参见本篇第十二章第三节。

四、骨纤维异常增生症

骨纤维异常增生症(fibrous dysplasia,FD)是一种起病隐匿,自限性疾病。在组织学上表现为正常骨组织被异常增生的纤维组织替代的一种疾病。1942年由Jaffe首次报道。FD常见于青少年,多在出生后 1~2 年内起病,之后缓慢生长,儿童期或青春期出现症状,成年后进入稳定期,多数停止生长。女性较男性多见。全身骨骼均可发病,多发生于四肢长骨,以股骨及胫骨较为多见,其次为骨盆及头颅,可单骨(约 70%)或多骨(约 30%)发病。

【病因】

发病机制不明。可能与外伤、感染、内分泌失调及局部血循环障碍有关。目前多数学者认为本病是由原始间叶组织发育异常,骨骼内纤维组织异常增生所致。分子生物学研究证实本病是由于体细胞 *GNASL* 基因的活性变异,导致环腺苷酸活性增加,随之诱发成骨细胞异常增殖、分化和 IL-6 异常增高,促进破骨细胞性骨吸收,最终导致病损形成。

【病理】

病理上肉眼观察受累骨的髓腔被坚韧且有弹性的灰白色或棕红色结缔组织所代替,

显微镜下所见病变主要由增生的纤维结缔组织及新生的骨小梁组成。FD可分为3种类型：单骨型、多骨型和McCune-Albright综合征（常见于多骨型FD,同时合并皮肤色素沉着、内分泌障碍）。

【临床表现】

颅面部FD最常见于上颌骨和额骨,初期无明显症状,随着病情逐渐进展面部会出现无痛性肿胀。根据病变部位不同,会出现相应的症状。如：累及颧上颌复合体,表现为面部畸形、双侧不对称；累及下颌骨,会伴有不同程度咬合关系紊乱；累及额眶部,可能出现眼眶变小、眼球凸出及复视；发生于蝶骨及筛骨,压迫视神经可能导致视力减退,甚至失明等。

【辅助检查】

1. CT检查　受累的骨体呈局限性或较广泛的囊性膨大畸形,骨皮质变薄,病变边缘欠清楚。根据病变部位所含的纤维组织、骨样组织及新生骨小梁的含量及骨小梁成熟程度不同,CT影像可表现为均匀或不均匀的毛玻璃样改变,大小不等的斑片状低密度区或高密度区以及规则或不规则的透亮区（图3-11-2-2）。

2. MRI检查　病灶平扫表现多为混杂信号,增强扫描表现为明显不均匀强化。

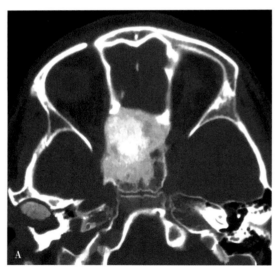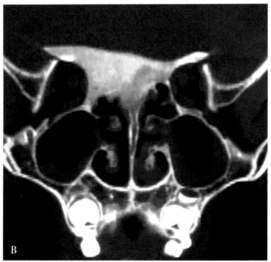

图3-11-2-2　骨纤维异常增生症的CT表现

A.水平位CT可见蝶骨、筛骨受累；B.冠状位增强CT可见蝶骨大部受累,右侧蝶窦腔被挤占

（由首都医科大学附属北京儿童医院供图）

【治疗】

目前FD的治疗方法主要以手术为主,包括保守性刮除及彻底切除并Ⅰ期重建术。但由于本病进展缓慢,成年后进入稳定期,多数停止生长,因此当症状和面部畸形不明显或无功能障碍时,可以暂不处理。对于症状明显的病灶、或伴有严重并发症,多主张早期手术。如视神经管受压出现视力下降时,应及时行视神经减压术。

五、鼻咽纤维血管瘤

鼻咽纤维血管瘤（juvenile nasopharyngeal angiofibroma,JNA）是一种主要由增生的

血管和纤维组织构成的新生物。约占头颈肿瘤的 0.05%~0.5%，多发生于 16~25 岁青少年男性，一般在 25 岁以后停止生长。虽然组织学为良性，但具有局部侵袭性生长的特点，极易通过解剖自然孔道和裂缝侵及蝶窦、翼腭窝、颞下窝、眶内及颅中窝。同时由于瘤体内纤维组织中的血管壁菲薄、无肌层，缺乏弹性，容易引起危及生命的大出血。治疗上手术风险较大，迄今对耳鼻咽喉头颈外科医师仍是一个挑战。

【病因学】

JNA 患者绝大多数为青春期男性，有学者提出性激素依赖学说，认为 JNA 是由雌激素不足或雄激素相对过多引起，性激素失调可能是肿瘤发生的病理机制。也有研究认为，JNA 是胚胎发育过程中，可勃起生殖组织异位遗留在鼻咽部，青春期在雄激素的刺激下生长而产生的肿瘤。还有研究认为，第 1 鳃弓动脉退化不完全及青春期生长发育的刺激，使残留的鳃弓动脉发展为纤维血管瘤。

【病理】

目前认为 JNA 起源于鼻腔后外侧壁蝶腭孔处，瘤体由胶原纤维及多核成纤维细胞组成网状基质，其间分布大量血管壁薄且无弹性的血管，血管若受损极易引起大出血。JNA 可以自原发部位向各个方向扩展。但其中最常见的是经蝶腭孔侵犯翼腭窝及向鼻腔后部扩展，并进一步通过翼上颌裂侵及颞下窝；亦可继续向后、向外破坏翼突和翼突内外板至翼内外肌；向上直接侵犯蝶窦和眼眶；Mokhtar 等认为瘤体可以进一步经颞下窝侵及颅中窝底骨质及通过蝶窦侵及蝶鞍、垂体、海绵窦及视交叉等。肿瘤的血液供应主要来源于来源于同侧的上颌动脉，部分亦可面动脉、咽升动脉等。当伴有颅内扩展时，血供约 30% 来自颈内动脉系统。

【临床表现】

典型的症状包括鼻出血（90%）和鼻塞（60%）。压迫咽鼓管可以出现耳鸣、耳闷、听力下降；侵犯翼腭窝、颞下窝则出现面颊部隆起；眶内受累引起眼球凸出、复视、运动受限、视力减退和视野受损；颅内受侵则会导致相应的脑神经病变表现。

鼻内镜检查：可见鼻腔后部及鼻咽部表面光滑的椭圆形、结节状或分叶状淡红色或紫红色肿物。

【辅助检查】

1. **CT 检查**　显示典型的蝶腭孔处分叶状的软组织肿物，边缘完整，增强扫描肿瘤明显强化。翼上颌裂增宽，表明肿瘤已开始扩展至翼腭窝；上颌窦后外侧壁呈现弓状前移及其后部脂肪垫消失，是肿瘤充满翼腭窝及颞下窝的特征性表现。另外 CT 可以准确显示骨质的侵蚀，以及肿瘤与邻近鼻窦、眼眶及颅底的界限（图 3-11-2-3）。

2. **MRI 检查**　可以准确显示肿瘤的范围、肿瘤内部的血管。MRI 平扫 T_1WI 表现为等信号或低信号，T_2WI 信号增高，钆喷酸葡胺（Gd-DTPA）增强 T1WI 可见"椒盐征"。MRI 可以显示肿瘤眶内、颅内及海绵窦扩展的状况，同时能够与肿瘤阻塞导致的鼻窦黏液潴留相鉴别（图 3-11-2-4）。

3. **数字减影血管造影**　数字减影血管造影（digital subtractive angiography，DSA）是判断肿瘤血供最直接的方法，同时可以进行供血动脉栓塞，以减少术中出血（图 3-11-2-5）。

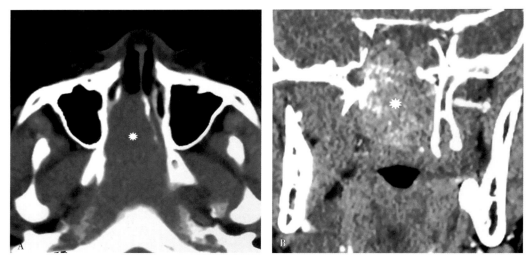

图 3-11-2-3 鼻咽纤维血管瘤 CT 所见

患儿 12 岁,男性,鼻塞、涕中带血半年,DSA、MRI、病理均为同一患儿

A. 水平位 CT 可见鼻咽部不规则软组织病变,周围组织受压外移,骨板变薄、不连续,鼻中隔受压左偏
(窗宽 300,窗位 50);B. 冠状位 CT 增强可见蝶窦及鼻咽部软组织病变,边界清,可见不均匀明显强化。
周围组织受压外移(窗宽 350,窗位 40)

(由首都医科大学附属北京儿童医院供图)

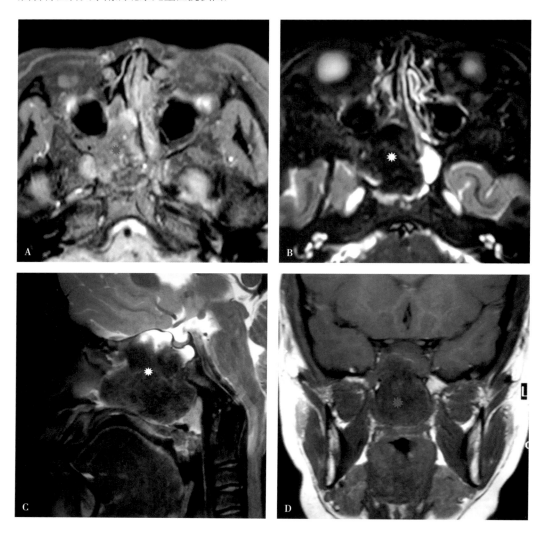

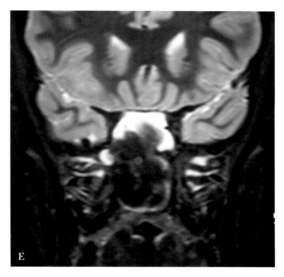

图 3-11-2-4 鼻咽纤维血管瘤的 MRI 表现

A. MRI 中 T_1WI 水平位:鼻咽部见不均匀混杂信号占位,等/低信号,边缘清晰,鼻中隔受压左移;B. MRI 中 T_2WI 水平位:占位信号不均匀,以稍低信号为主。肿物后方及左侧长 T_2 影,术中证实为阻塞性炎症;C. MRI 中 T_2WI 矢状位:脂肪抑制成像,可见肿物呈稍低混杂信号,后上方长 T_2 影为阻塞性炎症;D. MRI 中 T_1WI 冠状位:可见肿物呈等/低信号;E. MRI 长 TE 冠状位:肿物呈低信号影,周围高信号为阻塞性炎症

(由首都医科大学附属北京儿童医院供图)

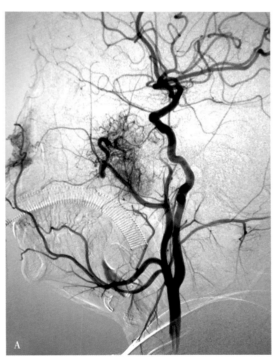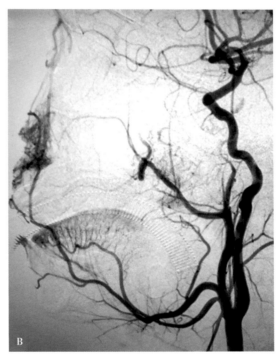

图 3-11-2-5 鼻咽纤维血管瘤 DSA 前后对比

A. DSA 栓塞前:右侧上颌动脉末梢分支增加,可见肿物明显染色;B. DSA 栓塞后:于上颌动脉远端注入博来霉素 15mg+PVA 颗粒(300μm)进行栓塞,再次造影示:肿物染色基本消失

(由首都医科大学附属北京儿童医院供图)

【治疗】

以往 JNA 的治疗包括手术、放射、激素、硬化剂注射、激光、冷冻治疗等。现代观点认为:血管栓塞加手术切除的联合治疗是最有效的手段。手术径路包括:硬腭径路、上颌窦进路、鼻侧切径路、颞下窝径路、面中揭翻径路、颅面联合径路及内镜经鼻入路等。自 1996 年 Kamel 第一次报道 JNA 经鼻内镜手术切除以来,随着内镜下鼻颅底解剖研究的不断深入及影像导航等辅助设施的发展。经鼻内镜下肿瘤切除术也已成为肿瘤切除的主要手术方法(图 3-11-2-6)。内镜手术适应证从最初的"鼻腔、鼻咽、蝶窦及翼上颌

裂以内的翼腭窝"发展到"上颌窦后壁外侧边界以内的颞下窝"。而且有报道对于侵犯颞下窝外侧、眶尖或海绵窦侵犯的肿瘤亦能予以切除。

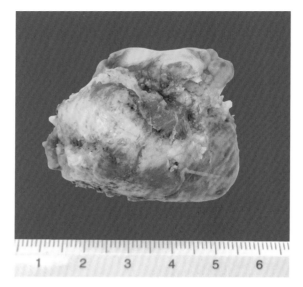

图 3-11-2-6 鼻咽纤维血管瘤经鼻内镜完整切除术后大体标本
（由首都医科大学附属北京儿童医院供图）

（杨大章）

参考文献

1. BLUESTONE CD, SIMONS JP, HEALY GB. 儿科耳鼻喉学 (英文版). 北京 : 人民卫生出版社 , 2015.
2. 黄选兆 , 汪吉宝 , 孔维佳 . 实用耳鼻咽喉科学 . 2 版 . 北京 : 人民卫生出版社 , 2008.
3. 韩东一 , 肖水芳 . 耳鼻咽喉头颈外科学 . 北京 : 人民卫生出版社 , 2016.
4. 切替一郎 , 野村泰也 . 新耳鼻咽喉科学 . 10 版 . 京都 : 南山堂株式会社 , 2006.

第三节 外鼻、鼻腔及鼻窦恶性肿瘤

儿童鼻腔鼻窦恶性肿瘤约占呼吸道恶性肿瘤 3%,占全身恶性肿瘤不足 1%。早期大多表现为鼻出血、鼻塞等症状,这些临床表现既不具有典型性,又因鼻窦肿瘤部位隐蔽,加上儿童自诉能力相对较低,在体格检查时不能很好配合以及肿瘤本身发病率很低等因素,常会导致误诊、漏诊从而延误治疗。

一、横纹肌肉瘤

横纹肌肉瘤(rhabdomyosarcoma,RMS)是儿童期最常见的软组织肿瘤,占儿童肿瘤的 6.5% 左右,具有侵袭性,可经血行和淋巴结转移。RMS 对化疗、放疗敏感,但单一治疗效果差,需要肿瘤多学科联合的综合治疗。

【流行病学特点】

发病年龄为 15 岁以下约占 87%，15~21 岁约占 13%，成人发病罕见。原发部位于头颈部多发(28%)，其次为四肢(24%)及泌尿生殖系统(18%)，还可见于躯干部、眼眶和腹膜后等。男女发病率比率(1.3~1.4)∶1。

【病因学】

横纹肌肉瘤被认为是源于向横纹肌分化的原始间叶细胞。发病机制尚不明确。

【临床表现】

鼻部横纹肌肉外鼻常表现为无边界且质地硬的包块(图 3-11-3-1)，局限于鼻腔、鼻窦者可引起鼻塞，涕中带血，阻塞严重者可伴有入睡打鼾症状。侵犯眼眶者可引起溢泪、突眼、视力下降，甚至失明，侵犯脑部者可引起头痛头晕、嗜睡及脑膜刺激征。特别是儿童患者不能完全表述自己的感受，也是鼻部横纹肌肉瘤早期不易诊断的原因。

【体格检查】

对于鼻腔肿瘤患者，需要进行全面体格检查，并进行耳、鼻和喉的全面检查。包括评估脑神经、视功能、听功能和颈部检查。评估应包括硬质或纤维内镜检查。

【辅助检查】

影像学检查，包括 CT 和 MRI(平扫＋增强)，对于评估疾病范围非常重要，可以帮助术前明确肿瘤部位，范围及与周围的关系，了解肿瘤血供情况，明确是单发还是多发及是否转移，以及术后及治疗后随访评估疗效(图 3-11-3-2、图 3-11-3-3)。

然而横纹肌肉瘤的影像学表现常缺乏特异性，通常表现为局限性软组织肿块，边界不清，可伴临近骨质破坏和骨膜反应。

肿瘤呈略低于肌肉密度的软组织肿块、可合并组织内部出血、坏死致密度不均匀，边界可清楚或模糊，可伴有周围骨质的破坏。增强 CT 扫描中等程度强化，坏死区无强化。肿瘤呈不均匀等 T_1，中长 T_2 信号，伴出血的混杂信号。增强扫描可见强化。

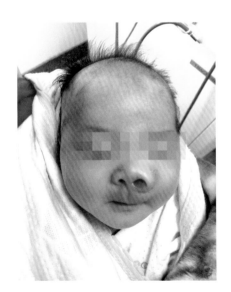

图 3-11-3-1　左侧鼻翼横纹肌肉瘤外观
(由首都医科大学附属北京儿童医院供图)

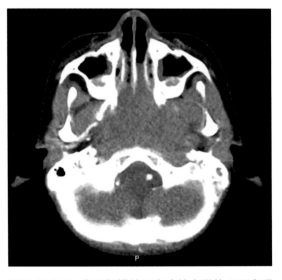

图 3-11-3-2　鼻咽部横纹肌肉瘤的水平位 CT 表现
可见左侧口咽部左侧咽壁及后咽壁处、鼻咽部后部及左侧壁可见不规则软组织密度占位，骨质多发破坏
(由首都医科大学附属北京儿童医院供图)

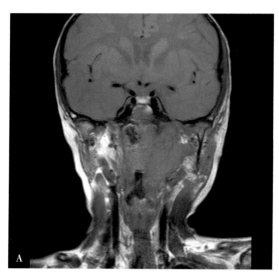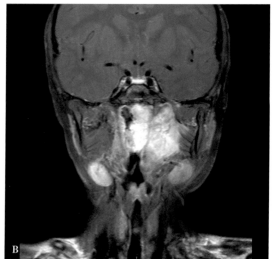

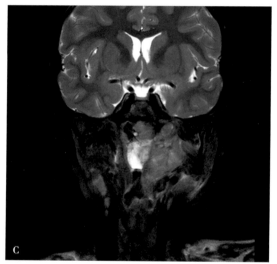

图 3-11-3-3 鼻咽部横纹肌肉瘤的冠状位 MRI 表现

A.T₁WI示左侧咽旁见不均质团块状等T₁信号影;B.T₂WI增强提示左侧咽旁见不均质团块状有明显强化;
C.T₂WI示左侧咽旁见不均质团块状长T₂信号影
（由首都医科大学附属北京儿童医院供图）

【病理学】

大体病理和手术所见:

肿瘤质软,切面灰白或灰红,鱼肉样,常有出血坏死和囊性改变,当肿瘤向黏膜腔生长时呈现葡萄簇样,有光泽。

世界卫生组织将 RMS 组织学类型分为以下三种亚型:

1. 胚胎型 胚胎型(ERMS)包括葡萄簇状细胞型和梭形细胞型。细胞遗传学及分子生物学研究提示,部分胚胎型存在 11 号染色体杂合缺失。

2. 腺泡型 腺泡型(ARMS),部分 ARMS 中存在染色体易位 t(2；13)(q35；q14)或(1；13)(q36；q14)。这两种易位分别成了相应的融合基因 PAX3-FKHR 和 PAX7-FKHR。其中 PAX3-FKHR 融合蛋白与预后不良相关。

3. 多形型或间变型　多形型或间变型（pleomorphic or anaplastic RMS）儿童罕见，间变型预后不佳。

【鉴别诊断】

横纹肌肉瘤与胎儿横纹肌瘤很难鉴别，胎儿横纹肌瘤界限清楚，不侵袭和破坏邻近软组织，不同的是，横纹肌肉瘤浸润性生长并侵袭正常组织。从组织学角度来说，可通过细胞异型、有丝分裂活性增加、低分化及恶性肉瘤表现鉴别横纹肌肉瘤。横纹肌肉瘤还可见坏死灶和出血灶。

其他鉴别诊断包括良性错构瘤性病变，如神经肌肉错构瘤、皮肤横纹肌瘤性间叶性错构瘤、畸胎瘤血管畸形、神经纤维瘤、神经鞘瘤、颗粒细胞瘤、副神经节瘤以及恶性肿瘤伴骨骼肌分化。免疫组化染色检查包括 S-100、结蛋白和肌红蛋白，免疫组化检查也有利于做出排他性诊断。

【临床分期】

国际儿科肿瘤研究协会根据治疗前影像学制订的临床分期系统（表 3-11-3-1）以及美国横纹肌肉瘤研究组（IRS）的术后 - 病理分组系统（表 3-11-3-2），两种分期方法相结合。

表 3-11-3-1　国际儿科肿瘤研究协会制订的临床分期系统

分期	原发部位	肿瘤浸润	肿瘤最大径	淋巴结	远处转移
1	预后良好的位置 [a]	T_1 或 T_2	≤ 5 或 >5	N_0、N_1、N_x	M_0
2	预后不良的位置 [b]	T_1 或 T_2	≤ 5	N_0、N_x	M_0
3	预后不良的位置	T_1 或 T_2	≤ 5 或 >5	N_1、N_0、N_1、N_x	M_0
4	预后良好和不良的位置	T_1 或 T_2	≤ 5 或 >5	N_0、N_1	M_1

注：

[a] 预后良好的位置是指眼眶、头颈（除外脑膜旁区域）、胆道、非肾脏、膀胱和前列腺区泌尿生殖道。

[b] 预后不良的位置是指膀胱和前列腺、肢体、脑膜、背部、盆腔、会阴部及肛周、胃肠道和肝脏。

T_1 为肿瘤局限于原发解剖部位；T_2 为肿瘤超出原发解剖部分，侵犯邻近器官或组织。

N_0 为无区域淋巴结转移；N_1 为有区域淋巴结转移；N_x 为区域淋巴结转移不详。

M_0 为无远处转移；M_1 为有远处转移。

表 3-11-3-2　美国横纹肌肉瘤研究组的术后 - 病理分期系统

分期	病理特征	亚型
I	局限性病变，完全切除，且病理证实已完全切除，无区域性淋巴结转移（除头颈部病灶外，需要淋巴结活检或者切除以证实无区域性淋巴结受累）。	Ⅰa 肿瘤局限于原发肌肉或原发器官。 Ⅰb 肿瘤侵犯至原发肌肉或器官意外的邻近组织，如穿过筋膜层。
Ⅱ	肉眼所见肿瘤完全切除，肿瘤已有局部浸润 [a] 或区域淋巴结转移 [b]。	Ⅱa 肉眼所见肿瘤完全切除，但镜下有残留，区域淋巴结无转移。 Ⅱb 肉眼所见肿瘤完全切除，镜下无残留，但区域淋巴结转移。 Ⅱc 肉眼所见肿瘤完全切除，但镜下有残留，区域淋巴结有转移。

续表

分期	病理特征	亚型
Ⅲ	肿瘤未完全切除或仅活检取样,肉眼见有残留肿物。	Ⅲa 仅做活检取样。
		Ⅲb 肉眼所见肿瘤大部分被切除术,但肉眼有明显残留肿瘤。
Ⅳ	有远处转移[c],肺、肝、骨、骨髓、脑、远处肌肉或淋巴结转移(脑脊液细胞学检查阳性,胸腔积液或腹腔积液以及胸膜或腹膜有瘤灶种植)。	

注:[a] 局部浸润指肿瘤浸润或侵犯原发部位邻近的组织;[b] 区域淋巴结转移指肿瘤迁移至原发部位引流区的淋巴结;[c] 远处转移指肿瘤进入血液循环转移至身体其他部位。

【危险度分组】

根据病理亚型、术后病理分期和 TNM 分期,将危险度分为低危组、中危组、高危组、和中枢侵犯组(表 3-11-3-3),以便分层治疗。

表 3-11-3-3 横纹肌肉瘤危险度分组

危险组	病理亚型	TNM 分期	IRS 分组
低危	胚胎型	1	Ⅰ~Ⅲ
低危	胚胎型、多形型	2~3	Ⅰ~Ⅱ
中危	腺泡型、多形型	2~3	Ⅲ
中危	腺泡型、多形型	1~3	Ⅰ~Ⅲ
高危	胚胎型	4	Ⅳ
中枢侵犯组[a]	胚胎型	3~4	Ⅲ~Ⅳ

注:IRS:美国横纹肌肉瘤研究组;[a] 是指同时伴有颅内转移扩散、脑脊液阳性、颅底侵犯或者脑神经麻痹中任意一项。

【治疗】

1. 手术 首选完整切除肿瘤或仅有镜下残留。如果不能完全切除或者病变累及眼眶,为了保存眼部完整及其功能,可先用化疗或者放疗,使肿瘤缩小,再进行手术。如果第一次仅做肿瘤部分切除,可经化疗和(或)放疗 3~6 个月(4~8 个疗程)后再手术。为了达到完整切除肿瘤的原发病灶,可以进行二次手术,切除原遗留下的阳性边缘或仅做活检部分。

2. 放疗 RMS 胚胎型 IRS-Ⅰ期不做放疗,Ⅱ~Ⅲ期则需要放疗。腺泡型易有局部复发,故Ⅰ期也做放疗。放疗时间:颌面部或颅脑区域的患儿,伴有颅底侵犯者,有明显压迫症状,需要紧急放疗者,可于化疗前先放疗,其他患儿,若肿瘤较大无法手术者,建议放疗时间在原发灶化疗第 13 周,转移瘤灶可延迟到化疗第 25 周。如果原发瘤位于重要脏器不能手术切除者,可考虑试用内置粒子放疗。

3. 化疗原则

(1)根据影像学及其他检查,估计肿瘤能基本完全切除者先进行手术;完全切除困难者仅进行活检,明确诊断后先化疗再手术。如选择手术,则在术后 7 天内开始化疗。

(2)放疗期间避免应用放线菌素 D 和阿霉素,化疗剂量减为半量。

(3)各期均有必要化疗,在完全缓解后 4~6 个疗程可考虑停药,总疗程超过 12 个时考虑个体化调整方案。化疗 12 周瘤灶评估,若肿瘤增大或出现新病灶则出组。

(4)剂量及化疗前要求:年龄 <12 月龄化疗剂量减半或体重 ≤ 12kg 按体重计算,剂量 = 体表面积剂量 /30× 体重(kg),每疗程间隔 21 天。每疗程化疗前中性粒细胞 >0.75×10^9/L,血小板 >100×10^9/L。化疗结束 24~48 小时,开始注射粒细胞刺激因子或粒单细胞刺激因子。骨髓恢复 >28 天者下一疗程减量 25%。

(5)化疗药物的毒副反应的判定标准:以 NCI 不良反应的分级标准(CTCAE verion 4.0,2009)为依据。

(6)常规口服复方新诺明,每周服用 3 天,化疗开始至化疗结束后 3 个月。

【随访和预后】

1. 第 1 年间隔 3 个月体格检查,血常规、血生化、血压、胸片以及原发瘤灶的影像学检查。

2. 第 2~3 年间隔 4 个月体格检查、血常规、血生化、血压、胸片以及原发瘤灶的影像学检查。

3. 第 4 年间隔 6 个月体格检查、血常规、血生化、血压、胸片以及原发瘤灶的影像学检查。

4. 第 5~10 年每年进行体格检查、血常规、血生化、血压检查。

5. 10 年后尽可能每年复诊或电话随访患儿结婚生育、第二肿瘤状况等。

二、鼻淋巴瘤

淋巴瘤(lymphoma)是一组起源于淋巴结及其他淋巴组织的恶性肿瘤。淋巴瘤进一步细分为霍奇金淋巴瘤(Hodgkin lymphoma,HL)和非霍奇金淋巴瘤(non-Hodgkin lymphoma,NHL)。

【流行病学特点】

淋巴瘤在婴儿罕见(≤ 1%),而在 1~4 岁、5~9 岁、10~14 岁和 15~19 岁年龄段儿童中,分别约占儿童肿瘤的 4%、14%、22% 和 25%。其中,儿童霍奇金淋巴瘤的发病率因年龄而异,婴儿中霍奇金淋巴瘤非常罕见,但在 15~19 岁年龄组是最常见的儿童期肿瘤,在中国内地的发病率明显低于非霍奇金淋巴瘤。在北美年龄小于 15 岁的儿童中,非霍奇金淋巴瘤的发病率为 8.3/ 百万,1992—1996 年上海市肿瘤登记系统统计结果表明 0~14 岁组儿童非霍奇金淋巴瘤发病率为 8.94/ 百万,仅次于白血病和颅内肿瘤,伯基特淋巴瘤、大 B 细胞淋巴瘤、B 淋巴母细胞、T 淋巴母细胞淋巴瘤和间变性大细胞淋巴瘤是儿童群体最常见的非霍奇金淋巴瘤。

【病因学】

病因不清,一般认为,可能和基因突变,以及病毒及其他病原体感染、放射线、化学药物,合并自身免疫病有关。先天性和获得性免疫缺陷综合征(包括常见变异型免疫缺陷、Wiskott-Aldrich 综合征、共济失调毛细血管扩张以及 X 连锁淋巴增生综合征)均与淋巴瘤相关。

【临床表现】

儿童鼻部淋巴瘤的病程较短,临床进展快速。绝大多数患者表现为局限性病变,导致鼻塞、鼻出血和 / 或累及鼻、鼻窦或上腭的破坏性肿块等症状。其他可能累及的结外部位可为原发部位或是作为原发肿瘤的直接扩散,这些部位包括上呼吸道、Waldeyer环、胃肠道、皮肤、睾丸、肺部、眼部或软组织。淋巴结可能继发性受累,仅极少数为原发受累部位。骨髓受累时可出现发热、盗汗、体重减轻。

Stewart 将鼻腔鼻窦淋巴瘤临床表现分为 3 期:

1. **前驱期** 为一般伤风或鼻窦炎表现,间歇性鼻塞,伴水样或血性分泌物。鼻中隔可出现肉芽肿性溃疡,亦可有鼻内干燥结痂。此期可持续 4~6 周。

2. **活动期** 鼻塞加重,有脓涕,常有臭味。全身状况尚可,但食欲缺乏,常有低热。鼻黏膜肿胀、糜烂、溃疡,呈肉芽状,表面有灰白色坏死。多先累及下鼻甲和鼻中隔,随后发展可发生鼻中隔穿孔或腭部穿孔。累及咽部者可见咽黏膜肉芽肿性糜烂、溃疡。此期可持续数周至数月。

3. **终末期** 患者衰弱、恶病质,局部毁容。中线部位及其邻近组织的黏膜、软骨、骨质可广泛严重破坏,最后患者全身衰竭,并可出现高热,肝、脾大,肝功衰竭和弥漫性血管内凝血,终致死亡。

【**体格检查**】

在体检时需要评估有无呼吸道梗阻症状,鼻腔内病变质地、范围,以及周围器官累及情况(如鼻中隔、眼部、上颌骨及颅底累及情况)。同时需要评估皮肤,判断是否存在粒细胞肉瘤及贫血症状(是否苍白),是否存在血小板减少表现(如淤斑和过度淤伤)。还应该注意全身淋巴结及腹部查体,评估是否存在淋巴结肿大和肝脾肿大。

【**辅助检查**】

血沉快,蛋白电泳显示白蛋白低而球蛋白高,血清铜增高,血尿酸增高。CT 检查、放射性核素检查等都有助于本病的诊断(图 3-11-3-4)。病理组织学检查是诊断淋巴瘤的主要依据,病灶局部活检是最常采用的方法。

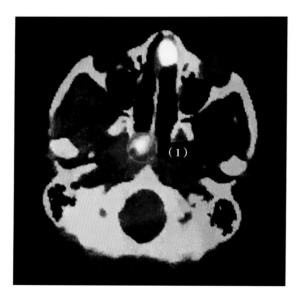

图 3-11-3-4 鼻部淋巴瘤 FDG-PET CT 水平位表现
提示左侧鼻前庭、右侧鼻腔后部可见结节状 FDG 代谢异常增高软组织密度病灶(1)
(由首都医科大学附属北京儿童医院供图)

【病理学】

鼻部淋巴瘤患者需行病变局部活检,切取活检优于穿刺活检,对于得出正确诊断结果具有重要意义。同时 HL 和 NHL 分期诊断也需行骨髓检查。

经典 HL 可分为四个病理亚型:结节硬化型、混合细胞型、富淋巴细胞型以及淋巴细胞削减型。

儿童常见的非霍奇金淋巴瘤包括:伯基特淋巴瘤、弥漫大 B 细胞淋巴瘤和间变性大细胞淋巴瘤,这三种疾病的病理特征各异。

伯基特淋巴瘤是最常见的儿童成熟 B 细胞瘤,由均匀中等大小的多核仁细胞(嗜碱性细胞质,充满脂质)构成,其间混杂巨噬细胞,充满因肿瘤细胞快速分裂更新并凋亡形成的碎片,形成经典的"满天繁星"外观。肿瘤细胞表达 B 细胞抗原(如 CD19 和 CD20),缺乏未成熟标记(例如 TdT 和 CD34)。90% 的伯基特淋巴瘤可见 MYC 基因易位。

弥漫性大 B 细胞淋巴瘤(Diffuse large B-cell lymphoma,DLBCL)具有生发中心 B 细胞表型,因此是 *BCL6* 基因的产物,且呈 CD10 阳性。成人弥漫性大 B 细胞淋巴瘤极少见 t(14;18)。和成年患者相比,儿童弥漫性大 B 细胞淋巴瘤患者更易发生 IRF4 易位(15% 比 2%)。

间变性大细胞淋巴瘤是最常见的儿童成熟 T 细胞瘤,特征性表达 T 细胞标记的大多形细胞,呈 CD2、CD3 或 CD5 阳性。少数表达非特异性 CD43 抗原,这种被称为空细胞表型。所有间变性大细胞淋巴瘤(ALCL)肿瘤细胞均呈 CD30 强阳性。多数儿童患者还表达 ALK 蛋白,同时可见马蹄形核或肾形核和嗜酸性胞浆的特征性细胞。

【鉴别诊断】

临床应注意与鼻部结核、萎缩性鼻炎、恶性肿瘤等相鉴别,唯一的方法是反复多次活检。

【治疗】

1. **化疗** 化疗是血液系统恶性肿瘤的标准疗法。淋巴瘤的治疗方法很大程度上取决于淋巴瘤类型及其分期,但是,一般均采用特定的联合疗法,常包括类固醇、蒽环类抗生素、抗代谢物以及烷基化剂等药物。

2. **放疗** 对于部分淋巴瘤分型和累及中枢神经系统的白血病,放射治疗也可发挥重要作用。

3. **手术治疗** 外科手术的作用仅限于外科手术活检以确立诊断对于没有颅内侵犯的患者,手术尽可行鼻内镜下或鼻内镜下协助切除肿瘤。

【随访和预后】

以癌症为中心的治疗结束后,肿瘤医师应继续跟踪随访患者。随访时,应重点关注并密切监测疾病复发情况。随访包括询问病史、实施体格检查及实验室检查。对于曾患淋巴瘤的患者,随访时还应进行影像学检查(如 CT 或胸部 X 线检查)。随着时间的推移,随访重点应转变为筛查和后期效应评估。

(王蓬鹏)

参考文献

1. SMITH ER, SCOTT RM. Pediatric Head and Neck Tumors. New York: Springer, 2014.

2. YOUNG JJ, RIES LG, SILVERBERG E, et al. Cancer incidence, urvival, and mortality for children younger than age 15 years. Cancer, 1986, 58 (2 Suppl): 598-602.

3. BENOIT MM, BHATTACHARYYA N, FAQUIN W, et al. Cancer of the nasal cavity in the pediatric population. Ped-iatrics, 2008, 121 (1): e141-e145.

4. 中国抗癌协会小儿肿瘤专业委员会, 中华医学会儿科学分会血液学组, 中华医学会小儿外科学分会肿瘤组. 中国儿童及青少年横纹肌肉瘤诊疗建议 (CCCG-RMS-2016). 中华儿科杂志. 2017,(10): 724-728.

5. 中华医学会儿科学分会血液学组, 中国抗癌协会儿科专业委员会,《中华儿科杂志》编辑委员会. 儿童非霍奇金淋巴瘤诊疗建议. 中华儿科杂志. 2011, 49 (003): 186-192.

6. 中华医学会儿科学分会血液学组, 中国抗癌协会儿科专业委员会. 儿童霍奇金淋巴瘤的诊疗建议. 中华儿科杂志. 2014, 52 (008): 586-589.

第十二章
鼻颅底疾病

第一节　鼻颅底疾病概述

　　颅底外科学是研究颅底解剖、生理功能以及疾病的病因、发病机制、临床特点及其诊断治疗的一门新兴的边缘学科。近年来，随着显微外科技术和颅底影像诊断方法的进步，以及超声医学、介入和术中导航定位等技术的应用，人们对颅底解剖与疾病特点的认识不断加深。自20世纪90年代以来，在耳鼻咽喉头颈外科、神经外科和神经放射学医师的共同努力下，我国颅底疾病的诊治水平迅速提高。

一、鼻颅底相关解剖

　　颅底解剖结构复杂，由额骨、筛骨、蝶骨、颞骨、枕骨等组成。颅底有内外两面，颅内面借蝶骨小翼后缘和颞骨岩部上缘分为三个阶梯状颅窝，分别为颅前窝、颅中窝和颅后窝。颅底外侧面与颅前窝、颅中窝、颅后窝相对应的分别为前、中、后颅底。与鼻腔鼻窦相毗邻的主要为前颅底和中颅底（图3-12-1-1）。

　　颅前窝由额骨眶板、筛骨水平板、蝶骨小翼与蝶骨体前部构成。前界为额骨鳞部，与额窦一板相隔，后界由蝶骨小翼后缘、前床突、视神经管口及交叉沟构成。颅前窝正中为筛骨筛板，上有筛孔，嗅丝由此入颅至嗅球。前颅底的结构组成由外向内依次是眶顶、眶上裂、筛顶和筛板。

　　颅中窝位于颅底中部，由蝶骨体的上面和侧面、蝶骨大翼脑面、颞骨岩部前面及颞鳞部构成。前界为蝶骨小翼后缘和视神经沟前缘，后界为颞骨岩部上缘的岩上窦沟，底部由蝶骨大翼、颞骨岩部及颞鳞下部共同组成。颅中窝中部为蝶骨体及鞍部，容纳垂体。前有视交叉沟。海绵窦位于蝶鞍两侧，前方达眶上裂内下端，后方沿蝶骨体旁至岩尖部。海绵窦内侧有颈内动脉纵行，窦之外侧有第Ⅲ、Ⅳ、Ⅴ、Ⅵ对脑神经。

　　筛板与筛顶的连接方式、鼻窦的发育状态以及鼻颅之间的骨板因先天缺损或存在骨裂隙等解剖变异均可能改变鼻颅底解剖关系。筛板因其骨质薄而脆且由嗅丝穿过，外伤时容易发生颅底骨折，如果损伤嗅神经可引起嗅觉障碍。筛板常较筛窦顶壁低，故前颅底手术时应注意避免损伤筛板而引起脑脊液鼻漏。筛骨外侧与额骨眶部之间的额筛缝因先天性缺陷也可致脑膜和脑组织经此疝入鼻腔和鼻窦之间，形成先天性脑膜脑膨出。筛窦和蝶窦过度气化时，其顶壁或可缺如，硬脑膜和窦腔黏膜直接相接；硬脑膜与蛛网膜的静脉与额窦黏膜内静脉相互通连；蝶窦黏膜静脉或流入眼静脉，或汇入海绵窦;若窦内感染尤其是急性炎症时极易侵及颅内,引起海绵窦血栓性静脉炎等颅内并发症。蝶窦手术或经鼻蝶窦入路垂体肿瘤手术时应避免损伤颈内动脉及海绵窦。颅底骨折多见于颅中窝,尤以蝶骨体和颞骨岩部较多见。蝶骨体骨折时若损伤紧邻的颈内动脉和海绵窦,可引起严重的鼻出血,若伤及硬脑膜时可引起脑脊液鼻漏或鼻源性颅内感染。

总之,鼻颅之间极为密切的解剖学关系,是引起鼻颅先天性疾病、鼻源性颅内并发症、鼻颅复合外伤和鼻部手术损伤所致严重出血、脑脊液漏等的解剖学因素,也是鼻颅、颅颌手术和现代鼻神经外科学及手术建立的解剖学基础。

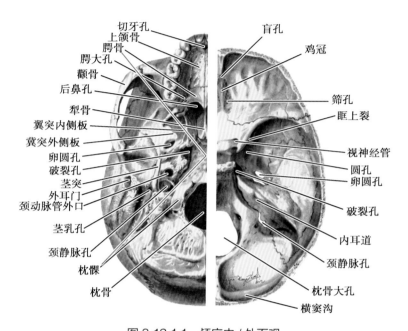

图 3-12-1-1　颅底内 / 外面观

(引自:孔维佳 . 耳鼻咽喉头颈外科学 .2 版 . 北京:人民卫生出版社,2011)

二、术前评估方法

颅底解剖结构精细复杂,单纯凭借临床症状往往难以诊断颅底疾病的部位和范围。CT、MRI、DSA 等影像学检查方法在颅底病变的术前评估中具有极其重要的作用。临床工作中,应熟悉各种影像学检查的特点,针对性选择及结合相关的检查方法,以求对鼻颅底疾病的部位、范围、性质,以及与周围结构如血管、神经的关系等进行充分评估,为手术治疗方案提供充分依据。

1. CT 检查　薄层 CT 扫描有助于了解颅底病变与骨质的关系,以及颅内侵犯情况。常常选用冠状位扫描,可以清楚显示筛板、嗅沟、蝶鞍、海绵窦、视交叉等结构。增强 CT 扫描配合多平面成像与三维重建技术,可更加直观、立体、清晰显示颅底解剖结构,以及颅底疾病范围与血供情况。颅底肿瘤、外伤等常需进行增强 CT 扫描。

鼻颅底肿瘤 CT 扫描时应注意以下几点:

(1)肿瘤的部位与范围。

(2)周围骨质破坏的性质与范围。恶性肿瘤多为不规则骨破坏,良性肿瘤多为膨胀性生长,骨破坏边缘光滑整齐。

(3)肿瘤内钙化情况。颅咽管瘤内有特征性"蛋壳样"钙化,软骨瘤内有点状或片状钙化影,脊索瘤内有斑片状高密度影。

(4)增强 CT 可显示肿物强化程度。例如,脑膜瘤 CT 呈均匀强化影,脊索瘤呈不均匀强化影。

2. MRI 检查 MRI 检查是目前颅底疾病首选的影像学检查方法。其优点在于:①软组织分辨率高;②可直接进行水平位、冠状位、矢状位成像;③可清楚显示软组织病变,以及与脑神经关系。鉴于此,MRI 中 T_1W1、T_2W1,以及 T_1W1 增强可帮助确定颅底病变的性质、部位、范围,以及是否存在硬脑膜侵犯等。MRI 是目前颅底肿瘤的术前评估与术后随访中不可或缺的检查。

3. DSA 检查 DSA 检查结合了计算机技术和血管造影技术的优点,可以清除骨骼和软组织的影响,使血管清晰显影,用于颅底血管性疾病的诊断与介入性治疗。对于鼻咽纤维血管瘤、颈静脉球瘤等颅底富血性肿瘤,可明确其血供来源,以及与周围血管关系,并可进行术前选择性血管栓塞治疗以减少术中术后出血。

三、术前准备

鼻颅底手术操作精细复杂,术前需进行充分准备。

(1)对于颅底病变的部位、范围及与周围组织的关系进行临床与影像学的精确评估。

(2)鼻内镜检查:可观察肿瘤原发部位、大小、外观,以及鼻窦开口情况,并可酌情取活组织检查。

(3)血管造影检查:对于血供丰富或者与颈内动脉等关系密切者,应进行全脑 DSA 检查,并术前备血,必要时进行选择性血管栓塞,以减少术中出血。

(4)评估嗅觉功能及视觉功能:术前充分评估前组脑神经功能,如嗅觉、视力、眼球运动、眼球凸出度、复视情况、瞳孔大小、对光反射情况、面部麻木情况等。

(5)完善术前常规检查:评估患儿一般状态,纠正贫血、电解质紊乱等。

(6)术前尽可能进行鼻腔分泌物的细菌培养,并选取敏感抗生素以预防术后颅内感染。

(7)向家属详细交代病情,包括手术特点、范围、死亡率、后遗症以及可能出现的并发症等。

(葛文彤)

第二节 前颅底手术径路

颅底结构复杂,病变范围各异,手术径路的选择应以能获得最佳暴露,同时保留正常结构与功能,尽可能减少损伤,以及降低病死率为基本原则。

一、前颅底相关手术径路

前颅底病变往往同鼻腔鼻窦疾病相关,可选择以下径路:

1. 鼻外筛窦手术径路 其中 Linch-Howarth 手术主要适应证包括:额窦、筛窦、蝶窦黏液囊肿、骨瘤、异物、息肉等;鼻部病变向上累计前颅底及硬脑膜,但范围局限;筛板、额窦脑脊液漏、脑膜脑膨出等。H 形切口手术主要适应证包括:双侧鼻顶、额筛、蝶窦肿瘤;鼻中隔肿瘤累及双侧鼻腔鼻窦;一侧筛窦肿瘤累计对侧筛窦、鼻腔;鼻腔鼻窦肿瘤侵犯整个鼻咽部；鸡冠两侧前颅底、双侧眶尖肿瘤。

2. 经鼻外侧切径路 主要适用于鼻外筛窦入路更广泛的鼻前颅底病变。

3. 经面中掀翻径路 主要适应证为双侧鼻腔、筛窦、蝶窦、鼻咽部、眶内侧、上颌窦以及鼻中隔、斜坡、前颅底中部肿瘤切除。

4. 经额径路 适用于前颅窝脑脊液漏、脑膜脑膨出、额窦肿瘤，局限于筛板或向上侵犯颅前窝硬脑膜及脑组织肿瘤等。

5. 经额下径路 可使额 - 眶部及前颅底得以广泛暴露，并可达筛蝶区，也可切除前颅底及颅前窝脑膜和脑组织病变而无需向后牵拉额叶脑组织。

6. 经颅 - 鼻联合径路 适用于鼻腔鼻窦恶性肿瘤侵犯颅内，包括硬脑膜和脑组织，也可用于蝶鞍区脑脊液鼻漏修补，即包括经鼻和经额两种手术的适应证。

二、中颅底相关手术径路

中颅底病变手术多可选用前颅底手术径路，并且还可选用以下径路：

1. 经口 - 鼻中隔 - 蝶窦径路 如垂体瘤切除术，可采用鼻内镜经此入路。

2. 经腭径路 适用于鼻咽部、斜坡腹侧下部及上颈部肿瘤切除术。

3. 经上颌骨掀翻径路 多用于鼻咽癌放疗失败补救手术，亦广泛应用于中颅底手术和部分侧颅底手术。

（葛文彤）

参考文献

1. 黄选兆，汪吉宝，孔维佳. 实用耳鼻咽喉头颈外科学. 2 版. 北京：人民卫生出版社，2016: 267-275.
2. 孔维佳，周梁. 耳鼻咽喉头颈外科学. 3 版. 北京：人民卫生出版社，2015: 609-624.

第三节 鼻颅底肿瘤

一、骨化纤维瘤

骨化纤维瘤（ossifying fibroma，OF）是一种由骨、纤维组织、钙化组织和牙骨质组成的良性肿瘤，最早 Montgomery 于 1927 年报道。OF 最常见于面部骨骼，多发于下颌骨，较少见于鼻腔、鼻窦，一般认为下颌骨以外的 OF 侵袭性较强。既往文献对 OF 的命名比较混乱，如牙骨质 - 骨化纤维瘤，砂粒体性骨化纤维瘤，小梁性骨化纤维瘤，青少年活动性骨化纤维瘤，青少年侵袭性骨化纤维瘤等等。

OF 的病因至今尚未明确。有报道称与创伤有关。最近有研究显示 OF 可能与 12 号染色体长臂上的 *MDM2* 和 *RASAL1* 基因重组相关。

根据临床病理特征，组织学上大致分为两种类型：牙源性 OF（牙骨质 -OF）和青少年 OF。后者又进一步分为两类：青少年小梁性 OF 和青少年砂粒体性 OF。牙骨质 -OF 由富含成纤维细胞的间质、血管和钙化结构组成，间质的成纤维细胞核深染，钙化结构由类骨质或骨质构成,其分叶状、嗜碱性的牙骨质样团块与牙周膜的牙骨质小体非常相像。青少年小梁性 OF 的特征是有疏松的骨小梁结构,间质富含梭形细胞,有少量胶原。其纤维间质形成细长条状的类骨质,条带中央不规则矿化,而边缘无成骨细胞,从而产生不成熟的骨小梁。间质内常见有破骨巨细胞聚集。青少年砂粒体性 OF 特征是边界明确的纤维组织,内含数量不等的矿化或钙化的砂粒体;间质由梭形细胞和星形细胞构成,砂粒体嗜碱性与牙骨质相似。对于组织学上不同亚型的 OF 临床行为:有学者认为相似;有学者观察发现青少年型 OF 似乎侵袭性更强,其累及范围广,次全切除后残余肿瘤可迅速生长;也有学者观察到复发的病例均为青少年砂粒体性 OF。

【流行病学特点】

OF 可发生于任何年龄段,通常在 10~40 岁之间发病。牙源性 OF 多位于上下颌骨包含牙齿的部位,发病高峰在 30~40 岁,女性多见。青少年小梁性 OF 多发于上、下颌骨并且上颌骨更多见,多为儿童和青少年期发病,男女比例无差异。青少年砂粒体性 OF 多发于眶周的额骨和筛骨,发病年龄跨度很大,文献报道从 3~72 岁均可见,男女比例无差异。

【临床表现】

患者一般早期无明显症状,病变进展可出现以下症状和体征,包括:突眼,复视,面颊部肿胀、疼痛,头痛,鼻出血,鼻塞,溢泪,鼻漏等等。肿瘤也可引起严重的并发症如形成巨大黏液囊肿、失明、颅内感染。当肿瘤突入鼻腔时,内镜下可见表面覆盖黏膜的淡红色、光滑、圆形的质硬肿物,可有局部溃疡或息肉样变。

【辅助检查】

影像学检查有助于 OF 诊断和治疗计划。CT 的特点是边界清晰的占位,常常呈膨胀性生长致使周围正常解剖形态消失,轮廓变形,其表面覆盖较厚的"蛋壳"样骨质,肿瘤内部的密度与骨质和软组织成分的多少以及囊性变、出血相关,可呈多房性改变。其较少出现均匀一致的"磨玻璃"样征象,可与骨纤维异常增殖症相鉴别。其边缘锐利无骨膜反应,可与恶性肿瘤相鉴别。增强 CT 显示 OF 中软组织成分轻度强化,而骨瘤不强化(图 3-12-3-1)。MRI 上 OF 在 T_1WI 上呈低到中等信号,其中纤维成分区域呈中等信号,骨性区域呈低信号。增强时呈中度不均匀强化,可能与纤维区域有关。T_2WI 上骨性区域呈明显低信号,纤维区域稍低信号。液-液平面与继发性动脉瘤样骨囊肿相关。

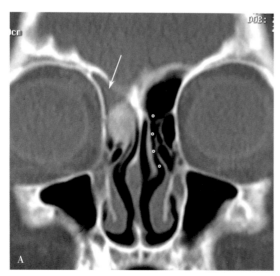
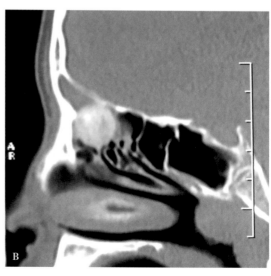

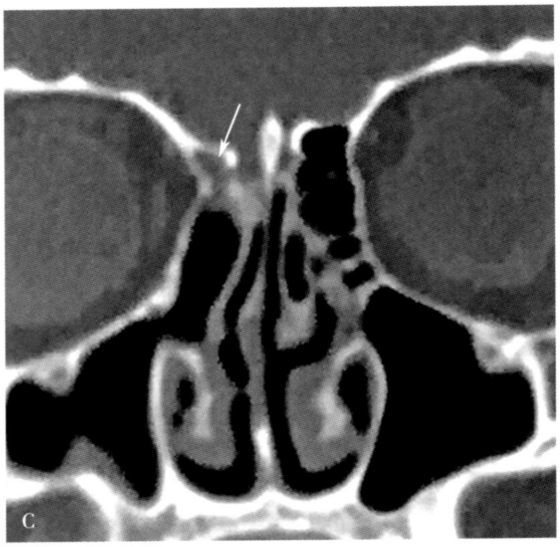

图 3-12-3-1　筛窦骨化纤维瘤的 CT 表现

患儿 9 岁,男性,因鼻塞、流涕就诊

A. 冠状位 CT:可见前组筛窦椭圆形高密度影,阻塞额窦引流(白色箭头所示),对侧额窦引流通畅(点线标示);B. 矢状位 CT:可见前组筛窦类圆形高密度影;C. 冠状位 CT:经鼻内镜骨化纤维瘤切除术后半年,肿瘤完整切除,额窦引流通道恢复引流(白色箭头所示)

(由首都医科大学附属北京儿童医院供图)

【鉴别诊断】

OF 需与骨瘤、骨纤维异常增殖症、软骨肉瘤及其他恶性肿瘤等病变相鉴别。

【治疗】

1. **手术策略**　手术策略的选择应由肿瘤部位决定。OF 治疗目标是初次手术时进行肿瘤全切。再次手术时由于瘢痕和解剖结构、组织平面变形致使手术难度明显增加。OF 具有血供丰富和与硬脑膜、眶骨膜粘连的特性,手术全切仍具有挑战性。手术可采取内镜入路及其他各种外入路如经面入路,经口入路或开颅入路等。手术入路的选择应根据病变的部位和术者的能力决定。由于 OF 罕见,故未见不同入路手术治疗大宗病例报道,没有证据显示内镜入路或其他入路更佳。随着内镜技术的发展,内镜入路常作为首选方式,经验丰富的内镜医生可有较高的全切率和较少的并发症。内镜入路对儿童患者来说也是安全有效的。一般来说病变累及额窦前壁或眶上隐窝,包绕视神经,或侵及视神经外侧颅底时仍需要外入路手术。

手术全切防止复发的要点是必须切除肿瘤的外层骨壁,磨除松脆易碎的病理性骨质,直达光滑健康的骨质。OF 血供丰富,也是影响全切的重要因素,但当肿瘤毗邻眼眶时应避免进行血管栓塞。有文献报道术前采用微粒体栓塞来源于左侧脑膜中动脉的主要供血动脉后即刻出现左眼失明。

2. **手术并发症**　主要手术并发症包括:失明、脑脊液鼻漏、眶周肿胀、鼻腔结痂、鼻出血、眼球疼痛、额隐窝狭窄、嗅觉减退、面部胀痛等等。如果手术全切困难或全切可能损伤重要结构如视神经海绵窦段颈内动脉,应权衡手术利弊,次全切可能是合适的选择。有人认为对侵袭性较弱的牙源性 OF 可采取等待观察的治疗策略。

3. **放疗**　OF 不推荐放疗,因放疗可导致肿瘤的恶性转化。

【随访】

所有患者应进行定期鼻内镜检查和鼻窦 CT 平扫检查。由于没有大宗病例长时间随访研究,OF 的自然进展历程,手术后的复发率,复发病例再次手术的时机,总的随访期限等一系列问题仍有待研究。

二、垂体腺瘤

垂体腺瘤(pituitary adenoma)是一组从垂体前叶和后叶细胞发生的常见良性肿瘤,是鞍区最常见的肿瘤,起源于前叶者占多数,来自后叶者较少。肿瘤在鞍内生长时常引起骨破坏,蝶鞍扩大,鞍底下陷。向两侧生长可侵犯海绵窦,并常突破鞍膈向鞍上生长。占所有颅内肿瘤的15%,肿瘤人群发生率为1/10万,尸检中发现率为10%~25%,且近年有逐渐增多趋势。本病儿童期少见。

【相关解剖】

垂体位于蝶鞍之上的垂体窝内,垂体的前方是鞍结节和前海绵间窦,后方紧贴鞍背,两侧为海绵窦,此窦内有颈内动脉通过,且紧贴窦内侧壁。垂体与蝶鞍之间的蛛网膜下隙很窄,仅0.3mm,海绵窦上端的高度超出垂体2.5mm,部分覆盖在垂体上面。颈内动脉海绵窦段水平部位于垂体两侧稍下方,距垂体3.5mm。在蝶鞍区正中矢状面上,可见在鞍结节和垂体之间有前海绵间窦,垂体后方与鞍背紧贴,垂体后叶的高度几乎与鞍背平齐。在垂体前、后叶交界处与蝶鞍之间,可见下海绵间窦。垂体前方隔鞍结节与蝶窦相邻,后方与鞍背紧贴。

垂体两侧被海绵窦包绕,位居垂体两侧。海绵窦段颈内动脉及其脑膜垂体干等分支、动眼神经、展神经、滑车神经及三叉神经分支穿过海绵窦,颈内动脉海绵窦段水平部呈O形。颈内动脉床突段与垂体关系亦较密切,二者相贴无间隙者占5%,有间隙者占95%,间隙为0.5~9.0mm。

垂体上方为鞍膈。鞍膈孔为圆形者孔径平均为7.0mm,鞍膈孔为椭圆形者前后径平均为7.2mm,左右径9.5mm,有95%的孔径超过5mm。这一解剖特点造成了蛛网膜很容易通过鞍膈孔进入垂体窝。垂体腺瘤也极易通过鞍膈孔向鞍膈上发展。经蝶鞍径路行垂体瘤手术时,由于鞍膈孔存在较大的变异个体,鞍膈并不能作为屏障,且由于蛛网膜垂于鞍膈之下,故手术操作时易损伤蛛网膜,而引起脑脊液漏。另外,操作时刮匙及取瘤钳使用不当,可以损伤脑血管或下丘脑等。

视交叉位于鞍膈前的上方,借鞍膈或孔与垂体相邻,并构成第三脑室隐窝的底。垂体瘤向上生长可压迫视交叉,典型症状为双颞侧视野缺损。由于垂体和视交叉不是直接相对应,如肿物偏向生长,可压迫视交叉不同区域、视神经颅内段或视束近端,而出现不同类型、不同象限的视野改变。

【分类和分期】

根据垂体腺瘤的大小,将其分为微腺瘤(<10mm)、大腺瘤(10~30mm)、巨大腺瘤(>30mm);垂体肿瘤可按组织特异性和功能活性来分类,垂体腺瘤按组织特异性分为嫌色细胞、嗜酸性细胞和嗜碱性细胞肿瘤;按功能分为有功能肿瘤和无功能肿瘤,前者包括催乳素细胞、生长激素细胞、ACTH细胞、ACTH-LPH细胞、gnTSH细胞、RH细胞等肿瘤,以及上述各种细胞混合的肿瘤。根据术前影像学分析和术中所见,垂体瘤可分为5个分期:I期肿瘤直径在10mm以下,且限于鞍内,蝶鞍可以有扩大,但结构完整未见破坏;II期肿瘤直径为10mm或10mm以上,蝶鞍扩大,但鞍底无骨质破坏;III期肿瘤局限性穿破硬脑膜和鞍底,少部分瘤组织侵入蝶窦;IV期肿瘤弥漫性破坏鞍底及蝶窦结构;V期为侵犯鞍上或鞍旁结构及生长入第三脑室的侵袭性腺瘤。

【临床表现】

1. 内分泌功能变化

(1)泌乳素腺瘤:主要以泌乳素增高、雌激素减少所致闭经、溢乳、不育为临床特征。

(2)生长激素腺瘤:在青春期前,骨骺尚未融合起病者,表现为巨人症,成年人骨骺融合者,则表现为肢端肥大症。

(3)促肾上腺皮质激素腺瘤:由于垂体腺瘤持续分泌过多 ACTH,引起肾上腺皮质增生促使皮质醇分泌过多,即皮质醇增多症(Cushing's syndrome),导致一系列物质代谢紊乱和病理变化,并出现许多临床症状和体征。

(4)甲状腺刺激素细胞腺瘤:甲状腺刺激素细胞腺瘤较为罕见。由于 TSH 分泌过多,T_3,T_4 增高,临床表现甲亢症状。

(5)促性腺激素细胞腺瘤:促性腺激素细胞腺瘤较为罕见。由于 FSH、LH 分泌过多,早期可无症状,晚期有性功能减低、闭经、不育、阳痿、睾丸萎缩、精子数目减少。

(6)无分泌功能肿瘤:多见于中年男性和绝经后女性,以往称垂体嫌色细胞腺瘤,缺乏血浆激素水平而临床症状不显著。当腺瘤增大,压迫视交叉和垂体组织则出现头疼、视功能障碍和垂体功能低下(一般依次导致性腺、甲状腺和肾上腺功能减低或混合性的症状体征)。

2. 头痛　早期约 2/3 病人有头痛,主要位于眶后,前额和双颞部,程度轻,间歇性发作。当肿瘤突破鞍膈,鞍内压降低,疼痛则可减轻或消失。晚期头痛可因肿瘤向鞍旁发展侵及颅底硬膜及血管和压迫三叉神经而引起。少数巨大腺瘤鞍上发展突入第三脑室,造成室间孔或导水管梗阻,出现颅内压增高时头痛较剧。或肿瘤坏死、出血,瘤内压力急剧增高。如瘤壁破裂致垂体卒中性蛛网膜下腔出血者为突发剧烈头痛,并伴其他神经系统症状。

3. 视力视野障碍　在垂体腺瘤尚未压迫视神经视交叉前,多无视力视野障碍。随着肿瘤增大,约 60%~80% 病例可因压迫视通路不同部位,而致不同视功能障碍,典型者多为双颞侧偏盲。根据视通路纤维排列典型的为颞上象限先受累,初呈束状缺损,后连成片,先影响红视野,后影响白视野。随着肿瘤增大,依次出现颞下、鼻下、鼻上象限受累,以致全盲。如肿瘤偏向一侧,出现单眼偏盲或全盲。少数视交叉前置者,肿瘤向鞍后上方发展累及第三脑室,亦可无视力视野障碍。视力障碍严重者多为晚期肿瘤视神经萎缩所致。

4. 其他神经和脑损害　如肿瘤向后上发展压迫垂体柄和下丘脑可出现尿崩症和下丘脑功能障碍,累及第三脑室、室间孔、导水管,可致颅内压增高。向前方伸展至额叶,可引起精神症状、癫痫、嗅觉障碍。肿瘤如向侧方侵入海绵窦,可引起第Ⅲ、Ⅳ、Ⅴ、Ⅵ脑神经麻痹。如突向颅中窝可引起颞叶癫痫。如向后长入脚间池、斜坡压迫脑干,可出现交叉性瘫痪、昏迷等。向下突入蝶窦,鼻腔和鼻咽部,可出现鼻出血,脑脊液漏,并发颅内感染。

【辅助检查】

1. CT 检查　CT 平扫主要依靠冠状面扫描,肿瘤多为等或稍高密度圆形或类圆形肿块,边缘清晰,可见垂体高度增加、上缘膨隆、垂体柄偏移、垂体密度改变、血管丛征等表现,轻至中度均匀性强化,有一定诊断价值。CT 冠状面呈"束腰征"改变,该征象具有特征性。垂体瘤坏死囊变较少见。垂体微腺瘤的直接征象为垂体内的低密度灶,增强后即刻扫描,肿瘤为低密度,延迟 30min 后扫描,肿瘤为高密度;间接征象为局部膨隆、垂体柄偏移、鞍底骨质变薄或受侵蚀等。

2. **MRI 检查** 鞍区周围骨质较多,CT 检查由于骨质伪影影响了图像的清晰度,降低了病变诊断的准确性。而 MRI 由于无骨质伪影及较高的软组织分辨力,能精确地显示病变与周围结构的关系,提高了鞍区病变的诊断准确率。MRI 不仅能清楚地确定肿瘤的大小、形态和范围,而且能很好地显示肿瘤向上、向两侧、向下生长产生的各种影像学表现。肿瘤多表现为圆形或类圆形肿块,边缘光滑锐利。有时由于突破鞍膈向上生长而呈哑铃形表现。较大的肿瘤内部可发生出血、坏死、囊变。MRI 典型表现为垂体腺增大,高度大于 9mm,其内信号不均,T_1 加权像呈低信号,T_2 加权像呈高信号,但也可能表现为垂体大小形态正常,仅见垂体内信号不均。亚急性出血 MR 由于 T_1、T_2 均为高信号可准确诊断。囊变时由于液性成分不一,可出现两种信号强度形成的界面。较大的肿瘤向上生长时还可突入第 3 脑室前部引起梗阻性脑积水。MRI 还可以准确地描述视交叉的情况,为术前制订手术方案提供帮助。

近年来国内外开展的垂体动态增强扫描,大大提高了垂体微腺瘤的检出率。MRI 增强扫描应于注射造影剂后立刻进行,正常腺体较肿瘤增强显著,肿瘤呈相对低信号。但时间太迟,瘤体与正常腺体可呈等信号或瘤体比正常腺体增强显著。这是由于垂体微腺瘤大部分由垂体门脉系统供血,大概由于肿瘤内的血流缓慢的缘故。微腺瘤强化的高峰要比正常垂体慢,表现为低信号,因此强化早期的 MRI 影像对垂体微腺瘤的诊断是最有效的。

3. **视力和视野检查** 视力和视野检查是一个非常有用的筛选操作,其重复性和敏感性较高,这对随访患者很有帮助。

4. **内分泌功能检查** 可以直接测定垂体和下丘脑多种内分泌激素,以及垂体功能试验,有助于了解垂体及靶腺功能亢进、正常或不足等情况,对垂体瘤的早期诊断,治疗前后的变化,疗效评价,随诊观察和预后均有重要意义。内分泌功能检查包括以下几项指标:

(1)生长激素水平:GH 增高可见于垂体生长激素腺瘤。

(2)泌乳素水平:PRL 增高可见于垂体泌乳素腺瘤。

(3)甲状腺刺激素水平:TSH 增高可见于垂体 TSH 腺瘤、下丘脑性甲亢、原发性甲低、甲状腺炎和甲状腺肿瘤等病例。

(4)促肾上腺皮质激素水平:ACTH 增高可见于垂体促肾上腺皮质激素腺瘤。

(5)促性腺激素水平:垂体前叶 FSH 和 LH 细胞分泌 FSH 和 LH。垂体 FSH、LH 腺瘤时,FSH、LH 水平增高,垂体功能低下时,FSH 和 LH 低。

(6)黑色素刺激素水平:MSH 增高可见于垂体功能减低病人,增生型皮质醇增多症。

【诊断】

垂体腺瘤的诊断主要依据不同类型腺瘤的临床表现,视功能障碍及其他脑神经和脑损害,以及内分泌检查和放射学检查,典型病例不难做出垂体腺瘤的分类诊断。但对早期的微腺瘤,临床症状不明显,神经症状轻微,内分泌学检查不典型,又无影像学发现的病例则诊断不易。所以,需要全面了解病情,做多方面的检查,获得资料,综合分析,以作出诊断和鉴别诊断。

【治疗】

垂体腺瘤几乎均为良性,罕见恶性。目前的治疗方法有外科治疗与保守治疗,但以手术治疗为首选治疗方法。

1. 非手术治疗

(1)放射治疗:对术后残留的垂体瘤,以及全身条件差不能耐受手术者可行放射治疗;γ刀和X刀治疗: 此法存在对视交叉、视神经、海绵窦、下丘脑等结构的损害,对于年老体弱不能耐受手术,肿瘤位于鞍内或向鞍上生长,病人不愿手术者可尝试,但目前疗效有待进一步探讨。

(2)药物治疗:针对垂体腺瘤患者,药物治疗可作为手术前的准备治疗,亦可作为手术后或放射治疗后的辅助治疗。治疗药物有溴隐亭、生长抑素激动剂(somatostatins SMS)及赛庚啶。药物治疗有一定的延缓肿瘤生长的作用,但停药后症状易复发。

2. 手术治疗 手术是垂体腺瘤最佳的治疗手段。

(1)手术径路选择

1)传统手术径路:垂体瘤手术径路有经蝶窦入路(Schloffer,1907)、经颅前窝径路(Frazier,1913)及经蝶窦显微外科径路(Hardy,1969)等,经蝶窦径路适合鞍内和鞍上垂直生长者,肿瘤向蝶窦内生长,蝶窦气化良好者。而经颅前窝径路适合巨型垂体腺瘤向鞍上发展而蝶窦不扩大,肿瘤位于鞍内但有鼻腔感染或蝶窦气化不良,肿瘤向颅内生长者。手术创伤相对较大,时间较长。

2)内镜下经鼻径路:自从Jankowski于1992年报道鼻内镜下经鼻蝶窦径路切除垂体腺瘤以来,经鼻内镜鞍内肿瘤切除作为一项新的微创神经外科技术已广泛的开展,并已证实此方法微创、安全,有效。下面简单介绍一下此外科手术方法。

适应证:对于垂体腺瘤适应证,人们的认识随着内镜颅底外科经验积累不断发生变化。在2000年时,学者们广泛认为微腺瘤和累及鞍旁、第三脑室的侵袭性垂体腺瘤不在内镜下经鼻手术的适应证范围内,现在看来其不仅可以内镜下切除,甚至鞍内颅咽管瘤亦可以内镜下切除。同样在2014年前后,鞍内和颅底脑膜瘤不在内镜经鼻手术的适应证范围内,但现在看来也是可能的。另外,鞍内型囊实性颅咽管瘤亦可选用此方法,而对于鞍内累及鞍上的脑膜瘤因为出血较多、瘤体与视神经、颈内动脉等重要结构粘连密切,故不宜选此方法。

(2)术前处理

1)药物准备:有明显垂体功能低下者,术前应给予适量替代治疗,一般给予注射用甲泼尼龙琥珀酸钠、地塞米松或泼尼松2~3日。甲状腺功能低下者应给予甲状腺素。

2)术前2~3日进行鼻腔清理及冲洗,术前剪除鼻毛。

3)术前可给予第3代头孢类抗生素预防用药。因为经鼻入路不是洁净的外科通道。

(3)手术步骤

1)麻醉与体位:病人取仰卧位,头抬高15°,稍偏向右侧(术者)。无需使用有创头颅固定架。经口气管插管,全身麻醉。使用1%丁卡因(或生理盐水)20mL加1:1 000肾上腺素3mL浸湿的棉片行双侧鼻腔黏膜表面收缩麻醉,5~10min后取出。

2)开放蝶窦、显露鞍区:使用0°、30°和70°广角硬性内镜,直径4mm,长度18mm。根据需要(出血多、大或巨大腺瘤、侵袭性腺瘤)可采用经双侧鼻腔入路(双人3或4只手技术),即:术者手持内镜和专用手术器械(如吸引器、剥离子、电凝镊、硬膜切开刀、刮匙、取瘤钳、高速电钻或骨凿等)经右侧鼻腔操作,助手使用吸引器经左侧鼻腔协助持续保持术腔及术野清洁,必要时可使用其他器械协助显露和切除肿瘤。使用电刀电凝右侧鼻中隔后动脉,弧形切开鼻中隔后端黏膜(距蝶窦前壁约 1cm),显露蝶窦右前壁及蝶骨鹰嘴。用电钻(或骨凿)、咬骨钳根据肿瘤大小、范围和蝶窦发育情况适当开放蝶窦前壁,显露鞍底、斜坡凹陷和蝶骨平台。对于侵犯蝶窦、斜坡、海绵窦的侵袭性腺瘤,应扩大开放蝶窦,需显露双侧视神经管、视神经 - 颈内动脉窝及斜坡旁颈内动脉隆起,应注意:①结合影像学检查结果选择肿瘤主要部位和蝶窦发育好的一侧进入;②观察蝶窦内各壁,认清并注意保护颈内动脉管及视神经管;③开放鞍底骨质后需仔细辨认硬脑膜有无异常静脉窦分面,并在切开硬脑膜之前先穿刺,确认无出血时再切开硬脑膜;④切除肿瘤时需于内镜下小心谨慎,不能粗暴。多数瘤体质地较软,可用取瘤钳,小刮匙和吸引器完全切除肿瘤,暴露鞍膈,查鞍内有无瘤样组织残留;⑤抗生素冲洗术腔,用抗生素明胶海绵填塞鞍内,用骨片封闭鞍底,恢复蝶窦黏膜,窦腔及中鼻道填塞碘仿纱条,术毕。

(4)术后处理

1)半卧位,低盐饮食。

2)给予较大剂量的抗生素治疗持续 2 周左右。

3)给予适当的激素治疗 1 周。

4)糖尿病患者术后应注意血糖改变,必要时给予药物治疗。

5)术后记 24 小时尿量,出现暂时性尿崩可不予特殊处理,对于持续性尿崩者,需给予垂体后叶抗利尿激素治疗。

6)肿瘤较大的患者,术后应适当给予镇静剂预防可能出现的癫痫。

三、脊索瘤

脊索瘤(chordoma)是一种罕见的、生长缓慢的、具有局部侵袭性及破坏性的肿瘤。儿童少见。脊索瘤是低度恶性的肿瘤,有高度的局部增长倾向。它起源于原始脊索的胚胎残留组织。脊索瘤位于脊髓轴的末端:骶尾区(50%),少数出现在椎体(15%)。约35% 累及斜坡(蝶 - 枕骨,鼻部),起始于中线,伴有不同程度的外方扩展,罕见原发于颅内硬膜内的病例报道。肺、骨、肝及淋巴结转移发生率 10%~20%,亦见沿手术途径播散。Chambers 等回顾分析美国国家监测、流行病学及最终结果(the surveillance, epidemiology, and end result, SEER)数据库中1973—2009 年间的 594 例颅底脊索瘤病例,占所有脊索瘤的 42%,所有脊索瘤的年龄调整发病率为 0.089/10 万,手术辅助放疗后患者的中位生存期为 9.2 年。患者年龄和治疗方式是患者的生存期的主要影响因素:年龄>50 岁者预后差;传统放疗、化疗不能提高颅底脊索瘤患者的生存率,手术是唯一能降低病死率的方法。从这 30 余年的三个不同时间段(30 年的第 1 个 10 年,第 2 个 10 年,第 3 个 10 年)的 5 年生存率分别为 48.5%(1975—1984 年)、73.0%(1985—1994 年)和80.7%(1995—2004 年)。

局部肿瘤控制是斜坡脊索瘤治疗的基本目标。在尽可能降低手术并发症的前提下,根治性手术切除是被推荐为首选的治疗方式。但文献报道了几种传统的经颅底径路以及经鼻内镜径路,不管用何种手术径路,只有 49.2%~79% 的病例可以进行全切除术。

辅助治疗方法包括:质子束放射治疗、γ 刀放射外科治疗和 LINAC 立体定向放射治疗。也有学者提出根治性手术联合高剂量放射治疗是最佳的治疗方案。但肿瘤附近涉及诸多重要结构(如大血管、脑神经及脑干),脊索瘤的切除术对颅底外科医生仍充满了挑战。

【发病率及病因学】

脊索瘤的发病率每年 <1.1/100 000,占所有颅底肿瘤的 0.1%,占原发性恶性骨肿瘤的 1%~4%。脊索瘤可见于任何年龄,但发病高峰期为 50~60 岁,男女患者比例为 2∶1。

【临床表现】

症状随病变部位和范围而异,可能由于脑积水、脑干受压和/或脑神经受累所致。在临床上,最常见的症状为头痛及脑神经麻痹导致的复视。文献报道的其他症状还包括视力下降和/或视物模糊、面部疼痛、嗅觉丧失、吞咽困难、共济失调、偏瘫、第 7~11 对脑神经功能障碍。

【分型和解剖分区】

Al-Mefty 等将颅底脊索瘤分为 3 型:Ⅰ型:肿瘤局限于颅底的一个部位;Ⅱ型:肿瘤局限于颅底的两个或多个连续的部位,可以通过单一入路根治切除;Ⅲ型:肿瘤累及颅底多个部位,需通过数种入路才能根治切除。但上述分型目前应用与内镜颅底手术并不适合。

美国匹兹堡大学医学中心 2003 年 4 月—2011 年 4 月期间收治 60 例患者总共行 101 次内镜经鼻入路手术。以手术计划为目的,将斜坡的矢状面分为 3 个区域:上斜坡:三叉神经根交叉点以上,包括鞍背;中斜坡:三叉神经根以下至舌咽神经根水平;下斜坡:从舌咽神经至枕骨大孔。实际上颅底脊索瘤可超过斜坡区域累及颅前窝和上颈椎。冠状平面上,肿瘤累及岩蝶斜交界、岩尖、枕髁和颈静脉孔。对进一步外延的肿瘤,将岩嵴分为 2 个区域:内侧区域:位于内耳道内侧;外侧区域:位于内耳道外侧或后方。

【诊断与影像】

颅底脊索瘤最初沿着矢状轴扩展。肿瘤边界清晰,取代了邻近的结构,晚期肿瘤具有侵袭性,能破坏骨质。CT 能最好地显示骨质侵袭、骨质溶解以及病灶内钙化,通常周围没有硬化灶。MRI 可以很好地评估肿瘤的范围。在 T_1 加权成像中,脊索瘤大多数为等信号或低信号,高信号则提示出血或黏蛋白聚集。而 T_2 加权成像则一般表现为高信号。T_1 增强时表现为不均匀信号,呈蜂窝状。极少需要用 MRA 或传统的血管造影术来显示血管移位或包绕。

【病理学】

肉眼所见,脊索瘤是质软、呈灰白、呈凝胶状、有分叶的赘生物,骨外部分有假包膜。镜下所见,肿瘤由空泡状的 physaliphorus 细胞和黏蛋白组成;免疫组化提示肿瘤细胞上皮表达的标志物,包括细胞角蛋白、上皮细胞膜抗原及间充质细胞标志物(S100)。Ki-67 Li 与肿瘤体积倍增时间及其不良预后有密切的关系。脊索瘤细胞群周围环绕正常骨组织,证明肿瘤细胞具有侵袭的本性。

脊索瘤按其组织病理学特点分 3 型:①传统型是最常见的,特征是缺少软骨或附加的间充质细胞成分;②软骨样型,占 5%~15%,具有脊索瘤样或软骨样特征,且具有良好的长期预后;③去分化型,占 2%~8%,预后不佳。可恶变成未分化的梭形细胞肿瘤、恶性纤维组织细胞瘤或软骨肉瘤。大规模的分析提示,两组不同肿瘤组织类型的患者,会有不同的疾病发展模式:一组为具有侵袭性的肿瘤,治疗 5 年内会有较高的复发率;而另一组具有较长的惰性病程,并能长期存活。

【治疗】

本病的治疗原则为行根治性手术切除,伴或不伴辅助放射治疗。

1. 手术　很多显微镜下开放式径路手术应用于颅底脊索瘤。早期,这些病变经由前方、侧方或联合的入路来进行切除,也可分期手术。这些径路包括经额眶颧、经基底、经上颌骨、经下颌骨、经口腔、经蝶窦、经耳蜗、经额下 - 颞下入路。近十年,内镜辅助及完全内镜经鼻手术技术已经逐步开展。

2. 放射治疗　越来越多的脊索瘤病人接受放射治疗,目的是获得肿瘤的局部控制。PBRT(独特的三维设计)已被证实优于传统的放射治疗,被认为是最有前途的辅助治疗方法,尤其是结合了根治性外科切除。5 年生存率 100%,且手术的风险可以接受。

不论单独或辅助治疗颅底脊索瘤,立体定向放射外科疗法的使用愈来愈多。研究提示放射外科治疗可能是控制局部肿瘤的联合治疗的一部分。

通过植入 ^{125}I 进行近距离放射治疗,是一种对颅底脊索瘤辅助治疗方法(无对照报告),现已取得部分成功。

【预后及结果】

斜坡脊索瘤的结局各有不同。预后不良的因素包括肿瘤的体积($>70cm^3$)、年龄的增长、切除术后复发以及术后是否放疗,性别(女性)也可能是其中之一。研究指出,年轻的斜坡脊索瘤病人的 5 年及 10 年生存率分别为 70%~75% 及 40%~63%,而老年病人则分别为 30% 及 11%。然而,脊索瘤首发年龄在 5 岁以下的患者也是预后不良的。研究提示,脊索瘤具体的组织学、病理学及分子学特征与其结局及生物学行为相关。在脊索瘤细胞中,人端粒酶逆转录酶(hTERT)信使 mRNA 的表达提示肿瘤细胞在异常快速地增长。

【病例】

女,14 岁,主诉头痛伴嗅觉丧失 6 个月。鼻咽部可见淡红色肿物。术前 MRI 矢状位和水平位显示肿瘤侵犯鞍区和斜坡骨质,且侵犯第一颈椎和椎旁(图 3-12-3-2A、B)。2005 年 8 月 4 日在手术导航的辅助下采用经鼻入路全切肿瘤,术中将肿瘤及受侵的鞍区、斜坡及寰椎骨质全部切除。术后 7 天复查 MRI 显示肿瘤被完全切除(图 3-12-3-2C、D)。术后 1 个月辅助放疗(50Gy)。术后头痛和嗅觉有明显改善。随访 6 年无复发。

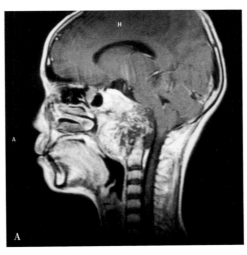
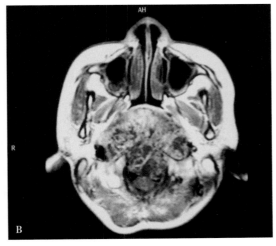

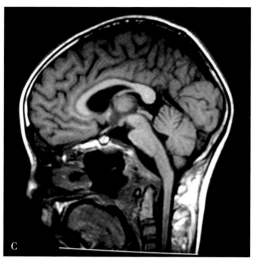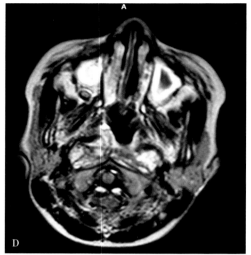

图 3-12-3-2 脊索瘤术前术后 MRI 表现

术前 MRI 矢状位和水平位显示肿瘤侵犯鞍区和斜坡骨质,且侵犯第一颈椎和

椎旁(A、B),术后 7 天复查 MRI 显示肿瘤被完全切除(C、D)

（张秋航）

参考文献

1. JHO HD,CARRAU RL,MCLAUGHLIN MR,et al.Endoscopic transsphenoidal resection of a large chordoma in the posterior fossa.Acta Neurochirurgica 1997,139(4):343-348.

2. JHO HD.Endoscopic transsphenoidal surgery.Journal of Neuro-Oncology 2001,54(2):187-195.

3. DEHDASHTI AR,KARABATSOU K,GANNA A,et al.Expanded endoscopic endonasal approach for treatment of clival chordomas:early results in 12 patients.Neurosurgery 2008,63(2):299-309.

4. ZHANG Q,KONG F,YAN B,et al.Endoscopic endonasal surgery for clival chordoma and chondrosarcoma.Orl;Journal of Oto-Rhino-Laryngology&its Related Specialties 2008,70(2):124-129.

5. ARBOLAY OL,GONZALEZ JG,GONZALEZ RH,et al.Extended endoscopic endonasal approach to the skull base.Minimally Invasive Neurosurgery 2009,52(3):114-118.

6. STIPPLER M,GARDNER PA,SNYDERMAN CH,et al.Endoscopic endonasal approach for clival chordomas.Neurosurgery 2009,64(2):268-278.

7. 张秋航,杨占泉,卜国铉,等.经鼻内窥镜垂体腺瘤切除术.中华耳鼻咽喉科杂志,1998,33(2):97-99.

8. 张秋航,倪志立,孙河太,等.经鼻内镜鞍内肿瘤切除术.中华耳鼻咽喉科杂志,2002,37:363-365.

9. 张秋航.内镜经鼻颅底外科理念的建立.中国微侵袭神经外科杂志,2006,11(10):433-434.

10. ZHANG Q,LV H,CHEN G,et al.Endoscopic endonasal removal of pituitary adenomas with paraclival internal carotid artery invasion.ORL J Otorhinolaryngol Relat Spec.2010,72(1):28-37.

11. 王忠诚.神经外科学.武汉:湖北科学技术出版社,1998:492-502.

12. 赵继宗.神经外科手术精要与并发症.北京:北京大学医学出版社,2004:144-151.

13. LUND VJ,STAMMBERGER H,NICOLAI P,et al.European position paper on endoscopic management of tumours of the nose,paranasal sinuses and skull base.Rhinology Supplement,2010,(22):1.

14. TABAREAU-DELALANDE F,COLLIN C,GOMEZ-BROUCHET A,et al.Chromosome 12 long arm

rearrangement covering MDM2 and RASAL1 is associated with aggressive craniofacial juvenile ossifying fibroma and extracranial psammomatoid fibro-osseous lesions.Mod Pathol,2015,28(1): 48-56.

15. EL-MOFTY,SAMIR K.Fibro-Osseous Lesions of the Craniofacial Skeleton:An Update.Head & Neck Pathology,2014,8(4):432-444.

16. WANG M,ZHO,CUI S,et al.Juvenile psammomatoid ossifying fibroma in paranasal sinus and skull base.Acta oto-laryngologica,2017.137(7):p.743-749.

4

第四篇
咽喉科学及颌面疾病

第一章
咽喉部的发育和解剖

第一节　咽喉的胚胎发育

消化系统和呼吸系统的大多数器官由原始消化管或原肠（primitive gut）分化而成。胚胎第3~4周时，胚盘向腹侧卷折，形成圆柱状胚体，内胚层被卷入胚体内，形成一条头尾走向的封闭管道，称为原始消化管。头端为口咽膜（oropharyngeal or buccopharyneal membrane），尾端为泄殖腔膜（cloacal membrane），它们分别在胚胎第4周和胚胎第8周时破裂消失，这样原始消化管就与外界相通，其从头到尾依次分为前肠（foregut）、中肠（midgut）和后肠（hindgut）。前肠将分化为部分口腔底、舌、咽、喉等消化道及呼吸道器官。消化道和呼吸道的上皮及腺的实质多数来源于原始消化管的内胚层，而结缔组织和肌肉则来自脏壁中胚层。

前肠头端膨大的部分称为原始咽（primary pharynx），起自口咽膜，止于喉气管憩室。胚胎第4周初，原始咽底壁正中，鳃下隆起（hypobranchial eminence）的尾侧出现一纵浅沟，称为喉气管沟（laryngotracheal groove），是喉、气管、支气管和肺的原基。

喉来源于第4及第5鳃弓。至胚胎期第5、6周时，喉入口出现3块组织，位于前方的第4鳃弓的下鳃弓隆突衍生，两侧间叶组织块为杓状软骨的始基。该3块组织向内侧靠拢，增生融合，于胚胎期第7周相连，使喉入口闭合。该阶段任何因素导致组织不能融合，都会发生喉裂或气管食管裂。

喉气管在发生演化过程中，管腔会出现先暂时闭塞而后再重新管腔化。如果其管腔重建过程受阻，就可能出现喉、气管狭窄（senosis）或闭锁（atresia）。尤其是喉气管闭锁死亡率极高，一旦停止脐带血供就无法生存。

在喉气管沟发育为喉气管憩室的过程中，如果气管食管隔发育不良，可导致气管食管分隔不完全，称为气管食管瘘（tracheoesophageal fistula），并且可伴有食管闭锁或气管闭锁。

第二节　咽的应用解剖

咽（pharynx）为上宽下窄、前后扁平、略呈漏斗形肌膜性管道，是呼吸道与消化道上端的共同通道。上起颅底，向下至第6颈椎水平，与食管口连接。前面与鼻腔、口腔及喉腔相通，后壁与椎前筋膜相邻，两侧与颈部大血管及神经毗邻。

一、咽的分部

咽自上而下分为:鼻咽、口咽、喉咽3部分。在新生儿期,咽腔约为 40mm×13.5mm×20mm,成人则为 140mm×44mm×34mm。5 岁时口咽与喉咽之间形成一斜角,至成人时近直角(4-1-2-1)。

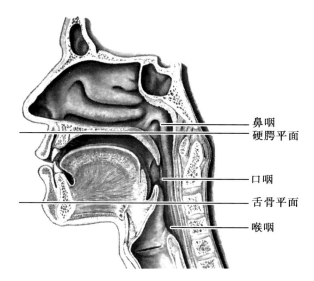

鼻咽
硬腭平面

口咽

舌骨平面

喉咽

图 4-1-2-1 咽的分部示意图

1. 鼻咽 鼻咽(nasopharynx)又称上咽(epipharynx),位于颅底与软腭游离缘平面之间。顶为蝶骨体及枕骨底部;前方正中为鼻中隔后缘,两侧为后鼻孔,与鼻腔相通;后壁相当于第 1、2 颈椎;顶部与后壁无明显界限,呈穹隆状,合称为顶后壁。顶后壁的黏膜下有丰富的淋巴组织,呈橘瓣状,称咽扁桃体(pharyngeal tonsil)或称腺样体(adenoid),在 3~5 岁时易增生肥大。其左右两侧有咽鼓管咽口及咽隐窝,咽鼓管咽口位于下鼻甲后端后方约 1~1.5cm 处,呈三角形或喇叭形。新生儿的咽鼓管咽口较成人低,与硬腭同一平面,4 岁时高出此平面 3~4mm,成人则高出 10mm,相当于略高于下鼻甲后端。咽鼓管咽口周围有散在的淋巴组织,称为咽鼓管扁桃体(tubal tonsil)。咽口上方隆起部分称咽鼓管圆枕(torus tubalis)。咽鼓管圆枕后上方与咽后壁之间有一处凹陷区,称咽隐窝(pharyngeal recess),为鼻咽部最宽处,表面覆有复层鳞状上皮,是鼻咽癌好发部位,其上方与颅底破裂孔相邻,破裂孔的外侧有颈内动脉和岩浅大神经,如受肿瘤侵及,将发生早期溢泪症状。鼻咽下方通过鼻咽峡与口咽相通,鼻咽峡即软腭背面及其后缘与咽后壁所构成。吞咽时,软腭上提,鼻咽峡关闭,鼻咽与口咽暂时隔开。

2. 口咽 口咽(oropharynx)也称中咽(mesopharynx)。上起软腭,下至会厌上缘,后方为第 2、3 颈椎对应的黏膜,通常所谓咽部就是指口咽。前方经咽峡与口腔相通,咽峡是指悬雍垂与软腭游离缘、下方舌背及两侧腭舌弓(glossopalatine arch)与腭咽弓(pharyn-gopalatine arch)共同构成的一个环形狭窄部分。由软腭向下分出两腭弓构成口咽侧壁,两弓前者即腭舌弓,后者即腭咽弓。前后弓之间有一深凹为扁桃体窝,内有腭扁桃体(tonsilla palatina)。腭咽弓后方有纵行条索状淋巴组织构成的咽侧索(lateral pharyngeal bands)。在口咽黏膜上常有散在的淋巴滤泡。在舌根与会厌之间有一正中矢状位的皱襞为舌会厌正中襞,左右各有一个浅窝称为会厌谷(vallecula epiglottica),左右各一,异物易停留此处。舌会厌外侧是舌会厌外侧襞。

口腔顶为腭:前 2/3 是硬腭,由上颌骨腭突和腭骨组成;后 1/3 为软腭,由腭帆张肌、腭帆提肌、舌腭肌、咽腭肌、悬雍垂肌等肌肉组成。口腔下方为舌和口底部。舌背表面粗糙,覆盖复层鳞状上皮,与舌肌紧密相连。后端有舌盲孔,为胚胎甲状舌管咽端的遗迹。舌后 1/3 即舌根,上面有淋巴组织团块为舌扁桃体(tonsilla lingualis)。

3. 喉咽 喉咽(1aryngopharynx)也称下咽(hypopharynx)。位于会厌上缘至环状软骨下缘之间,向下连接食管。后方为第 3~6 颈椎对应的黏膜,前方经喉口与喉腔相通。喉口即会厌游离缘、杓会厌襞和杓状软骨所围成的入口。喉口两侧各有一隐窝,为梨状窝(pyriform sinus)。喉上神经内支经此窝入喉并分布于其黏膜下,两侧梨状窝之间与环状软骨板后方的间隙称环后隙,下方即为食管入口,此处有环咽肌环绕。

二、咽壁的分层

咽壁从内向外有 4 层,即黏膜层、纤维层、肌肉层和外膜层。其中黏膜层与纤维层紧密连接,无黏膜下组织层。

1. 黏膜层 鼻咽黏膜为假复层纤毛柱状上皮,内有杯状细胞,固有层中有浆黏液混合腺体。口咽和喉咽的黏膜为复层鳞状上皮,黏膜下层有黏液腺和浆液腺,分泌的液体用以湿润咽部黏膜,还有大量淋巴组织聚集,与咽部的其他淋巴组织共同构成咽淋巴环。

2. 纤维层 是位于肌肉层与黏膜层之间的腱膜层,由结缔组织构成,上厚下薄,上方附着于枕骨底部、颞骨岩部及蝶骨后缘,向内延伸到咽鼓管、翼突内侧板后缘和翼突下颌缝。在颅底与咽上缩肌上缘之间者增厚,称颅咽筋膜(pharyngobasilar fascia)。在咽后壁中线部分被贴于枕骨咽结节上的纤维带加强,特别坚韧,形成咽缝(pharyngeal raphe),为咽缩肌的附着处。

3. 肌肉层 按其功能可分为如下 3 组。

(1)咽缩肌组:包括咽上、咽中、咽下三缩肌。它们起于头颈的两侧,由上而下依次叠瓦状排列,向后止于咽缝,收缩时使咽腔缩小。吞咽食物时,咽缩肌自上而下顺序收缩,以保证食物进入食管。先天性吞咽困难患儿,咽缩肌收缩时或无顺或无力。

(2)提咽肌组:包括茎突咽肌、腭咽肌与咽鼓管咽肌,它们纵行于咽缩肌内面并贴近纤维层下行,渐次分散于咽壁,收缩时可提起咽及喉部,协助完成吞咽动作。

(3)腭帆肌组:包括腭帆提肌、腭帆张肌、腭咽肌、腭舌肌和腭垂肌。它们收缩时通过上提软腭、控制鼻咽峡启闭以分隔开鼻咽与口咽,并可使咽鼓管咽口开放。

4. 外膜层 即筋膜层,是覆盖于咽缩肌之外,由咽肌层周围的结缔组织所组成,上薄下厚,系颊咽筋膜的延续,与椎前筋膜间有疏松结缔组织。

三、咽部筋膜间隙

咽部筋膜间隙分为咽周间隙(peripharyngeal space)和咽内间隙(intrapharyngeal space)。咽壁外膜层与椎前筋膜间以疏松结缔组织连接,因此构成了一些潜在的蜂窝组织间隙就是咽周间隙,咽周间隙中较重要的是咽后隙、咽旁隙。咽内间隙是咽缩肌和咽黏膜表面间的潜在间隙。这些间隙的存在有利于咽腔的吞咽运动和协调头颈部的自由活动,以保证正常的生理功能。在咽部感染时,咽间隙一方面可将病变局限于一定范围,另一方面也可为病变提供扩散途径(图 4-1-2-2)。

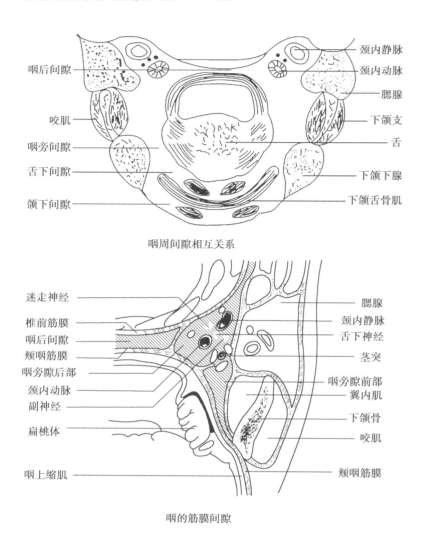

咽周间隙相互关系

咽后间隙

颈内静脉
颈内动脉
腮腺
下颌支
舌
下颌下腺
下颌舌骨肌

咽旁间隙
舌下间隙
颌下间隙
咬肌

迷走神经
椎前筋膜
咽后间隙
颊咽筋膜
咽旁隙后部
颈内动脉
副神经
扁桃体
咽上缩肌

腮腺
颈内静脉
舌下神经
茎突
咽旁隙前部
翼内肌
下颌骨
咬肌
颊咽筋膜

咽的筋膜间隙

图 4-1-2-2 咽的筋膜间隙示意图

1. 咽后间隙 咽后间隙(retropharyngeal space)位于椎前筋膜与颊咽筋膜之间,上起颅底,下至上纵隔,相当于第 1、2 胸椎平面,外侧为颈动脉鞘。咽后间隙在中线处被咽缝分为左右两侧,且不相通。每侧咽后间隙中有疏松结缔组织和淋巴组织,淋巴组织在 3 个月~3 岁时较多,4 岁后多萎缩,至成人时极少。故咽后脓肿多发生于 1 岁以内的婴幼儿,可出现咽后壁肿胀,引起呼吸困难、颈项强直。

2. 咽旁间隙 咽旁间隙(parapharyngeal space)又称咽侧间隙。左右各一,形如上底下尖的锥体。位于咽外侧壁和翼内肌筋膜之间,与咽后间隙仅一薄层筋膜相隔。外侧为下颌骨升支、腮腺深面及翼内肌;内侧为颊咽筋膜及咽缩肌;后界为椎前筋膜;向上至颅底,尖端向下至舌骨。咽旁间隙以茎突及其附着肌为界又可分为前隙(肌隙)和后隙(神经血管隙)。茎突前隙较小,内有颈外动脉及静脉丛通过,内侧与扁桃体窝相邻,外侧与翼内肌紧密相连;茎突后隙较大,内有颈内动脉、颈内静脉及第Ⅸ、Ⅹ、Ⅺ、Ⅻ神经及交感神经干等通过,颈深淋巴结上群也位于此隙。茎突前隙的感染可将扁桃体向中线推移,并引起腮腺的肿胀和向外移位,可有牙关紧闭;而茎突后隙的感染可有咽侧壁和腭咽弓的肿胀,亦可出现腮腺肿胀和向外移位,但无牙关紧闭。咽旁间隙向前下与下颌下间隙相通;向内、后与咽后间隙相通;向外侧与咬肌间隙相通。咽旁间隙的炎症可循上述通道扩散。

3. 椎前间隙　椎前间隙(prevertebral space)位于椎体与椎前筋膜之间,上起颅底,下至尾骨,外侧止于椎前筋膜在横突的附着处。颈椎结核脓肿多积于此间隙,为寒性脓肿,位置常在正中,不受咽缝的限制。

4. 咬肌间隙　咬肌间隙(masseteric space)位于咬肌及腮腺深面与下颌支之间的间隙,由颈筋膜浅层构成。前界为咬肌前缘与颊肌;后界为下颌支后缘及腮腺组织;上至颧弓下缘;下至下颌骨下缘。此间隙的前方紧邻下牙槽的第三磨牙,在智齿冠周炎、牙槽脓肿、下颌骨骨髓炎时,可扩散至此间隙。

5. 下颌下间隙　位于颌下三角内。上界为覆盖下颌舌骨肌深面的筋膜;下界为颈深筋膜浅层;前界为二腹肌前腹;后界为二腹肌后腹。内有下颌下腺、颌下淋巴结、面前静脉及面动脉。

6. 扁桃体周围间隙　扁桃体周围间隙(peripheral space of tonsillar)亦为咽内间隙,内界为扁桃体被膜,外界为咽上缩肌。扁桃体与被膜附着较紧,但咽肌与被膜间有疏松结缔组织,此为扁桃体周围间隙。扁桃体周围间隙炎症时可引起其他咽内间隙的感染;也可穿咽上缩肌引起咽旁间隙的感染。

四、咽的淋巴组织

咽黏膜下淋巴组织丰富,较大淋巴组织团块呈环状排列,称为咽淋巴环(Waldeyer's lymphatic ring)(图 4-1-2-3),包括内环和外环。前者主要由咽扁桃体、咽鼓管扁桃体、腭扁桃体、咽侧索、咽后壁淋巴滤泡及舌扁桃体等组成;后者主要由咽后淋巴结、下颌角淋巴结、下颌下淋巴结、颏下淋巴结等组成。内环淋巴流向外环,鼻咽部淋巴→咽后淋巴结

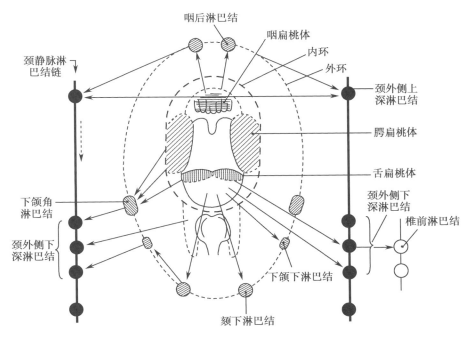

图 4-1-2-3　咽淋巴环示意图

(引自:黄选兆,汪吉宝,孔维佳.实用耳鼻咽喉头颈外科学.2 版.北京:人民卫生出版社,2008)

→颈上深淋巴结;口咽部淋巴→下颌下淋巴结;喉咽部淋巴→甲状舌骨膜→颈内静脉中群淋巴结。

1. 腺样体 又称咽扁桃体(pharyngeal tonsil),位于鼻咽顶部与后壁交界处。外形似半个剥皮橘子,表面不平,且有5~6条纵槽,居中的沟隙最深,形成中央隐窝。在其下端有时可见胚胎期的颅颊囊残余的凹陷,临床上称为咽囊(pharyngeal bursa,Luschka囊),易存留细菌,有炎症时称咽囊炎。咽囊多在6~7岁时退化。

腺样体黏膜上皮为假复层纤毛柱状上皮,基质为淋巴网状结构,间以复层鳞状上皮岛。腺样体的沟隙中有大量黏液腺的开口,其黏液有清洁作用。腺样体与咽壁之间无纤维组织包膜,故腺样体切除术时没有明显界限。若腺样体过大,则可能与两侧的咽鼓管扁桃体不易分开。腺样体出生时即存在,2~6岁为生长旺盛时期,一般10岁后逐渐萎缩,成年后完全消失或仅有少许残留。

2. 腭扁桃体 腭扁桃体(palatine tonsil)习惯称扁桃体,是咽部最大淋巴组织。位于口咽两侧腭舌弓和腭咽弓之间的三角形扁桃体窝内。腭扁桃体由第二对咽囊内胚层发育而来,内胚层细胞增殖形成细胞索,向下生长伸入间充质内。细胞索中央的细胞向周围分散开形成扁桃体隐窝上皮,而间充质细胞则围绕隐窝形成网状支架。5~7岁时扁桃体生理性增生,青春期后开始退化。

(1)腭扁桃体的结构:腭扁桃体呈长卵圆形,分内侧面(游离部)、外侧面(深面)、上极和下极。除内侧面外,其余部分均被结缔组织被膜所包绕,并通过扁桃体周围间隙与咽上缩肌相邻。腭扁桃体内侧面黏膜上皮为复层鳞状上皮,表面有胶原纤维形成的网状组织,且上皮向扁桃体实质陷入形成6~20个隐窝,均为盲管,呈分支状,深浅不一,称扁桃体隐窝。其中有一最大且位置最高的隐窝,开口于半月襞之下,称扁桃体上隐窝,常为扁桃体周围脓肿的发源地,炎症由此可穿过包膜蔓延至扁桃体上窝而形成扁桃体周围脓肿。扁桃体隐窝内无黏液腺,此不同于咽扁桃体和舌扁桃体。故当腭扁桃体发生炎症时,脱落的上皮、淋巴细胞、白细胞和各种细菌,可堆积于隐窝开口处,此时表现为扁桃体表面有点状豆渣样物附着,即所谓隐窝栓塞。但在扁桃体上窝内有Weber腺,这是一组管状黏液腺,由20~25个黏液腺样结构组成。共用导管分布至扁桃体包膜,开口于扁桃体表面,其分泌物被认为有助于扁桃体窝内食物残渣的消化。扁桃体切除术后,患者出现咽干症状可能与切除了该腺体有关。

扁桃体上、下极均有黏膜皱襞。上端称为半月襞(semilunar fold),位于腭舌弓与腭咽弓相交处,覆盖扁桃体上端,扁桃体上隐窝开口位于其下方。下端为三角襞(triangular fold),由腭舌弓向下延伸包绕扁桃体前下部。三角襞中有淋巴组织,在施行扁桃体切除术时应将其尽量切除,以免其中的淋巴组织术后增生肥大而出现类似扁桃体残留的症状。

扁桃体由结缔组织支架、淋巴滤泡及滤泡间组织(间质)构成。扁桃体包膜的结缔组织伸入扁桃体组织内,形成支架或桥梁。在小梁之间为许多淋巴滤泡,滤泡中有生发中心。滤泡间组织为发育期的淋巴细胞。

(2)扁桃体的血管:扁桃体血供丰富,均来自颈外动脉分支,共有5支:①腭降动脉为上颌动脉的分支,分布于扁桃体上端及软腭;②腭升动脉为面动脉的分支;③面动脉扁桃体支;④咽升动脉扁桃体支(以上4支均分布于扁桃体及咽腭弓和舌腭弓);⑤舌背动脉,分布于扁桃体下端。其中面动脉扁桃体支分布于腭扁桃体实质,为主要供血动脉(图4-1-2-4)。

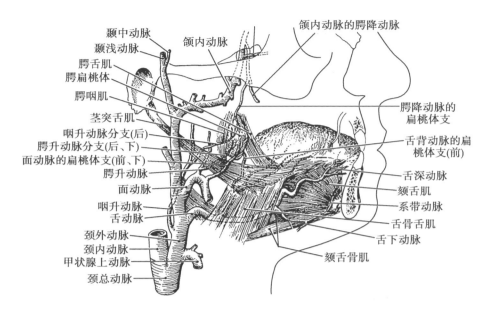

图 4-1-2-4　扁桃体供血血管示意图
(引自:黄选兆,汪吉宝,孔维佳.实用耳鼻咽喉头颈外科学.2 版.北京:人民卫生出版社,2008)

扁桃体静脉先流入扁桃体被膜外的扁桃体周围静脉丛,经咽静脉丛汇入颈内静脉。扁桃体的静脉血尚可流入翼丛,间接与海绵窦相通,故扁桃体严重感染时,有可能引起海绵窦血栓性静脉炎。

(3)扁桃体的神经:扁桃体由咽丛、三叉神经第二支(上颌神经)和舌咽神经分支所支配。扁桃体神经分布较弥散,因此局麻手术时宜采用局部浸润而不是神经阻滞麻醉。

3. 舌扁桃体　其位于舌根部,呈颗粒状,大小因人而异,有丰富的黏液腺,隐窝短而细。隐窝及其周围的淋巴组织形成的滤泡,构成舌扁桃体。

4. 咽鼓管扁桃体　其为咽鼓管咽口后缘的淋巴组织,炎症时可阻塞咽鼓管口而致听力减退或中耳感染。

5. 咽侧索　其是指两侧壁的淋巴组织,位腭咽弓后方,呈垂直带状,由口咽部向上延至鼻咽,与咽隐窝淋巴组织相连。

五、咽的血管及神经

1. 动脉　咽部的血液供应来自颈外动脉的分支,包括甲状腺上动脉、舌背动脉、咽升动脉、腭升动脉和腭降动脉等。

2. 静脉　咽部的静脉经咽静脉丛与翼丛,流经面静脉,汇入颈内静脉。

3. 神经　咽部神经主要有舌咽神经、迷走神经和交感神经干的颈上神经节所构成的咽丛(pharyngeal plexus),司咽的感觉与有关肌肉的运动。腭帆张肌则受三叉神经第 3 支(下颌神经支配)。鼻咽上部黏膜由三叉神经第 2 支(上颌神经)分布。

当咽部炎症或手术时,可因刺激咽丛而在周围相关组织出现临床症状,如咽部、扁桃体、颈外侧下深淋巴结及喉入口等处的炎症时,可通过迷走神经耳支引起外耳道深部疼痛;扁桃体切除术中或术后的创口疼痛及咽峡炎、扁桃体周围炎、舌扁桃体炎等引起的咽部疼痛,均可由舌咽神经通过鼓室神经引起放射性耳痛。

第三节　喉的应用解剖

喉(larynx)位于颈前正中,是呼吸通道和发声器官,以软骨为支架,软骨间有肌肉、韧带和纤维组织膜相连接而成的管腔,上通喉咽、下连气管。上端是会厌,下端为环状软骨下缘。3 个月婴儿环状软骨弓相当于第 4 颈椎下缘水平。6 岁时喉下降至第 5 颈椎水平。

成年男性喉相当于第 3~6 颈椎平面,女性及儿童位置稍高。喉的发育在出生后的 3 年最为显著,6 岁后变化较小。至青春期再度显著发育,以男性更为明显。

一、喉的软骨

喉的支架是由 9 块喉软骨构成,软骨包括甲状软骨、环状软骨、会厌软骨,成对的杓状软骨、小角软骨和楔状软骨,后两者体积甚小,临床意义不大(图 4-1-3-1)。

甲状软骨(thyroid cartilage)位于舌骨下方,是喉部最大的软骨,形成喉的前壁及侧壁,两侧为四边形甲状软骨板在前方正中融合,和环状软骨共同构成喉支架的主要部分。男性甲状软骨前缘的角度较小,呈直角或锐角,上端向前凸出形成喉结(laryngeal prominence)。女性此角度近似钝角,故喉结不明显。甲状软骨上缘正中为一 V 形凹陷,称甲状软骨切迹(thyroid notch)。甲状软骨板后缘向上、下发出角状凸起,分别称甲状软骨上角和下角。上角较长,借韧带与舌骨大角相连,下角较短,内侧面有关节面,与环状软骨构成关节。

环状软骨(cricoid cartilage)位于甲状软骨下方,第 1 气管环之上,形似带印章的戒指。前部较窄为环状软骨弓,后部高而宽为环状软骨板。环状软骨弓平对第 6 颈椎,构成喉下部的前外侧壁,是颈部的重要标志之一。环状软骨为喉气管中唯一完整的环形软骨,对保持喉气管的通畅至关重要。当环状软骨缺损,易引起喉气管狭窄。

会厌软骨(epiglottic cartilage)位于喉的上部,较硬、呈叶片状、稍卷曲,上宽下窄。会厌软骨上分布一些小孔,内有细小的血管和神经通过,并使会厌喉面和会厌前间隙相通。软骨下端细小,称会厌软骨茎。会厌软骨表面被覆黏膜,构成会厌(epiglottis)。吞咽时会厌关闭喉入口,可防止食物进入喉腔。会厌由前下向后上倾斜,其上面向前称舌面;其下面向后称喉面。舌面黏膜较疏松,感染时极易肿胀。婴幼儿会厌呈卷曲状。

杓状软骨(arytenoid cartilage)位于环状软骨上外缘,左右各一,形如三棱锥体,可分一尖、一底、两凸和三个面。其底与环状软骨板上缘构成环杓关节(cricoarytenoid joint),该关节的运动方式为杓状软骨沿环状软骨板上外缘滑动和旋转,带动声带内收和外展。由底向前伸出的凸起,称声带凸,有甲杓肌和声韧带附着;由底向外侧伸出的凸起,称肌凸,环杓后肌附着其后面,环杓侧肌附着其前外侧。

小角软骨(corniculate cartilage)位于两侧杓状软骨顶部的圆锥形小结节状软骨,包在杓会厌襞内,有时与杓状软骨融合在一起。

楔状软骨(cuneiform cartilage)左右各一、形似小棒。在杓会厌襞黏膜下,小角软骨的前外侧形成白色隆起,称楔状结节。

二、喉的韧带及膜

喉与周围组织之间,喉内软骨之间的均是由纤维韧带及膜状结构相连接(图 4-1-3-1)。

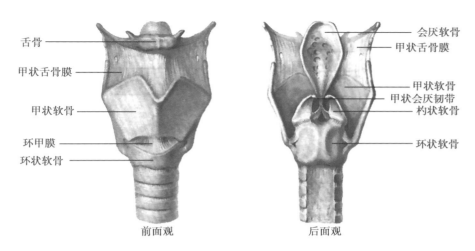

舌骨
甲状舌骨膜
甲状软骨
环甲膜
环状软骨

会厌软骨
甲状舌骨膜
甲状软骨
甲状会厌韧带
杓状软骨
环状软骨

前面观　　　　　　后面观

图 4-1-3-1　喉的软骨及韧带

1. **甲状舌骨膜**（thyrohyoid membrane）　也称甲舌膜,是指连接于甲状软骨上缘和舌骨下缘之间的弹性纤维韧带组织,中间与两侧增厚部分分别称甲状舌骨中韧带和侧韧带。甲状舌骨膜两侧有喉上神经内支与喉上动脉、喉上静脉穿过并进入喉内。

2. **喉弹性膜**　此膜为宽阔的弹性纤维组织,左右各一,被喉室分为上部的方形膜（quadrangular membrane）和下部的弹性圆锥（elastic cone）。方形膜较薄弱,位于喉入口以下至声韧带以上,上缘为杓会厌韧带,下缘为室韧带,其表面覆盖黏膜后分别形成杓会厌襞和室带。方形膜的外侧面为黏膜覆盖后形成梨状窝内壁的上部。弹性圆锥为一坚韧而有弹性的结缔组织薄膜,分为两层,内层附着环状软骨下缘,外层附着环状软骨上缘。此膜前方附着于甲状软骨板交角线内侧面近中线处,后方附着于杓状软骨声带凸下缘。前后附着处游离缘称为声韧带（vocal ligament）。在环状软骨弓上缘与甲状软骨下缘之间的纤维韧带组织为环甲膜（cricothyroid membrane）,中央部分增厚为环甲中韧带,是环甲膜切开术入喉处。

3. **甲状会厌韧带**　甲状会厌韧带（thyroepiglottic ligament）是指连接会厌软骨茎和甲状软骨切迹后下方的韧带。

4. **舌会厌韧带**　舌会厌韧带（glossoepiglottic ligament）是会厌软骨舌面中部与舌根之间的韧带,表面覆盖黏膜形成舌会厌正中襞（median glossoepiglottis fold）,其两侧各有舌会厌外侧襞。舌会厌正中襞和外侧襞之间有凹陷,称舌会厌谷（glossoepiglottic vallecula）,为异物易停留处。

5. **舌骨会厌韧带**　舌骨会厌韧带（hyoepiglottic ligament）是会厌舌面、舌骨体与舌骨大角之间的纤维韧带组织。会厌、舌骨会厌韧带和甲状舌骨膜之间的空间填充有脂肪组织,构成会厌前间隙（preepiglottic space）。

6. **环甲关节韧带**　环甲关节韧带（capsular ligament of cricothyroid）是位于环甲关节外表面的韧带。

7. **环杓后韧带**　环杓后韧带（posterior cricoarytenoid ligament）是位于环杓关节后面的韧带。

8. **环气管韧带**　环气管韧带（cricotracheal ligament）是连接环状软骨与第一气管环上缘之间的韧带。

三、喉的肌肉

包括喉外肌和喉内肌。喉外肌是指位于喉的外部肌肉,它将喉与周围结构连接起来,使喉部位置相对固定且能上下运动。喉内肌是位于喉内部的肌肉(环甲肌除外),是与声带运动有关的肌肉。

1. **喉外肌**　其功能是使喉体上升或下降,同时使喉固定,并对吞咽发音起辅助作用。以舌骨为中心分为舌骨上肌群和舌骨下肌群。上肌群包括二腹肌、茎凸舌骨肌、下颌舌骨肌和颏舌骨肌。下肌群包括胸骨舌骨肌、胸骨甲状肌、甲状舌骨肌和肩胛舌骨肌。

2. **喉内肌**

(1)声带外展肌:声带外展肌为环杓后肌(posterior cricoarytenoid muscle),其起自环状软骨板背面的凹,止于杓状软骨肌凸的后面。其收缩时引起杓状软骨向外、稍向上,从而使声带外展,声门变大。

(2)声带内收肌:包括环杓侧肌(lateral cricoarytenoid muscle)和杓肌(arytenoid muscle),杓肌由横行和斜行的肌纤维组成。环杓侧肌起于同侧环状软骨弓上缘,止于杓状软骨肌凸的前外侧。杓肌附着在两侧杓状软骨上。环杓侧肌和杓肌收缩使声带内收、声门关闭。

(3)声带紧张肌:声带紧张肌为环甲肌(cricothyroid muscle),其起自环状软骨弓前外侧,止于甲状软骨下缘,收缩时以环甲关节为支点,甲状软骨下缘和环状软骨弓之间距离缩短,而甲状软骨前缘与杓状软骨之间的距离则增大,因而声带紧张度增加。

(4)声带松弛肌:声带松弛肌为甲杓肌(thyroarytenoid muscle),其起于甲状软骨内侧中央前联合,其内侧止于杓状软骨声带凸;其外侧止于杓状软骨肌凸。该肌收缩时声带松弛,同时声带内收、声门关闭。

(5)会厌活动相关肌肉:包括杓会厌肌(aryepiglottic muscle)及甲状会厌肌(thyroepiglottic muscle),前者收缩时会厌被拉向后下方关闭喉入口,后者收缩时则会厌被拉向前上方开放喉入口。

四、喉的黏膜

喉部黏膜是与喉咽和气管黏膜相续,其黏膜大部分为假复层柱状纤毛上皮,而声带内侧、杓会厌襞及会厌舌面的大部为复层鳞状上皮。在会厌喉面、小角软骨、楔状软骨及声带表面的黏膜与深层附着紧密,其余各处附着疏松的黏膜下层。炎症时,声门下腔及杓会厌襞容易发生肿胀,引起喉阻塞。除声带游离缘外,喉部黏膜含有丰富的黏液腺,尤其是会厌喉面、杓会厌襞前缘及喉室更为丰富,分泌黏液可润滑声带。

五、喉腔

以声带(vocal cords)为界,可将喉腔分为声门上区、声门区和声门下区。

1. **声门上区**　声门上区(supraglottic portion)是指声带上缘以上到喉入口(laryngeal inlet)的喉腔。喉入口由会厌游离缘、两侧杓会厌襞、杓区和杓间区构成。在声门上区有一与声带平行的室带(ventricular bands),它位于声带上方,左右各一,由黏膜、室韧带及少量肌纤维组成。喉入口与室带之间的喉腔称为喉前庭(laryngeal vestibule)。而室带与声带之间的间隙称喉室(laryngeal ventricle)。

2. 声门区　声门区(glottic portion)是指两声带之间,包括两侧声带、前连合、杓状软骨和后连合。

声带由声韧带、声带肌和黏膜组成,位于室带下方,左右各一。声带边缘整齐,呈白色带状。声带显微镜下可分为上皮层、固有层和肌层。声带内侧游离缘处黏膜为复层鳞状上皮,其外侧为假复层柱状纤毛上皮。黏膜下的固有层可分为3层:浅层为任克层(Reink layer),是一薄而疏松的纤维组织,过度发声或喉炎时此处易形成局限性水肿,进而可发展为息肉。中层为弹力纤维层,深层为致密的胶原纤维层。固有层下为肌层,即甲杓肌的内侧。上皮层与浅层固有层构成声带的被覆层(cover);中固有层与深固有层构成声韧带,声韧带及其下肌层构成声带的体部(body)。

3. 声门下区　声门下区(infraglottic portion)是指声带下缘以下到环状软骨下缘以上的喉腔。此腔隙上小下大,腔内黏膜下组织疏松,炎症时容易发生水肿。不当的气管插管易造成此处的损伤。

六、喉的神经、血管和淋巴

1. 神经　喉部神经包括喉上神经(superior laryngeal nerve)和喉返神经(recurrent laryngeal nerve),均来源于迷走神经。喉部还有交感神经。

喉上神经是迷走神经在结状神经节发出的分支,下行约2cm到舌骨大角平面处分为内、外两支。外支主要司运动,支配环甲肌及咽下缩肌。内支与喉上动、静脉伴行穿过甲舌膜,分布于声门上区黏膜,司感觉。

喉返神经是喉的主要运动神经。迷走神经进入胸腔后,在胸腔上部分出喉返神经,左侧喉返神经绕主动脉弓,右侧绕锁骨下动脉,继而上行,行走于甲状腺深面的气管食管沟内,在环甲关节后方入喉。支配除环甲肌之外的喉内肌运动。但亦有一些感觉支司声门下区黏膜的感觉。

2. 血管　喉的动脉主要来自:①甲状腺上动脉的喉上动脉(superior laryngeal artery)和环甲动脉(cricothyroid artery)。喉上动脉、静脉和喉上神经内支伴行穿过甲舌膜进入喉内,环甲动脉穿过环甲膜进入喉内。喉上动脉主要向喉上部供血,环甲动脉主要向环甲膜周围供血。②甲状腺下动脉的喉下动脉(inferior laryngeal artery)和喉返神经伴行在环甲关节后方进入喉内,主要向喉下部供血。

喉的静脉和各同名动脉伴行,分别汇入甲状腺上、中、下静脉,最终汇入颈内静脉。

3. 淋巴　喉的淋巴以声门为界,分为声门上区组和声门下区组(图4-1-3-2)。

(1)声门上区淋巴组织丰富,淋巴管稠密而粗大。杓会厌襞淋巴组织汇集于较粗大淋巴管,穿过甲舌膜与喉上动静脉伴行,进入颈内静脉周围的颈深上淋巴结,少数淋巴管汇入颈深下淋巴结或副神经链。声门区淋巴管几乎没有。

(2)声门下区淋巴管较多,汇集后通过环甲膜,进入喉前淋巴结、气管前和气管旁淋巴结、再进入颈深下淋巴结。

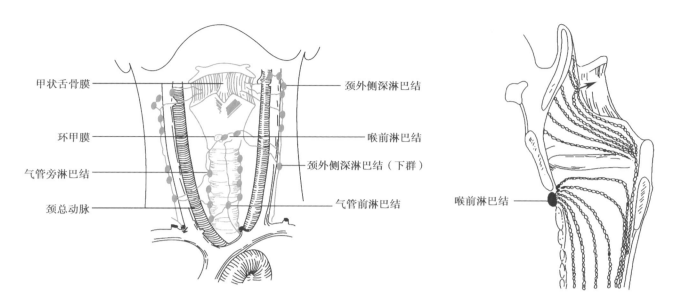

甲状舌骨膜

环甲膜

气管旁淋巴结

颈总动脉

颈外侧深淋巴结

喉前淋巴结

颈外侧深淋巴结（下群）

气管前淋巴结

喉前淋巴结

喉的淋巴引流

图 4-1-3-2　喉的淋巴引流示意图

（引自：黄选兆，汪吉宝，孔维佳.实用耳鼻咽喉头颈外科学.2 版.北京：人民卫生出版社，2008）

（陈彦球）

第二章
咽喉部生理

咽喉位于呼吸道和消化道的交叉点,生理功能包括吞咽、呼吸、发音及防御保护功能等。

一、吞咽功能

吞咽动作是由许多肌肉参加的复杂的反射性协同运动。参与吞咽反射的神经有Ⅴ、Ⅶ、Ⅸ、Ⅹ、Ⅺ、Ⅻ诸对脑神经及颈丛。吞咽中枢位于延髓的网状结构内和迷走神经核的附近。吞咽过程可分为三期:口腔期、咽腔期和食管期。

吞咽时,喉头上升,喉入口关闭,呼吸受抑制,咽及食管入口开放。这是一个复杂的反射动作。食物到达下咽部时,刺激黏膜内的机械感受器,刺激冲动经咽丛、舌咽神经和迷走神经的传入纤维到达延髓的孤束核,继至脑干的网状系统和疑核。疑核通过传出神经纤维,使内收肌收缩,同时抑制环杓后肌的活动,使声门紧闭,声带拉紧;而脑干的网状系统抑制吸气神经元,使呼吸暂停;如果食物进入喉的入口(常发生于婴儿)则会刺激喉上区域黏膜的感受器而增强这种反射。当吸吮开始时,吞咽动作停止。通过下颌的运动,使口腔内形成负压,将液体吸入口中,再通过吞咽反射将之咽下。

喉外肌亦参与吞咽反射,正常吞咽时,由于甲舌肌的收缩和环咽肌的松弛,使甲状软骨与舌骨接近,喉头抬高。

通过 X 线观察,当食团积聚于会厌上时,喉和舌骨向上,同时舌骨旋转,其大角呈水平位,使会厌倒向咽后壁,阻止食物外溢。在吞咽时,随着食团向下移动,舌骨体更向甲状软骨靠近,此时喉腔前后径约为平静呼吸时的 1/3。喉关闭运动的最后动作是位于食团通道中的会厌突然下降,关闭喉入口。

二、发声功能

言语是由声带发音及咽部共鸣共同形成的。发声时,咽腔和口腔可改变形状,产生共鸣,使声音清晰、和谐、悦耳。口、舌、唇、齿的运动参与构成各种语音。软腭的开闭可以改变鼻咽、鼻腔参与共鸣。

正常人发声时,先吸入空气,然后将声带内收,拉紧,并控制呼气。自肺部呼出的气流冲击靠拢的声带使之振动即发出声音。声音的强度取决于呼气时的声门下压力和声门阻力。声调取决于振动时声带的长度、张力、质量和位置。至少有 40 个肌肉参与了发声。

喉部发出的声音称为基音,受咽、口、鼻、鼻窦(共称上共鸣腔)、气管和肺(共称下共鸣腔)等器官共鸣作用的增强和使之发生变化,成为日常听到的声音。至于构词则由舌、唇、牙及软腭等所完成。

喉的发声机制:根据空气动力—肌弹力学说(Aerodynanic-myoelastic theory),声音的产生决定于呼出气流的压力与喉内肌肉的弹性组织力量之间的互相平衡作用;这种平衡作用的变动,可以改变声调、声强及音色。发声时,先吸气,使声带外展到中间位(intermediate position)或外侧位(lateral position)。开始呼气时喉内收肌收缩,两侧声带互相靠近,以对抗呼出气流的力量,使二者平衡。当声门逐渐缩小时,呼出气流的速度会逐步加快。因为声带之间气流速度加快,则声带之间的气体压力会随之降低,这就是 Bernonlli 效应。由于在声带之间形成了相对真空,双侧声带被牵拉接近,一旦声带靠拢在一起,完全阻塞气道,声门下方的气体压力增加,直到压力增加到足以使声门开放为止。当声门开放,声门下压力降低,声带因弹性及 Bernonlli 效应而恢复关闭,这种现象重复得非常快,形成一个人声音的基本频率,重复愈快,声调愈高,反之亦然。声音具有三个主要因素即音调、音强和音色。音调的高低和声带振动的频率有关,频率快则音调高,频率慢则音调低。声带振动的频率又决定于声带的长度、强度、厚薄和呼出气体的强弱。喉的突变和衰老:新生儿喉部发出的声音,频率约为 435 次 /s,音域约为 6 度音阶。喉部逐渐长大,音域也随之增宽。1 岁时约为 8 度音阶,从 5~6 岁至青春期前,仅有少许增宽。男性青春期喉部无论在大小、外形和功能上均有很大变化,整个变化时间约 6 个月。在此期间声带约增长 1/3,并有相应的厚度、宽度和质量的变化,喉肌也同时增长。声带有时呈水肿样和充血,声音变粗、嘶哑,或有不自主的、重复出现的突然音调改变。后一现象被认为是由于喉肌缺乏控制能力而非不协调的缘故。突变停止后,音域可增宽到两个 8 度音阶或更宽,但音调变低。女性青春期喉部虽也有变化,但不如男性明显,声音变化一般都不觉察,而是逐渐地变为成人的音调和音域。

三、呼吸功能

正常呼吸时空气经由鼻咽、口咽、喉咽入喉、气管、支气管到达肺部。由于鼻黏膜具有血管丰富的海绵状组织,经鼻吸入空气时,其气温已接近体温,湿度已达 75% 饱和点。虽然咽部黏膜的黏液腺和杯状细胞的分泌唾液等也能湿润吸入的空气,但与鼻黏膜相比,咽对吸入空气的调温、调湿作用相对较弱,长期张口呼吸,容易导致咽部血管扩张,黏膜呈慢性充血,有咽干的感觉。鼻咽黏膜为假复层柱状纤毛上皮,含有杯状细胞,黏膜表面黏液毯与鼻腔黏膜黏液毯连成一片,有较强的黏稠性,对吸入气流中的尘粒、细菌等有吸附作用;黏液毯中的溶菌酶,具有抑制与溶解细菌的作用;上皮的纤毛运动将黏液毯不断推向口咽,使黏液被咽下或吐出,由此保持对吸入空气的滤过,清洁作用。

喉部不仅是呼吸空气的通道,而且对气体交换的调节亦有一定作用。声门为喉腔最狭窄处,声带的运动可改变其大小。平静呼吸时,声带位于轻外展位,吸气时声门稍增宽,呼气时声门稍变窄。刷烈运动时,声带极度外展,声门大开,使气流阻力降至最小。呼出空气时受到阻力,可以增加肺泡内压力,有利于肺泡与血液中的气体交换。血液的 pH 及 CO_2 分压可以影响声门的大小,因此,喉对肺泡的换气及保持体液酸碱的平衡也有辅助作用。

喉黏膜内存在化学感受器,它们由脱髓鞘的传入神经纤维所支配,当它们受到化学刺激时,反射性地影响脑干呼吸中枢控制呼吸功能。例如喉黏膜受氨气、烟雾或低浓度(5%~6%)的一氧化碳气体刺激时,可反射性地使呼吸减慢变深。

肺的传入神经系统可以反射性影响喉的肌肉运动,从而影响呼吸功能。如支气管和细支气管壁的黏膜上皮内有肺刺激感受器,当它们受到化学刺激时,可激活小的有髓鞘的迷走神经传入纤维,继而传入中枢,通过疑核运动神经元,激活喉运动神经元,控制喉内收肌及外展肌的活动,使呼气时增加喉阻力,吸气时降低喉阻力。

四、防御保护功能

咽部的黏液内含有溶菌酶,有抑制与溶解细菌的作用,可杀灭部分入侵的细菌。咽淋巴环对于防御细菌入侵作用更为重要,如扁桃体的免疫功能等。此外,咽肌运动对机体起着重要的保护作用。例如,当吞咽或呕吐时,咽肌收缩,可封闭鼻咽和喉入口,使食物不致反流入鼻腔或吸入气管。若有异物或有害物质接触咽部时,即可直接刺激或条件反射作用引起呕吐反射,此时异物下方的咽肌发生收缩,阻止异物下行,异物上方的咽肌松弛,咽腔扩大,便于排出异物及有害物质。来自鼻腔、鼻窦、下呼吸道的正常或病理性分泌物,或借咽的反射功能吐出,或咽下由胃酸将其中的微生物消灭。

喉腔有三处瓣状组织,从上而下有喉入口、喉室和声带三部分,犹如三道门户或"关卡",共同行使其括约功能,在吞咽时或平时均防止食物、异物和水进入下呼吸道。这三个部位的括约带在履行保护功能时属于一个互为补充的整体,其括约机制包括机械性活瓣作用及喉肌的生理性活动两个方面。

(赵 靖)

参考文献

1. 黄选兆,汪吉宝,孔维佳.实用耳鼻咽喉头颈外科学.2版.北京:人民卫生出版,2008.
2. 田勇泉.耳鼻咽喉头颈外科学.8版.北京:人民卫生出版社,2013.
3. GRAHAM JM,SCADDING GK,BULL PD,et al.Pediatric ENT.Heidelberg:Springer-Verlag,2007:131-140.

第三章
咽喉部检查

第一节　咽喉部一般检查

咽部检查是耳鼻咽喉头颈外科常规检查必不可少的一部分。咽部常规检查法主要通过压舌板和间接鼻咽镜、间接喉镜检查鼻咽部、口咽部及喉咽部的基本情况及病变情况。

一、咽部的检查

（一）一般视诊和触诊

咽部检查时,患儿处于坐位,张口平静呼吸。检查者用压舌板置于舌前 2/3 处,嘱患儿发"啊"音,同时将舌压向口底。

基本检查可观察咽部软腭、扁桃体、咽侧壁、咽后壁、悬雍垂等情况。患儿发音时还可检查软腭运动情况。

如咽部出现占位性病变,或怀疑茎突过长,可进行咽部触诊。

（二）间接鼻咽镜检查

间接鼻咽镜检查用来观察鼻咽部情况,如腺样体肥大,以及圆枕、后鼻孔等情况。小婴儿及低龄儿童很难配合,6 岁以上儿童,可进行详细说明后进行检查操作。

检查时患儿处于坐位,张口平静呼吸。咽反射敏感的儿童可用 1% 丁卡因或利多卡因表面麻醉。检查前先将鼻咽镜的镜面加温,但不可过热,避免烫伤。检查时检查者左手拿压舌板,置于舌前 2/3 处,右手持镜送入软腭后,置于软腭及咽后壁之间,轻轻转动鼻咽镜方向进行观察。检查时需嘱患儿经鼻平静呼吸,使软腭向下,扩大鼻咽腔,以利于观察。

检查时应避免接触咽后壁或舌根,以免引起反射而影响检查。检查时应按顺序依次检查软腭背面、鼻中隔后缘、后鼻孔、各鼻道及鼻甲后端、咽鼓管咽口、圆枕、咽隐窝、鼻咽顶壁及腺样体等。患儿主要观察腺样体及咽鼓管咽口情况,咽隐窝为鼻咽癌好发部位,检查时应注意双腭对比。

二、喉部的检查

（一）一般视诊和触诊

外部检查:观察喉部有无畸形、大小是否正常,位置是否在颈部正中部,两侧是否对称。可用手进行触诊,注意喉部有无肿胀、触痛、畸形以及颈部有无肿大的淋巴结及皮下气肿等。

在进行气管切开手术时,颈部触诊尤其重要,可以环状软骨为标志,找到其下缘连接的气管。

(二)间接喉镜检查

间接喉镜检查需要患儿高度配合,因此可对 6 岁以上儿童进行详细说明后进行检查操作。

检查前使用 1% 丁卡因或利多卡因对口咽部及下咽进行表面麻醉。咽反射敏感者可进行 2~3 次麻醉后进行检查。

患儿取坐位,平静呼吸,检查者将喉镜面加温,用手背试其温度是否过热。嘱患儿张口、伸舌,检查者左手以无菌纱布裹住舌尖部,将舌轻轻拉出,右手持喉镜经患儿右侧口角放入,保持镜面斜下,到达舌根上方时,轻轻调整镜面方向,可观察舌根、会厌、会厌谷、梨状窝等结构。

嘱患儿发"咿……咿"声,使会厌上抬,可观察室带、声带及声门等结构。患儿平静呼吸时可观察患儿声带运动情况。部分儿童不能进行正确发音,或会厌遮挡,影响前联合部位检查,则需进一步行电子(纤维)鼻咽镜检查。

(张 杰 王 华)

第二节 咽喉的内镜检查

一、纤维鼻咽喉镜检查

纤维鼻咽喉镜是儿童耳鼻咽喉头颈外科中非常常见、实用且必需的检查手段。

【适应证】

1. 对鼻腔、后鼻孔、鼻咽部、口咽部、喉咽部、声门、食管入口等特殊部位的检查。

2. 口咽部、下咽、舌根、梨状窝等部位的异物取出,如鱼刺等。

3. 特殊部位(如鼻咽部、下咽、声带等位置)肿物的活检。

【检查方法】

1. 检查前需禁食水 2~4 小时,并详细向家长及患儿解释检查方法及目的。

2. 检查前需使用麻黄碱溶液收缩鼻腔黏膜,如咽反射敏感,可使用 1% 利多卡因喷于喉部进行表面麻醉。

3. 患儿可坐位或仰卧位。如小婴儿,需家长坐于检查椅上固定好婴儿头部及四肢。如为仰卧位,可使用床单等简单固定患儿四肢,助手固定好患儿头部。

4. 检查前需准备好消毒好的鼻咽喉镜,同时准备氧气、吸引器、吸痰管、纱布等。如患儿病情严重,必要时准备气管插管或复苏气囊。

5. 检查由一侧鼻腔进镜,通过中鼻道或总鼻道通过鼻腔,同时检查鼻腔各结构。继续向下进镜,观察鼻咽部及喉部结构。检查声带时可让患儿发出"咿……咿"声,观察声带运动情况。观察舌根时可让患儿做伸舌动作,以利于舌根及会厌谷的观察。

6. 检查后缓慢退出内镜。动作轻柔,避免损伤。

【检查优点】

1. 患儿痛苦小,操作方便。

2. 操作简单,可以在自然发声状态下观察喉部结构。

3. 镜体柔软可弯曲,便于检查不同部位,且无需特殊检查体位。

可与图像采集器、摄录设备连接,便于图像及数据保存。

【注意事项】

1. 对于婴幼儿或较小的儿童,由于鼻腔较狭窄,可在检查前在镜身上涂抹黏膜润滑油,以利进镜。必要时也可经口腔进镜进行检查。

2. 检查前需进行鼻腔清理,取出鼻腔干痂、清理分泌物。咽部唾液较多者可吸痰后进行检查。

3. 检查前向家长告知,检查中可能出现鼻出血、呕吐、误吸、甚至喉部痉挛可能,取得知情同意后方可进行检查。

二、硬性内镜的使用

由于儿童配合度欠佳,硬性内镜使用上有一些局限,对 6 岁以上、可以高度配合的儿童可以进行此项检查。检查前使用 1% 丁卡因或利多卡因对口咽部及下咽进行表面麻醉,充分麻醉后再进行检查。具体检查手段同第三节频闪喉镜检查。

硬性咽喉内镜相比较纤维喉内镜,清晰度更高,成像质量更好,但大多数儿童咽部反射敏感,不能耐受,需要年龄大一些的儿童才能配合;纤维喉镜儿童更易接受,纤维喉镜镜体柔软,操作简便,不需儿童配合,更可以深入到声门下、气管。

(张 杰　王 华)

第三节　喉功能检查

除喉部基本检查外对于喉功能的评估可清醒状态下行纤维喉镜检查可以获得喉部的动态影像,利于了解喉的功能状态。发音质量评估法了解其他发音功能问题。对于儿童发音障碍者还应多科会诊,如口腔科、神经科、心理科、儿内科等相关科室。除外唇、腭裂,舌系带异常,精神智力发育迟滞等导致的构音障碍及儿童神经系统、智力发育及心理异常(如自闭症)等。同时还应排除儿童听力异常对于发音障碍的影响。

一、频闪喉镜检查

声带振动产生基音是发音的基础,声带的振动可达每秒 250 次。自然状态下,人眼不可能分辨如此快速的运动,可以通过超高速摄影技术、高速录像技术、频闪喉镜检查、喉记波扫描技术、声门图检测等来进一步确定。

频闪喉镜检查(strobolaryngoscopy)作为嗓音功能检查的重要手段之一,通过对快速声带振动慢相的观察,获得声带振动特征的多种信息。

【检查仪器】

频闪喉镜系统由频闪光源、硬性内镜(70° 或 90°)或纤维喉镜、麦克风、脚踏开关、录像系统及显示系统组成。频闪喉镜较纤维喉镜具有放大作用,多为 3~5 倍,可获得更为清晰的影像，且无鱼眼效应，对于喉功能的观察更为全面。

【检查方法】

检查时环境应安静，光线较暗，要先与患儿沟通交流，消除患儿紧张害怕情绪，患儿坐位，嘱患儿尽量放松。具体方法：首先镜头涂擦络合碘或加热，防止镜头起雾。麦克风固定于甲状软骨表面或直接连接在喉镜上，右手持喉镜，将镜体深入患儿口咽部，左手牵拉患儿舌体，嘱患儿平静呼吸，旋转使镜头对准喉。使用 70° 镜时，镜头接近咽后壁，使用 90° 镜时镜头则应位于硬腭、软腭交界处，平行于声带。检查时嘱患儿发 /i/ 音，检查者可通过脚踏开关启动并控制声脉冲与频闪光光源的相位差，从 0°~360° 连续可调，从而观察声带振动过程中任何瞬间的动相（缓慢振动）及静止相。

【注意事项】

对于年龄大一些、咽反射不敏感、配合较好的儿童可以行此项检查，检查前局部喷 1% 利多卡因两次，间隔 5~10 分钟，充分做好表面麻醉，尽量避免引起患儿不适。对于咽反射敏感、不能耐受经口硬性镜检查患儿，可以应用纤维频闪喉镜进行检查。对于不太配合的患儿，可由一名护士，站在患儿身后，帮助固定好患儿头部，避免误损伤。

【检查项目】

在进行频闪喉镜检查时，要观察以下项目：声带振动的频率、声门闭合特征、声门上活动情况、声带振动幅度及黏膜波动特征。

1. **声带振动的频率**　频闪喉镜仪上均能显示基频的数值。基频与年龄、性别有关。

2. **声门闭合特征**　观察在声带振动周期中最大关闭时声带接近的程度。正常声带在关闭相闭合良好，声门不完全闭合时会出现漏气，因而产生气息声。对于声门闭合特征的描述主要包括完全关闭、梭形裂隙、沙漏样裂隙、前（后）部裂隙、不规则裂隙等。

3. **声门上活动情况**　正常状态下，发音时声门上结构并未涉及振动，保持相对固定的状态。在发音不当或病理状态下以室带为主的部分声门上结构会代偿增生，发音时出现声门上前后或左右"挤压"动作，甚至会出现黏膜震颤。

4. **声带振动幅度**　为声带振动时水平相的位移。正常状态下与声带的大小有关。声带振动部分越短、声带组织越僵硬、声带质量越大、声门下压力越小及声门关闭过紧时声带振动幅度越小。

5. **声带振动的对称性及周期性**　正常发音时声带呈现周期性振动且双侧对称。非对称性声带运动可因声带的位置、形状、质量、张力、弹力及黏滞性的差异而不同。声带的非周期性振动是产生噪声的因素之一。

6. **黏膜波**　发音时声门下气流冲击声带，被覆层在相对固定的体层上振动，发生周期性的位移，从而产生了黏膜波。声带黏膜的波动，自下而上跨越声带垂直断面，并由内向外传播，是声带振动的重要特征。黏膜波可由以下 4 种方式描述：①黏膜波动缺乏：未发现黏膜波；②黏膜波动减弱：黏膜波小于正常范围；③黏膜波动正常：在习惯的基频及响度下发音时黏膜波的程度及大小正常；④黏膜波动增强：黏膜波动异常增大。对于黏膜波的描述还应同时注意比较两侧黏膜波间的相对位移：左＜右、左＞右、左＝右。

总之，通过对频闪喉镜检查的主观判断可以获得大量信息，须由经验丰富的喉科医生执行，同时具备丰富的嗓音医学知识和声学知识，否则容易引起漏诊、误诊。

二、嗓音质量评估

嗓音质量评估是从主、客观不同角度对嗓音声学特征进行分析。

(一)嗓音质量主观评估

训练有素的专业人士的"耳朵"对声音最具有辨别能力,专业人员的主观评价主要根据音调、响度、音质、持续时间判定。主观感知评价对于一名有经验的临床医生来说具有非常重要的价值,目前尚不能将主观感知评价标准化和定量化。目前普遍应用的是日本言语矫正与语音学会提出声音嘶哑的 GRBAS 评估标准,GRBAS 是指:声音嘶哑总分度 G(overall grade degree),粗糙型 R(rough),气息型 B(breath),无力型 A(asthenic),紧张型 S(strained)。另一主观判定方法为患儿的主观满意度,可通过直接询问或特殊设计的问卷进行分级,最常应用的为嗓音障碍指数(voice handicap index,VHI)。对于儿童填此量表有一定困难,可由家长代为填写。

(二)嗓音质量客观评估

嗓音客观物理声学分析(acoustic analysis)是运用电子声学方法对嗓音的物理学特性进行客观分析,为临床医生提供了一种客观的、非侵害性的辅助诊断途径。20 世纪 60 年代以后电子计算机的出现大大拓宽了嗓音分析的范围,各种类型的分析仪中可检测二十几种参数,但其中对临床应用比较多的参数包括频率、声强、微扰、噪声谱、共振峰等。

检测人员必须经过专业训练,检测时要求环境噪声低于 45dB,最好是在隔音室内进行,测试声样,选择受口、舌干扰最小的 /a/、/i/、/e/ 元音为好。在测试前先让患儿做短时间的发音练习,检测时受试者口距麦克风 15cm,取声样中段平稳的部分进行分析。

1. **基频**　基频(fundamental frequency,F_0)即声带振动的最低固有频率,与声带长度、张力、声门下压及声带质量有关。女性基频高于男性,儿童基频更高。儿童为 200~500Hz。

2. **声强**　声强(intensity)反映声带振动的强度,取决于声门裂隙及声带的紧张程度。正常的为 75~80dB。

3. **微扰**　微扰(perturbation)分为频率微扰(jitter)和振幅微扰(shimmer),反映声带振动的稳定性、其值越小,声带振动越稳定。频率微扰:反映连续的振动周期中频率的微小差异。振幅微扰:连续的振动周期中振幅的变化。

4. **声谱**　噪声为发音成分中离散、非周期的能量,可发生于整个频率范围或一定频带内。言语信号中相对噪声成分可由谐噪比、信噪比及标准化噪声能量等参数表示。

5. **共振峰**　嗓音共振峰(formant)是由声带与口唇之间的共振腔产生,唇齿舌的位置可以控制共振腔的大小。

三、喉肌电图检查

喉肌电图(electromyography,EMG)是通过检测喉部在发音、呼吸、吞咽等不同生理活动时生物电活动的状况,以判断喉神经、肌肉功能状态,对喉神经性疾患、吞咽障碍、痉挛性发音障碍及其他喉神经肌肉病变的诊断及治疗提供科学依据。喉肌电图还有助于评估预后,指导治疗方案的制定。对于儿童不能配合,喉肌电图的临床应用,还有待商榷。

(张 杰　王 华)

参考文献

1. 黄选兆,汪吉宝,孔维佳.实用耳鼻咽喉头颈外科学.北京:人民卫生出版社,2007:287-296.
2. 韩德民,SATALOFF RT,徐文.嗓音医学.2版.北京:人民卫生出版社,2017.
3. 徐文,李红艳,韩德民,等.嗓音障碍指数量表中文版信度和效度评价.中华耳鼻咽喉头颈外科杂志,2008,43:670-675.
4. 杨式麟.嗓音医学基础与临床.沈阳:辽宁科学技术出版社,2001.

第四节 咽喉反流检查

咽喉反流(laryngopharyngeal reflux disease,LPRD)是一种近年来才被临床医师认识的咽喉症状,是由胃酸雾化气体反流至咽、喉、气管引起的临床综合征,儿童中也时有发生,但识别和诊断尚不完善。

咽喉反流性疾病主要依靠医生详细询问患儿的病史及喉镜检查结果,可对照反流症状指数评分量表(表4-3-4-1)和反流体征评分量表(表4-3-4-2)作出初步诊断。24h喉咽食管pH(或阻抗-pH)监测和咽部pH(DX-pH)是目前客观诊断手段。胃镜检查对LPRD的诊断和鉴别诊断有帮助。

1. 反流症状指数评分量表(reflux symptom index,RSI) 此表为自我评估症状打分表,大龄儿童可以进行自我评估,但小年龄段儿童通常无法进行此测试,家长辅助下也较难得到准确的评估,儿童适用性欠佳。

2. 反流体征评分量表(reflux finding score,RFS) 此量表时通过喉镜检查所示来进行体征检查结果的评定,有一定客观性,能够配合喉镜检查儿童多可进行此量表检查,对结果的判断也需有经验的医师辅助。

表4-3-4-1 反流症状指数评分量表(中文版)

在过去几个月哪些症状困扰你?	0分 = 无症状					
	5分 = 非常严重					
声嘶或发音障碍	0	1	2	3	4	5
持续清嗓	0	1	2	3	4	5
痰过多或鼻涕倒流	0	1	2	3	4	5
吞咽食物、水或药片不利	0	1	2	3	4	5
饭后或躺下后咳嗽	0	1	2	3	4	5
呼吸不畅或反复窒息发作	0	1	2	3	4	5
烦人的咳嗽	0	1	2	3	4	5
咽喉异物感	0	1	2	3	4	5
烧心、胸痛、胃痛	0	1	2	3	4	5
总分:						

表 4-3-4-2 反流体征评分量表（中文版）

假声带沟	0= 无	弥漫性喉水肿	0= 无
	2= 存在		1= 轻度
喉室消失	0= 无		2= 中度
	2= 部分		3= 重度
	4= 完全		4= 堵塞
		后连合增生	0= 无
红斑 / 充血	0= 无		1= 轻度
	2= 局限于杓状软骨		2= 中度
	4= 弥漫		3= 重度
声带水肿	0= 无		4= 堵塞
	1= 轻度	肉芽肿	0= 无
	2= 中度		2= 存在
	3= 重度	喉内黏稠黏液附着	0= 无
	4= 任克间隙水肿		2= 存在

总分：

注：当分值 RSI>13 分和 / 或 RFS>7 分时，要疑诊 LPRD，RSI 和 RFS 应联合进行结果判读，以期更为客观的评估诊断 LPRD。

3. **喉镜检查** 儿童患者亦可进行喉镜检查了解咽喉部的黏膜表现，以判断咽喉反流的发生。当观察到杓间黏膜水肿或点状充血、环后区黏膜水肿或肥厚、咽部卵石样改变等时，需要考虑咽喉反流的可能。

4. **pH 监测和阻抗监测** 目前认为，可活动多通道腔内阻抗联合 pH 监测是咽喉反流较好的诊断方法，因为其可以对两个金属电极之间不同的流动物质（气体、液体、团块）的阻抗变化及 pH 监测结合，能对酸反流、非酸反流、液体、气体等有一个完整的描述，较为客观真实地记录。由于年龄、配合度等原因，儿童进行此检查有一定的局限性。关于儿童的咽部 pH 监测（Dx-pH）诊断指标的正常值还在临床实践中不断摸索。

5. **无线 Bravo 胶囊 pH 监测器** 通过鼻腔将胶囊探测器置入环咽肌下方，可以避免导管置入引发的鼻出血、咽喉部不适、吞咽困难等并发症，尤其适于无法耐受置管的患者。对正常活动影响较小，为诊断提供了新的方式。儿童适用性需要更多的临床积累。

6. **嗓音学分析** 可以提供重要的辅助信息：专业的嗓音功能评估主要包括声带振动特征评价，发音质量的主、客观评估，气流动力学喉功能评估以及喉神经肌肉电功能评估等。存在咽喉反流时常有声嘶、间断的发音困难或发音易倦等表现，嗓音学分析可以辅助诊断咽喉反流。同样需要注意儿童患者的检查结果的客观性。

（张 杰）

参考文献

中华耳鼻咽喉头颈外科杂志编辑委员会咽喉组，中华医学会耳鼻咽喉头颈外科学分会咽喉学组．咽喉反流性疾病诊断与治疗专家共识（2015 年）．中耳耳鼻咽喉头颈外科杂志，2016，51（5）：324-325.

第五节 咽喉部影像学检查

一、咽喉部影像学检查技术

(一) CT 检查

随着螺旋扫描技术在计算机断层扫描(computed tomography,CT)成像中的应用,扫描速度明显加快,使得患儿不需要深度镇静即可扫描,另外扫描层厚可以在 1mm 以下,对于新生儿或婴儿疑似声门下囊肿、狭窄、血管瘤或乳头状瘤等小病变也能清晰显示。CT 图像是数字化图像,我们能够运用计算机软件对扫描区域图像进行后处理,通过后处理技术对原始图像进行二维重建、三维重建以及其他方式的处理和分析。二维重建是临床诊疗过程中最常用的后处理技术,包括多平面重建(MPR)、曲面重建等。三维重建常用的技术有最大密度投影(MIP)、最小密度投影(MIN)、表面遮盖显示(SSD)、容积再现技术(VR)、仿真内镜(CTVE)、组织透明技术等。这些后处理技术的开发和应用极大地拓展了 CT 的应用领域和诊断价值。

儿童咽喉部气道形态多变,范围小,患儿应在平静呼吸的状态下进行扫描。目前咽喉部 CT 检查以横断面为扫描基础,扫描层厚通常为 2.5mm,轴位连续扫描,之后拆分成 0.625mm 的薄层进行多平面重建包括冠状位、矢状位及不同角度的斜位,观察后鼻孔、颅底、颈椎、气道及周围软组织状况。对于这种复杂部位的骨折、骨质破坏,CT 检查较 X 线检查具有明显的优势,使用多平面重建及薄层连续观察可以清晰地显示微小的骨质改变。另外,利用三维重建可以逼真的 360° 显示颅底骨的畸形,气道畸形。

CT 扫描的速度明显较磁共振快,对于怀疑腔内病变以及气道周围的病变,如占位病变、感染、血管瘤、血管畸形等导致呼吸频率加快的患儿,CT 检查较磁共振更优,通过 CT 增强检查,可以提高病变组织与周围正常结构的对比,为病变的定位、定性提供客观依据。另外,CT 的动态成像检查考虑到辐射剂量较大,对于儿童几乎不使用这项技术来观察患儿的气道运动状态。

(二) MRI 检查

磁共振成像(Magnetic resonance imaging,MRI)具有良好的组织分辨率、没有骨质伪影和多种成像序列,尤其是软组织分辨率明显优于 CT,对咽喉部正常解剖及病变的显示比 CT 更清晰、更全面。

由于 MRI 扫描时间长,噪声大,7 岁以下儿童和不合作的患儿需要深度镇静或麻醉下进行磁共振扫描。咽喉部扫描受吞咽、呼吸运动影响较大,呼吸幅度较大及吞咽动作易产生伪影,影响图像质量。对于合作患儿,要求患儿扫描时平静呼吸、不做吞咽动作以减少伪影。另外因喉阻塞,导致喘憋、打鼾的患儿可以在磁共振扫描前行气管切开。磁共振成像线圈的选择取决于病变的位置,位置靠头部的病变使用头线圈更合适,病变靠近颈部的可以使用头颈线圈能更好地显示病变,如果病变比较表浅可以使用表面线圈。常规的扫描序列为 T_1、T_2 加权像、T_2 的脂肪抑制序列。怀疑脉管畸形或血管性病变、观察肿瘤的血供状况、确定肿瘤累及邻近组织的范围及鉴别术后改变与肿瘤残留或复发、感染等增强扫描效果较好,增强扫描时使用 T_1 加权成像序列、T_1 脂肪抑制序列或 T_2

压水序列。扫描方向通常以横断位轴扫为主,加扫矢状位或冠状位,一般冠状面有利于显示声门区、喉室、甲状腺、胸廓入口以及病灶经颅底向颅内侵犯等情况较好,矢状面则有利于显示鼻咽顶后壁、蝶鞍区、舌根、会厌、会厌前间隙、声带前联合较好。

二、正常咽喉部影像

(一)正常咽喉部 CT 表现

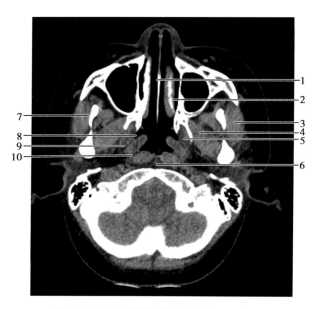 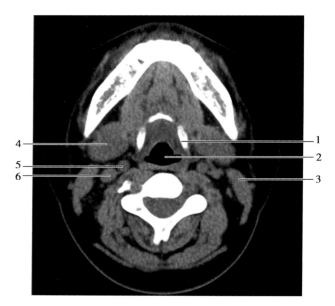

图 4-3-5-1 正常鼻咽部水平位 CT 表现

1. 鼻中隔 2. 鼻甲 3. 咬肌 4. 翼外肌 5. 翼内肌 6. 咽后间隙 7. 下颌骨升支 8. 咽鼓管咽口 9. 咽旁间隙 10. 咽隐窝

图 4-3-5-2 正常喉咽部水平位 CT 表现

1. 甲状舌骨 2. 咽腔 3. 胸锁乳突肌 4. 下颌下腺 5. 颈动脉 6. 颈静脉

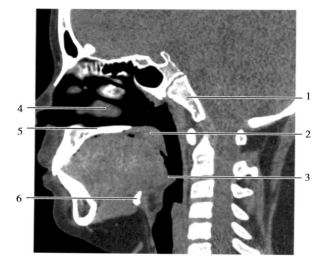

图 4-3-5-3 正常咽喉部矢状位重建 CT 表现

1. 枕骨斜坡 2. 软腭 3. 会厌 4. 下鼻甲 5. 硬腭 6. 舌骨

（二）正常咽喉部 MRI 表现

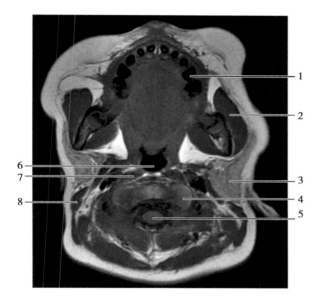

图 4-3-5-4　正常鼻咽部水平位 MRI 表现

1. 牙齿　2. 咬肌　3. 腮腺　4. 枕骨髁突　5. 颈髓
6. 咽腔　7. 长头肌　8. 胸锁乳突肌

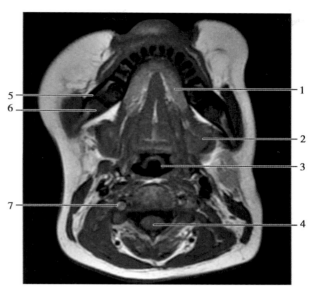

图 4-3-5-5　正常喉咽部水平位 MRI 表现

1. 舌下腺　2. 下颌下腺　3. 会厌　4. 颈髓　5. 下颌骨骨
皮质　6. 下颌骨骨髓质　7. 颈椎横突孔

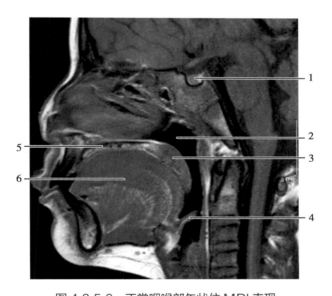

图 4-3-5-6　正常咽喉部矢状位 MRI 表现

1. 垂体　2. 鼻咽腔　3. 软腭　4. 会厌　5. 硬腭　6. 舌

（段晓岷）

参考文献

孙国强 . 实用儿科放射诊断学 .2 版 . 北京：人民军医出版社，2011.

第四章
咽喉症状学

咽喉具有发声、构音、吞咽及呼吸的重要功能,喉部疾病所表现出的症状多与其功能有关,常见者有吞咽困难、呼吸困难、喘鸣、声音嘶哑、咽异物感、喉痛、咽痛等。这些症状可以和咽喉的病变有关,也可以由邻近器官的病变引起。

一、吞咽困难

吞咽困难(dysphagia)指吞咽费力,食物通过口、咽或食管时有梗阻感觉。患者感到吞咽过程明显延长。

1. 引起吞咽困难的原因

(1)机械梗阻:咽或食管狭窄、肿瘤或异物等妨碍食物下行,此类患者吞咽固体食物往往较流质食物更加困难。

(2)神经麻痹:引起吞咽相关运动肌肉瘫痪和/或感觉神经瘫痪,可导致吞咽动作不协调或呛咳,此时液体和固体食物均可出现吞咽困难,甚至液体食物较固体或糊状食物更容易造成呛咳。

(3)功能障碍:各类原因导致的咽喉部剧烈疼痛,在吞咽时由于喉软骨摩擦和咽部运动使之加剧,造成患儿不愿吞咽,拒食。

(4)某些先天性畸形:如后鼻孔闭锁、腭裂等,出生后即有吮奶及吞咽困难。

2. 可导致吞咽困难的咽喉部疾病

(1)咽部、喉部的炎症:急性会厌炎或会厌脓肿由于会厌肿胀吞咽时会厌后倾困难,使食物下行受阻,同时吞咽时疼痛加剧;急性扁桃体炎,喉软骨膜炎及喉关节炎由于疼痛及肿胀可引起吞咽困难。患儿可表现为拒食、流涎等,伴有急性炎症的局部及全身表现。特殊感染造成的慢性炎症如喉结核等,病变位于会厌、杓会厌襞、杓状软骨等处,发生溃疡时常常伴有吞咽痛及吞咽困难。

(2)会厌水肿和喉水肿:会厌、杓会厌襞、杓状软骨后水肿引起梨状窝狭窄导致吞咽困难。各种原因导致的咽喉部水肿均可导致一定程度的吞咽困难。同时可伴有呼吸困难等表现。

(3)异物:儿童误咽异物可因局部梗阻,合并/不合并局部疼痛,造成吞咽困难。包括食管、咽部的异物。

(4)咽喉神经病变:可为先天性神经功能障碍,也可为外伤、中毒、血管病变等多种原因导致。中枢和外周神经病变均可导致咽喉神经瘫痪所致的吞咽困难。如脑肿瘤、脊髓灰质炎、多发性硬化、中毒性神经炎、营养缺乏等。运动神经病变通过喉镜较好识别，但也要同时注意患儿是否合并其他脑神经的病变、感觉神经病变、慢性感染中毒（白喉、肉毒中毒）、合并先天性畸形的情况等。

（5）咽喉肿瘤：较大的喉良性肿瘤、囊肿，或恶性肿瘤可伴有吞咽困难。

（6）先天性畸形：如后鼻孔闭锁、腭裂等。

二、呼吸困难

呼吸困难主要指主观上感到通气不足、憋气，客观上可以观察到患儿出现呼吸费力，辅助呼吸肌参与呼吸运动，可有代偿性的呼吸频率、幅度增加，严重时出现发绀和血气改变。

1. 呼吸困难分类

（1）吸气性呼吸困难：表现为吸气费力，吸气过程延长，吸气时胸骨上窝、锁骨上窝及剑突下发生凹陷，称为"三凹征"。当肋间隙亦发生凹陷，称为"四凹征"。有时可闻及喉喘鸣音。吸气性呼吸困难多由于上呼吸道狭窄或阻塞引起。当声门狭窄时，吸气期气流将声带斜面向下、向内推压，使已狭窄的声门更窄，以致造成吸气性呼吸困难。呼气时气流向上外推开声带，声门较吸气时大，故呼气困难相对不如吸气困难显著。

（2）呼气性呼吸困难：多由下呼吸道病变，尤其是肺泡弹性减弱和/或小支气管狭窄阻塞所致。主要表现为呼气费力，呼气时间延长，无三凹征。可见于慢性阻塞性肺疾病、肺气肿、支气管哮喘、左心衰竭等。

（3）混合性呼吸困难：吸气与呼吸均感费力，多见于各种原因所致的换气不足，包括累及广泛的肺实质性病变，下呼吸道阻塞、肺容积严重下降、神经肌肉疾病等。

2. 吸气性呼吸困难分度
临床为识别和判定上呼吸道阻塞所致呼吸困难的处理时机，通常将上呼吸道阻塞引起的吸气性呼吸困难分为四度（表4-4-0-1）。

表 4-4-0-1 吸气性呼吸困难分度

分度	表现
Ⅰ度	安静时无明显呼吸困难。活动或哭闹时有轻度吸气性呼吸困难，可伴有轻度喘鸣及四凹征。
Ⅱ度	安静时也有轻度吸气性呼吸困难、喉喘鸣及四凹征，活动时加重，但不影响睡眠和进食。脉搏正常，无烦躁不安等缺氧症状。
Ⅲ度	安静时呼吸困难明显，并出现缺氧症状，如烦躁不安，不易入睡，拒食，脉搏加快等。
Ⅳ度	呼吸极度困难。患儿面色苍白或发绀，出冷汗，坐卧不安，手足乱动，定向力丧失，同时出现循环功能改变如心律不齐，血压下降等。如不及时抢救，可因呼吸衰竭、心衰、呼吸心跳停止而死亡。

3. 引起呼吸困难的咽喉疾病

（1）先天性喉畸形：先天性喉蹼、喉囊肿、喉气囊肿、喉软化症、喉软骨畸形等。

（2）炎症：急性喉炎、急性会厌炎、急性喉气管支气管炎、喉白喉、喉脓肿、口底蜂窝组织炎、喉结核等。

（3）喉水肿：药物过敏、血管神经性水肿及全身疾患均可引起喉水肿。

（4）喉、气管异物：喉、气管异物导致机械性阻塞及继发性炎症、水肿。

(5)喉神经性疾病:各种原因引起的双侧声带活动不良、喉痉挛等。后者可继发于破伤风、水电解质紊乱、物理化学刺激等。

(6)喉外伤:如喉钝挫伤、创伤、烫伤、腐蚀伤等。

三、喉喘鸣

气流通过狭窄的喉部管腔,产生振动而发出喉喘鸣(laryngeal stridor)。喉喘鸣是喉部特有的症状之一。儿童喉腔小、组织疏松柔软,在发生水肿时更容易引起狭窄而产生喘鸣症状。吸气时喉喘鸣则为声门及声门上狭窄梗阻的特征表现。当呼吸努力度较低时(如安静睡眠时)往往喉喘鸣声音较弱。

引起喉喘鸣的原因有:

(1)先天性疾病　出生后或生后不久即出现,可为间歇或持续性,最常见的原因是喉软化症,活动、哭闹时加重,安静或睡眠时减轻,随生长发育可自行消退。其他原因包括先天性声带麻痹、先天性喉蹼、先天性声门下狭窄等。

(2)炎症:急性炎症(急性喉炎、急性喉气管支气管炎、急性会厌炎、急性喉水肿)伴发急性喉阻塞。尤其是幼儿,发病急、喉鸣明显,可同时伴有不同程度的呼吸困难及呼吸道感染征象。

(3)喉肌痉挛:喉部肌肉痉挛收缩、使声带内收,声门部分或完全关闭而导致不同程度的呼吸道狭窄、阻塞。发作时可有明显的喉鸣,通常持续时间短,多数可自行缓解。

(4)阻塞(压迫)性良、恶性肿瘤、囊肿、脓肿:阻塞喉腔可引起喉鸣,以喉内肿瘤多见。

(5)外伤或异物引起的喉喘鸣:通常病史较为明确,喉外伤、异物阻塞于声门后可引起明显的喉鸣,部分伴有呼吸困难。

(6)神经性疾病:双侧喉返神经麻痹常常伴有吸气性喉鸣及呼吸困难。睡眠时亦可发出响亮的喉鸣。

四、声音嘶哑

声音嘶哑通常用于描述感知到嗓音音质的异常,是喉部病变引起发音功能障碍的最常见的症状之一。描述声音嘶哑症状时,其持续性、间断性,持续的时间、感知特性(粗糙声、气息声)、严重程度及伴随的症状均对判断患者的病变有所帮助。注意:通常各种上气道病变导致的构音功能障碍不纳入其中。

引起声音嘶哑常见的原因如下:

(1)先天性畸形或发育异常:先天性喉蹼、声带发育不良(声带沟)、声带麻痹等引起的声音嘶哑出生后即出现。

(2)炎症:急性喉炎,起病较急,声带肿胀、纤维素膜覆盖,导致程度不等的声音嘶哑,通常在痊愈后声音嘶哑完全恢复。儿童急性喉炎还可伴有呼吸困难。慢性喉炎的声音嘶哑可呈持续性,时轻时重。除声音嘶哑外,还可伴有刺激性咳嗽、咽喉不适等症状。

(3)声带小结或息肉:患儿常有用声不当病史,病变多见于声带前中三分之一,与慢性机械性损伤声带上皮增厚或息肉形成造成振动特性改变有关。声音嘶哑呈持续性,喉镜可确诊。

(4)肿瘤:喉乳头状瘤是儿童常见的良性肿瘤之一,声音嘶哑呈持续性,同时随肿瘤大量生长可伴发呼吸困难等症状。其他肿瘤如血管瘤、纤维瘤、神经鞘瘤等。

（5）生理性的嗓音变化:随生长发育、衰老及激素水平变化。声带理化特性会产生生理性的改变,如青春期男性可出现声音粗糙、低沉。

（6）外伤:各种原因外伤、异物、手术等原因致局部形成瘢痕、影响声带振动特性,该类病因往往较明确。产伤及医源性损伤(如先心病手术等)是导致新生儿或婴幼儿声带麻痹,造成声音嘶哑的多见原因。

（7）功能性发音障碍:喉本身正常,多突发声音嘶哑,自耳语至完全失声程度不同,但咳嗽、哭笑声正常,功能性发音障碍可发生于青春期儿童。

（8）声带麻痹:各种原因造成的单侧或双侧的声带活动不良。症状的严重程度多决定于麻痹声带的位置及喉功能的代偿程度。对该类患儿,应注意其他脑神经功能的检查、排除中枢性及关节、肌肉病变引起的声带麻痹。

（9）特殊感染:由各种原因引起的中枢神经系统、周围神经系统或肌源性疾患引起的声带麻痹均可出现不同程度的声音嘶哑。

（10）喉部其他良性病变:类脂质蛋白沉积症、喉淀粉样变等罕见疾病。

五、咽痛和喉痛

咽喉部疼痛为咽喉疾病的常见症状,在不能非常清晰表达的婴幼儿,可表现为拒食,流涎;学龄儿童通常可比较清晰的表达咽喉疼痛不适,但对病变定位的表达则不一定十分准确。应当注意综合考虑患儿的体征、发病过程、伴发症状、精神情绪等。引起咽喉疼痛的疾病主要包括:

（1）咽喉部炎症:急性炎症是引起咽喉疼痛的最常见因素。包括急性扁桃体炎、急性咽喉炎、急性会厌炎、急性喉炎、疱疹性咽颊炎等。吞咽和发音可造成疼痛的加重。咽喉慢性炎症:喉关节炎可造成喉痛,且在发音、吞咽时加剧;咽喉的慢性炎症通常以咽部刺激感、咳嗽、异物感等感觉为主,主诉疼痛的可能性较小,或较为轻微。

（2）外伤:包括机械性损伤,化学性损伤和刺激等。

（3）异物:异物嵌顿和损伤可造成疼痛,在不明原因出现喉痛,幼儿又表达不清时,要注意追问家长异物史。

（4）自身免疫疾病:白塞病引起的反复咽喉溃疡可引起反复发作的咽喉疼痛。

（5）特殊感染:如喉结核。

（6）喉肿瘤。

（徐　文　李彦如）

参考文献

1. GRAHAM JM,SCADDING GK,BULL PD,et al.Pediatric ENT.Berlin Heidelberg:Springer-Verlag,2007:131-140.
2. LEE K J.Essential Otolaryngology:Head And Neck Surgery.10th Edition.Appleton&Lange,2012.
3. 韩德民,SATALOFF RT,徐文,嗓音医学.2版.北京:人民卫生出版社,2017.

第五章
咽部疾病

第一节 咽部先天性疾病

一、先天性咽部赘生物

先天性咽部赘生物（congenital pharyngeal neoplasms）以良性肿物为主，是新生儿上气道阻塞及吞咽困难的最常见原因。常见的咽部赘生物包括错构瘤、畸胎瘤、毛息肉、间叶瘤、外周神经肿瘤、神经纤维瘤等。其中毛息肉为咽部赘生物中较常见的一种，常在新生儿期发病，在此进行详细介绍。

毛息肉（hairy polyp）在咽部发生部位较为恒定（图 4-5-1-1），根蒂多位于软腭背侧（图 4-5-1-2）、软腭及咽侧壁交界处，也有少数位于扁桃体上级、腭弓或咽鼓管。绝大多数毛息肉为单侧发病（且以左侧多见），也偶有双侧同时发生的病例。毛息肉发病率约为 1：40 000，女性发病远高于男性，男女比为 1：6 ~ 1：8。毛息肉多在新生儿期发病，也有成人偶然发现的病例。

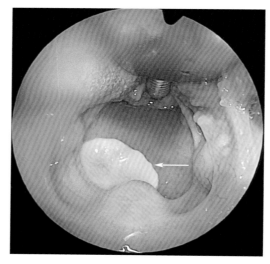

图 4-5-1-1　咽部毛息肉内镜下表现（口咽部观）
可见黄白色毛息肉（白箭）自咽腭弓后
方垂至口咽腔

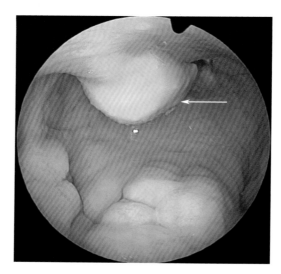

图 4-5-1-2　咽部毛息肉内镜下表现（鼻咽部观）
可见毛息肉（白箭）（与图 4-5-1-2 为同一病变），其
根蒂位于软腭背侧

过去曾有学者将毛息肉归入畸胎瘤,但畸胎瘤有 3 个胚层的多种多样组织成分且结构排列紊乱,毛息肉主要由外胚层及中胚层结构组成,缺乏内胚层结构。也有学者认为毛息肉在组织病理学上与迷芽瘤(choristoma)相似,都为外、中胚层结构组成,但迷芽瘤是正常组织在异常部位的先天性过度生长,其组成成分不是在所发现部位正常情况下应该存在的组织。因此,目前绝大多数学者的观点认为,毛息肉是一种有别于畸胎瘤、迷芽瘤的独立性疾病。

【临床表现】

毛息肉患儿多在一个月内发病,部分患儿出生后即因呼吸困难,行咽部检查或行气管插管时发现。根据肿物大小、发生部位、活动度不同,患儿症状有所不同。肿物较大者以上呼吸道阻塞为主要表现,呼吸困难可表现为持续性或间断性。如肿物根蒂较细,肿物活动度较大,在患儿哭闹时有时可见肿物吐出口腔外,而肿物被吸入口腔内时则可堵塞鼻咽部或压迫喉部,因此在患儿出现呼吸困难时改变患儿体位有时呼吸困难可部分缓解。国外曾有毛息肉堵塞气道导致患儿窒息死亡的病例,因此较大的肿物,暂时无法行手术治疗时,可用牵引线牵引固定于口腔外,尽快手术切除。

毛息肉在口腔内亦可脱垂至食管入口,引起进食困难,或因位置变动刺激咽部导致患儿频繁呕吐。因此,对进食困难的新生儿,亦应行详细的咽部检查了解有无毛息肉。

体积较小或位于软腭背侧的毛息肉易被患儿父母忽视,造成诊断上的延误。有时在体检时偶然发现。

新生儿及婴幼儿对缺氧耐受性较差,呼吸困难易导致呼吸衰竭、心力衰竭、缺血缺氧性脑病等,因此一旦发现毛息肉,应尽早安排手术治疗。

【体格检查】

典型的口咽部毛息肉为梨形或手指状,灰色或粉红色,通常有蒂,极少数为广基。肿物表面光滑,多无分叶。部分肿物全部或部分自软腭背侧悬垂于口咽腔,较易观察。如肿物根蒂位于软腭背侧,有时可隐藏于鼻咽部,在压舌板压舌患儿呕吐时才可见肿物。

【辅助检查】

纤维/电子喉镜检查是诊断毛息肉的最佳手段。使用纤维/电子喉镜检查,无需对患儿进行镇静,创伤小,且经过鼻腔进镜进行检查,可观察到鼻咽部及软腭背侧情况,了解肿物的根蒂部情况。

CT 及 MRI 检查可明确肿物位置及性质,MRI 检查可明确肿物是否与颅内相通,但新生儿需在镇静下进行,对呼吸困难患儿,尤其是已行气管插管的患儿,检查较难配合,因此不作为首选检查。

如患儿呼吸困难明显,急需明确检查且暂时无法行纤维/电子喉镜,可在直达喉镜下检查咽部情况,但直达喉镜刺激较大,需提前做好气管插管准备。

【治疗】

手术治疗是治疗毛息肉的唯一方式。目前文献中尚无毛息肉恶变报道,但偶有患儿在术前自行将毛息肉吐出的病例。对于呼吸和吞咽困难的患儿,应尽早手术治疗,避免呼吸道阻塞及吞咽困难引起生长发育受累。无症状或偶然发现的体积较小的毛息肉,可待患儿年龄稍大再进行手术。

手术需在全麻下进行。术中需暴露肿物根蒂,沿肿物基底完整切除肿物。手术方式可采用电刀、激光、等离子射频等不同方式。

【随访和预后】

完整切除毛息肉后复发率较低。由于大多数毛息肉根蒂较细,手术创伤较小,因此术后即可正常饮奶。毛息肉患儿多在新生儿期进行手术,患儿口腔空间较小,因此术中需仔细操作,避免损伤咽部其他重要结构。

(张 杰)

参考文献

1. 张杰,张亚梅,张星.婴幼儿鼻鼻咽肿块临床病理分析.中国耳鼻咽喉头颈外科,2010,17(12):660-661.
2. DUTTA M,ROYS,GHATAK S.Nasooropharyngeal choristoma(hairy polyps):an overview and current update on presentation,management,origin and related controversies,Eur Arch Otorhinolaryngol(2015) 272:1047-1059.

二、舌会厌囊肿

舌会厌囊肿(vallecular cyst),多在新生儿及婴幼儿期发病,少数为大龄儿童,成人偶然发现。临床也有将此部位发生的囊肿称为舌根囊肿(tongue base cyst),

【流行病学特点】

舌会厌囊肿是一种少见的胚胎性疾病,1881 年由 Abercrombic 首先将发生于此区域的囊肿进行了描述报告,其发病率约 1.82/100 000。

【病因学与病理生理】

舌会厌囊肿起源于胚胎期的内胚层和中胚层,囊肿内为透明液体。头颈部各器官于胚胎 3~5 周开始生长并逐渐形成,当神经沟闭锁时,皮肤组织随鳃器的外胚层结构移位至胚胎表面,并被包埋于其内而形成囊肿。也有学者称此囊肿为胚胎期残留的甲状舌管退化不全所致。

【临床表现】

部分舌根囊肿患儿为检查中伸舌或压舌板压舌时偶然发现。新生儿期发病的患儿多表现为饮奶呛咳、嗓子呼噜、喂养困难、吐奶、呼吸急促等,重者可伴吸入性呼吸困难,严重时出生后即因上气道阻塞需行气管插管,在插管时发现囊肿。部分患儿因以上症状被诊断为喉软化,症状逐渐加重,行纤维喉镜检查时发现。如囊肿较大,压舌后即可见囊性肿物向上凸向口咽。纤维/电子喉镜检查可见广基、白色半透明、球状光滑之肿物,基底位于会厌舌面正中或会厌谷(图 4-5-1-3)。并发喉阻塞时,可见口唇发绀,吸气三凹征等。

【辅助检查】

纤维/电子喉镜是检查舌根囊肿的最常见方式。喉镜检查快速、微创、费用低,且不用对患儿使用镇静剂。

颈部 B 超检查也可用来诊断新生儿及婴幼儿的舌根囊肿。B 超检查除了可明确病变的位置、边界、形态等,还可了解肿物的回声和血流等情况,辨别囊实性。同时颈部 B

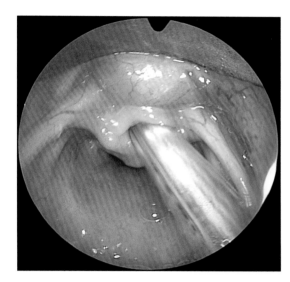

图 4-5-1-3　舌根囊肿喉镜下表现

超检查简单易行,无放射线,尤其不受患儿呼吸的影响,故有很好的实用价值。

目前,纤维/电子喉镜联合颈部 B 超检查,既可明确肿物大小,又可辨别肿物的囊实性,同时除外异位甲状腺,是诊断舌根囊肿的首选检查方法。

部分患儿在上消化道造影检查或颈部 CT 检查时发现囊肿。但由于放射线问题,不作为诊断舌根囊肿的常规检查。

在患儿呼吸困难需明确诊断、紧急抢救时,也可使用直达喉镜检查迅速做出诊断。

【诊断】

根据病史、临床表现及直接喉镜或纤维/电子喉镜检查,即可做出诊断。本病多误诊为新生儿喉软化、新生儿肺炎等,因此对呛奶、进食困难、吸气性喉喘鸣明显或呼吸困难的患儿,应及时行纤维/电子喉镜检查,避免误诊而影响治疗。

【治疗】

本病需采用手术治疗。由于患儿多伴有呼吸困难,且患儿年龄较小,因此需完善检查,充分评估,以掌握好最佳手术时机,并选择好手术方式。

如患儿暂无法行全麻手术,可行囊肿穿刺可减轻局部张力,减轻呼吸困难,但较易复发。

由于囊肿穿刺后囊液渗出,囊肿体积明显减小,不利于手术操作,所以术前不常规行囊肿穿刺。但术前需仔细评估患儿年龄、一般情况、囊肿大小及喉软骨软化情况,如合并中、重度喉软骨软化,且囊肿较大,对会厌软骨压迫明显,则考虑术前可能出现麻醉插管困难,可在手术室心电监测下行囊肿穿刺,之后再进行麻醉插管。

常见手术方式:

1. 全麻支撑喉镜下切除大部分囊壁,此方法安全性高,复发率极低。目前常用 CO_2 激光或者等离子低温射频消融术。

2. 全麻经口径路囊肿完整切除　此方法损伤较大,术后舌根部位水肿明显,患儿术后多需麻醉状态下带气管插管返回重症监护病房。

3. 巨大的舌根囊肿可取经颈前径路甲舌膜切开予以切除　此方法创伤大,术后可能出现咽瘘等并发症,目前采用较少。

视频 8　舌会厌囊肿切除术 1

视频 9　舌会厌囊肿切除术 2

【随访和预后】

采用激光或等离子射频手术术后的患儿,需密切监测呼吸情况,并注意局部伤口出血情况,清醒后可饮奶,无需特殊护理。新生儿、囊肿较大的患儿或术前一般状态较差的患儿,术后应送 ICU 监护,密切观察病情变化,留置麻醉插管 1~2 天后酌情拔管。术后应加强抗感染及全身支持等对症处理。

(张 杰)

参考文献

1. 王丽萍,张明,李巍,等.新生儿重度上呼吸道梗阻的病因分析.中华耳鼻咽喉头颈外科杂志.2007, 42 (10): 753-756.
2. 王桂香,张杰,赵靖,等,婴幼儿舌根囊肿的诊断及围手术期治疗要点,山东大学耳鼻喉眼学报.2015, 6 (29): 62-64.

第二节　咽部感染性疾病

一、腺样体炎

腺样体(adenoids),又称咽扁桃体(pharyngeal tonsil),是一个类三角形的块状淋巴组织,位于鼻咽顶后壁中线处。腺样体出生后即存在,在正常生理情况下,2~6 岁增生最为显著,10 岁后逐渐萎缩,成人基本消失。所以腺样体疾病多发于儿童,但也有成人腺样体未萎缩的报道。

急性腺样体炎(acute adenoiditis)是腺样体的急性非特异性炎症,常与急性咽炎、急性扁桃体炎等上呼吸道感染同时发生,故急性腺样体炎的诊断有时与普通的上呼吸道病毒感染或细菌性鼻窦炎很难区分。

【病因学】

多为细菌感染,致病菌主要为乙型溶血性链球菌、金黄色葡萄球菌、流感嗜血杆菌等,也有病毒和细菌混合性感染。受凉、劳累等是本病的诱因。

【相关因素和研究进展】

EB 病毒和急性腺样体炎有着紧密的联系。急性腺样体炎患儿初期在感染 EB 病毒之后首先在咽部的上皮细胞大量增值,感染的 B 淋巴细胞很容易引起腺样体充血和增殖的可能,一旦大量增殖后,B 淋巴细胞所携带的 EB 病毒将大量释放到血液中,形成病毒血症,最终引起急性腺样体炎。

【临床表现】

局部症状通常有流鼻涕和鼻塞,鼻涕可为水样涕或黏脓性,鼻塞严重时可出现张口呼吸和哺乳困难。如果炎症累及咽鼓管,也常有轻微耳痛、耳闷胀闭塞感和听力下降等中耳炎的表现。婴幼儿全身症状较为明显,常有畏寒、发热,体温常达 39℃以上。如果急性感染期有打鼾表现,治愈后鼾声消失,即更支持腺样体炎的诊断。急性腺样体炎的病程较典型的上呼吸道病毒感染要长,临床症状也较重。体格检查可发现咽后壁有自鼻咽部流下的分泌物附着,颈部淋巴结可肿大并有压痛。

【辅助检查】

纤维/电子鼻咽镜检查可发现腺样体黏膜弥漫性充血、肿胀,表面有脓性分泌物(图 4-5-2-1)。

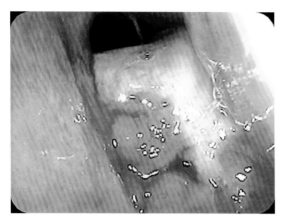

图 4-5-2-1 腺样体炎纤维鼻咽镜下表现
可见腺样体黏膜弥漫性充血、肿胀,表面有脓性分泌物

【诊断】

多在受凉、劳累等诱因后出现,局部症状为鼻塞、鼻分泌物增多,鼻塞严重时有张口呼吸、睡眠打鼾、哺乳困难等表现。病初时有高热等全身症状,早期容易误诊为急性传染病或其他疾病。有时可并发中耳炎。体检见咽后壁有自鼻咽部往下流的分泌物附着,鼻咽部检查见腺样体黏膜弥漫性充血、肿胀,颈部淋巴结可肿大并有压痛。2 岁以下的儿童要考虑胃食管反流诱导的腺样体炎,可做相关检查加以诊断。

【鉴别诊断】

1. 急性鼻窦炎 亦有鼻塞、流涕等症状,有时很难依靠临床症状区分。鼻窦炎可有周期性头痛,有时有牙痛,鼻部检查可见中鼻甲肿胀、充血,中鼻道或嗅裂中有脓涕,窦壁有压痛或叩痛,鼻窦 X 线或 CT 检查可鉴别。

2. 胃食管反流性疾病 有夜间咳嗽、声音嘶哑、清嗓、哮喘和嗳气等症状,咽部黏膜呈鹅卵石样表现、慢性炎症表现、腭部肿胀,应检查是否有食管外反流,尤其 2 岁以下的儿童,发病率更高。

【治疗】

卧床休息,多饮水,补充维生素。高热者可以给予解热镇痛剂,辅助物理降温。全身应用广谱抗生素或根据药敏试验选用有效的抗生素,病情严重者须采取静脉给药。局部可用低浓度的减充血剂滴鼻治疗。如咽后壁有分泌物者,可用含漱剂漱口。

二、扁桃体炎

(一)急性扁桃体炎

急性(腭)扁桃体炎(acute tonsillitis)系指腭扁桃体的急性非特异性炎症,简称急性扁桃体炎,常继发于上呼吸道感染,并伴有程度不等的咽部黏膜和淋巴组织的急性炎症。

【病因学与病理生理机制】

急性扁桃体炎的感染来源于扁桃体隐窝,或通过飞沫感染和直接接触等途径由外界传染。扁桃体隐窝内的细菌亦来自外界。空气尘埃中带有各种致病菌,经口腔、鼻腔吸入,附着于咽部黏膜,随纤毛运动移行到扁桃体表面,亦可进入到扁桃体隐窝内。急性扁桃体炎发病后如未彻底治愈,致病菌将仍存留在隐窝内,当人的抵抗力下降时,这些平时隐藏于扁桃体隐窝内的细菌毒素破坏隐窝上皮,细菌进入扁桃体实质而发生炎症,炎症多从隐窝开始,再蔓延到整个扁桃体。淋巴生发中心形成多发性小脓肿,这些小脓肿常不与隐窝相通,提示可能由血液循环感染,也说明急性扁桃体炎不仅为表层感染,整个扁桃体均可受侵,并可引起暂时性败血症。炎症消退后,隐窝内常遗留溃疡,扁桃体实质及表面均可遗留瘢痕。

急性扁桃体炎分类如下:

1. 急性卡他性扁桃体炎(acute catarrhal tonsillitis)多为病毒引起。病变较轻,炎症局限于黏膜表面,表现为扁桃体表面黏膜充血,无明显渗出物,隐窝内及扁桃体实质无明显炎症改变。

2. 急性滤泡性扁桃体炎(acute follicular tonsillitis)炎症侵及扁桃体实质内的淋巴滤泡,引起充血、肿胀甚至化脓。在隐窝口之间的黏膜下,可呈现黄白色斑点。

3. 急性隐窝性扁桃体炎(acute lacunar tonsillitis)使扁桃体充血、肿胀。隐窝内充塞由脱落上皮、纤维蛋白、脓细胞、细菌等组成的渗出物,并自隐窝口排出。有时隐窝口渗出物互相连成一片,形似假膜,易于拭去。

临床常将急性腭扁桃体炎分为两类,即急性卡他性扁桃体炎和急性化脓性扁桃体炎(图4-5-2-2)。后者包括急性滤泡性扁桃体炎和急性隐窝性扁桃体炎两种类型。

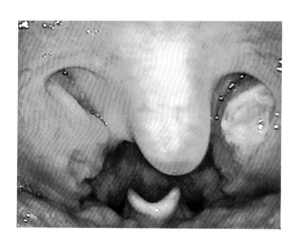

图 4-5-2-2　化脓性扁桃体炎表现
可见扁桃体充血、肿胀,左侧扁桃体表面可见白色脓性分泌物附着

【临床表现】

1. **症状**　三类扁桃体炎的基本症状大致相似,只是急性卡他性扁桃体炎的全身症状及局部症状均较轻。

(1)全身症状:多见于急性滤泡性及急性隐窝性扁桃体炎。起病急,可有畏寒、高热、头痛、食欲下降、疲乏无力、周身不适、便秘等。患儿可因高热而引起抽搐、呕吐及昏睡,婴幼儿可因肠系膜淋巴结受累而出现腹痛、腹泻。

（2）局部症状：剧烈咽痛为其主要症状，常放射至耳部，多伴有吞咽困难，婴幼儿表现为流口水，拒食。部分出现下颌角淋巴结肿大，可出现转头受限。炎症波及咽鼓管时则出现耳闷、耳鸣、耳痛甚至听力下降。葡萄球菌感染者，扁桃体肿大较显著，在幼儿还可引起呼吸困难。

2. 体征 患儿呈急性病容，面红、口臭、舌苔厚黄。体温高达 39℃以上。不愿说话，怕做吞咽动作。局部检查见咽部黏膜呈弥漫性充血，以扁桃体及两腭弓最为严重，腭扁桃体肿大。急性化脓性扁桃体炎时在其表面可见黄白色脓点或在隐窝口处有黄白色或灰白色点状豆渣样渗出物，可连成一片形似假膜，不超出扁桃体范围，易拭去但不遗留出血创面，下颌角淋巴结常肿大伴压痛。检查鼻咽部和喉咽部，有时可发现腺样体和舌扁桃体红肿，亦可见黄白色脓性分泌物。偶见咽后壁黏膜充血、淋巴滤泡红肿，并有点状渗出物。

【辅助检查】

血液检查，白细胞增高，中性粒细胞可占 80%~90%。尿液检查可出现暂时性蛋白尿。扁桃体分泌物培养多为 A 组乙型溶血性链球菌。

【诊断】

急性扁桃体炎一般都具有典型的临床表现，故不难诊断。但应注意与咽白喉、猩红热、樊尚咽峡炎及某些血液病所引起的咽峡炎等疾病相鉴别（表 4-5-2-1）。如欲确定致病菌则应行咽拭子细菌培养及药敏试验。

表 4-5-2-1 急性扁桃体炎的鉴别诊断

疾病	咽痛程度	咽部表现	淋巴结表现	全身情况	实验室检查
急性扁桃体炎	咽痛剧烈，吞咽困难	两侧扁桃体表面覆盖白色或黄色点状渗出物。有时连成膜状，易擦去	下颌角淋巴结肿大，压痛	急性病容、高热、寒战	涂片：多为链球菌、葡萄球菌、肺炎球菌 血液：白细胞明显增多
咽白喉	咽痛轻	灰白色假膜常超出扁桃体范围，如腭弓、软腭、咽后壁等。假膜坚韧，不易擦去，强剥易出血	颈部淋巴结有时肿大，呈"牛颈"状	精神萎靡，低热，面色苍白，脉搏微弱，呈现中毒症状	涂片：白喉杆菌 血液：白细胞一般无变化
猩红热	咽痛程度不一	咽部充血，灰黄色假膜，易擦去	下颌下淋巴结肿大	急性病容，高热，典型皮疹，可有杨梅舌	涂片：溶血性链球菌 血液：白细胞增多，中性及嗜酸性粒细胞增高
樊尚咽峡炎	单侧咽痛	一侧扁桃体覆有灰色或黄色假膜，擦去后可见下面有溃疡。牙龈常见类似病变	患侧颈部淋巴结有时肿大	全身症状较轻	涂片：梭形杆菌及樊尚螺旋体 血液：白细胞稍有增多
单核细胞增多症性咽峡炎	咽痛轻	扁桃体红肿，有时覆有白色假膜，易擦去	全身淋巴结多发性肿大，有"腺性热"之称	高热、头痛，急性病容。有时出现皮疹、肝脾肿大等	涂片：阴性或查到呼吸道常见细菌 血液：异常淋巴细胞、单核细胞增多可占 50%以上。血清嗜异性凝集试验（+）

续表

疾病	咽痛程度	咽部表现	淋巴结表现	全身情况	实验室检查
粒细胞缺乏症性咽峡炎	咽痛程度不一	坏死性溃疡,被覆深褐色假膜,周围组织苍白、缺血。软腭、牙龈有同样病变	无肿大	脓毒性弛张热,全身情况迅速衰竭	涂片:阴性或查到一般细菌 血液:白细胞显著减少,分类则粒性白细胞锐减或消失
白血病性咽峡炎	一般无咽痛	早期为一侧扁桃体浸润肿大,继而表面坏死,覆有灰白色假膜,常伴有口腔黏膜肿胀、溃疡或坏死,牙龈肿胀、苍白	全身淋巴结肿大	急性期体温升高,早期出现全身性出血,以致衰竭	涂片:阴性或查到一般细菌 血液:白细胞增多,分类以原始白细胞和幼稚白细胞为主

【治疗】

1. **一般疗法** 卧床休息,流质饮食及多饮水,加强营养及疏通大便,咽痛剧烈或高热时,可口服退热药及镇痛药。若进食量少,必要时需要静脉补液治疗。

2. **抗生素应用** 为主要治疗方法。应根据病情轻重,决定给药途径,遵循及时、足量、足疗程的原则。首选抗生素为青霉素,其安全、有效、价廉,如青霉素过敏,也可用红霉素或头孢菌素替代。有条件者可在确定致病菌后,根据药敏试验采用抗生素。

3. **局部治疗**

4. **中医中药** 据中医理论,本病系内有痰热,肺胃不清,外感风、火,应疏风清热,消肿解毒。

【并发症】

1. **局部并发症** 由于炎症波及邻近组织所致。常见者为扁桃体周围蜂窝织炎、扁桃体周围脓肿、咽旁脓肿,也可引起急性中耳炎、急性鼻炎及鼻窦炎、急性淋巴结炎等。

2. **全身并发症** 急性扁桃体炎可引起全身各系统许多疾病,常见者有风湿热、急性关节炎、心肌炎及急性肾炎等,其发病机制尚在探讨中。一般认为这些并发症的发生与各个靶器官对链球菌所产生的Ⅲ型变态反应有关。

【预防】

急性扁桃体炎的诱因甚多,平时应锻炼身体,增强体质,提高机体的抵抗能力。

(二) 慢性扁桃体炎

慢性扁桃体炎(chronic tonsillitis)的定义尚不明确,通常表现为咽痛至少3个月且伴有扁桃体的炎症,多由急性扁桃体炎反复发作或因腭扁桃体隐窝引流不畅,窝内细菌、病毒滋生感染而演变为慢性炎症,是临床上最常见的疾病之一。

【病因】

链球菌和葡萄球菌为本病的主要致病菌。慢性扁桃体炎的发生机制尚不清楚,可由急性扁桃体炎反复发作,使隐窝内上皮坏死,隐窝引流不畅,细菌与炎性渗出物聚集于其中而导致,本病也可继发于急性传染病,如猩红热、白喉、流感、麻疹等,还可继发于鼻腔及鼻窦等邻近组织器官感染。此外,近年来一些学者认为慢性扁桃体炎与自身变态反应有关,根据免疫学说,扁桃体隐窝内细菌、病毒及代谢产物进入体液后,可引起抗体形成,继之腺体内产生抗原抗体结合物,能起到复合免疫的作用,从而认为慢性扁桃体炎是一种自身免疫反应。由于自身抗原抗体结合时对组织细胞有损害,而有利于感染,感染又促进抗原抗体反应,从而形成恶性循环。

【病理生理】

1. 增生型　因炎症反复刺激,腺体淋巴组织与结缔组织增生,腺体肥大、质软,凸出于腭弓之外,儿童多为此型。扁桃体隐窝口宽大,可见有分泌物堆集或有脓点。镜检:腺体淋巴组织增生,生发中心扩大,丝状核分裂明显,吞噬活跃。

2. 纤维型　淋巴组织和滤泡变性萎缩,为广泛纤维组织所取代,因瘢痕收缩,腺体小而硬,常与腭弓及扁桃体周围组织粘连。病灶感染多为此型。

3. 隐窝型　腺体隐窝内有大量脱落上皮细胞、淋巴细胞、白细胞及细菌聚集而形成脓栓或隐窝口因炎症瘢痕粘连,内容物不能排出,形成脓栓或囊肿,成为感染灶。

【相关因素和研究进展】

扁桃体是咽淋巴环的重要组成部分,位于上消化道及呼吸道共同入口处,是吸入性或摄入性抗原的最早接触部位。作为淋巴细胞的重要生成场所之一,扁桃体可产生多种免疫球蛋白以抵抗呼吸道黏膜局部感染、防御细菌和其他外来因子入侵,也属于全身防御机制的一部分。慢性扁桃体炎患儿的细胞免疫、体液免疫均存在不同程度的紊乱。长期患慢性炎症的扁桃体组织内免疫球蛋白、急性反应蛋白和 T 淋巴细胞的含量均降低。有学者对慢性扁桃体炎患儿扁桃体内免疫球蛋白和补体进行检测,结果其 IgA、IgG、C3、C4 均有降低,提示慢性扁桃体炎患儿免疫系统功能明显下降。还有研究通过检测慢性扁桃体炎患儿外周血 T 淋巴细胞亚群观察到:慢性扁桃体炎患儿外周血 CD4+,CD4+/CD8+ 较正常对照组降低,而 CD8+ 与正常对照组无差别。提示患儿的细胞免疫功能受抑制,机体免疫系统功能失衡。

切除反复发炎的扁桃体是治愈慢性扁桃体炎的主要方法,有研究报道通过检测慢性扁桃体炎患儿术后 6 个月免疫球蛋白水平、血清补体、外周血 T 淋巴细胞亚群及 NK 细胞百分比,提示切除双侧扁桃体后,其各项指标与术前无明显统计学差异,表明切除扁桃体后,对机体的免疫功能不会产生影响。然而这仅是术后的近期疗效,其远期疗效如何尚需进一步随访。

【临床表现】

1. 症状　儿童慢性扁桃体炎症状多不典型,常有易患感冒及急性扁桃体炎反复发作病史,年龄较大的患儿发作时常诉有咽痛,发作间歇期自觉症状少,可有咽干、咽痒、咽异物感、刺激性咳嗽等轻微症状。若扁桃体隐窝内潴留干酪样物或有大量厌氧菌感染,则出现口臭。患儿如扁桃体过度肥大,可能出现呼吸不畅、睡眠打鼾、吞咽或言语共鸣障碍。由于隐窝脓栓被咽下,刺激胃肠,或隐窝内细菌、毒素等被吸收引起全身反应,导致消化不良、头痛、乏力、低热等。

2. 体征　扁桃体可大可小,扁桃体和腭舌弓常呈慢性充血,黏膜呈暗红色。检查时尚需注意扁桃体表面是否光滑,挤压腭舌弓时,隐窝口有无黄白色干酪样点状物溢出。患儿下颌角淋巴结常肿大。

3. 合并疾病　慢性扁桃体炎在身体受凉受潮、身体衰弱、内分泌紊乱、自主神经功能失调或生活及劳动环境不良的情况下,容易产生各种并发症,如风湿性关节炎、风湿热、心脏病、肾炎、长期低热等。因此,慢性扁桃体炎常被视为全身感染的"病灶"之一。

慢性扁桃体炎是否成为全身其他部位感染的"病灶",应考虑下列几点。

（1）病史:慢性扁桃体炎引起全身性并发症时往往具有较明确的因果关系,即扁桃体炎是因,并发疾病是果,一般情况下就诊时已有多次急性发作病史。例如肾炎患儿,每当扁桃体发炎,间隔一段时间后尿检会出现明显异常变化。

（2）相关检查:测定血沉、抗链球菌溶血素"O"、血清黏蛋白、心电图等,在"病灶"型病例中,将得到异常的结果。

【诊断】

根据病史,结合局部检查进行诊断。患儿有反复急性发作病史,为本病诊断的主要依据。局部检查时如发现扁桃体及腭舌弓慢性充血,扁桃体表面凹凸不平,有瘢痕或黄白色点状物,挤压腭舌弓有分泌物从隐窝口溢出,则可确诊。扁桃体的大小并不表明其炎症程度,故不能以此作出诊断。

【鉴别诊断】

1. **扁桃体生理性肥大**　无自觉症状,扁桃体光滑、色淡,隐窝口清晰,无分泌物潴留,与周围组织无粘连,触之柔软,无反复炎症发作病史。

2. **扁桃体角化症**　常易误诊为慢性扁桃体炎。角化症为扁桃体隐窝口上皮过度角化,出现白色尖形砂粒样物,触之坚硬,附着牢固,不易擦拭掉。如用力擦除,则遗留出血创面。类似角化物也可见于咽后壁和舌根等处。

3. **扁桃体肿瘤**　良性肿瘤多为单侧,以乳头状瘤较多见,恶性肿瘤以鳞状细胞癌、淋巴肉瘤、非霍奇金淋巴瘤较常见,表现为单侧扁桃体迅速增大或单侧扁桃体肿大外并伴有溃烂,侵及软腭或腭弓,常伴有同侧颈淋巴结肿大,需病理切片确诊。

【治疗】

1. 非手术疗法

（1）基于慢性扁桃体炎是感染 - 变态反应的观点,本病治疗不应仅限于抗菌药物和手术,而应将免疫治疗考虑在内,包括使用有脱敏作用的细菌制品(如用链球菌变应原和疫苗进行脱敏),亦可应用各种增强免疫力的药物。

（2）局部涂药、隐窝灌洗、冷冻及激光疗法等均有人试用,远期疗效仍不理想。

（3）加强体育锻炼,注意营养。常做户外运动,注意营养及维生素摄入,以增强体质和抗病能力。

2. **手术治疗**　扁桃体是一个免疫器官,具有细胞免疫和体液免疫功能。可抑制细菌在呼吸道黏膜的黏附、生长和扩散,对病毒有中和与抑制扩散作用,还可通过补体的活化,增强吞噬细胞功能。扁桃体的免疫功能在幼儿期(3~5 岁)最活跃,此期行扁桃体手术应慎重。应严格掌握手术适应证,但是年龄不是手术的禁忌。对反复扁桃体炎可行扁桃体切除术。既往曾有局部麻醉剥离法及扁桃体挤切法等手术方式。随着医学水平发展,目前扁桃体切除术普遍在全麻插管下进行扁桃体切除术,可采用电刀或低温等离子射频刀切除。低温等离子射频刀切除扁桃体具有出血少、疼痛轻的优点,现已为普遍采用的手术方式,在使用时要注意手术者应经过相应的培训后进行手术,同时应注意手术操作的规范性,以避免负损伤。如为炎症反复发作的扁桃体炎患者,建议行扁桃体全切术;如仅为扁桃体肥大导致的上气道梗阻及打鼾症状,部分学者建议行扁桃体部分切除术。相比扁桃体完全切除术,扁桃体部分切除术术中出血少、术后疼痛反应更轻,但存在术后扁桃体再次增生肥大,需再次手术切除的风险。

（1）手术适应证：

1）急性扁桃体炎反复发作；或虽非反复发作，但曾引起咽旁间隙感染或扁桃体周围脓肿者。对于近一年内扁桃体发炎小于 7 次，近 2 年内每年发炎次数小于 5 次，近 3 年来每年发炎次数小于 3 次的儿童，可密切观察后决定是否需行扁桃体切除手术。

2）扁桃体过度增生肥大影响呼吸、妨碍吞咽、发音者。

3）下颌角淋巴结肿大原因不明者。

4）白喉带菌者非手术治疗无效者，可切除扁桃体，并继续治疗和观察。

5）不明原因的低热及其他扁桃体源性疾病，虽扁桃体仅有轻微病变，也可考虑切除扁桃体，以澄清病因。

6）扁桃体角化症及扁桃体良性肿瘤，恶性者应慎重选择适应证和手术范围。

7）茎突截短的前驱手术。

8）慢性鼻炎或鼻窦炎病人，疑有慢性扁桃体炎，可考虑扁桃体切除术。

反复扁桃体炎发作及扁桃体肥大引起的睡眠呼吸障碍是扁桃体切除术的最常见原因。在美国关于扁桃体切除术的指南中提出，目前因睡眠障碍、鼾症及阻塞性睡眠呼吸暂停低通气综合征而进行扁桃体切除术逐年增加。对于小于 2 岁的患儿、肥胖、唐氏综合症、合并颅面部畸形的患儿，如需行扁桃体切除术，建议术前完善多导睡眠监测检查。

（2）手术禁忌证：

1）急性扁桃体发作后不满 2 周。

2）造血系统疾病及凝血功能减退者，如再生障碍性贫血，血小板减少性紫癜等，一般不手术。如其与相关联时，应与相关学科紧密合作，采取综合措施，充分的术前准备下进行手术。

3）显著的高血压病人，心脏有严重疾病，且代偿不良者。

4）女童月经期及月经前期，不宜手术。

5）干燥性咽炎病人，除非扁桃体病变严重，最好不行手术。

（3）手术并发症：扁桃体切除术后出血是扁桃体手术的主要并发症。一般可分为原发性出血和继发性出血两种。前者发生于术后 24 小时内，通常是由于术中止血不彻底等所致；后者多于术后 24~72 小时，等离子射频消融手术，术后继发出血时间可出现在术后 6~7 天，个别患儿甚至可在术后 2 周出现，多为伤口伪膜脱落所致。其他的并发症如感染、牙齿损伤、咽狭窄、复发等均有报道，但发生的概率很低。

三、扁桃体周围炎及脓肿

扁桃体周围脓肿（peritonsillar abscess）是指发生在扁桃体周围间隙内的化脓性炎症。初期为蜂窝织炎，称为扁桃体周围炎，继之加重形成脓肿。多见于青壮年，儿童多发生于学龄期，发病多在秋、冬两季。

【流行病学特点】
扁桃体周围脓肿的发病率约占临床咽喉疾病的 4%。

【病因学或病理生理】
本病常继发于急性扁桃体炎，尤其是慢性扁桃体炎急性发作者。本病常见的致病菌有金黄色葡萄球菌、乙型溶血性链球菌属、甲型草绿色链球菌和厌氧菌属等。

由于扁桃体隐窝，特别是扁桃体上隐窝的炎症，使隐窝口阻塞，其中的细菌或炎性产物破坏上皮组织,向深部侵犯,穿透扁桃体被膜,进入扁桃体周围隙。

本病多单侧发病。按其发生的部位,临床上分前上型(98%)和后上型两种。前者多见,脓肿位于扁桃体上极与腭舌弓之间;后者较少见,脓肿位于扁桃体与腭咽弓之间。

幼年患儿少见,因儿童时期扁桃体被膜较成人厚而致密,均匀一致,无裂隙,扁桃体出现感染时不易穿过被膜层至扁桃体周围组织,加之儿童扁桃体隐窝呈裂隙状,较表浅、分支少,隐窝口瘢痕少,便于引流,致病菌亦不易由扁桃体向被膜外穿透。故婴幼儿期扁桃体周围脓肿发生率不高。

【临床表现】

初期同急性扁桃体炎症状,全身症状明显,3~4 天后,发热仍持续或加重,一侧咽痛加剧,吞咽时尤甚,疼痛常向同侧耳部或牙齿放射。再经 2~3 天后,疼痛更剧,吞咽困难,唾液在口内潴留,甚至外溢。患儿头偏向患侧,颈项呈假性僵直;口微张,流涎,言语含混不清。喝水时,常向鼻腔反流。严重者因翼内肌受累而有张口困难。同侧下颌角淋巴结肿大。入睡后常因反射性吞咽引起咽痛而惊醒,睡眠不安。脓肿大时,则呼吸困难,由于疼痛,进食困难、失眠。

【辅助检查】

超声诊断有助于鉴别扁桃体周炎和扁桃体周脓肿。穿刺抽脓可确定诊断。

【诊断】

患儿呈急性病容,早期可见一侧腭舌弓显著充血。若局部明显隆起,甚至张口困难时,提示脓肿已形成。属前上型者,病侧腭舌弓及软腭红肿凸出,悬雍垂水肿,偏向对侧,腭舌弓上方隆起,扁桃体被遮盖且被推向下方。后上型者,腭咽弓红肿呈圆柱状,扁桃体被推向前下方。

根据病史及体征,诊断不难,超声诊断有助于鉴别扁桃体周炎和扁桃体周脓肿;穿刺抽脓可确定诊断。

【治疗】

1. 脓肿形成前处理　按急性扁桃体炎处理,选用足量有效的抗生素控制炎症。

2. 脓肿形成后处理

(1)穿刺抽脓　1%~2% 丁卡因表面麻醉后,于脓肿最隆起处刺入。穿刺时,应注意方位,进针不可太深,以免刺伤咽旁隙大血管。针进入脓腔,即可抽出脓液。

(2)切开引流

1)前上型者:可在穿刺抽脓处,或选择最隆起和最软化处切开;也可按常规定位从悬雍垂根部做一假想水平线,从腭舌弓游离缘下端(与舌根交接处)做一假想垂直线,二线交点稍外即为切口处;切开黏膜及浅层组织后,用长弯钳向后外方顺肌纤维走向扩张撑开软组织,进入脓腔,充分引流脓液。

2)后上型者:则在腭咽弓处切开排脓。次日复查,必要时可再次撑开引流。

(3)扁桃体切除术　确诊后,在抗生素的有效控制下,施行病侧的扁桃体切除。具有排脓彻底,恢复快,且无复发的优点。对多次脓肿发作者,应在炎症消退 2 周内,将扁桃体切除,但此方法临床并不常用。

【并发症】

炎症扩散到咽旁隙,可发生咽旁间隙脓肿;向下蔓延,发生喉炎及喉水肿,可出现相应症状。

1. **咽旁间隙脓肿** 扁桃体周围脓肿形成后,未向口咽部破溃流脓,而张口困难突然减轻,下颌角出现肿胀,全身情况恶化,为脓肿穿破咽上缩肌进入咽旁间隙之征。

2. **喉水肿** 炎症向下蔓延至舌根或喉部时,可发生喉水肿而引起呼吸困难,严重者应行气管插管、气管切开术。

3. **败血症或脓毒血症** 脓毒血栓由扁桃体静脉,经翼内静脉和面静脉至颈内静脉,引起颈内静脉血栓性静脉炎,进而转为全身感染,可发生肺栓塞、化脓性肝炎等。血栓亦可由静脉入海绵窦栓塞或脑膜炎等。

4. **腐蚀性大出血** 严重的咽旁间隙感染可侵及周围大血管,导致颈部假性动脉瘤形成,有破溃大出血可能,需 CT 血管造影检查协助诊断。

5. 化脓性颈淋巴结炎。

6. 吸入性肺炎,纵隔炎,心内膜炎,腹膜炎,口底蜂窝织炎,甲状软骨膜炎。

【随访和预后】

适当治疗和脓肿引流后预后良好,少数未及时治疗的病例可发生严重的并发症。

(赵 靖)

第三节　其他咽部感染

一、白色念珠菌病

鹅口疮(thrush)又名雪口病、白色念珠菌病(moniliasis),是白色念珠菌感染所引起,在黏膜表面形成白色斑膜的疾病。任何年龄都可发,但 2 岁以内的婴幼儿最多见。

【病因】

白色念珠球菌在健康儿童的口腔里也常可发现但并不致病。以下情况均可引起感染。

1. 母亲分娩时阴道存在真菌感染,婴儿出生时通过产道,接触母体的分泌物而感染。

2. 奶瓶奶嘴消毒不彻底、母乳喂养时母亲乳头不清洁都可以是感染的来源。

3. 接触感染念珠菌的食物、衣物和玩具。另外,婴幼儿在 6~7 个月时开始长牙,此时牙床可能有轻度胀痛感,婴幼儿便爱咬手指,咬玩具这样就易把细菌、真菌带入口腔,引起感染。

4. 在幼儿园过集体生活有时因交叉感染可患鹅口疮。

5. 长期服用抗生素或不适当应用激素治疗,造成体内菌群失调,真菌乘虚而入并大量繁殖,引起鹅口疮。

【临床表现】

1. **症状** 一般症状极少,不影响食欲,直至口腔出现病变才被家长注意。患儿口腔发干,呼气带香甜味,少数可有轻度吞咽困难。

2. **体征** 可见不规则的凝乳状斑点粘在牙龈、口颊、腭部、舌、唇和咽部。有时可融合成片,色较白,松软,易擦掉而不易出血,其下黏膜面粗糙。念珠菌可累及喉部及整个呼吸道而发生呼吸道阻塞症状,也可感染食管和胃肠道。

【诊断】

根据症状及咽部典型表现,年龄在 1 岁以下的患儿,诊断多无困难。应与咽白喉、咽部链球菌或金黄色葡萄球菌所致之膜性咽炎、樊尚咽峡炎相鉴别。取白膜压碎加 1% 氢氧化钠一滴,镜下可见白色念珠菌的菌丝和孢子。

【治疗】

应除去病因,治疗消化不良,注意乳具消毒及婴儿口腔卫生,改善营养,给予适量的复合维生素 B 和维生素 C,增强婴幼儿体质及抵抗力。避免长期使用抗生素。

1. **局部治疗** 局部可涂用制霉菌素混悬液(50 000U/mL 清鱼肝油)。

2. **全身治疗** 口腔和咽的局部念珠菌感染,以局部治疗为主,如果合并全身念珠菌感染需全身抗真菌治疗。

【预防】

1. 产妇有阴道真菌病的要积极治疗切断传染途径。

2. 婴幼儿进食的餐具清洗干净后再蒸 10~15 分钟。

3. 哺乳期的母亲在喂奶前应用温水清洗乳晕;而且应经常洗澡、换内衣、剪指甲,每次抱孩子时要先洗手。

4. 对于婴幼儿的被褥和玩具要定期拆洗晾晒;宝宝的洗漱用具尽量和家长的分开并定期消毒。

5. 幼儿应经常性地进行一些户外活动以增加机体的抵抗力。

6. 在幼儿园过集体生活的婴幼儿用具一定要分开不可混用。

7. 应在医师的指导下使用抗生素。

二、溃疡膜性咽峡炎

溃疡膜性咽峡炎(Plaut's ulcer,pseudomembranous angina,ulceromembranous angina)又称樊尚咽峡炎(Vincent's angina),为梭形杆菌及樊尚螺旋体感染引起的咽峡感染。多从扁桃体或牙龈开始,并可侵犯口腔其他部位,病变侵及牙龈、颊部和口唇者称为坏死性龈口炎。春末、夏初发病较多。

【病理与生理】

梭形杆菌与螺旋体为厌氧菌,易生长在酸性环境中,常在口腔内同时出现,一般认为是"共生现象",也有人认为系同一菌种的异体,培养较困难,或为同一菌种的不同生长阶段。当传染病后,口腔卫生不好以及全身抵抗力低下时梭形杆菌与螺旋体大量繁殖才发病,亦有谓此病系厌氧性链球菌引起。儿童在换牙期,因牙齿的萌出造成了龈袋及牙间隙,有利于生长;同时牙龈上皮层较薄,角化差,更易患此病,说明牙齿与此病有密切关系,故婴幼儿患此病者甚少。本病亦可通过共用餐具及毛巾等媒介传播。

【临床表现】

潜伏期6~7天。发病后感头痛,全身不适,体温升高,一侧咽痛,吞咽困难,流涎增多。检查可见一侧扁桃体及咽黏膜有边缘不整的溃疡,周围有炎症和水肿等,被覆盖污秽的灰色假膜,但较白喉容易去掉,去掉后下面的组织有出血趋向。有特殊的口臭。感染可向牙龈及颊黏膜蔓延,产生龈炎及口炎,患侧下颌下及淋巴结肿大,因有组织坏死,预后可遗留瘢痕,严重者悬雍垂及腭弓可被破坏。

【诊断】

根据典型的临床表现及涂片发现大量的梭形杆菌及螺旋体即可确诊,但应注意与急性扁桃体类、咽白喉、粒性白细胞缺乏性咽峡炎及白血病鉴别。

【治疗】

1. 适当隔离、充分休息、多饮水。

2. 病原治疗(首选青霉素),应用 7~10 日青霉素一般可以治愈。

3. 局部漱口清洁如 1.5% 过氧化氢溶液、复方硼砂液、0.05% 高锰酸钾溶液、2% 过硼酸钠液等清拭溃疡或含漱。

【预防】

本病是自限性疾病,但有高度传染性应予以警惕。对患儿进行适当隔离(包括个人餐具),做好口腔卫生,特别是在牙齿萌发和患传染病时更应注意。

三、白喉

白喉(diphtheria)是白喉杆菌引起的急性呼吸道传染病,咽白喉为白喉中最常见。主要病变为咽、喉部黏膜充血肿胀、坏死和渗出,形成本病特有的不易剥脱的灰白色假膜,以及由白喉杆菌外毒素引起的全身中毒症状。主要通过空气飞沫传播。白喉常见于秋冬和春季期间,多发生于 10 岁以下儿童,以 2~5 岁发病率最高。但现在临床很少见。

【病理与生理】

白喉杆菌侵袭力较弱,仅限于黏膜或皮肤损伤处生长繁殖。当局部黏膜有损伤时,如患麻疹、猩红热、百日咳或上呼吸道感染后,可增强对白喉的感染性。白喉杆菌产生的外毒素为致病的主要因素。

病理如下:

1. **局部病变** 表现为典型的纤维素性炎症,白喉杆菌在黏膜表层生长繁殖,产生的外毒素对细胞有强烈的毒性作用,导致黏膜上皮细胞坏死、白细胞浸润和纤维素渗出。大量渗出的纤维素、白细胞、坏死的黏膜上皮细胞和细菌等凝结成本病所特有的灰白色假膜。咽白喉假膜牢固附着于黏膜,不易脱落,而喉部假膜则附着较松,易于脱落造成窒息,有时可咳出。

2. **全身病变** 白喉外毒素进入血液,可引起中毒性心肌炎、肾炎、周围神经炎和脑神经损害。心肌炎多在恢复期发生,发生率为 10%~70%,是该病致死的最常见原因。神经麻痹可迟至 4~6 周后出现,脑神经受累较多,一般多能恢复。

【临床表现】

潜伏期 1~7 天,一般 2~4 天。根据病情轻重分为 4 型:即普通型、轻型、重型、极重型。在临床上,常分为 2 型,即局限型、中毒型。

1. **局限型** 起病缓,全身症状可能有发热、乏力、食欲不振等。局部症状较轻,有轻度咽痛。扁桃体上可见灰白色假膜,假膜可能超越腭舌弓,覆盖软腭、腭垂或咽后壁。假膜与组织粘连紧密,不易擦掉,强行分剥,则留下出血创面。用假膜涂片或培养,均可查得白喉杆菌。

2. **中毒型** 起病急,假膜迅速扩展,很快出现全身中毒症状,如高热、烦躁不安、呼吸急促、面色苍白、口唇发绀、四肢厥冷、脉搏细速、血压下降及心律失常等。咽部黏膜、扁桃体、悬雍垂、腭弓明显肿胀。颈部淋巴结肿大,软组织水肿,甚至使颈部增粗如"牛颈",并可产生严重并发症,如心肌炎,可发生心力衰竭、心源性休克等。

【诊断】

根据病史、症状及体征,结合细菌学检查,诊断多无困难,但一次细菌学检查阴性并不能排除本病,应重复多次,以求早期确诊。细菌学检查对确诊非常重要,夹取与黏膜交界处的假膜作涂片及培养。原发性喉白喉需作喉镜检查和细菌检查才能做出诊断。如果临床表现典型,同时又找到了细菌者即可确诊。如症状典型,有假膜,即使未找到细菌,诊断亦可确立。

注意与金黄色葡萄球菌或链球菌感染、溃疡膜性咽峡炎及其他咽部急性溃疡鉴别。

【治疗】

1. **一般治疗**　严格隔离,卧床休息 2~4 周,重者 4~6 周,进易消化富营养饮食,注意口腔、鼻腔护理。

2. **病原治疗**　①抗毒素:其剂量应根据病情轻重和假膜范围而定,一般可用 20 000~40 000U,重者 60 000~100 000U,必要时可重复注射一次;②抗生素:为消灭白喉杆菌,防止继发感染,应及早足量使用抗生素。青霉素为首选药物,青霉素过敏者可用红霉素。

3. **并发症的治疗**　并发心肌炎者,应绝对卧床休息,并请相关科室医师协助诊治。有呼吸困难及喉阻塞者,应及时施行气管切开术,术后加强护理,防止肺部感染。

【并发症】

1. **中毒性心肌炎**　常见于重症白喉。患儿可因心功能不全和严重心律失常而死亡。

2. **神经麻痹**　以软腭肌瘫痪最多,其次为眼肌、面肌瘫痪,四肢肌也可累及,出现相应的临床表现。

3. **继发感染**　主要继发肺炎、中耳炎、淋巴结炎、败血症等。大多由链球菌、金黄色葡萄球菌引起。

【预防】

1. **控制传染源**

(1)早期发现及时隔离治疗患儿,直至连续 2 次咽拭子白喉杆菌培养阴性,可解除隔离。如无培养条件,起病后隔离 2 周。

(2)对密切接触者观察 7 天。对没有接受白喉类毒素全程免疫的幼儿,最好给予白喉类毒素与抗毒素同时注射。

(3)带菌者予青霉素或红霉素治疗 5~7 天,细菌培养 3 次阴性始能解除隔离。如用药无效者可考虑扁桃体摘除。

2. **切断传播途径**　呼吸道隔离,患儿接触过的物品及分泌物,必须煮沸或加倍量的 10% 漂白粉乳剂或 5% 苯酚溶液浸泡 1 小时。

3. **提高机体免疫力**　对学龄前儿童应预防接种百白破三联疫苗或五联疫苗,可产生良好免疫力。

(赵　靖)

参考文献

1. MITCHELL RB, PEREIRA KD. Pediatric otolaryngology for the clinician. New York：Springer，2009: 187-195.

2. BRODSKY L, MOORE L, STANIEVICH J. The role of Haemophilus influenza in the pathogenesis of tonsillar hypertrophy in children. Laryngoscope，1988, 98 (10): 1055-1060.

3. VEASY LG, WIEDMEIER SE, ORSMOND GS, et al. Resurgence of acute rheumatic fever in the intermountain area of the United States. N Engl J Med, 1987. 316 (8): 421-427.

4. PAPPAS PG, KAUFFMAN CA, ANDES D, et al. Infectious Diseases Society of America. Clinical practice guidelines for the management of candidiasis: 2009 update by the Infectious Diseases Society of America. Clin Infect Dis 2009, 48 (5): 503-535.

5. FLYNN PM, CUNNINGHAM CK, KERKERING T, et al, The Multicenter Fluconazole Study Group. Orophar-yngeal candidiasis in immunocompromised children: a randomized, multicenter study of orally adminis-tered fluconazole suspension versus nystatin. J Pediatr, 1995. 127 (2): 322-328.

第四节　腺样体肥大

正常生理情况下,儿童 2~6 岁时腺样体增生旺盛,10 岁以后逐渐萎缩,到成人则基本消失。儿童期若腺样体增生肥大且引起一系列具有病理性意义的临床症状者,称腺样体肥大(adenoid hypertrophy)。本病多发生在 2~6 岁儿童,成年人罕见。

【病因】

腺样体炎症反复发作或邻近部位如鼻腔、鼻窦、扁桃体的炎症波及鼻咽部,刺激腺样体发生病理性增生。

【临床表现】

1. **局部症状**　腺样体肥大可引起耳、鼻、咽、喉等处症状。

(1)耳部症状:咽鼓管咽口受阻,将并发分泌性中耳炎,导致听力减退和耳鸣,有时可引起化脓性中耳炎。

(2)鼻部症状:常并发鼻炎、鼻窦炎,有鼻塞及流鼻涕等症状。说话时呈闭塞性鼻音,睡眠时发出鼾声、张口呼吸。严重者可引起阻塞性睡眠呼吸暂停低通气综合征。

(3)咽、喉及下呼吸道症状:分泌物刺激呼吸道黏膜,常引起阵咳,易并发气管炎。

(4)长期张口呼吸,可影响面骨发育,出现上颌骨变长、腭骨高拱、牙列不齐、上切牙突出、唇厚、缺乏表情,出现腺样体面容(adenoid face)。

2. **全身症状**　主要为慢性中毒及反射性神经症状。表现为营养发育不良、反应迟钝、注意力不集中、夜惊、磨牙、遗尿等症状。

3. **体征**　视诊时可见部分患者呈"腺样体面容"。咽后壁附有脓性分泌物,硬腭高而窄,常伴有腭扁桃体肥大。

【检查】

纤维/电子鼻咽镜检查可见肥大的腺样体阻塞鼻后孔;鼻咽侧位 X 线片可观察腺样体大小及鼻咽部气道宽窄;多导睡眠监测仪检查可见有不同程度的睡眠呼吸暂停或

低通气;鼻咽 CT、MRI 扫描,判断腺样体大小,还可与鼻 - 鼻窦炎、鼻咽部肿瘤鉴别。

根据纤维 / 电子鼻咽镜显示腺样体阻塞后鼻孔的程度,腺样体分为四度(图 4-5-4-1)。

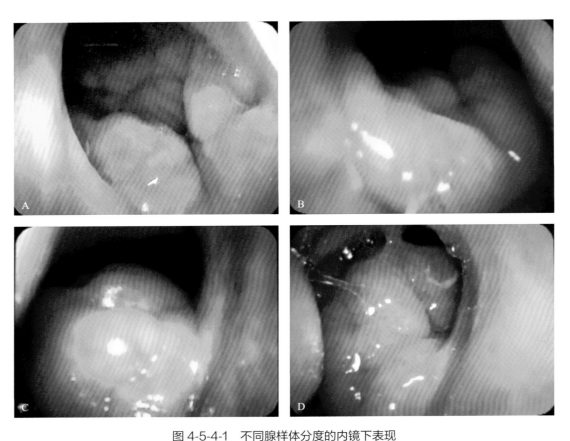

图 4-5-4-1 不同腺样体分度的内镜下表现

A. Ⅰ度,腺样体阻塞后鼻孔 ≤ 25%;B. Ⅱ度,腺样体阻塞后鼻孔 26%~50%;C. Ⅲ度,腺样体阻塞后鼻孔 51%~75%;D. Ⅳ度,腺样体阻塞后鼻孔 >75%

【治疗】

1. 一般治疗 注意营养,预防感冒,提高机体免疫力,积极治疗原发病。随着年龄的增长,腺样体将逐渐萎缩,病情可能得到缓解或症状完全消失。

2. 手术治疗 对于由于腺样体肥大导致阻塞性睡眠呼吸暂停、慢性鼻窦炎、分泌性中耳炎等继发病症者,应手术切除腺样体组织。手术前应仔细检查,排除禁忌证。手术常同扁桃体切除术一并施行,若扁桃体无明确的手术适应证,可单独切除腺样体。

手术可采用内镜辅助下经鼻、经口切吸钻或等离子射频消融法进行,传统的腺样体刮匙刮除法已较少采用。手术并发症可有原发及继发出血问题,术中应积极予以止血处理,减少或避免术中、术后出血情况,同时手术也应注意周围组织的保护,尤其是咽鼓管咽口、圆枕以及软腭鼻咽侧的黏膜保护,以避免误损伤导致的功能影响。

(张 杰)

第六章
喉部疾病

第一节 喉先天性疾病

一、先天性喉蹼

先天性喉蹼(congenital laryngeal webs)为喉腔内的先天性蹼状结缔组织,可有声门上型、声门型和声门下型,阻塞气道,引起新生儿和婴儿呼吸困难,出现喉鸣、呼吸窘迫等症状。喉蹼最早于1882年在尸体解剖中发现,1892年首次报道喉蹼治疗病例。

【流行病学特点】

喉畸形中喉蹼发病率较高,为先天性喉部疾病的第3位,占先天性喉畸形的5%,Cohen统计了1952—1984年该机构全部出院病人和耳鼻喉科出院病人中,先天性喉蹼分别占0.015%和0.08%,51%的喉蹼患者合并其他畸形。国内未见相关统计报告。

【病因】

喉蹼的发生与胚胎发育异常有关。至胚胎第8周时,原声门杓间的封闭上皮开始吸收,第10周时重新建立管道。任何腔道内组织吸收不全,形成先天性喉蹼或先天性喉闭锁,因组织吸收过程自后向前,因此以声门前部喉蹼较多见。喉蹼与染色体异常有关,有报道,8.3%的染色体22q11.2缺失综合征患者合并喉蹼。

【组织病理学特点】

喉蹼组织含有少量毛细血管,覆有鳞状上皮层,下有黏膜和黏膜下结缔组织。喉蹼累及范围与厚度在不同部位有所差异,声门型喉蹼较薄,新生儿期常为一透明"U"型膜覆盖于声带前2/3表面,外侧端附着声带凸,中间呈拱形;声门下喉蹼常伴有环状软骨畸形。喉蹼一般前联合处较厚,游离缘较薄,形成喉隔时四周较厚,中央部较薄,将喉腔大部分封闭,此时常有环状软骨的变异增厚。

【临床表现】

1. **症状** 喉蹼的症状与部位和范围有关。主要症状包括声音嘶哑、失声、喉鸣、哭声细弱、反复呼吸困难、发绀、发育不良。较小的喉蹼可无症状,或仅哭声低哑、剧烈活动时呼吸不畅,在喉镜或全麻插管时才被偶然发现。喉蹼较大或形成隔时,出生后无哭声,呼吸困难较重甚至窒息,有呼噜样喉鸣,吸气时有喉阻塞现象,常有口唇发绀及吮吸困难的症状,如不及时抢救可致死亡;合并声门下狭窄时,哭声细弱、呼吸困难、发育不良较明显。

2. 合并症 喉蹼常伴有其他部位的畸形,包括短肢侏儒症、十二指肠闭锁、主动脉弓异常、胚胎乙醇中毒综合征、尿道下裂等。需特别注意染色体22q11缺失综合征(Di George综合征或腭-心-面综合征)及伴有的心血管畸形。

3. 体征 在喉镜下可见蹼样凸起,透明或淡色红,后缘整齐,呈弧形,少数呈三角形。吸气时蹼扯平,哭或声门关闭时,蹼向下隐藏或凸起如声门肿物。注意染色体22q11缺失综合征可能由于颈内动脉向中线移位引起咽部异常血管搏动。

【诊断】

1. 大部分先天性喉蹼在出生后数月内被诊断 根据症状、体征及喉镜检查可以确诊,并可确定具体部位、累及范围等,影像学CT扫描、MRI对确定喉蹼厚度、选择手术方式,尤其是声门下和少见的双喉蹼有一定的作用。喉蹼分型对治疗方式的选择有重要意义。

2. 分型 传统将喉蹼按发生部位分为声门型、声门上型和声门下型,声门型喉蹼约占75%。由于声门下型喉蹼与声门下狭窄有时难以鉴别,尤其是喉蹼伴有声门下狭窄的病例,有作者又将声门下型喉蹼称为声门下狭窄,或部分喉闭锁。目前广泛使用Cohen分型,根据堵塞程度将喉蹼分为4型,Ⅱ、Ⅲ、Ⅳ型常伴有声门下狭窄(表4-6-1-1、图4-6-1-1)。

表4-6-1-1 先天性喉蹼的Cohen分型

分型	阻塞声门程度	累及声门下程度	声带可见程度	症状
Ⅰ型	<35%	很少或无累及	可见	气道通畅、轻微声音嘶哑
Ⅱ型	35%~50%	薄膜喉蹼部分累及声门下	可见	喘鸣、哭声低,感染或插管后可出现呼吸困难
Ⅲ型	50%~75%	喉蹼前厚后薄,延伸至环状软骨下缘水平	可见,但结构不清晰	声带活动障碍,声音嘶哑、声音低弱,轻度呼吸困难
Ⅳ型	75%~90%	厚膜喉蹼延伸超过环状软骨水平	不可辨认	失声,严重呼吸困难,出生后需气管切开

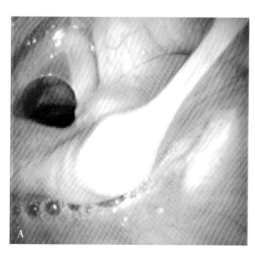
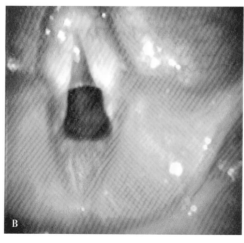

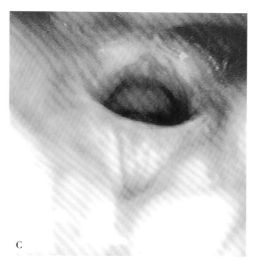

图 4-6-1-1 不同分度喉蹼在喉镜下表现
A. Ⅰ型喉蹼,喉镜下见声门前中三分之一有薄膜覆盖,未累及声门下,声带可见;B. Ⅱ型喉蹼,喉镜下见声门前二分之一有薄膜覆盖,未累及声门下,声带可见;C. Ⅲ型喉蹼,喉镜下见声门后二分之一有厚膜覆盖,声门下狭窄,声带可见,但结构不清晰

【鉴别诊断】

喉蹼需要与声门下狭窄、喉软化症、声带麻痹、杓状软骨脱位相鉴别。鉴别要点必须作喉镜、支气管镜检查,特别注意存在声门下狭窄、喉软化或声带麻痹等合并疾病。重度喉蹼常合并心血管畸形,需进行相关检查。

【治疗】

治疗原则:恢复气道通畅,改善音质。

1. 新生儿喉蹼若发生窒息时,需立即在直接喉镜下将婴儿型硬性气管内镜插入气管,可迅速维持气道通畅,轻型常常得以治愈;重型喉蹼常需气管切开,De Trey 等报道86% 的Ⅲ、Ⅳ型喉蹼需早期气管切开。婴幼儿喉蹼,即使无呼吸困难,也应尽早治疗,一则此期结缔组织尚未完全纤维化,扩张后大多不再形成;二则对喉腔的正常发育有益,并可减少患急性呼吸道感染的机会及伴发的窒息死亡。

2. **喉蹼的手术治疗** 包括内镜和颈外入路两种方式。术前需评估是否伴有其他畸形或合并疾病、心肺功能和吞咽功能,手术方法和麻醉方法的选择取决于喉蹼的分型及是否伴有合并疾病,同时注意围手术期抗反流治疗。

(1)Ⅰ、Ⅱ型喉蹼,尤其当喉蹼厚度小于 5mm 时,选择内镜下切除及重建手术。支撑喉镜联合显微镜 CO_2 激光手术是目前较常用的方法,也可用喉剪、KTP 激光等。手术的重点除彻底切除喉蹼外,应重点防范术后粘连而导致喉蹼复发,包括黏膜瓣的处理技巧、局部应用丝裂霉素、硅胶膜植入等。目前多采用硅胶膜植入方法。在切除喉蹼后,于颈前正中线甲状软骨上 1/3 处穿进带 7 号线针在声门上区由口腔将线引出;再由距甲状软骨下缘稍上处进第二针,并将线由口腔引出,将两条由口腔内引出的线固定一硅胶膜(膜的大小根据患儿喉腔大小决定),喉内打结,拉紧喉外缝线将硅胶膜固定于前联合处,喉外线穿过一纽扣固定于喉前。常规应用抗生素 1 周,2 周后取出硅胶膜。注意创面的处理非常重要,也可采用放置金属、聚乙烯管,下唇黏膜移植,纤维蛋白胶固定等方法。有报道将颈前皮瓣转入或周围黏膜瓣覆盖创面以防止粘连,效果良好。

(2)Ⅲ、Ⅳ型喉蹼可行支撑喉镜联合开放性气道重建手术,先较低位的气管切开,再在支撑喉镜下 CO_2 激光切开声门区喉蹼,再行喉裂开术,可用电钻小心磨除声门下狭窄的软骨部分,用肋软骨重建声门下气道,置入喉模,4~6 周取出喉模后,至少需行两次支撑喉镜检查以清除肉芽组织或扩张气道。如患儿年龄较小时,开放性手术具有较高难度,气道风险极高,多需早期气管切开维持呼吸,待患儿年龄稍大后再行气道重建手术。部分Ⅲ、Ⅳ型喉蹼可行支撑喉镜联合显微镜手术,临时气管切开后,切除喉蹼和声门下狭窄组织后,行球囊扩张,术后改为气管插管2~4周。

手术并发症包括前联合粘连、肉芽增生、气管切开无法拔管、气管皮肤瘘等,需要通过手术补救。手术失败与手术时间、喉蹼大小、部位及治疗方法等很多因素有关。

喉蹼的手术治疗,气道管理非常关键,在围手术期,不仅要充分评估喉蹼情况,同时应关注患儿的全身情况,有无肺部感染、有无营养发育问题、有无胃食管反流、有无合并其他畸形,治疗应采用多学科模式。同时,应与家长进行充分沟通,共同分析手术难度及治疗风险。

【术后处理】

因Ⅱ、Ⅲ、Ⅳ型常伴有声门下狭窄,内镜下切除或喉气管重建术后,需置喉模4~6周以上。通常术后应用抗生素5天、抗反流4周以上。如喉蹼复发,但复发甚小或无显著症状者,可不予治疗。

【预后】

单纯喉蹼预后多数良好,重度需注意伴有多发畸形等合并疾病的存在,应多学科协作。

(李 兰 吴泽斌)

参考文献

1. HOLINGER PH, BROWN WT. Congenital webs, cysts, laryngoceles and other anomalies of the larynx. Ann Otol Rhinol Laryngol, 1967, 76 (4): 744-752.

2. COHEN SR. Congenital glottic webs in children. A retrospective review of 51 patients. Ann Otol Rhinol Laryngol Suppl, 1985, 121: 2-16.

3. EBERT B, SIDMAN J, MORRELL N, et al. Congenital and iatrogenic laryngeal and vocal abnormalities in patients with 22q11. 2 deletion. International Journal of Pediatric Otorhinolaryngology, 2018, 109: 17-20.

4. DYCE O, MCDONALD-MCGINN D, KIRSCHNER RE, et al. Otolaryngologic manifestations of the 22q11. 2 deletion syndrome. Arch Otolaryngol Head Neck Surg, 2002, 128 (12): 1408-1412.

5. DE TREY LA, LAMBERCY K, MONNIER P, et al. Management of severe congenital laryngeal webs-a 12 year review. Int J Pediatr Otorhinolaryngol, 2016, 86: 82-86.

6. BENMANSOUR N, REMACLE M, MATAR N, et al. Endoscopic treatment of anterior glottic webs according to Lichtenberger technique and results on 18 patients. Eur Arch Otorhinolaryngol, 2012, 269 (9): 2075-2080.

7. 徐文,韩德民,李红艳,等. 支撑喉镜下喉硅胶膜置入及声带缝合手术治疗喉蹼. 中华耳鼻咽喉头颈外科杂志, 2007,(8): 581-584.

8. 陈超,许政敏. 新生儿不同类型喉蹼手术处理的疗效分析. 中华耳鼻咽喉头颈外科杂志, 2012,(12): 1034-1035.

二、先天性喉裂

先天性喉裂(congenital laryngeal cleft)和喉气管食管裂(laryngotracheoesophageal cleft)是罕见的先天性喉部畸形,指喉后部中线处的先天缺损,缺损位于喉、气管和喉咽部、食管的间隔。喉裂在1792年由Richter首次报道,1955年Petterson首次成功施行喉裂修补术,随着新生儿医学的发展和内镜诊断技术的提高,喉裂的报道越来越多,发病率约为 1/10 000 至 1/20 000,男性多于女性。

【发病机制】

胚胎期喉入口形成并闭合时某些因素导致组织不能融合,可发生喉裂或气管食管裂。孕期用药和乙醇中毒与喉裂的发生有高度相关性。Neilan 等通过敲除 Ephrin-B2 基因,成功建立大鼠喉裂模型,提示 Ephrin-B2 基因在喉后部中线融合中发挥作用,有些喉裂的发生也可能与基因突变相关。

【临床分型】

喉裂分型方法很多,多数依据喉后部组织裂开的深度来分型,也有按功能影响和手术方案进行分型。目前国内外普遍采用 1989 年报道的 Benjamin-Inglis 分型:Ⅰ型是指声门上杓状软骨间组织缺损,裂开深度位于环状软骨上缘水平;Ⅱ型是指环状软骨板部分裂开至声带水平以上;Ⅲ型是环状软骨板全部裂开至颈段气管;Ⅳ型是裂开至胸段气管及隆突。Ⅱ型喉裂可以表现为黏膜完整的隐性喉裂也称"Occult"或称 O 型喉裂,由于症状的隐匿,常因其他疾病就诊检查时发现,CT 或 MRI 有一定的诊断价值,但不能提高确诊率,确诊应在麻醉时硬质喉镜下进行诊断同时进行分型评估。Benjamin-Inglis 分型的优势在于结合了喉后部组织裂开的深度、症状表现、治疗原则和预期,因此得到普遍认可(图 4-6-1-2)。

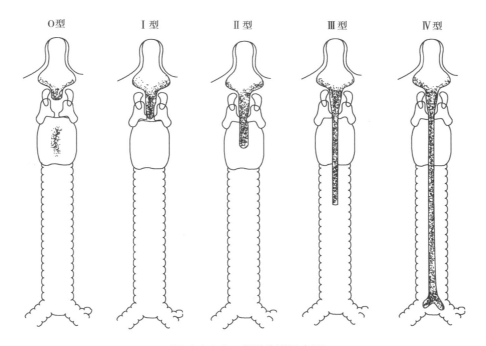

图 4-6-1-2　喉裂分型示意图

【临床表现】

临床表现与喉裂分型及合并疾病有关。声音嘶哑、喂养困难及反复吸入性肺炎,称喉裂三联征。Ⅰ型患儿主要表现为喂养困难、反复吸入性肺炎、喉鸣等,有时可无明显症状;Ⅱ型患儿除了有喉裂三联征外,可伴有营养不良,反复肺炎较Ⅰ型喉裂次数多、症状重,身高体重明显落后;Ⅲ、Ⅳ型患儿出生后出现严重误吸,导致呛咳、呼吸窘迫、发绀,如未采取措施进行针对性治疗,常夭折。

50% 以上的喉裂患儿合并其他畸形,包括气管食管瘘,食管闭锁,先天性心脏病,脊柱综合征,短肢综合征,VACTERL 联合征(一种多发畸形,包括脊柱畸形、肛门畸形、心脏畸形、气管畸形、食管瘘、肾脏、肢体畸形等,合并三种或三种以上畸形)等。90% 的 Ⅰ型喉裂合并喉软化症,21%~44% 的喉裂患儿合并胃食管反流。

【辅助检查】

1. 支撑喉镜显微镜联合支气管镜检查　支撑喉镜显微镜或喉支气内管镜检查是喉裂诊断的金标准。由于纤维 / 电子喉镜检查(图 4-6-1-3)较为方便,且可明确喉软化程度和声带活动情况,可作为喉裂初步筛查的重要诊断工具,对确诊或怀疑病例需进一步行全麻下行支撑喉镜联合喉支气管内镜检查(图 4-6-1-4)。2017 年国际小儿耳鼻喉科学组(International Pediatric Otolaryngology Group,IPOG)发布的 Ⅰ 型喉裂的诊断和管理指南中推荐部分病例可由改良吞钡造影(modified barium swallow,MBS,也称视频吞咽造影检查(video fluoroscopic swallowing study,VFSS)和纤维内镜吞咽功能检查(fiberoptic endoscopic evaluation of swallowing,FEES)诊断,前者的优点是可以整体评估口、咽、喉、食管吞咽功能,可发现气管食管瘘,缺点是 X 线辐射和误吸钡剂风险,且 Ⅰ 型喉裂可能仅有间断或轻微的误吸,检查可出现漏诊;后者的优点是可以发现溢液通过杓状会厌皱襞引起的侧向误吸,缺点是 4 岁以下儿童常剧烈哭闹难以评估基础吞咽功能,该指南同时强调 Ⅰ 型喉裂最终应由全麻下内镜确诊。

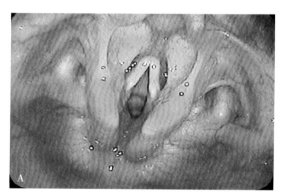
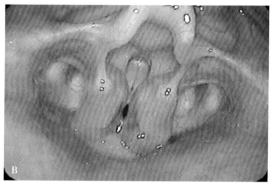

图 4-6-1-3　喉裂的喉镜下表现

A. 吸气相,见杓间组织缺损,裂开深度至声带水平;B. 发音相,见杓间组织不能闭合

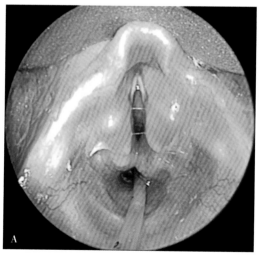
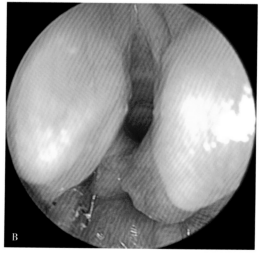

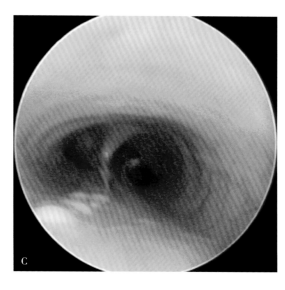

图 4-6-1-4　Ⅱ型喉裂的支撑喉镜显微镜联合
支气管镜检查表现
A. 支撑喉镜下见杓间组织缺损；B. 支撑喉镜下
探查杓间区，裂隙深至声门下，未触及环状软骨；
C. 支气管镜检查颈、胸段气管无裂隙

2. 其他检查　X片可评估肺炎情况，CT、MRI 等检查可发现黏膜完整的隐性裂隙、确定喉裂程度，并排除声门下或气管狭窄等；MBS 和 FEES 常用来评估吞咽功能，13.8% 以上的喉裂患儿可能合并神经肌肉疾病，当误吸程度和喉裂类型不符、存在口或口咽引起的吞咽困难、常规治疗无效、存在神经疾病的病史或表现等，需进一步评估神经功能。

【诊断与鉴别诊断】

1. 诊断　对于喉裂患儿，除了支撑喉镜显微镜联合支气管镜检查确诊分型，还需要对呼吸、吞咽功能、全身状态、合并疾病进行详细评估。

2. 鉴别诊断　喉裂的鉴别诊断同时也是判断合并症的存在。辅助检查对鉴别尤为重要，如喉软化症、气管软化症、气管食管瘘、声带麻痹、声门下狭窄等常需要支撑喉镜显微镜和 / 或喉支气管内镜检查加以鉴别；胃食管反流可行 24 小时 pH 监测；神经肌肉性吞咽障碍可行吞咽功能和神经电生理检查；脑瘫、颅内压增高等中枢病变需要颅脑MRI 检查等。

【治疗】

视频 10　内镜下
喉裂修补术 1

1. 保守治疗　饮食调节和抗反流治疗是最主要的保守治疗方法，Ⅰ型喉裂患儿首选保守治疗，治疗的目标是防止误吸，改善吞咽功能，减少吸入性肺炎的发生，获得足够营养保障正常的生长发育。防止误吸的方法包括进食黏稠食物、直立体位喂养、鼻饲等，家长在经过培训后常可找到患儿最佳的进食体位；改善吞咽功能的方法包括抗反流、治疗呼吸道变态反应性疾病、减少食物过敏等，几乎所有的喉裂患儿均需要抗反流治疗，包括质子泵抑制剂和 H$_2$ 受体阻滞剂等。文献报道 Ⅰ 型喉裂保守治疗成功率为 20% 至100%，部分 Ⅱ 型喉裂患儿也可经保守治疗而免于手术。

视频 11　内镜下
喉裂修补术 2

2. 手术治疗　保守治疗效果不佳的 Ⅰ 型喉裂患儿和 Ⅱ、Ⅲ、Ⅳ 型喉裂患儿常需要手术治疗。手术方法包括杓间区注射填充、内镜下喉裂修补术和开放性喉裂修补术。

适应证：喂养方式和抗反流等治疗效果不佳；杓间区注射填充效果不佳或症状反复；MBS 或 FEES 等检查证实误吸持续存在；胸部 X 线或 CT 检查有慢性误吸表现；因反复吸入性肺炎住院治疗。

（1）术前评估：应注意即使喉裂得到修复，也可能因为吞咽功能异常导致吞咽困难和误吸,术前除了详细的呼吸和吞咽功能评估,还需要和监护人充分沟通。术前应控制反流,减少误吸,治疗肺部感染,术前可应用抗生素预防感染和全身激素治疗,但 IPOG 的相关指南并没有统一的推荐。

(2)不同手术方法

1)杓间区注射填充:Ⅰ型喉裂可考虑局部注射填充剂,其优点是具有可逆性,可保留二期手术的机会、手术时间短和评估喉裂修复效果等,风险是填充物突向声门下、填充区域异常瘢痕和需要再次手术等。填充剂包括自体脂肪、透明质酸、钙羟基磷灰石、羧甲纤维素钠明胶海绵等。

2)内镜下喉裂修补术:保守治疗和 / 或杓间区注射填充效果不佳的Ⅰ型喉裂、大部分的Ⅱ型和部分Ⅲ型喉裂可行内镜手术。

手术方法:内镜下喉裂修补的麻醉方式很重要,控制麻醉深度,保持自主呼吸,经支撑喉镜侧孔给予高频通气。手术时不进行气管插管,可获得充分视野和操作空间,同时也保证二氧化碳激光的安全使用。支撑喉镜显微镜下可双手操作,主要手术步骤包括:患儿仰卧位、头后伸,支撑喉镜下充分暴露喉腔;显微镜或内镜下确认喉裂类型,利用硬支气管镜排除气管支气管病变;调节裂隙区域位于显微镜下术野中央,可用声带撑开器加强暴露,用 CO_2 激光(功率 3~5W)和 / 或显微喉剪、喉切吸钻等切开喉裂缘黏膜,形成新鲜创面,用 4-0 至 7-0 可吸收线单纯间断缝合 2 至 4 针或行"8"字缝合。

3)开放性手术:内镜手术失败和大部分Ⅲ、Ⅳ型喉裂患儿需行开放性手术治疗。

手术方法:Ⅲ型、Ⅳ型喉裂常合并其他畸形,常需要多学科协作,出生后常需行气管切开术和胃造口术或空肠造瘘,可以尽快维持呼吸通畅和营养支持,防止反流,以期得到手术机会。Ⅲ型、Ⅳ型常合并气管食管瘘等畸形,修复手术需多学科联合进行。手术入路包括颈前或颈侧、和 / 或胸部切口,颈前切口可更好地暴露术野,也有利于避免损伤喉返神经,但术后容易出现气管软化。术中应用体外膜肺氧合和体外循环可避免气管插管引起的术野阻挡,可使用心包膜、胸锁乳突肌瓣、胸膜等作为修补材料,修复区域良好的血供有利于减少手术失败。文献报道Ⅲ型、Ⅳ型喉裂的死亡率为 50%~75%,疗效与手术的复杂性、合并畸形程度和围术期管理等因素密切相关。

(3)并发症:手术的成功率与喉裂的严重程度有关,喉裂程度越重,手术难度越大。开放性手术后常因气管食管瘘、气管软化等需要气管切开。

(4)术后处理:术后转入重症监护室监护。内镜手术围术期的处理包括:术前抗反流、全身激素、预防感染等治疗;术后常规在重症监护室密切监护 24~48 小时,给予鼻饲、地塞米松、抗反流、抗感染等治疗;术后 1 周随访,可行电子喉镜评估伤口愈合情况,抗反流治疗需持续到伤口完全愈合甚至更长时间,术后 MBS 和 FEES 检查非常重要,可在术后 4~8 周进行。开放性手术后常需气管切开,Kawaguchi 等报道 9 例Ⅲ型、Ⅳ型喉裂术后 6 例出现气管食管瘘,2 例需要长期维持气管切开分别达 9 年和 11 年。

【预后】

Ⅰ型或部分Ⅱ型喉裂仅有轻微症状时,常易漏诊;部分患儿合并营养发育不良;重型喉裂常因抢救不及时在新生儿期即死亡。加强对喉裂的认识,减少漏诊和误诊,提高喉裂的诊治水平,是保障喉裂患儿提高生存率和生存状态的关键。

(李　兰　吴泽斌)

参考文献

1. PETTERSSON G. Inhibited separation of larynx and the upper part of trachea from oesophagus in a newborn; report of a case successfully operated upon. Acta Chir Scand, 1955, 110 (3): 250-254.

2. 吴泽斌,李兰,潘宏光,等.小儿先天性喉裂13例诊断与治疗分析.中华耳鼻咽喉头颈外科杂志,2017, 52 (9): 681-685.

3. 陈超,谭乐恬,许政敏.儿童先天性喉裂评估方法与疗效分析.中华耳鼻咽喉头颈外科杂志,2018,(1): 9-15.

4. DELAHUNTY JE, CHERRY J. Congenital laryngeal cleft. Ann Otol Rhinol Laryngol, 1969, 78 (1): 96-106.

5. Johnston DR, Watters K, Ferrari LR, et al. Laryngeal cleft: evaluation and management. Int J Pediatr Otorhinolaryngol, 2014, 78 (6): 905-911.

6. NEILAN RE, SHAO D, DRAVIS C, et al. Characterization of the larynx in ephrin-B2 knockout mice: a novel animal model for laryngeal clefts. Arch Otolaryngol Head Neck Surg, 2012, 138 (10): 969-972.

7. BENJAMIN B, INGLIS A. Minor congenital laryngeal clefts: diagnosis and classification. Ann Otol Rhinol Laryngol, 1989, 98 (6): 417-420.

8. MOUNGTHONG G, HOLINGER LD. Laryngotracheoesophageal clefts. Ann Otol Rhinol Laryngol, 1997, 106 (12): 1002-1011.

9. VAN DER DOEF HP, YNTEMA JB, VAN DEN HOOGEN FJ, et al. Clinical aspects of type 1 posterior laryngeal clefts: literature review and a report of 31 patients. Laryngoscope, 2007, 117 (5): 859-863.

10. 李兰,冼志雄,郑跃杰,等.儿童吸气性喉喘鸣的病因分析.中华耳鼻咽喉头颈外科杂志,2009, 44 (3): 219-222.

11. YEUNG JC, BALAKRISHNAN K, CHENG ATL, et al. International Pediatric Otolaryngology Group: Consensus guidelines on the diagnosis and management of type I laryngeal clefts. Int J Pediatr Otorhinolaryngol, 2017, 101: 51-56.

12. WATTERS K, RUSSELL J. Diagnosis and management of type 1 laryngeal cleft. Int J Pediatr Otorhinolaryngol, 2003, 67 (6): 591-596.

13. RAHBAR R, CHEN JL, ROSEN RL, et al. Endoscopic repair of laryngeal cleft type I and type II: when and why？. Laryngoscope, 2009, 119 (9): 1797-1802.

14. THIEL G, CLEMENT WA, KUBBA H. The management of laryngeal clefts. Int J Pediatr Otorhinolaryngol, 2011, 75 (12): 1525-1528.

15. OZGUL G, REZA R, EELAM A. Endoscopic repair of laryngeal cleft. Operative Techniques in Otolaryngology, 2016, 27 (2): 100-103.

16. KAWAGUCHI AL, DONAHOE PK, RYAN DP. Management and long-term follow-up of patients with types Ⅲ and Ⅳ laryngotracheoesophageal clefts. J Pediatr Surg, 2005, 40 (1): 158-164; discussion 164-155.

三、喉软化症

视频12 喉软化症声门上成形术

喉软化症（laryngomalacia）是以吸气时声门上组织塌陷,产生吸气性喉鸣等呼吸道阻塞和呛咳误吸等吞咽困难症状的一类疾病。除婴幼儿先天性喉软化症外,还包括睡眠发作型喉软化症、迟发性吞咽困难型喉软化症、青春期喉软化症、继发性喉软化症等类型。婴幼儿先天性喉软化症是其主要和最具代表性的类型。1897年Sutherland首先发现声门上组织塌陷这一疾病特征,并以"先天性喉喘鸣"命名。由于喉喘鸣病因众多,1942 年 Jackson 以"laryngomalacia"即喉软化症命名这一类疾病。

【流行病学特点】

婴幼儿先天性喉软化症(以下简称喉软化症)是最常见的先天性喉畸形,是婴幼儿喉鸣的主要病因,约占 54%~75%,目前具体发病率仍不详。大多数病例属轻中度,有自愈倾向,约 10% 属重度,且需要手术等干预。

【病因学】

喉软化症病因尚未完全明确,目前有以下致病学说:

1. **喉软骨软化学说** 喉软化症存在声门上组织软弱塌陷,曾归因于软骨成骨不全,甚至一度常规给予补钙治疗,但研究表明患儿血钙水平与正常儿无显著差异,补钙无效,现已不主张生理需要量外的额外补充。会厌等声门上组织的软弱塌陷,可能是气流流经狭窄气道产生管壁负压吸引力的结果,而不是原因。

2. **解剖学说** 喉软化症存在杓突冗长、杓会厌襞短小,管状会厌等解剖形态的变异,导致气道缩窄,手术纠正解剖畸形能够扩大喉入口,解除临床症状。但先天性喉软化症多在生后 2 周出现临床症状,和出生时相比,喉解剖差异并不大。临床上大量患儿存在类似的喉解剖变异,但却不一定导致喉软化症症状,因此,不能单纯根据形态学变异诊断喉软化症。易塌陷和缩窄的喉三维立体形态,可能只是喉软化症发病的原因之一。

3. **神经肌肉学说** 支持点有:①喉软化症随年龄增长有自愈倾向,可能和神经肌肉功能的不断完善有关;②唐氏综合征等神经肌肉病的患儿,喉软化症的发病率较高,且手术疗效较差,可能与神经肌肉功能差有关;③某些神经损伤后继发性喉软化症,在原发病解除后自愈;④喉感觉功能的研究发现,喉对喷射气体的反射阈值提高;⑤还发现黏膜下神经纤维肥大等。目前,该学说认同较多,但尚未得到致病模型的证实。

4. **胃食管反流等炎症学说** 婴幼儿胃食管反流非常常见,达 50%~100%。胃酸和胃蛋白酶等反流物会导致喉部甚至气管黏膜炎症水肿,导致气道变窄加重阻塞症状,而且会影响纤毛清除功能,影响喉感觉功能,导致呛咳误吸等吞咽障碍。另外,喉软化症呼吸道阻塞导致吸气时食管周围负压增加,加重胃食管反流。两者互为因果,相互促进。评估反流并给予抗反流治疗,有利于减少喉术后瘢痕,促进喉功能恢复。

如上所述,喉软化症病因复杂,用单一病因机制常不能完全解释,应多方面综合考量。

【临床表现及分度】

喉软化症的基本症状包括吸气性喉鸣、呼吸困难和吞咽困难。轻症患儿可能只有喉鸣,严重时导致呼吸衰竭,导致患儿反复呼吸道感染,病程长时导致患儿营养不良、生长发育落后。

1. **吸气性喉鸣** 喉鸣音是吸气时气流对声门上组织产生的负压吸引力和组织受过度牵拉的回弹力共同作用产生振动而发生,也和气体湍流有关。吸气性喉鸣是喉软化症的特征症状,表现为吸气期高调喉鸣音。喉鸣受喉狭窄程度和气体需要量影响,常在睡眠、仰卧、哭闹、进食、活动、上呼吸道感染时加重。某些患儿深睡眠时代谢下降,吸气力量减弱,喉鸣可减轻。非重症患儿喉鸣多呈间歇性,常于生后 2 周内出现,4~6 个月达高峰,多于 2 岁前消失。重症患儿喉鸣呈持续性,响度重,吸气及喉鸣音延长,伴有费力感。当合并声门下狭窄、原发和继发性气管支气管软化、呼吸道感染或吸入性肺炎时,可伴有呼气期喘鸣音。

2. **呼吸困难** 表现为呼吸急促、间歇性或持续性三凹征、吸气费力、吸气相延长、睡眠时呼吸节律不齐如低通气和呼吸暂停、口唇发绀等。当患儿上呼吸道感染时,呼吸困难常加重,甚至导致呼吸衰竭。长期呼吸困难的患儿慢性缺氧,易激惹,烦躁,还会出现漏斗胸、肺动脉高压、肺源性心脏病等表现。理论上,气道通气量与气道半径的4次方成正比,如果气道半径减半,通气能力仅为原来的1/16。呼吸困难是判断气道狭窄程度和病情的主要依据。

3. **吞咽困难** 表现为误吸呛咳、进食不耐受、进食时间延长。轻症患儿仅喝水时呛咳,严重的导致误吸窒息、吸入性肺炎,甚至需要长期经胃管进食。吞咽困难的原因有:喉的解剖变异导致吞咽时喉入口关闭不严;呼吸节律紊乱导致吞咽动作仓促,协调性下降;喉黏膜感觉异常,灵敏度下降;患儿大脑发育未完善、伴发神经性、遗传性疾病导致中枢感觉运动统合能力下降等。50%的患儿会出现吞咽困难。

4. **生长发育落后和反复呼吸道感染** 重症患儿常伴有营养不良,体重、身长、皮脂厚度落后于同龄儿,运动发育落后。这与呼吸困难增加消耗,进食量少,吸入性肺炎,长期缺氧导致代谢改变和免疫功能下降等有关,严重影响患儿生长发育。患儿体质较弱,容易发生呼吸道感染,又会进一步加重营养不良。

【诊断】

喉软化症除典型症状和体征外,还需要进一步明确声门上组织塌陷的类型和程度,以明确诊断。

1. **喉内镜检查** 多采用电子喉镜或纤维喉镜。当需要同时排查声门下及气管病变时,可选择支气管镜检查。严重呼吸困难的患儿需要在准备吸氧、球囊通气等抢救措施下进行。在声门上成形术前,还可以在基础麻醉后,保留自主呼吸下,再次评估塌陷情况。

2. **喉镜所见及分型** 多采用1999年Olney提出的方法。Ⅰ型(后部,杓突塌陷型),杓突组织冗余,黏膜水肿,可伴有小角软骨和楔状软骨凸出,随吸气向内下方塌陷,阻挡声门;Ⅱ型(侧方,杓会厌襞塌陷型),杓会厌襞短,或呈膜状遮盖侧方声门,吸气时内陷;Ⅲ型(前部,会厌塌陷型),会厌明显卷曲两侧遮盖侧方声门,或会厌软塌呈活瓣状向声门塌陷甚至被吸入声门;组合型,任意两种或三种组合。其中单纯型少见,常属于组合型,大部分存在Ⅱ型塌陷(图4-6-1-5、图4-6-1-6)。

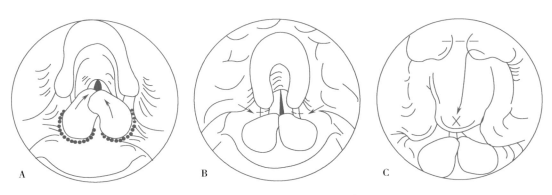

图 4-6-1-5 喉软化症分型示意图

A. Ⅰ型喉软化症;B. Ⅱ型喉软化症;C. Ⅲ型喉软化症

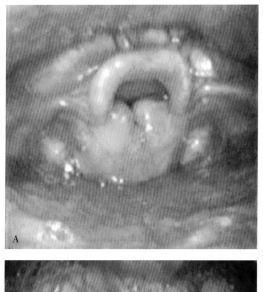
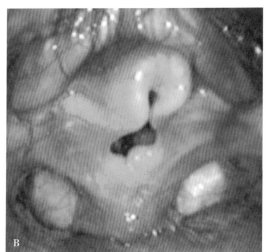
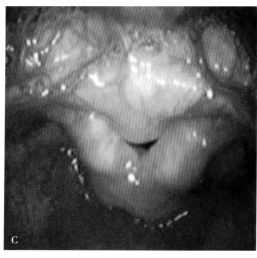

图 4-6-1-6　不同分型喉软化症电子喉镜下表现
A. Ⅰ型喉软化症；B. Ⅱ型喉软化症；C. Ⅲ型喉软化症

3. **病情分度**　目前，尚无统一的喉软化症分度标准。Roger 于 1995 年结合手术指征提出的重症喉软化症标准认可度较高。包括：①平静时呼吸困难和 / 或活动时重度呼吸困难；②进食困难；③身高和体重增长迟缓；④睡眠窒息或阻塞性通气不足；⑤无法控制的胃食管反流；⑥有因阻塞性呼吸困难而气管插管病史；⑦活动时低氧血症；⑧活动时高二氧化碳血症；⑨睡眠监测示阻塞性低通气和呼吸暂停指数异常。一般符合 3 项可判断为重度。

【辅助检查】

喉软化症病情复杂，诊断后需要进行详细的病情评估，特别是重度病例，需要明确病情程度，排查可能伴发的第二气道病变，并且查明是否合并先天性心脏病、神经肌肉及遗传性疾病、颌面畸形、咽喉反流等，以便制定合理的治疗方案。

1. **呼吸困难程度的评估**　除依据三凹征等对喉阻塞进行分度外，还可以采用多导睡眠呼吸监测客观评估患儿呼吸情况，并参照 2007 制定《儿童阻塞性睡眠呼吸暂停低通气综合征诊疗指南草案（乌鲁木齐）》进行判定。

2. **吞咽功能评估**　可依据进食呛咳、吃奶后痰鸣音加重、反复吸入性肺炎等进行粗评。必要时采用 X 光下吞咽造影剂透视检查，吞入造影剂后内镜观察喉室和声门下气管情况，以评估吞咽功能。

3. **胃食管反流、咽喉反流的检查** 24 小时 pH 监测是金标准。多通道腔内阻抗监测可确诊非酸反流。气管内分泌物及灌洗液测定胃蛋白酶可间接判断反流和误吸的存在。

4. **生长发育及神经肌肉功能的评估** 一方面，明确患儿受病情影响的程度；另一方面，结合孕产史、特殊面容、肌力改变、运动发育落后等，评估神经肌肉相关性疾病存在的的可能性，必要时进行遗传代谢及基因检查。如脑发育不良、缺血缺氧性脑病、21 三体综合征、Robin 综合征等。

5. **全气道评估** 第二气道病变伴发率高达 25%~58%，这些伴发病会加重病情，增加治疗难度，影响愈后。包括：梨状孔狭窄，鼻泪管囊肿，后鼻孔闭锁，鼻咽部肿物，小下颌，舌后坠及咽软化，咽及喉部囊肿，喉麻痹，喉蹼，喉裂，声门下狭窄，声门下血管瘤，气管、支气管软化，完整气管环畸形，气管食管瘘，支气管肺发育不良，大血管走行异常压迫气道（如主动脉骑跨、肺动脉袖带、无名动脉压迫等），气道外占位病变压迫喉及气管等。除采用鼻咽喉内镜和支气管镜检查外，还可行颈胸部增强 CT 检查、增强 MRI 等影像学检查鉴别。

6. **心脏超声** 排查先天性心脏病。

【治疗】

1. **一般治疗** 大多数患儿病情不严重，可保守治疗。应给家长解释疾病的自限性，消除疑虑。给予喂养指导，如：加稠奶液，立位喂奶，侧卧或看护下俯卧睡眠等。指导家长精心喂养，尽量避免呼吸道感染，出现感染应及时治疗，病情加重时需复查喉镜明确原因。

2. **抗反流治疗** 已有研究表明抗反流能改善喉软化症症状，减少肉芽和瘢痕形成。目前，术前 1 周和术后 1 个月进行抗反流治疗得到广泛认可。住院期间可静脉使用西米替丁或奥美拉唑。美国 FDA 已批准口服奥美拉唑和兰索拉唑用于 1 个月以上儿童胃食管反流，建议疗程 3 个月以上，国内指南要求 8 周以上。喉软化症患儿大多 1 岁以内，国内能否长期使用，剂量效用及其安全性还需研究，使用前需与家属沟通。

3. **声门上成形术** 自 1897 年发现喉软化症存在声门上组织塌陷后，许多研究者进行了去除冗余组织的尝试，但效果不理想。直到 20 世纪 80 年代，得益于喉显微器械和内镜显微镜技术的发展，Lane 和 Seid 等改良手术，建立了目前的声门上成形术（supraglottoplasty）治疗方案，用于重度喉软化症的治疗。声门上成形术已被证实疗效明确，安全性高，已成为治疗重度喉软化症的首选方式。

手术包括三种基本术式，根据喉软化症塌陷的不同部位和分型，患儿可能需要做其中的一种或多种（图 4-6-1-7~图 4-6-1-11）。

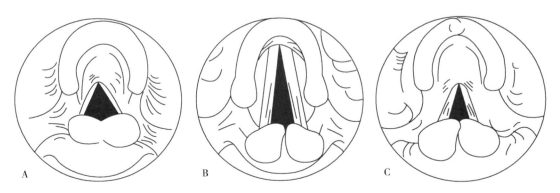

图 4-6-1-7 不同分型喉软化症手术效果示意图
A. Ⅰ型喉软化症手术效果；B. Ⅱ型喉软化症手术效果；C. Ⅲ型喉软化症手术效果

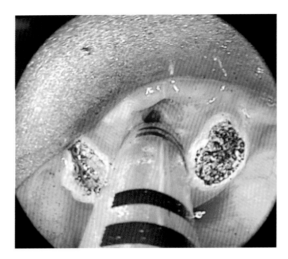

图 4-6-1-8 I 型喉软化症声门上成形术、杓突减容成形术（CO_2 激光）支撑喉镜下表现

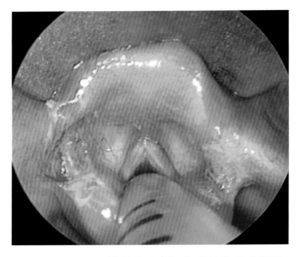

图 4-6-1-9 II 型喉软化症声门上成形术、杓会厌襞切开术（喉剪切开,等离子止血后）支撑喉镜下表现

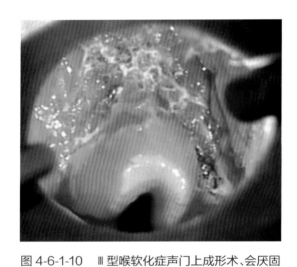

图 4-6-1-10 III 型喉软化症声门上成形术、会厌固定术支撑喉镜下表现

可见 CO_2 激光汽化舌会厌间黏膜,连续散焦模式,使表层组织凝固收缩,使其向前上方牵拉会厌

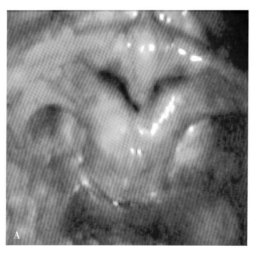

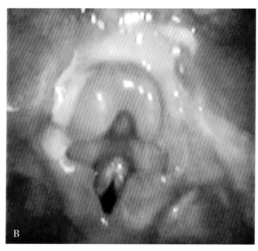

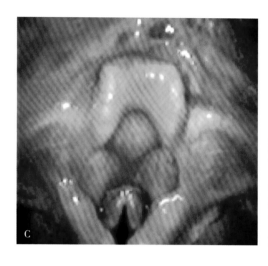

图 4-6-1-11　II+III 型喉软化症术前、术后喉镜下表现

A. 术前喉镜下表现；B. 杓会厌襞切开（左喉剪、右 CO_2 激光）及会厌固定术后 1 周喉镜下表现，可见会厌直立；C. 术后 1 个月喉镜下表现会厌直立，声门上组织无塌陷，术区瘢痕化

（1）杓突减容成形术（arytenoidoplasty）：当杓突黏膜冗余肥厚，小角软骨楔状软骨明显凸起，随吸气塌陷，即存在 1 型塌陷时，需行杓突减容成形术。可采用激光、微动力切割器、低温等离子或冷器械进行操作。采用激光汽化切除出血少，去除部位准确，有明显优势。操作时务必保护杓间区黏膜，避免范围过大，以防术后粘连和瘢痕挛缩，导致声门上狭窄。

（2）杓会厌襞切开术：杓会厌襞切开术（aryepiglottic fold division，aryepigloplasty）适用于 II 型。切开后可以松解杓突与会厌间张力，增大其间距，扩大侧方喉入口。操作时贴会厌侧缘作单纯切开或楔形切除，深度视具体情况而定，膜状部分可完全切开。如切开过深，会损伤向后走行的滋养血管，还可能损伤喉上神经喉内感觉分支，导致术后吞咽时侧方渗漏，这些都可能导致误吸呛咳，需慎重。杓会厌襞切开是声门上成形术基本术式，有研究认为仅做该术式便可取得良好的手术效果，而无需其他术式。

（3）会厌成形术和会厌固定术：会厌成形术（epiglottoplasty）和会厌固定术（epiglottopexy）适用 III 型喉软化症。对于管状会厌、Ω 形会厌，会厌的两侧遮盖喉入口，可考虑适度切除两侧缘，即会厌成形术。需注意的是，Ω 形会厌也常见于正常儿，是否有切除的必要，需结合具体情况而定。当会厌软弱，像活瓣样随吸气向声门塌陷，甚至被吸入声门时，需行会厌固定术，先用 CO_2 激光汽化切除会厌舌面下 2/3 黏膜和对应的舌根黏膜，再将会厌游离缘缝合固定于舌根，或采用激光放大光斑，使局部产生凝固收缩效果，从而使会厌上抬前移固定，达到扩大喉入口的目的。广义的会厌成形术包含会厌固定术。

术后常规送 ICU 监护，带气管插管 1~2 天，经胃管进食 3~4 天，同时使用足量抗生素、皮质激素、抗反流治疗。声门上成形术术后 1 周、2 周、1 个月、3 个月、6 个月需进行症状评估及喉镜等随访。

声门上成形术后短期并发症包括出血，喉部术区水肿，声门下水肿，误吸呛咳、肺炎等。远期严重并发症主要是声门上狭窄，发生率低于 4%。

手术有效率 90%~100%，与适应证的把握高度相关。合并唐氏综合征等神经肌肉功能异常、合并严重先心病的患儿，手术失败率高。合并小下颌、严重舌后坠、重度气管软化的患儿应列为声门上成形术的禁忌证，应首选气管切开术治疗。3 月龄以下患儿不会抬头，排除神经肌肉病和遗传代谢病较困难，手术前需与家属沟通，如效果不理想时需要再次手术，同时治疗伴发病。

4. 气管切开术　20 世纪 80 年代以前，由于手术效果不理想，重度喉软化症患儿只能保守治疗等待自愈,当病情危重时被迫行气管切开,长期带管生活。这种姑息疗法改变了患儿正常呼吸和发声生理,对患儿身心影响较大,并发症率和死亡率也较高。现在,气管切开仅作为声门上成形术失败后的补救手术,或存在声门上成形术禁忌证时采用。

5. **无创正压通气治疗**　近年来,无创正压通气的使用,大大减少了呼吸道阻塞患儿使用气管插管和气管切开等有创呼吸支持的频率。通过鼻导管或面罩下,给予持续气流形成气道正压,婴幼儿压力使用约为 $3\sim5cmH_2O$,可以防止气道萎陷,从而减轻声门上组织塌陷,还能增加肺功能残气量、改善呼吸顺应性、减少呼吸做功、提高氧饱和度。无创正压通气技术可用于喉软化症患儿的术前、术后支持治疗,也适用于拒绝手术或存在禁忌证患儿长期使用,其疗效明确,目前已有家用的机型。但无创正压通气治疗可能影响幼儿面部发育,使用时需考虑患儿耐受性。

【展望】

近年来,国内电子喉镜等新型诊疗设备日益普及,声门上成形术的开展也日益广泛,婴幼儿喉软化症的诊治水平不断提高。声门上成形术效果与塌陷类型的精确评估和并发病的评估高度相关,但目前评估的主观性大,有待更多的临床研究。声门上成形术对喉发育的远期影响等问题,仍需要进一步跟踪研究。

(李　兰　张德伦)

参考文献

1. ROGER G, DENOYELLE F, TRIGLIA JM, et al. Severe laryngomalacia: surgical indications and results in 115 patients. Laryngoscope, 1995, 105 (10): 1111-1117.

2. OLNEY DR, GREINWALD JH, SMITH RJ, et al. Laryngomalacia and its treatment. Laryngoscope, 1999, 109 (11): 1770-1775.

3. RICHTER GT, THOMPSON DM. The surgical management of laryngomalacia. Otolaryngol Clin North Am, 2008, 41 (5): 837-864.

4. 张德伦, 李兰, 傅跃先. 62 例重度婴幼儿喉软化症喉镜表现及分型探讨. 临床耳鼻咽喉头颈外科杂志, 2014,(01): 26-28.

5. 李兰, 张德伦, 赵宇, 等. CO_2 激光声门上成形术治疗婴幼儿喉软化症临床研究. 中华耳鼻咽喉头颈外科杂志. 2013, 48 (6): 475-480.

6. CARTER J, RAHBAR R, BRIGGER M, et al. International Pediatric ORL Group (IPOG) laryngomalacia consensus recommendations. Int J Pediatr Otorhinolaryngol, 2016.

7. THORNE MC, GARETZ SL. Laryngomalacia: review and summary of current clinical practice in 2015. Paediatr Respir Rev, 2016, 17: 3-8.

8. POWITZKY R, STONER J, FISHER T, et al. Changes in sleep apnea after supraglottoplasty in infants with laryngomalacia. Int J Pediatr Otorhinolaryngol, 2011, 75 (10): 1234-1239.

9. THOMPSON DM. Laryngomalacia: factors that influence disease severity and outcomes of management. Curr Opin Otolaryngol Head Neck Surg, 2010, 18 (6): 564-570.

10. THOMPSON DM. Abnormal sensorimotor integrative function of the larynx in congenital laryngomalacia: a new theory of etiology. Laryngoscope, 2007, 117 (6 Pt 2 Suppl 114): 1-33.

四、声门下血管瘤

声门下血管瘤(subglottic hemangioma,SGH)是指声门下区域内的一种伴有内皮细胞、主细胞、外周细胞、成纤维细胞及巨噬细胞增生的良性肿瘤。婴幼儿血管瘤具有血管畸形和肿瘤的双重特征。约 50% 的患儿可同时伴有头颈部和皮肤血管瘤。由于生长部位的隐蔽性和症状不典型,易被漏诊和误诊,可能危及生命。需要及时尽早诊断并有效治疗。

【病因和组织病理学】

目前病因不明确,可能与低出生体重、早熟、女性等因素相关。血管瘤并非真性肿瘤,系脉管发育异常所致。脉管系由间胚叶发展而来,若在胚胎时期其原始细胞离散残存,将发展成血管瘤。该病具有自愈性,生长周期大致可分为三个阶段。

第一阶段:出生后 1 个月出现,在 2~4 个月时出现症状快速生长期,症状进行性加重。

第二阶段:相对稳定期,持续数月。

第三阶段:自然消退期,可持续数月至数年。

需要注意的是,并非所有患者都有明显的三个阶段。由于病变位于声门下,肿瘤的生长主要影响气道的通畅性,气道阻塞的程度决定了本病是否需要临床干预。患儿一旦出现严重的喉阻塞症状,需积极治疗以保持气道通畅。多数不能等待疾病的自然消退,以免危及生命。

【临床表现】

声门下血管瘤无典型的临床症状,主要与气道阻塞及继发症状有关。

最初几周,婴儿可无症状;2~4 个月时症状逐渐明显,初期为吸气相喘鸣,随后为双向性,伴有犬吠样咳嗽,轻度声音嘶哑。增生明显时以上症状加重,表现为喉喘鸣和喂养困难,早期仅在活动和哭闹后出现双向性喉鸣;瘤体快速增大时,出现气促及呼吸困难。合并上呼吸道感染时,症状迅速加重,出现急性重度呼吸困难而误诊为急性喉炎,出现持续性气道阻塞,导致呼吸困难、三凹征、喂养困难,生长发育迟缓等。

【辅助检查】

1. **纤维/电子喉镜气管镜检查** 其是首选的检查方法。血管瘤的生长部位常常是声门下单侧,也可位于双侧、环周或多发性。在声门下可见局部隆起,暗红色呈半球形,表面光滑,阻塞声门(图 4-6-1-12)。该检查方法也可初步鉴别引起喉喘鸣的其他先天性喉疾病。

2. **影像学检查** 增强 CT/MRI 检查,可以确诊,并确认血管瘤的范围。

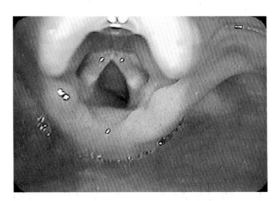

图 4-6-1-12 声门下血管瘤电子喉镜下表现

（1）CT 表现：血管瘤瘤体以低密度或等密度为主，呈圆形、半圆形或结节状，其内可有钙化，常位于皮下或颈部深层软组织中，注入对比剂后即刻扫描可明显强化，瘤体较大时能清晰显示瘤体的供血及回流血管，部分患儿的回流静脉可经眼静脉与颅内静脉窦相通。婴幼儿的声门下血管瘤因其部位特点，一般瘤体体积不大，且无明显粗大供血血管，但临床症状较明显。

（2）MRI 表现：血管瘤信号常不均匀，T_1WI 瘤体与肌肉信号相等，其内可见高信号脂肪成分，或分隔，T_2WI 肿块信号较肌肉高。增强后可在早期见肿块明显强化。MRI 对显示肿物与颈部重要大血管关系比较有优势，但它的空间分辨率不如 CT，不能辨别出小的血管及小的血管瘤（图 4-6-1-13、图 4-6-1-14）。

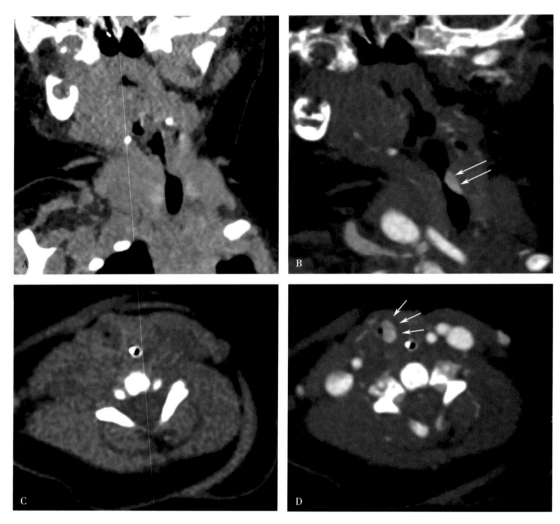

图 4-6-1-13　声门下血管瘤 CT 表现

患者男，2 月，咳嗽、喘憋 3 天

A. CT 冠状位重建软组织窗表现；B. 增强 CT 冠状位重建软组织窗表现；C. CT 平扫水平位软组织窗表现；D. CT 增强水平位软组织窗，示声门下气道周围软组织增厚，平扫密度较肌肉组织略低，边界欠清，增强后病灶明显强化（箭头），包绕声门下气管左侧壁及后壁，局部气道受压变窄明显，气管周围软组织内多发细小血管分支分布

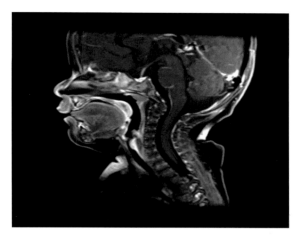

图 4-6-1-14　声门下血管瘤矢状位 MRI 表现

【诊断与鉴别诊断】

结合病史、临床表现和辅助检查，一般不需活检。初为吸气性喉鸣，随后为双相喘鸣；电子喉镜/支气管镜检查，提示声门下方为红色表面光滑的肿物；或者影像学检查结果提示声门下小血管瘤伴声门狭窄，即可诊断。

鉴别诊断主要与引起呼吸困难的其他疾病相鉴别：如声带麻痹、喉部囊肿、声门下狭窄、喉软化、气管支气管软化和喉气管异物等鉴别。借助于电子喉镜或支气管镜，必要时增强 CT、MRI 检查，鉴别诊断并不困难。

【治疗】

声门下血管瘤需要根据病情，患儿年龄等因素，选择不同的治疗方案。目标是保持气道通畅，减少药物副作用及创伤。目前有全身药物治疗和局部手术治疗方法。

1. 全身药物治疗　儿童的药物治疗需仔细研读药物说明书，按说明书使用。以下剂量及疗程仅供参考。

（1）糖皮质激素：1972 年 Cohen 和 Wang 提出了糖皮质激素治疗声门下血管瘤，约有 25% 的声门下血管瘤被治愈。由于普萘洛尔的广泛应用，激素治疗的全身副作用及治疗效果的有限性，早期较少应用全身激素疗法治疗声门下血管瘤。

（2）普萘洛尔：普萘洛尔已成为治疗婴幼儿血管瘤的一线用药。普萘洛尔是一种 β 受体阻滞剂，可诱导血管瘤消退，治疗血管瘤迅速有效，患者耐受性良好。Denoyelle 等在 2009 年首次报道普萘洛尔治疗声门下血管瘤的有效性，美国和欧洲相继发布了普萘洛尔治疗婴幼儿血管瘤的专家共识或专家建议。近年国内也推出普萘洛尔之列婴幼儿血管瘤的专家共识，其治疗方案的认同性普遍提高。关于普萘洛尔治疗血管瘤的其治疗机制尚不明确，可能是多因素作用的结果。

1）适应证：婴幼儿声门下血管瘤，年龄在 1 岁以内。

2）禁忌证：①严重心脏疾病，包括心源性休克、窦性心动过缓、低血压、Ⅱ-Ⅲ度房室传导阻滞、心力衰竭者；②支气管哮喘、气道敏感性疾病、通气困难或其他肺部疾病者；③对 β 肾上腺素受体阻滞剂过敏者。

3）用法用量：起始剂量 0.5mg/(kg·d)，分 2 次口服；如无明显不良反应，则逐渐将普萘洛尔加至足量(2mg/kg·d)，可在 1~3 天内增至足量。

4）用药监测：住院治疗者，需在心电监护下用药，严密监测血压、心率、呼吸、血糖等基本生命体征变化,若出现严重不良反应,及时处理。门诊用药者,嘱家长或监护人在每次服药后观察面色、呼吸和心率变化,发现异常情况,及时就诊。

服药后 1 个月复诊,效果明显者,不调整剂量;效果不明显者,重测体重,调整剂量;继续生长者,加服泼尼松,晨起进食后顿服。每 3 个月复诊 1 次,视情况继续用药或调整用药方案。重症患儿、早产患儿、出生时低体重患儿、全身状况较差(合并心血管或呼吸系统疾病)者,以及瘤体位于气道、鼻部等重要脏器周围,出现呼吸困难等症状者,需住院观察,在密切监护下小剂量给药,如无明显不良反应,则随着年龄和体重增长,逐渐将普萘洛尔加至足量。

5)疗程:普萘洛尔对血管瘤的作用在第 1 周时最明显,其后的改善速度缓慢,有时甚至出现停滞期。药物治疗必须持续至少 6 个月,过早停药会导致血管瘤反弹性生长。停药标准:血管瘤完全消退,或年龄超过 1 岁,血管瘤增殖期结束。

6)停药方法:停药时应逐渐减量,前 2 周服药次数减半,后 2 周剂量减半,第 5 周即可停药。停药后继续观察 1 个月,如无反弹性生长,停止服药;如反弹生长,按原方案继续服药 1 个月或更长时间。

7)治疗后反应:药物敏感的血管瘤,普萘洛尔有效率高达 90% 以上。口服普萘洛尔后 1 天至 1 周,瘤体颜色开始变淡、萎缩变软。治疗 3 个月后,大部分瘤体明显萎缩。至 1 岁时,瘤体基本消退,可遗留毛细血管扩张或纤维脂肪组织沉积。明显的变化多见于用药后的 8 周和患儿 5~6 月龄时。

8)不良反应:常见的不良反应包括胃肠道反应(腹泻,少数患儿便秘,部分患儿呕吐反应较重)、睡眠紊乱(兴奋或嗜睡)、手足发凉、低血压、心率减慢(心动过缓)、呼吸道症状(哮喘发作、感染)、低血糖、心肌酶改变等。不良反应最快可在服药后 20min 出现,服药 2h 后可引起低血压,3 小时后可恢复正常。普萘洛尔治疗血管瘤的不良反应发生率较低,且一般轻微,无需特殊处理,少数可发生严重不良反应,应予警惕和重视。普萘洛尔对患儿生长发育及神经系统的影响,有待进一步观察。

2. 手术治疗

(1)气管切开术:对于呼吸困难严重,不能快速有效缓解的,气管切开术仍是切实可行的选择。

(2)内镜手术:内镜下局部药物注射。常用药物有糖皮质激素、平阳霉素、硬化剂等。由于声门下血管瘤位置的特殊性,注射前常需气管切开,全麻下分次注射。普萘洛尔治疗无效病例可考虑应用。

内镜下激光、等离子或者微钻切除。Simpson 在 1979 年报道了激光治疗声门下血管瘤,国内学者在 2013 年国内报道了低温等离子治疗婴幼儿声门下血管瘤。对药物不敏感的病例可选择性应用。需注意远期声门下狭窄等并发症。

(3)颈外径路:经喉裂开声门下血管瘤切除术。经颈外径路创伤较大,对药物不敏感,内镜手术失败的病例可考虑应用。

【随访和预后】

药物治疗的患儿需门诊定期复查,关注药物相关副作用的发生。本病预后良好,关键在于及时诊断与治疗,一般无严重并发症。

(李 兰 滕以书 段晓岷)

参考文献

1. 唐力行, 张亚梅, 王桂香. 普萘洛尔治疗婴儿声门下血管瘤初步观察. 中华耳鼻咽喉头颈外科杂志, 2012, 47 (9): 735-738.

2. SIE KC, MC GILL T, HEALY GB. Subglottic hemangioma: ten years'experience with the carbon dioxide laser. Ann Otol Rhinol Laryngol, 1994, 103(3): 167-172.

3. ADA M, GÜVENÇ MG, YILMAZ S. Infantile supraglottic hemangioma: a case report. Ear Nose Throat J, 2006, 85(6): 388-390.

4. BAILEY CM, FROEHLICH P, HOEVE HL. Management of subglottic haemangioma. J Laryngol Otol, 1998, 112: 765-768.

5. 程岚, 黄琦, 吴皓, 等. 婴幼儿先天性声门下血管瘤的诊断和治疗. 临床耳鼻咽喉头颈外科杂志, 2009, 23(015): 693-696.

6. SIMPSON GT, HEALY GB, MCGILL TJ, et al. Benign tumors and lesions of the larynx in children: surgical excision by CO_2 laser. Ann Otol Rhinol Laryngol, 1979, 88(4 Pt 1): 479-485.

7. 陈彦球, 高胜利, 黄桂亮等. 低温等离子消融术治疗婴幼儿声门下血管瘤 .. 中国眼耳鼻喉科杂志, 2013, 13 (2): 77-79.

8. DENOYELLE F, LEBOULANGER N, ENJOLAS O, et al. Role of Propranolol in the therapeutic strategy of infantile laryngotracheal hemangioma. Int J Pediatr Otorhinolaryngol, 2009, 73(8): 1168-1172.

9. 郑家伟, 王绪凯, 秦中平等. 口服普萘洛尔治疗婴幼儿血管瘤中国专家共识. 上海口腔医学, 2016, 25 (3): 257-259.

10. 刘大波. 临床小儿耳鼻喉疾病诊疗学. 北京: 科学技术文献出版社, 2017: 189-202.

11. DROLET BA, FROMMELT PC, CHAMLIN SL, et al. Initiation and use of propranolol for infantile hemangioma: report of a consensusconference. Pediatrics, 2013, 131 (1): 128-140.

12. HOEGER PH, HARPER JI, BASELGA E, et al. Treatment of infantile haemangiomas: recommendations of a European expert group. Eur J Pediatr, 2015, 174 (7): 855-865.

五、先天性喉囊肿

喉囊肿(laryngeal cyst)是发生于喉部的囊肿,是先天性喉喘鸣的重要病因。1881 年, Abercrombie 首先报道。国外文献新生儿发病率是 1.81/10 万 ~3.49/10 万,国内缺乏流行病学数据。本病虽然少见,但可引起呼吸道狭窄、阻塞、窒息。因此早期准确诊断、及时治疗极为重要。

【病理与分类】

喉囊肿常因喉黏膜黏液腺阻塞或喉先天性疾病所致。按组织学来源,分为黏液囊肿和导管囊肿,后者占 75%。按内容物分为黏液囊肿、含气囊肿、混合性囊肿;按部位分为喉内、喉外和混合型。按时间分为先天性和获得性。

1. **先天性囊肿** 其为黏液囊肿,病因为喉小囊扩大并充满黏液所致。新生儿和婴幼儿多为喉小囊囊肿,系喉黏膜,黏液腺管口阻塞形成潴留囊肿,或因胚胎发育异常,如喉室中胚胎细胞隔离或从第 3 腮囊发生。囊肿不与喉腔相通,不向喉室引流,喉小囊内充满黏液,逐渐膨胀扩张,可导致进行性喉阻塞。

2. **后天性囊肿** 常见的是潴留囊肿和表皮样囊肿,其常见的是喉慢性炎症、机械刺激和创伤所致。多发生于会厌谷、会厌舌面和会厌游离缘,可能因为这些部位的黏液腺体丰富。喉的其他部位也可见,如声门区、声门下或者梨状窝等部位。

【临床表现】

1. **症状** 先天性喉囊肿的临床症状视囊肿大小、部位与上呼吸道阻塞的程度而不同。先天性喉囊肿,约 40% 出生后不久即有症状,95% 生后 6 个月内均有症状。最常见的症状是喉喘鸣,主要表现为吸气性喉鸣,也可为双相性,哭声低弱,吸气性三凹征阳性。当囊肿较小时,可无临床症状;囊肿长大影响声带活动,可出现声音嘶哑,出现喉喘鸣和喂养困难,或反复呛奶和吐奶;阻塞气道管时,出现气促及呼吸困难,合并上呼吸道感染时,症状更为明显,出现重度呼吸困难,甚至窒息。患儿的症状有时随体位而改变。有的喉囊肿同时合并喉软化症。

2. **体征** 当压舌板压舌时,较大的囊肿可以向上凸出于舌根部,可见肿物表明光滑,呈灰白色。位于喉部较深的囊肿一般很难发现。

【辅助检查】

1. **纤维／电子喉镜检查** 该检查为首选的检查方法。大部分患者均可通过喉镜检查获得诊断,同时可以判断部位、大小。喉镜下可见囊肿表面光滑,无充血,凸出于喉腔。检查可以清晰直观地观察到病变的部位和范围,有助于明确诊断(图 4-6-1-15)。

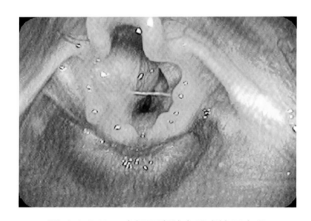

图 4-6-1-15 声门区囊肿电子喉镜下表现

2. **影像学检查** CT、MRI 和 B 超检查。主要用于明确囊肿的范围与性质。可明确诊断,但非必需。

【诊断和鉴别诊断】

结合病史、临床表现和电子喉镜检查,多可诊断。喉囊肿常表现为喉喘鸣,需要与以下疾病相鉴别,如喉软化症、喉裂、声门下狭窄,声门下血管瘤、喉部感染性脓肿、喉部良恶性肿瘤,声带麻痹等。借助电子喉镜和影像学检查,多数可以鉴别。必要时需支气管镜检查。

【治疗】

手术切除是治疗先天性喉囊肿的最佳方法,手术需要在全麻下进行。紧急情况下、极度呼吸困难的患儿,或妨碍麻醉插管,可以先行穿刺抽液,缓解呼吸困难,为手术治疗争取时间和机会。如果患儿同时合并喉软化症,可同期行声门上成形术。

1. **单纯穿刺抽液** 紧急情况下、极度呼吸困难的患儿,或妨碍麻醉插管,可以先行穿刺抽液,操作简单,可以在无麻下进行,一般可以即刻缓解呼吸困难,是有效的抢救手段,但极易复发,抽液后应进一步行囊肿切除术。

2. **手术切除** 可根据条件,选择不同的切除方式。原则是尽量彻底切除,最大限度保留正常组织,避免副损伤。

(1)喉微钻切除术中没有热损伤,术后恢复快,但出血较多,止血困难。

(2)低温等离子切除:低温等离子射频是在低温(40℃~70℃)下解离靶组织中构成细胞成分的分子键,使靶组织中的细胞以分子为单位解体,并造成组织的凝固坏死,达到消融的目的。且低温等离子射频治疗温度低,不同于激光、微波治疗时产生的高温,因而对周围组织的热损伤小。

优点:①集切割、消融、冲洗、吸引及止血于一体,在进行切割、消融的同时有效止血;②可最大限度地弯曲刀头,能达到切削系所达不到的位置和角度,彻底切除病变;③与微波、电刀手术相比,低温等离子作用温度低,热损伤小;④术中出血少,视野清晰,手术操作简单,降低手术风险。

应用不当可导致以下并发症:①舌根会厌粘连,可见于舌根会厌间隙较大的囊肿会厌部分坏死、萎缩。②术中损伤会厌,术后7天出现假膜不易脱落,术后出现会厌软骨萎缩。③舌体、口唇黏膜损伤;术后感染等。

(3)CO_2激光切除:CO_2激光显微手术能够完整切除囊壁,有手术视野清晰、创伤小、出血少、不易复发等优点,但设备昂贵,操作较复杂。同时需要注意激光的安全应用,控制氧浓度,避免组织灼伤。

3. **颈部开放性手术** 随着显微和内镜设备及技术的日益完善,多数喉囊肿可在支撑喉镜下微创解决,颈外入路已经开展的较少。

术后根据患儿手术情况,必要时可转入ICU监护治疗。术后常规给予抗生素、激素等抗炎对症支持治疗,留置胃管1~3天,预防误吸及创面感染。多数患儿术后3天喉喘鸣等症状明显改善。

术后可能出现的并发症如下:①近期:喉部水肿,呼吸困难,感染。②远期:局部粘连,复发。③周围神经的损伤,尤其是开放式手术,术中对于喉返神经、喉上神经的识别和保护非常重要。

【随访和预后】

术后患儿呼吸困难缓解,活动后无明显气促,无呛咳,可以出院。术后1个月门诊复查纤维/电子喉镜,出现喉鸣音加重或者呛咳严重及时就诊。本病预后良好,无严重并发症,个别患儿术后有复发可能。

(李 兰 滕以书)

参考文献

1. 黄选兆,汪吉宝,孔维佳.实用耳鼻咽喉头颈外科学.2版.北京:人民卫生出版社,2008:428.

2. 徐恩明,徐忠强,王智楠.新生儿及婴儿会厌囊肿手术方式的探讨.听力学及言语疾病杂志,2012,20(004):347-348.

3. 潘宏光,李兰,梁振江,等.婴儿先天会厌囊肿的外科治疗.临床耳鼻咽喉头颈外科杂志,2009,25(2):186-187.

4. PROWSE S, KNIGHT L. Congenital cysts of the infant larynx. Int J Pediatr otorhinolaryngol, 2012, 76 (5):

708-711.

5. TSAI YT, LEE LA, FANG TJ, et al. Treatment of vallecular cysts in infants with and with out coexisting laryngomalacia using endoscopic laser marsupialization: Fifteen-year experience at a single-center. Int J Pediatr Otorhinolaryngol, 2013, 77 (3): 424-428.

6. 杨柳, 段传新, 黄凌寒, 等. 新生儿先天性舌根囊肿的诊治. 临床耳鼻咽喉头颈外科杂志, 2012, 26 (9): 430-432.

7. PAK MW, WOO JK, VAN HASSELT CA. Congenital laryngeal cysts: Current approach to management. J Laryngol Otol. 1996, 110 (9): 854-856.

第二节　喉部感染性疾病

一、急性会厌炎

急性会厌炎（acute epiglottitis）又称急性声门上喉炎（acute supraglottitis）是一种以声门上区会厌为主的急性炎症, 该病发展迅速, 容易造成上呼吸道的阻塞而窒息死亡。

【流行病学特点】

成人、儿童均可患本病, 儿童略少见。全年都可以发生, 但早春、秋末多见。男性多于女性, 男女之比约 2∶1~7∶1。

【病因学】

1. 感染　感染是本病最常见的原因, 致病菌有流感嗜血杆菌、葡萄球菌、链球菌等, 也可以和病毒混合感染。

2. 变态反应　对某种变应原发生反应, 引起会厌发生变态反应性炎症。

3. 其他　创伤、吸入有害气体、误咽化学物质等等均可引起会厌的炎症反应。其次, 邻近器官的炎症, 比如急性扁桃体炎、急性咽炎等蔓延而侵及声门上黏膜, 除此而外, 还可继发于急性传染病后。

【组织病理学特点】

病理组织学的改变分为 3 型:

1. 急性卡他型　会厌黏膜弥漫性充血、肿胀, 因为会厌舌面黏膜较松弛, 故会厌舌面肿胀明显。

2. 急性水肿型　黏膜改变以水肿为主, 会厌明显肿胀似球状, 该类型容易造成喉阻塞。

3. 急性溃疡型　该型较少见, 病情发展迅速而严重, 炎症扩展到黏膜下层及腺体组织, 可发生化脓、溃疡, 如损伤血管, 可引起出血。

急性会厌炎的炎症还可逐渐蔓延至杓状软骨或室带。但声带及声门下区较少被侵及。

【临床表现】

1. 症状

（1）全身症状: 起病急, 病情进展迅速。有畏寒发热、全身不适、食欲减退、精神萎靡等, 在儿童易迅速发生衰竭。

（2）局部症状: 有咽喉疼痛, 吞咽时加重, 可造成吞咽困难, 严重时连唾液也难以咽下,讲话含糊不清,会厌肿胀明显时可引起吸气性呼吸困难,甚至窒息,但因为声带较少受累及,故声音嘶哑不常出现。

2. **体征** 患者呈急性病容、严重者常有呼吸困难。口咽部检查常常无特殊病变发现,因为幼儿会厌位置较高,有时使用压舌板压下舌根,即可看到红肿的会厌上缘,但要注意压舌板勿用力过猛,以免引起迷走神经反射,引起突然死亡。儿童难以配合间接喉镜检查,有条件者可以进行纤维 / 电子喉镜检查,而且在检查过程中要注意吸痰,保持呼吸道通畅,最好在有条件立即建立人工气道的情况下进行检查,以防止意外发生。

除了上述体征,还常常有一侧或两侧颈深淋巴结的肿大和压痛。

【辅助检查】

1. **纤维 / 电子喉镜检查** 此检查为首选检查方法。喉镜下可见会厌充血、肿胀,或肿胀如球形,如已形成会厌脓肿,则可见局部隆起,其上由黄白色脓点或脓头。因为会厌肿胀明显,声带、声门有时窥不清。

2. **实验室检查** 比如病原学的检查,血常规的检查等。

3. **影像学检查** 喉部 X 线侧位片可见肿大的会厌,对诊断有帮助,还可以进行 CT 或 MRI 检查等(当会厌脓肿形成时,还有助于识别脓腔),但这些检查并不作为常规检查,如临床已明确诊断,应该尽快开始治疗,以免延误治疗时机。

【治疗】

急性会厌炎的患儿建议住院治疗,以便于随时观察患儿的病情变化,治疗以抗感染和保持呼吸道通畅为原则。

1. **控制感染**

(1)抗生素的使用:建议全身使用足量抗生素进行感染的控制,如使用氨苄西林、头孢菌素类抗生素等。进行了药敏试验者需待药敏试验结果出来后,可根据药敏试验结果更改为敏感抗生素。

(2)糖皮质激素的应用:激素有非特异性抗炎、抗过敏等作用,可以预防和治疗会厌及周围组织的水肿,激素的使用可以全身用药和 / 或局部用药。

(3)切开排脓 如局部脓肿形成,可进行切开排脓术,有助于迅速控制感染。但如果感染病灶尚未局限时,不易过早切开,以免炎症扩散。在进行该项操作时,建议最好在保证了气道通畅的情况下进行(如已进行了气管插管或切开的情况下,或者在有能立即建立人工气道的条件下)。

2. **保持呼吸道通畅**

(1)吸氧、局部用药等(局部用药的目的主要是保持气道湿润、稀化痰液及抗炎等)。

(2)建立人工气道:当保守治疗无效,患儿呼吸困难加重,或者来时即有显著呼吸困难时,应及时建立人工气道,建立人工气道是保持患儿气道通畅的主要方法,如进行气管插管、气管切开等。急性会厌炎时会厌肿胀遮盖声门,气管插管难度很大。如气管插管失败,应紧急行气管切开。但因为儿童喉软骨尚未钙化,较成人软,故行甲状软骨和环状软骨触诊时,感觉不如成人明显,且儿童的气管较成人狭窄,软骨柔软,所有这些都给气管切开的定位和操作造成了一定困难。所以,人工气道的建立有一定的危险性和难度,一定要在做好充分的准备(包括人员的技术力量和设备的准备等)下进行。

3. **其他** 保持水电解质酸碱平衡,尽量使患儿保持安静,减少哭闹,进食困难者注意静脉补液等支持疗法。

【随访和预后】

根据病情严重程度及是否伴有并发症以及采取的不同治疗方案（比如是否进行了气管切开等），制订个体化的随访时间。预后和患儿自身的抵抗力，感染细菌的种类以及治疗措施是否实施的及时和得当有关。如果能及时诊断，并予以有效地治疗，一般预后良好，尤其随着医疗检查设备的普及和技术的提高，目前急性会厌炎大部分都能及时得到诊断和治疗，死亡率已不到1%。

（黄振云）

参考文献

1. 刘邦华.急性会厌炎.// 黄选兆，汪吉宝，孔维佳.实用耳鼻咽喉头颈外科学.2 版.北京：人民卫生出版社，2005: 456-458.
2. HINDY J, NOVOA R, SLOVIK Y, et al. Epiglottic abscess as a complication of acute epiglotitis. Am J Otolaryngol. 2013, 34 (4): 362-365.
3. 刘兆华.急性会厌炎.// 孔维佳主编.耳鼻咽喉头颈外科学.北京：人民卫生出版社，2005: 233-237.

二、急性喉炎

急性喉炎（acute laryngitis）是喉黏膜的急性卡他性炎症，常累及声门下区黏膜和黏膜下组织，是一种常见的急性呼吸道感染性疾病，儿童急性喉炎有其特殊性，易于发生呼吸困难。

【流行病学特点】

儿童急性喉炎好发于 6 个月 ~3 岁的婴幼儿，多在冬春两季发病。

【病因学和病理生理】

儿童急性喉炎常继发于上呼吸道感染，如普通感冒等，大多由病毒引起，但病毒的入侵为继发细菌感染提供了条件。也可继发于某些急性传染病，如流行性感冒、麻疹、百日咳等。此外，吸入有害气体等也会造成这种情况。病变主要位于声门下腔，炎症向下发展可累及气管，声门下腔黏膜水肿明显。

【临床表现】

起病较急，主要症状为声音嘶哑、犬吠样咳嗽、吸气性喉喘鸣和吸气性呼吸困难，除此而外，因常继发于上呼吸道感染或某些急性传染病，故还伴有上述疾病的相应症状及一些全身症状，如发热、烦躁不安、无力等。有时起病时声音嘶哑不明显，随着病情发展，则声音嘶哑逐渐加重。如炎症向声门下发展，可出现"空……空"样咳嗽。声门下黏膜水肿加重，可出现吸气性喉喘鸣。严重时可出现吸气性呼吸困难，三凹征，如治疗不及时，则患儿面色苍白、发绀、神智不清，最终因呼吸循环衰竭而死亡。

【辅助检查】

喉镜建议使用纤维 / 电子喉镜检查，可见喉黏膜急性充血、肿胀，声带由白色变为粉红色或红色，有时可见黏脓性分泌物附着，声门下黏膜因肿胀向中间隆起（图 4-6-2-1）。纤维 / 电子喉镜检查时要注意患儿的呼吸情况，操作轻柔，避免诱发喉痉挛，并最好在有立即建立人工气道的条件下进行。进行直接喉镜检查则需要特别慎重。

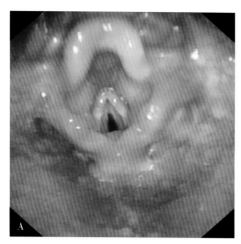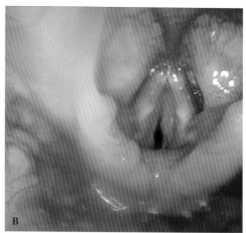

图 4-6-2-1 急性喉炎喉镜下表现

A 双侧声带充血,声门下黏膜肿胀充血;B.声门下黏膜肿胀,表面有伪膜

【治疗】

本病可危及患儿的生命,故一旦确诊,应立即采取措施解除患儿呼吸困难。

1. **治疗措施** 包括及早使用足量抗生素控制感染,使用糖皮质激素(全身或局部)减轻和消除喉黏膜的水肿,如果有重度喉阻塞,药物治疗无好转,则应及时行气管切开术。但目前有一些学者的研究发现气管插管治疗可用于急性喉气管支气管炎和急性喉炎所致严重喉阻塞的治疗,并认为多数情况下可取代气管切开成为主要的治疗手段。《雾化吸入疗法合理用药专家共识(2019 年版)》亦指出,早期的雾化治疗对于儿童喉炎的治疗积极有效的意义。

2. 对原发病的治疗,以及加强支持疗法,包括补充液体,维持水电解质酸碱平衡,保护心肌功能,等。

3. 支持治疗,整个治疗过程中尽量使患儿安静,避免哭闹,减少体力消耗,从而减轻呼吸困难。

【随访和预后】

儿童急性喉炎发病较急,但如果早期诊断,合理用药,在没有其他合并疾病的情况下缓解快,预后较好。根据病情程度、原发病的情况以及采取的不同治疗方案(如是否进行了气管切开等)制订个体化的随访时间。

（黄振云）

参考文献

1. 刘兆华 . 小儿急性喉炎 .// 孔维佳 . 耳鼻咽喉头颈外科学 . 北京：人民卫生出版社 , 2005: 238-240.

2. 李峥 , 钱素云 , 陈晖 , 等 . 气管插管治疗急性喉气管支气管炎和急性喉炎 . 实用儿科临床杂 . 2007, 22 (10): 745-746.

三、急性喉气管支气管炎

急性喉气管支气管炎（acute laryngotracheo branchitis）是喉、气管、支气管黏膜的急性弥漫性炎症，病情发展急骤，有一定的病死率。本病可以分为急性阻塞性喉气管炎和急性纤维蛋白性喉气管支气管炎两类。

【流行病学特点】

该病多发于冬春季节，2 岁以下儿童多见，男性多于女性，男性约占 70%。

【病因】

1. 急性阻塞性喉气管炎的病因

（1）感染：其中病毒感染是最主要的病因，本病多发生于流感期，故许多学者认为与流感病毒有关，也有学者认为 75% 的病例是副流感病毒为主要的致病因素。除此而外，本病也可发生于麻疹、猩红热及百日咳流行之时。

（2）天气原因：本病容易发生于干冷季节，尤其是气候发生突然变化时，因为呼吸道纤毛的运动和肺泡的气体交换均须在一定的湿度和温度下进行，干冷空气不利于保持喉气道的正常生理功能，而导致呼吸道容易感染。

（3）其他：患儿体质较差或特殊体质。国内学者曾等报道一例外胚层发育不良的患儿间隔一个月两次并发急性膜性喉气管支气管炎，这说明了特殊体质对该疾病的易感性。除此而外，在呼吸道异物取出术后、支气管镜检查术后等等情况下也易发生急性喉气管支气管炎。

2. 急性纤维蛋白性喉气管支气管炎的病因主要是阻塞性喉气管炎的进一步发展或者流感病毒感染后继发细菌感染所致。

【病理生理】

1. 急性阻塞性喉气管炎　主要表现为病变自声带起始，喉、气管、支气管黏膜呈急性弥漫性充血、肿胀，重症病例黏膜上皮糜烂，或大面积脱落而形成溃疡，黏膜下层发生蜂窝织炎性或坏死性变，开始分泌物为浆液性，以后转为黏液性、粘脓性甚至脓性，有时为血性，由稀而稠，极难吸出或咳出。因为婴幼儿的气管、支气管较成人狭窄，软骨柔软，缺乏弹力组织，支撑作用薄弱，婴儿的胸壁柔软，很难抵抗胸腔内负压增加所造成的胸廓塌陷，因而肺的扩张受限制，膈肌和肋间肌中耐疲劳的肌纤维数量少，故当气管、支气管黏膜稍有肿胀，管腔为炎性渗出物或肿胀的黏膜所阻塞时，即可发生严重的呼吸困难。

2. 急性纤维蛋白性喉气管支气管炎　与前者病理改变相似，但病变更深，主要特点是喉、气管、支气管内有大块或筒状痂皮、黏液脓栓或假膜，这些干痂和假膜，大多易于剥离。但呼吸道黏膜有严重的炎性病变，黏膜层及黏膜下层大片或深度溃疡，甚至软骨暴露或发生软化。

【临床表现】

1. 症状

（1）急性阻塞性喉气管炎按症状一般将其分为 3 型。

1）轻型：起病较缓，患儿一般情况可，多为喉气管黏膜的一般炎性水性病变，若治疗得当，易获痊愈。一般于夜间熟睡中突然惊醒，出现吸气性呼吸困难及喘鸣，伴有发绀、烦躁不安等喉痉挛症状，经安慰或拍背等一般处理后，症状逐渐消失，但每至夜间又发生同样症状。症状出现在夜间的原因可能和夜间入睡后黏液聚于声门裂,引起喉痉挛有关,或者因为急性喉气管支气管炎时,患儿多伴有鼻部及鼻咽部炎症,也可能夜间入睡时鼻部或鼻咽部黏液倒流入喉,引起喉痉挛所致。

2)重型:可由轻型发展而来,也可以重型起病,患儿因缺氧烦躁不安,高热,咳嗽不畅,发声稍嘶哑,持续性渐进性吸气性呼吸困难及喘鸣,可出现发绀,病变向下发展,吸气性呼吸困难及喘鸣渐渐发展为混合性呼吸困难及喘鸣。

3)暴发型:除呼吸困难外,早期即出现中毒症状,如面色灰白,虚脱,咳嗽反射消失,以及循环系统或中枢神经系统症状,病情进展极快,可于数小时或一日内死亡,该类型少见。

(2)急性纤维蛋白性喉气管支气管炎:较急性阻塞性喉气管炎而言,发病更急,呼吸困难及全身中毒症状更明显,如果气道内假膜脱落,可出现阵发性呼吸困难加重,气管内有异物拍击声。还可迅速出现循环衰竭和脑部的症状,如抽搐、惊厥等。

2. 体征 口咽部检查不一定有明显的炎症反应,根据患儿病情严重程度不同而有不同的体征,可以表现为全身一般情况,也可表现为烦躁不安、精神萎靡、呼吸困难、吸气性呼吸困难;随着病变向气道深处蔓延,也可表现为混合性呼吸困难,双肺听诊可以有干湿啰音,双肺呼吸音可以不对称,也可以表现为呼吸音减弱或有笛音,如果气道内假膜脱落,还可出现气管内有异物拍击声等多种表现。当患儿出现循环衰竭和脑部病变时,还可有相应的体征。

【辅助检查】

1. **纤维/电子喉镜或电子支气管镜检查** 镜下可见从声门裂向下,黏膜弥漫性充血、肿胀,以声门下腔最显著(图 4-6-2-2),正常的气管软骨环不可见,在气管支气管内可见多量黏性分泌物,病变进展为急性纤维蛋白性喉气管支气管炎时,可见杓状软骨间切迹、气管及支气管内有硬性痂皮及假膜。但是进行内镜检查时,有可能使呼吸困难加重,或引起反射性突然死亡等,所以一般在诊断确实有困难,并且在做好抢救措施时使用。

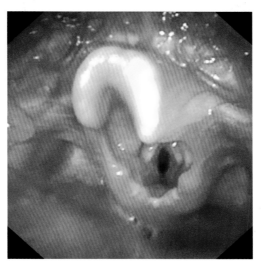

图 4-6-2-2 急性喉气管支气管炎喉镜下表现
可见喉部黏膜弥漫性充血肿胀

2. **胸部 X 线检查** 可见肺纹理增粗和肺气肿以及肺不张的表现。还有学者认为,虽然少见,但急性纤维蛋白性喉气管支气管炎 X 线检查也可以先表现为纵隔积气。

3. 分泌物及血液的细菌培养及药敏试验　为选用敏感抗生素提供依据。

【治疗】

须密切观察患儿病情变化,以防突变,重点在于维持呼吸道通畅、抗炎、抗水肿及支持疗法,并密切注意和处理中毒症状,治疗中忌用呼吸中枢抑制剂(如吗啡)和阿托品类药物,以免分泌物更干燥,加重呼吸道阻塞。病室中注意保持一定的湿度和温度(湿度在 70% 以上,温度 18~20℃左右为宜)。治疗措施主要包括以下内容:

1. 抗感染抗炎治疗　使用足量抗生素,控制感染,同时使用糖皮质激素,激素具有抗炎、抗休克等作用,可以减轻喉黏膜的水肿和整个呼吸道的炎症。

2. 解除呼吸道阻塞　如有喉阻塞症状,下呼吸道分泌物黏稠不易咳出时应及早进行气管切开,以解除喉阻塞,且有利于下呼吸道黏稠分泌物的吸出或咳出。如果下呼吸道内痂皮或者假膜不能吸出时,应及时进行支气管镜检查,将痂皮和假膜钳出或吸出,有时需要反复进行多次支气管镜检查和治疗。

3. 支持治疗　给予足量的营养和维持水、电解质酸碱平衡,保护心脏功能等。

【随访和预后】

目前国内尚缺乏大规模多中心的儿童急性喉气管支气管炎的预后分析研究,虽然急性纤维蛋白性喉气管支气管炎患儿有一定的病死率,但及时正确的诊断和积极有效地治疗对预后有重要作用。

至于随访,则根据每个患儿的病情严重程度以及采取的不同治疗手段等制定个体化的随访时间,对于一些特殊体质的患儿,如外胚层发育不全综合征的患儿,随访中要注意提醒家长,提高患儿免疫力,注意环境温度和湿度的变化,预防感冒等。

(黄振云)

参考文献

1. 刘邦华. 急性喉气管支气管炎. // 黄选兆, 汪吉宝主编. 实用耳鼻咽喉科学. 北京: 人民卫生出版社, 2005: 458-461.
2. KNUTSON D, ARING A. Viral croup. Am Fam Physician 2004, 69 (3): 535-540.
3. 王丽萍, 白素娟, 张玉富, 等. 外胚层发育不全综合征二次并发急性膜性喉气管支气管炎一例. 中华耳鼻咽喉科杂志. 2000, 35 (5): 397-397.
4. HEDLUND GL, WIATRIAK BJ, PRANIKOFF T. Pneumomediastinum as an early radiographic sign in membranous croup. AJR. 1998, 170 (1): 55-56.

第三节　喉部手术护理

儿童喉部手术疾病种类与成人差异巨大,以喉软化症、喉部囊肿、喉蹼、喉裂等先天性畸形,和喉乳头状瘤、声门下血管瘤、颈部淋巴管瘤等良性肿瘤,以及炎症、喉异物、气管插管损伤导致呼吸阻塞需要气管切开的疾病多见。由于儿童气道狭窄、易水肿,吞咽功能不完善,婴幼儿无自诉能力等,其术前术后护理更加困难,需要更精细的护理。护理的主要目标是保持呼吸道通畅,防止窒息,防止呛咳误吸。

一、术前护理

1. **一般性措施**　病室温度控制在 22~25℃,湿度 60%~70% 为宜。对于呼吸困难患儿,给予雾化治疗,润湿呼吸道以促进痰液排出,并及时吸痰。做好患儿安抚,避免哭闹加重缺氧,在保障通气前提下,必要时给予镇静。存在呛咳的婴儿,应控制奶嘴开孔的大小,加稠奶液,当吞咽困难严重存在误吸风险时,考虑给予鼻饲营养,甚至中心静脉置管给予胃肠外营养,并监测水电解质平衡情况。

2. **呼吸困难的监测**　儿童喉疾病应密切观察和监护患儿的呼吸情况,记录呼吸频率、吸气呼气比、喉鸣、三凹征、痰液分泌多少及性状,肺部听诊情况等。病情严重的患儿,给予鼻导管、面罩吸氧,同时给予心电监护和血氧监测。血氧维持困难时,给予连续正压通气(CPAP),或气管插管呼吸机人工通气治疗,必要时血气分析评估氧分压及 CO_2 潴留,及时纠正呼吸性酸中毒。

3. **保障电子 / 纤维喉镜检查及镇静后影像学检查的安全**　电子 / 纤维喉镜检查作为儿童喉疾病诊断的基本方法,有加重呼吸困难导致缺氧,导致喉痉挛窒息、心肺骤停风险。存在呼吸困难的患儿,转运途中应备氧、心电监护;检查前应禁食、充分吸痰,充分吸氧,控制喉镜检查的时长,并做好球囊面罩给氧、紧急气管插管和气管切开的准备。必要时在手术室全麻由麻醉师保障呼吸下进行检查。镇静可能导致呼吸道阻塞的患儿肌肉张力减低、排痰能力下降,呼吸困难加重,因此检查时应指导陪同的家长注意患儿通气情况和面色,常规给予心电和血氧监测,防止检查过程中出现窒息意外。特别是 MRI,检查时间长,普通监测设备不能进入,更需慎重。

4. **积极治疗伴发疾病,改善患儿营养情况**　喉部疾病患儿常在呼吸道感染时症状加重,需抗感染治疗消除气道炎症,尽可能改善肺功能以保障手术安全。存在反流可能的患儿,可给予抗反流治疗。长期呼吸困难、进食障碍的患儿营养状况差,应加强营养支持治疗。

二、术中及术后护理

1. **保障全麻诱导期和苏醒期的安全**　儿童喉部手术应按困难气道进行准备,麻醉诱导后呼吸困难常常加重,插管损伤的风险较大,需充分估计插管难度,必要时采用支气管引导下插管,做紧急气管切开的准备。喉部手术及麻醉用药影响术后复苏的平稳,当出现严重呼吸困难时,插管操作常较困难,且可能导致并发症,必要时延长拔管时间。

2. **监测术后呼吸情况,防治喉水肿等并发症**　儿童喉腔狭窄,组织疏松,容易出现术中术后喉水肿。术后应常规给予静脉皮质激素和激素雾化治疗,并密切监护患儿呼吸情况。当手术创面较大存在术后呼吸道阻塞风险,考虑术后插管困难时,如喉软化症、喉裂术后,应常规气管插管放 ICU 监护,度过 24 小时水肿高峰期后再考虑拔管。和常规全身麻醉相比,儿童喉部术后可能需更长的禁食时间,吸氧等呼吸支持和心电监护的时间也较长,应做好医护沟通。此外,还应注意有无术后出血,感染,颈胸部皮下气肿等并发症的发生。

3. **吞咽困难的护理**　儿童喉术后气管插管期间,需经鼻胃管进食或胃肠外营养。喉软化症、喉裂、喉狭窄术后因影响伤口愈合、有误吸风险,早期不宜经口进食,最好术后麻醉苏醒前置入胃管,经胃管营养 3~5 天。需防止患儿拔除胃管,监测插入深度,每次管饲奶前需回抽残余奶量,适时调整管饲奶量。拔除胃管前,先试饮清水,如无明显呛咳,可试饮奶,当无呛咳、无进食后明显痰多等症状后再拔除胃管。如术后严重呛咳,可考虑长期经胃管进食,待喉部伤口完全愈合,喉部吞咽动作重构并协调后再予拔除。胃管需每周更换,特殊防感染型胃管可 1 月更换 1 次。

4. 气管切开的护理 喉部手术患儿可能同时行气管切开术,其护理参见相关章节。

三、健康教育

1. 儿童喉疾病对患儿营养和发育影响较大,一些疾病需多次手术。应做好家长的安抚工作,与家长充分沟通,实时告知病情及治疗方案,增强家长的主动配合意识。

2. 对于存在呼吸困难和呛咳误吸的患儿家属,教会家长观察和判断方法,便于即时发现患儿危象。如观察患儿面色、计数呼吸频率、观察喉鸣及痰鸣音情况,观察是否存在三凹征及呼吸困难情况,观察患儿体位与呼吸困难的关联性等,做好记录。并指导家长调整患儿体位,以改善呼吸,减少患儿呛咳情况。

3. 气管切开后出院的患儿,需告知家长防堵管、防脱管等注意事项。离院前培训家长管理气管套管,如取上内套管、清洁消毒内套管、雾化吸痰、判断套管是否通畅、脱管后的院前急救等事项,并确认真正掌握。

(李 兰 张德伦)

第七章
睡眠呼吸障碍疾病

第一节　概述

  20 世纪 60 年代后,随着电生理研究手段的进步,睡眠研究引起广泛重视,多种睡眠相关性疾病尤其是睡眠呼吸暂停综合征的发现具有重要意义。睡眠健康对儿童的生长发育、生活质量等意义重大。睡眠医学涉及包括耳鼻咽喉头颈外科、儿科、神经科学、心理学、内分泌等诸多专业学科,发展成与多种现代科技融为一体的新型边缘交叉学科。儿童睡眠障碍疾病更是有着与成人不同的特点。

  儿童阻塞性睡眠呼吸暂停(obstructive sleep apnea,OSA)以睡眠时反复间断发生的上呼吸道部分或者完全阻塞为特征,可造成微觉醒、血氧饱和度下降等一系列病理生理后果,是儿童睡眠呼吸障碍疾病中最常见的类型。由于患儿睡眠时反复发生微觉醒、慢性间断低氧血症和高碳酸血症,可引起多种局部或全身并发症。约有 30%~50% 的 OSA 患儿生长发育不同程度落后于同龄的健康儿童。而由于长期上呼吸道阻塞和口呼吸则可影响颌骨及牙齿发育,甚至增加成年期的睡眠呼吸暂停的风险。而严重的低氧血症、高碳酸血症则可引起心血管系统疾病。长期严重的 OSA 可引起肺动脉高压、右心衰竭及肺心病,缺氧发作时还可引起心动过缓、心律失常,甚至心脏骤停、缺氧性晕厥,危及患儿生命。

  OSA 是多种局部或全身性病因所致结构或功能异常,导致患儿上呼吸道调控功能损害的综合征。儿童 OSA 的大部分病例与腺样体肥大、扁桃体肥大有关,因此耳鼻咽喉头颈外科在诊治儿童 OSA 中起到十分关键的作用。OSA 的重要诊断依据是多导睡眠监测,同时由于病因的个体性和儿童快速生长发育的特点,对患儿潜在的病因及病理生理损害的评估和干预也十分关键。因此,其诊断和治疗应当遵循个体化和综合性的原则,重视多个学科的配合。

(徐　文　李彦如)

第二节　睡眠生理

  睡眠(sleep)是一种复杂的生理和行为过程,需要多个神经中枢的共同参与并受到其他各脏器的影响。睡眠是一种相对于觉醒(awake)的行为状态,这种状态下人或动物虽然对外界环境缺乏感觉和反应,但在受适当刺激时可完全恢复清醒。睡眠是一种主动过程,但并非是"静止"的,其间人体多种生理功能、代谢过程以及神经行为功能仍在有序地进行。睡眠和觉醒的周期性更替是生物体运动节律的一种高级形式。因此,了解睡眠生理对更好地认识睡眠有重要意义。

一、睡眠的作用

睡眠的生理学意义是多方面的。首先,睡眠有助于消除疲劳、恢复体力。睡眠时,体温、心率、血压下降,呼吸减慢,使机体的基础代谢率降低。其次,睡眠有助于保护大脑、恢复精力。在睡眠状态下,大脑的耗氧量大大减少,有利于脑细胞能量的积聚。再次,睡眠还有助于增强机体产生抗体的能力,提高机体免疫力。另外,睡眠和学习的关系越来越引起人们的兴趣。记忆是大脑一项非常重要的功能,研究发现,快速眼动期(rapid eye movement,REM)睡眠与学习记忆关系密切,如果剥夺睡眠可影响记忆能力。在睡眠中脑部可将记忆信息重新加工处理,形成新的信息库,有利于觉醒期记忆信息的有效性和时效性。

对于儿童来说,睡眠还有促进生长发育的特殊意义。在婴幼儿期,儿童的脑细胞处于不断的发育成熟过程中,在这一期间内,充足的睡眠是脑细胞能量代谢的重要保证。因此,高质量的睡眠有助于儿童的脑发育。另外,儿童体格生长所必需的生长激素只有在睡眠状态时才能达到高水平的分泌,因此,充足的睡眠也是儿童体格生长的重要保证。

二、睡眠结构

正常睡眠有非快速眼动期(non-rapid eye movement,NREM)睡眠和快速眼动期(rapid eye movement,REM)睡眠两种状态,这两种睡眠状态在睡眠周期中有规律地交替出现。

NREM 睡眠特点为全身代谢减慢,与入睡前安静状态相比,睡眠期总体代谢率可降低 10%~25%。脑血流量减少、大部分区域脑神经元活动减少。此期副交感神经显著兴奋,循环、呼吸和交感神经系统活动水平都有一定程度的降低。可表现为呼吸平稳、心率减慢、血压下降、体温降低、全身感觉功能减退、肌肉张力降低。

NREM 睡眠可根据脑电图波形划分为三期,睡眠的深度是从 N1 期开始逐渐加深,到 N3 期达到最深程度。N1 期觉醒阈值最低,而 N3 期觉醒阈值最高。

1. N1 期　N1 期属于浅睡眠,该期持续 0.5~5 分钟。这一阶段脑电图表现为清醒时的特征波,即频率为 8~13Hz 的 α 波消失,脑电波振幅较低,频率减慢,可见到低波幅的快波。

2. N2 期　N2 期是"真正"睡眠的开始,该期持续 5~25 分钟。这一阶段脑电图以纺锤波为主,该波频率在 12~14Hz,振幅由小渐大,再逐渐变小。同时出现明显的 K 复合波,是为正负双相,尖锐而对称的高电压波,可自发出现,也可以是对一个很大的噪声等突然刺激所做出的反应。进入这一阶段 15~30 分钟以后,频率小于 2Hz 的高电压(>75mV)的 δ 波逐渐出现,两侧半球产生的 δ 波呈近似对称分布,当 δ 波占 20% 以上时,标志进入 N3 期。

3. N3 期　N3 期是深睡期,又叫慢波睡眠(slow wave sleep,SWS),该期持续 30~45 分钟。这一阶段脑电图表现为大量的高波幅慢波,即 δ 波,因此又叫 δ 波睡眠。该期呼吸频率最慢,觉醒阈值最高。

REM 睡眠脑电波活动表现为去同步化不规则波,并有低波幅波,因此又叫做快波睡眠。此期脑电图可出现少量 α 波,通常频率比清醒期慢 1~2Hz,但无 K 复合波和睡眠纺锤波。此期的典型特征是伴有眼球快速转动,肌电图显示下颌肌电为整夜睡眠监测期间的最低水平。此期交感神经兴奋,脉搏呼吸频率增快,血压升高,全身肌肉松弛,身体活动增多。儿童可表现为微笑、皱眉等动作。大多数人在 REM 睡眠时做梦,并且不容易被唤醒。在 REM 睡眠时被唤醒的人中约 80% 陈述自己正在做梦,梦境内容生动、真实。第一个 REM 睡眠出现在睡眠开始后的 70~100 分钟,持续时间约 5 分钟。

1~18 岁儿童的正常睡眠结构参数:睡眠效率约为 89%,具有一定可变性;睡眠潜伏期 23 分钟,具有一定可变性;觉醒指数约 9~16 次 / 小时;N1 期占整夜睡眠的 4%~5%;N2 期占整夜睡眠的 44%~56%;N3 期占整夜睡眠的时间:10 岁以前 29%~32%,10 岁以后 20%~32%;REM 睡眠占整夜睡眠的 17%~21%,每晚 4~6 次。

三、正常睡眠周期

正常成人入睡后几分钟之内即进入 NREM 的 N1 期和 N2 期,一般入睡后 30~45 分钟后进入 N3 期睡眠。由于年龄不同,第 3 期睡眠可持续几分钟到 1 小时不等,然后睡眠变浅,逐渐回到 N2 期。通常在开始入睡后的第 75~90 分钟进入第一次 REM 睡眠,此时伴有快速眼球运动和肢体的运动,一般持续 5~10 分钟,又出现 NREM 睡眠的 N2 期,约 90 分钟后再次出现 REM 睡眠,如此周而复始,NREM 和 REM 睡眠交替出现,整夜可经过 4~6 个循环。

自入睡开始至第一个 REM 睡眠出现,称为 REM 睡眠潜伏期。第一次出现的 REM 睡眠,其眼球转动频率、不规则呼吸和梦境是 REM 睡眠周期中强度最小者。在整个睡眠过程中,REM 睡眠持续时间和强度逐渐增强,最后一个 REM 睡眠可持续 20~60 分钟。相反,NREM 睡眠第 3 期所占时间逐渐缩短,在最后的睡眠周期中常常没有 NREM 睡眠的第 3 期,最终整夜睡眠主要由 NREM 睡眠第 2 期和 REM 睡眠所组成。

四、睡眠周期与年龄的关系

人类夜间睡眠周期与年龄关系密切。这种与年龄相关的睡眠分期差异最早出现在新生儿。新生儿入睡后首先进入 REM 睡眠(称为活跃睡眠),然后再进入到 NREM 睡眠(称为安静睡眠),睡眠周期较短,约 50 分钟。婴儿的睡眠周期为 45~60 分钟(成人睡眠周期为 90~100 分钟)。出生一年后大脑皮质发育成熟,出现睡眠分期,并且直到大脑结构和功能发育到一定阶段,脑电图出现高幅慢波活动时,NREM 睡眠 3 期才占主导。新生儿 REM 期睡眠约占总睡眠的 50%,出生后 2 年下降至 20%~25%。SWS 时间在儿童期最长,随着年龄增长显著缩短,儿童 SWS 时间和深度与成人差异很大。SWS 发生改变主要在青春期,虽然在青少年夜间睡眠总量不变,但 SWS 时间却减少了近 40%,这可能与皮质神经细胞突触密度减少有关。儿童、青少年、中年人和老年人 REM 睡眠占总睡眠的 20%~25%。其他因素如睡眠 - 觉醒、生物昼夜节律、环境温度、药物和睡眠障碍等也会影响睡眠。

五、睡眠时间

儿童的年龄越小,需要的睡眠时间越多,且每日需要数次小睡(nap)。新生儿期至生后 3~5 个月,每日总睡眠时间约为 13~18 小时;6~23 月龄的婴儿,每日总睡眠时间 11~14 个小时;3~5 岁幼儿每日总睡眠时间为 10~13 个小时;6~9 岁儿童每日睡眠时间 10~11 小时。青少年和 50 岁以前成人平均每日睡眠约 8 小时。50 岁以后平均每日睡眠时间约 7 小时。3~6 月龄儿童每日小睡次数约为 3 次,6~12 月龄儿童每天小睡次数减少到 2 次。1 岁以后,每天小睡次数为 1 次,而到 3 岁后则基本上不再需要小睡。在进入青少年之前,如果夜间保持一定的睡眠时间,则白天可以保持相对好的觉醒状态。在这一年龄段中,即使在某些病态情况下,如睡行症、睡眠呼吸暂停甚至发作性睡病等,儿童也不一定会出现白天嗜睡的表现。儿童睡眠生理的发展是一个渐变的过程,到了青少年期,其睡眠生理特征已经基本上和成人无异。

第三节　多导睡眠呼吸监测

多导睡眠监测仪(polysomnography,PSG)一词由斯坦福大学 Holland 医师在 1974 年首先使用,指同时记录、分析多项睡眠生理学指标,进行睡眠医学研究和睡眠疾病诊断的一种技术。

多导睡眠监测技术可以了解受试者有无打鼾、呼吸暂停,暂停的次数、持续时间,可用于诊断阻塞性睡眠呼吸暂停综合征(obstructive sleep apnea,OSA),还可用于各种睡眠障碍性疾病(失眠、白天过度嗜睡、夜惊症、发作性睡病、周期性腿动、不宁腿综合征等)的诊断。因此,目前公认的研究睡眠疾病的方法是多导睡眠监测仪。

在儿童睡眠呼吸疾病中,最重要、对健康危害最大的是阻塞性睡眠呼吸暂停。OSA 是指由于睡眠过程中频繁的部分或全部上气道阻塞,扰乱睡眠过程中的正常通气和睡眠结构而引起的一系列病理生理变化。OSA 最主要的临床症状是打鼾。但是,不是所有的打鼾都是 OSA。儿童打鼾的发病率在 10%~12%,而儿童 OSA 的发病率在 1.2%~5.7%。因此,如果儿童经常打鼾且伴有 OSA 的任何症状和体征,则应该对儿童进行多导睡眠监测。如果没有条件做标准多导睡眠监测,医师应该进行其他检查,如夜间视频记录、夜间血氧饱和度监测、白天小睡时的多导睡眠监测或者便携式的睡眠监测。如果高度怀疑患有 OSA 而替代检查方法未能明确诊断 OSA,则需要进行标准多导睡眠监测。

标准的多导睡眠监测应在夜间连续监测 7 小时以上,应包括脑电图、眼动电图、下颌肌电图、腿动图和心电图,同时应监测血氧饱和度、胸腹运动、口鼻气流、鼾声等。根据需要,可增加扩展通道。

【适应证】

1. 用于鉴别单纯鼾症与 OSA。

2. 用于评价存在下列问题的患儿:包括睡眠结构紊乱、白天嗜睡、生长发育迟缓、肺心病以及不明原因的红细胞增多,尤其在患儿同时存在打鼾症状时。

3. 诊断 OSA 并评价其严重程度。

4. 持续正压通气(CPAP)治疗时的压力滴定,CPAP 治疗开始后的定期复查。

5. 评估 OSA 手术治疗后效果。

6. 用于中枢型睡眠呼吸暂停及睡眠低通气的诊断及鉴别。

7. 诊断非呼吸相关性睡眠障碍（如夜间癫痫发作、发作性睡病等）。

8. 支气管发育不全、支气管哮喘、神经肌肉病、新生儿出现明显危及生命事件时，在一定情况下也应考虑行多导睡眠监测检查。

9. 对于阻塞性睡眠呼吸障碍，美国胸科协会推荐多导睡眠仪用于以下情况：①鉴别良性或原发性打鼾；②评价儿童（特别是打鼾儿童）睡眠结构紊乱、白天睡眠过多、肺心病、生长困难、不能解释的红细胞增多；③睡眠期间显著的气流阻塞；④确定阻塞性呼吸是否需要外科治疗或是否需要监测；⑤喉软化症患者睡眠时症状恶化或生长困难或伴有肺心病；⑥肥胖患者出现不能解释的高碳酸血症、长期打鼾、白天高度嗜睡等；⑦镰状细胞贫血患者出现 OSAS 表现；⑧既往被诊断为 OSAS，而有持续打鼾或其他相关症状；⑨持续正压通气时参数的设定；⑩监测肥胖 OSAS 患者减轻体重治疗后睡眠呼吸障碍严重程度的改善；⑪ 重症 OSAS 患者治疗后随诊。

【操作方法】

1. 操作前准备

（1）监测前应清洗头发、皮肤，否则影响电极粘贴并可造成阻抗过大。

（2）监测前不使用镇静、催眠、兴奋类药物和饮食。

2. 操作步骤

（1）用皮尺测量受试者的头部，根据国际标准 10-20 系统电极安置，确定脑部电极以及参考电极的位置，用标记笔做好标记，再用少许磨砂膏清洁贴电极处的皮肤。

（2）将电极安置在受试者的头上。电极安置后，做适当固定。

（3）电极安置后，在为受试者监测前应测阻抗值，并将阻抗值记录下来。阻抗需在 10kΩ 以下，否则应重新安置电极。

（4）用磨砂膏清洁局部皮肤后，粘贴眼电、心电、腿动以及参考电极。脑电参考电极的位置在耳后乳突区位置。

（5）安置胸腹带、鼾声、血氧饱和度以及口鼻气流传感器。

（6）将所有导线与采集盒相应接口接好。

（7）启动电脑中的睡眠监测软件，输入受试者的资料，即可进行监测。

（8）为受试者监测前需进行生物定标。嘱受试者做睁眼、闭眼、眨眼、咬牙、眼球向左看、向右看等动作，同时在注解窗口做记录。

（9）监测开始时，需关灯并做"关灯"标记。

（10）结束睡眠监测时，做"开灯"标记，停止记录，叫醒受试者。将导线与采集盒分离，去除受试者头上及身上的电极，清洁电极、传感器及导线。

【注意事项】

1. 应尽可能进行整夜多导睡眠监测。整夜监测时间不少于 7 小时。

2. 夜间定时观察受试者及睡眠监测信号情况，必要时及时调整。

3. 以成人患者为主要对象的睡眠实验室开展婴幼儿多导睡眠监测时，应配备相应的医护和技术人员，如儿科呼吸内科、儿科神经内科或儿科睡眠医学专业医师。技术员以及护士等应接受基础儿科工作培训。用于婴幼儿多导睡眠监测的房间应结合婴幼儿的特点进行相应的调整，如窗帘、被褥的颜色、图案，尽可能减少检查设备的暴露，放置适当的玩具等。

4. 检查期间，儿童的母亲或监护人可以陪伴儿童，可以按照日常生活节律进行哺乳或饮食。

5. 多导睡眠监测是睡眠障碍疾病的检查方法,但疾病的诊断仍需结合临床病史。

【临床应用】

多导睡眠监测可以对观察对象的睡眠结构进行分期,对睡眠中发生的呼吸、血氧、CO_2、心率、肢体运动变化进行记录和分析。

正确的睡眠分期是进行多导睡眠监测图结果分析的第一步。目前国际上较为通用的睡眠分期标准采用的是 2005 年美国睡眠研究会(American Academy of Sleep Medicine,AASM)发表的睡眠分期标准,也有睡眠中心仍然按照 Rechtschaffen 和 Kales 两位作者总结的标准,即 R&K 标准。

记录、分析睡眠呼吸事件的目的在于对睡眠呼吸紊乱性疾病进行诊断、评价和疗效观察。睡眠呼吸事件的判断,儿童与成人有所不同。2005 年,美国睡眠研究会更新了儿童睡眠呼吸事件的判定标准。在成人,每次呼吸暂停或低通气持续的时间需 >10s 方能认为是一次呼吸事件,但儿童呼吸频率较成人快,且不同年龄呼吸频率不同,因而,在儿童,一次呼吸事件持续的时间定义为大于或等于两个呼吸周期。由此,儿童阻塞性睡眠呼吸暂停定义为睡眠中口鼻气流幅度下降 >90% 并持续 ≥ 2 个呼吸周期,而胸腹呼吸仍存在;低通气定义为鼻压力气流幅度下降 >30%,且持续时间 ≥ 2 个呼吸周期,同时伴有血氧饱和度下降 3% 以上和 / 或觉醒。呼吸暂停 / 低通气指数(apnea/hypopnea index AHI)为睡眠中平均每小时呼吸暂停加低通气的次数;阻塞性呼吸暂停指数(obstructive apnea index OAI),是指睡眠中平均每小时阻塞性呼吸暂停的次数。

儿童 OSAS 的多导睡眠监测诊断标准国际上尚未统一。我国在 2007 年制定的《儿童 OSAS 诊疗指南草案》参考了 1996 年美国胸科学会关于儿童 OSAS 的指南,指南指出,每夜睡眠过程中阻塞性呼吸暂停指数(OAI)>1 次 / 小时或 AHI 睡眠呼吸暂停低通气指数(AHI)>5 为异常。最低动脉血氧饱和度低于 92% 定义为低氧血症。满足以上两条可以诊断 OSAS。美国睡眠研究会在 2005 年发表的第 2 版《睡眠障碍国际分类》(ICSD-2)中提出了新的诊断标准,即当儿童出现夜间打鼾、呼吸费力,白天出现多动、瞌睡等症状,同时睡眠监测中阻塞型睡眠呼吸暂停、混合型呼吸暂停和低通气指数(OAHI)≥ 1 次 / 小时并伴有相关临床症状时,认为可以诊断 OSAS。由于正常儿童可以有少量中枢型呼吸暂停,因此,新标准对呼吸事件的性质做了规定,把中枢型呼吸暂停排除在呼吸事件指数之外。2014 年,更新后的《睡眠障碍国际分类(第 3 版)》继续沿用了该诊断标准,2020 中国儿童阻塞性睡眠呼吸暂停诊断和治疗指南同样采用的 OAHI ≥ 1 为临界值。

过去,在评价睡眠呼吸疾病严重程度时,主要关注的是呼吸暂停的次数和最低血氧饱和度,却忽视了对反复、间断低氧的评估。最低血氧饱和度反映的是整夜睡眠中一次最严重的血氧下降,却并不能反映血氧减低的频度和血氧减低的持续时间。研究显示,频繁低氧可能在导致机体一系列并发症的发病机制中起到更主要的作用,因此,氧减指数、血氧饱和度下降 <90% 占整夜睡眠的百分比等参数,正日益受到重视。目前国际上仍没有确切和统一的儿童 OSAS 多导睡眠监测严重程度分级标准,还有待更多的临床研究以进一步明确。

(许志飞)

参考文献

中国儿童 OSA 诊断与治疗指南制订工作组，中华医学会耳鼻咽喉头颈外科学分会小儿学组，中华医学会儿科学分会呼吸学组，等．中国儿童阻塞性睡眠呼吸暂停诊断与治疗指南 (2020). 中华耳鼻咽喉头颈外科杂志，2020, 55 (8): 729-747.

第四节　睡眠呼吸障碍的分类

按照 2014 年《睡眠障碍国际分类》第 3 版（*International Classification of Sleep Disorders*，ICSD-3），睡眠呼吸障碍可分为五类，第一类是阻塞性睡眠呼吸暂停，第二类是中枢性睡眠呼吸暂停，第三类是睡眠相关性低通气，第四类是睡眠相关性低氧血症，第五类是睡眠孤立症状和正常变异。

一、阻塞性睡眠呼吸暂停

阻塞性睡眠呼吸暂停（obstructive sleep apnea，OSA）是一种睡眠呼吸障碍性疾病，其主要特点是患者在睡眠过程中反复出现上气道全部或部分萎陷，导致夜间反复发生低氧血症、高碳酸血症和睡眠结构紊乱，在儿童当中并不少见。

【流行病学特点】

儿童 OSA 发病的高峰年龄在 2~8 岁，此时儿童的腺样体和扁桃体等咽部淋巴组织发育最为旺盛。青春期前，OSA 儿童男女性别分布没有差异，青春期后，青年男性 OSA 患者比例开始占优势。

【病因】

由于上气道部分或完全性阻塞，可以引起睡眠片断化、呼吸努力增加、慢性间歇性的低氧血症。儿童 OSA 病因包括解剖因素、神经肌肉调控异常、各种综合征及遗传代谢病及其他原因。解剖因素主要包括：腺样体肥大、扁桃体肥大、喉软化、鼻息肉、小下颌、鼻中隔偏曲等；神经肌肉调控异常主要包括：神经肌肉疾病、各种肌病、脊髓性肌萎缩症、脑瘫、脊髓脊膜膨出等；还包括各种综合征及遗传代谢病：如唐氏综合征、颅面骨发育不全综合征、眼下颌面综合征、软骨发育不良综合征、甲状腺功能低下、Beckwith-Wiedemann 综合征、Treacher-Collins 综合征等，其他如肥胖、过敏性鼻炎等亦可引起 OSA。

遗传和环境因素在 OSA 发病中起到一定作用。有证据表明，家族中如果有睡眠呼吸障碍者，则其他家庭成员患病的危险性会相应增高。因此，儿科医师发现睡眠呼吸障碍的患儿，需询问家族病史。

【临床表现】

1. 症状　患儿夜间常有睡眠打鼾，可伴有张口呼吸、呼吸费力、反复惊醒、遗尿、多汗、睡眠不安等。患儿典型的睡眠姿势为俯卧位，头转向一侧，颈部过度伸展伴张口。OSA 患儿白天可诉晨起头痛，部分患儿出现嗜睡、乏力，而多数患儿以活动增多或易激惹为主要表现，并出现非特异性行为异常，如不正常的害羞、反叛和攻击行为等。严重病例可发生认知缺陷，学习困难，生长发育落后、体重不增等。

2. **体征** OSA 患儿体征不具特异性,临床医师应特别关注。应注意患儿鼻咽腔是否通畅,有无鼻黏膜的水肿、鼻息肉,或鼻气流的减弱。应仔细检查扁桃体和悬雍垂的大小,注意有无肥大和畸形。应观察硬腭和软腭的宽度和高度,注意有无腭咽部的狭窄或受压。一些颅面特征如小下颌、下颌平面过陡、下颌骨后移往往提示患儿可能存在睡眠呼吸障碍,体格检查时应予注意。应为患儿描记生长发育曲线,以了解患儿是否存在肥胖、生长发育落后等。心脏查体时,如果肺动脉第二心音亢进,应注意有无肺动脉高压。

【辅助检查】

多导睡眠监测(polysomnogruphy,PSG)是目前诊断睡眠呼吸疾病的标准方法(详见本章第一节)。

二、中枢性睡眠呼吸暂停综合征

(一) 婴儿原发性中枢性睡眠呼吸暂停

婴儿原发性中枢性呼吸暂停(primary central apnea in infants)是指母妊娠满 37 周以上分娩的婴儿出现长时间的、中枢性呼吸暂停。在中枢性睡眠呼吸暂停中,阻塞性和/或混合性呼吸暂停或低通气等呼吸事件都可见到,但以中枢性呼吸暂停事件为主。其发生机制主要是由于婴儿呼吸中枢发育不成熟而导致的一系列呼吸事件调控紊乱。

【发病诱因】

发病诱因包括:胃食管反流、颅内病变、药物、麻醉、代谢性疾病、缺氧以及各种感染(包括败血症、脑膜炎、呼吸道合胞病毒感染、百日咳)等通过影响呼吸中枢和/或呼吸系统解剖结构导致呼吸暂停发生。

【流行病学特点】

不足 0.5% 的足月新生儿有呼吸暂停。研究表明,在生后最初的 6 个月内,2% 健康足月婴儿可能发生至少 1 次呼吸暂停,表现为持续 30s 或以上的呼吸暂停或者呼吸暂停持续至少 20s 并伴有心率降至 ≤ 60 次/min。随着年龄的增长,婴儿发生中枢性呼吸暂停的风险会逐渐降低。

【辅助检查】

1. **多导睡眠监测** 多导睡眠监测是诊断的标准方法,通过监测脑电图和肌肉运动,不但能区别不同类型的呼吸暂停,而且能指出呼吸暂停与睡眠时相的关系,有助于呼吸暂停病因的诊断。

2. **影像学检查** 胸部 X 线片、肺部 CT、颅脑 MRI 等检查可有助于发现原发病。

3. **超声心动图** 可以排除先天性心脏病引起的呼吸障碍相关疾病。

【诊断标准】

必须满足 1~4 条:

1. 由观察者发现的呼吸暂停或发绀,或者由仪器监测到的、与睡眠相关的中枢性呼吸暂停或血氧饱和度下降。

2. 母亲孕周至少为 37 周的婴儿。

3. PSG 或其他监测手段(如医院或家庭呼吸暂停监测)满足以下中的任一条:①反复的、长时间中枢性呼吸暂停(>20s);②周期样呼吸 ≥ 5% 总睡眠时间。

4. 疾病不能用其他睡眠疾病、内科或神经科疾病及药物史解释。

（二）早产儿原发性中枢性睡眠呼吸暂停

早产儿原发性中枢性睡眠呼吸暂停（primary central sleep apnea in preterm infants）常发生于出生后 2~7 天，是指呼吸停止超过 20s，多伴有心动过缓，心率 <100 次，青紫，肌张力减低，反复呼吸暂停发作可致脑损伤，应积极预防和及时处理。

【发病诱因】

与早产相关的呼吸调控发育迟缓是本病主要的诱发条件。多种因素会加重早产儿呼吸暂停的发生，这些因素包括胃食管反流，颅内病变，药物，麻醉，代谢性疾病，缺氧以及感染。在早产儿中，呼吸暂停在生后第一天很少见，大多数典型的呼吸暂停发生在生后第 2 天~第 7 天。早产儿呼吸暂停在妊娠满 37 周时消失，但也可能会持续数周，妊娠满 28 周前出生的婴儿更容易出现呼吸暂停。

【流行病学特点】

早产儿呼吸暂停的发病率与妊娠周龄呈反比。研究表明，约 25% 出生体重不足 2 500g 的婴儿以及 84% 体重不足 1 000g 的婴儿在新生儿期有呼吸暂停。妊娠 37 周后，92% 的早产儿没有症状；妊娠 40 周后，98% 的早产儿没有症状；妊娠 43 周后绝大多数婴儿症状消失。早产儿呼吸暂停无男女性别及种族差异。若妊娠 43 周后持续的呼吸暂停需要注意是否合并有其他病因。

【辅助检查】

1. PSG 是确诊的标准方法。

2. **其他检查** 包括血生化以除外电解质紊乱；胸部 X 线检查发现肺部疾病；头颅 CT 检查以排除早产儿颅内出血等情况。

【诊断标准】

必须满足 1~4 条：

1. 由观察者发现的呼吸暂停或发绀，或者生后在医院监测到的与睡眠相关的中枢性呼吸暂停、血氧饱和度下降或心动过缓。

2. 婴儿症状出现时妊娠不足 37 周。

3. PSG 或其他监测手段（如医院或家庭呼吸暂停监测）满足以下中的任一条：①反复的、长时间中枢性呼吸暂停（>20s）；②周期样呼吸 ≥ 5% 总睡眠时间。

4. 疾病不能用其他睡眠疾病、内科或神经科疾病及药物解释。

三、睡眠相关性低通气

睡眠相关性低通气（sleep related hypoventilation）是指由于肺泡通气不足，导致病人睡眠中的 $PaCO_2$ 高于 45mmHg 的一类疾病，这种病理状态可见于多种疾病，统称为低通气疾病。低通气疾病是一组非常重要的但未引起广泛重视的疾病。按照《睡眠障碍国际分类》（第 3 版），包括肥胖低通气综合征、先天性中枢性低通气综合征、迟发型中枢低通气伴下丘脑功能障碍、特发性中枢肺泡低通气、药物性睡眠低通气、疾病相关性睡眠低通气。

【病因】

各种原因所致的呼吸中枢调控的异常或呼吸系统神经、肌肉的疾病，都会导致肺泡通气不足，如脑干和脊髓损伤、呼吸中枢调节异常、病理性肥胖、胸廓限制性畸形、神经肌肉病、阻塞性肺疾病等。

【临床表现】

由于 $PaCO_2$ 升高，可引起脑血管的扩张，病人可有晨起头痛、白天乏力、困倦、精神恍惚、甚至智力受损。低氧血症可引起继发性红细胞增多症，出现发绀。长期肺泡低通气、缺氧可造成肺血管的痉挛，严重者可发生肺动脉高压、右心功能不全。儿童除了上述表现，还可能有烦躁、易激惹，生长发育落后，学习成绩下降等。本病患者可因长期肺动脉高压、右心功能不全而死于右心衰竭，也可死于红细胞增多症引起的相关并发症，部分患者可因高碳酸血症、呼吸抑制发生夜间猝死。下面介绍 3 类儿童较为常见的低通气疾病。

1. **先天性中枢性低通气综合征** 先天性中枢性低通气综合征（congenital central ventilation syndrome，CCHS）的新生儿期或婴幼儿期起病，患儿在清醒状态下多能维持足够的通气，而在入睡后出现通气不足。在睡眠期间，患儿呼吸运动减弱，出现面色发绀，CO_2 逐步升高，血氧饱和度持续减低，但患儿并不出现三凹征、鼻翼煽动等用力呼吸的表现。目前认为 CCHS 的发病机制是由于病人的呼吸中枢在入睡后对 $PaCO_2$ 和 PaO_2 的异常变化没有相应的通气反应所致。近年来的研究在 CCHS 病人中发现了 *PHOX2B* 基因突变。*PHOX2B* 基因在自主神经系统发育中起重要作用。本病还可同时伴有吞咽困难、先天性巨结肠、神经胶质瘤等。另外，缺乏正常的心率变化、眼调节障碍、体温调节障碍等自主神经功能障碍的表现在该病也较常见。CCHS 是一种终生罹患的疾病，严重病人需要呼吸支持。过去绝大多数病人使用经气管切开的有创通气治疗，近年来，一些病人已转向无创通气治疗。并取得了良好的治疗效果。

2. **肥胖低通气综合征** 患者同时存在肥胖和通气不足导致的高碳酸血症，称为肥胖低通气综合征（obesity hypoventilation syndrome，OHS）。成人研究报道，体重指数 $>35kg/m^2$ 的住院人群中，OHS 的发病率为 31%。长期持续的低通气是肥胖病人发生肺心病、呼吸衰竭甚至猝死的病理基础。在肥胖者，有多种因素影响其呼吸系统功能。这些因素包括：胸廓顺应性下降、呼吸做功的需求量增加、呼吸肌运动功能减弱、呼吸中枢驱动减弱，以及咽部阻力增加等。OHS 病人入睡后还易发生阻塞性睡眠呼吸暂停，往往可以加重原已存在的低氧血症和高碳酸血症。当肥胖低通气和阻塞性睡眠呼吸暂停同时存在时，常称为 Pickwickian 综合征。

3. **疾病所致** 睡眠相关低通气在胸廓畸形、神经肌肉病的病人，均可发生低通气，如脊柱后侧凸、胸廓成形手术等病人，常常发生呼吸功能不全或呼吸衰竭，这通常也是在低通气的基础上发生的。这类病人发生低通气的原因是由于肺容量小，肺活量和呼出气储备量明显下降。在儿童较为常见的容易发生低通气的神经肌肉病包括杜氏肌营养不良、脊髓性肌萎缩等。神经肌肉病的病人呼吸异常主要是潮气量减低，因而导致通气不足。另外，长期的低氧和高碳酸血症还可以使原本正常的呼吸中枢对 $PaCO_2$ 和 PaO_2 变化的敏感性变得迟钝，从而使低氧血症和高碳酸血症更不易被纠正。此外，脑干和脊髓颈段的病变可以导致继发性中枢性低通气。这类疾病主要见于严重的出生窒息、感染、创伤、肿瘤、脑栓塞后。

【诊断标准】

睡眠相关低通气睡眠监测的成人诊断标准是：成人睡眠期 $PaCO_2$ 上至 >55mmHg 并持续超过 10 分钟，或 $PaCO_2$（与清醒期仰卧位相比）上升幅度 >10mmHg 并达到 50mmHg

以上且持续超过 10 分钟。儿童的诊断标准是：$PaCO_2 > 50mmHg$，占总睡眠时间的 25% 以上。由于监测睡眠过程的 $PaCO_2$ 的不可行性，可以呼气末 CO_2 和经皮 CO_2 代替。

四、睡眠相关性低氧血症

【诊断标准】

确诊需同时满足以下 2 条：

1. 多导睡眠监测、睡眠中心外的睡眠监测（out-of-center sleep testing, OCST）或夜间血氧定量法显示睡眠期间的动脉血氧饱和度（SpO_2）在成人 ≤ 88%，在儿童 ≤ 90% 并持续大于 5 分钟；

2. 未被证实所患疾病为睡眠相关低通气。

需要注意的是：①如果动脉血气、经皮 PCO_2 或呼气末 CO_2 监测所发现患者存在睡眠相关的通气不足，那么应该被诊断为睡眠相关低通气；②此类疾病的患者可能患有阻塞性或中枢性睡眠呼吸暂停低通气综合征，但并不是引起其低氧血症的主要原因；③若存在已知的生理学原因如肺部异常分流、通气/血流（V/Q）比例失调、动静脉混合性低氧、高海拔等，需进行说明。

【病因】

睡眠时存在明显低氧血症，被认为继发于疾病或神经系统紊乱，而这种低氧血症无法用其他睡眠相关呼吸疾病所解释（如 OSA）。

部分患者的低氧情况在清醒期间也可出现。此类疾病的遗传机制尚不清楚。已知 Alpha-1 抗胰蛋白酶缺乏症是血中抗胰蛋白酶缺乏引起的一种先天性代谢病，严重缺乏时可导致肺气肿或反复肺部感染；与基因缺陷相关的支气管扩张如原发性纤毛运动障碍和囊性纤维化以及肌营养不良等都可能引起睡眠相关性低氧疾病；气道或肺实质病变、肺动脉高压、胸壁疾病、神经系统紊乱等可引起慢性低氧血症。而呼吸系统疾病的急性加重可导致更为明显的低氧血症。清醒期血氧饱和度基线下降以及高碳酸血症，是夜间出现睡眠相关性低氧疾病的预测因素。

【临床表现】

患者可以无相关临床表现或存在夜间呼吸困难、睡眠质量受损、胸闷或疲劳等，临床表现与患者睡眠相关性低氧疾病的严重程度有关。在睡眠中可观察到血氧饱和度下降的不同形式（持续的、间歇的或偶发的）。PSG 中，睡眠结构可正常或表现为频繁觉醒，睡眠效率下降。由于 REM 期呼吸功能下降，很多患者夜间睡眠时，每间隔 1~2 小时出现一次较为明显的血氧下降。

许多患有严重高碳酸血症和低氧血症的患者会出现呼吸系统受损、肺动脉高压、心力衰竭、心律失常和神经认知功能障碍。慢性缺氧患者中红细胞增多症较为常见。心电图、胸片和超声心动图检查，可能发现肺动脉高压存在的表现。

【鉴别诊断】

区分阻塞性或中枢性睡眠呼吸暂停低通气综合征与睡眠相关性低氧疾病，可从气流变化及血氧饱和度的周期性波动作为切入点。睡眠相关性低氧疾病，低氧可持续数分钟或更长时间。若多种疾病造成睡眠相关性低氧血症，需将每种疾病一一列出。

五、孤立症状和正常变异

（一）单纯鼾症

单纯鼾症（snoring）是睡眠时上呼吸道产生的呼吸声，尤其是在吸气时，偶尔的打鼾并不少见。据报道儿童单纯鼾症的发生率为 10%~12%。威斯康星州队列研究报告称约 24% 的成年女性及 40% 的成年男性习惯性打鼾，且打鼾的患病率随着年龄的增加而增加。这里描述的打鼾不伴随有呼吸暂停、低通气等症状，不引起失眠或白天嗜睡。PSG 监测下，打鼾往往在睡眠的 N3 期及 REM 期声音最大，常会影响伴侣的睡眠，甚至使患者出现憋醒表现，这种打鼾被称为习惯性或单纯性打鼾。儿童习惯性打鼾可能与学习成绩差相关联，但缺乏确凿证据。应注意的是，最初存在孤立打鼾症状的患者，随着年龄及体重的增加，有发展成 OSA 的危险。

（二）夜间呻吟

夜间呻吟（catathrenia）也被称为睡眠相关性呻吟，属于睡眠呼吸障碍的一部分，典型的表现为夜间睡眠时，在深吸气后的呼气相伴随有一连串单调的类似于呻吟样的声音，常出现在 REM 期，近期的研究发现，NREM 期也可出现夜间呻吟。该症状有时可被称为呼吸过缓。夜间呻吟者常由家庭其他成员提醒，才知道自己存在此问题，此病的发生率并不高，男性更常见。患者每晚上可能出现数次呻吟，并常在某个时间段集中出现。该病与梦呓或肢体运动无关，也不会引起精神类疾病，所能引起的后果尚不清楚。其带来的主要社会问题是对患者的社会交往存在一定阻碍。

（三）睡眠时间过长

睡眠时间过长是在 24 小时内比同年龄人睡眠时间更多。对成年人来说，通常认为是睡眠时间超过 10 小时或更多，但许多流行病学研究使用的标准是睡眠时间大于 8~10 小时。对于儿童和青少年来说，如果睡眠时间超过同年龄段 2 小时，应考虑是否存在睡眠时间过长。通常，长时间的睡眠模式始于童年，在青春期早期就已经确立，并且持续整个一生。长时间睡眠（> 9 小时）具有很高的遗传倾向（44%），全基因组研究支持睡眠所需时长起源于多基因调控，受时钟和其他基因影响（如 DEC2 基因——K^+ 通道调控蛋白基因）。怀疑睡眠时间过长者，可仔细记录每日的睡眠时间，以 7 天为最小单位，若每天睡眠时间均大于 10 小时，认为存在睡眠时间过长。

区分睡眠时间过长与发作性睡病、特发性过度睡眠、睡眠呼吸障碍性疾病或病理原因引起的嗜睡症是非常重要的。单纯的睡眠时间过长，其睡眠模式常起始于儿童时期，睡眠状态稳定而持续，而病理原因引起的睡眠时长增加，很少起始于儿童阶段，常有急性或亚急性疾病起病过程。需注意的是，睡眠时间过长的诊断为排除性诊断。

（许志飞）

第五节　睡眠呼吸暂停的流行病学和病因学

【流行病学】

根据报道，在西方国家中大约有高达 5.7% ~ 9.6% 的儿童人群患 OSA。而在我国则有大约 5.5% ~ 7.8% 儿童人群患病。其高发年龄为 2 ~ 8 岁，且男孩的发病率高于女孩。

2003 年,首个全国范围内睡眠疾病发病率的研究调查了 8 个城市共计 28 474 名 2～12 岁儿童。结果提示:儿童习惯性打鼾的发生率为 5.7%,多发生于 5～9 岁的儿童。

上述这些研究主要是来源于社区横断面调查,依据父母的报告来了解受调查儿童是否有睡眠打鼾和张口呼吸、呼吸暂停等现象,而非客观检查方法如 PSG 或动脉血氧饱和度等。监护人报告的睡眠状况问卷虽然在反应儿童睡眠呼吸暂停、白天和夜晚症状方面会出现假阳性和假阴性的情况,但其仍为调查儿童 OSA 的发病率提供了一定的依据。

【病因学】

儿童 OSA 的大部分病例是由腺样体、扁桃体肥大而引起,同时,部分患儿的患病与鼻腔阻塞、肥胖、颅面畸形或神经肌肉疾病等相关。引起儿童 OSA 的危险因素包括以下几种:①肥胖;②腺样体、扁桃体肥大;③其他导致鼻腔阻塞的因素,如变应性鼻炎、鼻息肉等;④一些特殊的颅面特征或畸形(小下颌伴 / 不伴下颌发育异常;典型的鼻上颌中面部缺陷,如 Apert 综合征、Crouzon 综合征、Pfeiffer 综合征、腭裂术后等;下颌发育不良,如 Pierre-Robin 综合征、严重的幼年型类风湿性关节炎、Treach-Collins 综合征、Nager 综合征、Stickler 综合征;⑤肌张力或呼吸调控异常(脑性麻痹、杜氏肌营养不良);⑥上述疾病或病症的组合(唐氏综合征、软骨发育不良、Prader-Willi 综合征、黏多糖贮积症);⑦环境因素。

1. 肥胖 肥胖儿童和青少年 OSA 的发病率显著较高,同时肥胖的程度与上呼吸道阻塞的严重程度相关。非肥胖 OSA 患儿的平均腺样体、扁桃体体积大于肥胖 OSA 患儿。提示与非肥胖 OSA 患儿相比,肥胖儿在淋巴组织增生不太显著的状况下也易患 OSA。

此外,肥胖 OSA 患儿的咽周脂肪组织和腹部脂肪体积比体质量指数(body mass index,BMI)相匹配的非 OSA 患儿更大,而上呼吸道的容积、颈深淋巴结、软腭、舌和下颌则未见显著差异,这提示咽周分布的脂肪和腹部脂肪是肥胖相关 OSA 的危险因素。

肥胖增加 OSA 风险的原因一方面是由于平卧位时,腹部脂肪压迫横膈明显上移,呼吸运动受限。特别是在快动眼期睡眠,呼吸辅助肌和腹部肌张力进一步下降时加重呼吸暂停。同时,由于肥胖导致脂肪在上呼吸道堆积,气道可发生向心性狭窄、阻塞,在睡眠过程中更易发生气道的反复塌陷。肥胖儿童胸廓顺应性、肺的呼吸驱动和功能残气容量的变化也可能增加上呼吸道睡眠过程中发生阻塞的风险。

2. 腺样体和 / 或扁桃体肥大 与成人 OSA 相比,腺样体肥大是儿童 OSA 特有和主要的病因。Brooks 等人分析认为,腺样体的肥大的程度与呼吸障碍指数相关。在其研究中,使用了腺样体与鼻咽部口径的比值(adenoidalnasopharyngneal ratio,A/N 评价腺样体大小,发现 91% 的患儿 A/N 异常增高。越高,患儿呼吸暂停的时间越长,氧饱和度越低,且 A/N 与呼吸障碍指数呈正相关。

另外,腺样体肥大的儿童,由于鼻咽腔阻塞,长期代偿性张口呼吸,可形成典型的腺样体面容,包括:硬腭高拱、上唇上翘、下颌骨下垂、牙齿排列不整齐、上切牙突出等。口呼吸也造成上呼吸道不稳定和塌陷性增加。OSA 患儿发生的颅面部变化,在接受腺样体扁桃体切除术和纠正口呼吸不良习惯后,部分患儿可有所恢复,这提示颅面骨架的变化是 OSA 继发和代偿性的改变,而非 OSA 的病因。因此,在儿童 OSA 的早期纠正上呼吸道阻塞,恢复正常鼻呼吸模式,可最大限度避免成年后遗留颅面结构异常。

2～6 岁是儿童淋巴组织迅速发育的时期,而 OSA 的发生被认为和淋巴组织的增生过度有关。然而,扁桃体的肥大程度和腺样体一样,并不与阻塞的严重程度成正比,这一方面可能因为儿童 OSA 呼吸气流的阻塞平面主要发生在咽扁桃体以上的平面,另一方面则可能因为自口腔观察到的扁桃体上端,并不能反映扁桃体的实际大小。

3. **颅颌面畸形** 颅面部畸形可致上呼吸道解剖异常。Trenouth 等研究发现口咽气道的容积与下颌骨的长度、第 3 颈椎与舌骨间距离、颅底角显著相关。Finkelstein 等通过颅骨测量学研究发现,上呼吸道局部狭窄,以及下颌骨、舌骨位置异常可增加 OSA 患儿上呼吸道塌陷性。

唐氏综合征(Down's syndrome)患者中 OSA 的发病率显著高于正常儿童,可达 57.1%～66.4%,且年龄越小,疾病程度可能越重。这既可能与其独特的上呼吸道解剖特征有关,也可能与肥胖、甲状腺功能减退症、胃食管反流病和全身性张力减退的风险增加有关。

Prader-Willi 综合征是常染色疾病,该疾病患儿 OSA 的患病率可达 44%～100%。主要原因包括:①肥胖导致脂肪在颈部的堆积,造成气道狭窄;②肥胖和脊柱侧弯可限制肺通气容量;③此人群对低氧血症和高碳酸血症的低反应性。这些因素可能共同参与了 OSA 的发生发展。

4. **人种差异** 在国内的研究中,刘玺诚等纳入了不同的地区和社会经济背景的儿童,发现习惯性打鼾的平均发病率为 4.6%～7.8%。新疆阿克苏地区,汉族和维吾尔族混居。该地区儿童总的睡眠打鼾发病率为 5.5%,而当根据民族分为汉族和维吾尔族后,维吾尔族中的发病率显著低于汉族人群。这可能是由于维吾尔族与高加索人种的颅面部特征相似,即具有较宽大的下颌有关,然而民族文化的因素如饮食特征等可能也有一定的作用。

国外研究提示,在匹配其他因素后(校正肥胖、早产、被动吸烟等因素),非裔人种的儿童罹患 OSA 的风险,约为白色人种儿童的 3～4 倍,AHI 指数较其他人种高近 20%;这一方面提示了遗传背景在 OSA 发病中的作用,另一方面则可能与非裔人种的经济、受教育程度等多种因素有关。

5. **环境因素和家庭经济社会状况** 研究表明,AHI 指数显著与环境中烟草的含量有关,避免烟草暴露可能会降低 OSA 的严重程度。居住环境距离主路的距离与哮喘的风险提高相关,而哮喘则是新发 OSA 的危险因素。提示了环境因素在儿童 OSA 发生、发展中的潜在作用。

处于低社会经济地位的儿童罹患病的风险更高,这可能与获得医疗资源和诊治的困难程度有关。国外研究表明,比较社会救助保险的患儿和私人保险的患儿从初诊到接受 PSG 检查的时间间隔,社会救助保险患儿等待的时间更长;同时,PSG 与手术间隔时间,低社会经济地位的患儿平均等待时间也更长。即社会经济地位对患儿的就诊时机也产生了巨大的影响。同时,居住在邻里社会经济状态较差的社区(由贫困率、家庭结构、父母受雇情况、教育水平)与 OSA 显著相关,这提示了评价邻里社会经济状态对儿童 OSA 患病存在潜在作用。

(徐 文 李彦如)

第六节 睡眠呼吸障碍的病理生理

阻塞性呼吸暂停可直接导致血氧饱和度含量下降,CO_2 含量升高。呼吸中枢仍不断地发放呼吸冲动兴奋呼吸肌,胸腹部的呼吸运动逐渐加强,上呼吸道扩张肌张力增高,此过程可发生皮层微觉醒,继而上气道开放,气流随之恢复,随之出现过度通气。长期反复的呼吸事件可以导致一系列病理生理损害。

【病理生理】

睡眠时上呼吸道的狭窄或塌陷与人类咽喉部气道的解剖特点直接相关。一方面,口咽和下咽为悬挂于颅颌面骨骼框架的软组织管道,具有可塌陷性,加之舌骨为游离结构,构成了咽腔气道塌陷的解剖基础。另一方面,由于人类睡眠的姿势,重力作用使软腭后和舌后空间比坐着或站着时狭窄。入睡后,骨骼肌的张力,尤其是伸舌肌的紧张性电活动会显著降低,呼吸调控几乎完全依赖血气化学反射调节,构成了睡眠时上呼吸道塌陷的病理生理基础。

1. **上呼吸道在睡眠过程中的通畅性** 上呼吸道在睡眠过程中的通畅性,是由上呼吸道阻力、咽腔易塌陷性、咽腔扩张肌张力和吸气肌所产生的气道内负压的平衡共同决定。儿童 OSA 上呼吸道阻塞的病理生理机制中,解剖结构狭窄和结构负荷增高往往构成呼吸道阻塞的基础。

比如,扁桃体肥大、咽部淋巴组织增生和肥胖可以直接占据部分气道空间,造成狭窄。鼻腔堵塞和腺样体肥大等增加气道上游阻力,使鼻咽腔的负压更大从而使下游(如软腭后区和舌后区更易塌陷。与正常的对照组儿童相比,在吸气时,OSA 儿童的气道变得更窄,这说明,OSA 儿童在上呼吸道阻力增加时咽腔内压力波动较明显或说明气道的顺应性也更大。具有高危因素的儿童,如肥胖儿童或 Down 综合征儿童的气道更窄,有时还存在有多平面的阻塞。

2. **上呼吸道神经肌肉的调节作用** 除了解剖上的原因,上呼吸道神经肌肉的调节作用也很重要。上呼吸道扩张肌(主要是颏舌肌)的激活可以维持气道的开放和咽壁的张力。在易感个体中,睡眠过程中咽腔开大肌群肌张力的降低可以导致间断性的气道塌陷、低通气或呼吸暂停事件。在清醒期,患儿的咽腔内机械感受器介导咽腔扩张肌的活动更强,而在睡眠时,这种代偿机制下降。

肌功能代偿的保护作用具有较强的个体差异,可能和遗传和环境的综合作用有关。上呼吸道对管腔负压的反应是激发上呼吸道神经肌肉活动的一个重要机制,气道软组织的长期振动损伤也可以导致其内肌肉及神经末梢的病理改变,从而影响气道开大肌的活性。目前已经知道黏膜炎症或水肿可以损害该反射的传入部分,从与呼吸有关的皮层的各种诱发电位的测试的结果表明在 OSA 儿童对呼吸道负压改变的皮层反应是迟钝的。

3. **其他功能性因素** 许多呼吸事件以微觉醒(arousal)作为终止。睡眠中微觉醒的出现一方面可以迅速打开气道,使气体交换恢复正常,但另一方面,因为微觉醒可能会干扰睡眠的稳态,从而影响睡眠深度。呼吸相关皮层微觉醒已被证实与患儿白天行为功能障碍相关。在成人,觉醒阈值较低时,反而不利于患者依靠肌肉代偿作用维持稳定的通气,促使继发呼吸事件的发生。微觉醒机制在儿童睡眠呼吸障碍中的作用目前尚不清楚。此外,较正常儿童而言,OSA 儿童对反复出现的、短暂的高碳酸血症的通气反应下降,这说明,除了上呼吸道阻力增高的原因外,通气控制在 OSA 的发病中可能也起一定的作用。在先前的一个多中心研究中,21.6% 的 OSA 儿童腺样体、扁桃体切除后 AHI 值仍大于 5 次/小时,此研究结论支持了 OSA 并非单一解剖因素致病,多种非解剖因素可能在疾病发生和进展的过程中起到推动作用。

【OSA 的病理生理损害】

反复发生呼吸暂停的主要病理损害包括间歇性低氧及二氧化碳潴留、睡眠结构紊乱、胸腔内负压波动、交感神经兴奋等，其病理损害累及全身。

睡眠状态下上气道内腔狭窄阻塞，通气量不足，导致患者缺氧和高碳酸血症，继而刺激外周压力感受器和化学感受器，出现皮质或皮质下层觉醒。反复的觉醒使睡眠片断化、深睡眠和 REM 睡眠减少，从而产生白天神经认知症状。

生长激素、雄性激素、儿茶酚胺、心房利钠肽、胰岛素等的分泌都与睡眠节律有关，睡眠结构破坏和间歇性缺氧可继发相应激素分泌紊乱。这是造成儿童生长发育受影响的病理基础。

慢性间歇性缺氧及交感神经张力增高，内皮细胞功能紊乱，加之胸腔压及颅内压的波动可对心脏及大血管、脑的血液供应产生影响，引起高血压、肺动脉高压、胃食管反流等疾病。

（徐　文　李彦如）

第七节　阻塞性睡眠呼吸暂停的临床特点及诊断

儿童 OSA 具有典型的临床表现和体征，包括睡眠打鼾、张口呼吸、白天困倦、腺样体和 / 或扁桃体肥大、咽腔狭窄等。诊断主要包括临床表现、体征并需结合多导睡眠监测（polysomnography，PSG）。在没有 PSG 的情况下，夜间脉氧、脉搏波等也可以提供一些客观证据，但不推荐用于临床确诊。由于 PSG 监测实施较复杂、需要进行整夜监测等特点，对疑诊患儿进行大规模筛查比较困难。国内外学者提出了如 PSQ、STOP-BANG、OSA-18 等问卷对儿童 OSA 进行早期症状筛查提供了一定的依据。

【临床表现】

1. 症状　OSA 儿童临床上主要表现为睡眠打鼾、张口呼吸、呼吸费力，有的儿童还有呼吸暂停、夜间遗尿及生长受限的现象，除此而外，还有儿童表现为晨起头痛、早上迟醒、情绪改变（包括挫折耐受力降低、抑郁、焦虑、情绪不稳定等）、注意缺陷、多动及学习成绩受影响等。

OSA 儿童白天的表现与成人有所不同，不会像成人那样容易嗜睡，反而有些儿童会表现出多动、烦躁等，所以当儿童有精神、神经方面的表现时，应注意有无睡眠呼吸紊乱的存在。

除了儿童本身的临床主诉外，还要注意询问家族中有无打鼾的情况及家族成员的夜间睡眠情况，以及儿童的监护人对儿童夜间情况的描述，如鼾声与体位、呼吸道感染发生的关系、打鼾的频率，规律性、遗尿、睡眠时的肢体运动情况等。

2. 体征　体格检查应包括以下各项：

（1）生长发育的检查：了解患儿的身高、体重。有些表现为超重和肥胖，而有些则会有生长发育的落后。

（2）面部、鼻、咽的检查：要注意患儿有无小下颌、下颌后缩、说话是否带有鼻音、鼻腔有无息肉或鼻甲有无肿胀、鼻中隔是否偏曲等；由于 OSA 患儿长期张口呼吸影响颌面发育可出现所谓的"腺样体面容"。口腔检查应注意牙列情况、舌的形态、扁桃体的大小、腭垂的大小、口咽腔的大小,耳部检查注意有无分泌性中耳炎等。

（3）因为 OSA 可以引起多系统器官的损害,所以,应常规检查有无分泌性中耳炎、高血压等。当怀疑患儿有心脏损害时,要进行心脏结构、功能的评估。

（4）在一些具有发生睡眠呼吸紊乱高危因素的患儿,如,有颅面畸形、Down 综合征、Crounz 综合征等的儿童,在检查时还应该注意其相应的体征。

【辅助检查】

1. 睡眠状况评估　多导睡眠图（PSG）被认为是诊断睡眠呼吸障碍的"金标准",具体监测技术详见本章第二节。其主要用于以下几方面:①鉴别单纯鼾症与阻塞性睡眠呼吸暂停综合征;②评估有呼吸暂停或胸腹矛盾运动的患儿,白天嗜睡、肺心病以及原因不明红细胞增多的患儿,确定 OSA 的诊断;③评价 OSA 的严重程度,有助于确定干预时机和方法,或了解患儿围手术期是否需要重症监护;④评估术后效果;⑤用于鉴别诊断中枢性呼吸暂停及肺泡低通气,尤其是肥胖伴有原因不明的清醒期高碳酸血症、睡眠紊乱、白天嗜睡、红细胞增多或肺心病,排除 OSA 合并肺泡低通气;⑥行持续正压通气治疗者,用于压力滴定和疗效评价;⑦支气管肺发育不全、囊性肺纤维化、支气管哮喘、神经肌肉性疾病、肺泡性低通气不足综合征患儿及新生儿怀疑睡眠时通气不足或给予呼吸支持前后,在一定条件下也可考虑;⑧用于鉴别诊断睡眠结构及非呼吸相关性睡眠障碍（如夜间癫痫发作、快速动眼期睡眠行为障碍等）。

但目前 PSG 也存在其缺陷,因此医师在解释 PSG 结果时应综合考虑临床症状体征。PSG 价格昂贵、费时,监测本身有时会影响睡眠;由于所采用的仪器及采用的诊断标准不同（如对低氧血症及呼吸暂停的判断标准不同）,造成各睡眠实验室之间可能标准欠统一;单次睡眠监测的可靠性是否存在"首夜效应"目前也存在争议。目前,关于新型穿戴式睡眠监测设备的研发为解决儿童睡眠监测负荷重、舒适度差、实施费时费力等问题提供了未来的解决方案。

2. 上气道阻塞情况评估　评价腺样体肥大有多种方法,包括触诊、鼻咽镜直视、鼻内镜下观察、鼻声反射,以及影像学方法评估等。其中上述侧位片 A/N 和鼻内镜下直视是常用的方法。

（1）影像学评估:头颅侧位片有助于评价上气道阻塞的程度,特别是腺样体、扁桃体阻塞鼻咽部和口咽部的情况,头颅定位侧位 X 线片在评价伴有颅面异常儿童的上气道结构方面很有帮助,且许多指标具有前后可比较性,是口腔科常用的一种方法。CT 及 MRI 检查可以了解上气道的狭窄部位及构成因素。临床上 A/N 是指鼻咽侧位片上,腺样体横径与鼻咽部直径的比值。其测量不受个体间身高、体重、年龄、肥胖程度的差异影响,更能代表腺样体的相对大小。然而,由于 A/N 所使用的是三维空间的二维影像学表现,因此有一定的局限性。同时呼吸动作是一个动态的过程,行侧位 X 线检查时,张口呼吸、哭闹和吞咽等可导致软腭上抬,从而降低鼻咽腔的体积,因此在进行侧位 X 线检查时,最好使颈部处于轻度伸位,并在吸气末拍摄。

（2）纤维/电子鼻咽镜检查:通过纤维/电子鼻咽镜可以清楚地观察到儿童的鼻腔、鼻咽部、软腭、舌根的情况,并且可以直接观察到腺样体的大小及其与后鼻孔的关系。可以动态地来观察上呼吸道狭窄部位及程度。

与 A/N 相对比,纤维/电子鼻咽镜具有一定的优势,一方面安全无辐射风险,同时镜下直视动态观察到的腺样体大小,与患儿的鼻塞症状显著相关,但无法从多角度观察,同时受到临床操作技术和个人经验的影响,具有一定的主观性。

3. 心脏相关检查 部分患儿长期睡眠时呼吸费力,心脏的负荷增大,可以有心电图的改变。心脏彩超检查对诊断肺动脉高压及心脏结构的改变具有帮助。在严重的阻塞性睡眠呼吸暂停的儿童,胸片可能会显示右心室肥厚。

【问卷调查】

1. **OSA-18 问卷** 由 Franco RA 等学者提出,一共包括 18 个问题,每个问题 1~7 分,评分越高,代表程度越重。分为睡眠障碍、身体症状、情绪症状、白天功能和上述情况对患儿监护人的影响程度 5 个部分。由患儿的监护人进行填写,对患儿近 4 周内的情况进行评估。在 Kang 等人的研究中认为当 OSA-18 问卷的总分 ≥ 67 分时,即可认为患儿罹患 OSA 的风险较大,同时患儿的生活质量已严重受损。Franco 等人设计的量表,主要是基于 0.5 到 12 岁的儿童,同时其客观评价手段是白天小睡而非 PSG,这也可能局限了其应用范围。

然而 OSA-18 应用于预测 OSA 严重性的价值较弱。仅有部分问题对疾病的反应更好。评分可与睡眠呼吸紊乱指数(respiratory distress index,RDI)有显著关联,然而,其诊断儿童 OSA 的敏感性仅有 40%。

2. **PSQ 问卷** PSQ 最早由 Chervin 等学者提出,根据美国 OSA 儿童的睡眠习惯及危险因素开发,共包括 22 个条目,内容涵盖频繁打鼾、费力呼吸、呼吸暂停、遗尿、白天嗜睡等,经评估确定 7 项以上症状的儿童,其罹患 OSA 的风险将大大提高,对于睡眠相关呼吸障碍诊断的敏感度可达 81%,特异度达 87%。它是美国儿科学会 2012 年 OSA 指南中唯一推荐的筛查问卷。在 Rosen 等人的研究中发现,也可以使用 PSQ 预测儿童 OSA 的治疗效果。同时得出结论 PSG 症状维度的问题可以反映 OSA 相关生活质量的客观损害、嗜睡、行为异常,并可用于预测腺样体、扁桃体切除术后症状改善程度。

【诊断标准】

儿童睡眠呼吸障碍的诊断,除了以上各方面,还包括睡眠呼吸事件的定义,以及诊断标准和病情严重程度的分度。国内外最常应用 AHI 或 OAHI 来判定患儿是否患 OSA 及病情的轻重程度(详见本章第一节)。1981 年,Guilleminault 等人最先报告了儿童 OSA,并将 AHI > 5 次 /h 作为诊断的 PSG 标准。在此之后,许多学者分别提出了许多标准。然而对于采用哪一变量和阈值,国内外儿童 OSA 的诊断标准仍存在争议。目前主要应用的有美国胸科学会(American Thoracic Society,ATS)标准(AHI > 5 次 /h 或 OAI > 1 次 /h),《睡眠障碍国际分类》(第 3 版)(International Classification of Sleep Disorder,ICSD-3)(OAHI ≥ 1 次 /h),而国内儿童阻塞性睡眠呼吸暂停低通气综合征诊疗指南草案》(见附录)则在 ATS 标准的基础上(OAI > 1 次 / 小时或 AHI > 5 次 / 小时),同时要求 $LSaO_2 < 92\%$。但是,对原发性鼾症和上气道阻力综合征等其他的睡眠呼吸障碍仍缺乏统一的诊断标准,目前国内相关标准也在不断修订中。

现在已经发现完全性的气道阻塞在儿童睡眠相关性气道阻塞性疾病中比较少见,OSA 在儿童主要表现为持续性低通气,即仅有气道的部分阻塞,因此,检测二氧化碳水平在评价气体交换功能正常与否方面非常重要,虽然目前普及这项工作有一定的困难,但从长远意义来看,在诊断标准的制定时还是应该考虑到这项指标。

【并发症及系统损伤】

1. **行为认知障碍** 行为认识障碍是 OSA 儿童常见症状又是并发症,儿童在校表现不佳,包括多动症、学习能力差、注意力不集中、抑郁、攻击行为等。可能反复的微觉醒导致睡眠结构紊乱有关。扁桃体、腺样体切除治疗后患儿在学校表现显著改善,未治疗患儿则无改变。

2. 生长发育迟缓　生长发育迟缓是儿童 OSA 患者的另一个重要并发症。患儿可出现身材矮小、体重偏低,通常有效治疗后可得到改善。其可能机制包括:①睡眠依赖的生长激素释放障碍;② CO_2 潴留和酸中毒使终末组织器官对生长激素的反应性降低;③扁桃体肥大导致患儿食欲减退;④上气道阻力增加,睡眠时通气能量消耗过多。

3. 心血管并发症　睡眠呼吸障碍可以引起 OSA 儿童在心血管方面的功能异常,血氧饱和度下降可以导致儿茶酚胺分泌增高,导致高血压形成;还可以导致心律失常。在儿童 OSA 患者很少见明显的心肺衰竭,但无症状的肺动脉高压(pulmonary hypertension)仍较常见,肺动脉高压及其他存在的高危因素有时给手术治疗带来了风险,甚至导致肺心病。促红细胞生成素升高导致血红蛋白升高、红细胞升高、血小板活性升高,还可出现肾小球滤过量增加,使夜尿增加,并可能导致排尿神经反射弧受影响,在儿童表现为遗尿。

4. 胸廓畸形　长期的睡眠时高呼吸驱动及胸腔负压可引起胸廓发育的畸形。因此在矫正儿童胸廓畸形前,应注意首先纠正睡眠呼吸障碍。

5. 其他系统损害　还包括胃食管反流风险增加、与长期口呼吸相关的颌面发育异常等。

（徐　文　李彦如）

第八节　阻塞性睡眠呼吸暂停的治疗

儿童 OSA 的病因和临床特点与成人有较大的区别,所以其治疗和成人亦有很大的不同,应在查明病因、明确诊断的基础上,选择针对性较强的治疗方法。一般可分为手术治疗和非手术治疗两个方面。在目前的情况下,扁桃体和腺样体切除术配合药物和行为学治疗仍是最主要的治疗手段。鼻腔持续正压通气(nasal continuous positive airway pressure,NCPAP)作为二线治疗手段,通常用于经扁桃体和腺样体切除术后效果不理想的儿童、由于某些原因不能实行扁桃体和腺样体切除术的儿童。此外,对于合并牙颌面畸形的患儿,结合患儿的年龄和发育,腺样体、扁桃体切除术应和口腔正畸治疗、口呼吸矫治、肌功能锻炼等序列治疗配合进行。对特殊综合征导致的 OSA 患儿,正颌外科治疗是一种有效的治疗方式。

一、非手术治疗

1. 调整睡眠姿势　OSA 儿童普遍对于环境的刺激比较敏感,应所予以较好的睡眠环境,避免外界的刺激。睡姿应避免仰卧位。

2. 体重管理　对于超重及肥胖的儿童来说,建议减轻体重。儿童减肥有利于夜间平均动脉血氧浓度的改善。重度肥胖的儿童,体重控制举措应当在儿科医师、营养师、预防保健等科室建议下制订。

3. 药物治疗　对于合并鼻腔疾病的儿童,尤其是对于变应性鼻炎的儿童,局部的类固醇激素的使用有一定的作用。在进行 6 周局部治疗的患者,呼吸暂停指数得到了改善。因此对于腺样体轻、中度肥大并伴有变应性鼻炎的患儿使用鼻喷激素可以减轻症状。另外,口服孟鲁斯特钠治疗腺样体肥大儿童也有一定效果。尽管如此,患者对药物治疗反应的个体差异性很明显。单纯依赖药物治疗的患儿需定期随访,评估疗效。

4. **鼻腔持续正压通气**　原理是持续正压通气机在患者睡眠时送出设定的正压气流,进入咽部,通过增加上气道的腔内压,起到支撑咽腔的作用,阻止气道塌陷的发生,使气道阻力下降,从而避免呼吸事件的发生。呼吸机的种类可分为单水平持续正压呼吸机、双水平正压呼吸机以及自动调压呼吸机等。

几种不同呼吸模式的区别在于:单水平持续正压(CPAP)呼吸机能够产生持续的正压力支撑气道。此外,在自主呼吸下呼气末给予正压,可防止呼气末肺泡萎陷,增加功能残气量,减少和防止肺内分流,纠正严重的低氧血症。双水平正压呼吸机(BiPAP)输出的吸气压和呼气压不同,在提供治疗所需的吸气压力的同时,提供较低的呼气压力。有助于潮气量的增加。

PAP 的应用没有绝对的年龄限制,并被证实是安全和有效的。但是其最大的缺点就是其治疗有效性依赖于佩戴的依从性。而儿童由于面罩压迫对颌面发育影响、配合程度等因素,很难将 PAP 治疗作为终身的治疗手段。PAP 在围手术期重症儿童、颅颌面发育畸形及各种综合征所致的 OSA 儿童及合并神经肌肉疾病等特殊病因的儿童中,应用较为广泛。

和成人不同,在儿童中施行 PAP 治疗需要耐心的进行适应和脱敏,以取得儿童的配合,这需要家长和医院共同努力。另外,在儿童中随着生长发育要时常滴定重新评估最适治疗压力。

二、外科治疗

腺样体和 / 或扁桃体切除术是治疗儿童 OSA 的最主要手段,适用于合并腺样体和 / 或扁桃体肥大的患者。

1. **扁桃体切除术**　可根据术者掌握程度或习惯选择传统的冷器械剥离法、等离子射频消融、电刀等方法。

2. **腺样体切除术**　可根据术者掌握程度或习惯选择传统的刮除、低温等离子射频消融、切割吸引器切除等方法。可在内镜直视下经口或经鼻切除。

3. **正颌外科治疗**　OSA 正颌外科治疗原理在于通过手术改变上呼吸道骨性结构,使附着于骨的软组织前移,显著地改变软腭后区、舌后的气道大小,以扩大咽腔气道通气容积。手术由口腔颌面外科医生实施。

儿童 OSA 的正颌外科治疗主要适应证是伴有严重骨性气道异常的儿童,多为各类颅颌面发育畸形的儿童。如颞下颌关节强直伴小下颌、上颌骨发育不足或后缩;颅颌面先天发育障碍的综合征患者伴 OSA 者。该类患者在婴幼儿时期多采用 PAP 治疗;必要时采用低创伤的手术治疗。在严重畸形患者则需要采用牵引成骨手术治疗改善气道狭窄。其优势是借助牵引器持续的牵张力的作用下,延长了颌骨,从根本上扩大了骨性咽腔的容积。但对儿童颌面部生长发育有无远期影响尚无证据。

4. **气管切开术**　气管切开术一般适用于重度 OSA 患儿紧急情况的治疗。随着现代手术的发展和 PAP 以及其他的治疗方法的应用,气管切开术应用范围逐渐缩小。只是用在脑瘫或者严重的颅面部畸形其他方法难以奏效的患儿。

三、口腔正畸治疗

OSA 患儿合并牙颌面发育异常十分常见,如牙列不齐、拥挤、上颌骨和下颌骨发育异常等。下颌前凸或下颌后缩等,并合并口、颊、颞下颌关节周围的肌肉神经协调异常,导致口呼吸的习惯持续。这种畸形一方面影响美观,另一方面也加重成年期 OSA 的患病风险。因此,在解除了气道阻塞后,及早纠正口呼吸不良习惯和矫正牙颌畸形是非常必要的。

由于口腔正畸治疗的时机选择和少年儿童颌面生长发育密切相关。越早矫正,越能达到事半功倍的效果。畸形遗留至成年期后,则需要创伤较大的正颌外科手术治疗。因此,当耳鼻咽喉头颈外科医师在治疗切除了肥大的腺样体、扁桃体后,应当注意患儿的颌面发育异常和口呼吸情况,需要时及时转口腔正畸科进行功能训练或正畸治疗。

（徐 文　李彦如）

参考文献

1. 刘玺诚,马渝燕,王一卓,等. 全国 8 城市 2~12 岁儿童睡眠状况流行病学调查. 睡眠医学, 2004, 1 (1): 4-8.
2. MONTGOMERY-DOWNS HE, GOZAL D. Sleep habits and risk factors for sleep-disordered breathing in infants and young toddlers in Louisville, Kentucky. Sleep Med, 2006, 7 (3): 211-219.
3. 中华耳鼻咽喉头颈外科杂志编委会, 中华医学会耳鼻咽喉科学分会. 儿童阻塞性睡眠呼吸暂停低通气综合征诊疗指南草案 (乌鲁木齐). 中华耳鼻咽喉头颈外科杂志, 2007, 42 (2): 83-84.
4. WANG G, XU Z, TAI J, et al. Normative values of polysomnographic parameters in Chinese children and adolescents: a cross-sectional study. Sleep Med, 2016: 27-28; 49-53.
5. SATEIA MJ. International classification of sleep disorders-third edition: highlights and modifications. Chest, 2014, 146 (5): 1387-1394.
6. 许志飞, 李晓丹, 吴云肖, 等. 无鼾儿童睡眠呼吸暂停特征分析. 中华耳鼻咽喉头颈外科杂志. 2017. 52 (3): 220-224.
7. BERRY RB, BROOKS R, GAMALDO CE, et al. The AASM Manual for the Scoring of sleep and Associated Events: Rules, Technical Specification, Version 2. 3. Darien, Illinois: American Academy of sleep Medicine, 2016.
8. AMERICAN ACADEMY OF SLEEP MEDICINE. International classification of sleep disorders, 3rd ed. Darien, IL: American Academy of Sleep Medicine, 2014: 108-128.
9. JOOSTEN K, DE GR, PIJPERS A, et al. Sleep related breathing disorders and indications for polysomnography in preterm infants. Early hum dev, 2017, 113: 114-119.
10. 韩德民. 睡眠呼吸障碍外科学. 北京:人民卫生出版社, 2006.
11. KATZ ES, MARCUS CL. Diagnosis of obstructive sleep apnea syndrome in infants and children/ SHELDON SH, FERBER R, KRYGER MH. Principles and practice of pediatric sleep medicine. New York: Elsevier Inc, 2005: 197-210.
12. ZHAO GQ, LI YR, WANG XY, et al. The predictive value of polysomnography combined with quality of life for treatment decision of children with habitual snoring related to adenotonsillar hypertrophy. European Archives of Oto-Rhino-Laryngology, 2018, 275 (6): 1-8.

第八章
复发性呼吸道乳头状瘤

儿童复发性呼吸道乳头状瘤（recurrent respiratory papillomatosis，RRP）是一种良性肿瘤，是由人乳头状瘤病毒 6 型和 11 型引起的病毒性疾病，特点为复发性和多发性，病变组织可对气道造成阻塞引起声音嘶哑和呼吸困难。

【流行病学】

复发性呼吸道乳头状瘤是儿童喉部最常见的良性肿瘤，此病可发生于任何年龄段的儿童，80% 发生于 7 岁以前，更多集中于 4 岁以下，婴幼儿的发病率为 4.3/100 000。男女发病率无明显差异，青春期多可自愈，预后良好。

【病因学】

1923 年 Ullmann 首次认为此病与人类乳头状瘤病毒感染有关，人类是人乳头状瘤病毒的唯一天然宿主，该病毒是一系列黏膜乳头状瘤空泡型病毒，为二十面环状双股脱氧核糖核酸基因组病毒，直径为 55nm，其 DNA 双螺旋结构长 7 900bp，分子量约为 5mD。运用病毒探针技术能够鉴别出乳头状瘤病变中的人乳头状瘤病毒 DNA。经检测人乳头状瘤病毒至少存在 100 种不同类型，并按序进行编号。

儿童呼吸道中最常见的病毒类型为人乳头状瘤病毒 6 型和 11 型，与引起生殖器湿疣的类型相同。而在成人中则多为 16 和 18 型，易于引起恶性变。多数学者认为特殊的病毒亚型与病情严重程度和临床经过密切相关。感染 11 型病毒的患者其病变更具浸润性也更有可能发生癌变。感染 11 型病毒的患儿在疾病早期似乎更容易伴有呼吸道阻塞症状，也更需行气管切开。而另外的研究则认为感染该病毒的类型与此病的病情严重程度无关。在乳头状瘤病变周围的正常黏膜中检测到该病毒 DNA 这一证据或许可以解释病变切除后此病复发的原因。

【相关因素及研究进展】

喉乳头状瘤的相关基因研究目前有所拓展及突破，对于参与免疫系统的人白细胞抗原（HLA）系统是含有超过 100 个的大基因区域基因，其中大部分参与调节免疫功能。已经发现 HLA Ⅱ类基因有助于保护身体免受病原体如病毒等病原体的侵害，某些 HLA 等位基因，如 *DQw3*、*B*07*、*DQB1*0302*、*B*4402*、*DRB1*1101* 和 *DQB1*0301*，与宫颈上皮内瘤变和宫颈癌的风险相关，这通常是由 HPV 感染引起的。以往研究已经确定了 HLA 等位基因 *DRB1*03:01*、*DQB1*02:01*、*DQB1*02*、*DQB1*0602*、*DRB1*11:01* 和 *DQB1*03:01* 与复发性呼吸道乳头状瘤相关。然而，HLA 等位基因和 RRP 之间的关联在不同种族群体中差异很大。

有学者研究探讨中国汉族儿童复发性呼吸道乳头状瘤与 HLA Ⅱ 类 *DRB1* 和 *DQB1* 等位基因的关系。汉族占中国人口的绝大多数。新近的对汉族儿童喉乳头状瘤的研究发现复发性呼吸道乳头状瘤患者的 HLA-*DRB1*03:01* 和 HLA-*DQB1*02:01* 等位基因的频率显著高于对照组。HLA-*DRB1*03:01* 等位基因与侵袭性复发性呼吸道乳头状瘤的严重程度显著相关。基因组学的研究为此病的诊治提供了新的思路。

【临床表现】

临床表现为进行性声音嘶哑,肿瘤较大时甚至失声。也可出现喉喘鸣和呼吸困难,病情严重的患儿严重吸气性呼吸困难,吸气时间延长,有明显的三凹征。部分患者还有慢性咳嗽、呛咳、反复发作的肺炎、睡眠呼吸暂停等症状。

【辅助检查】

1. **纤维/电子喉镜检查**　镜下可见广基多发或单发淡红、暗红、表面不平、呈菜花或乳头状的肿瘤,不同程度堵塞声门(图 4-8-0-1)。

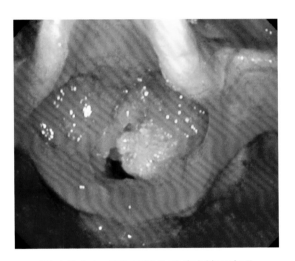

图 4-8-0-1　声门区乳头状瘤喉镜下表现

2. **实验室检查**　对于呼吸困难的患儿急诊做动脉血气分析,评价患儿的氧合、通气状态、判断呼吸衰竭的类型;患儿大多会有呼吸性酸中毒的表现,观察 pH 可下降、$PaCO_2$ 升高,碳酸氢根略有上升。

【治疗】

儿童复发性呼吸道乳头状瘤由于其瘤体生长的位置和易于复发的特点,一直是一个治疗极为棘手的疾病,就治疗而言,手术治疗可以清除病变组织,快速解除呼吸道阻塞,保证呼吸道通畅,恢复患儿发音。但病变为多部位发病,复发快,往往需要在短时间内多次手术,反复多次手术,容易导致日后嗓音的损害和遗留喉狭窄等严重并发症。因此,单纯一种治疗手段无法控制或根治该疾病。目前尚无防治喉乳头状瘤复发的特殊方法,新的疗法一直在不断地寻找之中。目前研究的重点方向是研制有效的人乳头状瘤病毒 6/11 型疫苗或免疫调节剂,可望清除人乳头状瘤病毒及其周围组织中潜在的病毒;国内学者也在进行复发性喉乳头状瘤患儿的基因组学的相关研究。如何为患儿选择适合的治疗方法才能延长手术时间间隔和减少术后并发症仍是广大临床医生关注的重点。

视频13 内镜下
喉乳头状瘤
切除术

1. 手术治疗 在过去的几十年里,动力切吸钻技术和CO_2激光手术为治疗复发性呼吸道乳头状瘤的首选。手术治疗的目的包活:①清除病变组织,解除呼吸道阻塞,保证呼吸道通畅;②改善发音质量,保护喉黏膜和结构的完整,避免声带粘连及喉蹼形成等医源性并发症;③在不损伤重要结构的前提下,尽可能的完整切除瘤体组织,延长复发时间,减少手术次数。

(1)支撑喉镜下显微镜下喉动力切吸钻技术:近年来,动力切吸钻技术应用越来越广泛,其特制的切吸刀头可以精确地切除病变组织,对正常的黏膜组织损伤较小,越来越受到临床医生的青睐,是目前最常用的手术方法。

手术在全身麻醉下进行,支撑喉镜挑起会厌,暴露喉腔,支撑喉镜悬吊固定,避免压迫胸部。此时可在手术显微镜下操作或在内镜指引下操作。首先应用喉钳咬取部分组织送病理学检查,其余大部分瘤体在微动力切吸钻下清除。麻醉方式采用静脉复合麻醉,术中呼吸支持采用常规的气管内插管,麻醉插管要注意尽量选择比患儿年龄小一号的气管插管,尽可能地扩大手术操作空间,方便术者实施手术,从而更彻底的清除瘤体组织,延缓复发。微动力切吸钻应用吸引和切除机制使得术者能够快速地清除病变组织,同时吸引清除术野的分泌物和血迹,使得术野清晰。

但对于气管远端和支气管内的复发性乳头状瘤就需要联合使用纤维支气管镜,同样全身麻醉,术中呼吸支持可采用麻醉喉罩,如果同时合并喉部、气管乳头状瘤,要先清除喉部瘤体组织,再处理远端气管内瘤体,纤维支气管镜带有钳道和吸引装置,术中可一边吸引血性分泌物,一边清理病变组织。

(2)支撑喉镜下显微镜下激光技术:常用光为CO_2激光。CO_2激光具有良好的组织穿透力,视野清晰,操作精准,能完整切除乳头状瘤,可作为单纯咬钳切除或切吸钻切除之后的补充,也可单独使用。但激光手术可发生一些并发症:气管灼伤,喉部瘢痕甚至喉狭窄,极少数情况下也会发生气管食管瘘。故激光手术着重要预防喉部黏膜纤维瘢痕组织增生以及喉蹼的形成。

(3)支撑喉镜下显微镜下低温等离子射频消融技术:也有报道使用低温等离子射频消融手术治疗复发性呼吸道乳头状瘤,优点是术中可将消融组织随时清除,不产生含有病毒基因片段的烟雾,缺点是低温等离子射频消融技术对于精细化上皮黏膜下切除有一定的困难。

术中处理需要注意的问题:手术目的在于减少复发乳头状瘤对气道的阻塞,创建安全的气道,改善声音质量,延长手术间隔的时间。在尽量不牺牲或损伤任何重要结构的前提下切除瘤体组织,完全的切除极为困难,有时允许少量的病变组织残留,尤其是前连合部位。无论应用何种手术技术,都应充分了解其利害。

气管切开应尽量避免,但在进展迅速,反复复发并有重度上气道阻塞的患儿,也是一种可行的选择,气管切开后,在患儿呼吸道通畅的情况下,可以减少喉部手术的次数,避免频繁手术刺激喉部,延长手术间隔。需要注意的是气管切开有可能导致气管、支气管新的乳头状瘤产生,故气管切开要结合患儿病情慎重选择。

术后处理:全麻清醒后需监测生命体征6~12小时,注意患儿呼吸情况及有无出血、咯血,局部雾化吸入2~4次减轻喉水肿,若合并呼吸道感染,酌情使用抗生素,病房留观一天后可出院,定期随访。

并发症:超过30%的患儿最终形成前联合瘢痕粘连和喉蹼样组织,极少数多次手术后形成声门下狭窄,严重的形成声门区瘢痕闭锁。

2. 非手术治疗　基于复发性乳头状瘤的病因,目前有很多针对 RRP 病毒的内科治疗手段,疗效不明确,只能作为辅助治疗手段。

(1)抗病毒药物

1)西多福韦:是胞嘧啶的类似物,可以抗 DNA 病毒,是目前治疗 RRP 病毒最常用的辅助药物,有学者报道,在手术时,病变内注射西多福韦可以部分甚至全部抑制乳头状瘤的生长,目前尚无应用于儿童的注射浓度、剂量、注射次数的具体方案。

2)干扰素 α:干扰素 α 曾广泛使用,但其确切机制还不清楚,可能是通过增加抑制病毒蛋白合成的蛋白激酶和核酸内切酶的表达来调节宿主的免疫反应,继而达到治疗的目的。但目前已较少使用。

(2)食管反流性咽喉疾病的控制:食管反流性咽喉疾病与 RRP 复发相关并可增加治疗的并发症。反流中的酸或消化酶引起黏膜损伤或炎症反应,潜在诱发增生乳头状瘤,有报道有效地控制咽喉反流可提高 RRP 的控制率。

(3)光动力学疗法(photodynamic therapy,PDT):也有学者用于此病的治疗并进行了广泛的研究,但有部分病例后期并发喉狭窄,在临床上未得到推广,目前尚存有争议。

(4)免疫疗法

1)腮腺炎疫苗:腮腺炎疫苗应用于 RRP 的治疗也在探索中,有学者采用前瞻性双盲对照研究显示,麻疹 - 腮腺炎 - 风疹疫苗可以防止或延长 RRP 的复发。患者的复发周期有所延长,但尚无统计学差异。病变局部注射腮腺炎疫苗诱导此病缓解的确切机制尚不清楚,这项治疗费用低、简单易行且不良反应小而值得推广。

2)人乳头状瘤病毒疫苗的研究在近年中取得了很大进展,目前 HPV16 和 HPV18 已经面世,预防性的四价疫苗对 HPV6、HPV11、HPV16 和 HPV18 有效。许多疫苗已完成 1、2 期临床试验,准备进行更深入的研究。Forster 等报道 1 例 2 岁 RRP 患儿直接应用四价 HPV 疫苗的情况,经 3 次注射后,患儿病情得到稳定。Mudry 报道 1 例 5 岁的反复复发的呼吸道乳头状瘤患儿,注射四价 HPV 疫苗后 17 个月病情稳定。但目前临床应用病例数较少,尚有很多问题,如何选择注射疫苗的最佳时机,如何评价疫苗的免疫效果以及疫苗自身的安全性等,仍需多中心进一步研究验证。

(张　杰　王　华)

参考文献

1. 王小兵,张伟,张叔人,等.人乳头状瘤病毒疫苗的研究进展.中国肿瘤生物治疗杂志,2005,12 (1): 80-83.

2. 庄佩耘,张天宇,周莉,等.复发性呼吸道乳头状瘤治疗新进展.中华耳鼻咽喉头颈外科杂志,2007, 42 (12): 956-958.

3. ZHAO J, WANG GL, WANG GX, HLA-DRB1 and HLA-DQB1 alleles in Chinese Han patients with juvenile-onset recurrent respiratory papillomatosis. International Journal of Pediatric Otorhinolaryngology. 2017, 11 (102): 119-122.

4. 张亚梅,张天宇.实用小儿耳鼻咽喉科学.北京:人民卫生出版社,2011:402-407.

5. 于振坤.复发性喉乳头状瘤的治疗现状与未来趋势.临床耳鼻咽喉头颈外科杂志,2015,29 (24) 2107-2110.

第九章
咽喉反流相关疾病

儿童咽喉反流性疾病（laryngopharyngeal reflux disease，LPRD）是指在儿童期以食管外呼吸道症状为主要表现的胃食管气管反流病。大量证据已经表明，胃食管反流病（gastroesophageal reflux disease，GERD）可导致婴幼儿多种耳鼻咽喉相关症状和病变，即儿童咽喉反流性疾病，其表现与胃内容物反流至咽喉有关。儿童咽喉反流没有典型的GERD表现，常无明显的反流或烧心症状，症状的发作形式多样，持续时间及严重程度也不尽相同，尚无统一的诊断标准，因此儿童咽喉反流的诊治率还很低。据国外学者报道，在耳鼻咽喉头颈外科的就诊病人中，15%的症状与LPRD有关，慢性喉炎、难治性喉痛患者中更有高达50%~60%的LPRD发生率，因此了解"不典型LPRD"的概念，对表现为耳鼻咽喉相关症状的LPRD的诊断和治疗十分重要。

第一节　咽喉反流的诊断

【病理生理学机制】

LPRD是指胃内容物反流入食管，继而反流入咽喉、气道，导致的食管外症状，在婴幼儿中并非罕见。咽喉反流性疾病与胃食管反流可以合并存在，也可能独立发生。胃食管反流的主要机制是食管下括约肌的一过性松弛，导致反流，继而引起症状。由于消化道和呼吸道均起始于前肠，解剖位置上比邻而居，使两个系统的器官在组织结构、血液供应及神经支配等方面有极高的相似性，从而使一个系统的器官发生病变时往往可影响另一个系统的器官。多种因素可导致GERD发生和症状表现，包括反流发生的频率、持续时间，胃内容物的酸度，食管廓清率，胃排空率，完整的黏膜屏障作用，以及食管、喉部、气道、肺部等靶器官的应答性。食管的廓清作用包括食管的蠕动和吞咽唾液，碱性的唾液可以中和胃酸，表现为无症状的反流。在儿童患者，LPRD所致的气道表现可能与咽喉部内收肌受反流刺激引起的微吸机制、微吸导致的反应性肺炎及迷走神经反射所致的支气管收缩有关。此外，需特别注意先天解剖结构的异常及其他先天性疾病和神经肌肉功能障碍而发生的LPRD。婴幼儿反流的发生率在20%~40%，远高于成人的4%~10%。如果有气管食管瘘、食管裂孔疝、脑瘫、Down综合征及神经源性疾病或动力性吞咽困难，发病率更高。

【临床表现】

儿童咽喉反流有多种临床表现,没有特异性症状。有些患者可以伴有典型的胃食管反流症状,如呕吐、胸骨后烧灼感、咽下困难等,甚至可以出现全身症状如贫血、生长发育障碍等。部分患儿没有典型的食管内症状,而以呼吸道症状表现为主。

婴幼儿咽喉反流以鼻鼾、喉鸣、间歇性发绀为主要临床表现,发生率高达88%,进食困难、生长受限、频繁呕吐为次要表现,发生率达80%,而以咳嗽、哮喘、清嗓表现的也有72%,较大儿童可出现烧心症状,易疲劳。此外,还可以出现耳痛、龋齿、鼻后滴流、声音嘶哑、睡眠障碍、吞咽困难、异物感、反复肺炎等,部分患儿可有低热表现;气管切开患者常可见切口肉芽肿。

【诊断】

由于儿童咽喉反流症状的多样性,又无典型的特异性症状,特异性检查也受多种因素的限制,使诊断变得困难。需要结合病史、体征检查,必要时进行辅助检查综合判断。高度怀疑具有典型症状的患者,可根据经验给予诊断性治疗。如果疗效很好,停止治疗后症状有反复,即可确定诊断,可以省去一些价高、耗时的辅助检查,但目前还没有足够的安慰剂对照试验来证明该方法的可信度。对于没有明显诊断依据的病例,根据情况选择适当的检查,各项检查都有其优点与局限性。

1. 量表评估　反流体征评分量表(Reflux finding score,RFS)和反流症状指数评分量表(Reflux symptom index,RSI)作为咽喉反流性疾病的筛查量表,在成人已经普遍应用(见表4-3-4-1、表4-3-4-2)。若RSI ≥ 13分,或RFS ≥ 7分,可诊断LPRD,大于6岁儿童可以参考应用。但这两个量表没有涵盖LPRD的全部症状和体征,尚无针对儿童LPRD的特点的筛查量表,受患者和医生主观影响较大,对于低龄儿童,难以真实反映症状的有无和程度,仅供参考。

2. 喉镜和食管镜检查及活组织检查　喉镜检查可见黏膜充血、杓会厌襞内侧红斑,声带水肿,弥漫性喉水肿,后联合肥厚,声门下水肿及肉芽等(图4-9-1-1)。声带

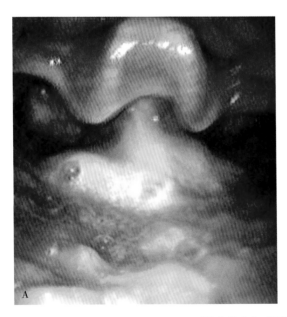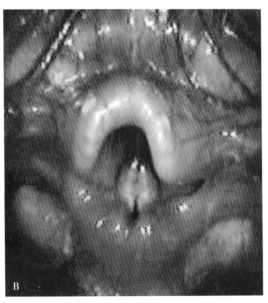

图 4-9-1-1　咽喉反流喉镜表现

A. 电子喉镜下见喉内充满黏液;B. 吸尽黏液后喉见喉部弥漫性充血

黏膜水肿伴有杓间区黏膜粗糙、水肿、角化、肉芽等表现,是咽喉反流敏感和特异性指标。杓间区黏膜粗糙及 Ⅱ 度以上肿胀对咽喉反流的诊断具有 98% 的特异性和 56% 的敏感性。但这些喉部病变具有非特异性,且不同的喉镜种类显示的清晰度和色泽有差异,加之医师对喉镜的判断具有主观性等因素,使喉镜检查的可信度降低。食管活组织检查是诊断 GERD 的另一个有效手段。组织标本可通过硬性食管镜、电子胃镜下取活检等方法获得。积极进行食管活组织检查诊断食管炎,可以省去昂贵且耗时的 24 小时食管 pH 监测检查。内镜下活组织检查显示病理性食管炎与 pH 监测具有高度相关性。正常情况下,食管黏膜中不含有中性粒细胞或嗜酸性粒细胞,若检出可诊断为 GERD 引起的食管炎;上皮的基底区增生、乳头样增生也与胃液刺激高度相关。食管镜活组织检查的有创性及儿童无法配合等特点使其在儿童中的应用受到限制。

3. **24小时 pH监测**　24 小时 pH 监测仍被认为是诊断 LPRD 的金标准。下段食管、上段食管的双电极 pH 监测是诊断耳鼻咽喉相关疾病和胃食管反流最有效的工具。第二电极的放置位置尚没有明确的标准,可以放在咽部或食管上段,但标准值的缺乏限制了对照研究的有效性。其仅能监测出酸反流,不能监测出是否有非酸反流。多数患儿难以忍受电极和导线刺激,儿童患者耐受性差,需要在监护下进行。

近期研究发现 24 小时 Dx-pH 监测在咽喉反流的诊断中更具价值。该监测方法痛苦小,依从性高于 24 小时胃食管 pH 监测,但在儿童中的临床诊断标准尚需大量的询证医学证据。监测结果对于疾病的预后意义尚需进一步探讨。

4. **多通道食管阻抗监测**　多通道食管阻抗监测(multiple intraluminal impedance,MII)是经食管插入多通道探头,与 24 小时食管 pH 监测结合,可计数反流事件和酸反流次数,从而监测是否有胃食管反流。一项国际多中心研究表明,对 700 例可疑反流的儿童进行监测结果显示,多通道食管阻抗监测示 37% 阳性,其中仅有 18% 为 pH 监测阳性。认为幼童中 pH 正常而 MII 异常更多见,儿童酸反流仅是反流的一部分,更多可能为非酸反流。国内该检查用于儿童中也较少见。

5. **支气管镜检查和支气管肺泡灌洗**　支气管镜检查和支气管肺泡灌洗可与食管镜检查同时进行。如果支气管肺泡灌洗液中发现胃蛋白酶,则认为是 LPRD 的特异性诊断;如果支气管肺泡灌洗检出载脂巨噬细胞可怀疑有 LPRD;需要鉴别是内源或是外源性,其他的病理损害同样可以增加载脂巨噬细胞的百分比。该项检查需要对儿童进行全麻下操作,不适宜做常规检查。

6. **核医学胃部扫描**　核医学胃部扫描的优点是可以了解胃排空延迟、酸性及非酸性物质反流。患者口服放射对比剂,按周期给予扫描,了解对比剂所在位置。在呼吸系统检出放射元素表明早期吸入或反流造成二次吸入。有限的射线无法检测到偶尔发生的吸入事件。但胃部放射技术没有明确诊断标准,用于临床研究中有一定的局限性。

7. **超声检查**　超声波检查诊断 GERD,在临床上已开展。方法简单,患儿易接受,但只能观察饭后的反流情况,具有时段性,阴性不能排除,临床应用有局限性。

8. **食管胆红素的监测**　食管胆红素的监测可以监测十二指肠、胃、食管反流。亦是侵入性检查,对儿童来说,仍存在耐受性差的问题。

第二节　咽喉反流相关疾病

已有大量证据表明,儿童咽喉反流与哮喘、持续性喘鸣、慢性咳嗽、呼吸暂停、鼻窦炎、喉软化症、声门下狭窄、喉炎等密切相关。但发生机制和因果关系仍需要进一步的前瞻性临床研究和基础研究进一步证明,同时多中心的研究可以获得更多的循证医学证据,证明 LPRD 与相关疾病的关系和影响,并提高对该类疾病的认识,以获得更好的疗效。

1. **反流性鼻炎和慢性鼻窦炎**　儿童慢性鼻窦炎的病因十分复杂,包括反复呼吸道感染、腺样体肥大、过敏性鼻炎、解剖学因素、免疫缺陷等,LPRD 可能是反复发作的慢性鼻窦炎的病因之一,需进行相关检查并诊治。

已有研究表明,LPRD 患者即使在没有诊断慢性鼻窦炎的情况下,鼻腔鼻窦结局测试(SNOT-20)评分也非常高,LPRD 患者的鼻后引流评分较高。对病史长,反复发作的慢性鼻窦炎的患儿进行食管及鼻咽、下咽黏膜活检,结果证明鼻窦炎患者的活检结果均为阳性,提示与反流有关。对 28 例鼻窦炎患儿给予抗反流治疗后,原本符合行鼻内镜手术的患儿,25 例(89%)症状好转,免除了手术治疗。

咽喉反流相关的鼻炎、鼻窦炎的机制可能与胃内容物反流入鼻腔导致慢性炎症有关,同时反流导致的黏膜细菌黏附力的改变及淋巴引流的改变也与其发病有关。

2. **慢性咳嗽**　儿童慢性咳嗽与 LPRD 有关,国内外已有很多报道,发病原因中 LPRD 占 4.4%~21% 不等,而国内报告率很低,仅有 0.62%。在慢性咳嗽(咳嗽超过 4 周)的情况下,应强烈怀疑 LPRD、过敏和哮喘。在一项涉及多学科的研究中,评估了 40 名咳嗽超过 8 周的儿童,发现接近一半的患者出现反流和哮喘,另有四分之一的患者有多种病因。

3. **吞咽障碍**　吞咽是一个高度协调的活动,对于婴儿来说,需要协调好吸吮、吞咽及呼吸动作,以避免误吸。执行这一活动需要完整的喉部感觉,存在神经系统缺陷的儿童,往往会出现进食困难和更多的微吸入。声门上黏膜必须能够感知即将到来的食物丸,引导适当的声带闭合,同时刺激下咽和食管上括约肌的打开。这种高度敏感的机制在各个年龄段都很重要,尤其对开始学习认知功能的新生儿更是如此。反流带来的慢性刺激可引起喉水肿,导致黏膜感觉迟钝,增加误吸风险。咽喉反流的患者的咽喉部黏膜受胃酸、胃蛋白酶的刺激,引起黏膜损伤,同时炎性病变使食管动力发生障碍、痉挛性收缩或产生异常蠕动波导致吞咽障碍。在儿童主要表现为不愿进食,不肯吞咽,严重的有误吸等。抗反流治疗可减轻食管痉挛及黏膜炎症,缓解吞咽困难。

4. **哮喘**　虽然哮喘并非耳鼻咽喉科问题,但已有研究证明哮喘与 LPRD 的密切相关,表现为明显的 LPRD 所致的气道症状有研究表明,对于哮喘发作,反流是一个独立危险因素。不论是否有哮喘史,食管滴酸法均可诱导成人支气管痉挛、呼气风流速降低而发生哮喘样症状。

据统计,40%~80% 的哮喘儿童可能存在胃食管反流。哮喘患者中,近 70% 的病例在喉镜上发现 LPRD 改变。在一项对儿童食管外反流和哮喘相关的系统回顾性研究中发现,22.8% 的患者合并为食管外反流症状,62.9% 的患者监测到异常 pH,34.8% 的患者合并食管炎。

5. 喉软化症 喉软化症是指吸气时声门上软组织脱垂,向声门塌陷,引起以喉鸣为特征的先天性的喉疾病,是婴儿喉喘鸣的最常见原因。通常表现为吸气时喘鸣,哭闹和仰卧位时加重,严重的出现窒息、喂养困难、生长发育障碍等。

喉软化症与 GERD 合并出现的发生率非常高,因果关系尚未明确。65% 的重度喉软化症患者有反流症状,患有中度至重度喉软化症的儿童患反流的可能性,要比仅有轻度喉软化症的儿童高出近 10 倍。使用 24 小时双探针 pH 监测的研究显示,喉软化症与反流之间相关。一项前瞻性试验表明,反流治疗和降低喉软化症状之间存在很强的相关性,近 89% 的中度和重度患者在进行了 7.3 个月的 GERD 治疗后,咳嗽和窒息症状有所改善;近 70% 的患者报告了反流症状的改善。

6. 反流相关的喉鸣及假性喉软化症 多方研究表明,婴幼儿胃食管反流与喉软化症密切相关,可引起喉鸣。在此我们需鉴别声门上软组织塌陷引起的喘鸣与反流引起的"假性喉软化症"。喉软化症的喘鸣常为持续性,俯卧位可减轻,哭闹时喘鸣消失。而假性喉软化症的喘鸣可能是间歇性的,与体位改变关系不大,与 GERD 有关。

发生原因一方面与胃内容物刺激声门直接导致喉痉挛有关;另一方面,GERD 患者的食管疼痛时情绪激动和深快呼吸也会发生喘鸣样表现。对假性喉软化症的婴儿进行内镜检查时,可发现杓状软骨及后联合水肿和红斑,与喉软化症的局部表现类似,但没有软组织塌陷,需注意鉴别。

7. 声门下狭窄 反流是声门下狭窄的最常见合并症状。造成声门下狭窄的原因包括创伤、感染和 LPRD。多项研究表明,胃液反复刺激气道时,可导致声门下黏膜基底细胞增生、鳞状上皮化生、中度黏膜水肿及溃疡;胃液吸入气管造成表面细胞层脱落以及延迟再生,并可引起严重的声门下软骨膜损伤,导致声门下狭窄,反复接触胃酸和胃蛋白酶后组织愈合时间,较只接触酸或胃蛋白酶的时间长。在犬模型中,胃内容物隔天一次刺激声门下黏膜 3~4 周足以导致声门下狭窄的患病率增加 9 倍,而对照组只增加 1.5 倍。

8. 耳痛和中耳炎 耳痛可因继发于 LPRD 所致的咽炎所致的牵涉痛。有研究表明 LPRD 与儿童中耳炎的急性反复发作密切相关。

有学者对 187 例反复发作的急性中耳炎的婴幼儿患者进行了 6~8 年的跟踪研究,以是否有反流及严重程度为分组依据。结果表明,抗反流治疗前,无反流的 49 例中有 6 例(占 12.24%)反复发生急性中耳炎,轻度反流的 78 例中有 11 例(占 14.1%)反复发生急性中耳炎,重度反流的 60 例中有 19 例(占 31.67%)反复发生急性中耳炎。经抗反流治疗后 138 例有反流的患儿中有 17 例(占 12.32%)反复发生急性中耳炎,发生率与无反流组似。急性中耳炎的发生与胃食管反流的严重程度呈正相关,抗反流及抑酸治疗可降低急性中耳炎的发生,急性中耳炎发作后的炎性反应可以导致分泌性中耳炎的发生。

另一组对 47 名 6 月龄 ~7 岁的中耳炎患儿进行研究发现,初次就诊前 6 周内均有使用抗反流药物史。通过对父母或监护人进行有关中耳炎和婴幼儿胃食管反流的调查问卷,提示胃食管反流症状在第 2 次及第 3 次随访中均有所改善,与听力损失的改善有明显平行关系,提示胃食管反流与中耳炎的密切相关性。

9. 睡眠呼吸紊乱 儿童睡眠呼吸障碍与多种因素相关,腺样体肥大、扁桃体肥大是最常见病因,严重的颜面畸形、21- 三体综合征、巨舌症、脑瘫、慢性肺疾病、黏多糖症、喉软化症等也是少见病因。有研究表明,反流性疾病也与儿童睡眠呼吸障碍有关。对儿童来讲,即使只有短暂的阻塞事件及血氧饱和度下降并不明显的情况下,也可出现严重的与睡眠相关的呼吸障碍,继发认知障碍、行为异常、生长发育落后和心血管疾病等。对 21 例诊断为阻塞性睡眠呼吸暂停综合征伴有 GERD 的患儿,给予奥美拉唑治疗 4~8 周后复查睡眠监测和 24 小时 pH 监测,发现短期质子泵抑制剂(proton pump inhibitor, PPI)治疗可以降低呼吸暂停低通气指数,改善阻塞性睡眠呼吸暂停综合征症状。国内对排除其他相关因素后仍有阻塞性睡眠呼吸障碍的儿童患者进行了 GERD 研究,发现抗反流治疗可以改善反流相关性的睡眠呼吸紊乱,进一步证实二者的密切相关。

咽喉反流与阻塞性睡眠呼吸暂停综合征的相关发病机制尚不明确,认为可能与气道痉挛有关,即反流物中的微小物质吸入气道,引起气道黏膜反应,导致气道痉挛;另外,酸反流通过食管刺激迷走神经,引起气管收缩产生阻塞性睡眠呼吸暂停综合征。近年来,Eskiizmir 等提出阻塞性睡眠呼吸暂停综合征和咽喉反流的恶性循环假说,即阻塞性睡眠呼吸暂停患者为对抗上气道阻塞而努力呼吸导致胸腔内负压增大,这种压力逐渐增大,超过食管下括约肌(lower esophageal sphincter,LES)的压力,导致胃内容物反流入食管、咽喉部引起局部黏膜炎症,引起上气道狭窄阻塞。

10. LPRD 的其他喉部表现(反流性喉炎、声音嘶哑、声带小结)　胃内容物反流入喉部可能引起喉部炎症,出现声音嘶哑或清嗓,与成人表现类似。咽喉反流常为成人声音嘶哑的重要原因,但在儿童中的作用尚未得到很好的证实。声带小结是儿童声音嘶哑的最常见原因,更多人认为应考虑是否与 LPRD 有关。在 90% 的声音嘶哑儿童中发现杓状软骨间水肿或炎症,证实了声音嘶哑患儿有 LPRD 的相关表现,有慢性清嗓和大喊大叫的儿童常有声带小结。声带小结组 GERD 的发病率较对照组高。

第三节　咽喉反流的治疗

【治疗】

儿童咽喉反流的治疗要根据对患儿生活质量的影响和治疗的安全性来选择。治疗方法包括改变生活方式、药物治疗和外科手术治疗。由于婴幼儿反流物中酸性物相对较少,因此,改变生活方式和动力药的应用更适宜。轻、中度病例经保守治疗,多数能收到满意效果;合并有食管炎者可加抗酸和抑酸剂。目前对严重的胃食管反流患儿尤其是具有解剖异常的患儿,主张手术治疗。但咽喉反流的儿童患者的手术治疗,国内外文献罕见。

1. 生活方式调整　生活方式的调整对儿童咽喉反流的治疗极其重要。很多轻症患者仅通过调整饮食习惯,即可缓解症状,减少药物应用。

(1)体位:经过多种体位的对比研究,婴幼儿最佳体位是俯卧位。这种体位能够减少反流,促进胃排空,降低能量消耗,减少反流的吸入,对呼吸系统疾病有较好的作用,但俯卧位需注意小婴儿猝死综合征的发生,因此轻度 GERD 不推荐俯卧位睡眠方式。但餐后保持直立位的婴儿,反流相关的呼吸道症状,明显少于平卧位的婴儿。婴幼儿哭闹及其他增加腹部压力的动作和行为,都可能加重反流,尽量避免。月龄较大儿童保持头高脚低(床头抬高 10~15cm)俯卧位睡眠,有助于减少反流。

（2）饮食：提倡少食多餐。对营养状况正常的儿童,睡前 2~3 小时应禁食。年龄较大的患儿应避免食用高脂肪、高糖和辛辣食物,酸性饮料(如橘子汁、番茄汁等)及兴奋性饮料(咖啡、含乙醇饮料、辛辣饮料)尽量避免;青少年避免饮酒和吸烟。另外,肥胖者适当控制体重,减肥治疗。对牛奶蛋白过敏的婴儿,改用低过敏配方奶有利于减少反流;添加配方米糊不会降低反流指数,但可以减少呕吐。

2. 药物治疗　药物治疗包括抑酸药和抗酸剂、黏膜保护剂和胃肠动力药。目前治疗儿童 LPRD 的药物并无特异性选择,多数根据治疗 GERD 的原则和方法进行。药物的选择需根据年龄及症状表现,根据病情选择"升级"或"降级"策略用药。"升级"是先用 H_2 受体阻断剂(H_2RAs),后升用到质子泵抑制剂(PPIs);"降级"则相反,研究表明"降级"能较好地控制症状。

（1）抑酸药和抗酸剂

1）抑酸药:疗程 4~8 周,常用的药物有两类,一类 H_2 受体阻断剂,另一类是质子泵抑制剂。

H_2 受体阻断:西咪替丁、法莫替丁、雷尼替丁(1 岁以上儿童可用)等。

质子泵抑制剂:PPI 是最有效的抑酸药物。如奥美拉唑(1 岁以上儿童可用),兰索拉唑。这类药物可以使胃壁细胞上的 H-K-ATP 酶灭活,药物起效需要借助于胃酸,所以在餐前半小时服药效果最佳。PPI 适用于应用 H_2 受体拮抗剂治疗失败的患儿。已证实奥美拉唑可使食管 pH 恢复正常,治愈食管炎。一项随机对照研究发现,奥美拉唑在改善症状、治愈食管炎和 pH 的作用与大剂量的雷尼替丁相当。研究表明,与坚持服用 H_2 受体拮抗剂的 GERD 患儿相比,奥美拉唑可同时改善症状及黏膜病变。

部分患者用 PPI 不能缓解症状,要考虑以下原因:①诊断是否正确;②用药方式是否正确;③个体基因变异,肝脏细胞色素 C(P450-2C19)能快速代谢 PPI。

2）抗酸剂:如铝碳酸镁,碳酸钙混悬液等。

（2）黏膜保护剂:如硫糖铝、L-谷氨酰胺呱化酸钠等。大剂量硫糖铝增加了血铝浓度,可能引起骨质疏松、贫血、神经毒性,长期应用需要注意。

儿童药物应用没有规定的疗程,一般来说 2~4 周为宜。由于受使用年龄的限制,需要根据说明书灵活运用。

3. 外科治疗　早期诊断,及时治疗,多数 LPRD 患儿症状能明显改善,一般不需手术治疗;伴有解剖发育异常的如食管裂孔疝的儿童,宜先行食管裂孔疝修补。明确是反流性疾病威胁到生命或严重影响到发育,可行胃底折叠术治疗或幽门成形术,但儿童患者经验较少,国内外罕见文献报道。

手术适应证:①解剖异常,如食管裂孔疝伴反复呕吐、上消化道出血;②反流症状严重,合并食管狭窄、溃疡、出血,严重影响生长发育,药物治疗 2~3 个疗程难以治愈;③LPRD 伴有严重的反复呼吸道感染者,如吸入性肺炎、难治性哮喘,甚至窒息(经药物治疗未缓解);④神经系统功能障碍,由于仰卧体位、躯干痉挛等,使腹压增加,出现顽固性反流者,神经系统障碍伴咽部反射功能失调 LPRD 者。

Nissen 胃底折叠术是 GERD 手术治疗的标准方法。该手术通过恢复下食管括约肌的完整性,控制反流的发生。对适当的患者进行治疗时,其症状控制率为 90%。此外,如果患者没有合并呼吸道问题,其手术成功率可进一步提高。但该手术目前国内开展尚少,经验不多。手术并发症包括结扎处穿孔、小肠梗阻、气体膨胀综合征、感染、肺不张、食管梗阻、倾倒综合征、切口疝、胃轻瘫等。

【预后】

部分 LPRD 可自愈,尤其对低龄儿童,通过调整生活及饮食方式,多数患儿预后良好。儿童咽喉反流对药物的敏感性较高,症状较易控制,但也常反复。严重影响发育,伴有解剖异常的需要手术治疗。

（李 兰 姚婷婷）

参考文献

1. PILIC D, FROHLICH T, NOH F, et al. Detection of gastro-oesophageal reflux in children using combined multichannel intraluminal impedance-pH-measurement: data from the German Pediatric Impedance Group G-PIG. Journal of pediatrics, 2011, 158 (4): 650-654.

2. 中国儿童慢性咳嗽病因构成比研究协作组, 中国儿童慢性咳嗽病因构成比多中心研究. 中华儿科杂志, 2012, 50 (2): 83-92.

3. KHOSHOO V, EDELL D, MOHNOT S, et al. Associated factors in children with chronic cough. Chest. 2009, 136 (3): 811-815.

4. THAKKAR K, BOATRIGHT RO, GILGER MA, et al. Gastroesophageal reflux and asthma in children: a systematic review. Pediatrics, 2010, 125 (4): 925-30.

5. HARTL TT, CHADHA NK. A systematic review of laryngomalacia and acid reflux. Otolaryngol Head Neck Surg. 2012; 147 (4): 619-626.

6. THOMPSON DM. Abnormal sensorimotor integrative function of the larynx in congenital laryngomalacia: a new theory of etiology. Laryngoscope. 2007, 117 (114): 1-33.

7. KOTSIS GP, NIKOLOPOULOSTP, YIOTAKIS IE, et al. Recurrent acute otitis media and gastroesophageal reflux disease in children. Is there an association？International Journal of Pediatric Otorhinolaryngology. 2009, 73 (10): 1373-1378.

8. MCCOUL ED, GOLDSTEIN NA, KOLISKOR B, et al. A prospective study of the effect of gastroesophageal reflux disease treatment on children with otitis media. Arch Otolaryngol Head Neck Surg, 2011, 137 (1): 35-41.

第十章
咽喉部外伤

喉部与周围颈部组织紧邻,因此喉外伤通常为颈部外伤的一部分,多伴有颈部大血管、神经、颈椎及肌肉的严重损伤,可导致大出血、休克、窒息,是常见的急重症。此外,由于全身麻醉时行气管插管术、急救复苏、支撑喉镜手术的增加,喉内创伤也在逐渐增加,喉穿通伤约占颈部穿同伤 5%~15%,喉钝挫伤约占外伤患者 1%。

第一节　闭合性喉外伤

【病因及分类】

闭合性喉外伤(contusion of larynx)是指由钝器作用于颈部所导致,皮肤无创口的喉部外伤。可有挫伤、挤压伤、扼伤等。儿童喉部相对成人位置较高,受到下颌骨保护,喉软骨弹性也较好,因此喉骨折发生率较低,但周围纤维组织较少,黏膜较疏松,更易发生软组织损伤。

【病理】

黏膜下水肿或血肿通常在创伤后几小时内即可形成,黏膜下腔的气体聚集会进一步减小喉腔的直径,喉内肿胀引起的气道阻塞一般发生于伤后 6 小时内。

甲状软骨和环状软骨为透明软骨,易发生垂直型骨折,楔状软骨、小角软骨、杓状软骨、会厌软骨为纤维弹性组织构成,易发生撕脱伤或脱位,特别是杓状软骨脱位影响声带功能。绳索悬吊颈部时常导致舌骨骨折。当发生环状软骨与气管离断时,气管断端可缩入纵隔,两断端间距可达数厘米。

【临床表现】

发声困难时最常见的症状,根据损伤部位不同,声音损失程度可不等,但与受伤严重程度不一定一致。发声困难的原因除了声带本身损伤外,还应考虑是否有喉返神经麻痹或杓状软骨脱位,且脑部损伤也有可能造成发音困难。

还有其他呼吸困难、喘鸣、颈部疼痛、咽喉疼痛、吞咽障碍或疼痛等,呼吸困难以吸气性为主,可出现仰卧位呼吸困难。喉内黏膜破裂时可出现咯血。当气管插管困难时,应怀疑环状软骨和气管损伤。环甲关节脱位时可引起颈部突然疼痛、暂时性或持续性声音嘶哑等。环杓关节脱位时声音嘶哑、局部疼痛明显,伴呼吸困难,吞咽时有误吸。有 10%~50% 的颈部钝挫伤可合并颈段脊柱创伤,且多合并食管损伤。

应对患儿颈部详细查体,触诊有无皮下气肿、软骨骨折、软组织肿胀,是否有外形畸形。皮下气肿为常见体征,其程度与创伤严重程度没有明确关系。局部软组织水肿或血肿可能使甲状软骨切迹和喉结不易触及,环状软骨弓弧度可能减小。喉部血肿可引起喉部疼痛和压痛,常发生气道阻塞,而喉水肿可能在 24~48 小时后才显现。

【辅助检查】

1. **影像学检查** 严重钝挫伤患者应对其胸、颈段脊柱进行影像学检查。CT 检查可明确喉软骨的位置和结构,但喉部微小创伤或纤维内镜检查正常者,或喉损伤需开放性手术探查者,则不需再进行 CT 检查。

2. **喉镜检查** 电子/纤维喉镜检查可评估喉黏膜和声带运动,可了解喉内有无出血、血肿、杓状软骨脱位、喉腔变形程度等,但必须在患者病情稳定情况下进行。检查时骨折或移位软骨可能脱落而导致气道完全性阻塞。单侧声带运动不良常提示环杓关节脱位或喉返神经损伤,无明显喉内水肿或血肿的双侧声带运动不良提示喉返神经损伤。声带运动受限、杓状软骨水肿、杓状软骨向前外侧移位等提示杓状软骨损伤或脱位。

【治疗】

主要为建立通畅气道,控制出血,治疗神经和脊柱创伤。

保守治疗:一般情况好,呼吸平稳,辅助检查未见软骨移位、黏膜损伤、水肿、血肿形成者或轻度水肿、小血肿但黏膜完整,及黏膜有损伤但无软骨暴露者,可保守治疗,注意卧床休息、适当声带休息或限声、吸氧、补液、雾化吸入、适当使用激素、抗生素治疗等。

若已引起气道阻塞,可试用纤维支气管镜插管,若插管困难,应立即进行紧急气管切开。若创伤位于喉以上,使用环甲膜切开术迅速建立气道,可能造成环状软骨损伤加重。若有颈段脊柱损伤,在气管切开术时应避免颈部移动。

手术修复的喉损伤包括声带游离缘或前联合撕裂伤,软骨暴露,软骨多处骨折、移位,持续气道内出血,杓状软骨脱位及声带固定等。24 小时内手术修复,可明确创伤情况,减少瘢痕形成。若出血休克、大血肿或大出血应立即进行手术。避免使用肌松剂,以免气道周围肌肉松弛致气道阻塞或移位。

喉软骨若仅有轻度骨折可不做特殊处理,有移位时则需进行手术。若有杓状软骨脱位或半脱位,应早期及时拨动复位。环状软骨骨折移位者,应气管切开后开放手术修复。若有环状软骨-气管离断或半离断,需手术修复;若环状软骨损毁严重,可切除,气管直接与甲状软骨吻合;若不能吻合,可将远端气管口缝合于皮肤。

【预后】

严重患者可能遗留有声音、气道改变或误吸,多继发于肉芽组织、瘢痕形成所致。

第二节　开放性喉外伤

【病因】

开放性喉外伤(open laryngeal trauma)指颈部软组织裂开,累及喉软骨及其周围组织,穿通喉内的喉部外伤,包括切割伤、刺伤、火器伤等。绝大多数来自枪伤和刀伤,其余为交通事故、斗殴、自杀、工厂事故等。

【临床表现】

颈部伤口根据受伤原因及程度不同各异。喉穿通伤者颈前伤口漏气时可出现血性泡沫或皮下气肿,若与咽食管相通,则有唾液溢出。

开放性喉外伤出血较严重,可出现失血性休克,血液进入肺部可引起窒息。大血管损伤可出现活动性出血、血肿增大、颈部杂音、脉搏减弱等,未见出血仍不能排除大出血可能。误吸异物、分泌物、血液,颈部血肿压迫、黏膜下水肿、气管直接损伤,均可导致气道阻塞。常出现皮下纵隔气肿、气胸等。声带受损、喉返神经麻痹、喉软骨移位都可引起发声困难。食管损伤可出现颈部疼痛、唾液带血等症状,继发感染时有发热、颈部疼痛加重、吞咽疼痛等。

【辅助检查】

气胸、脊柱损伤及异物等可通过 X 线检查明确。CT 或 MRI 可了解其他异物位置、喉结构的损伤等。食管钡餐造影可检查有无下咽或食管损伤。

【治疗】

首先有效止血、抗休克和保持呼吸道通畅。

看清出血点后,对出血血管进行一一结扎,颈总动脉损伤可用隐静脉移植修复,缺损较大、修复失败时可结扎,颈内静脉可修复或结扎。尽快建立静脉通道以补液、输血等。

一般不采用气管插管以免造成进一步喉损伤,中 - 重度呼吸困难需行环甲膜切开或低位气管切开。手术修复将组织恢复至原位并覆盖软骨。单纯杓状软骨脱位可在喉镜下复位,黏膜撕裂伤、软骨暴露、声带固定等可在内镜下手术或实施开放性手术。术后监护生命体征,加强气管切开术后护理,抗生素预防感染。

第三节　喉插管损伤

喉插管损伤(laryngeal intubation injury)是由喉内插管发生的急、慢性喉内创伤。插管前对喉内结构不清楚,技术欠熟练,插管管径过大,插管留置时间过长,插管套囊充气压力过大,插管经常活动及全身疾病因素等均可造成喉插管损伤。

【病理】

发生喉插管损伤的原因有二:一是插管的活动造成黏膜擦伤,二是插管的局部压力造成黏膜缺血坏死,其面积与插管的粗细相关,管径越粗,造成黏膜局部缺血的面积可能越大。当黏膜损伤严重时,溃疡向内层软骨发展,可导致软骨膜炎及继发软骨软化,最终导致喉、气管狭窄。

【临床表现】

1. **急性损伤** 一般由于局部结构紊乱或医疗操作有误,导致急性损伤,包括喉黏膜水肿、血肿、撕裂伤、环杓关节脱位。可有轻度声音嘶哑、咳嗽、咯血,严重者有呼吸困难。喉镜下可见一侧声带固定、双侧声带不对称或杓状软骨移位即可诊断。

2. **慢性损伤** 一般发生于长期插管后喉损伤。起初为黏膜刺激充血、水肿,环状软骨水平黏膜下水肿,拔管后数小时发生气道阻塞。若未拔管,可出现黏膜溃疡及肉芽组织形成,特别是声门后部,覆盖杓状软骨声带突黏膜。肉芽组织在 48 小时内即可形成,肉芽组织增大后可向声门脱垂,拔管后导致气道阻塞。拔管数周至数月后后杓状软骨声带突和内侧面肉芽肿,可导致声音改变或气道阻塞。瘢痕可发生于声带游离缘,形成纤维性结节。

插管后 4~6 小时,起初为表浅溃疡,随着插管留置时间延长,溃疡向深层发展,48 小时后炎性反应达到软骨膜。溃疡表浅时插管拔出,溃疡可迅速愈合。而环状软骨和杓状软骨内侧面宽而深的溃烂,侵及软骨膜和软骨,仅在拔管后才能显示。环杓关节因炎症形成慢性纤维化和强直,导致发声障碍。声门后部跨中线深部溃疡合并杓状软骨和环状软骨的软骨炎,愈合后形成瘢痕,进而形成纤维带,导致声带外展受限,强度在活动时呼吸困难,重者完全性阻塞,声音无明显异常。环状软骨表面疏松使其易在插管过程中受到损伤,继发水肿造成气道阻塞。

【诊断】

纤维/电子喉镜检查可做全面评估并明确诊断,包括声门后区和声门下区黏膜充血、水肿程度及溃疡的深浅、面积。

【治疗】

轻度黏膜损伤、水肿时,应适当声带休息或限声,予以抗生素及激素治疗。杓状软骨脱位者一经诊断立即复位。肉芽肿可用激光切除,杓间区粘连及瘢痕可用激光将其分离、切除。

【预防】

避免粗暴插管,最好明视下进行,减少插管次数。长期置管时管径不宜过大,若为带套囊套管,必须仔细监测和限制,以避免套囊压力超过 20cmH$_2$O。避免插管经常活动。避免鼻饲管置入中线位置,可稍向两侧移动。

第四节　喉烫伤及烧灼伤

喉烫伤(laryngeal scald)及喉烧灼伤(laryngeal burn)是指因吸入高热的气体或烟雾,吞入高热的食物或液体,吸入或误服腐蚀性化学气体或液体,吸入有毒气体等引起的喉部损伤。吸入损伤常发生于封闭环境中。在吸入高热气体时,声门反射性闭合,上气道中气体温度下降,因此高温气体通常影响声门上区及声门区。

【病理】

喉黏膜发生炎性反应,充血、水肿、坏死等。水肿在伤后 1 小时可发生,尤其是会厌、下咽、杓会厌襞等处因黏膜下组织较疏松易发生水肿,有低血容量性休克时水肿不明显。声门上黏膜损伤在伤后 4~6 天消退,声带 3~4 周后可能仍有水肿和溃疡。喉部烧伤时同时常伴有上呼吸道、口腔、咽部、食管烧伤,可发生气道-食管瘘,遗留喉、食管狭窄。

【临床表现】

咽喉疼痛明显,发声障碍,痰液含碳化颗粒,进食时疼痛。喉黏膜水肿时可有吸气性呼吸困难,伤后 1 小时迅速出现,发生窒息。合并感染时可有发热、全身中毒症状。

喉镜检查可见喉黏膜充血、水肿、坏死或溃疡,表面存在碳化颗粒,表面有灰白色渗出物或灰褐色膜状物,烧伤严重者可焦化。

【诊断】

有封闭空间烧伤史,若有头面部烧伤者,应怀疑喉部烧伤。其他有误服化学腐蚀剂、吸入热的或有毒气体病史,应考虑喉部烧伤或烫伤。

存在症状、口腔烧伤或已知吞服了很可能造成食管损伤的物质时,都应实施纤维 / 电子喉镜检查以评估损伤程度、预测预后并指导治疗。

【治疗】

1. **稳定和支持治疗**　清洁口腔,防止呕吐、窒息和误吸。口咽部清洁根据损伤原因清洁方式不同:如喉烫伤和吸入高热气体时用盐水漱口,如误咽高锰酸钾时用维生素 C 溶液清理口咽部腐蚀面。注意不能诱导呕吐,因为如果呕吐使得胃内容物接触咽喉及食管黏膜,则可能会造成额外的损伤。

2. **药物治疗**　抗感染、减轻或消除黏膜肿胀,如雾化吸入和 / 或全身使用糖皮质激素,同时静脉应用抗生素。

3. **人工气道的建立**　存在 Ⅲ 度及以上呼吸困难的患儿在保守治疗无好转的情况下可需要尽早气管插管和 / 或气管切开术。

有呼吸困难者应尽早气管插管。

（姚红兵）

第十一章
先天性唇腭裂

唇腭裂(cheilopalatognathus)是口腔颌面部最常见的先天性畸形,由于其发病率相对较高,常因面部外形、语音及心理等方面的问题而严重影响患者的生存质量。就目前的发展状况看,对这类疾病的预防在短期内还难以实现,因此,对这一畸形的治疗仍然是个长期的临床工作。严格讲,唇腭裂与面裂(面横裂、面斜裂等)一起称为口面裂,本篇将对最为常见的唇腭裂进行重点介绍。

第一节　唇腭裂概述

【流行病学特点】

根据以往的调查,新生儿唇腭裂的患病率大约为 1.82/1 000,各地的资料不尽相同。我国出生缺陷检测中心 1996—2000 年所获得的结果显示,在全国 31 个省市的 2 218 616 多名围产儿中,检出唇腭裂患儿 3 603 例,其患病率为 1.62/1 000,唇腭裂男女性别之比为 1.5∶1。

【病因与发病机制】

引起唇腭裂发生的确切原因和发病机制,可能为多种因素的影响而非单一因素所致。其可能的因素如下:

1. 遗传因素　有些颅面裂患者的直系或旁系亲属中可发现类似的畸形发生,因而认为唇腭裂畸形与遗传有一定的关系。遗传学研究还认为颅面裂属于多基因遗传性疾病。

2. 营养因素　各种原因造成妇女怀孕期间维生素的缺乏。动物试验发现小鼠缺乏维生素 A、维生素 B(泛酸、叶酸)等时,可发生包括腭裂在内的各种畸形,但人类是否也会因缺乏这类物质而导致先天性畸形的发生,尚不十分明确。

3. 感染和损伤　母体在妊娠早期如遇到某些损伤,特别是引起子宫及邻近部位的损伤,如不全人工流产或不科学的药物流产等均能影响胚胎的发育而导致畸形发生。母体在妊娠早期患病毒感染性疾病(如风疹等),也可能影响胚胎的发育而诱发畸形发生。

4. 内分泌因素　动物实验表明,妊娠早期的小鼠注射一定量的激素(如糖皮质激素),其所生产的幼鼠中可出现腭裂。妊娠期因生理性、精神性及损伤性等原因,可使体内肾上腺皮质激素分泌增加,从而诱发先天性畸形。

5. **药物因素**　多数药物进入母体后都能通过胎盘进入胚胎。有些药物可能导致畸形的发生,如环磷酰胺、氨甲蝶呤、苯妥英钠、抗组胺药物、美克洛嗪、沙利度胺等均可能致胎儿的畸形。

6. **物理因素**　妊娠期妇女频繁接触射线或微波等,可能影响胎儿的生长发育而导致唇腭裂的发生。

7. **烟酒因素**　流行病学调查资料表明妇女妊娠早期大量吸烟(包括被动吸烟)及酗酒,其子女唇腭裂的发生率比无烟酒嗜好的妇女要高。

第二节　唇裂

唇裂(cleft lip)是指唇部的完整性受到破坏,出现隐性、不完全、完全性裂隙的畸形。分为外伤性与先天性,先天性为在胚胎发育过程中,某种因素影响致上颌突未与球状突融合所致。可以单独发生,或合并腭裂,常见于上唇,单侧多于双侧。

【分类】

临床上,根据裂隙部位可将唇裂分类。国际上常用分类和国内常用分类也有所不同(表 4-11-2-1、表 4-11-2-2、图 4-11-2-1、图 4-11-2-2)。

表 4-11-2-1　国际上常用的唇裂分类法

分类	亚类	表现
单侧唇裂	单侧不完全性唇裂	裂隙未裂至鼻底
	单侧完全性唇裂	整个上唇至鼻底完全裂开
双侧唇裂	双侧不完全性唇裂	双侧裂隙均未裂至鼻底
	双侧完全性唇裂	双侧上唇至鼻底完全裂开
	双侧混合性唇裂	一侧完全裂．另一侧不完全裂

表 4-11-2-2　国内常用的唇裂分类法

分类	亚类	表现
单侧唇裂	单侧 I 度唇裂	仅限于红唇部分的裂开
	单侧 II 度唇裂	上唇部分裂开,但鼻底尚完整
	单侧 III 度唇裂	整个上唇至鼻底完全裂开
双侧唇裂	双侧 I 度唇裂	仅限于红唇部分的裂开
	双侧 II 度唇裂	上唇部分裂开,但鼻底尚完整
	双侧 III 度唇裂	整个上唇至鼻底完全裂开

此外,临床上还可见到隐性唇裂,即皮肤和黏膜无裂开,但其下方的肌层未能联合,致患侧出现浅沟状凹陷及唇峰分离等畸形。

【治疗】

1. **手术年龄**　一般认为,进行单侧唇裂整复术最合适的年龄为 3~6 月龄,体重达 6~7kg。早期进行手术,可以尽早地恢复上唇的正常功能和外形,并可使瘢痕组织

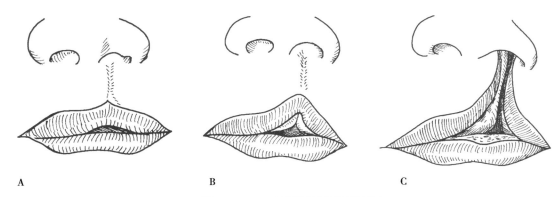

图 4-11-2-1　单侧唇裂分类示意图

A. Ⅰ度(不完全性)唇裂;B. Ⅱ度(不完全性)唇裂;C. Ⅲ度(完全性)唇裂

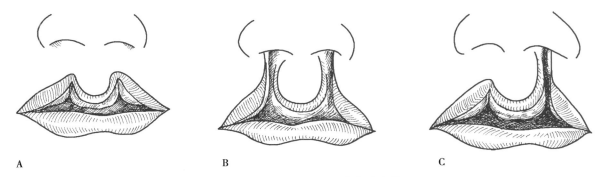

图 4-11-2-2　双侧唇裂分类示意图

A. 双侧不完全性(双侧Ⅱ度)唇裂;B. 双侧完全性(双侧Ⅲ度)唇裂;

C. 双侧混合性(左侧Ⅲ度,右侧Ⅱ度)唇裂

减少到最小程度。对伴有牙槽突裂或腭裂的患儿,唇裂整复后由于唇肌的生理运动可以产生压迫作用,促使牙槽突裂隙逐渐靠拢,为以后的腭裂整复创造条件。双侧唇裂整复术比单侧整复术复杂,术中出血相对较多,手术时间也较长,一般宜 6~12 月龄时进行手术。近年,唇裂手术的年龄有提前的倾向。此外,手术年龄还应根据患儿全身健康情况、生长发育情况及当地医疗条件而定,如患儿血红蛋白过低、发育欠佳或尚有胸腺肥大者均应推迟手术。

2. 术前准备　术前必须进行全面体检。包括体重、营养状况、心肺情况,有无上呼吸道感染以及消化不良;面部有无湿疹、疥疮、皮肤病等,此外,还应常规行 X 线胸片检查,特别注意有无先天性心脏病,胸腺有无肥大。术前 3 天应尽可能开始练习用汤匙或滴管喂饲流质或母乳,从而使患儿在术后适应这种进食方式。

术前 1 天做局部皮肤的准备。可用肥皂水清洗上、下唇及鼻部,并用生理盐水擦洗口腔。

3. 麻醉选择　唇裂整复术麻醉方法的选择应以安全和保证呼吸道通畅为原则,除成人可在局部麻醉(眶下孔阻滞麻醉)下进行外,其他都应在气管内插管后进行。

4. 手术方法　有关唇裂修复手术的方法较多,但每种方法都有各自的优缺点,在选择时应根据唇裂畸形的特点和术者的经验灵活应用,以期获得良好的手术效果。

以下简介单侧唇裂整复术:

(1)下三角瓣法:此法由 Tennison 提出,后经 Randall 改进。其优点是定点较明确,初学者易掌握;能恢复患侧上唇应有的高度(图 4-11-2-3)。

(2)旋转推进法:本法为 Millard 提出,后经包括他本人在内的国内外学者改良。此法优点是切除组织少,鼻底封闭较好,鼻小柱偏斜畸形可获得较好的矫正;患侧唇部中下份的瘢痕线模拟了人中嵴形态,唇弓形态较好。其缺点是定点的灵活性较大,初学者不易掌握,特别是完全性唇裂,修复后患侧唇高常显不足(图 4-11-2-4)。

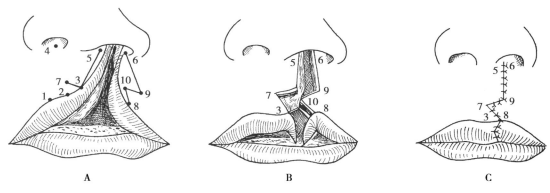

图 4-11-2-3 下三角瓣法单侧唇裂修补术示意图
A. 定点;B. 切开;C. 缝合

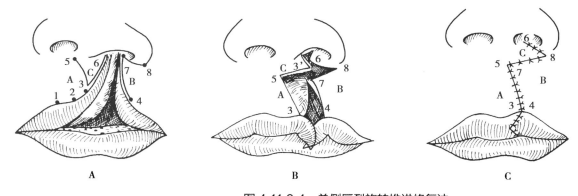

图 4-11-2-4 单侧唇裂旋转推进修复法
A. 定点 1~2=2~3;3~5=4~8;B. 切开 3~3'=4~8;5~3'=7~8;C. 缝合

【术后护理】

1. 在术后全麻未醒前,应使患儿平卧,将头偏向一侧,以免误吸。

2. 全麻患儿清醒后 4 小时,可给予少量流食或母乳,应用滴管或小汤匙喂饲。

3. 术后第 1 天即可去除唇部创口包扎敷料,涂敷抗生素油膏,任其暴露。每日以 0.9% 生理盐水清洗创口,保持创口清洁但切忌用力拭擦创口。如创口表面已形成血痂,可用过氧化氢溶液、生理盐水清洗,以防痂下感染。对幼儿更应加强护理,约束双手活动,以免自行损伤或污染创口。

4. 术后应给予适量抗生素,预防感染。

5. 正常愈合的创口,可在术后 5~7 天拆线,口内的缝线可稍晚拆除或任其自行脱落,特别是不合作的幼儿,无需强行拆除。如在拆线前出现缝线周围炎时,可用抗生素棉片湿敷,必要时提前拆除有感染的缝线,并行清洁换药和加强减张固定。

6. 如使用唇弓至少应在 10 天后去除。在使用唇弓期间,应注意观察皮肤对胶布有无过敏反应和皮肤压伤,如已发生应及时拆除。

7. 术后或拆线后,均应嘱咐家属防止患儿摔跤,以免创口裂开。

第三节　腭裂

腭裂(cleft palate)可单独发生也可与唇裂同时伴发。腭裂不仅有软组织畸形,大部分腭裂患者还可伴有不同程度的骨组织缺损和畸形。他们在吮吸、进食及言语等生理功能障碍方面远比唇裂严重。颌骨生长发育障碍还常导致面中部塌陷,严重者呈碟形脸,咬合错乱(常呈反𬌗或开𬌗),裂隙侧侧切牙缺失或畸形牙等。因此,腭裂畸形造成的多种生理功能障碍,特别是语言功能障碍和𬌗错乱对患者的日常生活、学习、工作均带来不利影响,也容易造成患者的心理障碍,由此可见,对腭裂患者的治疗仅注重外科治疗是远远不够的,各学科交叉、合作,把腭裂产生的影响降至最低,是现今腭裂治疗的主要目标。

对腭裂的治疗原则应是综合序列治疗,需要多学科的相互合作。腭裂在治疗上的要求和风险比唇裂更高,方法也更为复杂,所需治疗的周期也远较唇裂更长。

【腭裂的解剖生理特点】

腭部在解剖学上分为硬腭和软腭两部分(图4-11-3-1)。硬腭的主要结构为骨骼,位于前部,介于鼻腔和口腔之间。其主要功能是将鼻腔与口腔分隔,避免食物进入鼻腔和鼻腔分泌物流入口腔,有利于保持口、鼻腔的清洁卫生。软腭是发音和言语、吞咽等功能的重要解剖结构,主要由腭咽肌、腭舌肌、腭帆张肌、腭帆提肌和腭垂(悬雍垂)肌五对肌组成,并与分布于咽侧壁及咽后壁的咽上缩肌的肌纤维相连,形成一个完整的肌环(图4-11-3-2)。

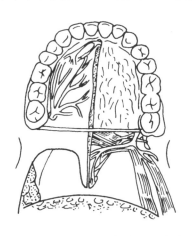

图 4-11-3-1　硬腭与软腭示意图

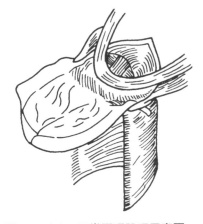

图 4-11-3-2　正常腭咽肌环示意图

在发音时,由于这些肌群的收缩,使软腭处于抬高(向上后延伸)状态。软腭的中、后1/3部分向咽后壁、咽侧壁靠拢,再由咽上缩肌活动配合,使口腔与鼻腔的通道部分或全部暂时隔开,形成"腭咽闭合"。当正常发音时,随着软腭的肌肉和咽上缩肌有节奏的运动、收缩,使气流有控制地进入口腔,再通过舌、唇、牙等器官的配合,能发出各种清晰的声音和言语。

腭裂患者的硬腭在骨骼组成上与正常人的硬腭完全相同,但在形态结构上有明显差异(图4-11-3-3、图4-11-3-4),主要表现为腭穹隆部裂开,存在有程度不等的裂隙,前可达切牙孔,严重者裂隙可从切牙孔到达牙槽突。裂开部位的硬腭与鼻中隔不相连,造成口、鼻腔相通,在体积上患侧较健侧小。软腭的肌群组成虽与正常人的软腭相同,但由于软腭有不同程度的裂开,改变了软腭五对肌的肌纤维在软腭中线相交织呈拱形的结构,使之呈束状沿裂隙边缘由后向前附着在硬腭后缘和后鼻嵴,从而中断了腭咽部完整的肌环(图 4-11-3-5),使腭裂患者无法形成腭咽闭合,造成口、鼻腔相通,同时也影响咽鼓管功能,导致吸吮、语音、听力等多种功能障碍。

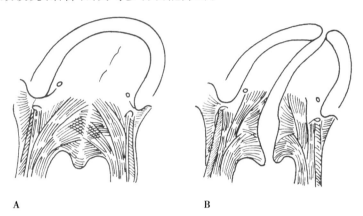

图 4-11-3-3　正常软腭肌群与腭裂软腭肌群的走向示意图
A. 正常软腭肌群的走向;B. 腭裂软腭肌群的走向

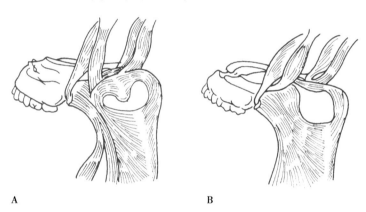

图 4-11-3-4　正常与腭裂的腭咽肌环示意图
A. 正常的腭咽肌环;B. 腭裂的腭咽肌环

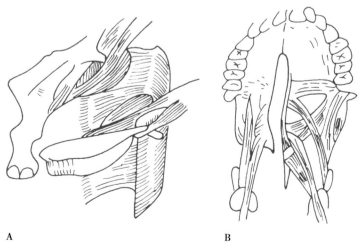

图 4-11-3-5　异常腭咽肌环示意图
A. 侧面观;B. 正面观(左侧正常,右侧异常)

【腭裂的临床分类】

1. **国际分类**　至今在国内外尚未见统一的腭裂分类方法,但根据硬腭和软腭部的骨质、黏膜、肌层的裂开程度和部位,国际上多采用的临床分类方法如图 4-11-3-6。

(1)软腭裂(cleft of soft palate):为软腭裂开,但有时只限于腭垂。不分左右,一般不伴唇裂,临床上以女性比较多见。这类患者腭部解剖畸形虽然不严重,但临床上以综合征出现者较多,因此在治疗上要特别慎重。

(2)不完全性腭裂(cleft of the soft and hard palate):亦称部分腭裂。软腭完全裂开伴有部分硬腭裂;有时伴发单侧不完全唇裂,但牙槽突常完整。本型也无左右之分。出现综合征者也较常见,尤其裂隙呈 U 形者在治疗时应特别小心,术后出现腭咽闭合功能不全者在临床上较多见。

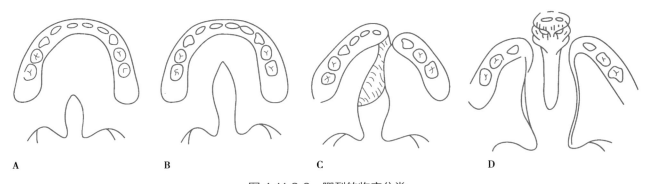

图 4-11-3-6　腭裂的临床分类
A. 软腭裂;B. 不完全腭裂;C. 单侧完全性腭裂;D. 双侧完全性腭裂

(3)单侧完全性腭裂(unilateral cleft of the palate):其裂隙自腭垂至切牙孔完全裂开,并斜向外侧直抵牙槽突,与牙槽裂相连;健侧裂隙缘与鼻中隔相连;牙槽突裂有时裂隙消失仅存裂缝,有时裂隙很宽,常伴发同侧唇裂。

(4)双侧完全性腭裂(bilateral cleft of the palate):在临床上常与双侧唇裂同时发生,裂隙在前颌骨部分各向两侧斜裂,直达牙槽突;鼻中隔、前颌突及前唇部分孤立于中央。除上述各类型外,还可以见到少数非典型的情况,如一侧完全、另一侧不完全;腭垂缺失,黏膜下裂(腭隐裂)(submucous cleft of the palate)、硬腭部分裂孔等。

2. **国内分类**　国内常用的腭裂分类法如表 4-11-3-1。

表 4-11-3-1　国内常用的腭裂分类法

分类	表现
Ⅰ度	限于腭垂裂
Ⅱ度	部分腭裂,裂隙未到切牙孔,根据裂开部位又分为浅Ⅱ度裂(仅限于软腭);深Ⅱ度裂(包括一部分硬腭裂开)
Ⅲ度	全腭裂开,由腭垂到切牙区,包括牙槽突裂,常与唇裂伴发

【临床表现】

1. **腭部解剖形态的异常**　软硬腭完全或部分裂开,使腭垂一分为二;完全性腭裂患者可见牙槽突有不同程度的断裂和畸形。在临床上偶尔可见一些腭部黏膜看似完整,但菲薄,骨组织缺损,这类患者的软腭肌肉发育差,腭咽腔深而大,常常在临床上以综合征形式表现,如可同时伴听力障碍,或伴先天性心脏病等先天性疾患。

2. 吸吮功能障碍 由于患儿上腭部裂开,使口、鼻相通,口腔内不能或难以产生负压,因此患儿无力吸母乳,或乳汁从鼻孔溢出,从而影响患儿的正常母乳喂养,常常迫使部分家长改为人工喂养。这不但增加了喂养难度,同时也在一定程度上影响患儿的健康生长。应该特别指出的是:对一位吸吮困难的新生儿,虽然腭部没有显而易见的形态异常,应仔细检查有无腭隐裂和腭部运动神经麻痹的存在,临床上有些先天性颌面部畸形患者,腭部形态可以完全正常,但功能却十分低弱,如腭 - 心 - 面综合征等。

3. 腭裂语音 这是腭裂患儿所具有的另一个临床特点。这种语音的特点是:发音时气流进入鼻腔,产生鼻腔共鸣,发出的元音很不响亮而带有浓重的鼻音(过度鼻音);发辅音时,气流从鼻腔漏出,口腔内无法或难以形成一定强度的气压,使发出的辅音很不清晰而且软弱,使人很难听清楚,不同程度地影响着患者与他人的交流,从而影响患儿的性格发展,重者可出现身心障碍。年龄较大的患者因共鸣腔的异常而难以进行正常的发音和讲话,从而形成各种异常的发音习惯来替代正常发音,造成更难以听懂的腭裂语音,增加了语音治疗的难度。

4. 口鼻腔自洁环境的改变 由于腭裂使口、鼻腔直接相通,鼻内分泌物很自然地流入口腔,造成或加重口腔卫生不良;同时在进食时,食物往往容易逆流到鼻腔和鼻咽腔,既不卫生,又易引起局部感染,严重者可造成误吸,临床上之所以特别注意腭裂患儿喂养指导,这是其重要因素之一。

5. 牙列不齐 完全性腭裂常常可伴发完全性或不完全性唇裂,牙槽突裂隙的宽窄不一,有的患者牙槽突裂端口可不在同一平面上。唇裂修复后,部分患者患侧牙槽突向内塌陷,牙弓异常;同时,由于裂隙两侧牙弓前部缺乏应有的骨架支持而致牙错位萌出,由此导致牙列不齐和错𬌗,在临床上常常发现裂隙侧的侧切牙可缺失或出现牙体的畸形。

6. 听力下降 腭裂造成的肌性损害,特别是腭帆张肌和腭帆提肌附着异常,其运动能力降低,使咽鼓管开放能力下降,影响中耳压力平衡,易患分泌性中耳炎。同时由于不能有效地形成腭咽闭合,吞咽进食时常有食物反流,易引起咽鼓管及中耳的感染。因此腭裂患儿中耳炎的发生率较高,部分患儿常有不同程度的听力改善手术。

7. 颌骨发育障碍 有相当数量的腭裂患者常有上颌骨发育不足,随年龄增长而越来越明显,导致反𬌗或开𬌗,以及面中部凹陷畸形。其原因有:①唇腭裂本身伴有先天性上颌骨发育不足,双侧唇腭裂更明显,随生长发育而畸形加重;②腭裂手术对上颌骨生长发育的影响,手术年龄越小,手术损伤对上颌骨发育影响越大。研究结果示,小年龄患者行腭成形术,对上颌发育的影响主要表现在牙弓的宽度方面;对上颌骨的前后向和高度影响不明显。另外,还观察到有部分唇腭裂患者的下颌发育过度,这类患者的下颌角过大,颏点超前,呈现错𬌗,有时呈开𬌗,对比之下,更加重面中部的凹陷畸形,但需经头影测量加以确认。

【诊断】

腭裂的诊断并不困难,但在少数情况下,对一些非典型性病例应予重视,如黏膜下裂(隐裂),软腭未见到裂开,仔细观察可见到软腭正中线黏膜呈浅蓝色,扪诊时可触及软腭中线肌层有中断的凹陷区,嘱患者发"啊"音时,由于软腭肌群发育不良或断裂,软腭虽有运动,但呈倒 V 形。这类患者多伴有过度鼻音,部分辅音脱落或弱化,尤其发 b、d、g、j、q、z、c、zh、ch 等音时明显,语音清晰度也差。临床上,腭隐裂还应与舌系带过短造成的发音不清,先天性腭咽闭合功能不全和弱智儿童的讲话不清相鉴别。

【治疗】

腭裂的治疗既需分阶段,又需要较长的周期,要获得满意的治疗结果,并非一个科室和一位医师能独立完成,既需要多学科的专业人员密切合作,还应取得患者及其家属的良好配合,才能获得较为理想的治疗效果。早在 20 世纪 50 年代,就有学者主张,腭裂的治疗应采取综合序列治疗的原则来恢复腭部的解剖形态和生理功能,重建良好的腭咽闭合,以获得正常语音;对面中部有塌陷畸形,牙列不齐和咬合紊乱者也应予以纠正,以改善他们的面容和恢复正常的咀嚼功能;对有鼻、耳疾患的患者也应及时治疗,以预防和改善听力损失;有心理障碍的患者更不应忽视对他们进行精神心理治疗,从而使腭裂患者达到身心健康。为此,治疗方法除外科手术以外,还需采用一些非手术治疗,如正畸治疗、缺牙修复、语音治疗以及心理治疗等。由相关学科的专业人员组成治疗组,共同会诊、讨论,对患者制订切合实际的整体治疗计划,在公认序列治疗原则基础上,可根据各自所积累的经验,制订出行之有效的序列治疗程序。本节重点介绍腭裂手术治疗。

1. **手术目的和要求**　腭裂整复手术是序列治疗中的关键部分,其主要目的是:恢复腭部的解剖形态;改善腭部的生理功能,重建良好的腭咽闭合功能,为正常吸吮、语音、听力等生理功能恢复创造必要条件。腭裂整复手术的基本原则是:封闭裂隙,延伸软腭长度;尽可能将移位的组织结构复位;减少手术创伤,保留与腭部的营养和运动有关的血管、神经和肌肉的附着点,以改善软腭的生理功能,达到重建良好的腭咽闭合功能之目的。同时应尽量减少因手术对颌骨发育的干扰,确保患儿的安全。

2. **手术年龄**　腭裂整复术最合适的手术年龄,至今在国内外仍有争议,其焦点是术后的语音效果和手术本身对上颌骨发育的影响。归纳起来大致有两种意见:一种是主张早期进行手术,约在 8~18 月龄左右手术为宜;另一种意见则认为在学龄前,即 5~6 岁左右施行为好,近来在一些发达国家对腭裂整复术的手术年龄常常在 3~6 月龄进行。主张早期手术的学者认为,2 岁左右是腭裂患儿开始说话时期,在此以前如能完成腭裂整复术,有助于患儿可以比较自然地学习说话,有利于养成正常的发音习惯;同时可获得软腭肌群较好的发育,重建良好的腭咽闭合,得到较理想的发音效果。早期手术对颌骨发育虽有一定影响,但并不是唯一的决定因素,因腭裂患儿本身已具有颌骨发育不良的倾向,有的病例在少年期可行扩弓矫治和 / 或颌骨前牵引术,纠正上颌骨发育畸形。成人后颌骨发育不足的外科矫治较腭裂语音的治疗效果理想。这些观点目前已得到国内外多数学者的赞同。

持另一种意见的学者认为:早期手术语音效果虽好,但有时由于麻醉和手术均较困难,手术危险性较大;同时,过早手术由于手术的创伤和黏骨膜瓣剥离可能影响面部血供,以及术后瘢痕形成等原因都是加重上颌骨发育不足不可避免的主要因素,使患儿成长后加重面中部的凹陷畸形。故主张 5 岁以后待上颌骨发育基本完成后再施行手术为宜,同时也减少麻醉和手术的困难。此外,还有学者曾提出腭裂二期手术的方法,即早期修复软腭裂,大年龄期再修复硬腭裂,以期既有利于发音,又有利于颌骨发育。其缺点是一期手术分二期进行,手术复杂化,同时在行二期手术时 . 增加了手术难度,尚未得到众多学者的支持和患儿家长的接受。也有资料示,采用二期腭裂整复术患者的语音效果欠佳,目前这一术式主要在欧洲部分国家应用。

3. **术前准备**　腭裂整复术较唇裂修复术复杂,操作较难,创伤较大,失血量也较多,术后并发症也较严重,所以术前的周密准备不应忽视。首先要对患儿进行全面的健康检查,其内容主要包括患儿的生长发育、体重、营养状况、心、肺、有无其他先天性畸形以及上呼吸道感染等全身器质性疾患。口腔颌面部也应进行细致检查,如面部、口周及耳鼻咽喉部有炎症疾患存在时,需先予以治疗,扁桃体过大可能影响手术后呼吸者,应先切除;要保持口腔和鼻腔清洁,术前先清除口腔病灶。

对畸形程度严重,大年龄的腭裂手术事先要做好输血准备,如需要,预先还可制备腭护板。

4. **麻醉选择**　腭裂整复手术均采用全身麻醉,以气管内插管为妥,以保证血液和口内的分泌物不流入气管,保持呼吸道通畅和氧气吸入。腭裂手术的气管内插管可以经口腔插管,也可经鼻插管,但临床上以前者为多。

5. **手术方法**　法国牙科医师 Le Monnier 早在 1764 年就施行过关闭腭裂的最原始手术。1861 年,Von Langenbeck 提出了分离裂隙两侧黏骨膜瓣向中央靠拢,一次关闭软硬腭裂的手术方法,被认为腭裂修补的基本术式。在长期的临床实践中,不同的专家们提出了很多手术方法,并不断加以改进,以达到修复目的。现多可分为两大类手术:一类手术方法是以封闭裂隙、保持和延伸软腭长度、恢复软腭生理功能为主的腭成形术(palatoplasty);另一类手术是缩小咽腔、增进腭咽闭合为主的咽成形术(pharyngoplasty)。后者的适应证是腭咽闭合功能不全者。

在年龄大的患儿,如有必要可两类手术同时进行。术前判断腭咽部的情况,对那些腭咽腔不大,软腭长度足够的腭裂患者,不宜同时行咽成形术。幼儿患者一般只需行腭成形术,待以后有必要时再二期行咽成形术。

(1)腭成形术:不管何种腭裂整复手术方法,除切口不同外,其基本操作和步骤大致相同(图 4-11-3-7)。

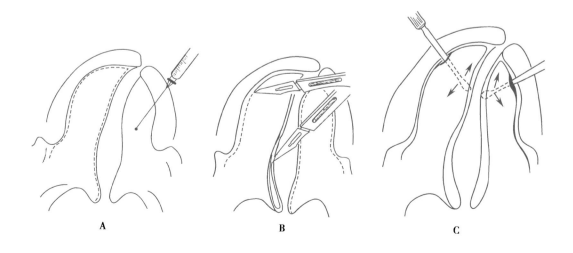

A　　　　　　　B　　　　　　　C

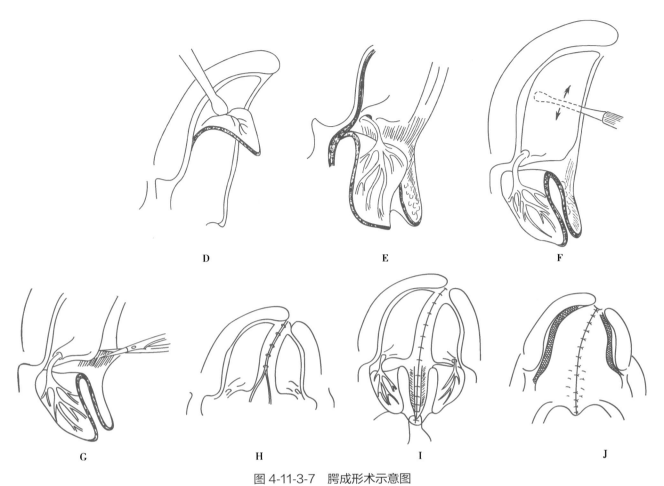

图 4-11-3-7　腭成形术示意图

A. 局部浸润麻醉；B. 切开裂隙边缘；C. 逐渐完整翻开所切开的黏骨膜瓣；D. 翻开组织瓣；E. 游离血管神经束；
F. 分离鼻腔黏膜；G. 剪断腭腱膜；H. 缝合鼻腔黏膜；I. 缝合肌层；J. 缝合口腔黏膜，术毕

（2）单瓣术：亦称后推（push back operation）或半后推术，适用于软腭裂。该方法由 Dorrance（1925 年）首先提出，后经张涤生改进，由二次手术一次完成。其手术方法：先在一侧翼下颌韧带稍内侧起，绕过上颌结节的内后方，距牙龈缘 2~5mm 处沿牙弓弧度作一弧形切口，至对侧翼下颌韧带稍内侧为止。然后剥离整个黏骨膜瓣。此种切口腭前神经、腭大血管束不能切断，只宜游离之。如前端的弧形切口在乳尖牙部位（成人在前磨牙部位）即弯向对侧，称为半后推切口（图 4-11-3-8），这类切口由于腭瓣较小，故可将神经、血管束切断，并结扎之，也可保留血管神经束，并作充分游离。

（3）两瓣术（又称两瓣后推术）：该方法是在 Veau-Wardill 法的基础上加以改良发展而来，是多瓣法中最常用的手术方法，能达到关闭裂隙、后推延长软腭长度的目的（图 4-11-3-9）。该方法适用于各种类型的腭裂，特别适用于完全性腭裂及程度较严重的不完全性腭裂。其手术方法为，修复完全性腭裂时，切口从翼下颌韧带内侧绕过上颌结节后方，向内侧沿牙龈缘 1~2mm 处向前直达裂隙边缘并与其剖开创面相连。

6. 术后处理

（1）气道管理：腭裂手术后，需待患儿完全清醒后才可拔除气管内插管，但应严密观察患儿的呼吸、脉搏、体温，体位宜平卧，头侧位，以便口内血液、唾液流出，并可防止呕

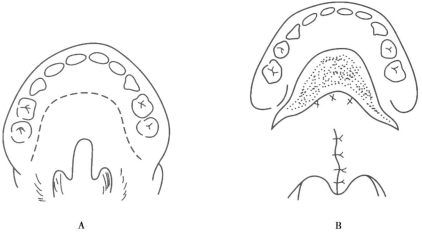

图 4-11-3-8 腭裂单瓣术——半后退术示意图
A. 切口;B. 后退缝合

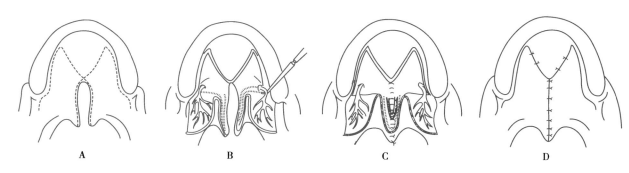

图 4-11-3-9 两小瓣腭裂修复术示意图
A. 切开;B. 分离和游离血管神经束;C. 缝合鼻腔黏膜;D. 术毕

吐物逆行吸入。病房应配有功能良好的吸引设施,以便及时吸除口、鼻腔内过多的分泌物。腭裂术后的患儿需高度重视气道管理,避免术后气道梗阻发生。

(2)术后出血的处理:手术当天唾液内带有少量血水而未见有明显渗血或出血点时,局部无需特殊处理,全身可给止血药。如口内有血凝块则应注意检查出血点,少量渗血而无明显出血点者,局部用纱布压迫止血。如见有明显的出血点应缝扎止血;量多者应及时送回手术室探查,彻底止血。不应盲目等待、观察。

(3)饮食:患儿完全清醒 2~4 小时后,可喂少量糖水,观察半小时,没有呕吐时可进流质饮食,但每次进食量不宜过多。流质饮食应维持至术后 1~2 周,半流质 1 周,2~3 周后可进普食。目前,在国内外,一些学者对咽成形术后不主张行过长时间的流质饮食,他们主张 3~5 天后便可进半流食,8~10 天可进普食。

(4)口腔护理:每日应清洗口腔,鼓励患儿进食后多饮水,有利于保持口腔卫生和创口清洁。严禁患儿大声哭叫和将手指、玩具等物放入口中,以防创口裂开。如术中填塞碘纱条,术后 8~10 天可抽除,创面会很快由肉芽和上皮组织所覆盖。腭部创口缝线于术后 2 周拆除,如线头感染,可提前拆除,如患儿不配合,缝线可不拆除,任其自行脱落。

(5)控制感染:口腔为污染环境,腭裂术后应常规应用抗生素 2~3 天,预防创口感染,如发热不退或已发现创口感染,抗生素的应用时间可适当延长。对术后出现其他全身症状时如上呼吸道感染等,应及时请相关科室会诊、处理。

7. 术后短期并发症

(1)咽喉部水肿:手术对咽部的损伤,可致咽喉部水肿,造成呼吸和吞咽困难,甚或发生窒息。需加强围手术期的气道管理,辅助雾化治疗,局部或全身应用糖皮质激素,并关注伤口情况。

(2)出血:腭裂术后大出血并不多见,但在幼儿患者,虽有少量出血,也能引起严重后果,故术后应严密观察是否有出血现象。术后的早期出血多由于术中止血不全。出血部位可来自断裂的腭降血管,鼻腭动脉、黏骨膜瓣的创缘,以及鼻腔侧暴露的创面。术后较晚期的出血(继发性出血)常由于创口感染所引起。如果发现出血,先要查明准确部位和出血原因。

(3)窒息:腭裂术后发生窒息极为罕见,一旦发生窒息将严重威胁患者的生命,应加以足够的重视,积极预防窒息的发生。

(4)感染:腭裂术后严重感染者极少见,偶有局限性感染。严重感染可见于患儿抵抗力差。

(5)创口裂开或穿孔(腭瘘):腭裂术后创口可能发生裂开或穿孔,常位于硬软腭交界或腭垂处,也可能发生在硬腭部位,也有极少数情况是创口全部裂开或腭部的远心端部分坏死。常见原因是由两侧黏骨膜瓣松弛不够,尤其在软腭部位因神经血管束游离不足,两松弛切口处肌张力未加以完全松解,腭帆张肌未松弛等,阻碍了组织瓣向中线靠拢,而使缝合张力过大;又因吞咽动作使软腭不断活动,加之硬软腭处组织较薄,鼻腔侧面裸露,极易遭感染等原因,导致软硬腭交界处创口复裂或穿孔。在腭垂处创口裂开常由于术中组织瓣撕裂或缝合不良等原因造成。腭部较大面积的穿孔,较常见的原因可能是供应腭瓣的血管神经束在术中切断所致。应该指出的是:完全性腭裂手术后在近牙槽突裂区的裂隙,一般不属于腭瘘。这一区域的裂隙可在行牙槽突裂植骨术时一并处理。

较小的术后穿孔。常可随创口愈合而自行缩小闭合。腭裂术后穿孔不论大小,都不要急于立即再次手术缝合,因组织脆弱血供不良,缝合后常会再次裂开,以术后 8~12 个月行二期手术为好。硬腭中部穿孔的修补方法是先切除瘘孔周围的瘢痕组织,形成新鲜创面,然后在瘘孔两侧靠近牙槽突内侧,各做一松弛切口,将所形成的黏骨膜瓣向中线推移拉拢缝合。两侧松弛切口处所遗留的创面,用碘仿纱条填塞(图 4-11-3-10)。

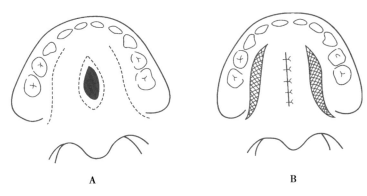

图 4-11-3-10　硬腭穿孔修复方法一示意图

A. 切口设计;B. 缝合后

　　位于硬软腭交界处的穿孔,可按不完全腭裂修复法做 M 形切口,形成两个黏骨膜瓣,再将瘘孔周围近边缘处的瘢痕组织切除,将两侧黏骨膜瓣向中线处移动缝合,并用碘仿纱条填塞所遗留的创面。

　　对于有较大的穿孔或几乎全部裂开的病例,常需要按腭成形术方法重新整复,但手术的难度远远大于第一次,其术后失败的可能性也很大。因此,必须认真对待第一次腭裂手术。

　　位于一侧较小的穿孔,可用局部黏骨膜瓣转移法修复之。为行双层修复,可利用瘘孔边缘为蒂的向鼻侧翻转的黏膜瓣作为鼻腔面衬里(图 4-11-3-11)。

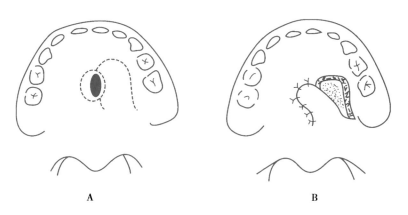

图 4-11-3-11　硬腭穿孔修复方法二示意图
A. 切口设计;B. 缝合后

第四节　腭裂术后腭咽闭合不全

　　腭裂在手术修复后仍然有一定数量的患者发音不清,腭咽闭合不全是最重要的原因之一。因此对于腭咽闭合的机理和腭咽闭合不全引起发音不清的机制的了解对于恢复腭裂术后的正常语音有重要意义。

一、腭咽闭合功能评价

　　发音时需要腭咽闭合(velopharyngeal closure),即软腭向后上运动,抬高至硬腭水平或以上向后向上在第一颈椎水平及以上与咽后壁接触形成腭咽闭合,将鼻腔与口腔彻底分开,在整个过程中咽侧壁也参与了闭合。腭咽闭合的肌肉有腭帆提肌、腭帆张肌、咽上缩肌及参与组成咽侧壁的肌肉,任何原因引起软腭过短、运动不良、咽侧壁运动不良等都可以引起发音时腭咽闭合不全。

　　腭咽闭合功能的评价从两方面进行:主观评价及客观评价。主观评价是指通过听觉的判听进行判断;客观评价是利用仪器通过对解剖形态的观察或生理功能的测定判断。

1. 主观评价

　　(1)过高鼻音及鼻漏气的评价:是对腭咽闭合功能主观评价的主要内容。此为分级评价,通常分三级(表 4-11-4-1)。

表 4-11-4-1 过高鼻音及鼻漏气的评价

分级	描述
0 级	不存在过高鼻音或不存在鼻漏气
1 级	元音存在轻度过高鼻音或辅音存在轻度鼻漏气
2 级	元音存在重度过高鼻音或辅音存在严重鼻漏气

（2）腭咽闭合不全引起的异常情况的评价：如鼻湍流音，面部表情评价等。

2. 客观评价 主要是应用头颅静态 / 动态 X 线侧位检查、纤维 / 电子鼻咽喉镜、鼻音计仪、口鼻腔气流压力测定装置等进行评价。

（1）头颅侧位 X 线检查：可对软腭的运动功能进行评价，在拍静态平片的基础上还要加拍发元音的 X 线片，所发元音一般选择 i 音，（图 4-11-4-1、图 4-11-4-2）为头颅侧位 X 线片，显示正常腭咽闭合和腭咽闭合不全。

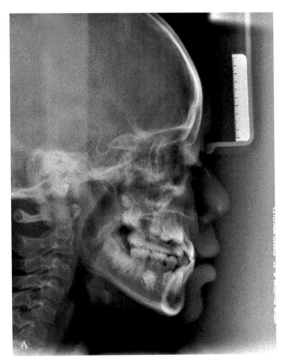
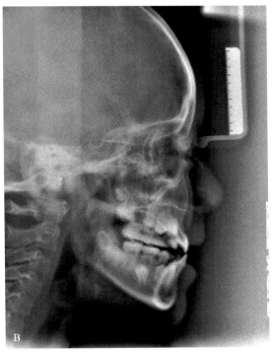

图 4-11-4-1 头颅正常 X 线侧位片
A. 静止位；B. 发 /i/ 音位

单独使用此技术评价腭咽闭合是不全面的，因为该技术只从单一矢状面反映发单元音 /i/ 时的状态，有时有假阳性或假阴性出现。

（2）纤维 / 电子鼻咽喉镜检查：是一种直接观察的检查手段，它不仅可以对腭咽部的形态和功能进行检查评价，指导手术方法的选择和治疗方案的确定。

应用纤维 / 电子鼻咽喉镜对于腭咽部进行观察只限于水平方向，在静止状态下可观察到腺样体的大小、软腭形态是否对称、是否有咽扁桃体的存在；运动状态下可观察到腭咽闭合是否完全、腭咽闭合的类型、软腭及咽侧壁运动程度；如果腭咽闭合不完全，可观察腭咽开口的大小及位置（图 4-11-4-3、图 4-11-4-4）。

（3）鼻音计检测：是近年开始应用于评价腭裂语音的较新的方法，通过分析声音共振能量声能的输出，反映出发音者发音时的鼻音化程度。鼻音计是间接的反映腭咽闭合情况的仪器，同纤维／电子鼻咽喉镜相比，是非侵入性检查，无接受检查的年龄限制。同时可以应用鼻音计进行反馈性语音训练。

此外，还有一些方法也可以用来评价腭咽闭合功能如：语音频谱仪、肌电图、CT和MRI等。必须强调的是，每一种检查方法都有各自的优点和缺点，没有一种单一的方法可以得出全面的结论。

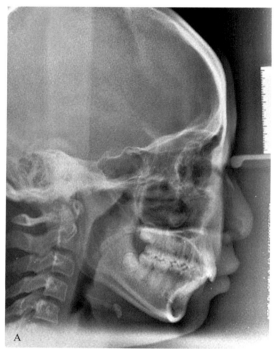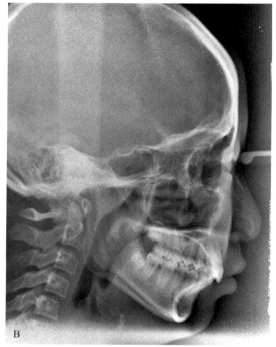

图 4-11-4-2　X线鼻咽关闭不全头颅侧位片
A. 静止位；B. 发 i 音位

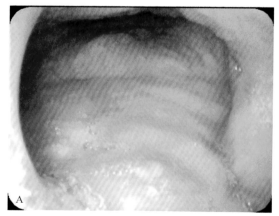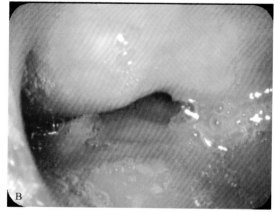

图 4-11-4-3　腭咽闭合完全的纤维鼻咽喉镜下表现
A. 静止时腭咽口开放；B. 发 i 音时闭合完全
（首都医科大学附属北京儿童医院供图）

二、腭裂术后腭咽闭合不全的治疗

腭裂术后腭咽闭合不全的原因有很多,主要是软腭过短,软腭肌肉运动不良,咽腔过大,咽侧壁运动不良。而造成上述解剖结构及功能的异常的原因既有患者本身条件的因素,也有行腭裂修复术时手术操作技巧的问题。

腭裂术后腭咽闭合不全的治疗主要分三方面:手术治疗、矫形修复治疗和语音治疗。

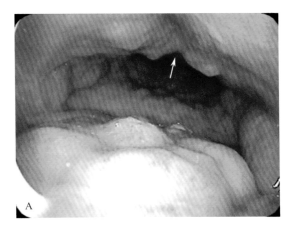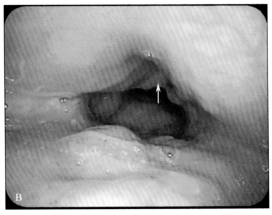

图 4-11-4-4　腭隐裂患儿腭咽闭合不全的的纤维鼻咽喉镜下表现

可见软腭后部凹陷(白箭)

A. 静止时腭咽口开放;B. 发 /i/ 音时闭合不全

(首都医科大学附属北京儿童医院供图)

1. **手术治疗**　手术治疗是首选的方法,手术方法基本分为:咽后壁瓣手术;腭咽肌瓣转移术;咽后壁增高术以及软腭延长术,不同手术方法的选择取决于软腭长度及腭咽闭合的特点。

(1)咽后壁组织瓣转移术(posterior pharyngeal flap pharyngoplasty):此法是利用咽后壁黏膜肌瓣翻转移置在软腭部,达到延长软腭长度,缩小腭咽腔,从而有效地增进腭咽闭合功能,改善发音条件的目的。该方法适用于软腭过短或腭垂缺少,软腭与咽后壁距离过大,软腭活动度差,咽侧壁移动度好的腭咽闭合不全者。该方法由 Rosenthal (1924)首先提出,现已成为最常用的咽成形术之一。

(2)腭咽肌瓣转移术:虽然咽后壁组织瓣成形术有缩小咽腔,增进腭咽闭合功能之效果。已成为改善腭咽闭台的一种常用方法。但由于形成咽后壁的两侧纵形切口均切断了进入咽上缩肌的运动神经,因此,咽后瓣是静态延长的软腭,将腭咽腔一分为二来达到缩小咽腔之目的,发音时不能进行协调运动。Orticochea(1959)提出动力性鼻口咽括约肌手术,即利用两侧腭咽肌瓣转移,可以不损伤肌瓣的运动神经,从而建立一个有收缩功能的新咽腔。

2. **矫形修复治疗**　应用矫形修复技术为宽大腭咽腔、软腭与咽后壁运动差的腭咽闭合不全患者制作"语音球",将口腔鼻腔分隔开,避免发音气流从鼻腔逸出,似达到恢复腭咽闭合的目的。

3. 语音治疗　主要针对具有腭咽闭合功能但不能运用到发音活动中的患者以及边缘性腭咽闭合的患者。

三、腭裂术后语音障碍的诊断与语音治疗

语音治疗学是集医学、语音学、心理学、听力学、教育学、语音病理学等多学科为一体的综合性学科。早在 20 世纪 40 年代初,西方国家就开始了腭裂语音的治疗工作,并已形成完整的常规语音训练体系。1928 年 Berry 在 *Correction of Cleft Palate Speech by Phonetic Instruction* 一文中首次提出腭裂语音治疗概念。1939 年,美国学者 Cooper 提出唇腭裂序列治疗后,语音治疗便成为唇腭裂序列治疗中一个重要组成部分。在中国,语音治疗学作为一门系统的、独立的医学专业是在 20 世纪 70 年代末正式确立的,其内容包括各种原因引起的语音、语言及发声障碍,但以耳鼻咽喉头颈外科为主开展工作,几乎没有涉及腭裂语音治疗的内容。80 年代末,腭裂语音治疗在国内几家口腔专科医学院校开展,随着语音治疗相关知识的推广普及,腭裂语音治疗工作更是得到较大的发展。现在,腭裂语音治疗已成为中国唇腭裂序列治疗中一个重要的环节。

(一)正常语音的基本知识

1. 发音器官的组成　语音就是说话的声音。声音的产生开始于呼吸,呼气时产生的气流通过声门时引起声带震动,于是就产生声音。声音再通过口腔鼻腔等部位时,由其中的唇,舌,齿等发音器官对发音气流进行调节控制后才形成了我们听到的千变万化的语音。为便于了解发音器官的功能,人为地将发音器官分为三个部分。

(1)声门下发音器官:包括肺、支气管、气管、胸廓、呼吸肌群、膈肌等。呼吸肌的收缩和舒张引起的胸廓节律性的扩大和缩小,使肺泡气与大气之间产生压力差,使气体呼出吸入,当呼吸肌收缩时,形成从肺部呼出的气流就形成了发音的原动力。声音来源于物体的振动,人类的语言声音也不例外。发音时,发音器官的振动必须先有动力。也就是从肺部呼出的气流作为动力通过气管到达喉头,使发声器官——声带产生振动才能发出我们听到的声音,所以,声门下发音器官又称为发音动力器官。

人类的语言几乎都是由这一部分发音器官提供呼出气流作为动力而产生的。但这部分发音器官在说话与单纯呼吸时的活动情况是不同的。呼吸时,吸气与呼气的时间差不多交替不断地进行,而说话时,呼气的时间往往要长得多。

(2)喉部声带:是发音时的主要发声体。声带的发声作用主要表现在说话时它处于振动状态,这种声带振动状态伴随着说话时发出的每一个字音。声带开闭的程度是可以调节的。人们可以通过控制声带的松紧变化而发出不同的声音。

(3)声门上发音器官:主要包括咽腔、口腔、鼻腔及声道内的各部分器官,如舌、牙齿、唇、腭等。声带振动而产生的声音,经过声门上发音器官在不同部位以不同方式对发音气流进行调节后,才发出我们所听到的千变万化的语音。所以,这部分发音器官又叫发音调节器官。

咽腔、口腔、鼻腔在发音是起着共鸣腔的作用,由于共鸣腔的大小和形状的不同,发出的声音在音色上也不同。口腔对于语音的产生来讲是最重要的发音器官,其中舌是最灵活的部分,它可以自由升降,前后移动,还可以形成不同的形状,从而构成各种不同的声音。因此舌运动的控制训练在语音训练中有着十分重要的作用。

口腔的前面是唇和牙齿,上齿内侧根部突出的部分为牙龈,由牙龈向后的部分叫

上腭,上腭的前份有骨面支持叫硬腭,后份由肌肉和黏膜组成叫软腭。软腭可以上下活动,软腭上抬时与咽后壁接触,使口鼻腔完全分隔开,气流只能从口腔出来,这是绝大多数汉语辅音正常发音的基础。这种软腭上抬并向后与咽后壁接触的过程称为腭咽闭合。软腭下降时,口鼻腔通道开放,气流从鼻腔放出,这样发出的音叫"鼻辅音",如 /m/、/n/ 等。

2. 正常婴幼儿的语音发育阶段

(1)语音前期(1 月龄~1 岁):这一时期,婴幼儿首先发出反射性的声音或类似于声门停顿的声音,随后发出带有鼻音的元音。7-12 个月时会无意识发出某些元音及少数辅音以及某些类似音节的声音。这一时期也称为"呀"语阶段,是语音发育中一个敏感而重要的时期。

(2)从语言前期到说出第一个词(1~2 岁):这一时期婴幼儿部分元音及简单辅音的发育逐渐形成,并掌握了音节(字)的发音能力,到后期已经具备了使用语音系统的能力,并能说出有意义的词语,以进行简单的思想表达。

(3)系统性发育阶段(2~5 岁):这一时期儿童各辅音及元音的发育逐渐完善,以各辅音为基础形成的词汇量迅速扩大。语言表达的能力也迅速提高。这一阶段的后期即 5 岁左右,已能对儿童的语言进行评价。所以腭裂术后对患儿的系统性语音评价在 5 岁左右进行较为可靠。

(4)口语成熟阶段。

(二)腭裂语音治疗的基本概念

语音治疗学(speech therapeutics)是集医学、听力学、语音学、教育学、心理学、言语病理学及电声学等多学科为一体,对语言障碍的患者进行检测、治疗评价和提供指导、训练的医学科学。它贯穿于腭裂治疗的全过程,以最大限度的恢复患者的社会交往能力。

1. 腭裂语音的产生及其影响　在正常情况下,汉语辅音中除鼻辅音及鼻化元音外,其他几乎所有元音和辅音发音时,软腭都必须与咽后壁接触,形成腭咽闭合,分隔口鼻腔,以使得口腔内能够形成足够的压力,从而发出正常的声音。

(1)腭裂语音产生的原因:腭裂患者由于口鼻腔相通,发音时不能形成完全的口鼻腔分隔状态,也就不可能在口腔内形成足够的压力,同时也影响了发音共鸣腔的形状和发音活动中气流的走向,形成了空而深的、明显的鼻音,即"过高鼻音"或"过度鼻音"。舌的活动也会因腭部结构的缺损及口腔形状的异常而受到影响。出现各种异常的代偿性发音动作。咽部,声门等也因上述结构的缺陷而出现各种异常的代偿性发音动作,从而形成了我们所听到的"腭裂语音"。

由于腭裂术前的腭部部分缺失或腭裂术后腭咽闭合不全,患儿语音发育时会出现以下两种情况:①不可避免的出现共鸣音异常:如带有过高鼻音或鼻漏气的语音;②应用上声道可能应用的发音器官来控制发音气流,试图使发出的语音"接近"正常,或使鼻音或鼻漏气相对减轻,从而形成代偿性发音习惯;常见的如:声门爆破音、咽擦音、腭化音等。

(2)腭裂语音的影响:首先是语音交流障碍,并因语言障碍继而对其工作、学习、婚姻等带来较为严重的影响。更严重时会继发产生心理障碍,从而给患者的生活乃至家庭带来严重的负面影响。Morley 在其专著 *Cleft Palate and Speech* 一书中提出,腭裂语音障碍的主要特点:各种代偿性发音,并已形成固定的神经—肌肉运动模式,这是与其他原因所致的语音障碍的主要区别。因此,腭裂语音治疗就其本质来讲就是去除异常的、错误的发音模式,建立正确的发音模式。

2. 腭裂语音治疗的适应症　腭裂术后语音障碍并非都能通过语音治疗解决,能否取得成功取决于多种因素,因此,对腭裂语音治疗的适应症选择就显得尤为重要。

(1)腭咽闭合功能已恢复,发音器官无明显结构异常,但存在各种不良代偿性发音习惯;腭裂术后腭咽闭合功能恢复期。

(2)边缘性腭咽闭合患者。

(3)患者具备一定的理解能力,听力、智力基本正常,听阈在 40dB 以下,智力测试在70 以上。

(4)语音治疗患者年龄:语音治疗的最小年龄应是患者能基本理解和接受语音治疗师或家长的指令,并能进行配合和模仿,一般在 4~6 岁,如合作困难者则推迟到 5~7 岁。而 10 岁以上的患者其训练时间长,效果不佳,因为随着年龄的增长,患者已经形成的不良发音习惯会越来越顽固,越来越难以改变。大年龄段患者虽然理解能力较强,能够较快掌握汉字和拼音的发声方法,但其在日常生活中会不自觉地使用以往的不正确发音方式,而要彻底忘记原有顽固的不良发音方式,需要一个长期的训练过程。

3. 腭裂语音评价

(1)目的:①明确腭裂术后是否存在语音障碍及其原因;②对所存在的语音障碍进行分析、归类,并对其程度进行评定;③结合其他仪器检查制订治疗计划;④记录不同年龄阶段语音发育变化;

(2)语音客观评价:是指利用各种仪器或电子设备对腭裂术后语音障碍的患者进行检查分析评价,以对腭裂语音障碍性质进行评估;对主观评价中语音错误特点、归类等情况进行进一步的补充和证明,并为制订治疗计划提供参考。

1)纤维 / 电子鼻咽喉镜:可通过摄像直接观察软腭、咽侧壁、咽后壁的运动情况,主要用于腭裂患者腭咽闭合功能的评价。通过对腭咽部的动态观察来判断腭咽闭合状况,评价结果:腭咽闭合完全、边缘性腭咽闭合、腭咽闭合不全。其主要特点是可对患者腭咽闭合状况进行定性评价。纤维 / 电子鼻咽喉镜的检查评价不仅可用于腭咽功能的评价、指导治疗方案的制订和手术方法的选择,还可用于腭咽闭合功能恢复或协调异常的反馈训练治疗,缺点是具有侵入性,儿童患者有时难以配合检查。

2)头颅侧位 X 线片:通常选用静止位、发 α 或 i 等元音来观察软腭与咽后壁的距离,主要用于腭裂患者腭咽闭合功能的评价,同时也可观察软腭长度、动度、厚度及咽腔深度。

3)鼻镜测试:利用气流遇冷会产生雾气原理,用有数字刻度的不锈钢板,嘱患者发送气音如 p、t、s、x、f 或在吹水泡同时,放置鼻底部,根据鼻漏气在板面上雾气长度与范围来大致判断腭咽闭合功能。闭合良好不产生鼻漏气,腭咽闭合不全严重者在发高元音 i、u 时也会有明显雾气产生。

4)其他与语音障碍有关的评估:听力学评估、智力评估。

4. 语音治疗的行为疗法　所谓行为疗法就是根据条件反射原理,将需要出现的行为进行及时的肯定与强化,通过反复强化该行为,使之形成条件反射,最终达到治疗目的。

语音的形成是一个条件反射过程,腭裂语音治疗过程就是改变异常的发音模式,建立正确发音模式的过程,在语音治疗中,行为疗法是最基本、最常用、最有效的治疗方法。主要包括:

1)本体感受疗法:通过拖长、大声发音、吹气(吹纸片)、鼓气等活动来提高软腭运动能力,从而增进其腭咽闭合功能的方法,主要用于腭裂术后早期腭咽闭合功能恢复训练。

2)发音指导训练:通过语音治疗师的发音等动作示范、图文示范、口头解说、简单的工具指引等方法将正确的发音方法传授给患者,并使其逐渐建立正确的发音方法。这其中主要利用了患者的视、听、触觉等功能,通过反复强化最终形成正确的发音模式。

5. 腭裂语音障碍的生物反馈训练治疗　生物反馈治疗是利用患者的视、听、触觉等感觉,借助灵敏的电子仪器或设备及时将测到的患者生理和形态变化信息显示给患者,指导患者学会在某种程度上自我调节控制这些功能,以达治疗的目的。这些不断提供给患者的特殊生理和形态变化的信息称为反馈。通过操作训练,自主神经的功能可借助现代化电子设备监控并显示,通过中枢皮层,再回到受试者本身,这就是生物反馈治疗的机制。语音的产生系统是触觉、本体感受及视听觉等形成的生物反馈机制组成的一个完整调节系统。

(三)构音 - 运动学习或者音韵周期治疗

1. 治疗程序　治疗程序大致分为 3 个阶段:

(1)第一阶段:腭裂术后恢复期训练。早期(术后 1~3 个月)的语音治疗主要是强化与腭咽闭合功能有关的肌肉力量与协调性,训练气流控制能力以及发音器官(唇、舌、腭)运动的灵活性和协调性。指导患者学习运用正常的腭咽闭合功能。腭裂修复或二期咽成形术后,由于与发音(腭咽闭合)运动有关的肌肉发育不良或功能没有恢复,或长期不良发音习惯等原因,使患者在术后常表现为腭咽闭合不全的特点。因此,早期的语音训练重点是恢复腭咽闭合功能。目前,国内在促进腭咽闭合功能恢复训练的方法上存在不同的观点,如:拖长发元音、按摩软腭、吹气球、吹水泡、吞咽运动等。值得注意的是,并非每一种方法都适用于与发音有关的腭咽闭合功能训练。无论是正常人还是腭裂术后腭咽闭合不全的患者,在吞咽运动时均可见到完全的腭咽闭合,所不同的是其闭合发生的位置较发音时闭合的位置低,提示吞咽与发音时腭咽闭合的机制或参与闭合运动的肌肉等结构有所不同,因此,将吞咽运动用于腭裂术后腭咽闭合功能的恢复训练难以达到目的。

(2)第二阶段:形成正常发音模式的训练。一旦腭咽闭合功能完全恢复,这一阶段的语音训练就可以开始,其主要目标是矫正不良代偿性的发音习惯,建立正常的构音模式。这一阶段是关键,也是语音治疗的主要环节。通过这一阶段训练,患者能够建立辅音及其音节的正确发音模式,并为形成正确词句打下基础。

(3)第三阶段:巩固训练。利用所学的正确发音能力进行词、短句自然交流的巩固训练,直到能熟练运用所学发音技能进行简单交流对话。这一阶段可在语音训练师指导下完成,也可指导家长在家里完成,但要定期复诊,以利于发现问题及时调整。这期间家庭或家长的作用十分重要,在家里患儿可随时随地得到训练的机会,使患儿在语音训练师处学会的发音技能得到及时的巩固和强化。

2. 根据不同发音障碍类型制订相应的语音治疗方法

(1) I 类(发音部位异常):这类患者发某类辅音时各发音器官不能达到正常阻碍

气流的位置,但对发音气流阻碍方式的能力正常。这类患者的语音治疗重点在建立辅音正确的发音部位,如把 d、t 等发成 g、k 的患者,其发音方法正确,只是发音部位从舌尖移到舌根,此时只需将舌尖与上前牙内测接触形成阻碍作为治疗目标,不用考虑爆破音特点及送气与不送气的发音方式,一旦舌尖位置正确,则可形成正确的 d、t 音。

(2)Ⅱ类(发音方式异常):各发音器官能形成正确阻碍位置,即发音部位正确,但对发音气流阻碍的方式不正确或不协调。如把 p 发成 b 的患者,其发音部位均一致,均为双唇音,只是在发音方式上发 p 音时不能将较强气流伴随送出,此时只需将在发音时诱导气流随发音送出,即可完成该辅音的矫正。

(3)Ⅲ类(发音部位 + 发音方式异常):这类患者包括两种情况,一种是发某类辅音时是发音部位异常,另一种是发音方式异常。如把 d、t、g、k 均发成声门爆破音的患者,其矫正则需要重新建立相应辅音的发音部位和发音方式。这是语音矫正中最复杂、难度最大的一类发音异常。

3. 汉语普通话辅音的正常发音部位和发音方式建立

(1)辅音发音错误的矫正训练:包括双唇爆破音 b、p 异常的矫正、舌尖中(舌牙槽)爆破音 d、t 异常的矫正、舌根(软腭)爆破音 g、k 异常的矫正、舌中部(舌面前)塞擦音 j、q 异常的矫正、舌尖前、舌尖后塞擦音 z、c、zh、ch 异常的矫正、擦音 f、h、x、sh、r、s 异常的矫正、送气与不送气音异常的矫正训练。

(2)建立正确发音部位和发音方法的训练

1)发音方法诱导:用于发音部位正确而发音方法异常的功能性语音障碍患者,如擦音 x 正常而 s、sh 异常者,在 s、sh 发音部位正确后,可用 x 与 s、sh 发音方法相同的特点诱导的 s、sh 的发音。

2)发音部位诱导:用于发音方法正确而发音部位异常的功能性语音障碍患者,通过一个音带出其他同部位的辅音。如发 s 音正确而发 c 音、z 音异常者,可利用 s 的发音部位诱导 c、z 的发音。

3)对比训练法:对于送气与不送气的音,可用直观吹纸片来比较,如双唇音 p 除阻时气流较强能吹动纸片,而发 b 音时气流较弱不能吹动纸片。观察发音时有无鼻漏气可用捏鼻与不捏鼻比较,有鼻漏气发音时会产生鼻阻塞的声音。

4. 音节形成训练——词组训练——短句训练

(1)音节(单字)形成训练

1)拼音法:以汉语拼音标准法为基础,用学会的辅音与不同元音组合练习发音。

2)诱导法:辅音与元音组合时两音间隔时间渐缩短,直到融为一个音节。

3)归类法:用具有共同发音部位或发音方式的辅音形成的音节诱发同类音节发音。

4)游戏式:学会辅音及音节后,用儿童在日常生活中熟悉的事物作命名游戏,从中诱发某些音节。也可用图片作看图说话练习来完成练习。

(2)词组训练:主要以双音节词训练,根据患者发音错误并已将音素矫正后,运用该音素组成的词组进行巩固性训练,词组训练必须在已能准确、熟练地发清每个音节(包括四声)基础上进行。

(3)短句训练:根据词组内容,组成相应短句。在短句编排中,尽可能采用统一辅音组成的词组串成短句,力求在一短句中较多的出现所练习的词组,待所有辅音、音节、词组都完成训练后再进入到综合短句训练。

(4)短文、会话训练:待患者已能熟练、准确读出各种类型的短句,即可进入短文和会话训练,内容可选用儿歌、看图讲故事等。同样在读准每个音节的基础上,语速由慢至快,逐步接近正常人,同时进行一对一会话练习,增强口语交流能力。

(四)语音治疗频率、疗程及训练效果的评估

1. 腭裂语音治疗频率　根据患者语音障碍严重情况、患儿年龄、家长时间安排等,语音治疗频率可分为 2 种:

(1)强化性语音训练每天 1 次,每次 30~40 分钟,每次训练课完成后,根据当次训练进展情况辅以适量练习材料,在家长指导下进行巩固性练习。周期为 1~2 个月。

(2)常规语音训练每周 1~2 次,每次 30~40 分钟,每天在家长指导下辅以相关内容巩固性训练,周期 2~5 个月。

无论哪种方式,训练完成后,都要辅以适量练习材料,在家长指导下进行巩固性练习,疗程 2~6 个月,尤其是大年龄患者更应加强巩固训练,以免复发。

2. 语音治疗程序　语音训练程序大致归纳为:音素形成训练—音节形成训练—词组形成训练—短句训练—自然对话训练。

(1)音素形成训练:主要是压力性辅音形成的训练。

(2)音节形成训练:治疗音节是由一个或几个音素组成的语言单位,一般来讲,在汉语普通话中,一个汉字就是一个音节,音节之间的界限非常明确,因此,音节形成的训练在汉语普通话患者的语音治疗中是十分重要的环节。

(3)词组训练:主要以双音节词训练,根据患者发音错误并已将音素矫正后,运用该音素组成的词组进行巩固性训练。

(4)短句训练:根据词组内容,组成相应短句进行训练,在短句编排中,尽可能采用统一辅音组成的词组串成短句,力求在一短句中较多的出现所练习的词组,待所有辅音、音节、词组都完成训练后再进入到综合短句训练。

(5)自然对话训练:当所有辅音相关的短句都能熟练完成后,即可过渡到自然对话训练,这一训练过程可以在家里完成,也可在语音治疗师指导下完成。

3. 语音训练效果的评估

(1)语音清晰度在 86% 以上,所有辅音发音部位和发音方式正确。

(2)能正确发出各辅音与不同元音组合的音节。

(3)能正确、慢速发出各类词组、短句及唱简短歌谣。

(陈仁吉)

5

第五篇
气管食管科学

第一章
气管、食管的发育和解剖

第一节　气管、食管的胚胎发育

　　气管、食管均来自于原始消化管头端即前肠的分化。胚胎第4周,在前肠的腹侧正中部位形成一纵行浅沟,之后逐渐变深,两侧内腔出现气管食管嵴,并自尾端至头端逐渐融合,腹侧形成一管状盲囊,称为喉气管憩室,背侧则发展为食管。喉气管憩室开口于咽的部位发育为喉和气管,末端膨大并分化为左右两支称为肺芽,发育为支气管和肺(图5-1-1-1)。胚胎第2个月末,气管、支气管发育完成,支气管分支出肺段支气管,左肺8~9支,右肺10支,之后远端继续呈分支状生长,于第6个月末支气管分枝达17级,出现终末细支气管、呼吸性细支气管和少量肺泡,第7个月后肺泡数量继续增多,出现可分泌表面活性物质的Ⅱ型细胞,肺快速成熟。

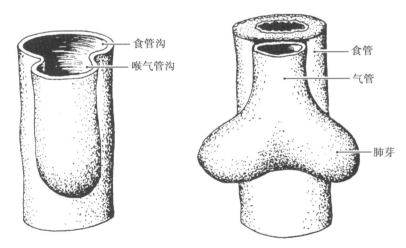

食管沟
喉气管沟
食管
气管
肺芽

图 5-1-1-1　喉、气管、食管的发生示意图
(引自:黄选兆,汪吉宝,孔维佳.实用耳鼻咽喉头颈外科学.2版.北京:人民卫生出版社,2008)

　　喉气管憩室及肺芽内腔的内胚层形成上皮层,向外生长出黏膜下腺体,周围的脏壁中胚层不断分化,形成喉、气管、支气管的软骨、平滑肌和结缔组织。

　　食管上皮和腺体同样来源于内胚层。食管上段外围由鳃弓区的中胚层分化出横纹肌,由迷走神经支配;下段由脏壁中胚层分化出平滑肌,由内脏神经丛支配;中段则二者渐变交织,同时支配。食管在胚胎第 9~10 周管腔再通后所覆盖的纤毛上皮细胞约至胎儿 5 个月天即胚胎 21~22 周时才全换为与成人相同的鳞状上皮细胞。气管食管嵴如融合不良,会形成气管食管瘘,严重则为喉 - 气管 - 食管裂。食管的初期管腔很小,形成的上皮堵塞管腔,但不久溶解再通。如再通受阻,会形成食管闭锁或狭窄。

第二节 气管的应用解剖

一、气管的位置和形态

气管位于颈前中下部和胸腔内,介于环状软骨下缘与气管隆嵴之间,是呈扁圆形的中空通气管道,在成人位于第 6 颈椎至第 5 胸椎的前方。婴幼儿气管起始位置高于成人,可达第 5 颈椎水平,2 岁左右开始随喉下降。婴幼儿期颈段气管占气管比例较长,在新生儿胸骨切迹以上约 10 个气管软骨环,青少年和成人约 8 个,老年人 6 个或更少。儿童气管随年龄增粗增长,数据详见表 5-1-2-1。

表 5-1-2-1 不同年龄组的气管长度与内径 /mm

年龄组	长度	前后径	左右径
1 月龄	40	4	6
3 月龄	42	5	6.5
5 月龄	43	5.5	7
1 岁	45	7	8
3 岁	50	8	9
5 岁	53	8.5	9.5
7 岁	60	9	10
12 岁	65	10	11
成人(男)	105	15	16.6
成人(女)	97	12.6	13.5

以胸廓上口平面划分,上段为颈段气管,约占 1/3,下段为胸段气管。气管向下延续分支为左、右主支气管。右主支气管较左侧粗短,走行较垂直,与中轴夹角 20°~30°,左侧 40°~50°,故气管异物以右侧多见。

二、气管壁的结构

管壁由黏膜层、黏膜下层、软骨及肌层、外膜四层组成。黏膜层表面为假复层纤毛柱状上皮,其间有杯状细胞,可分泌黏液。气管的纤毛与表面的黏液、浆液组成黏液纤毛运载系统,通过纤毛波浪式向喉部单向摆动,将吸入空气中的灰尘、细菌等排向喉部。黏膜下层为疏松的脂肪结缔组织,含有分泌浆液与黏液的两种腺体。

气管软骨环约 16~20 个,与成人相同。气管软骨为 C 形,后部缺如,称为气管膜部。

膜部由平滑肌和纤维组织构成,约占 1/3 气管环。气管软化的患儿,膜部比例增大,还与软骨硬度和支撑力量薄弱有关。气管软骨发育不良,导致气管狭窄,可累及多个气管环,常伴心脏和大血管畸形。

三、气管的毗邻关系

颈段气管位于颈前下正中区,前面由浅入深依次有:皮肤、浅筋膜(包括颈阔肌)、颈深筋膜浅层、胸骨上间隙、颈前静脉弓、胸骨舌骨肌、胸骨甲状肌、气管前筋膜(又称颈深筋膜中层或内脏筋膜,包绕甲状腺侧叶及峡部)、气管前间隙。两侧为甲状腺侧叶、气管旁淋巴结、喉返神经、甲状腺下动脉及颈动脉鞘。后面紧邻食管前壁。气管切开时注意避免刀尖过深,会损伤吸气时凸入的气管膜部和食道。

胸段气管位于上纵隔内,前面由浅入深:皮肤、皮下组织、胸骨柄、胸腺、甲状腺下静脉、左头臂静脉、前纵隔淋巴结、主动脉弓、无名动脉、左侧颈总动脉和心脏神经丛等。右侧毗邻胸膜、右侧迷走神经和无名动脉。左侧面毗邻喉返神经,后面紧邻食管前壁。

四、气管的血管、神经和淋巴

气管的血供呈节段性,上段来自甲状腺下动脉的气管支,下段主要来自主动脉起源的支气管动脉,此外,锁骨下动脉、内乳动脉和无名动脉分支也参与供血。气管血运大部分从气管侧方进入,手术游离气管前壁较安全,如过度游离侧面,容易导致气管失去供血而坏死、塌陷。

静脉主要汇入甲状腺下静脉,也可汇入奇静脉。气管神经支配来自喉返神经、交感神经的气管支、迷走神经的分支。气管淋巴引流丰富,前方和侧方有淋巴群,汇入气管旁、锁骨上及前纵隔淋巴结。

第三节　食管的应用解剖

一、食管的位置和形态

食管位于脊柱和气管之间,为一内衬黏膜的肌性管道。分为颈、胸、腹三段,其中颈段位于颈部第 6 颈椎平面与咽相通,下端平颈静脉切迹与胸段相接,胸段在膈食管裂孔,约 11 胸椎水平延续为腹段。新生儿食管长度约 8~10cm,1 岁时约 12cm,5 岁时约 16cm,5~15 岁时增长较缓慢,15 岁时约 19cm,成人男性平均 24.9cm,女性 23.3cm。

食管平时前后壁相贴,吞咽时可扩张。食管有 4 个生理狭窄,第 1 狭窄为食道入口下方,前有环状软骨板,侧后方被环咽肌包绕,环咽肌收缩将环状软骨板拉向颈椎形成,是食道最狭窄处,也是异物最易停留的部位,相当于第 6 颈椎水平。第 2 狭窄是由于主动脉压迫食道左壁所致,相当于第 4 胸椎水平。第 3 狭窄为左侧主支气管压迫食管前壁所致,相当于第 5 胸椎平面。第 4 狭窄位于膈肌食管裂孔处,相当于第 10 胸椎水平。儿童硬质食管镜检查时,在不同年龄上切牙与各段狭窄的距离见表 5-1-3-1。

表 5-1-3-1 不同年龄组上切牙与食道生理性狭窄的距离 /cm

年龄组	距第 1 狭窄	距第 2 狭窄	距第 3 狭窄	距第 4 狭窄
新生儿	7	12	13	18
1 岁	9	14	15	20
3 岁	10	15	16	22
6 岁	11	16	18	24
10 岁	12	17	20	25
14 岁	14	21	24	31
成人	16	23	27	36

二、食管壁的结构

1. **食管壁的分层** 食管壁分为黏膜层、黏膜下层、肌层和外膜层。黏膜层为灰白色或粉白色,表面光滑,上皮为复层鳞状上皮,其下方依次为基底膜、固有膜、黏膜肌层。黏膜层下端与胃交界处移行为单层柱状上皮。食管肌层分内侧环行,外侧纵行两层,上 1/3 段为横纹肌,下 1/3 段为平滑肌,中段为移行渐变区。食管上下两端的内层环行肌增厚,形成食管上括约肌(环咽肌)和下括约肌(贲门括约肌),其功能失调与胃食管反流和咽喉反流有关。

2. **食管壁的薄弱区** 食管纵行肌束的上端起于环状软骨背面两侧,逐渐下行,在距环状软骨下缘 3cm 处相遇,在相遇处以上的食管后壁形成一尖向下的三角形纵肌缺损,称 Laimer 三角。在食管入口后壁上方环咽肌与咽下缩肌之间亦有一三角形肌肉缺损区,称 Zenker 三角。环咽肌上下方的这两个三角是食管薄弱区,硬质食管镜检查时应挑起食管前壁及环状软骨,避免损伤后壁。同时,这两个薄弱区可能形成憩室,硬币等异物可能嵌入。

3. **毗邻关系** 颈段食管前面毗邻气管;后面以椎前筋膜与脊柱和椎前肌相隔;两侧气管食管沟内有喉返神经,再向外侧依次与甲状腺下动脉、甲状腺侧叶、甲状旁腺以及颈动脉鞘相邻。在左侧还有胸导管,稍向上伴行后注入左侧静脉角。

胸段食管循气管与脊柱之间偏左下行,在第 4 胸椎水平进入后纵隔。腹段食管右侧毗邻肝脏。

4. **食管的血管、神经和淋巴** 食管的动脉血供有节段性、多源性和血管管径细而少的特点。颈段来自双侧甲状腺下动脉,右侧为主,左侧有时缺如。同其他消化管相比食管血供较少,几乎没有吸收和分泌功能。

静脉比较丰富,自内向外有食管壁内静脉、迷走神经伴行静脉和食管壁外静脉三个系统。食管上 2/3 静脉回流到体循环静脉,下 1/3 回流到门静脉系统。食管下段是门静脉系统和上腔静脉系统相互吻合的部位,当门静脉系统受阻时,吻合处建立侧支循环出现血管曲张,破裂时导致食管内大出血。

支配食管上中段横纹肌的神经来自迷走神经疑核,支配中下部平滑肌的神经来自迷走神经背核。迷走神经和交感神经的分支进入食管壁后,在环纵肌层间和黏膜下层内形成两个神经丛,再发出分支支配管壁。

食管的黏膜内和黏膜下淋巴管丰富,相互广泛沟通,贯穿全长。黏膜下淋巴管主要呈纵行,成人癌症时可通过纵行淋巴管扩散或跳跃性转移,手术安全切缘应距肿瘤

6cm。颈段食管的淋巴引流入颈深下淋巴结、气管旁淋巴结、气管后淋巴结和锁骨下淋巴结。胸段腹段淋巴组织丰富,且与颈部、气管旁、纵隔、胃周以及主动脉旁等重要器官的淋巴结有密切的联系,因此食管癌发生淋巴转移的机会较多,根治性切除的机会较少。

（李　兰　张德伦）

参考文献

1. 许庚,王跃建,钟世镇.现代临床解剖学全集.耳鼻咽喉科临床解剖学.济南:山东科学技术出版社,2010.
2. 韩德民,SATALOFF RT,徐文.嗓音医学.2版.北京:人民卫生出版社,2017.
3. 孔维佳,周梁.耳鼻咽喉头颈外科学.3版.北京:人民卫生出版社,2015.
4. 黄选兆,汪吉宝,孔维佳.实用耳鼻咽喉头颈外科学.2版.北京:人民卫生出版社,2008.
5. BLUESTONE CD, SIMONS JP, HEALY GB. Bluestone and Stool's Pediatric Otolaryngology. 5th Ed. New York: People's Medical Publishing House, 2014.

第二章
气管、支气管及食管生理

一、气管、支气管生理

气管、支气管生理学主要依赖于气道大小、纤毛的清洁作用和气道分泌物的湿润作用,此外,胸廓活动、黏膜局部免疫功能也有重要影响。

1. **清洁功能** 气管、支气管的黏膜由假复层柱状上皮组成,杯状细胞、浆液细胞等多种分泌性上皮细胞分泌的浆液和黏液及上皮细胞的纤毛组成黏液纤毛运载系统,每个纤毛细胞约有 200 根纤毛,以 160~1 500 次 / 分钟的频率做击拍式摆动,以每分钟 16mm 的速度将尘埃、细菌及其他微粒经运载系统向喉部传输。儿童气管、支气管管腔相对狭窄,黏液腺分泌不足,胸廓活动范围小等因素,可影响纤毛运动和清洁功能。缺氧可减慢或停止纤毛运动,黏膜干燥可抑制纤毛运动,炎症可引起分泌物过于黏稠,引起清洁功能减退。

2. **通气及呼吸调节功能** 吸入气管、支气管的空气被进一步加温、加湿。气管、支气管通过平滑肌调节管腔大小,收缩支气管肌的药物可缩小支气管管径 70%,肌肉松弛药物可增宽管径 25%。呼吸时,通过刺激气管、支气管内平滑肌中的感受器,调节呼吸中枢,完成呼吸周期。婴幼儿胸廓短小呈桶状,胸廓的前后径与横径几乎相等,肺和纵隔相对较大,呼吸时胸廓活动范围小,随着儿童年龄增大,膈肌逐渐下降,呼吸调节功能增强。病理状态可阻塞气道,气管管腔直径减少 50%,通气阻力增加 16 倍。

3. **免疫功能** 呼吸道免疫功能包括非特异性免疫和特异性免疫。非特异性免疫主要是黏膜纤毛廓清作用和非特异性可溶性因子的抗感染作用。非特异性可溶性因子包括溶菌酶、乳铁蛋白、补体和 α_1- 抗胰蛋白酶等。特异性免疫包括体液免疫和细胞免疫,分泌型 IgA(SIgA)是呼吸道局部抗感染的最重要的免疫球蛋白,其在婴幼儿出生后 4 个月后逐渐形成,4~12 岁后达到正常水平,母乳特别是初乳中含有丰富的 SIgA,坚持母乳喂养有助于预防呼吸道疾病。支气管壁有许多淋巴组织,在抗原的刺激下,T 淋巴细胞被激活,引起免疫应答。

4. **防御性呼吸反射**

(1)咳嗽反射:冷、热、烟尘、刺激性气体、异物等,可刺激气管、支气管上皮感受器,沿迷走神经传入延髓,再经传出神经到声门和呼吸肌等处,发生咳嗽动作,防止灰尘和分泌物进入肺泡。儿童咳嗽反射和肌肉力量弱,排出呼吸道分泌物功能较差,易发生下呼吸道分泌物潴留。

（2）屏气反射：吸入冷空气或刺激性气体、进行气管镜检查等刺激，可反射性引起呼吸暂停、声门关闭、支气管平滑肌收缩的屏气反射。这是由于在支气管和细支气管上皮之间有刺激性感受器，支气管壁突然扩张或塌陷，支气管平滑肌痉挛，肺不张或肺的顺应性增加时，感受器接受冲动而反射性地引起过度通气和支气管痉挛，使有害气体或刺激源不易进入，保持下呼吸道不受伤害。

二、食管生理

食管的生理功能主要是传输作用，将食团从下咽部输送到胃。食管上段为骨骼肌，中段由骨骼肌和平滑肌组成，下段为平滑肌。

吞咽运动分为三期：口咽部期、食管期和贲门胃期。食团经舌的运动由口腔到达下咽部，刺激触发区引起一系列复杂的不随意反射，传入神经为舌咽神经，通过延髓发出冲动，传出神经为迷走神经，发生舌向上向后、腭帆肌及腭咽肌关闭鼻咽部，会厌下降、喉前庭闭合，环咽肌反射性一过性松弛，喉咽内压升高，将食团推入食管，经食管蠕动下行至胃。当感受器、神经或中枢受损时，可影响咽下运动。

食管蠕动由食管肌肉的顺序收缩实现，食团的下端为一舒张波，上端为一收缩波。下行速度与食团大小、形态、温度和体位有关，食团通过食管到达贲门所需时间：流体食物约为 3~4s，糊状食物约为 5s，固体食物约为 6~8s。食管除蠕动外，还可出现局部痉挛，有可能是正常现象，也可能是局部炎症、异物、外伤等刺激引起。

食管和胃之间不存在括约肌，但食管和贲门连接处以上，有一段长约 4~6cm 的高压区，其内压力一般比胃高 0.67~1.33kPa（5~10mmHg），正常情况下可阻止胃内容物逆流入食管，通常称为食管 - 胃括约肌。食管下括约肌松弛可导致胃食管反流。食管上端约 3cm 处，食管腔内的静止压力较高，称为食管上括约肌。食管上括约肌松弛可导致咽喉反流。儿童食管上下括约肌随年龄增长有增厚的趋势，婴儿食管下括约肌环肌的厚度是食管体环肌厚度的 1.5 倍，即局部肌肉收缩的力度也会高于食管体处，这也是防反流的机制基础之一；同时随着年龄增加食管下括约肌的长度也在增加，防反流功能逐步完善。

胃贲门通常是关闭的，受机械刺激而开放。迷走神经兴奋，贲门开放，交感神经兴奋，贲门关闭。食管还参与呃逆和呕吐等动作。食管黏液腺受迷走神经支配，刺激迷走神经，可使分泌物增加。食管黏膜的感觉迟钝，轻微病变一般无明显症状。

（李　兰　吴泽斌）

参考文献

1. 黄选兆，汪吉宝，孔维佳．实用耳鼻咽喉头颈外科学．2 版．北京：人民卫生出版社，2008: 537-538.
2. 孔维佳，周梁．耳鼻咽喉头颈外科学．3 版．北京：人民卫生出版社，2015: 493-497.
3. BRAND-SABERI BE, SCHÄFER T. Trachea: anatomy and physiology. ThoracSurgClin. 2014, 24 (1): 1-5.

第三章
气管食管检查

第一节　气管食管一般检查

一、气管检查

儿童气管的检查分颈段和胸段的体格检查。3 岁以下的婴幼儿(尤其新生儿)气管的检查具有一定难度,整体结构较小并且柔软,进行体格检查时应轻柔,并争取一次到位,避免反复检查。

1. **颈段气管的一般检查**　望诊要注意有无颈部隆起、凹陷,有无异常颈部皮肤改变,包括皮疹、瘀点、瘀斑、出血点以及红肿、异常瘘管等;通过"三指法"触及颈部正中,了解气管位置,以及气管和周围组织的关系,并初步判断气管的粗细;听诊时常因患儿哭闹,较难获得可靠的异常听诊音,如喘鸣音、哮鸣音及异常呼吸音。

2. **胸段气管的一般检查**　胸段气管检查主要以听诊为主,并应注意双侧的对称性、前胸后背的差异性等,听诊需要至少听诊 2~3 个呼吸循环,注意区别吸气音和呼气音;注意有无呼吸音减低、哮鸣音、啰音、痰鸣音等,比较左右侧支气管呼吸音的有无差别,比如一侧的支气管异物时,可有患侧呼吸音减低表现;注意异常的呼吸音,如拍击音、哨鸣音;并注意呼吸节律等。由于儿童的配合度欠佳,儿童的气管检查需认真仔细,以防疏漏。

二、食管检查

食管检查中,病史的询问十分重要,小婴儿的食管检查需要通过病史的提供,了解食管的一些基本功能。

1. **吸吮状态**　了解有无溢乳、呕吐、呛咳、发绀、进奶后有无吐、咳。吮乳动作有无缓慢或痰鸣,小婴儿进食固体食物有无梗阻表现,如口内流涎和吐白沫或黏液是新生儿患有先天性食管闭锁的预兆。

2. **食管动力情况**　注意有无厌食、拒食及反流,大便色泽状态有无改变等,可一定程度提示食管括约肌的功能情况。

3. **饮食习惯**　喜进哪些食物,以及各种体位时出现症状,也是了解食管功能的体征。

4. **食管性疼痛**　儿童常不能主诉此症状,可通过进食情况了解是否有疼痛情况。

5. **食管出血** 注意了解有无吐血、呕血或呕吐物带血。

6. **吞咽试验** 正常的吞咽动作的完成,主要靠食管的上括约肌、食管体部和食管的下括约肌共同协调完成,包括诱发吞咽试验、动态和静态食管造影检查、排空试验、pH值试验等,了解食管的蠕动功能情况、食管动力情况、食管反流情况等。儿童的食管检查具有一定的主观性,应仔细甄别,结合病史、临床体征,才能做出准确判断。

(张 杰)

第二节 气管镜检查

1897 年 Killian 第一个应用了支气管镜,他用喉镜检查了气管和主支气管,在以后的 60 多年中硬性支气管镜被广泛应用。1964 年 Ikeda 在纤维胃十二指肠镜的基础上研制出能进入肺叶段的光导纤维支气管镜,并于 1967 年首先应用于临床,正式命名为可弯曲性纤维支气管镜,之后,逐渐取代了硬性支气管镜。20 世纪 80 年代以来,随着现代光学、医用电子、医学影像及生物材料等技术的迅猛发展,以喉气管内镜为代表的呼吸内镜取得了长足的发展。经喉气管内镜的诊断技术在呼吸系统疾病或是全身其他系统疾病影响到气管、支气管、肺及纵隔淋巴结的情况时有着极为重要的价值,在呼吸系统疾病的应用范围中还在不断扩展,并已涉及肿瘤、儿科、麻醉、急诊等相关学科。因此,喉气管内镜必将会伴随着分子生物学、免疫病理学及新型生物材料等相关学科的进一步发展而发展,在疾病的诊治过程中发挥出更重要的作用。

气管镜检查包括硬质气管镜检查和纤维/电子气管镜检查,是目前较为主流的检查手段,随着成像系统进步,气管镜检查成为气管检查的关键手段。支气管镜的具体临床应用过程中必须严格掌握适应证和禁忌证,充分估计可能发生的并发症,确保安全。

一、硬质气管镜检查

硬质支气管镜检查(rigid bronchoscopy)为目前诊断气管内疾病及治疗气管支气管异物的首选方法,某些情况也可作为紧急抢救时的重要措施。

【适应证】

1. 诊断用

(1)用于原因或病变部位未明的下呼吸道疾病或症状,如:长期咳嗽,咯血,疑似异物,长期不愈的肺炎,肺不张,肺脓肿,支气管扩张,气管食管瘘,气管支气管肿瘤和结核。

(2)行气管、支气管涂片检查或活检。

2. 治疗或抢救用

(1)取出气管支气管异物。

(2)取出或清理下呼吸道的病理性阻塞物,如分泌物、血液、假膜及痂皮等。

(3)急性喉气管阻塞时的紧急抢救措施。

(4)气管支气管病变的局部治疗,如切除良性肿瘤或肉芽组织,肺出血的治疗,电灼或激光治疗等。

【禁忌证】

1. 严重的心脏病和高血压。

2. 主动脉动脉瘤。

3. 近期严重的咯血。

4. 喉结核,晚期肺结核。

5. 颈椎疾病。

6. 高热患儿。

7. 一般状况过于衰弱的患儿。

【术前准备】

1. 全面评估患儿情况,如果患儿高热、一般情况较差,应先予以积极对症、支持治疗,待一般状况好转后再行气管镜检查,如检查目的为治疗,需综合考虑治疗的紧迫性,并做好应急抢救准备。

2. 术前详细询问病史,了解检查目的,根据患儿年龄选择合适的直达喉镜及气管镜。准备好急救用品。

3. 仔细胸部查体,明确呼吸音改变情况,如果已有气胸、纵隔气肿等,应积极处理,待气肿缓解后再行检查。

4. 术前明确患儿有无牙齿松动、颈椎畸形等情况。

【麻醉与体位】

1. 全身麻醉 + 表面麻醉,对于幼儿,一般情况下推荐使用保留自主呼吸的全身麻醉。

2. 体位取仰卧垂头位,助手抱头(图 5-3-2-1)。

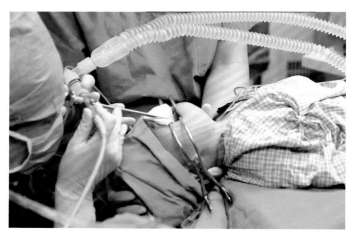

图 5-3-2-1 支气管镜检查体位示意图

【操作方法及程序】

1. **导入支气管镜** 分为经直接喉镜送入法和直接送入法,幼儿多选用前者。以直接喉镜挑起会厌,暴露声门,导入支气管镜,支气管镜通过声门时,将远端斜面开口对准左侧声带,支气管镜越过声门裂送入气管。

2. **依次检查各级支气管** 对于气管支气管异物患儿,通常先检查患侧支气管,然后检查健侧支气管。检查时,支气管镜应与气管、支气管保持在同一直线上,先检查上叶开口,逐步深入直至下叶各分支开口。检查过程中,须用吸引器随时吸出痰液等分泌物。若支气管黏膜肿胀出血,可以 1:10 000 肾上腺素灌洗止血后再仔细观察。

3. **取出异物**　发现异物后,注意观察异物的种类、形状以及周围黏膜情况,以决定异物钳开口方向。当支气管镜接近异物时,将异物钳两叶导入异物的间隙,关闭钳口,手持异物钳退出支气管镜。若退出时有阻力,并且异物钳随呼吸移动,说明可疑钳住支气管内黏膜,应松开钳子重新夹取。如果异物较大,不能通过支气管镜时,应将支气管镜、异物钳及异物相对固定并一同退出。当异物退至声门裂有阻力时,不可盲目用力向后拉,应将支气管镜及钳住的异物旋转后试退,无阻力时方可拔出。

4. **Hopkins 潜窥镜引导下手术**　目前国内部分医院已配备 Hopkins 潜窥镜的支气管镜。Hopkins 潜窥镜可在清晰的视野下较安全的将异物取出。

【检查后处理】

1. 检查后应密切观察病情,注意有无气胸、纵隔皮下气肿等并发症出现。

2. 术后 4~6 小时禁饮食。

3. 酌情使用抗生素及激素。

【主要并发症及其预防和处理】

积极进行并完善检查前准备,进行操作时需细致轻巧,检查时间不宜过长。可能的并发症:气管内镜检查术中并发症以发绀最常见,其次为黏膜出血、喉痉挛;术后并发症则以咳嗽或咳嗽加重最多,其次是发热、气喘或气喘加重、声音嘶哑、痰中带血、喉水肿。

1. **唇舌损伤,切牙松动或脱落**　注意轻巧操作。

2. **喉水肿**　多因手术粗暴或检查时间过久所致,注意操作时间不宜过长。

3. **喉痉挛或广泛细支气管痉挛**　多由于麻醉不充分、动作粗暴刺激呼吸道黏膜所致。加深麻醉或对喉头进行表面麻醉后可消失,必要时给予支气管扩张药吸入。有哮喘病史者更需注意,重者应预防性用药。

4. **黏膜出血**　黏膜出血是喉气管内镜检查最常见的并发症,特别是活检患儿。多由于呼吸道黏膜炎性反应、负压吸引损伤,以及取异物、取活组织创伤所致。少量出血一般可自止,量多者用管镜直接压迫出血处或注入少量 1:10 000 肾上腺素液多能止血。少数患儿可引起大咯血,甚至呼吸道堵塞、窒息死亡。活检时尤其应小心谨慎,一旦发生严重出血,应及时抽吸积血确保呼吸道通畅,并经镜管内滴入止血药物或全身给药。

5. **急性呼吸衰竭**　为迷走神经反射或异物变位造成气管或双侧支气管阻塞所致。

6. **纵隔皮下气肿、气胸**　手术过程中如果突发呼吸困难、发绀、颈部肿胀,应考虑纵隔气肿及气胸可能性。应立即暂停手术,根据情况行急诊床旁胸片检查,症状严重者立即行胸腔闭式引流或皮下气肿切开引流术。

7. **肺炎、肺不张、支气管扩张**　术后予抗生素治疗,对于病史较长、支气管内大量脓痰的患儿,术中可同时行支气管肺泡灌洗,充分吸除分泌物,加强雾化吸入治疗及拍背吸痰,以利于炎症吸收。

轻度并发症发生率并不低,但多为一过性,程度较轻。个别患儿,尤其是存在原发性疾病患儿可能出现严重并发症,如大咯血、心搏呼吸骤停,甚至死亡。婴儿及喉气管支气管软化是并发症发生的高危因素。

气管镜已成为儿童呼吸道疾病诊断与治疗不可或缺的工具。目前儿童中开展较少的超声支气管镜、氩气刀、激光、冷冻、电凝、球囊扩张等介入治疗,也逐渐应用于临床。

二、纤维 / 电子支气管镜检查

由于纤维 / 电子支气管镜(fiberoptic/electronic bronochoscopy)的可弯曲性,对于细支气管的检查极具优势,同时配有钳道的内镜,亦可检查及治疗并行。

【适应证】

1. 原因不明的长期咳嗽、咯血或痰中带血,怀疑喉以下部位病变应常规行纤维 / 电子支气管镜检查。

2. 明确气管、支气管或肺部肿瘤的病变部位和范围,取可疑组织或分泌物行病理检查,具有窄带光成像的电子气管镜,可以直观的区别病变组织和正常组织。

3. 了解气管、支气管狭窄或推移的程度和原因。

4. 用于气管、支气管或肺部手术后的复查。

5. 明视下吸除或钳取阻塞支气管的分泌物及痂皮。

6. 摘除气管、支气管内小的良性肿瘤或肉芽组织等。

7. 取出硬管支气管镜取出困难的支气管内的小异物。

8. 有颈椎病变或下颌关节病变等的病人,硬管支气管镜检查困难或视为禁忌者,则可行纤维支气管镜检查。

9. 麻醉插管引导。

【禁忌证】

1. 呼吸道急性炎症期或近期有大咯血史者。

2. 严重的心脏病、高血压或身体极度虚弱者。

【操作方法】

1. 体位可根据病情及全身状况等,取卧位或坐位。

2. 查时通过口腔或鼻腔,然后经喉进入气管、支气管。

三、其他气管镜检查技术

1. **超声支气管镜**　超声支气管镜(endobronchail ultrasound,EBUS)原理为在气道内利用超声设备观察气道壁、纵隔周围以及肺结构。主要应用于观察病变部位大小、肿瘤侵及部位,血管和非血管结构鉴别,以及引导 TBNA 作气管内操作,如正确评估肿瘤大小以便进行支气管镜下光动力学和放射治疗,进一步干预气道重建。EBUS 的临床应用在一定程度上会减少胸腔镜和纵隔镜的操作。

2. **自动荧光支气管镜**　自动荧光支气管镜(autofluorescence bronchoscopy,AFB)是利用细胞自发性荧光和电脑图像分析技术开发的一种新型纤维 / 电子支气管镜,可使气管内镜对肺癌及癌前病变早期诊断的敏感性显著提高。其工作原理是在蓝色激光照射下,正常组织区域呈现绿色,而不典型增生、原位癌会产生比正常组织稍弱的红色荧光或更弱的绿色荧光而表现为棕色或红棕色,进一步借助电脑图像处理可明确病变部位以及范围。

3. **虚拟支气管镜**　虚拟支气管镜(virtual bronchoscopy,VB)临床上不用把支气管镜插入气道进行检查,应用来自胸部 CT 的资料和电脑软件,组成类似支气管镜的图像。利用二维成像重建气管、支气管的三维解剖结构,可更好地了解气道与胸腔内其他组织的关系。优点:能观察到支气管内的解剖结构和病理改变,而不需要进行支气管镜检查。

缺点:不能鉴别良性或恶性组织,仍然需要作常规支气管镜检查以获得组织标本作病理诊断。日前 VB 技术还广泛应用于临床教学,大大提高了实习医师和初级医师气管内镜操作技术。

四、气管镜下治疗技术

1. **激光支气管镜** 激光支气管镜常用 Nd:YAG 激光,波长 1 064nm。一般来说硬性支气管镜较纤维/电子支气管镜更方便进行激光治疗,因为它的吸引力更强,更方便抓取切割后碎片,同时可以进行压迫止血,在一定程度上扩张气道。在激光治疗过程中,操作者注意带防护眼罩,为防止气道内燃烧,气道内氧浓度尽可能的低一些(氧浓度 ≤ 40%)。激光支气管镜适用于气道内阻塞性病变,包括良性和恶性疾病,也可为置入支架作准备。90% 的患者可以立即缓解气道阻塞症状。

并发症:主要是严重的出血、气胸、纵隔气肿、食管气管瘘、小气道阻塞,还有引起深、浅部血管激光凝固、组织坏死、气道壁穿透等。鉴于激光治疗存在很多潜在危险性,所以即使是终末期肿瘤患者也必须认真筛查。

2. **支气管镜电灼术和氩等离子体凝固** 支气管镜电灼术(electrocautery)和氩等离子体凝固(argon plasma coagulation,APC)均是指通过高频电流产生热量,快速将组织凝固或蒸发,两者不同之处是 APC 通过氩等离子体介导电流而不用直接接触组织,因此 APC 只能穿透组织几毫米,更适合于气道浅表、广泛的病变。当气体从导管尖端释放后,通过电流释放拱形热量,引起热损伤和强烈干燥使病变组织缩小。支气管镜电灼术需要与组织直接接触进行操作,根据病变部位的不同,选择不同的探头和圈套。这两种方法疗效与激光治疗大致相等,适应证、注意事项、合并症同其他热治疗,操作时气道氧浓度 ≤ 40%,并发症有出血、气道穿孔和狭窄等。

3. **近距离放射治疗** 近距离放射治疗(brachytherapy),在支气管管腔内应用放射疗法治疗腔内恶性肿瘤。某些恶性肿瘤患者已经接受大剂量的外部放射线治疗,不能再接受放疗,可以应用此法作支气管管腔内恶性肿瘤的姑息治疗。纤维/电子支气管镜的作用是在直视下,将带有放射源的近距离放射导管置入阻塞的气道,应用荧光气管内镜会更准确地确定放射部位。

常采用 ^{192}Ir(铱),有低剂量(<2Gy/h)和高剂量(>10Gy/h)两种,可缓解症状数周至数月。

并发症多为气管内镜操作引起,如导管放错位置、穿透气管引起气胸、纵隔气肿等;放射源直接引起的并发症相对较少,包括严重的出血、支气管坏死、气道瘘、狭窄以及放射性支气管炎。

4. **冷冻疗法** 冷冻疗法(cryotherapy)通过反复应用快速冷冻和缓慢融解的方法,导致恶性细胞死亡,细胞死亡的原因为水分在细胞外成为结晶,细胞皱缩,细胞膜破裂。

氧化氮或液氮为常用物质,可产生 −80℃的低温。冷冻探头既可以用于硬性支气管镜,也可为纤维/电子支气管镜。

适应证:气道内良、恶性病变,可视的、较小的远端支气管内的息肉样病变最适用于这类治疗,某些气道异物也适合冷冻治疗。由于不能立刻消灭病变组织,所以恶性度高的病变不适合这种操作。

并发症:同普通支气管镜检查。

5. 光动力疗法 光动力疗法(photodynamic therapy)是指静脉注入一定剂量光敏感剂,间隔一定时间后(一般 1~2 天,常 ≤ 7 天)作纤维 / 电子支气管镜检查,给予病变区域一定剂量和波长的光照射,从而产生活性氧,引起邻近肿瘤细胞氧化。这种治疗效果不能立刻观察到,一般于 48 小时内观察,常在治疗后 1~2 天复查支气管镜,必要时可以对残留病变进行重复多次治疗。

光动力治疗适应证主要是不适合手术或放射治疗的气道浅表肿瘤以及恶性肿瘤引起气道阻塞的缓解治疗,适用于已经进行过手术、放疗、化疗的各种肿瘤,疗效与细胞类型无关。

并发症中除气管内镜操作本身引起的之外,最常见的是皮肤光过敏。静脉注射光敏感剂后可持续 8 周,在这一阶段应该避免光照射。局部并发症包括气道水肿、坏死,肿瘤分解引起的气管血管瘘、气管食管瘘,偶有致死性大出血报道。

(张亚梅 张 杰)

第三节　支气管灌洗和支气管肺泡灌洗

自纤维 / 电子气管镜应用于临床后,近年来又在此基础上开展了支气管肺灌洗,该操作方法简便,诊疗效果明确,现已广泛应用于临床。因临床应用的目的不同,可分为支气管灌洗和支气管肺泡灌洗两种。

(一) 支气管灌洗

支气管灌洗(bronchial lavage)的临床意义主要是将潴留或阻塞于细小支气管内的分泌物、误吸物、血液或脓痂灌洗出,改善细小支气管通气和气体交换,达到治疗效果。

【适应证】

任何病因引起的下呼吸道分泌物潴留,特别是经各种治疗,包括气管内镜抽吸后,缺氧情况无明显改善者。

1. 昏迷、中毒、呼吸功能失常或支气管感染,尤其是长期用人工呼吸器或吸氧者,分泌物多结痂潴留于小支气管内难以排出,并发阻塞性肺气肿、肺炎及呼吸困难。这种情况下给氧或行气管切开术均无效,气管内镜抽吸也不能将之吸出,唯一有效方法为支气管灌洗。

2. 慢性支气管炎、支气管哮喘以及支气管扩张症患儿,尤其是长期吸氧的患儿,分泌物潴留于小气道难以排出或吸出。

3. 吸入羊水、黏液或胎脂的新生儿、儿童误吸大量乳汁、呕吐物或在污水中淹溺,有呼吸困难者,给氧及气管内镜抽吸无效者,应进行支气管灌洗。

4. 严重肺部感染、怀疑或诊断肺脓肿者,肺炎久治不愈者,可行支气管灌洗及注药,以提高诊疗效果。

【操作要点】

支气管灌洗术前用药与麻醉纤维喉气管内镜检查相同,为将下呼吸道内已结痂或黏稠的分泌物、脓液、血液或误吸物洗出,一般选用吸引管腔较大的纤维气管内镜,按常规纤维喉气管内镜检查方法,在直视下将气管、支气管腔内分泌物吸出,然后将镜的前端伸至分泌物较多处,缓慢注入灌洗液 5~10mL,之后用 10.6~13.3kPa(80~100mmHg)负压抽吸,灌洗液一般用无菌生理盐水。注灌洗液时抬高患儿上身,抽吸时降低,灌洗 2 次后略休息或给予吸氧,以免缺氧,必要时可多次灌洗,至吸回液变清亮,无分泌物或脓痂。

(二)支气管肺泡灌洗

支气管肺泡灌洗(bronchoalveolar lavage)是在纤维 / 电子气管镜下进行,检查灌洗液中的各种细胞、免疫球蛋白、补体、免疫复合物、电解质、酶等各种成分,以了解肺泡病变的性质、程度、进展情况,所以,支气管肺泡灌洗可称得上"肺液体活检"。不但对呼吸功能的研究和发病机制的探讨有很大作用,对许多肺部间质性和周边性疾病的治疗也有很大作用。

【操作要点】

患儿局部麻醉满意后(要求灌洗时完全无咳嗽),气管内镜前端进入较深与支气管嵌紧,一次注入生理盐水 5~10mL 后用 10.6~13.3kPa(80~100mmHg)负压抽吸,吸引入灌洗液收集管内,以便进行细胞学、细菌学及免疫学检查。可同时重复 2~4 次治疗性灌洗,注意可多做几次灌洗治疗,但每次灌洗液量不宜太大。灌洗中、后皆应给氧,以免缺氧,灌洗时应有心、肺、呼吸监护仪监测。有呼吸困难或心血管病患者暂不宜进行支气管肺泡灌洗。

(张亚梅)

参考文献

1. 白冲 . 重视经支气管内镜诊断技术的应用 . 中华临床医师杂志 (电子版), 2008, 2 (11): 1211-1213.
2. 李超英 . 支气管内镜临床诊断治疗技术的新进展 . 内蒙古医学杂志 , 2008, 40,(9): 1084-1087.
3. 陈志敏 , 刘金玲 , 王财富 , 等 . 小儿纤维支气管内镜检查与治疗的安全性探讨 . 临床儿科杂志 , 2006, 24 (1): 31-33.
4. 陈志敏 . 儿科纤维支气管内镜临床应用进展 . 实用儿科临床杂志 , 2008, 23 (16): 1236-1238.
5. 王洪武 . 硬质气管内镜的临床应用 . 临床医学 , 2008, 12 (35): 6801-6805.
6. 阎承先 . 小儿耳鼻咽喉科学 . 2 版 . 天津 : 天津科学技术出版社 , 2000.
7. ENDREASSEN AH, ELLINGSEN I, NESJE LB, et al. 3-D endobronchial ultrasonography-a post mortem study. Ultrasound Med Biol, 2005, 31 (4): 473-476.
8. HERTH F, BECKER HD, ERNST A. Ultrasoundguided trans bronchialneedle aspiration: an experience in 242 patients. Chest, 2003, 123 (2): 604-607.
9. KHOO KL, CHUA GS, MUKHOPADHYAY A, et al. Transbronchialneedle. aspiration: initial experiencd in routine diagnostic bronchoscopy. Respir Med, 2003, 97 (11): 1200-1204.
10. MOGHISSI K, DIXON K. Is bronchoscopic photodynamic therapy a therapeutic option in lung cancer. Eur Respir J, 2003, 22 (3): 535-541.
11. NAG S, KELLY JF, HORTON JL, et al. Brachytherapy for carcinoma of the lung. Oncology, 2001, 15 (3): 71-81.
12. NOPPEN M, MEYSMAN M, HERREWEGHE VR, et al. Bronchoscopic cryotherapy: preliminary experience. Acta Clin Belg, 2001, 56 (2): 73-77.
13. YASUFUKU IS, CHIYO M, SEKINE Y, et al. Real time endobronchial ultrasound guided transbronchial needle aspiration of mediastinal and hilar lymph nodes. Chest, 2004, 126 (1): 122-128.

第四节 食管镜检查

目前临床多采用硬质食管镜(esophagoscope)进行食管检查。其镜身多为扁圆形金属硬管,前端有光源,管腔的左右径略大于上下径。

【适应证】

1. 明确食管异物的诊断,需同时取出食管异物。

2. 明确食管狭窄的部位、范围及程度,并做扩张术或放置金属支架。

3. 查明吞咽困难和疼痛的原因。

4. 查明食管肿瘤的病变范围,并钳取少量组织送病理检查。

5. 食管病变治疗或小良性肿瘤的切除。

【禁忌证】

1. 食管腐蚀伤急性期、严重食管静脉曲张者。

2. 严重的全身疾病者,如心血管疾病、重度脱水、全身衰竭或兼有呼吸困难等。

3. 张口困难、颈椎病变或脊椎显著前突者。

【麻醉与体位】

1. **麻醉** 以全麻为主。全麻下可使食管肌肉松弛,解除食管痉挛,有利于异物取出。同时可避免因局麻不配合出现的损伤和食管镜压迫所致的呼吸困难。

2. **体位** 仰卧位,将患儿头后仰,使口、咽、喉基本保持在一直线上。根据食管镜进入的方向及时调整患者头位,使食管镜与食管的纵轴保持一致。当食管镜进入中段后应将头位逐渐放低。检查下段时,患者头位常低于手术台 2~5cm。

【操作方法及要点】

1. **操作方法**

(1)经梨状窝导入法:左手持食管镜远端,将中指和无名指固定于患儿切牙上,拇指与食指捏住食管镜,右手持镜管的近端,将食管镜从右侧口角送入口内,沿右侧舌根进入喉咽部。沿咽后壁,逐渐推至食管入口,保持食管入口于中线,轻巧向下推送食管镜,即可进入食管。

(2)中线导入法:将食管镜从口腔正中置入,从镜中看清悬雍垂和咽后壁,压低舌背、会厌,看清两侧小角结节后,从杓状软骨后方送下,并以左手拇指向前抬起镜管,将环状软骨板推压向前,稍稍送下食管镜,远端即可到达食管入口。

2. **要点** 食管镜有不同的规格,应按照年龄、病变部位或异物种类等选用合适的食管镜(表 5-3-4-1)

表 5-3-4-1 不同年龄适用的儿童食管镜规格

年龄	食管镜内径 /cm	食管镜长度 /cm
2 岁以下	0.6 × 1.0	18~20
3~5 岁	0.7 × 1.0	20
6~10 岁	0.8 × 1.1	20~25
11~15 岁	0.9 × 1.3	25~35

随着内镜技术的发展,食管检查亦可以采用电视监视系统下 Hopkins 潜窥镜配合硬质食管镜进行。

【注意事项】

1. 术前 行食管镜检查异物取出术前,须充分了解患儿的一般状况,有脱水发热,应先给予补液及应用抗生素。查阅 X 线片,判断异物位置、形状、大小,选用长短粗细合适的食管镜与手术器械。

2. 术中 注意沿管腔置入食管镜,切记粗暴,以防食管损伤。

3. 术后 无黏膜损伤者,术后可进流食或半流食,1~2 天后可正常饮食,并予抗生素预防感染。怀疑有食管黏膜损伤的患者,应鼻饲饮食或禁食补液。疑有食管穿孔或已有穿孔者,忌作钡剂造影,须禁食、补液、给予足量抗生素。如已形成纵隔脓肿,应请胸外科协助处理。

(张 杰)

第五节 气管食管影像学

一、气管、支气管及食管影像学检查技术

1. X 线检查

(1)透视:透视检查主要用于观察肺、心脏、横膈、肋骨的呼吸运动状态,尤其通过吸气—呼气动态变化,可明确气道阻塞性病变如支气管异物等所产生的异常改变。

(2)摄片:胸部摄片是最常用和最基本的检查方法。常规摄胸部后前正位片,必要时加摄胸侧位片。摄片范围根据病情而定,如上气道阻塞性病变包括颈部,怀疑先天性膈疝或食道闭锁时,范围需包括上腹部。

2. 特殊检查方法

(1)支气管造影:将对比剂直接注入气管和支气管,显示其病变的检查方法,如支气管扩张、狭窄等。该检查是一种侵入性检查,会给一定痛苦,因高分辨 CT 扫描的应用,现已较少使用。

(2)食管造影:口服或经胃管注入高密度对比剂,显示食道形态、大小及走行,是发现食管疾病的主要方法,也是食管影像检查的首选方法。

3. CT 检查

(1)普通及增强扫描:CT 可清楚显示支气管,尤其是 HRCT,扫描范围通常从肺尖至肺底;如了解颈部气管,也可从颈部至肺底。一般情况下平扫(不使用对比剂)能满足诊断要求;如怀疑气管、支气管肿瘤,了解纵隔内血管结构或肿瘤与气道关系,可进行增强扫描。

(2)高分辨 CT:高分辨 CT(high resolution computed tomography,HRCT) 采用高空间分辨率算法及薄层(<3mm)扫描,有利于小气道的显示,是筛查和诊断支气管扩张首选的检查方法,取代传统支气管造影,可显示支气管扩张的部位、范围及程度。

(3)图像后处理:目前常用图像后处理技术包括多层面重建技术(multiplanar reconstructions,MPR)、多层面容积重建技术(multiplanar volume reconstructions,MPVR)、表面遮盖法重建技术(surface shaded display,SSD)、仿真内镜重建技术(virtual endoscopy,

VE)。MPR可清晰显示支气管管腔内外的组织及比邻关系；曲面重建图像将扭曲支气管伸展拉直，在同一平面上显示。最小密度投影法和表面遮盖法重建技术用于气道显示。仿真内窥镜技术可显示气管及支气管内腔细节，了解气道有无阻塞及气管解剖变异的改变，利用飞跃技术可跨越阻塞或明显狭窄的病变区进入远侧支气管。

4. MRI检查　儿童胸部MRI检查对气管、支气管及食管疾病MRI检查效果并不理想，也很少用。

二、正常气管、支气管及食管影像

气管上端起自于第6~7颈椎水平的喉部环状软骨，胸段气管位于中线或偏右侧。儿童气道管腔及长度的发育自出生延续至青春期，婴幼儿气管短，气管分叉位于第3胸椎水平，随年龄增长逐渐下移，至10岁位于第5胸椎水平。儿童气管、支气管的管腔相对狭小，软骨柔软，弹力纤维和平滑肌发育不完善，黏膜柔嫩，富含血管，黏液腺发育不良，分泌黏液不足而较干燥，黏膜纤毛运动差，清除吸入的微生物等作用不足。因此较易导致感染，且炎症过程进展快，易引起呼吸道狭窄与阻塞。

（一）正常气管、支气管影像

1. 正常气管、支气管X线表现　X线正位胸片表现为纵隔中央稍偏右侧的纵行管状透亮影（图5-3-5-1）。婴幼儿气道短，气管分叉位置在第3、4胸椎水平，10岁下降至第5胸椎水平。气道的长度及管腔大小随呼吸活动有明显变化，吸气时伸展延长向后扩张，呼气时缩短，变窄且向前方弯曲移位，在判断咽后壁病变时尤应注意。需要注意的是新生儿期胸片上气管可出现变异，如气管扭曲、气管前压迫，不应误以为异常。

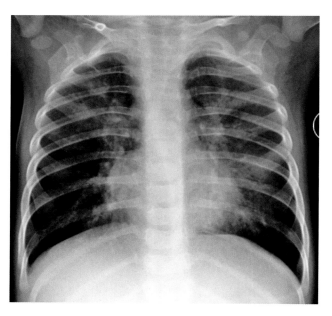

图5-3-5-1　正常气管、支气管正位X线胸片表现
显示气管为正中偏右纵行管状透亮影

2. 正常气管、支气管CT表现　婴幼儿气管CT水平位呈圆形，10岁以后呈椭圆形或马鞍形，在隆崤处分为左右主支气管。叶和段支气管多数能显示。支气管CT图像显示的形态与其走向方向相关，其内充满气体，冠状位层面示显示为圆形、椭圆形，水平

层面显示为管状,管壁光整,管径与伴行的肺动脉相仿(图 5-3-5-2)。多平面重建更有利于支气管树的显示(图 5-3-5-3)。

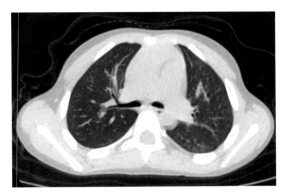

图 5-3-5-2　正常气管、支气管胸部水平位 CT 表现
可见左主支气管呈类圆形含气影(走形垂直水平位),右肺上叶支气管显示为管状含气影(走形平行水平位)

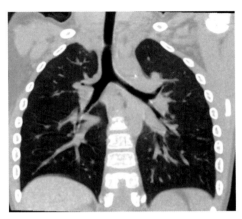

图 5-3-5-3　CT 多平面重建
显示支气管树

(二) 正常食管影像

1. 正常食管 X 线表现　正常食管起始于第 6 颈椎水平,止于第 10 胸椎水平,沿脊柱前缘、气管左后方下行,经左心房后方、胸主动脉右前方,至食管裂孔附近跨胸主动脉达左膈下与胃贲门相连;正常食管有三个生理性狭窄部位,即食管入口、左侧主支气管交叉处和穿过膈肌处。X 线胸正位片正常食管常一般不显影。吞对比剂检查,正常食管呈外形光滑的管状影,有三个压迹,即主动脉弓压迹、左主支气管压迹和左心房压迹(图 5-3-5-4)。

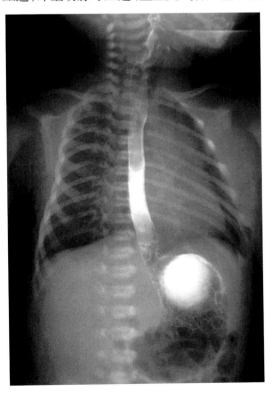

图 5-3-5-4　正常食管的食管钡餐造影表现
可见食管为管壁光滑的管状影

2. 食管正常 CT 表现　正常食管为空瘪状态,CT 水平位图像呈类圆形软组织密度影,中心含少量气体(图 5-3-5-5)。

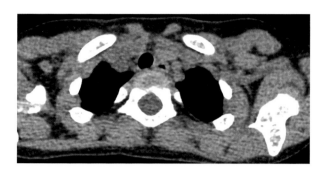

图 5-3-5-5　正常食管的胸部水平位 CT 表现

（干芸根）

参考文献

1. COLEY RD. Caffey's Pediatric Diagnostic Imaging. Philadelphia: Saunders Elsevier Inc. 2013.

2. 潘恩源, 陈丽英. 儿科影像诊断学. 北京: 人民卫生出版社, 2007.

3. 孙国强. 实用儿科放射诊断学. 2 版. 北京: 人民军医出版社, 2011.

4. 中华医学会放射学分会儿科学组, 叶滨宾. 儿科影像与临床. 北京: 人民军医出版社, 2011.

5. HALL NJ, STANTON MP. Long-term outcomes of congenital lung malformations. Semin Pediatr Surg. 2017, 26 (5): 311-316.

第四章
气管食管症状学

一、咳嗽

咳嗽（cough）是呼吸道疾病最常见的症状之一，也是非呼吸道疾病的常见症状。其作用是清除呼吸道分泌物或异物，是机体的一种防御性反射，但咳嗽也有一定的害处，如咳嗽可使呼吸道感染扩散，使胸内压力增高，增加心脏负担或导致肺气肿。儿童频繁的咳嗽可引起呕吐、影响睡眠、消耗体力等，不利于疾病恢复。

儿童咳嗽的诊断及治疗不同于成人，因为儿童气道对刺激物特别敏感，易发生咳嗽，而且气管管腔相对狭窄，新生儿或体弱的婴幼儿咳嗽反射弱，不能有效地清除呼吸道分泌物及吸入物，故咳嗽的合理诊断和治疗对儿童尤为重要。

【发病机制】

咳嗽的机理是形成并持续高速气流以缓解刺激。咳嗽的产生可分为四个阶段：①吸气期；②收缩期；③压缩期；④呼气期。首先是深吸气，伴随声门最大限度外展后，使肺内充满了足够的空气，第二阶段参与呼气的肌肉接受适当的神经刺激后收缩，关闭声门上括约肌，然后肺内压力增高，最后声门突然打开，快速释放空气。

咳嗽是一个复杂的神经反射过程，呼吸道内分泌物或异物刺激，呼吸道受压迫、牵扯或其他内脏受到刺激都可引起反射性咳嗽。耳部或咽部的刺激可通过迷走神经传到咳嗽中枢引起咳嗽。大脑皮层也能控制咳嗽的发生。

【病因】

1. 呼吸道感染

（1）上呼吸道感染：如上呼吸道炎、鼻窦炎、扁桃体炎、咽炎、喉炎、喉结核等。

（2）气管与支气管疾病：急慢性气管炎和支气管炎、支气管哮喘、支气管扩张、支气管内膜结核等。

（3）肺部疾患：肺炎、肺脓肿、肺结核等。

（4）胸膜疾患：胸膜炎、脓胸、脓气胸等。

2. 吸入刺激性气体　吸入高温或寒冷空气，吸入硫酸、二氧化硫、氯气、氨气、臭氧、甲醛、甲酸等刺激性化学气体。

3. 呼吸道受压及物理性阻塞　任何压迫、阻塞气道或使呼吸道管壁受刺激或管腔扭曲狭窄等病变，都可引起咳嗽。

4. 变态反应和自身免疫性疾病　过敏性鼻炎、支气管哮喘、食物过敏等，系统性红斑狼疮、类风湿关节炎等自身免疫性疾病侵犯胸膜或肺也可引起咳嗽。

5. 其他

（1）情绪激动、紧张不安、怨怒等会促使咳嗽发作，一般认为它是通过大脑皮层和迷走神经反射或过度换气所致。

（2）部分咳嗽患者在剧烈运动后诱发咳嗽称运动诱发性咳嗽或运动性咳嗽。表现为咳嗽、胸闷、气急、喘鸣等。

（3）有些药物可引起咳嗽发作，如普萘洛尔等因阻断 β_2- 肾上腺素能受体而引起咳嗽。

（4）外耳道受到刺激可引起反射性咳嗽

【诊断】

1. 病史

大部分引起咳嗽的疾病为自限性的病毒性上呼吸道感染引起。根据发病时间分为急性（<4 周）和慢性咳嗽（>4 周），这与疾病的诊断直接相关。收集病史时应注意年龄和起病方式，咳嗽的性质、时间和刺激物，以及相关的症状、用药史、家庭史等。

（1）年龄：患者的年龄可提示一些诊断。新生儿咳嗽可能为先天性疾病（如气管食管瘘、气管支气管软化）、胃食管反流、囊性纤维化或衣原体肺炎。年龄较大的儿童季节性咳嗽可能为过敏性疾病所造成。与喂养相关的咳嗽提示胃食管反流、主动脉弓异常、单侧声带固定、喉裂等。

（2）起病方式及病程：任何年龄的儿童，特别是幼儿，突然发生咳嗽，应考虑呼吸道异物的可能。咳嗽是呼吸道异物最常见的单一症状，高达 94%。病程短的多为呼吸道或肺部急性感染，起病缓慢、病程迁延者，可能为慢性呼吸道感染。反复慢性咳嗽伴营养不良者要考虑维生素 A 缺乏症。

（3）咳嗽的性质：干性或刺激性咳嗽多见于呼吸道感染早期，或突然受到异物或刺激性气体刺激。如为湿性咳嗽，需进一步询问是否咳痰、痰量、痰的色泽，是否为脓性或血性，以及有无特殊气味。湿性咳嗽多见于支气管炎、支气管扩张、肺脓肿、肺结核等。

（4）咳嗽的节律：单声咳嗽多见于咽炎，阵发性痉挛性咳嗽多见于异物吸入、百日咳、支气管哮喘、支气管内膜结核或支气管肿瘤。连续性咳嗽可见于肺部感染。

（5）咳嗽的音调：短促的咳嗽，多见于胸膜炎、肺炎、胸腹部创伤后，因畏惧咳嗽常咳而不爽。犬吠样咳嗽见于喉炎、喉水肿、气管异物或气管受压迫。嘶哑性咳嗽见于喉返神经受压迫或先天性心脏病如大型室间隔缺损。

（6）咳嗽的时间：晨起阵咳且痰多，多见于上呼吸道炎症。百日咳及哮喘的咳嗽为昼轻夜重。咳嗽发生在饮食后或睡眠中应考虑胃食管反流。饮食时咳嗽考虑喉气管裂或气管食管瘘、单侧声带固定或主动脉弓异常。咳嗽变异性哮喘为运动后、吸入冷空气、大笑或睡眠期间发生。

（7）体态与姿势：支气管扩张患儿体位改变可咳嗽，并咳出大量脓痰。脓胸有支气管胸膜瘘时，某一体位脓液可进入瘘管而发生剧烈咳嗽。患儿有鼻咽部分泌物时，卧位常发生咳嗽。

（8）咳嗽的伴随症状：应注意是否有发热、胸痛、咳痰、咯血、呕吐、喘息、呼吸困难等。

1）咳嗽伴发高热的患者，多考虑急性感染性疾病、急性渗出性胸膜炎或脓胸等。

2）咳嗽伴发胸痛者应考虑胸膜疾患，或肺部和其他脏器疾患，如肺癌、肺梗死等。

3）咳嗽伴发咳黄痰者多考虑支气管炎、肺炎等；如果咳大量脓痰多考虑肺脓肿、支气管扩张、肺囊肿继发感染等。如果伴发咳果酱色痰考虑肺阿米巴病和肺吸虫病等。

4)咳嗽伴发咯血,大量者应考虑支气管扩张或空洞性肺结核,小量咯血或痰中带血考虑肺癌、肺结核等。

2. 体格检查 由于咳嗽是许多疾病的一种非特异性症状,临床上进行诊疗时必须进行仔细全面的查体,包括对头颈部、呼吸道、胸部、心血管系统等的检查。

3. 辅助检查

(1)血常规:白细胞计数计中性粒分类计数增高提示细菌感染,嗜酸性粒细胞计数增高提示过敏性疾病。

(2)大便检查:慢行咳嗽应作大便镜检,排除寄生虫感染所致咳嗽。

(3)痰液检查:根据痰液的肉眼所见及涂片镜检了解痰的量、色、气味及性质有诊断意义。痰中发现支气管管型、肺石、硫磺颗料等分别对肺炎球菌肺炎、肺结核和肺放线菌病有助;痰中发现寄生虫卵可诊断肺吸虫病,发现包囊虫的棘球蚴可诊断肺包囊虫病,找到阿米巴滋养体可诊断肺阿米巴病等;痰的细菌学检查(涂片、培养)对肺结核、肺真菌病等有重要意义;痰中发现癌细胞能明确支气管肺癌的诊断。

(4)影像学检查:胸部 X 线检查包括胸部正侧位检查,根据病灶的部位、范围和形态有时也可确定其性质,如肺炎、肺脓肿、肺囊肿、肺结核、肺癌、尘肺等。CT 扫描的优越性在于横断面图像无影像重叠,能够发现 X 线胸片未能显示的病灶。

(5)其他检查:包括气道反应性测定、血细胞计数、血气分析、肺功能、心电图、纤维支气管镜及一些特殊检查以排除一些可以引起慢性、顽固性咳嗽的其他疾病。

支气管造影可直接诊断支气管扩张的部位、形态,也可间接诊断支气管肺癌。支气管镜可以诊断支气管内异物、支气管内膜结核、支气管肿瘤。纵隔镜可以帮助诊断纵隔肿瘤和发现纵隔淋巴结肿大。

参考文献

1. HOLINGER LD, SANDERS AD. chronic cough in infants and children: an update. Laryngoscope. 1991, 101(6 Pt 1) : 596-605.

2. WIDDICOMBE JG. Sensory neurophysiology of the cough reflex. J Allergy Clin Immunol. 1996, 98 (5 Pt 2): S84-89.

3. REISMAN JJ, CANNY CJ, LEVISON H. The approach to chronic cough in Childhood. Ann Allergy. 1989, 62(6): 567-568.

4. MARCHANT JM, MASTERS IB, TAYLOR SM, et al. Utility of signs and symptoms of chronic cough in predicting specific cause in children. Thorax. 2006, 61(8) : 694-698.

5. TATLI MM, SAN I, KARAOGLANOGLU M. Paranasal sinus computed tomography in children with chronic cough. Int J Pediatr Otorhinolaryngol. 2001, 60(3) : 213-217.

6. CHANG AB, GLOMB WB. Guidelines for evaluating chronic cough in pediatrics: ACCP evidence-based clinical practice guidelines. Chest. 2006, 129(1) : 260S.

7. ASILONY S, BAYRAM E, AGIN H, et al. Evaluation of chronic cough in children. Chest. 2008, 134(6) : 1122-1128.

8. DAWSON KP. The child with a chronic or recurrent cough. N Engl J Med. 1983, 96(745) : 1013-1014.

9. THOMSON F, MASTERS IB, CHANG AB. Persistent cough in children: overuse of medications. J Paediatr Child Health. 2002, 38(6) : 578-581.

10. 黄选兆，汪吉宝，孔维佳 . 实用耳鼻咽喉头颈外科学 . 2 版 . 北京 : 人民卫生出版社 , 2008.
11. 孔维佳，耳鼻咽喉头颈外科学 . 3 版 . 北京 : 人民卫生出版社 , 2015.
12. BLUESTONE CD, SIMONS JP, HEALY GB. Bluestone and Stool's Pediatric Otolaryngology. 5th Edition. New York: People's Medical Publishing House, 2014.
13. 廖清奎 . 儿科症状鉴别诊断学 . 3 版 . 北京 : 人民卫生出版社 , 2016.

二、误吸

误吸（aspiration）指进食或非进食时有数量不一的液体或固体食物或分泌物等进入气道。进入的数量及物质有差异，所以轻者为一阵呛咳，重者可引起致命性的下呼吸道感染或气道堵塞，甚至严重窒息而死亡。反复误吸可引起慢性的呼吸道症状，包括慢性咳嗽、喘息、反复肺炎、生长发育迟缓、窒息等。

【病因】

误吸的病因有吞咽功能障碍、胃食管反流或气道对口腔分泌物的防御功能减弱、唾液潴留。

1. 吞咽功能障碍　吞咽是一个复杂的过程，需要自主和非自主两个过程来共同完成，食物在口腔内咀嚼后被推入咽部，食物刺激咽部的大量感受器，引起一系列肌肉的反射性收缩，将食物由咽部挤入食管，食管肌肉的顺序性收缩，使食物沿食管下行至胃，从而完成吞咽。食物进入咽部和食管是一个反射过程，这个过程中的任何部分的有效性、持续时间和发生的时间异常都可能造成误吸。

2. 反流误吸　胃食管反流是多种呼吸道疾病的致病因素，如反复肺炎、慢性咳嗽、夜间咳嗽、呼吸暂停、喉炎、哮喘和喘息，这些症状都提示误吸的可能。有研究发现治疗胃食管反流能减轻肺部感染症状。

3. 唾液误吸　唾液分泌增多或吞咽功能障碍、闭口困难可造成大量唾液潴留，引起误吸，同时口腔内存在微生物，易引起反复的呼吸道感染。有严重神经系统功能障碍的儿童出现肺部误吸的机会增加，应早期进行唾液分泌的检查评估。

【临床表现】

误吸程度不同，出现的症状差异很大。

1. 饮食物质水误吸入声门以下的气道时，一般都会引起咳嗽反射即呛咳，轻者呛咳片刻后可恢复正常，重者可致连续剧烈呛咳，导致呼吸急促或出现缺氧症状，严重时危及生命。但神经受损的患者，发反射的传入通路受到损害，误吸有时并不引起明显咳嗽。75% 的早产儿和 50% 的新生儿不能产生有效的咳嗽反射，需注意有无神经系统的疾病。

2. 已行气管切开术的患者，可从气管切开处咳出大量的分泌物及食物。

3. 慢性误吸的患者可有持续性咳嗽，以及慢性支气管炎，复发性肺炎、食欲减退、体重下降等。

【诊断】

根据病史、症状和检查所见，可做出诊断。

1. 病史　意识反应差、吞咽机制不完善、体弱或早产等是婴幼儿误吸的危险因素。喂养史也是评估的重要因素，不良的吸吮习惯和喂养中鼻咽反流提示口咽部协调能力或吞咽能力差。询问有无进食呛咳，长期慢性咳嗽，呼吸道分泌物是否增多。误吸造成的喂养问题常会导致生长发育减慢。

儿童的产前史、出生史也需要注意,产前母亲羊水过多可能与食管闭锁、气管食管瘘、食管缺损有关。产道创伤可导致单侧或双侧的喉神经损伤。注意有无神经系统疾病的家族史。

2. 体格检查

(1)对有反复误吸的患者,需仔细检查口腔、咽喉、食道或呼吸道情况,注意有无解剖结构的异常。唇裂或腭裂可能造成吞咽障碍和误吸。鼻部阻塞尤其是后鼻孔闭锁使患儿吞咽时呼吸功能受限,增加误吸的机会。已行气管切开者察看有无食物或分泌物从气管切开处咳出。

(2)肺部听诊:在喂养前后肺部听诊有助于发现是否有误吸。

(3)内镜检查:特别注意咽喉等部位的功能检查,可用间接喉镜、纤维/电子喉镜及纤维食管镜、支气管镜观察咽、喉以及食管、支气管的功能情况。

(4)神经系统检查:神经系统的疾病可能会造成吞咽功能障碍,注意检查第 Ⅴ、Ⅶ、Ⅸ、Ⅹ、Ⅻ对脑神经。

(张亚梅)

参考文献

1. 王兴林.吞咽障碍的生物力学变化及电刺激治疗机制.中华物理医学与康复杂志,2013,35(12):938-940.

2. LOKE D, GHOSH S, PANARESE A, et al. Endoscopic division of the: ary-epiglottic folds in severe larygomalacia. Int J Pediatr Otorhinolaryngol. 2001, 60(1): 59-63.

3. FAJDIGA, BEDEN AB, KRIVEC U, et al. Epiglottic suture for treatment of laryngomalacia. Int J Pedietr Otorhinolaryngol. 2008, 72(9): 1345-1351.

4. LOUGHLIN JM, LEFTON-GREIF MA. Dysfunctional swallowing and respiratory disease in children. Adv Pediatr. 1994, 41(4): 135-162.

5. THACH BT. Maturation and transformation of reflexes that protect the laryngeal airway from liquid aspiration from fetal to adult life. Am J Med. 2001, 111(8): 69S-77S.

6. MORTON RE, BONAS R, FOURIE B, et al. Videofluoroscopy in the assessment of feeding disorders of children with neurological problems. Dev Med Child Neurol. 1993, 35(5): 388-395.

7. NINOMIYA H, YASUOKA Y, INOUE Y, et al. Simple and new surgical procedure for laryngotracheal separation in pediatrics. Laryngoscope. 2008, 118(6): 958-96l.

8. HAFIDH MA, YOUNG O, RUSSELL JD. Intractable pulmonary aspiration in children: which operation? Int J Pediatr Otorhinolayngol. 2006, 70(1): 19-25.

9. COOK SP, LAWLESS ST, KETTRICK R. Patient selection for primary laryngotracheal separation as treatment of chronic aspiration in the impaired children. Int J Pediatr Otohinolayngol. 1996, 38(2): 103-113.

10. TAKAMIZAWA S, TSUGAWA C, NISHIJIMA E, et al. Laryngotracheal separation for intractable aspiration pneumonia in neurologically impaired children: experience with 11 cases. J Pediatr Surg. 2003, 38(6): 975-977.

11. 黄选兆,汪吉宝,孔维佳.实用耳鼻咽喉头颈外科学.2版.北京:人民卫生出版社,2008.

12. BLUESTONE CD, SIMONS JP, HEALY GB. Bluestone and Stool's Pediatric Otolaryngology. 5th Ed. New York: People's Medical Publishing House, 2014.

第五章
先天畸形性疾病

第一节　气管支气管畸形

呼吸系统起源于内胚层,构成呼吸器覆盖上皮,中胚层组成呼吸器的支持组织。喉气管是呼吸器的始基,其头端发育成喉,中段发育成气管,末端称为肺芽,发育成支气管和肺。气管先天性畸形较少见,有的在出生时已成死胎,有的出生后不久就死于呼吸困难或肺炎。气管支气管畸形(tracheobronchial malformation)临床上可分为两大类:气管本身的先天性畸形和压迫气管的先天性腔外疾病。本节所指为气管本身的先天性畸形,包括气管闭锁或无气管、气管软骨缺损并有纤维性狭窄、气管软骨全环畸形、气管软骨软化症、先天性气管扩张症、生骨性气管病、气管蹼、气管食管瘘等。气管支气管狭窄详见本篇第七章。

【临床表现】

因气管支气管畸形的性质和阻塞程度不同而不尽相同,阻塞严重时,出生后立即出现症状,但大多数在出生后数月才出现。主要表现为气促或呼吸困难,严重者可有吸气性四凹征,吸气性或双相喘鸣,呼气延长,反复发作哮喘。患儿多在哭闹或呼吸道感染时症状加重。多不伴有声音嘶哑。

【辅助检查】

根据病史,患儿出生后或出生后不久即出现呼吸音粗、喘鸣、呼吸困难等症状或反复发生下呼吸道感染,应考虑先天性气管、支气管畸形可能。通过以下检查有助于明确病因,了解病变范围。

1. 胸部 CT、MRI 检查及三维重建技术　可了解气管支气管管腔有无狭窄及其狭窄部位、范围、程度,并能观察因先天性心脏病或血管畸形等压迫气管的先天性腔外疾病导致管腔狭窄的具体情况,了解气管与邻近大血管或外压占位的解剖关系。

2. 支气管镜检查　可明确病变部位和程度,了解有无声带麻痹、声门下狭窄等先天性疾病,也有助于气管食管瘘的寻找与定位。

【鉴别诊断】

需注意鉴别压迫气管的先天性气管腔外疾病,如双主动脉弓、右位动脉弓并有左位动脉韧带或导管、无名动脉或左颈总动脉畸形等压迫气管者,此类患儿头常后仰以减轻压迫,头后倾时喘鸣音减轻或消失。无名动脉畸形者,常有反射性呼吸停止及发绀。由于气管狭窄致分泌物排出受阻,容易罹患呼吸道感染,导致死亡。双主动脉弓和右位动脉弓并有左位动脉导管或韧带等构成全环,压迫食管者,可引起吞咽困难以及进食时呼吸困难、喘鸣加重。

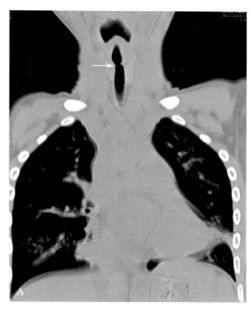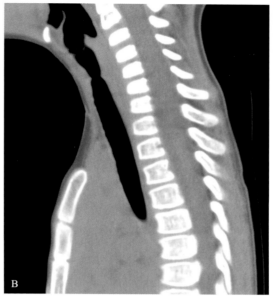

图 5-5-1-1 气管狭窄的 CT 冠状位表现(白箭为声门下狭窄)

(首都医科大学附属北京儿童医院供图)

A. 冠状位;B. 矢状位

【治疗】

1. 保守治疗 适于病情较轻,对生长发育尚未造成影响,可以保守治疗,如采用雾化治疗减轻局部水肿,并持续观察随访;对于合并其他重要器官畸形的病例,暂时不能进行喉气管畸形的手术时给予以局部缓解症状为主的保守治疗。对于管腔狭窄致呼吸困难时,需气管插管,插管远端应位于狭窄管腔上 1cm 处,以免刺激诱发肉芽组织增生,病情缓解后,及时拔除插管。部分气管狭窄的患儿,随着年龄增长,管腔增宽,或可症状减轻。

2. 手术治疗

(1)气管成形术:此手术为开放性手术,可以采用颈前经路,暴露气管,切开气管前壁,用肋软骨或人工赝复物修复,扩大气管管腔,成形气管。

(2)切除狭窄段气管后行断端吻合术:适用于节段性全环气管狭窄,狭窄段长度不宜超过 3-4 个气管环。

【护理要点】

气管支气管畸形患儿多存在呼吸困难,加强呼吸道管理,避免呼吸道感染,部分患儿需要行气管切开,以缓解呼吸困难,等待治疗时机。避免食物误吸有助于预防和避免相关并发症的出现。

【随访和预后】

气管支气管畸形种类及病因多样,不同类型的气管支气管畸形治疗方式及预后不尽相同,术前详尽评估、术中仔细操作及术后精心护理是患儿预后的重要影响因素。

第二节 食管畸形

常见的食管畸形(esophageal malfomation)包括食管闭锁、食管狭窄、食管囊肿、食管气管瘘等。在胚胎早期,原肠的头侧和尾侧是闭锁的,在胚胎发育第 3 周末,闭锁的原肠头端咽膜破裂,使前肠与口窝相通,继而逐渐形成空泡,融合成管腔。在胚胎第 4 周时,前肠的两侧发育成气管食管隔,将食管与气管分隔开。如果食管与气管未完全分开,两者之间有管腔相通,则形成食管气管瘘。气管食管隔向后移位或前肠上皮向食管腔内生长过度,则形成食管闭锁。食管发育早期,如果部分前肠细胞自食管分离出来,并继续生长,则形成食管重复畸形,大部表现为靠近食管壁的囊肿,有的和食管腔沟通,成为先天性食管憩室。

一、先天性食管闭锁

【流行病学特点】

食管闭锁是最常见的食管畸形,约占全部食管畸形的 85%,常伴有食管气管瘘。国内发病率大约在 1:2 000~1:4 000。

【分型】

先天性食管闭锁(congenital atresia of esophagus,CAE)最常用的病理分型方式是 Gross 病理分型(表 5-5-2-1、图 5-5-2-1、图 5-5-2-2)。其中以Ⅲ型最为多见。

表 5-5-2-1　食管闭锁的 Gross 病理分型

分型	表现
Ⅰ型	食管上下两端闭锁,同气管不相连,无气管食管瘘
Ⅱ型	食管上端与气管之间相连,形成气管食管瘘,下端闭锁
Ⅲ型	食管上端为盲管,下端与气管相通形成瘘管
Ⅳ型	食管上下端为盲端,各自与气管相通,均形成瘘管
Ⅴ型	单纯气管食管瘘,食管无闭锁,但与气管相连,形成气管食管瘘 H 形瘘管

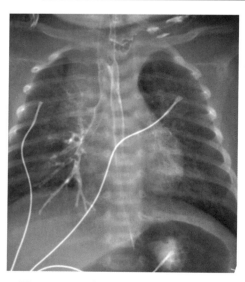

图 5-5-2-1　食道闭锁Ⅲ型的 X 线表现

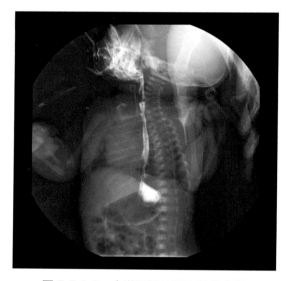

图 5-5-2-2　食道闭锁Ⅴ型的 X 线表现

Spitz 根据体质量和有无心血管畸形的严重状况来对 CEA 危险程度进行分型分为 3 型(表 5-5-2-2)。Ⅰ型患者 95% 以上得以生存,Ⅱ型患者的成活率在 80%,而Ⅲ型患者成活率仅 30-40%,且术后生活质量差。该病理分型对于术前评估更加有益,可以更好地预测并发症的发生。

表 5-5-2-2　先天性食管闭锁 Spitz 分型及生存率

分型	体重和心血管系统表现	生存率
Ⅰ型	体重 >1 500g，无心血管畸形	大于 95%
Ⅱ型	体重 <1 500g，伴或无先天性心脏病	80% 左右
Ⅲ型	体重 <1 500g，并伴复杂的先天性心脏病	30%~40%

【临床表现】

食管闭锁的典型表现为患儿出生后因唾液不能下咽而停留在口腔，往往在出生后 1~2 天即表现唾液过多现象，从口腔和鼻腔溢出唾液，偶有呛咳、气急和发绀。哺乳时，食物可流入呼吸道引起呛咳、呕吐、发绀、呼吸困难，停止哺乳时症状好转，再次哺乳时症状再次出现。反复哺乳，常发生吸入性肺炎。食管下段与气管之间有气管食管瘘的病例，空气经瘘道进入胃肠道可引起腹胀，胃液也可经过瘘口反流入呼吸道，从而引起吸入性肺炎。由于食物不能进入胃肠道，患儿可出现脱水、消瘦等。

【辅助检查】

1. **试插胃管**　将 1 根细小导管插入鼻孔或口腔内，因食管闭锁处受阻而折回。

2. **B 超检查**　表现为"上颈部盲袋症"。

3. **食管造影**　可发现有无食管闭锁。

4. **CT 检查**　能为瘘管的位置及盲端间距离等提供精确的数据，为手术提供指导。

5. **支气管镜检查**　主要应用于发现瘘管的位置。

【治疗】

食管闭锁严重威胁患儿生命，诊断明确后应尽早手术。

1. **术前准备**　包括预防进一步吸入和积极治疗可能存在的肺部感染，具体措施有：仰卧位并头部抬高位，保留胃管持续吸引清除盲袋内的唾液，注意保持患儿正常体温，适量补液，纠正水、电解质平衡紊乱，纠正低蛋白血症，必要时输血。使用广谱抗生素以及使用维生素 K。同时完善术前常规检查准备手术。对于发现合并有 Potter 综合征、不可纠正的心脏畸形以及四级的严重脑室出血等致死性疾病，则需要考虑非手术治疗。

2. **手术方式**　包括传统开放手术与胸腔镜下手术。手术方法是切断气管食管瘘部分，然后做食管上、下段直接吻合。若食管上下段距离过长，食管长度不足以做对端吻合术，体重不及 2 000g 的早产儿，一般情况差或并发其他器官严重畸形的病例，均需行分期手术。

(1) 传统开放手术：手术路径分经胸膜和经胸膜外两种。经胸膜手术操作较简单，但术中对胸腔负压环境影响较大，患儿术后呼吸功能恢复会更加困难，如果术后出现吻合口瘘，可因此发生胸腔及肺部感染，目前已不常用。经胸膜外手术操作难度较大，但此术式不会影响胸腔负压环境，术后如果出现吻合口瘘，对肺部影响较小，近年来已取代了经胸膜入路。

(2) 胸腔镜手术：经胸腔镜食管闭锁修复术的优势在于手术伤口小，手术视野更清晰，远期胸廓不易发生畸形，更加美观，术中对肺的损伤小，术后恢复更快。与传统开放手术相同，胸腔镜下行食管闭锁修复术常见并发症为食管狭窄，发生率较高。术后食管狭窄影响因素大多是吻合口的松紧度，而局部炎症反应则为其诱发因素。且该术易发生吞咽困难、误吸、反复肺炎等并发症，影响患儿生长发育，必要时需行二次手术治疗。

【并发症】

食管闭锁术后可出现吻合口瘘、吻合口狭窄、胃食管反流、气管食管瘘复发、肺部感染等并发症。新生儿期胸廓切开术后可能出现脊柱侧凸、肋骨畸形和融合、肩部畸形等骨结构发育异常。胸腔镜下食管闭锁修复术可能减少术后胸壁畸形的发生。

1. **吻合口瘘** 其多发生于术后 3~5 天,确诊后应立即给予胸腔引流、禁食、胃肠外营养,同时抗感染治疗,小的瘘口可以自行愈合。往往导致后期出现食管狭窄;瘘口大时多需要封闭远端食管,近端颈部造瘘,胃造瘘维持营养,日后再施行代食管术。

2. **吻合口狭窄** 患儿表现为吞咽困难、肺部反复感染、营养不良,通过食管吞钡检查可确诊,大多可通过一系列的食管扩张治愈,狭窄严重,经扩张治疗无效者需要再次手术。

3. **胃食管反流** 多通过药物治疗后好转,部分患者需要再次行胃底折叠术。食管的运动功能缺乏也是一种常见的并发症,常常造成吞咽困难,症状甚至可以持续到成年,目前推测其可能和食管神经发育异常有关。

4. **气管食管瘘复发** 表现为进食后呛咳、反复发作性肺炎或者上呼吸道感染,可根据食管碘油造影等明确诊断,需再次手术。

5. **肺部并发症** 常见为肺炎和肺不张,治疗上需应用敏感抗生素控制感染。

二、先天性食管狭窄

先天性食管狭窄(congenital stenosis of esophagus)是指食管局限性的发育异常,如食管黏膜呈环状或瓣状隔、食管壁增厚等所致的食管狭窄。

【流行病学特点】

先天性食管狭窄的发生率为 1 : 25 000~50 000。日本的发病率高于其他国家及地区,具体原因尚不明确;患儿无明显的性别差异。

根据食管壁发生的病理改变通常将 CES 分为三型:①肌层肥厚型;②气管软骨残留型;③膜性食管蹼型。

【临床表现】

可于婴儿期开始出现反复进食后呕吐或吞咽困难。症状常在添加辅食阶段明显加重,甚至出现急性食物团块堵塞,需要急诊行食物栓取出的情况。反复剧烈的呕吐可能导致胃黏膜撕脱从而导致吐血、血便等;呕吐还可导致吸入性肺炎。病程长者常伴有贫血、营养状态差、生长发育落后等表现。

【辅助检查】

1. 上消化道钡剂造影是诊断先天性食管狭窄最重要的方法,可以明确病变段的位置、管径、长度,并了解食管壁是否存在溃疡、憩室等。

2. 运用电子胃镜检查可检查食管黏膜情况,如发现存在糜烂、溃疡自发性出血、白斑之一则可诊断存在食管炎性改变;在食管扩张前电子胃镜可帮助定位,扩张后可检查狭窄段口径变化、及时发现可能出现的食管壁出血甚至穿孔。

3. CT 检查在先天性食管狭窄诊断中无明显优势。

【治疗】

目前针对先天性食管狭窄的治疗分为保守治疗、手术治疗两种。

1. **保守治疗** 保守治疗包括食管球囊扩张治疗或探条扩张治疗。通常认为扩张治疗对部分膜性食管蹼型和早期肌层肥厚型患儿有效,对气管软骨残留型患儿无效。对单纯扩张无效者,可进行内镜下瓣膜切除术。

2. 手术治疗 在食管扩张术效果欠佳的情况下,手术成为治疗先天性食管狭窄最可靠的方法。根据患儿狭窄发生部位、长度及程度分别采用切除狭窄段后食管端端吻合术、保留部分食管壁切除术、纵切横缝术等方法可降低吻合口漏、吻合口狭窄的发生率。如果手术范围涉及食管与胃交界处,应同时行胃底折叠术避免术后并发胃食管反流影响手术效果。

目前胸腔镜下手术治疗先天性食管狭窄已在部分医院开展,被证实为一种安全有效的手术途径,术中视野清晰,手术操作方便,能同时处理合并的其他食管畸形,但胸腔镜下食管闭锁手术的疗效需要术者具备丰富的手术经验和娴熟的胸腔镜操作技术,麻醉的配合是手术顺利进行的重要因素。

【随访和预后】

先天性食管狭窄多通过手术获得治愈,部分患儿继发吻合口狭窄及吻合口瘘,可通过扩张及再次手术治疗。

三、先天性食管囊肿

先天性食管囊肿(congenital esophageal cyst)分为 3 型:重复畸形囊肿、包涵囊肿与潴留囊肿,前两者为先天性,发病率较低,一般认为系胚胎发育第 2 个月末,前肠形成的各种小憩室不退化而持续存在,逐渐膨大而形成或从前肠来的具有潜能的内胚层组织,未能很好地融合成食管腔,而其又分泌旺盛,即可造成囊肿的形成。囊肿可位于食管的黏膜下层、肌层,较大时突出于食管外。囊肿内层覆盖以胃、小肠或结肠上皮,囊肿液多为棕色黏液性分泌物。

【临床表现】

食管囊肿的临床表现与囊肿的大小和部位密切相关,早期多无症状,常在体检时发现,但可引起严重并发症甚至威胁生命,感染是其常见并发症,可出现胸痛及吞咽困难等症状,进干硬食物时明显,也可出现反复咯血表现。如果食管囊肿发生在颈部,可见自颈前向一侧突出的包块。婴幼儿和儿童由于囊肿造成气管支气管压迫而出现严重的呼吸窘迫、呼吸困难和发绀,也可能有肺过度膨胀、肺不张和肺部感染。

【辅助检查】

通过上消化道气造影及内镜检查多可诊断食管良性肿瘤或食管外压性病变,上消化道气造影显示为正常黏膜覆盖的圆形或类圆形充盈缺损;

内镜检查可以证实 X 线检查发现的良性性质,并排除溃疡可能。

CT 检查在该病的诊断中意义较大,结合上消化道气钡造影可提高术前确诊率,明显优越于内镜加上消化道气钡造影。

食管超声内镜检查能够清楚显示消化管壁的各层结构,可以根据隆起处与消化管壁的关系准确区分消化道壁内占位病变及壁外压迫,准确测定肿物大小,对诊断食管囊肿具有不可替代的优势,准确率高。

【鉴别诊断】

食管囊肿的误诊率很高,常需与食管平滑肌瘤鉴别,胸片和内镜难于做出定性诊断,CT 检查有鉴别意义。与支气管囊肿的鉴别只能靠术后病理确诊。后纵隔肿瘤,如神经源性肿瘤形状可呈哑铃状,邻近椎间孔和肋间隙可扩大,肋骨后端或椎体、椎弓有受压骨质缺损改变;与其他食管外压性病变单凭 X 线检查和内镜难以鉴别。

【治疗】

外科手术切除囊肿是治疗本病的唯一方法,疗效确切,预后良好,尤其对于有症状的婴幼儿,一旦确诊需及时治疗,避免患儿发生呼吸、循环衰竭。

外科治疗方法包括穿刺抽吸、胸腔镜下及开胸手术切除。穿刺抽吸囊肿内液可暂时缓解症状,仅限于严重呼吸困难、发绀及可能窒息等紧急情况下。由于食管囊肿通常不与食管相通且包膜完整,多可将囊肿完全切除。手术中需遵循的原则:如果与周围组织粘连不能完全切除,必须将残留囊内壁的黏膜切除,也可对残留囊壁进行电灼防止复发;囊肿与食管共壁者,切除囊肿后要仔细修补食管破口,以防术后发生食管瘘或食管狭窄;一侧胸腔有多发囊肿时,可一次完成手术;双侧胸腔有囊肿时或胸腹腔同时有病变者,应当首先处理有症状的部位。

【随访和预后】

食管囊肿经手术治疗,多预后良好。但先天性食管囊肿误诊率高,个别有癌变倾向。

第三节　气管食管瘘

气管食管瘘(tracheoesophageal fistula)是指气管、支气管与食道之间存在异常通道。本病是一种临床少见疾病,可分为先天性及后天获得性,以后者居多。本病发病原因复杂,治疗困难,并发症多,死亡率高,为临床诊治难点。对于反复发生的相同部位的肺部感染、不明原因的胸腔积液、不明原因的呛咳等有必要排查气管食管瘘。合理应用手术、内镜及介入治疗新手段有助于缩短病程、提高患者生活质量、降低医疗成本。

【流行病学特点】

先天性气管食管瘘发病率低,约 1/50 000~1/80 000,占先天性食管畸形的 4%~5%。

【病因学】

1. 先天性因素　先天性气管食管瘘是由于胚胎早期发育异常导致气管食管分隔不完全的一种临床罕见疾病。

2. 获得性因素

(1)非特异性:患者多以呼吸道症状就诊,但肺部感染并不严重,可有轻度支气管扩张,这类患者除肺化脓症,如肺脓肿、支气管扩张等为其原因外,纵隔淋巴结炎症、肉芽肿破溃腐蚀支气管壁和食管壁也可能为其原因。

(2)医源性气管食管瘘:长期气管插管气囊压力过大,气管黏膜、软骨长期受压发生压迫性坏死,开始为溃疡,以后软骨断裂、感染、穿过器官膜部和食管壁形成瘘,可引起气管食管瘘。另外,气管插管在气道内摩擦、使用激素、未定期放松气囊等也可促使瘘的形成。

(3)肿瘤性气管食管瘘:食管、气管本身及邻近脏器的恶性肿瘤可引起气管食管瘘,食管术后狭窄、放射治疗后组织坏死、食管支架压力过大、胃食管反流也可造成吻合口溃疡、食管憩室炎等,引起食管穿孔继发气管食管瘘。

(4)创伤性或食管异物引起气管食管瘘,如食管锐器伤、胸部钝器伤等:均可发生气管食管瘘,可以伴有肋骨骨折、血气胸。约半数患者于伤后 3—5d 才出现症状,初期诊断困难。

（5）食管憩室：由于食管憩室壁薄，食物、异物储留或感染时易发生食管穿孔甚至形成气管食管瘘。

【临床表现】

特征性的症状为吞咽后阵发性呛咳，咳出食物残渣。对于反复发生的相同部位的肺部感染、不明原因的胸腔积液、不明原因的呛咳等有必要排查气管食管瘘。

【辅助检查】

X线食管造影有重要价值，但是常规造影有时难以显示细小瘘管，选用40%泛影葡胺为造影剂，造影时检查者用手压迫上腹部进行摄片，可提高诊断率。

CT或MRl亦是对气管食管瘘诊断的敏感方法（图5-5-3-1、图5-5-3-2），但对瘘管位置、形状、长短、直径等的了解仍需进行造影检查。

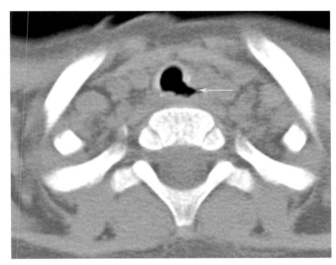

图 5-5-3-1　气管食管瘘水平位 CT 表现
可见气管后壁与食管前壁瘘道，黄箭所指为气管食管瘘处

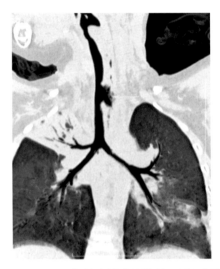

图 5-5-3-2　气管食管瘘冠状位 MRI 表现
可见气管左后方异常瘘道，黄箭所致为瘘口处

胃镜检查不是确诊的必须手段，但胃镜检查可观察瘘口周围情况，必要时可进行活检确诊疾病，并可初步判断如何有效治疗。

支气管镜检查可确认瘘口在气管或支气管内的位置，口服美兰后再行支气管镜检查更易于发现瘘口。口服美兰后，如抽出蓝色的胸腔积液亦可诊断。

【治疗】

1. **手术治疗**　对于良性瘘，能耐受手术者，尽量采取手术治疗。手术原则是切除瘘管和病变的肺组织，和瘘有关的食管憩室；气管、支气管、食管缺损处分别双层缝合。

2. **保守治疗**　一般情况较差不能耐受手术者或恶性肿瘤引起的恶性瘘，一般采取内科治疗，抗生素控制感染、肺部炎症及营养支持。营养支持分为胃肠内营养和胃肠外营养。

3. **内镜及介入治疗**

（1）食管带膜支架植入术：食管带膜支架可以通过物理方法遮盖瘘口，同时解除合并的食管狭窄，恢复进食，供给患者营养，并可防止食物及分泌物通过瘘口污染呼吸道，控制吸入性肺炎，为肿瘤综合治疗提供良好基础。恶性瘘的支架植入是有效的姑息性治疗方法,可以迅速改善患者的症状。并发症主要有支架植入部位疼痛、呕吐、出血、移位、再次瘘等,但食管上段植入支架患者难以耐受,不主张植入支架。

(2)内镜下电灼烧或氩等离子体凝固术(argon plasma coagulation,APC):该方法简便,并发症发生率低,同时具有止血作用,对瘘口微小的病变成功率较高,可应用于食管各段的病变。

(3)内镜下金属钛夹连续缝合术:对于良性病变引起的气管食管瘘,瘘口直径小或狭长,周围黏膜水肿较轻者,施行胃镜下金属钛夹连续缝合,辅以禁食等治疗,部分患者瘘口可以闭合。

(4)经皮胃镜下胃造瘘术或空肠造瘘术:是在内镜引导及介入下,经皮穿刺放置胃造瘘管和/或空肠营养管,以进行胃肠内营养和/或进行胃肠减压的目的,具有操作简便、快捷、创伤小的优点,且只需局部麻醉,从而降低了全身麻醉可能的危险及副作用。适应证包括:不能手术治疗的气管食管瘘患者,无法应用内镜下电灼烧、氩等离子体凝固术者,无法应用金属钛夹连续缝合烧灼者,上段气管食管瘘,中下段气管食管瘘无法耐受支架植入或需长期肠内营养的患者。

【随访和预后】

气管食管瘘多需手术治疗,规范合理的手术操作以及及时有效的护理工作能显著改善患儿的预后,降低病死率,提高患者生活质量。

(赵斯君)

第六章
气管切开术

最早类似气管切开术治疗方法的记载见于公元前 2000 至公元前 1000 年中的一本印度宗教经典 *Riveda*（Goodall，1934），公元 2 世纪时 Galen 和 Aretaeus 的著作中也提到过这种治疗方法。公元 131 年 Claudius Galen 就描述了有关气管切开术的头颈部和气管的解剖。1546 年一位意大利医师 Antonio MusaBrasavola 为一位"气管脓肿"患者施行了有记载的第一例成功的气管切开术（Frost，1976）。但这种近乎割断喉的方法在当时受到了很大的谴责。

16 世纪是气管切开术的一个历史起点，医生从惧怕到敢去做，并进行了有限的动物实验。意大利解剖学家 Fabricius（1537—1619）提倡纵切口以减少损伤颈部血管的机会，并尝试将导管经切口处插入气管。1739 年德国医生 Heister 统一了术语——"气管切开术（tracheotomy）"一词开始广泛使用。19 世纪中叶 Trousseau（1833）报告对大约 200 例濒临死亡的白喉患者行气管切开术，拯救了其中 1/4 患者的生命。尽管手术技术不断进步，但直到 20 世纪 20 年代，Chevalier Jackson 明确规定了气管切开的适应证并使手术步骤标准化以后，气管切开术才被人们广泛接受。

气管切开术主要用于解除较严重的喉阻塞，以抢救患者生命。在遇到这种危急情况时，及时正确地进行手术，常可于短短数分钟内挽救患儿宝贵的生命。气管切开术不仅可以解除喉阻塞，而且可以减少上呼吸道无效腔的 70%，减轻呼吸阻力，减少残余气体的再吸入。但是气管切开术毕竟也是一种非生理性手术，失去了上呼吸道黏膜对吸入气体的加温、湿润和过滤的生理作用，下呼吸道因此容易发生感染。故应严格选择指征不可滥用。

第一节　气管切开术的适应证

随着可弯曲的纤维喉镜和支气管镜的发明，一些传统的气管切开适应证已有变化。例如，治疗急性会厌炎已经趋向于经喉或经鼻插管。其他一些以前需行气管切开者，如由于颈椎外伤或病变而禁忌移动颈部，现在可以用在纤维内镜下进行插管，从而避免了气管切开术。

对于急性呼吸道阻塞的处理，不应把气管切开作为最后的处理手段。相反，应尽快施行气管切开。而且如果有可能的话，可先控制气道。当然通常它不是控制气道的第一步。为了保证气道通畅。需根据临床判断来选择合理和安全的处理方法，用不同方法建立起安全气道。在紧急情况下首选气管内插管,只有极少数特殊情况才在没有先行气管插管时做紧急气管切开。紧急气管切开的唯一适应证是气管插管或环甲膜切开不能安全控制气道。通常这种情况见于喉或下咽部外伤或外伤使下颌或者颌面部变形。

气管切开术的适应证主要包括以下方面:

1. 上呼吸道阻塞　传统上气管切开的主要作用是解除呼吸道阻塞。可能需要气管切开的上呼吸道阻塞原因包括喉和气管损伤而不能用常规方法插管,严重的颌面部外伤,上呼吸道异物,双侧声带麻痹,上呼吸道或食管肿瘤,口腔、喉、咽和气管炎性肿胀(可因头颈部手术或感染引起)。严重的上气道阻塞可表现为吸气性呼吸困难,吸气时胸骨上窝、锁骨上窝及上腹部软组织向内凹陷,吸气期延长并有喘鸣声。此外,由于缺氧,患者常有烦躁不安,面色苍白、发绀等征象。

气管切开术可立即缓解患儿因外伤、声带麻痹及咽部以上炎症所导致的呼吸困难,或经开口处取出气管、支气管异物,从而达到缓解上气道阻塞症状的目的。

2. 清除气管支气管分泌物　肺炎、支气管扩张或由于脑外伤、肝性脑病、尿中毒等引起神经或器质性病变影响喉功能的患儿,因咳嗽反射减退或消失,致使分泌物积聚堵塞下呼吸道,为了有效排除分泌物可以行气管切开。术后可经气管套管吸出下呼吸道分泌物,改善呼吸功能。

长期机械通气患者面临多种气管插管引起的晚期并发症,包括黏膜病变、声门后和声门下狭窄、气管狭窄以及环状软骨脓肿。对于从气管插管改为气管切开的明确时机还没有达成共识,一般倾向于根据患者的具体情况灵活决定。从呼吸衰竭开始时算起,如果预计 7~10 天内可以拔管,则保留气管插管。机械通气 7 天后如果预期未来 5~7 天内仍无拔管可能,就应考虑气管切开。如果患者可能需要气道支持 21 天以上,则应早期行气管切开,这样患者较舒适,护理也较方便。不要非得等到经喉插管 2~3 周后才考虑气管切开。气体交换是在肺泡和支气管中进行的。较大的支气管和上呼吸道不参与气体交换,因此称为“解剖无效腔”。气管切开对某些病例可消灭相当大的解剖无效腔,因此可以改善通气效应。

3. 阻塞性睡眠呼吸暂停　特殊的阻塞性睡眠呼吸暂停患者需行气管切开。这些患者清醒时气道正常,但是入睡后咽部肌肉松弛,随之发生气道阻塞。这种患者通过气管切开处睡眠时可保证正常血氧饱和度,清醒时可“塞住”气管切开处以保证正常发音。只有那些有严重通气损害保守治疗无效并有窒息危险的患者才选择作气管切开。

4. 预防性气管切开　某些头颈部手术为了便于麻醉,防止血液吸入下呼吸道和保持术后呼吸道通畅以利于手术进行。某些咽喉部及口腔颌面部手术,可先期施行气管切开术。有些破伤风患者,因可能突发喉痉挛,故需考虑做预防性气管切开。

第二节　气管切开术手术方法和围术期处理

一、术前准备

手术所需器械包括:①切皮刀和气管切开弯刀片;②甲状腺拉钩;③气管撑开器;

④气管套管;⑤吸引器和吸引管。气管套管现多用质量较好的、易清洗的仅有外管和管芯组成的硅胶或塑料制品的套管,也有合金制成由外管、内管和管芯三部分组成的套管。儿童气管套管式样较多,最好选用质地柔软、易弯曲及清洗维护。其弯度一般和圆周 1/4 的弧度相同,套管内外配合好,插入拔出灵活。套管大小依其直径长短来分号其外径决定了套管能否顺利插入气管,内径决定了插管后的呼吸道大小。根据手术的目的选择合适的气管套管,如果为了解除上呼吸道阻塞,那么气管套管就不用占据整个管腔,如果是为了辅助通气,套管应尽可能契合管腔,以防漏气。各号套管的号别、管径大小和患儿适用的年龄见表 5-6-2-1 中。

表 5-6-2-1　气管套管选用表

号别	直径 × 长度 /mm	管径大小 /mm	适用年龄
00	(3.5~4.0)× 4.0	3.5~4.0	1~5 月龄
0	4.5 × 4.5	4.0~4.5	1 岁
1	5.5 × 5.5	5.0~5.5	2 岁
2	6.0 × 6.0	5.5~6.0	3~5 岁
3	7.0 × 6.5	6.0~7.0	6~12 岁
4	8.0 × 7.0	7.0~8.0	13~18 岁

除气管切开器械外,还需备好氧气、麻醉插管或支气管镜,以及抢救药物。少数颈段气管因受肿瘤压迫发生移位的患者,可于术前行 X 线颈部正侧位摄片,以便做好气管定位,使术中容易找到气管,近年可视喉镜、纤维/电子喉气管镜的临床应用普遍,也为困难气道气管插管提供了便利。

二、手术方法

气管切开方法可分气管切开术、紧急气管切开术、支气管镜或麻醉插管下气管切开术、环甲膜切开术、微创气管切开术五种。

1. 气管切开术

视频 14　气管切开术

(1)麻醉:儿童如果采用局部麻醉时,术前必须约束好手脚,设专人固定头部以保证体位正确。如不能配合,需全麻后进行手术。手术前可先行气管插管有利于缓解呼吸困难,尤其是新生儿和肥胖儿以及颈椎融合征、颈颌下感染者,手术中寻找气管环难度较大,先行气管插管后可以在触诊下进行气管切开。耳鼻咽喉头颈外科医师必须和麻醉师密切配合,因为需共用呼吸道。

(2)体位:一般都选用仰卧位,使头颈部保持在正中位,肩下垫一圆枕使颈部伸直,使气管向前突起,易于暴露、分离和切开,但也不可过分后仰,以免颈椎向前凸,压迫气管使管腔变得扁平狭窄,引起呼吸困难及切开气管时伤及后壁和食管,或将胸段气管拉到颈部,使切口位置过低,术后发生脱管或磨损大血管出血。

(3)切口:有纵切口和横切口两种,纵切口暴露气管较好,但伤口愈合后瘢痕较明显;横切口术后瘢痕较小,但暴露气管稍差,而且切开处易有分泌物积聚,所以一般较多采用纵切口——颈前正中切口。在儿童的第 2、3 颈横纹之间采用直切口,可以很容易暴露气管的第 2~4 环。也可以采用自甲状软骨下缘至胸骨上窝处切开皮肤和皮下组织,若做横切口,则可于环状软骨下缘一横指处切开。儿童颈部短小,皮肤切口小,术野小,在操作中一定要注意其切口从皮肤到气管前筋膜由浅至深的一致性,否则会使气管切开的切口显得深小不利操作。

(4)分离舌骨下肌肉:切开皮肤后要沿中线剥离,以免伤及胸膜和大血管。儿童气管前软组织薄而嫩,只需使用止血钳钝剥离即能暴露气管,将舌骨下肌肉自白线处向两侧分开,遇到颈前静脉时稍加剥离后用拉钩拉向一边。

(5)分离甲状腺峡部:由于儿童解剖结构的特点,在手术操作中会碰到甲状腺峡部以及胸腺胸膜顶。首先从颜色及部位辨别这两个组织,甲状腺组织为暗红色囊团状物,易出血,多遮盖 3~4 个气管环,暴露出此组织也可印证气管切开的位置。如不影响操作视野可用钝拉钩将甲状腺组织向上拉或沿着气管前筋膜向上略作钝性分离,切勿锐性分离或切断甲状腺峡部以免造成损伤出血。在气管切口的下方可遇到胸腺胸膜顶,为一团状组织随呼吸上下移动,要用纱布遮挡,因胸膜顶的暴露多在呼吸困难较重胸腔负压过高时出现,故要尽量避免误伤而引起的气胸及纵隔气肿。

(6)确认气管:分离甲状腺后,可透过气管前筋膜隐约看到气管环,用手指可摸到软骨的环状结构。儿童的气管较软,有时与颈总动脉难以区别,可用空针穿刺,如有空气抽出即可确认为气管。

(7)确认气管后在要切开的气管环处,纵行缝两针作为牵引线,以方便置入气管套管,并可以防止套管置入时气管前壁塌陷。

(8)切开气管:一般要求在第 2~4 气管环之间,若于甲状腺峡部以上部位切开气管,往往易损伤环状软骨,导致喉狭窄,造成以后拔管困难。切开气管时要在两根引线之间切,宜用尖头刀或镰状刀头自下向上挑开,注意刀尖不宜插入过深,以免刺穿气管后壁,并发气管食管瘘。气管切口要够大,以免套管放不进去或压迫切口处软骨环使之向内卷曲而造成术后气管塌陷狭窄。小月龄的婴幼儿不宜做造孔,因儿童气管细,造孔会使软骨环不足以支持气管腔,而形成气管狭窄、塌陷。

(9)插入气管套管:如在全麻下手术,在准备插入气管套管时,麻醉师先气管插管缓慢向外拉,使插管的末端恰好位于气管造口的上缘,用弯血管钳或气管扩张器撑开气管切口,牵拉引线,将事先准备好带管芯的套管用拇指顶住管芯后端顺势向切口内插入,并迅速取出管芯,此时若有分泌物自管口咳出,证实套管确已插入气管,如无分泌物咳出,可用少许纱布纤维置于管口,看其是否能随呼吸飘动,如确认套管不在气管内,应立即拔出套管,重新插入。当气管套管成功插入气管后,方可将气管插管完全拔出。

(10)创口处理:套管插入后应用系带将其牢缚于颈部,松紧要适度,以可以伸入一个指尖为宜,以免套管脱出。止血应彻底,切口过长时,可于上、下端适当缝合 1~2 针,最后用专用纱布垫围好伤口,以防感染。脱管是儿童气管切开最危险的并发症之一,必须严加防范。

术后需设专人看护,要随时检查套管系带,以防脱管或儿童自己误拔管。

2. 紧急气管切开术 这种手术仅在十分危急的情况下才能采用,因术野常被出血所遮盖,暴露很差,主要依靠手指的感觉来辨别,所以手术者应熟悉气管及其周围器官的解剖,术中可不用麻醉,但需一把锋利的刀。具体方法如下:

(1)摸清气管的部位:用左手拇指和第 2、4 指在环状软骨处按于气管两侧,并将颈内静脉和颈总动脉向外侧推开。同时以左手食指辨认气管的部位。

（2）切开皮肤和皮下组织：在左手食指的指行下，用刀沿颈前中线自甲状软骨下缘一直切至胸骨上窝，将皮肤和皮下组织切开、分离，其深度可直达气管前壁。

（3）用食指确认气管：左食指顺切口摸入创口深部，推开软组织或甲状腺峡部，使能触及气管前壁之软骨环。

（4）切开气管：将左手食指自正中略向左侧移开，用刀于正中线切开气管环，注意避免刀尖切入过深而伤及气管后壁。

（5）撑开气管切口插入套管：用血管钳或刀柄撑开气管切开处，迅速插入套管，必要时可用其他合适的管状代用品。例如橡皮管，双端开口的笔套等，以维持呼吸道通畅，如患者呼吸尚不能恢复，应迅速将气管内血液和分泌物尽快吸出，输氧、必要时同时做人工呼吸。

（6）止血：应将出血点分别结扎，止血妥善后缝合伤口，放置纱布垫。

3. 支气管镜下气管切开术 可应用于儿童因炎症引起的喉阻塞，在直接喉镜帮助下置入支气管镜后再进行气管切开术。这样不但使手术时容易找到气管，而且由于支气管镜保持了呼吸道通畅，避免了缺氧的产生。

4. 环甲膜切开术 对于病情危急，需立即抢救者，可先行环甲膜切开手术，待呼吸困难缓解后，再作常规气管切开术。插管放置时间不宜超过 24 小时，否则可引起永久性喉狭窄。

手术方法：于甲状软骨和环状软骨之间做一长约 3~4cm 切口，切开皮肤，用手指摸清甲状软骨和环状软骨间隙后，将环甲膜横行切开，直至喉腔完全切通。用血管钳撑开切口，顺势插入橡皮管或塑料管，术中应避免损伤环状软骨，同时不宜使用金属套管，因其易磨损环状软骨而引起永久性喉狭窄。此方法在儿童应用比较困难，因其环甲膜很窄，不容易摸清。

5. 经皮气管切开术 经皮气管切开术由 Toye 和 Weinstein 于 1969 年首次介绍，并在 1986 年再次提出。1985 年以后专用器械投放市场。手术方法由经皮肾插管造口术演化而来。这种方法的优点是迅速、有效，相对于在手术室进行气管切开的传统方法来说，本法节省花费。

手术方法：患者体位、皮肤消毒及铺单与传统的气管切开相同。经皮导入器械（包括成套的气管穿刺针和把穿刺孔扩大到合适直径的扩张器），事先应准备好气管切开托盘和插管设备，常规将一根较长的喷射通气导管（置于气管插管内的通气导管）插到气管插管内作为导引，一旦需要时即可迅速再次插入气管插管。

一般需要镇静剂或少量麻醉药，第 2、3 气管环处的皮肤注射含 1∶100 000 肾上腺素的利多卡因浸润麻醉。从环状软骨下缘起垂直向下做 1cm 长皮肤切口。将气管插管撤至顶端位于声带下。将气管穿刺针以 45° 角斜向尾端刺入气管前壁，直到可抽出大量气体。把尖端呈 J 形的导丝及导管插入气管，以之引导，用直径逐步增大（12~36Fr）的扩张器扩张气管开口，直到达到合适大小。然后将气管插管通过扩张器及导丝和导管插入气管。撤出扩张器、导丝及导管，把插管缝于皮肤上。

利用扩张器经皮气管切开术只适用于选择性病例。年龄较小（小于 16 岁）、无法触及正常喉部软骨和环状软骨、甲状腺肥大、气管环钙化，以及凝血机制障碍等为其相对禁忌证，需要紧急气管插管或气管切开时绝对禁止行经皮气管切开。在儿科，经皮气管切开术应用较局限。

6. 微创气管切开术　微创气管切开术是由 Matthews 和 Hopkinson 于 1984 年首次提出的。相比于其他经皮穿刺通气,微创气管切开术主要用于需要更长时间人工通气的病例。

使用微创气管切开术的主要适应证包括:①紧急情况下,在患者能用其他更好的通气方法之前;②选择性喉部显微手术,需要尽可能开阔的内镜视野;③较困难的插管之前,预防性地经气管短暂通气。微创气管切开术有多种方法,共同之处在于经环甲膜或直接经软骨环之间置入气管导管。可以用不同速率给予氧气和麻醉气体,包括高频喷射通气所能给予的最高流量。最简单的方法是用粗针做环甲膜穿刺,置入 14 号静脉套管。紧急情况下,可暂时使用高流量墙壁管道供氧(10L/min)以保证足够的气体交换。以后应尽早改为其他更可靠的气道控制方法(例如气管插管或气管切开)。一般手术方法为环甲膜前方皮肤注射 1:100 000 肾上腺素局部麻醉药,在环甲膜上刺出 1cm 长的开口(曾称之为弹性圆锥切开术),然后将一根内径 4mm 的套管插入气管。套管有侧翼,通过它可用系带绕过颈部固定。

这种方法可以有效地处理术后痰潴留和肺不张。但是一些前瞻性研究发现,对于长期机械通气,它无法保证足够的通路。因此不提倡将其作为控制气道的可靠方法替代传统的气管切开术。

三、术后处理

1. 保持套管通畅　此为关键环节。套管应由专人护理,及时清理分泌物,内套管应定时清洗以防分泌物堵塞。清洗的次数应视分泌物的多少而定。如分泌物过多、过黏,而又未及时清理,可使管腔堵塞,导致呼吸困难,甚至危及生命。如套管不配套,外管过长时,则外套管管口容易被分泌物或干痂堵塞,此时应重新调换合适的套管。对于有套囊的气管套管,其套囊需要定时抽气,避免长时间套囊充气状态,增加对气管内壁的压迫而造成气管内壁黏膜损伤,甚至出现黏膜坏死、气管软骨损伤或穿孔、气管食管瘘等。一般需要保持气管套管套囊充气 4 小时左右应放气 10 分钟,期间要密切观察病情变化。

2. 保持下呼吸道通畅　术后再度出现呼吸困难,应考虑下呼吸道堵塞的可能,多因分泌物过多、过稠不易咳出,或由于过分干燥,使分泌物在气管内结成痂皮而导致堵塞。应及时吸出,必要时可经支气管镜钳取痂皮。此外室内空气应保持一定湿度,大约为 70%。亦可经常滴用少许抗生素溶液,如 0.5% 新霉素液等,使分泌物变稀而易咳出。

3. 防止伤口感染　由于分泌物的刺激,术后伤口易受感染,因此,术后除每日清洁并更换气管切口处的纱布垫外,可适量使用抗生素,以便防止感染。因不利于创口愈合,尽量少用激素类药物。

4. 防止套管脱落　套管的突然脱落可导致窒息甚至死亡,必须予以重视。常见套管脱落的原因:

(1)套管过短:患者头部稍有转向,即易脱出。

(2)气管切口过低或过长:若切口过低或过长,患者低头时因气管滑入胸腔而导致套管脱出。

(3)颈部气肿:因气肿使皮肤与气管间的距离增加,使原来合适的套管相对变短而易脱出。

（4）固定套管的系带太松或因未打死结而松脱。

（5）换管时不慎，将外套管一并带出。

5. **拔管** 喉阻塞及下呼吸道分泌物堵塞症状基本解除后，可以考虑拔管。具体方法是用管芯堵塞套管，经 2~3 日，如果患者行动、睡眠时呼吸平稳，则在第 3~4 天上午可以拔除套管，创口不必缝合，敷以纱布 1~2 天后多可自行愈合。在拔管的 48 小时内应密切注意呼吸，并准备一套同型气管套管和气管切开器械，以防万一。有学者测量最大经口吸气量和最大经气管吸气量及二者比值，若二者比值 ≥ 1L/min 则可考虑拔管，该比值准确率 76%，可作为评估患儿是否能拔管的参考方法。

有些患者不能堵管和拔管（拔管困难）的原因：①喉部原发疾病未愈；②套管太粗、气管腔堵塞或通气道太小而不能堵管；③喉狭窄；④气管狭窄可因手术时切除了过多的软骨环或套管弧度不当，压迫气管前壁，使其下塌或产生肉芽、溃疡、纤维增生所致。

患儿拔管后有时可突然发生呼吸困难，严重时甚至窒息死亡，其主要原因是引起喉阻塞的原发疾病未能控制，呼吸道尚未通畅或肉芽组织由切口处长入气管腔内将气管堵塞所致。

6. **外套管的更换** 由于外管的不合适，外管的断裂，使用时间过久等可以更换，但需小心谨慎，造成外管插入困难的主要原因是：①术后过早换管或头部未保持正中位；②套管管腔较原有者过大；③因肿瘤压迫使通道受压变小；④未用适当的管芯。

7. **瘘管形成** 套管放置过久、上皮组织沿套管长入气管使切口形成瘘管。

第三节 气管切开术并发症及其处理

从 20 世纪 20 年代末开始，由于手术环境和条件的改善，可供选择的合适的插管及套囊越来越多，加之术后护理的改进，气管切开术的手术死亡率开始逐渐下降，从 20 世纪 70 年代早期开始，气管切开术的并发症发生率明显下降。但气管切开术作为一项侵入性操作，仍存在许多并发症，具体可以分为术中、术后短期及术后远期并发症。

一、术中并发症及其处理

1. **出血** 术中大出血很少见，除非罕见的高位无名动脉受到损伤。颈前静脉或甲状腺峡部引起的少量出血可以简单缝扎或用电凝控制。

2. **心跳、呼吸停止** 心跳、呼吸停止是致命性并发症，其原因可能是迷走神经反射，也可能因不能迅速建立起通畅的气道、张力性气胸、阻塞性（负压）肺水肿、给慢性二氧化碳潴留的患者吸氧或气管插管被插到软组织或主支气管内引起。对有明确慢性二氧化碳潴留病史的患者，要严密监测各项指标，术后应当立即给予机械通气。

3. **气胸和纵隔气肿** 由于胸膜顶的直接损伤，空气经过软组织界面进入胸腔或纵隔，或肺大泡破裂造成。成人气管切开术后气胸和纵隔气肿发生率为 0~4%。儿童更常见，因为儿童胸膜顶常高于锁骨，容易受到损伤。气管插管应在直视下看清楚插入气管，术后应常规拍胸片检查。

二、术后短期并发症及其处理

1. **出血**　局部少量出血可通过气管插管套囊充气和敷料包扎加以控制。局部处理不能控制的大出血需行二次手术,在充分暴露下分离并结扎出血血管。

2. **伤口感染**　气管切开是一个相对污染的清洁切口。很快院内菌株就会在伤口生长,通常为假单胞菌和大肠杆菌。因为伤口是开放性的,有利于引流,所以一般不需要预防性使用抗生素。真正发生感染极少见,而且只需局部治疗。只有当出现伤口周围蜂窝织炎时才需要抗生素治疗。

3. **皮下气肿**　如果切口紧密缝合或者包扎,正压通气或咳嗽可引起术后早期皮下气肿。术后缝合切口皮肤时不要太紧,留有缝隙可防止皮下气肿的发生。皮下气肿在数天内可自行吸收,但应拍胸片除外气胸。

4. **气管套管阻塞**　气管套管可被黏稠的痰液和血凝块阻塞,也可因套管移位至周围软组织中,或由于开口顶在气管壁上而阻塞。如果吸痰后仍不能有效通气,应立即更换内管或整个套管。

5. **气管套管移位**　早期套管移位或过早更换套管有引起通气障碍的危险。多层浅筋膜、肌肉束,以及气管前筋膜彼此重叠,很容易使新形成的通道消失。如果不能立即重新找到插管的通道,应马上经口气管插管。气管切开处两侧气管软骨环上留置的缝线在术后早期可以保留,一旦发生插管移位时,可帮助迅速找回插管通道。术后 5~7天各层筋膜愈合在一起,此时更换气管插管是安全的。

6. **吞咽障碍**　与气管切开有关的主要吞咽问题是误吸。机械因素和神经生理学因素都可以造成不正常吞咽。机械因素包括:①喉提升能力减弱;②气管插管套囊压迫并阻塞食管,使食管的内容物溢入气道。神经生理学因素包括:①喉的敏感性下降导致保护性反射消失;②慢性上呼吸道气体分流引起喉关闭失调。减少误吸最主要的是加强术后护理。

三、术后远期并发症及其处理

1. **气管 - 无名动脉瘘**　气管 - 无名动脉瘘是一种罕见但却致命的并发症,气管切开术后本病的发病率小于 1%。多数是由于套管直接压迫无名动脉所致。此并发症是由于气管切开部位低于第 5 气管软骨环,气管开口下移,或者由于无名动脉的位置过高。"先兆性流血"可能预示这种特殊并发症的发生,为短暂的明显鲜红色出血,可以突然停止。

一旦形成气管 - 无名动脉瘘,预后极差。无名动脉上的小裂口可随气管插管或血管位置的变动开放或闭合。这种小裂口即使在尸解中也很难找到。尽管当诊断不明确时,支气管镜检查可以证实其他来源的出血,但是试图用支气管镜证实是否有无名动脉瘘却并不可行。可以试着在气管切口内用手指压迫,用戴手套的手指在气管套管前方可以堵住动脉裂口,同时将套管气囊过度充气以暂时阻塞动脉破损部位。另外,应经口插入气管插管以便有足够的空隙用手指压迫动脉。紧急正中胸骨切开并修补动脉是处理这种并发症的正确方法。用标准的气管插管代替气管切开用的气管套管,可以更好地控制出血。有些学者建议使用两个插管,一个插管的套囊可以代替手指,而另一个插管可以经口或经气管切开处插入。第一个套囊控制出血,第二个套囊在第一个套囊下方,充气后保证呼吸道的安全。随后将患者立即转送至手术室行胸骨切开。转送途中医师要用手将这双管系统固定好,保证阻塞止血和通气的插管位置不变。只有控制住由锁骨下动脉、颈动脉及无名动脉从远端和近端流向瘘口的血管,才可以止住出血。不管是否搭桥,要想缝扎住损伤动脉都需要将出血部位从气管上分离下来。结扎无名动脉但不作搭桥术可能引起脑梗死。一般需行气管壁修补或紧密包扎。可能的话,应拔除气管切开套管,代之以经口气管插管。

2. **气管狭窄** 气管狭窄可发生在气管切开处、套囊处或气管套管的尖端附近。自从顺应性更好的大容量套囊出现以后,气管并发症已大大减少。长期气管切开后气管的损伤主要是因为无弹性套囊内的高压引起气管黏膜缺血所造成。随后黏膜溃疡中的细菌生长繁殖,进而破坏气管软骨环,形成环行纤维瘢痕。因此,气囊内压力不应超过20cmH$_2$O。定时监测套囊内压力可以明显减少气管狭窄的发生率。

3. **肉芽肿形成** 这种术后晚期并发症并不少见。这些病灶应当切除或钳夹去除,也可以使用微动力系统切吸肉芽肿。

4. **气管食管瘘** 气管切开术后气管食管瘘发生率小于1%。它可因手术不慎损伤气管后壁而引起,或因气管插管的局部刺激而造成。发现气管分泌物增多,或在机械通气时上消化道充满空气就应警惕这种并发症。第一步处理是尽快置入鼻胃管。关闭瘘口的手术方法很多,包括直接缝合关闭缺损、利用肌瓣修补或利用食管修补气管,以及分期食管分流术。

5. **气管皮肤瘘** 永久性气管皮肤瘘多发生于长期留置气管套管的患者。这种患者的上皮组织向内生长,形成与气管黏膜相连的通道。切除上皮通道,创面靠肉芽组织生长,绝大多数这种瘘都能愈合。或者,也可以做局部转移皮瓣,皮瓣的一层作为内衬,而另一层盖于外面。

(张亚梅)

参考文献

1. 刘玉秀. 颈横纹是气管切开的天然皮肤标志. 中华小儿外科杂志, 1987, 8(2): 105.
2. 石义生, 徐怀诚, 魏连枝, 等. 气管切开术后并发症分析报告. 中华耳鼻咽喉科杂志, 1983, 18(3): 170-172.
3. 阎承先. 小儿耳鼻咽喉科学. 2版. 天津: 天津科学技术出版社, 2000.
4. 张素英. 小儿气管切开术并发症及其防治. 中华耳鼻咽喉科杂志, 2000, 35 (3): 223-225.
5. 毛永军, 汪审清. 气管切开技术的发展历程. 国际耳鼻咽喉头颈外科杂志, 2011, 35 (5): 253-256.

第七章
喉气管狭窄

儿童喉气管狭窄（laryngotracheal stenosis，LTS）可分为先天性和获得性两类，早期一直以先天性为多见，原因是这些患儿大多出生后即出现气道阻塞，未经抢救治疗，已经呼吸衰竭。到了 20 世纪中期，尤其是近几十年，随着新生儿抢救和护理技术的进步，气管内插管、气管切开术也已广泛应用于因为先天性喉气管病变的患儿、各种原因导致早产并需要呼吸机支持的患儿。其次，近些年也越来越多应用于由于中枢神经系统的病变，造成下气道分泌物排出困难的患儿，在这部分患儿中新生儿占 0.5%~3%，其中三分之一的患儿需要呼吸机维持的。第三，先天性心脏病、先天性食道闭锁等疾病，在出生后或婴幼儿期即全麻下气管内插管手术的患儿也日益增加，这样一来就导致气管内插管后拔管困难，后天性（获得性）喉、气管狭窄的发病率上升。

第一节　先天性喉气管狭窄

出生即有、不明原因的喉、声门、声门下狭窄乃至整个气管的狭窄，统称为先天性气道狭窄（congenital tracheal stenosis，CTS）。先天性的喉狭窄常见原因有：功能性异常包括喉软化、喉麻痹（声带麻痹），结构发育异常包括喉蹼、喉裂，占位性病变包括囊肿、血管瘤等。本章节主要讨论声门以下部位的狭窄，按发生的部位可分为声门下狭窄和气管狭窄。

【流行病学特点】

儿童喉气管狭窄的发病率相对较低（2%~5%），但各国文献报道相差较大，国内目前缺乏大样本调查。有一点共识的：加强母亲妊娠期的检查，可以降低先天性喉气管狭窄的发病率。自 20 世纪 60 年代，随着越来越小的新生儿的出生，新生儿抢救和护理技术的进步，一些有严重先天性疾病的新生儿得以存活，使得整体的发病率在上升，也给医生带来更多的挑战。

【病因学】

出生即有、原因不明确。先天性声门下及气管狭窄主要是环状软骨发育畸形和 C 形气管软骨环发育畸形形成 O 形环最为常见。环状软骨发育畸形常见的有四种（Tucker 等），包括椭圆形环状软骨、扁平状环状软骨、前联合增厚型和环后部黏膜下裂，其中椭圆形环状软骨最常见。根据组织病理学又可分为：膜性和软骨性狭窄。膜性声门下狭窄通常呈环形，由纤维组织构成，多由于纤维结缔组织增生或黏膜下腺体组织肥厚形成。

可能涉及声带组织。软骨性声门下狭窄由环状软骨前联合增厚引起,即 A 形环状软骨畸形所致(图 5-7-1-1)。

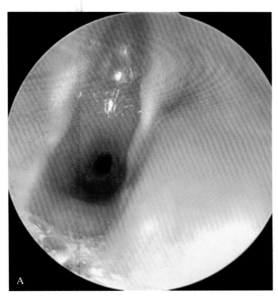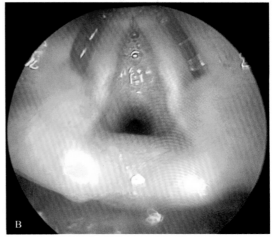

图 5-7-1-1　环状软骨畸形喉镜下表现

A. 喉气管内镜下,可见声门下环形狭窄,最细处为 1~2mm;B. 喉气管内镜下,可见声门下环形狭窄,最细处约为 2mm,并可见声门下气管前壁增厚

【临床表现】

临床表现与气管狭窄的程度和范围密切相关。部分轻度狭窄的患儿,出生后可无特征性的临床表现,或仅在上呼吸道感染、喝奶、哭闹时出现吸气性喘鸣、轻度的呼吸困难。也可表现为反复发作性咳嗽、喂养困难。但随着月龄的增加、患儿活动量的增加,类似的症状会表现的越来越明显、频繁、严重。在中 - 重度声门下狭窄患儿,则在出生后安静状态时即有吸气性喘鸣、呼吸困难表现,在上呼吸道感染、喝奶、哭闹时可发生憋气、青紫等明显的气道阻塞症状,三凹征异常明显,严重的甚至呼吸衰竭,这些患儿往往伴有严重的营养不良、体重不增。无论轻度或中 - 重度狭窄在抢救治疗时都会出现气管插管困难现象。

【诊断】

1. **病史详细的病史询问**　包括患儿是否早产,出生体重,气管插管史(包括时间、次数、困难与否及损伤情况、是否有拔管困难),以及有无呛咳、喂养情况、生长曲线、肺功能、发音情况等。

2. **体检**　观察安静和哭闹状态下的呼吸情况、喉喘鸣情况,三凹征严重程度,哭声有无嘶哑,是否有颌面部其他发育异常(小下颌、舌后坠、腭裂、后鼻孔闭锁等),有无综合征畸形。有气管切开时应检查气管套管的内径、外径,是否通畅及堵管情况。

3. **电子喉 - 气管内镜检查**　软性喉镜和 / 或气管镜依据患儿自身条件可在表面麻醉或全麻下进行,检查自鼻腔、鼻咽、口咽、喉咽、声门区、声门下、下气道依次而行。排除后鼻孔狭窄或闭锁、喉入口结构异常、喉软化症、喉麻痹、喉气管裂、喉蹼、各种占位等。硬性喉气管内镜需在全麻下进行,检查时需准备好不同型号的支气管镜,可以全面了解气道狭窄的程度、长度和性质,它是诊断气道狭窄的金标准。患儿进行术前评估时应同时行两种检查。

4. **影像学检查**　颈部正侧位 X 线片、食管照影、对比支气管照影、胸部 CT 或 MRI

和超声心动图,有助于排除气道受畸形血管的压迫。颈部 CT 或 MRI,可提供有价值的病变形态学资料及相邻结构的信息。另外,新的成像技术允许虚拟的支气管图像,可以从气道 CT 三维重建过程中进行类似于腔内视图。

5. **分型** 依据 Cantrel 和 Guild(1964 年)分型方法,即按照狭窄气管所占整个气管长度的比例分型。该分型对于指导手术方法的选择非常重要。

(1)全气道发育畸形:最为严重,除了喉以外的全气道或大部分气道均狭窄,气管环为 O 形,新生儿气管直径为 1~3mm,主支气管可以是正常的、也可以是软化塌陷或同时合并有狭窄(图 5-7-1-2)。需要强调的是该类型很容易漏诊,需行气道测量并结合临床体征、全麻气管镜检查方能确诊。

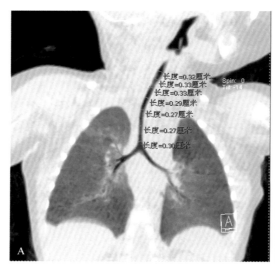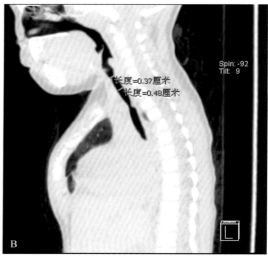

图 5-7-1-2 全气道发育畸形气道 CT 和三维重建表现
A. 可见声门以下气道狭窄并两肺发育畸形(左肺一叶、右肺二叶)(冠状位);B. 声门以下气道狭窄的气道 CT+ 三维重建(矢状位)

(2)节段性"漏斗状"狭窄(funnel-like narrowing):气管初始段直径是正常的,逐渐向下延伸呈"漏斗状"狭窄。狭窄的长短不一,近端窄、远端正常或异常并向支气管延伸(图 5-7-1-3)。

(3)节段性狭窄:可以发生在气管任何水平面、任何长度,但通常发生在远端、低位气管和支气管,通常伴有支气管发育异常。如叶支气管异常分叉(图 5-7-1-4)、支气管桥及肺动脉吊带(图 5-7-1-5)等。

【鉴别诊断】

对于先天性者,应注意与其他先天性疾病相鉴别:先天性喉、气管功能性病变,如喉软化症、气管软化症、声带麻痹等;喉结构发育畸形,如喉蹼、喉裂、气管食管裂、畸形移位血管压迫等;喉气管占位性病变,如喉囊肿、声门下血管瘤、呼吸道乳头状瘤等其他少见局部肿块;同时注意与感染性疾病、胃食管反流等鉴别。

【治疗】

一旦气道狭窄诊断和分型明确,则需选择不同的手术治疗方法。对于成人来说,气道修复重建的技术和术中特殊的麻醉技术("跨段通气"等)已日趋成熟。而对于儿童气道要小得多,尤其是婴幼儿,麻醉过程中可能需要"体外循环"维持,手术的技术要求更高、麻醉的风险更大,所以对于儿童和婴幼儿,如何选择手术的时机和方法,显得尤为重要。

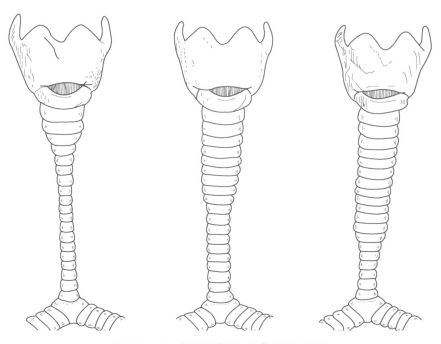

图 5-7-1-3 节段性"漏斗状"狭窄示意图

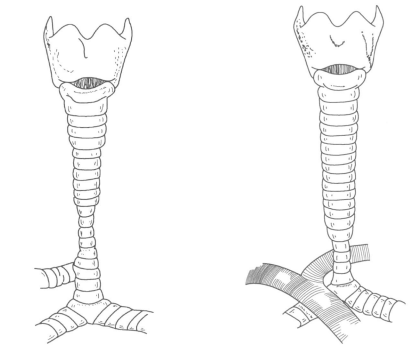

图 5-7-1-4 支气管异常分叉示意图　　　图 5-7-1-5 肺动脉吊带示意图

1. 短距气管狭窄的手术治疗　经典的一期手术为气管狭窄段的切除＋气管断端的端-端吻合（图 5-7-1-6）。这一技术包括颈部切开和／或胸骨切开、气管狭窄段的切除、气管大幅度上下滑动，气管断端进行单股可吸收缝合线（polydioxanone，PDS）缝合。但是气管狭窄对于儿童或最长允许切除的长度目前仍有争议。有文献报道最长可以切除适龄、正常气管的 30% 是安全的。近些年,各种气管支架运用于短距气管狭窄,但对儿童仍缺乏大样本数据,并且推荐使用的极少,建议临床治疗中谨慎选择。

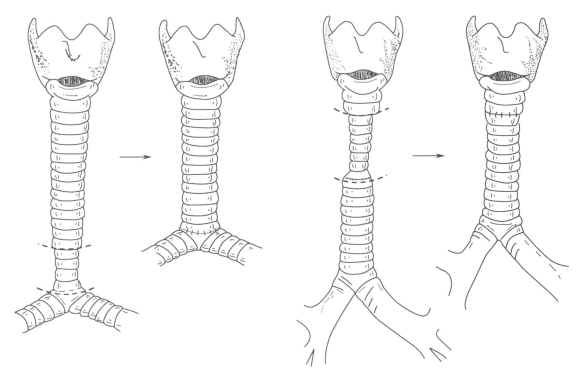

图 5-7-1-6 气管狭窄段切除端 - 端吻合示意图

2. 中距气管狭窄的手术治疗 中距气管狭窄的病变范围近 2/3 气管长度,滑片气管成形术(slide tracheoplasty)应为首选(图 5-7-1-7)。该方法由 Tsang 等首次描述,由 Goldman 等人首次用于临床,主要包括:气管和相应的主支气管上下广泛滑动,在狭窄段上部横切断离整个气管分为上部的近心端和下部的远心端。近心段后半气管修成斜面而保留前半部分,远心段的狭窄段气管中部上下纵行切开,前壁为近心段,后壁为远心段,然后上下滑动前后对位吻合。术后气管的横截面积增加了一倍。在气管狭窄广泛的情况下,"滑片气管成形术"和"短距狭窄切除术"相结合使用,无论是狭窄位于主气管、主气管和支气管及广泛支气管,都可采用,而且效果是满意的。

3. 长和超长距气管狭窄 对于这类患者,滑片气管成形术仍是第一选择,但也有很多争议。除此之外也有其他方法可选择,如补片法(patch tracheoplasty)。补片法气管成形术的原理是将狭窄的气管由上而下顺行切开,然后用补片修补前部的缺损以扩大气管径。补片的材料有多种:自体心包、肋软骨、自体气管及异体气管移植等,其中最常见和最成功的是自体心包和肋软骨。但是任何一种材料都有各自的优缺点,目前尚无一种材料被公认是最完美的,因为每种材料都需经过一段时间的愈合,才能维持正常的气管通气功能和气管形态。对于超长的气管狭窄目前主张多种成形方法联合运用的个体化治疗方案。

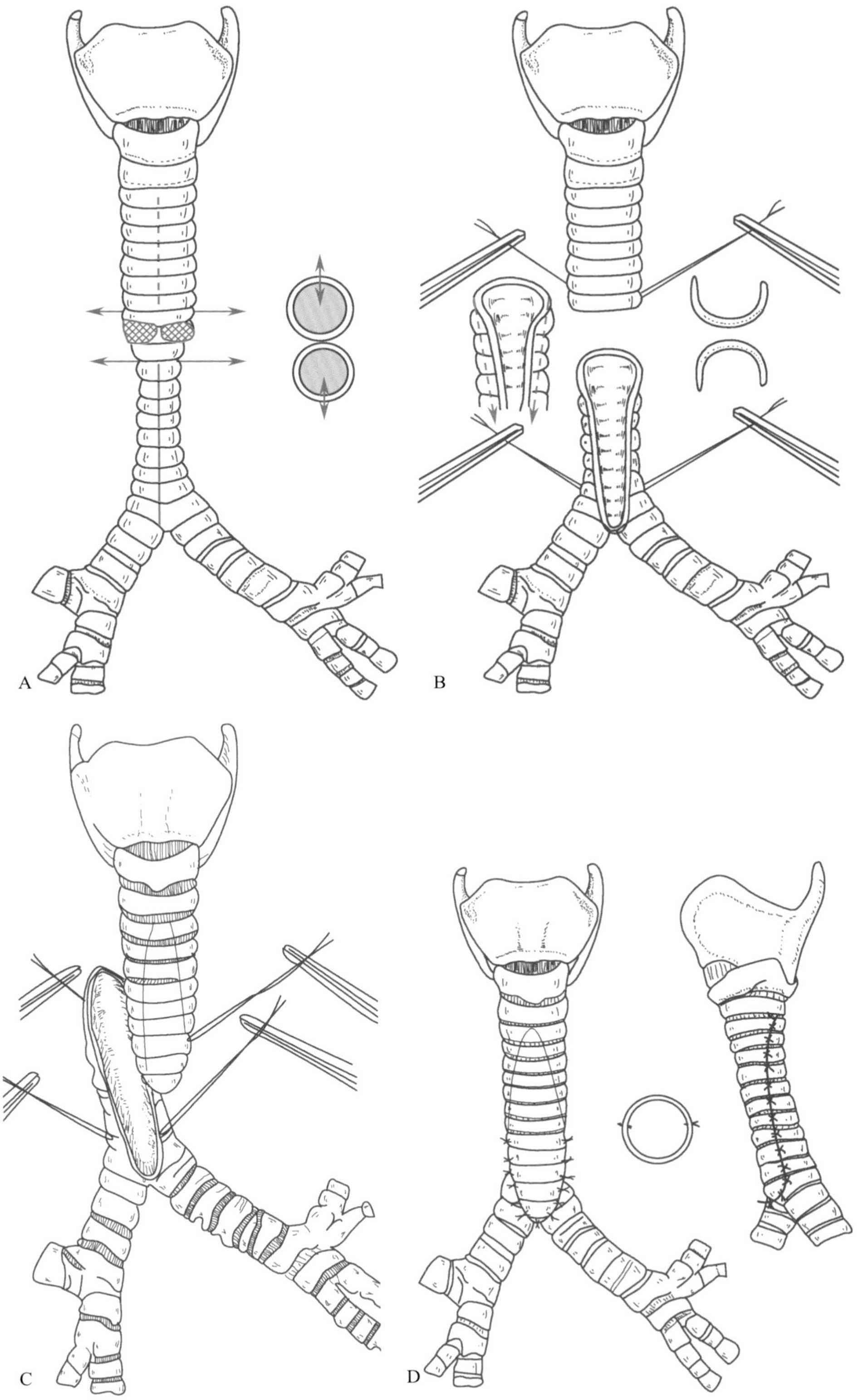

图 5-7-1-7 滑片气管成形术示意图

A. 自狭窄段横断气管,并自起始段至狭窄段远端纵行切开气管环;B. 近心段后半气管修成斜面而保留前半部分,远心段的狭窄段气管壁中部上下纵行切开;C. 前壁为近心段,后壁为远心段,再将气管下滑,并断端对位缝合;D. 缝合后,气管壁管径增大,气管长度略短于术前

【随访和预后】

先天性的气道狭窄往往一出生即有不同程度的吸气性喘鸣和呼吸困难,这些患儿既往史中并无外伤、长期的插管、感染或误吸等病史,但有反复发作呼吸窘迫、插管困难史,因发病年龄幼小、病情急骤,术前评估风险异常大且困难,需要和家属良好的沟通,以达到适当的心理预备。一旦评估成功,诊断明确,根据病因、狭窄的范围和合并疾病的严重程度需制订个体化的、分期的、分步骤的多种方法相结合的"联合"治疗方案。

第二节　获得性喉气管狭窄

出生时正常,因各种原因导致喉部、气管软骨壁或/和气管内黏膜受损而形成的气道狭窄,称为获得性喉气管狭窄(acquired laryngotracheal stenosis,ALS),最常见的原因是气管插管损伤(医源性)、喉气管外伤和化学烧灼伤,因气管插管损伤占 90%,而插管损伤的区域主要位于声门下,故本节主要介绍喉、声门下或颈段气管狭窄。

【流行病学特点】

在 20 世纪 60 年代,新生儿抢救和护理技术的进步和日趋完善,气管内插管、气管切开术也已广泛应用于因为先天性喉气管病变的患儿、各种原因导致婴儿早产并需要呼吸机支持的患儿,由于大批早产、低体重儿(<1 500g)抢救成功,气管插管时间延长,使得获得性声门下狭窄发生率迅速增长,占所有声门下狭窄的 95%。McDonald 等报道,气管插管后的气管切开率达到 20%~24%。喉外伤和喉部化学烧灼伤较多发生于幼儿、儿童和青少年,因误伤,误吸、误食化学物质导致。

【病因学】

婴幼儿喉的位置高(上缘平第一颈椎,环状软骨平第四颈椎,成人环状软骨平第六颈椎),喉体积在喉、气管支气管系统中所占的比例远大于成年人。声带突至杓状软骨间软组织占声带长度的一半,而成人仅占 1/4。较大儿童和成人气道最狭窄的部位在声门裂,而婴幼儿气道最狭窄的部位在声门下区,即声门下 5.0~10mm 的环形区域,若因各种原因其直径减少 1mm,气管径的有效通气面积将减少 60%。因此,婴幼儿声门下区是最易受到影响的区域之一。目前公认的关于声门下狭窄定义:当声门下区内径,足月儿 <4.0mm,早产儿 <3.5mm 即可诊断。

【病因和病理生理学】

获得性声门下狭窄占所有声门下狭窄的 95%,90% 缘起气管插管。获得性声门下狭窄除喉气管外伤外,主要是医源性损伤即气管插管损伤引起。

气管插管引起气道损伤分为三个阶段:

1. **第一阶段**　为初始期,黏膜受压导致黏膜水肿、缺血、溃疡形成,黏膜纤毛运动下降、感染导致软骨膜炎进一步波及软骨,引起软骨坏死并最终塌陷。

2. **第二阶段**　为愈合期,在溃疡的愈合过程中,肉芽组织增生、血管重新长入,继而纤维化,形成以后的瘢痕,由于肉芽组织的生长速度远大于上皮组织的生长速度,也称为肉芽组织增生期。

3. **第三阶段**　为瘢痕塑形期,原来的肉芽组织纤维化,组织收缩,形成坚韧的瘢痕组织,由于软骨支架塌陷,加剧瘢痕组织挛缩引起声门下狭窄。

【相关因素及研究进展】

1. **气管插管所致狭窄研究进展** 气管插管所造成的损伤主要和以下几点相关：气管的解剖差异、先天性气道疾病未确诊、过大的插管直径及麻醉师的经验和错误的插管技术。

（1）插管的直径：一般情况下均根据婴幼儿的年龄来选择。分为普通管和球囊管，发育正常的患儿，按照"气管插管管径（mm）=［年龄（岁）÷4］+4"公式选择气管插管是可行的，但对于低体重新生儿或婴幼儿和那些气道狭窄发生率极高的疾病如唐氏综合征、先天性心脏病的患儿，气管的直径往往小于正常发育的患儿，通常的选择方法是普通管小0.5号，球囊管小1.0号，只要有轻微的阻力，都不建议强行插管，因插管直径太大，容易迅速导致局部压迫性缺血溃疡、继而发生狭窄。理想的气管插管型号应允许在呼吸时20cmH$_2$O压力下漏气。有文献报道推荐使用依据体重选择气管插管型号的方案见表5-7-2-1。这些措施大幅度地降低了声门下狭窄的发生率。

表5-7-2-1 依据儿童体重选择气管插管型号的方案

儿童体重/g	气管插管选择直径/mm
<2 500	2.5
2 500~4 000	3.0
>4 000	3.5

（2）插管的时间：有文献报道插管的时间越长越容易造成气管黏膜的损伤，但也有数小时的插管引起的声门下狭窄，这和气管插管对气管壁黏膜压力有关，若插管选择不当即使数小时，同样造成黏膜损伤，当插管的压力超过毛细血管灌注压（20~40mmHg），气管壁即发生缺血、坏死，尤其是24~72小时内会发生严重病理改变。引起毛细血管低灌注压改变常见全身因素如：休克、低血压、贫血和脓毒血症等。目前临床上对插管时间的上限并未达成共识，但有文献报道插管超过4周，气管黏膜损伤、狭窄的可能性大大增加。

（3）插管的材料：使用聚氯四氟乙烯气管插管代替其他材质的插管，气管黏膜的反应少，更为安全。

（4）插管的路径：鼻插管优于口内插管，因为鼻内插管更易于固定，固定不良可能增加声门下的损伤和狭窄的机会。

（5）插管次数：反复的插管，引起声门下损伤的机会大大增加。

（6）注意事项：插管在气管内的适当长度和位置非常重要。插管管的尖端不应位于气管的前壁或后壁，至少在隆嵴上方1cm处。插管的硬度决定了随后病变的发展，咳嗽时弯曲的气管插管反复刺刺激造口的上缘，压入气管前壁，导致吻合口上塌陷和肉芽肿形成，这种并发症在长时间插管的儿童中更为常见，气管插管尖端引起的肉芽肿可能危及生命，必须立即切除。套管的搏动运动和轻微的气管出血可能是引起无名动脉瘘的早期迹象，另外，插管压迫后壁导致气管食管瘘等，这都需要在病情发生前立即进行气管镜检查。因此插管活动度、球囊的压力、气管内的感染控制、分泌物的吸除等因素，均与声门下狭窄的发生密切相关。

2. **胃食管反流与本病的相关性** Bain（1983）首次提出胃食管反流也是导致声门下狭窄的重要因素之一。Little（1985）、Koufman（1991）在狗的声门下狭窄模型研究中发现应用抗酸药物有效。Koufman(1991)报道 32 例喉气管病例伴有咽喉反流异常,Walner (1998)报道 74 例儿童声门下狭窄者患胃食管反流发生率是正常儿童的 3 倍,但目前尚未就 pH 值诊断 GER 的标准达成一致。Cardoso(2020)提出与使用高剂量质子泵抑制剂的药物治疗相比,通过腹腔镜下胃底折叠术控制胃食管反流后可以显著提高气管狭窄的治愈率。

【临床表现】

患儿在出生后通气是正常的。获得性喉、气管狭窄有一明确的外伤史、误吸、误食化学物质及气管插管史,以先天性心脏病手术、重症肺炎、病毒性脑炎患者为多见。早期以气管拔管后 24~48 小时内即出现呼吸困难为主要表现,较晚的往往是拔管后 2~3 周后,出现渐进性的吸气性喘鸣并呼吸困难,明显的三凹征,合并上呼吸道感染后加重,导致急性喉阻塞Ⅲ度～Ⅳ度,再次气管插管时成为困难插管,需紧急行气管切开术。

【临床分级】

1. **目的**　确定狭窄长度、程度、位置。是否有多部位狭窄、下气道及肺部畸形存在。

2. **方法**　使用气管插管或支气管镜可探知狭窄的位置、长度,同时测量管腔直径,初步判定声带到狭窄区的面积等。在术前对声门下狭窄进行有效的分级或分度、对手术方法的选择和预后的评判有重要意义。但是目前尚无公认的声门下狭窄分级系统,文献报道较为成熟的分级系统包括:Myer-Cotton 气管狭窄分级(1994)(图 5-7-2-1)、McCaffrey 气管狭窄分级(1992)、Lano 气管狭窄分级(1998)。

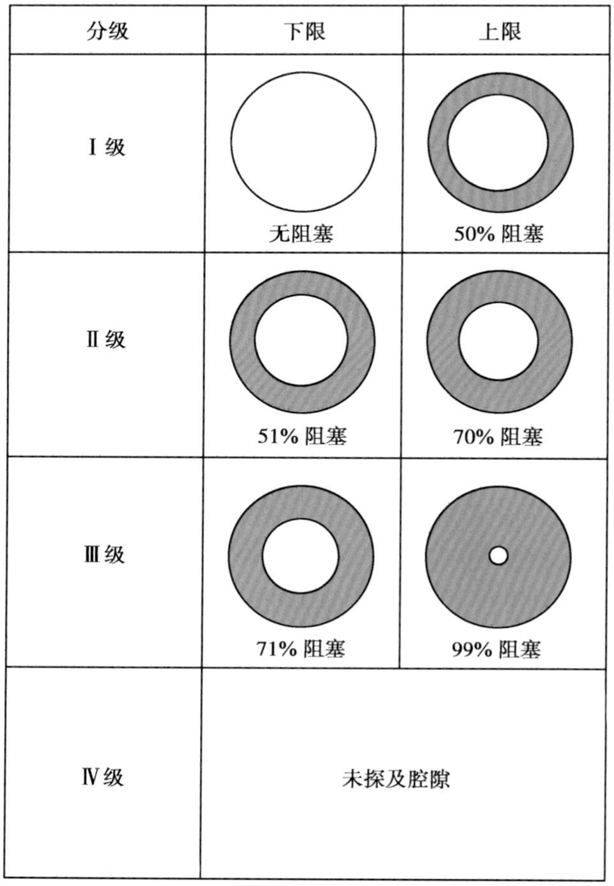

分级	下限	上限
Ⅰ 级	无阻塞	50% 阻塞
Ⅱ 级	51% 阻塞	70% 阻塞
Ⅲ 级	71% 阻塞	99% 阻塞
Ⅳ 级	未探及腔隙	

图 5-7-2-1　Myer-Cotton 气管狭窄分级示意图

（1）Myer-Cotton 分级系统：由于 Myer-Cotton 声门下狭窄分级系统较为简单、直接、容易记，所以在临床上接受度较高，在诊治过程中多参考该分级系统。Myer-Cotton 分级系统（1994）（表 5-7-2-2、图 5-7-2-2）：应用气管插管的直径来测量气道狭窄段的直径，即确定以可通过声门下狭窄的最大可测量直径为其实际直径，在正常通气压力下（>25cmH$_2$O）漏气，与该年龄合适插管直径相比较得出的比值来计算狭窄的百分比。评分标准是基于声门下区水平断面相对减少程度，适应于成熟的、稳定的、环形的狭窄。其缺点：对狭窄长度和多部位狭窄缺乏足够考量。

（2）McCaffrey 的分级系统：基于受累部位（气管、声门下、声门）和狭窄长度，不涉及狭窄腔内径，其优点在于对狭窄的长度和范围给予了足够重视和关注。

（3）Lano 分级系统：更为简单，是基于受累部位，不考虑狭窄长度或腔内径的分级系统。Ⅰ度指一个部位受累、Ⅱ度指两个部位受累、Ⅲ度指三个部位受累。这一分级方式由于过于简单，狭窄的程度、范围均不甚清楚，故目前临床上已较少采用。

表 5-7-2-2 Myer-Cotton 改良气管狭窄分级系统

分级	管腔阻塞情况	单一 SGS a	SGS+ 合并症 b	SGS+ 声门受累 c	SGS+ 声门受累 + 合并症 d
Ⅰ	≤ 50% 的腔径	Ⅰa	Ⅰb	Ⅰc	Ⅰd
Ⅱ	51-70%	Ⅱa	Ⅱb	Ⅱc	Ⅱd
Ⅲ	71-99%	Ⅲa	Ⅲb	Ⅲc	Ⅲd
Ⅳ	无可探测腔隙	Ⅳa	Ⅳb	Ⅳc	Ⅳd

【鉴别诊断】

需要和先天性喉气管狭窄、先天性喉功能性或器质性病变、先天性喉占位性病变相鉴别（参见本章第一节）。

【治疗】

本病治疗难度较大，先天性喉气管狭窄，多有结构性即气管软骨的狭窄病变，手术治疗多需采用开放式手术，颈段狭窄需进行预防性气管切开；胸段气管狭窄多需要体外循环下或体外膜肺氧合（extracorporeal Membrane Oxygenation，ECMO）下进行。获得性气管狭窄，治疗方法较为多样，远期预后治疗效果与狭窄程度、长度相关。不管是先天性还是获得性喉气管狭窄，治疗方案多会涉及以下治疗：

1. 随访观察 适应于轻度声门下狭窄病例，Myer-Cotton Ⅰ 级与 Ⅱa/b 级，无论是先天性还是后天性的，均应作为首选方法。临床表现和体征均不明显，一般情况下无吸气性喘鸣、无三凹征、喂养困难及反复发作性咳嗽者，偶尔在上呼吸道感染或运动量增加时出现轻度的喘鸣和三凹征，可每 3~6 个月门诊行气管内镜检查。

2. 药物治疗

（1）适应于急性期的不伴有气管黏膜坏死单纯黏膜水肿，可用含激素的雾化剂或肾上腺素（1/20 000~1/10 000）+0.9%NaCl 溶液 5mL 雾化吸入，同时静脉滴注地塞米松（0.1~0.5mg/kg）和持续正压通气。

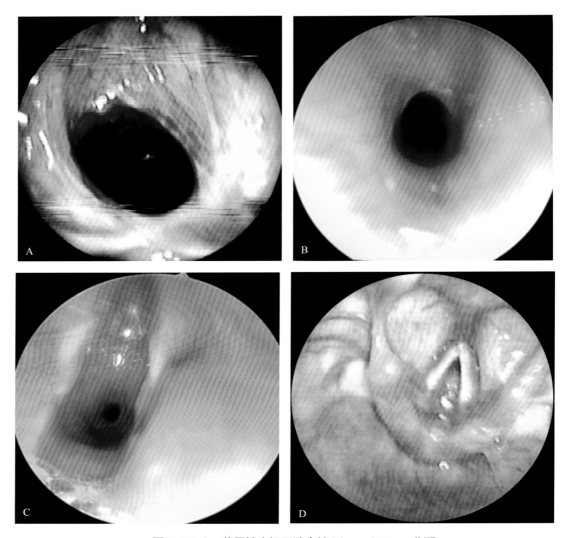

图 5-7-2-2 获得性声门下狭窄按 Myer-Cotton 分期

A. Ⅰ级;B. Ⅱ级;C. Ⅲ级;D. Ⅳ级

（2）鉴于 GER 对所有的声门下狭窄病例均有影响,建议在这些病例中均采用经验性抗酸治疗。通常在术前 2 周开始应用,在无症状患者中,术后常规抗酸治疗 3 个月。对诊断为 GER 的患儿,往往由儿童消化内科协同治疗。

3. 外科治疗 喉气管狭窄的手术治疗包括内镜下手术和开放性手术,详见本章第三节。

对于 Myer-Cotton 分级 > Ⅲ级的获得性喉、气管狭窄的治疗,可首先选择气管切开,以确保患儿的呼吸。仅少部分轻度狭窄的患儿可能避免切开气管。关于气管壁切口,通常垂直切口不应横断两个气管环,横行或 U 形切口不应超过一个气管环。文献报道意外脱管的发生率 2%~5%,唯一可提供部分保护措施的方法是在切除皮下脂肪后,将颈部皮肤缝合在气管造口术的边缘,关于气管切开的位置,当声门下狭窄与气管切开的位置有相关时,气管切开的位置应加以选择:①声门下或上段气管袖桶状狭窄,气管切开造口必须放置在狭窄段;②胸骨下段气管袖桶状狭窄,气管造口必须放置在狭窄上方,气管套管安全固定,以防脱落。有术后气管护理时家属不慎将棉签掉入气管套管内导致窒息死亡病例,因此气管切开后的家属护理至关重要,需要特别的指导和培训。关于气管拔管,和成人不同的是儿童尤其是婴幼儿气管壁软,为了避免拔管后气管造口处可能出现 A 形气管畸形,建议手术关闭造瘘口。

【随访和预后】

由于获得性喉气管狭窄多为医源性,而预防的效果远胜于治疗。因此,在临床工作应重视和注意下列因素,采取有效的预防措施,避免或减少气管插管引起声门下狭窄。气管内插管是最常见的引起声门下狭窄的病因,应充分认识长期插管导致喉气管狭窄的影响因素。要提醒麻醉师插管时应考虑以下因素:如插管的大小、时间、形态、位置、监测气囊压力并适当地调整,可以允许在 $20cmH_2O$ 压力时插管周围漏气,避免盲插、多次插管。同时也要提醒临床医师:尽量缩短插管时间,插管后常规抗酸药物、激素药物的使用,一旦拔管尽可能使用 CPAP 度过水肿反应期,避免再次插管。同样要加强术后护理的培训:如固定插管避免插管活动、尽可能减少患者的活动、避免意外脱管。

对于外伤造成的喉软骨性支架骨折碎裂进而形成的狭窄,应做到早期手术探查、早期诊断。应尽量避免高位气管切开和环甲膜切开。一旦内镜下证实有上述情况的存在,应重新实施低位气管造口术。气管切开过程中应尽量避免切除过多的气管环,并尽量使用小的合适的气管套管。

随着对儿童喉气管狭窄的病因病理的深入了解和治疗经验的积累,特别是内镜下微创手术和激光的使用,正在将传统手术方法向微创外科方向发展。同时应该看到,一些喉气管狭窄病因复杂,一次手术不可能完全根治,需要各种方法的有机结合,术后随访占有重要地位。现代临床医师当面临一个喉气管狭窄患儿时,有多种手术技术方法可供选择。手术必须依据狭窄类型和解剖部位进行调整和选择。无论采用那一种方法,虽然报告均有较高的拔管率,但这和术者的手术技巧和经验有很大相关性。环状软骨切除术(cricotracheal resection,CTR)更适合Ⅲc/d 级和Ⅳ级狭窄,声带清晰可辨的患者。喉气管重建术则适应于Ⅱ级和部分Ⅲc/d 级患者,对于狭窄部位接近声带者,如何保护声带仍然是面临的严峻挑战。

近十年来,虽然气管插管引起的喉气管狭窄有上升趋势。但我们也看到气管插管制作工艺在不断改进:气管插管现在变软了,它们的生物相容性得到了改善,它们的高容量低压气囊不再引起气管壁缺血性环状坏死。此外,8 岁以下的儿童建议使用不带气囊管,已成为推荐的标准做法。其他罕见的获得性气管狭窄的病因包括烧碱和烧伤、反复感染、支气管镜所致的创伤和胃内容物反流。值得提醒大家的是近年来,与气道支架术相关的医源性并发症的发生频率大大增加。气管切开术相关狭窄的病因机制涉及两个主要因素:气管切开过程手术本身的原因和气管造口管的存在,局部肉芽的生长。推荐一种无创伤性再插管的方法,即用更小的、更柔软的 Portex 管再插管,插管表面涂上庆大霉素 - 皮质类固醇软膏,以减少再插管可能造成的损伤。

第三节 喉气管狭窄的外科治疗

一、内镜下手术

(一)内镜下球囊扩张术

内镜下球囊扩张术并不是一项新的技术,早在 20 世纪 70 年代已在临床应用,由于适应证的局限性,以后逐渐被开放性手术所替代,但它的再度兴起是因为高压球囊扩张技术作为一种早期干预、补充治疗及其他治疗的一种辅助手段,其效果还不稳定,当球囊扩张致气管黏膜损伤时或可使有的患儿出现更严重的狭窄,临床医生必须综合选择,解决处理不同的问题。内镜下球囊扩张手术至今仍没有较全面的指南,来指导适应证的准确选择。若指征不适宜,尽管多次手术扩张,但仍无法解决问题,甚至使得原来的病变进一步加重,后续处理更为棘手。

【适应证】

1. Myer-Cotton 的 Ⅱ 与 Ⅲa/b 级声门下狭窄(图 5-7-3-1)。

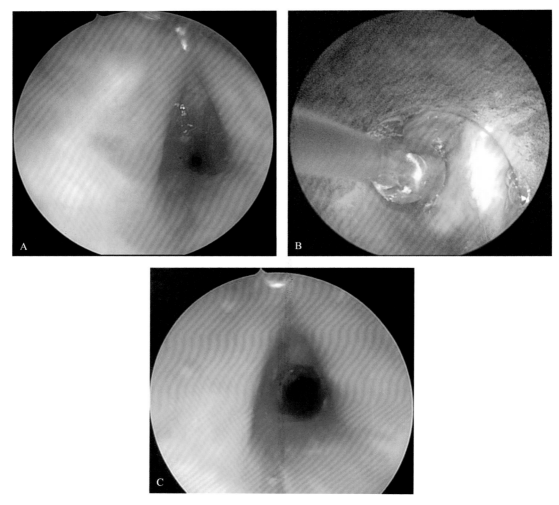

图 5-7-3-1　球囊扩张术术前、术中、术后观
A. 术前观;B. 术中观;C. 术后观

2. 不能耐受喉气管重建术(laryngotrachel recontrction,LTR)者 Ⅲc/d 级狭窄,但成功率低。

3. 喉气管重建术(LTR 或 CTR)术后狭窄部位肉芽增生及再狭窄早期,应用球囊扩张器进行扩张,对提高术后拔管率和成功率有重要帮助。

【优缺点】

1. 优势　放射状扩张、没有剪切力、压力控制准确及低风险。球囊大小的选择原则(图 5-7-3-2):根据年龄相匹配的气管插管外径选择球囊的大小,喉扩张术时球囊直径可增加 1mm、气管扩张时球囊直径增加 2mm。球囊扩张持续时间:达到额定压力后维持 2 分钟或维持氧饱和度下降不低于 90%。球囊压强:范围从 5~20atm,相当于 502~2 026kpa(压强大小的选择需要根据患儿的气管直径而确定)。球囊扩张间隔时间或次数:每 7~10 天一次,扩张 >2~3 次,应视为无效,需选择其他治疗方法即开放式手术。

2. 局限性 费用高,球囊易滑动,只能一次性使用,适应证范围有限。

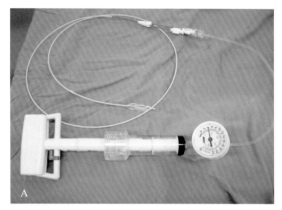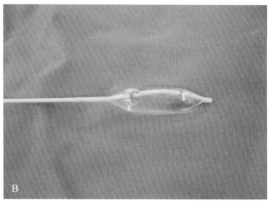

图 5-7-3-2 球囊扩张术中带压力泵的球囊
A. 整体观;B. 末端扩张球囊

(二)内镜下肉芽及瘢痕切除

1. 在支撑喉镜下,先用活检钳仔细切除外生肉芽组织,用 1/10 000 肾上腺素棉球很容易达到止血。针对肉芽切除不推荐 CO_2 激光,因其很可能使高度血管化的肉芽组织碳化,产生热扩散到周围组织,随后留下瘢痕。

2. 丝裂霉素 C 局部注射或浸有丝裂霉素 C 溶液的棉签局部黏膜外敷,浓度和作用时间采用(1~2mg/mL,2min),可在清理肉芽组织时同时运用,但不应用于暴露的软骨上,因长期暴露在声门下腔内的软骨会延缓再上皮化过程,并促进坏死。

3. 全身使用糖皮质激素,为减缓肉芽的再生可使用,(地塞米松,使用剂量 0.1~0.5mg/kg)

4. 抗生素的选择取决于痰细菌培养试验和药敏试验。

5. 而对于声门下膜性狭窄 Myer-Cotton 分级的 Ⅰ 和 Ⅱ 级者,其狭窄膜或瘢痕组织可以使用 CO_2 激光切开,功率应严格掌握,66%~80% 成功率,导致失败的常见因素包括:既往手术史、环状瘢痕、支撑软骨缺失、软骨暴露、杓状软骨固定、喉气管复合狭窄垂直长度 >1cm 等。

二、开放性手术

开放性手术,对于先天性喉气管狭窄,尤其是骨性结构狭窄多会采用;对于瘢痕性狭窄,经内镜下介入治疗无效者会采用。手术可分为一期或二期手术。

(一)喉气管支架置入术

如果内镜下治疗后仍不能避免气管切开术,即可选择喉气管支架置入术(laryngotracheal stent placement)(T 型管)(图 5-7-3-3~图 5-7-3-5)。但若喉模或支架设计不当、材质太硬或直径选择不恰当都可能导致支架不能完全容纳入喉、气管内,所以使用喉气管支架时应仔细评估。其次作为一种软硅胶的喉气管内支架或喉模,其材质的基本要求是为喉、气管提供解剖学支撑,并促进喉气管愈合,而不造成进一步的创伤性损伤。从这一概念上讲,一种完全适合于喉气管重建的支架也可防止急性气管插管后狭窄的发展。即使在婴儿中,这样的支架也应该可以安全地、长期地植入于气管腔内。

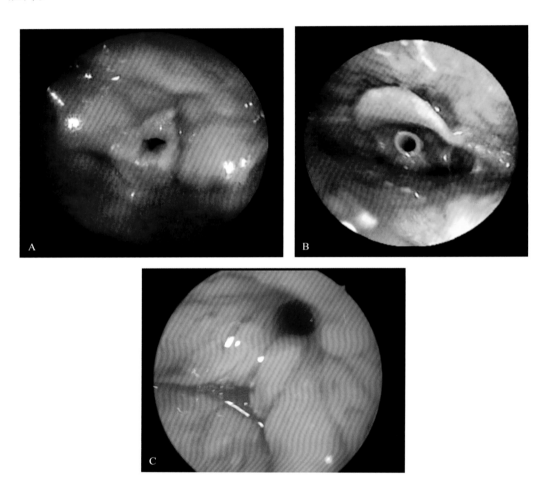

图 5-7-3-3　外伤性喉狭窄(声门裂前 2/3 部分)术前、术中和术后观
A. 术前观;B. 术中置入 T 型管后所见;C. T 型管拔除后即刻所见

(二) 环状软骨前裂开术

环状软骨前裂开术(anterior cricoid split,ACS)适应于前部声门下狭窄或塌陷者。1972 年多伦多 Fearon 和 Cotton 首次报道了在环状软骨前面切开的部位嵌入移植软骨(耳郭软骨和肋软骨),使环状软骨扩张的技术。也有在甲状软骨上开窗取一块软骨,移植于切开的环状软骨中,结果令人满意。至今这三种软骨仍被许多临床医生运用,除此之外也有医生尝试过包括鼻中隔软骨、舌骨及颈部带状肌皮瓣等。经过多年的实践和总结,目前肋软骨已经成为公认的最佳的支撑材料。实验发现,保留移植物的软骨膜作为移植物的内衬里效果最好。环状软骨前裂开术的适应证包括:足月新生儿,体重 >1 500g;有二次以上拔管失败的病史;呼吸机维持通气至少 10 天以上;非充血性听力衰竭至少一个月;术前至少 10 天无急性上呼吸道感染和口服抗高血压药物。目前,这一

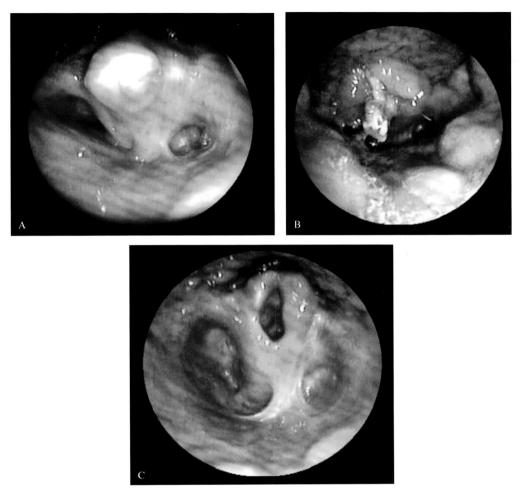

图 5-7-3-4　误吸石灰粉所致喉入口狭窄术前、术中和术后观

A. 术前观；B. 术中 T 型管置入后所见；C. 拔除 T 型管后所见

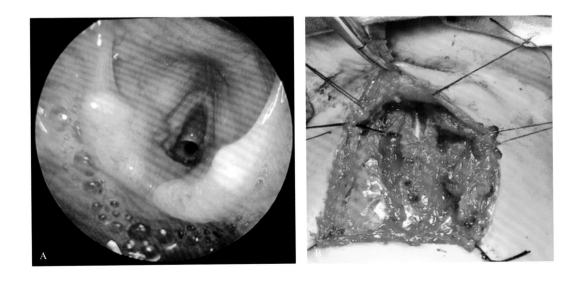

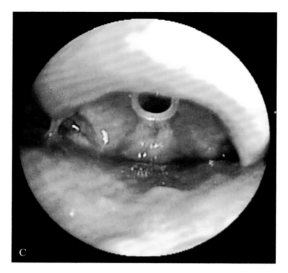

图 5-7-3-5　气管支架置入术前、术中和术后观

A. 术前观；B. 术中观；C. 术后观

手术应用在大多数早期声门下狭窄拔管困难的儿童中，避免了气管切开造口。具体方法：移植软骨切取时，保留软骨膜，植入裂开的甲状和环状软骨之间，朝向气管内面的软骨应保留软骨膜，以利于上皮化和减少肉芽组织增生。

（三）喉气管成形术和喉气管重建术

Evans 1974 年描述了喉气管成形术（laryngotracheoplasty，LTP）和 / 或喉气管重建术（laryngotracheal reconstruction，LTR）应用软骨移植技术可以精确地解决Ⅱ度和部分选择的Ⅲ度气管狭窄患者，同样有高的拔管率和较小的损伤。具体方法：在环状软骨水平做皮肤切口，暴露颈前带状肌肉和甲状腺峡部，进一步暴露了喉和上段气管的前壁，在甲状腺软骨的下三分之一垂直的中线切口、并向下通过环状软骨的前弓和紧邻两个气管环，撑开软骨，然后将所取软骨修整后移植入软骨支架撑开处，移植物是舟状的，用 5-0 或 6-0 的可吸收线缝合，在缝线上涂上纤维蛋白胶或组织胶，以防止任何空气漏，这样可成功地将环状软骨扩展，比简单的 ACS 重建方法更稳定。为了保持声音的质量，做纵形切口时必须避免损伤前联合，称为一期喉气管重建与前软骨移植（图 5-7-3-6）。在术后 5~7 天必须在足够镇静状态下的插管，但必须避免使用麻醉剂。肋软骨移植的喉气管重建术逐渐普及，成为了 20 世纪 70~80 年代的主流手术方式。1981 年 Cotton 和 Evans 报道了随访 5 年的 103 例儿童喉气管重建的结果。在这些病例中拔管率达到 93 例（90%），其中 60 例采用了喉气管成形术，其余的采用肋软骨移植或改良的环状软骨切开加内支架技术。所有这些类型的

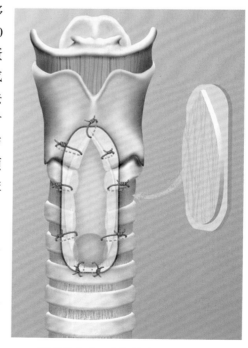

图 5-7-3-6　喉气管成形术示意图

手术都获得了很高的拔管率。

关于一期喉气管重建术(SS-LTR)(图 5-7-3-7):由于在环状软骨前裂开术中,使用气管插管作为术后喉气管支架,所以在施行喉气管手术时可不再进行同期气管切开造口术。随着这一技术不断成熟、经验的积累促进了一期喉气管重建术(SS-LTR)的出现,手术技术与分期喉气管成形软骨移植技术相同,其区别在于气管造口在手术结束时同时封闭,术后患者保留气管插管 2 周。据文献报告 200 例的结果:96% 总体拔管率,其中 29% 需要再插管,15% 需要再次气管切开造口,但在这些病例中最终大多数成功拔管。

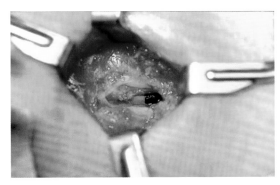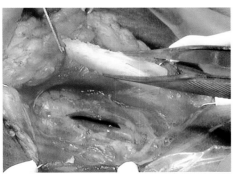

图 5-7-3-7　一期喉气管重建术术中所见

环状软骨垂直切开,切口放置软骨,管腔内以导管支撑固定。在一期手术中,不需要气管切开术,经过一段时间的重症监护后,气管插管直接拔除

喉气管软骨移植手术作为治疗 Ⅱ~Ⅲ 度声门下狭窄的主要手术方式,较 CTR 技术损伤小,且不需要游离移动气管。此外,较 CTR 技术更为精确,如:前方狭窄可以准确地采用前方移植,同样后方狭窄可以通过后方移植准确地矫正。斜形狭窄可以通过前后移植的方法加宽。因此,对两种手术方式的选择要严格掌握适应证。

(四) 环状软骨后裂开术

环状软骨后裂开术(posterior cricoid dehiscence)是指在环状软骨后壁切开植入移植软骨的技术,适应于声门或声门下后部狭窄、双声带固定引起的喉阻塞。这个手术证明也是成功的,动物实验研究显示环状软骨后壁移植物坏死和吸收机会比前部移植物更少。1992 年曾有学者尝试环状软骨四分法扩大喉气管腔技术,前后联合移植甚至侧壁切开称之为四象限裂开,认为对所有的声门下狭窄可以通过外科手术的方式处理,环状四分法裂开术。但是,毫无疑问越严重的狭窄,外科干预成功的机会就越少。在 Ⅱ 度狭窄病例单一的手术拔管率很高,需要牢记的是对于 Ⅲ~Ⅳ 度的狭窄病例,常常需要多次手术才能达到拔管目的。

(五) 环状软骨气管切除端-端吻合术

环状软骨气管切除端-端吻合术(cricotracheal resection,CTR)即切除一段狭窄的气管,然后进行断端吻合,适应于 Ⅳ 度和部分 Ⅲb 度气管狭窄。要求声带和狭窄部分之间存在一定的间距。由于儿童声门下狭窄通常涉及声门和气管,且考虑到儿童喉气管发育的问题,起初并不建议用于儿童。CTR 相比 LTR 其手术的适应证更广。但 CTR 需要大范围地游离气管,手术难度大、对医生的手术技巧要求更高。

1. 术前准备　术前重复硬性内镜检查,再次确认狭窄的范围和部位;在进行气管游离时,食管内必需插入导管,以便术中确认食管的位置。手术开始时颈部伸展,待端-

端吻合后立刻恢复到正常的颈部体位以减少张力;麻醉时通常先做气管切开,在切开处插管通气,这时气管插管内径可选择大 0.5 或 1 号以防术中切开处漏气,术后再依据吻合口的位置调整留置的气管套管位置。

2. 手术步骤

(1)切口:沿气管切开造口做一椭圆形的切口,气管切开造口窦道通常切除。翻起颈阔肌皮瓣上至舌骨水平,下达胸骨上窝水平。沿中线分离带状肌,暴露气管和甲状腺峡部。小心保护环甲肌,是定位环状软骨的重要标志,此处也是最易发生声门下狭窄的水平确定狭窄部位和范围:环状软骨中线垂直切开后开放气道,丝线向两侧牵开气管,评估狭窄情况。向上或向下延长切口直至狭窄段完全暴露于视野中。在Ⅳ度狭窄时没有腔隙存在,可用小的血管钳突破狭窄区到达喉腔,不需要裂开前联合,尽最大可能保护声带。

(2)游离气管:确定上方的切除边缘后,切口沿甲状软骨下边缘向两侧延长达环甲关节。到关节前(喉返神经清晰可见)切口向下转,环状软骨被冠状垂直分为两半。后方切口沿环状软骨板下边缘完成上切口边缘。上断端为前部的甲状软骨和后部的环状软骨板。两部分由环甲关节连接。环状软骨板的内面被覆声门下狭窄瘢痕组织,可以切除至杓状软骨下方的正常黏膜。之后,将气管黏膜瓣与杓状软骨下方的正常黏膜缝合。为减少后部软骨突起需要用磨钻磨薄部分甲状软骨板。在甲状软骨板下部中线裂开,以便吻合下断端时接受 V 形的下端。尽可能保持沿气管软骨膜下、紧贴气管壁解剖前后游离气管,以保护喉返神经。大多数病例曾经进行过手术,有广泛的瘢痕组织,这一技术则不必花时间寻找神经。气管前壁的解剖向下暴露狭窄的下边缘,在这个平面向外侧伸展用锐性切割。2-0 缝线穿过气管壁两侧用以提起气管,然后在环状软骨的下边缘解剖气管后壁。此时可以触摸到食管内的胃管(术前已插好),有助于鉴别食管的位置和走向。用缝线提起气管后解剖食管。保持紧贴气管壁解剖后面和侧面,使喉返神经始终清晰可见。下吻合端必须包含完整形态的、健康的气管环以确保成功。如果在造口处的气管组织有坏死或有周围软骨膜炎的可能,这段气管包括造口应该切除。在此之前,首先需要一个新的气管切开造口,即位于原气管造口下方的健康气管,可将通气管转到新的造口确保通气。新造口上的第一气管环前方做成 V 形,以插入到甲状软骨的前方切口。通常用以作端 - 端吻合的气管应为新造口下方的第二个完整形态的健康气管环(通常接近 1/3 的气管包括气管造口可以在环状软骨气管切除端 - 端吻合术时切除)。气管的膜性后壁做成舌形瓣,缝合在环状软骨后壁上。

(3)松解喉体:喉体松解是减少端端缝合张力的重要因素。定位舌骨后,沿舌骨上面切开,游离舌骨上肌群,在舌骨骨膜下层面游离舌骨。

(4)端 - 端吻合:取出垫肩,使颈部回复正常解剖位置。2-0 缝线穿过气管端侧后外侧和甲状软骨前到环甲关节处。这些减张缝线当后壁黏膜瓣断端吻合完成后接近断端。使用 4/0 缝线将杓状软骨和声带下方的正常黏膜与气管舌形黏膜瓣缝合。在这个部位插入 T 型管或支架,经口插入内镜检查,确认 T 型管或支架的上端正好位于杓状软骨水平的上面,下端可以清晰地看见气管隆嵴。前方用 3-0 缝线完成断端吻合。前方另加减张缝线。气管断端上方前壁的 V 形突起插入到甲状软骨板下部中线切开处缝合,此时,两断端的腔内径大小不一,下方的气管腔内径小于甲状软骨下端腔的内径,气管上端 V 形龛插入甲状软骨下端有助于解决两者断端内径大小不一的问题。缝合带状肌时应放置负压引流,间断缝合带状肌,再逐层缝合皮下组织和皮肤。对于切除气管较长或术后活动难以控制的儿童,理论上可用 0 号线将下颌与胸部缝合,预防颈部伸展导致的端 - 端吻合裂开,但在临床实际操作中比较困难。

三、并发症

最常见也是最重要的并发症就是拔管困难。临床上以拔管率来判断喉气管成形手术的结果,因为拔管是绝大多数患者寻求手术治疗的原因,也是重要的手术结果衡量方法。影响拔管的因素很多,主要有:术前评估的准确性、全面性、手术方法的选择及术者的技术和经验。对于婴幼儿或儿童尤其如此,手术可能解决了声门下狭窄问题,但是,患儿可能存在着多重病因或全身其他方面的潜在性疾病,如患儿合并先天性喉气管软化、声门上塌陷或气管造口塌陷或肉芽组织增生等,对于声门下狭窄问题虽然成功地解决了,但最终却拔管失败。其他尚有伤口感染、肉芽组织增生、喉气管狭窄复发、杓状软骨内陷、喉返神经损伤、肺不张、肺炎、气管内插管移位、气管皮肤瘘管形成等。

(黄 琦)

参考文献

1. HARTLEYB EJ, COTTON RT. Paediatric airway stenosis: laryngotracheal reconstruction or cricotracheal resection. Clin Otolaryngol, 2000, 25(5) : 342-349.
2. BURKE AJ, VINING DJ, MCGUIRT WJ, et al. Evaluation of airway obstruction using virtual endoscopy. Laryngoscope 2000, 110(1) : 23-29.
3. ISLAM S, MASIAKOS PT, DOODY DP, et al. Tracheal resection and reanastomosis in the neonatal period. J PediatrSurg 2001, 36(8) : 1262-1265.
4. JACOBS JP, QUINTESSENZA JA, BOTERO LM, et al. The role of airway stents in the management of pediatric tracheal, carinal and bronchial disease. Eur J Cardiothorac Surg 2000, 18(5) : 505-512.
5. GARABEDIAN EN, LE BRET E, CORRE A, et al. Tracheal resection associated with slide tracheoplasty for long segmentcongenital tracheal stenosis involving the carina. J Thorac Cardiovasc Surg 2001, 121(2) : 393-395.
6. LE BRET E, GARABEDIAN EN, TEISSIER N, et al. Slide Crico-Tracheoplasty in infant. J Thorac Cardiovasc Surg 2006, 132(1) : 179-80.
7. BACKER CL, MAVROUDIS C, GERBER M, et al. Tracheal surgery in children: an 18-year review of four techniques. Eur J Cardiothorac Surg 2001, 19(6) : 777-784.
8. MATUTE JA, ROMERO R, GARCIA-CASILLAS MA, et al. Surgical approach to funnel shape congenital tracheal stenosis. J Pediatr Surg 2001, 36(2) : 320-323.
9. BENJAMIN B, HOLINGER LD. Laryngeal complications of endotracheal intubation. Ann. Otol. Rhinol. Laryngol. 2008, 117 (suppl 200): 2-20.
10. PEREIRA KD, SMITH SL, HENRY M. Failed extubation in the neonatal intensive care unit. Int J Pediatr Otorhinolaryngol. 2007, 71(11) : 1763-1766.
11. COTTON RT, MYER CM, O'CONNOR DM, et al. Paediatric laryngotracheal reconstruction with cartilage grafts and endotracheal tube stenting. Laryngoscope, 1995, 105(8 Pt 1) : 818-821.
12. GEORGE M, JAQUET Y, IKONOMIDIS C, et al. Management of severe pediatric subglottic stenosis with glottic involvement. J Thorac. Cardiovasc. Surg. 2010, 139(2) : 411-417.
13. MONNIER P. Airway stenting with the LT-Mold™: Experience in 30 pediatric cases. Int J Pediatr Otorhinolaryngol. 2007, 71(9) : 1351-1359.

第八章
气管支气管异物及其处理

第一节　气管支气管异物

气管支气管异物（tracheobronchial foreign body）是儿童常见的急危重症之一，常发生于儿童，占 0~14 岁儿童意外伤害的 7.9%~18.1%，好发年龄在 1~3 岁，男性多于女性，农村高于城市，冬春季节多于夏秋季节。

异物包括外源性异物和内源性异物，绝大多数是外源性异物，约占 99%，内源性异物主要为炎性渗出、痂皮、纤维蛋白膜、白喉假膜、干酪样物等。异物以植物性最常见，花生米、瓜子和豆类等坚果类约占 80%；动物性异物约占 3%，以骨片最常见，其次为鱼刺、肉等；其他异物有铁钉、弹簧、石子等矿物性异物，塑料笔帽、纸片、口哨、橡皮等化学制品异物。异物存留部位与大小、种类、形状、密度以及患儿体位、解剖结构有关，气管异物约占呼吸道异物的 10.6%~18%，右侧支气管异物约占 45%，左侧支气管异物约占 36%，双侧支气管异物约占 1%。

【病因】

气管支气管异物主要以 3 岁以下幼童为主，约占 80%。主要原因有：

1. 3 岁以下儿童磨牙未萌出，咀嚼功能不完善。

2. 喉的保护功能不健全，儿童进食或口含食物或物品时，哭笑、打闹或跌倒，突然吸气，由于声门开放，食物或玩物就会被吸入气管、支气管内，形成气管、支气管异物。

3. 其他原因：看护不当、拔牙或昏迷患儿误吸等引起医源性异物。

4. 塑形支气管炎等引起内源性异物。

【病理生理】

气管支气管异物的病理反应取决于异物落入气道位置、阻塞程度、异物性状、异物存留时间、动力学机制等因素。误吸异物后，除少数存留于声门区外，绝大多数落入气管和支气管内。声门或气管异物可立即出现气道痉挛、呼吸困难、窒息等，在术前、术中和术后，均可因胸膜腔极度负压引起负压性肺水肿。

Jacksone（1936）将支气管异物因机械性阻塞而引起的支气管肺病理生理变化分为四型：

1. **部分阻塞型**　气体能进能出。异物堵塞引起支气管狭窄，但气体仍可进出，症状可不明显。

2. 活瓣阻塞型　气体只进不出,致肺气肿。异物停留位置形成活瓣,吸气时气体进入远端支气管腔,但呼气时活瓣堵塞支气管腔,阻止气流呼出,出现肺气肿。

3. 完全阻塞型　气体只出不进,致肺不张。气体不能进出的,可早期出现阻塞性肺不张,还可引起邻近肺叶或对侧肺的代偿性肺气肿。异物移位可突然出现呼吸困难或加重。

异物的理化性状与病理表现也密切相关:植物性异物所含有的脂肪酸类有机物质,如花生、豆类等,可引起剧烈气道黏膜反应,早期可出现支气管肺炎,全身症状重;尖锐异物可导致出血、气肿或气胸;化学腐蚀性异物容易导致气管食管瘘、全身中毒症状等。异物存留时间长可引起肉芽增生、肺炎、肺不张、呼吸窘迫、心力衰竭等。据报道气管异物延误诊断超过 24 小时占 40%,其中 15% 可引起严重并发症。

【临床表现】

1. 症状

(1)声门异物:骨片、鱼刺、金属丝等容易卡在声门,可出现声音嘶哑、咳嗽等,较大异物完全嵌顿声门时,可立即导致窒息,如果冻、糖果、果核等,需高度重视,第一时间处理。

(2)气管异物:异物越过声门,进入气管可引起剧烈呛咳、憋气、作呕、呼吸困难甚至窒息,其特征性症状有撞击声、拍击感、哮鸣声。异物静止时多停留在气管隆嵴,如未完全阻塞左右支气管开口,可只出现阵发性咳嗽。

(3)支气管异物:症状变化较大,植物性异物症状较重,除了咳嗽,可早期出现发热、喘息等,骨片、金属、塑料等异物,炎症反应较轻,可仅有咳嗽。有的异物在支气管内数年可无症状,但如异物堵塞双侧支气管,则可短时间内引起窒息。支气管异物的病程可分为四期。

1)异物进入期:患儿有呛咳、喉喘鸣、憋气、作呕和痉挛性呼吸困难等症状。

2)无症状期:无症状期为时长短不一,与异物性质、阻塞部位和程度,感染等因素有关。此时由于症状不典型容易造成误诊和漏诊。

3)症状再发期:由于异物刺激和感染引起炎症反应,分泌物增多,咳嗽加重,出现各种呼吸道炎症表现或发热等症状。

4)并发症期:表现为肺炎、肺不张、哮喘、支气管扩张、肺脓肿等并发症表现。

2. 体征

(1)声门异物:部分堵塞时出现喉喘鸣、咯血、吞咽困难等,完全堵塞时迅速出现呼吸困难、口唇发绀、窒息。

(2)气管异物:活动性异物于颈部气管可听到声门拍击声,系异物在呼气或咳嗽时随气流向上撞击声带弹性圆锥引起;触诊颈部气管处,可有异物碰撞振动感;肺部听诊双侧呼吸音对称、减弱,可闻及干湿啰音或哮鸣音。

(3)支气管异物:患侧胸廓呼吸动度减低,严重肺不张可有胸廓塌陷;触诊语颤减低;阻塞性肺气肿时叩诊呈鼓音,肺不张时叩诊呈浊音;听诊一侧肺部呼吸音减弱,闻及啰音或哮鸣音。双侧支气管异物时呼吸困难明显,可出现口唇发绀,双肺呼吸音均减弱。

【辅助检查】

1. 胸部 X 线检查

(1)胸部透视检查:X 线透视下可观察到纵隔摆动或纵隔矛盾运动,是支气管异物的间接证据。支气管堵塞时,吸气时正常肺组织进气迅速,患肺进气缓慢,纵隔向患侧移位;呼气时正常肺组织排出气体快,患肺排气较慢,纵隔向健侧移位,这是一种形式的纵隔摆动。肺气肿时,呼气期健侧肺容积缩小,而患侧仍处于膨胀状态,故纵隔向健侧移动,吸气期两侧胸腔压力相等,纵隔恢复原位。肺不张时,无论吸气期和呼气期,纵隔均向患侧移位,只是吸气期更明显。应注意胸部透视的 X 线暴露时间长、阳性率低、儿童配合程度有限等问题。

(2)胸部 X 线摄片:胸部 X 线摄片可将异物分为不透光异物和可透光异物两大类(图5-8-1-1A、图 5-8-1-2A)。不透光异物在气管异物中占比较少,多见于金属、鱼刺、骨块等异物,X 线检查可见直接征象。而气管内可透光异物可有以下间接征象。

1)阻塞性肺气肿:表现为受阻塞的支气管相应部位的肺透明度增高,肺纹理稀少,尤以呼气时表现明显。

2)肺不张:为异物完全阻塞支气管所致,表现为一侧肺或某个肺叶、肺段的密度增高及体积缩小。

3)肺部感染:异物所在的相应肺叶继发肺炎,表现为密度不均匀的片絮状模糊影像。X 线检查是气管支气管异物较为可靠的诊断证据,但应注意仅 2/3 的气管异物 X 线检查时有异常征象,其早期诊断率较低,误吸异物 24 小时后诊断率会提高。

2. CT 检查　适用于异物吸入史不详、迁延性肺炎或怀疑误吸异物的患儿,CT 检查可明确异物大小、位置,堵塞程度,肺气肿、肺不张、纵隔气肿、皮下气肿等,多角度显示气道情况,对术前评估有重要作用。薄层 CT 扫描或三维重建能显示支气管树的连贯性,异物所在位置可表现连续性中断,CT 仿真模拟成像可显示异物与支气管黏膜、支气管周围组织的关系,勾画出异物在管腔内的轮廓、大小和部位(图 5-8-1-1B、图 5-8-1-2B)。

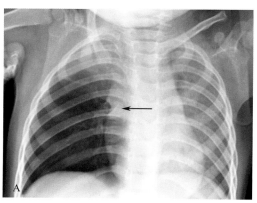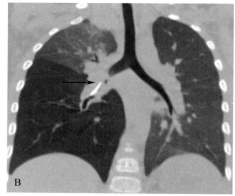

图 5-8-1-1　右侧支气管不透光异物的影像学表现

患儿男,1 岁,胸部 X 线摄片和 CT 检查均见右肺中间段支气管不透光异物(箭头所示),可见纵隔偏向左侧,右肺阻塞性肺气肿征象

A. 胸部 X 线摄片所见右侧阻塞性肺气肿透光度增高右侧心缘处可见条状高亮信号异物影;B. 胸部冠状位 CT 检查所见右侧支气管内可见高亮信号异物影

3. 纤维 / 电子支气管镜检查　纤维 / 电子支气管镜检查可直接明确诊断,并直观地反映异物所处部位、大小、形态及性状。支气管镜下可发现异物及异物所致局部黏膜的充血肿胀、糜烂、肉芽组织增生等表现(图 5-8-1-3)。配合器械可同时进行异物取出术。

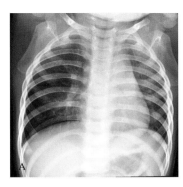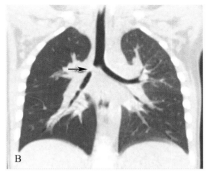

图 5-8-1-2 右侧支气管可透光异物的影像学表现

患儿男,1 岁 9 个月

A. 胸部 X 线片未见异物,右侧肺气肿表现,右侧肺透光度增高;B. CT 检查见右主支气管开口处可透光异物(箭头所示),右肺透光度增高

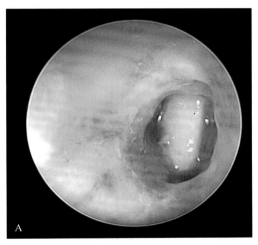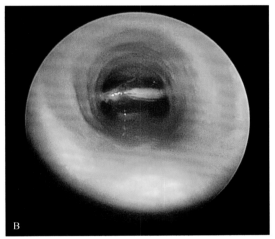

图 5-8-1-3 气管支气管异物的电子支气管镜下表现

A. 可见右侧支气管坚果类异物;B. 可见气管隆嵴上方一颗完整南瓜籽,堵塞气管

【诊断】

明确的异物吸入史,典型的临床症状和体征,结合影像学检查或纤维 / 电子支气管镜检查,多数可明确诊断。应注意文献报道气管异物误诊率为 20%~25%。漏诊或延误治疗可能对患儿造成严重伤害,甚至死亡。

1. **异物吸入史是快速诊断呼吸道异物重要的依据** 与其他诊断要点相比,具有采集便利、诊断灵敏度高的特点,是快速诊断的关键。异物史不明确时,出现阵发性咳嗽、迁延性肺炎治疗效果欠佳或病情反复时,也应注意异物吸入可能。

2. **体格检查** 颈部气管处触诊有碰撞震动感、气管拍击音、哮鸣音、一侧呼吸音减弱、两侧呼吸音减低等是较常见的重要体征。并发症期可有对应体征,如:肺炎时听诊可闻及干湿啰音;肺气肿时叩诊呈鼓音;肺不张时叩诊呈浊音,呼吸音消失;皮下气肿时触及皮肤捻发感等。

3. **辅助检查** 可根据病情和医院具体情况而定。胸部透视和 X 片阳性率较低,CT 和纤维 / 电子支气管镜检查可提供较直接、可靠的征象。

【鉴别诊断】

儿童气管支气管异物有时缺乏明显的异物吸入史,症状不典型或合并存在时,容易误诊或漏诊,危及生命,需注意与以下疾病相鉴别。

1. **急性喉炎** 急性喉炎或急性喉-气管-支气管炎时,可有咳嗽、气促、声音嘶哑、喉喘鸣甚至呼吸困难等表现,需与气管支气管异物鉴别,但此类疾病多存在呼吸道感染病史,无明显异物吸入史,有特征性的犬吠样咳嗽,积极雾化、抗炎治疗可有满意疗效,通过胸部影像学检查(如 CT 检查)及支气管镜检查可有助于鉴别。

2. **支气管肺炎** 支气管肺炎时可有发热、咳嗽、气促、喘息等症状,听诊呼吸音对称。植物性支气管异物可早期引起全身症状,支气管异物并发症期可有肺炎表现,故支气管肺炎与异物的鉴别,尤其迁延性肺炎疗效欠佳或反复,需进一步行 CT 或支气管镜检查以排除异物。

3. **支气管哮喘** 儿童支气管哮喘可出现急性喘息、咳嗽,肺部查体可闻及哮鸣音、呼吸音减低,X 片可有肺气肿,常易与气管异物混淆。但患儿无明显异物吸入史,常有过敏史,呼气性呼吸困难明显,雾化吸入及抗炎平喘治疗有效,可以进行鉴别。

4. **呼吸道占位性病变** 喉乳头状瘤可引起声音嘶哑、气促、喉鸣、呼吸困难等,喉囊肿、声门下血管瘤、气管支气管肉芽、肿瘤等,可引起喉鸣、气促、呼吸困难等,进行鉴别时需注意有无明确异物吸入病史、是否突发症状、病程长短等特点。通过 CT、喉镜、支气管镜等影像学检查可帮助鉴别。

5. **喉、气管结构异常** 喉蹼、喉裂、喉软化症、气管软化症、气管狭窄等疾病均可导致患儿出现喉鸣、气促、呼吸困难等,需与气管支气管异物进行鉴别,根据病史特点,临床表现喉镜、支气管镜及影像学检查可助鉴别。

【治疗原则】

完善术前评估后,在全麻或局麻(有条件情况下优先选择全麻)下视实际情况选择恰当的方法行气管支气管异物取出术。常见的手术路径包括直接喉镜下、硬性支气管镜下、纤维/电子支气管镜下取出异物,如内镜下取出困难,可行气管切开取出异物或开胸/胸腔镜下取出异物。

【预防】

1. **对儿童饮食的监护和教育** 小于 3 岁儿童应避免吃干果、豆类,坚果、水果可制成粉状或糊状食物,避免吸食果冻;警惕骨头粥、鱼肉中的骨片、鱼刺;儿童进食时,应避免儿童嬉戏、走动、哭笑;发生呕吐时,应把头偏向一侧,避免误吸;注意大龄儿童可能喂给婴幼儿糖果等。咽部有异物时设法诱导其吐出,不可用手指挖取,避免因哭闹而误吸异物。

2. **对物品的监管** 小件物品注意存放位置,不应被儿童触及;检查儿童玩具,注意是否有细小零件掉出;某些哨子在吹吸时容易被误吸;避免幼儿口内含物的习惯。

3. 任何时候怀疑儿童误吸异物时,应及时就诊,常见到因保姆或长者怕担责而延误就诊。误吸异物后,如暂时没有呼吸困难,除了及时就诊,暂不要拍背,避免异物移位加重堵塞。

4. 重视昏迷患儿的护理,防止呕吐物误吸;儿童牙科治疗时,应注意避免牙齿或器械误吸。

第二节　气管支气管异物取出术术前评估和时机选择

一、术前评估

气管支气管异物的治疗原则是及时诊断,尽早取出异物。误吸异物一旦发生,极少数能自行咳出,故绝大多数需手术治疗。手术治疗前应进行恰当准确的术前评估,制订治疗方案,选择手术时机,减少并发症。术前需要进行呼吸状态、生命体征、并发症及麻醉的评估。

1. **呼吸状态评估**　评估患儿就诊时呼吸状态,是否有呼吸困难,呼吸困难的程度。确定患儿的危急程度。

2. **生命体征**　包括患儿神智、呼吸、血压、脉搏、氧饱和度等。除常规体格检查外,可辅助心电监测。

3. **并发症的评估**　评估患儿是否合并心血管、呼吸系统等基础病;评估患儿是否有肺炎、肺不张、气胸、纵隔皮下气肿等术前并发症及其严重程度;结合临床表现、实验室检查、影像学检查判断是否存在呼衰、心衰等。

4. **麻醉评估**　术前需要评估患儿的麻醉耐受情况、是否为困难气道以及已有并发症对麻醉的影响。

二、手术时机的选择

准确的术前评估,合适的手术时机,是保证手术成功和减少围术期并发症的关键。

1. **危症病例,应进行紧急处理**　气管或双侧支气管异物,活动性支气管异物,呼吸困难Ⅲ、Ⅳ度患儿,需建立绿色通道,急诊手术。皮下气肿、纵隔气肿或气胸等并发症者,出现呼吸衰竭时应紧急穿刺引流,矫正呼吸、循环衰竭的同时,立即实施手术取出异物;意识丧失、呼吸心搏骤停患儿,应立即就地实施心肺复苏,开放静脉通路,复苏成功后立即行异物取出术。

2. **重症病例**　手术前已出现高热、脱水、酸中毒、皮下气肿、胸膜炎、气胸、纵隔气肿、肺炎、肺不张、胸腔积液等并发症但未出现明显呼吸困难的属重症病例。针对并发症先予以先期治疗,如实施胸腔闭式引流或皮下穿刺排气等,病情平稳后实施手术,在此过程中应密切观察患者病情并随时做好手术准备,一旦病情加重,应紧急手术。

3. **一般病例**　尚未出现明显并发症的为一般病例。准备手术时需警惕异物变位的发生,应完善术前检查后及时实施手术。

第三节　气管支气管异物手术的麻醉

气管异物取出术的麻醉难点在于麻醉医生和耳鼻咽喉头颈外科医生共享气道,如何在维持足够麻醉深度的同时保持气道通畅,保证患儿氧合,一直是摆在麻醉医生面前的棘手问题。因此对气管支气管异物手术,需进行充分的麻醉前评估并选择合适的麻醉方法。

一、麻醉前评估

影响麻醉管理安全性的因素主要包括以下几个方面,需麻醉前进行评估:

1. **患儿年龄** 3岁以内的婴幼儿氧耗大,对缺氧的耐受能力差。

2. **异物类型** 花生、瓜子等植物类异物,油脂含量高,更易刺激气道产生较多分泌物,增加麻醉管理的难度。当异物为笔帽、纽扣、玩具配件等时,多与气管壁间有一定缝隙,尚能保证部分通气。

3. **病程及呼吸道炎症程度** 病史长,肺部炎症重,术中容易发生支气管痉挛、严重缺氧等麻醉风险。

4. **异物所在部位** 异物较大、位于气管或气管隆嵴附近,对气道通气影响多,麻醉风险明显增高。

5. **手术医生操作** 医生进行手术操作的时间与通气中断的时间直接相关。

二、麻醉方法的选择

建议尽量选用全身麻醉方式。既往婴幼儿气管支气管异物的非全身麻醉,常会导致患儿恐惧、烦躁,氧耗量增加,容易引起喉痉挛,加重缺氧与二氧化碳蓄积,诱发心搏骤停等,风险较大。随着儿童麻醉专业水平的不断提高,麻醉器械不断完善,全麻下支气管异物取出术成为一种趋势。

(一)全身麻醉

优点:保持正确体位,使术者从容进行操作。减少组织的损伤,降低喉水肿的发生率。防止由于挣扎使呼吸肌及呼吸中枢处于疲劳状态而导致呼吸衰竭。克服由于刺激喉部引起的迷走神经兴奋产生喉痉挛及心搏骤停。使全身肌肉松弛,减少手术的困难,缩短手术时间。克服手术造成的精神创伤及手术痛苦,有助于术后顺利恢复。

方法:采用保留自主呼吸或给予肌松药。明确异物在一侧支气管内,没有呼吸困难的患儿可以给予肌松药;当异物位置特殊,预估异物取出困难,有呼吸窘迫表现时,要尽量保留自主呼吸。硬性气管镜手术和纤维支气管镜手术麻醉方法有所不同:

1. **硬性气管镜手术的麻醉**

(1)全静脉麻醉方案

1)术前需要开放静脉,面罩吸氧,麻醉诱导后可经直接喉镜予以喉部表面麻醉,以保证置镜顺利。

2)脉搏血氧饱和度维持稳定后,可开始手术。术中应经气管镜侧管连接呼吸回路供氧,为容量控制通气模式。麻醉维持可以视异物取出容易程度而设定给药方式,间断或持续给药。

3)当异物取出后,对于呼吸不规则的患儿可面罩给氧或行气管插管、置入喉罩,辅助通气至清醒。

(2)静吸复合麻醉方案

1)先采用七氟烷吸入快速诱导麻醉,后辅以复合静脉麻醉,既减少吸入麻醉药浓度,又可保证术中平稳。

2)在血氧饱和度维持稳定后,置入气管镜并于侧管连接呼吸回路供氧,采用容量控制通气模式。术中吸入浓度为3%~4%七氟烷维持麻醉,但由于呼吸回路并非完全密闭,七氟烷会有部分泄露而影响麻醉效果,因此术中患儿有体动、呛咳时可辅助静脉麻醉用药。

3)术毕的处理方法同全凭静脉麻醉方案。

2. **纤维/电子支气管镜手术的麻醉** 麻醉方法可以采用全凭静脉麻醉方法。与硬性气管镜相比,纤维支气管镜具有材料及管径方面的优势,因此麻醉方法上可以采用喉罩辅助通气,术中结合通气三通接头,在保证通气的条件下同时满足镜下异物取出操作。

从手术刺激的强度上对比,纤维/电子支气管镜及硬性气管镜并无明显差别,因此纤维/电子支气管镜异物取出术中也要维持足够的麻醉深度,以避免术中出现呛咳情况,影响手术操作及麻醉安全。

(二)表面麻醉

完善的表面麻醉可有效减轻气道高反应。表面麻醉操作本身很容易引起屏气、喉痉挛等不良事件发生,因此必须在足够的麻醉深度下完成。具体方法:全麻诱导后,麻醉达到一定深度时用喉镜暴露声门,以 2% 利多卡因(3~4mg/kg)在声门上和声门下行喷雾表面麻醉。

三、麻醉监测

无论病情危重与否,患儿入室后需要立即监测血氧饱和度,心电图及无创血压。并严密观察气道压力及胸廓起伏情况,由于术中呼吸回路并非完全密闭,呼气末二氧化碳($PETCO_2$)测量数值仅供参考。

四、麻醉并发症及其处理

1. **支气管痉挛** 发生支气管痉挛时,如加深麻醉时痉挛不能缓解,则需撤镜行面罩加压通气,待血氧饱和度回升(不一定达到100%)并维持稳定后由经验丰富的手术医生再次手术,缩短操作时间。

2. **二氧化碳蓄积** 非密闭呼吸回路可造成患儿术中通气不足或肺部炎症较重的患儿换气功能较差,都可引起术中二氧化碳蓄积,术毕置入喉罩后,如发现 $PETCO_2$ 较高,应适当调节呼吸机参数予以纠正。

3. **声门水肿** 麻醉诱导时需给予地塞米松减轻水肿程度,术毕辅助通气可使用喉罩通气以避免声门水肿进一步加重。

4. **气胸** 异物本身、手术操作、正压通气压力过高都可能会造成气胸,一旦确诊,应该避免正压通气,行胸腔穿刺减压术或胸腔闭式引流术。

5. **肺不张** 异物取出后需要听诊排除肺不张,如果发现肺不张,可应用 $20~30cmH_2O$ 的气体压力进行鼓肺,促使萎陷肺泡复张。

第四节 气管支气管异物取出的手术方法

一、直接喉镜下异物取出术

【适应证】

适用于在喉咽、喉前庭、声门区的气道异物及部分气管异物。

【优缺点】

1. **优势**　可从声门处直接看到异物,无须在气管镜下进行,视野较大

2. **局限性**　有诱发迷走神经兴奋,导致心搏骤停风险。可以通过表面麻醉,减少局部刺激。

【操作要点】

1. **喉部异物**　取仰卧位,使口腔、喉、气管成一直线。左手持镜,暴露声门,直视下用异物钳取出异物。如果嵌顿无法取出,应行气管切开,保证气道通畅,再分次或经直接喉镜和气管切开口,上下联合取出异物。取出异物后,常规行支气管镜检查,以防异物残留。

2. **气管异物**　气管异物阻塞总气道,导致患儿早期出现呼吸困难、严重缺氧,容易出现窒息,必须尽快手术取出异物。可以选择直接喉镜法和硬支气管镜镜下取异物的两种方法。

(1)直接喉镜法:直接喉镜挑起会厌,暴露声门,将异物钳置入气管内取出异物。

(2)硬性支气管镜下钳取:在硬支气管镜下将异物钳完整取出,尽量避免异物破碎造成双侧支气管异物或变位。异物位于气管隆嵴或异物一次不能完全取出者,则建议把异物推向一侧支气管,分次取出。

二、硬性气管镜下异物取出术

【适应证】

硬性支气管镜可提供良好的气道通道保障,维持足够的视野,对于大型、嵌顿、特殊异物的暴露及钳取更具有优势。适用于气管、支气管及段支气管异物。

【优缺点】

1. **优势**　是目前气管异物取出术的最主要的治疗

2. **局限性**　段支气管及段支气管以下的异物,以及存在气管、支气管、段支气管狭窄的患儿,该方法取出异物相对困难。

【器械选择】

1. **支气管镜的选择**　支气管镜的选择一般依年龄而定(表 5-8-4-1),内径在 3.5mm以下的支气管镜无法使用 Hopkins 内镜系统配合。

表 5-8-4-1　不同年龄适用的支气管镜规格

年龄	支气管镜内径 /mm	支气管镜长度 /mm
≤3 月龄	3.0	200~250
4~6 月	3.0~3.5	250
7 月 ~2 岁	4.0~5.0	300
3~5 岁	5.0~6.0	300
6~12 岁	6.0~7.0	300
13~17 岁	7.0~8.0	300~400

2. **内镜系统的配合**　内镜系统具有更宽广和清晰的手术视野,有放大及望远的功能,可显示于成像系统中,有配套的异物钳使用,便于术者直视下操作及助手的配合,避

免盲目操作导致的损伤。可用于气管直径允许的各型气管支气管异物的取出及辅助取出。

【操作要点】

1. 体位　患者取仰卧垫肩位,保持口腔、喉、声门、气管在同一直线上,便于支气管镜的进入,减少气管支气管黏膜的摩擦及损伤可能。也可以助手抱头的方式达到并稳定体位。

2. 直接喉镜技术协助插入　用喉镜暴露声门,将直接喉镜远端斜面朝向任意一侧声带,使直接喉镜远端长轴与声带平行以减少对声带的摩擦,当直接喉镜通过声门后,即将喉镜撤出,然后缓慢置入气管再将直接喉镜推进更深的部位。该方法对头部固定的要求不高,操作相对简单,易学,有利于声门区的保护。但因患儿口中需同时放置喉镜和支气管镜,在麻醉深度不够或年龄过小开口较小的患儿,可能会损伤其牙齿或口腔黏膜。

3. 直接喉镜直接插入　右手持直接喉镜视镜及视频接头部分,左手大拇指放在患者的唇、牙龈处稳定直接喉镜远端插入口咽部,推进抵达舌根部,用直接喉镜前端斜面挑起会厌的前部,将声带暴露出来,此后与直接喉镜技术协助插入法相同。该方法视野较小,需要头部更好的固定或头位的辅助变动,操作相对困难,但对患儿开口程度要求较小。

4. 异物的钳取

（1）选用合适的异物钳:抱钳适用于类圆形及硬度不高或较脆的异物,如花生、黄豆等;抓钳对片状方便着力的异物或硬度较高、嵌顿的异物较为适用,如瓜子、塑料片、笔帽等;杯状钳对于肉芽组织或其他异常组织的钳取比较适用。

（2）采取合适的手术策略:对较大、易碎,又易滑脱而有发生窒息危险的异物,可采用"化整为零"分次取出的方法;不能通过支气管镜管腔的异物,夹稳异物取出时,需将异物牵引至镜口端,将内镜及异物钳、连同异物一并取出,若通过声门有阻力需适当旋转,谨防滑脱或嵌顿于声门发生窒息;对于无法取出的,联合纤维／电子支气管镜、气管切开或开胸取出异物。异物取出后,常规进行纤维／电子支气管镜检查,避免异物残留。

三、纤维／电子支气管镜下异物取出术

【适应证】

随着纤维／电子支气管镜技术的发展,其适应证已由深部支气管异物扩展到气管、左右主支气管异物。纤维／电子支气管镜处理异物的成功率为 76%~98.5%。

视频 15　支气管异物取出术

【优缺点】

1. 优势　纤维／电子支气管镜具有灵活、可视的特点,对位于深部支气管、上叶支气管、和下叶后基底段支气管异物的取出具有优势。

2. 局限性　纤维／电子支气管镜本身会占据相对较窄的儿童气道,在维持通气方面不如硬镜。气管异物体积较大或形状不规则,有阻塞声门导致窒息风险者,推荐使用硬镜。中心气道嵌顿、肉芽包裹的异物,推荐硬镜处理或备有硬镜应急。文献报道纤维／电子支气管镜下异物取出时,25% 术中出现紧急情况,认为首选纤维／电子支气管镜的原因是缺乏硬支气管镜的训练。

【操作要点】

1. 插入途径及麻醉选择：根据气管支气管异物大小、性状、部位、病程及手术难易程度等，选择局部或全身麻醉下进行异物取出术，有条件的建议全身麻醉。插入途径可经鼻、经口或人工气道。

2. **操作方法** 随支气管镜进入途径，应顺序探查咽喉部、声门下，气管，左、右主支气管以及各叶、段支气管、段亚支支气管等。通常先探查健侧，后探查患侧；异物取出后，常规再次探查支气管；患侧阻塞严重者，应先取异物改善阻塞，再探查健侧。在发现异物时，特别注意勿将异物推向支气管远端。

3. 辅助配件的选择

(1)网篮型异物钳(螺旋篮形、平行篮形、网套型等)：多数气管支气管异物均可试用网篮型异物钳钳取，其中果仁类、球形异物更适用网篮型异物钳。其优点是可完整取出异物、不易在声门处滑脱、减少声门嵌顿的危险。

(2)有齿异物钳：适用于钳取片状、条状、筒状、不规则或纤细异物等。若异物过大嵌顿时，可与网篮型异物钳配合使用；对于有孔道的异物，将异物钳穿过孔道后张开，可固定拖拽出异物。

(3)球囊导管：部分异物嵌顿的情况下，可将管径适宜的球囊导管送至异物的底部，加压使球囊膨胀托住异物底部拉出；对于崁顿的类圆形异物，单用网篮型异物钳难以取出者，可先用球囊导管将异物拖出；对于有孔道的异物，将球囊导管穿过孔道后加压膨胀，亦可固定拖拽出异物。

(4)细胞刷：适用于血栓、痰栓、支气管塑型等钳取效果不佳者，可使用细胞刷缠绕结合深部支气管灌洗取出。

(5)冷冻探头：适用于有一定含水量的异物，如植物性异物、动物性异物、内生性异物、活体动物(如水蛭)等；也可用于形态不规则的异物。其优势是操作简便、冻取异物完整，不易滑脱。

(6)激光光纤：对于嵌顿的质地坚硬的异物，使用上述配件取异物失败时，有条件者可试用激光分割异物或打孔，再使用其他适宜配件取出。

四、经气管切开取异物

【适应证】

1. 异物体积大，无法有效钳取异物通过声门(如大珍珠等，经过声门区时反复滑脱)，估计再取有窒息危险。

2. 异物大且形态特殊(如义齿等)，难以在支气管镜下通过声门取出异物(出声门困难)。

3. 异物形态特殊，通过声门取出异物时会对声门区造成严重损伤。

以上情况需要经气管切开取出异物。异物取出后，根据术中气道损伤情况，选择放置气管套管或直接关闭气管切开口。

五、经胸腔镜或开胸手术取异物

【适应证】

1. 位于肺内、支气管镜无法到达又非取不可的异物。

2. 异物形态不规则,无法在支气管镜下移动异物(如义齿、铁钉等金属异物),或在支气管镜下移动异物时会造成严重损伤时(如玻璃、刀片、骨片等异物)。

3. 异物在支气管内停留时间过长,或大量炎性肉芽组织阻塞气管腔、或包裹异物、或异物粘连严重,内镜试取失败,强行钳取会有严重并发症。

以上情况内镜下取异物危险性高于开胸手术,需要经胸腔镜或开胸手术取出异物,并按胸科手术进行常规术后护理。

六、双侧支气管异物的处理

【适应证】

多发性及双侧支气管异物呼吸困难较重,需要尽快行气管镜下异物取出手术。对于双侧支气管异物,需要临床经验丰富的术者,术中与麻醉师紧密配合,根据病情变化灵活应用。

【操作原则】

1. **先取大后取小**　在手术中,由于较大的异物往往位置浅容易夹取,故应先取出大的异物。

2. 对于有一侧肺不张或肺实变的双侧支气管异物,先检查阻塞轻的一侧,快速取出异物,吸净分泌物,尽快恢复一侧的肺通气功能,保证手术中气体交换,再检查肺不张或实变的一侧,必要时要进行支气管灌洗。

3. 对于双侧不同种类异物的患儿,先取容易取的异物那一侧,再取不易一次夹取成功的另一侧。

4. 如果患儿双侧肺情况差不多,且异物又是同一类的,先取右侧支气管内的异物,再取左侧。

第五节　院前急救及紧急情况的处理

一、院前急救

气管异物的院前急救,对挽救患儿生命、缓解窒息,为异物取出赢得时间,具有重要意义。

1. **徒手急救**　徒手急救又称海姆立克法,适用于误吸异物出现呼吸困难、窒息时和气管异物出现异物卡喉导致窒息时。

(1)上腹部迫挤法:适用于 1 岁以上儿童。

1)方法:站在患儿背后,手臂直接从患儿的腋下环抱患儿的躯干,将一手握拳,大拇指侧的平坦处对准患儿腹部的中线处,剑突的尖端下和脐部稍上方(大约在剑突与脐部之间的中点处),用另一手握在拳头外,突然用力向上向内挤压,以促使横膈抬起,突然增加胸腔压力,肺内残余气体迅速呼出,迫使气管内异物随气流冲过声门达口腔将其排出。如此反复 5~10 次。当受害者仰卧时,救助者跪着面对受害者,一只手掌根部放在患者的上腹部剑突与肚脐之间,另一只手放其上(与实施心肺复苏相同的手握法),快速有节律地按压 5~10 次(图 5-8-5-1)。

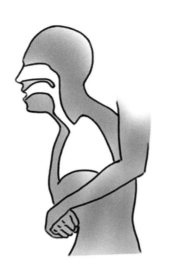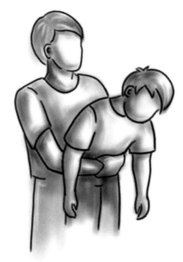

图 5-8-5-1 上腹部迫挤法示意图

（首都医科大学附属北京儿童医院供图）

2）并发症：用力过猛操作不当可能导致严重的腹腔和胸腔脏器损伤，如胰腺断裂、胃穿孔、肝破裂，腹主动脉破裂、食道破裂、肺气肿、纵隔气肿以及心包积气、双侧肋骨多发骨折等。

（2）拍背法：适用于 1 岁以下儿童（图 5-8-5-2）。

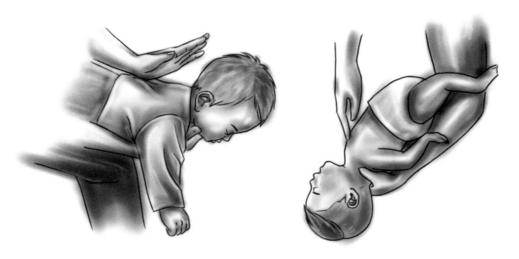

图 5-8-5-2 拍背法示意图

（首都医科大学附属北京儿童医院供图）

方法：一手固定婴儿的躯干（婴儿的身体俯卧于救助者的前臂，用手支撑婴儿头部及颈部），使其面朝下，头低于身体，另一手的掌心拍打婴儿的两肩胛骨间，连续拍 5 下。观察异物是否吐出，清除异物。若异物未排除，则翻转婴儿的身体让其仰躺、面朝上，再用食指和中指在其乳头中间下方一指宽处，压下 1~2cm，连续按压 5 下，重复以上 2 个步骤，直到异物排出能呼吸为止。

2. 如果暂时没有呼吸困难、窒息的表现，则应迅速将患儿送至有条件取气管异物的医院,途中注意尽量减少各种刺激,避免患儿哭闹、咳嗽,保持安静。若患儿出现严重吸气性呼吸困难、发绀、意识障碍,徒手急救没有成功,可用 16 号针头环甲膜穿刺,暂时缓解窒息状态,及时转运。

二、紧急情况的处理

1. 气管或双侧支气管异物,呼吸困难 Ⅲ、Ⅳ 度患儿,应立即给以镇静、吸氧、心电监护,必要时气管插管辅助通气,开放静脉通路,建立绿色通道,急诊手术。

2. 支气管异物出现异物活动变位引起呼吸困难,应立即将患儿头位向上竖抱叩背,促使异物落于一侧支气管,立即准备急诊手术。

3. 已有皮下气肿、纵隔气肿或气胸等并发症者,且患儿出现呼吸衰竭,应在紧急穿刺引流,矫正呼吸、循环衰竭的同时,立即实施手术取出异物。

4. 对意识丧失、呼吸心搏骤停患儿,应立即就地实施心肺复苏,开放静脉通路,复苏成功后立即行异物取出术。

5. 气管异物严重呼吸困难,病情危急,缺乏必要的内镜设备和技术条件时,球囊加压通气或气管插管辅助通气仍不能改善时,可考虑气管切开。

第六节　特殊异物的处理

由于儿童的好奇心及自我保护意识的不足,气管支气管异物种类可以千奇百怪,有些异物常规方法取出困难,或容易出现并发症。对此类异物的手术,存在一定的技巧和方法,本节提供几种特殊异物的处理方法和注意事项。

1. **锐性异物的处理**　对于尖锐异物,如缝衣针、大头针、别针或注射器针头等的取出,要观察清楚异物尖端的方向、位置及与周围气管壁的关系。取出时应将异物尖端拉入气管镜内或使尖端朝向远端,尽可能使异物长轴与气道长轴保持一致,利于取出异物。绝不可夹住针的其他部位即急于取出,以免伤及气道,引起张力性气胸和喉损伤。考虑异物取出会造成严重并发症或无法常规取出时,可考虑胸腔镜或开胸手术;无法越过声门时,需要气管切开出。

2. **球形异物的处理**　球形异物以钢珠及玻璃球最难夹取。异物表面光滑,质地硬,常与支气管壁嵌顿,支气管被完全堵塞,普通异物钳无能为力。需借助特殊的设备及方法取出,如钩针钩取法、电磁铁法及气囊法。纤维/电子支气管镜下用网篮型异物钳钳取,不易滑脱,最适用于球形异物取出。如果上述方法仍不能取出异物,可行胸腔镜或开胸手术取出。

3. **笔帽形异物的处理**　笔帽类异物多为内中空的圆柱形或圆锥形,一侧盲端或有一小孔,常发生在学龄期儿童,容易嵌顿于一侧支气管。取此类异物时尽可能选择较粗的气管镜,可以获得充分视野和空间。

取出方法:

(1)钳夹法:用气管镜抵住一侧,暴露一边缘,用鳄鱼嘴钳夹住异物边缘取出,过声门时尽量从声门三角裂隙的后半部出喉。若病程较长,局部负压较大,可用血管收缩剂进行灌洗后夹取,夹住后需旋转异物释放负压,也可用吸引器通过异物孔,解除支气管堵塞引起的负压,再钳取异物。

(2)内撑式反张钳法:笔帽类或管状异物均可采用此法。不能暴露边缘的笔帽,使用反张钳时需要注意观察清楚异物及周边情况,避免造成气管、支气管医源性损伤。

4. 粉末状异物　粉末状异物以吸入钡剂多见,多为医源性,少见的报道有面粉、铜粉、石灰粉等。治疗原则是清除吸入物,维持气道畅通,减少吸入物继续吸收,降低吸入物对气道黏膜的局部刺激,预防及治疗并发症。

(1)非腐蚀性粉末状异物:如钡剂、面粉等,经纤维/电子支气管镜行支气管肺泡灌洗是快捷有效的清除方法,常需要多次灌洗至灌洗液清亮。

(2)腐蚀性粉末状异物:如石灰粉等,除异物本身阻塞气道外,还可造成呼吸道黏膜上皮细胞的损伤及腺体分泌增加,产生大量分泌物,甚至导致呼吸衰竭。建议硬镜下吸除石灰异物,联合纤维/电子支气管镜毛刷刷除残存粉末,并行支气管肺泡灌洗至灌洗液清亮,尽量使气管支气管腔畅通。

5. 内源性异物　内源性异物是指气管、支气管内所产生的异物,如伪膜、血块、痰痂、结石、干酪样坏死组织、肉芽等,甲流等病毒感染常可引起的塑形性支气管炎(图5-8-6-1)。治疗原则是快速解除气道阻塞,积极治疗原发病。由于内源性异物可以不断形成,尤其是痰痂、干酪样坏死组织及支气管塑形等,常需反复多次治疗,可弯曲气管镜较硬支气管镜更有优势。

取出方法:

(1)支气管肺泡灌洗:支气管肺泡灌洗是清除内源性异物最常用的方法,可单独或结合其他介入方法使用。尤其适用于支气管深部内源性异物的清除。

(2)细胞刷刷取、异物钳钳取:对于伪膜、支气管塑型、痰痂、干酪样物等异物,单纯支气管肺泡灌洗难以清除者,可结合细胞刷缠绕刷取或异物钳钳取予以清除。

(3)冷冻冻取:含水量高的内源性异物很适于冷冻冻取,尤其是对于中心气道的内源性异物,可安全高效的解除气道阻塞。

(4)激光消融:支气管结石在儿童少见,游离的支气管结石可用异物钳钳取,嵌顿于管壁的结石或巨大结石,可用激光消融碎石,再予异物钳钳取。

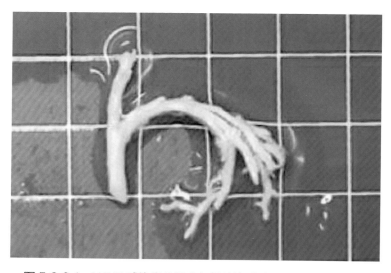

图 5-8-6-1　H1N1 感染患儿经支气管肺泡灌洗取出的支气管塑形

6. 其他

（1）常见的化学性异物处了粉末状异物外，还有药片、药丸等，处理方法同粉末状异物。腐蚀性化学性异物除造成气道阻塞外，短期内即可造成呼吸道黏膜损伤，气道黏膜充血、水肿及溃疡形成，需要尽快处理并抗感染及支持治疗。

（2）膏状异物是特殊的化学性异物，如石灰水、502 胶水等。在段支气管形成膏状栓塞，局部肺不张，灌洗无法清除栓塞，可用细胞刷刷洗或异物钳夹取。

（3）植物性厚皮异物（如蚕豆，蚕豆壳易与蚕豆分离），钳取时需特别注意在气道内脱落致异物变位阻塞气道，突然出现窒息。也可在内镜下壳内注水冷冻后随镜取出。

（4）水蛭误入呼吸道罕见，采用冷冻探头，使其吸盘失去吸附力，可完整取出虫体。

7. 异物后肉芽的处理

（1）短期内形成的肉芽，异物取出后多可在一周内自行消失，无须特殊处理。

（2）肉芽增生明显，遮挡异物，影响异物取出时，需清理局部肉芽以暴露视野，但易出血。

（3）异物长时间居留合并感染，局部肉芽增生阻塞气道时，异物取出后可使用钳取、冷冻冻切等方法清除肉芽。

（4）清理肉芽时有明显出血者，可局部喷洒 1：10 000 肾上腺素 1~2mL，辅以局部灌洗，出血可基本可控。不推荐常规使用热消融清理肉芽及止血。

（5）有假腱索或假性支气管嵴形成时，可用活检钳钳取离断，难以离断时，可应用激光或高频电凝切进行热消融离断。

第七节　气管支气管异物取出的围术期并发症及其处理

1. 喉水肿　喉水肿是常见并发症，围术期均可出现。高危因素包括声门异物直接刺激、手术时间长、操作粗暴、支气管镜反复进出等。术前给予糖皮质激素、熟练轻柔操作，可有效预防。出现喉水肿时，立即给予糖皮质激素、氧疗、雾化等治疗，出现重度喉阻塞保守治疗无效时，需及时行气管插管或气管切开术。

2. 喉、支气管痉挛　异物刺激、反复气道操作、缺氧和二氧化碳潴留等均可导致喉、支气管痉挛。保持自主呼吸的麻醉方式的痉挛发生率相对较高。表现为喉鸣、呼吸困难，严重的出现窒息。需立即解除病因，加深麻醉，托起下颌，经面罩或气管插管行正压通气缓解呼吸困难。

3. 气胸、纵隔气肿和皮下气肿　气胸、纵隔气肿是危险并发症，早期识别、评估严重程度，及时处理非常重要。若不影响手术安全，尽快取出异物。若出现呼吸困难、心力衰竭，气胸时立即锁骨中线第 2 肋间穿刺，同时请胸外科会诊，及时行闭式引流；纵隔气肿、皮下气肿时可行皮下穿刺或纵隔切开引流。术中避免使用正压通气或高频通气，术后常需住院观察，避免 Valsalva 动作，并给予氧疗、止痛等治疗。

4. 急性肺水肿和心衰　气道异物致机体缺氧，长时间低氧血症可导致肺水肿发生；肺毛细血管内皮损伤，通透性增加，血液可渗入肺泡，肺水肿发生；气管异物解除后，由于堵塞肺叶负压的快速解除，可能引起负压性肺水肿。肺水肿治疗不及时可导致右心衰竭。手术前后均可能出现，尤其取出异物后，血氧饱和度仍不能恢复时，应考虑可能存在负压性肺水肿可能。表现为面色灰白、口唇发绀,大汗,常咯出泡沫痰,严重时口鼻腔可涌出大量粉红泡沫痰。两肺内可闻及广泛的水泡音和哮鸣音,心尖部可听到奔马律。X 线可见典型蝴蝶形大片阴影由肺门向周围扩展。

处理原则:①一旦确定急性肺水肿,要及时采取利尿、激素治疗等措施,降低左房压、增加左室心搏量、减少循环血量和肺泡内液体渗入,保证气体交换,正压通气,必要时行气管插管;②气道异物取出后要继续心电监护,一旦病情变化可迅速发现和处理;③及时请相关科室会诊协助诊治。

5. **肺炎**　支气管肺炎是气管支气管异物的常见并发症;异物本身刺激引起局部炎症反应,异物堵塞气道,使分泌物无法排出也可导致支气管肺炎发生。表现为咳嗽、咳痰,间断或持续发热。因此,尽早取出异物是关键。如术中发现脓性分泌物较多时,可在异物取出后进行肺泡灌洗,再按支气管肺炎继续治疗。

6. **肺气肿**　当异物进入支气管造成不完全性阻塞时,可出现肺气肿。表现为咳嗽、呼吸困难,呼吸音降低等,X 线或胸片提示肺透亮度增高。需要尽早取出异物,解除堵塞。多数肺气肿可自行缓解。

7. **肺不张**　异物阻塞支气管,可导致不同程度的肺不张,表现为胸闷、气促、呼吸困难等,一侧肺不张可有患侧肋间隙变窄,气管及心脏向患侧移位。X 线胸片提示肺实变。需要及时行支气管镜检取出异物,多数肺不张可自行缓解。合并肺部感染者需要积极抗感染治疗,根据病原学检查结果选择敏感抗生素;对于缓慢形成或存在时间较久的肺不张,引起频繁感染和咯血者,可考虑手术切除不张的肺叶或肺段。

8. **支气管扩张**　异物导致的支气管扩张的主要症状有慢性咳嗽、咳脓痰和反复咯血,高分辨率 CT 扫描是主要的诊断方法。对异物导致的支气管扩张症需及时取出支气管异物,改善支气管阻塞,积极控制感染,清除气道分泌物,对于受损严重的肺段或肺叶导致频繁咯血保守治疗无效的需行手术治疗。

9. **脓胸**　支气管异物所致脓胸的治疗首先要及时清除异物,控制感染、引流脓液、促使肺复张。及时正确、有效引流胸膜腔脓液是主要措施。仍然不能控制可考虑经胸腔镜或开胸胸膜剥离术,同时给予足够的营养支持。

10. **气管食管瘘**　呼吸道异物出现气管食管瘘并发症比较罕见,需注意术后出现的并发症。主要表现为反复咳嗽、咳痰,进饮食后咳嗽加剧、发绀或憋气,瘘口较大可咳出食物残渣;常并发支气管炎、肺炎。但瘘口很小或不通畅时,可无症状或数年后出现症状;行支气管或食管造影、电子支气管镜或食道镜检查、胸部 CT 可了解瘘口的部位、大小及周围组织的关系。

处理:①停止经口进食水,留置鼻胃管肠内营养或深静脉肠外营养支持;②足量、敏感的抗生素控制肺部感染;③保守治疗无效时,呼吸内科支架置入,内镜下烧灼治疗,或者胸外科开胸手术治疗。

11. **支气管出血**　支气管出血是最常见的并发症。少量出血可局部肾上腺素棉片或硬支气管镜唇局部压迫止血;如果无效采用氩等离子体凝固技术。氩等离子体凝固,是一种应用高频电流将电离的氩气流无接触地热凝固组织的方法,软硬镜下均可应用,尤其适用于弥漫性出血的止血。

12. **窒息、心搏骤停**　窒息、心搏骤停是最危险的并发症,是造成死亡的主要原因,需争分夺秒立即抢救,维持气道畅通,进行心肺复苏。处理原则:

（1）异物取出前出现窒息：立即面罩加压给氧，直接喉镜下迅速钳取异物；异物取出困难，立即经气管插管将异物从主气道推入一侧，加压给氧，改善机体缺氧状况；气管插管后仍然持续低氧，行气管切开术。

（2）异物取出过程中出现窒息，需判断出现原因，采取有效措施。

（3）发生心搏骤停：立即行胸外心脏按压，频率不低于 100~120 次/分；静脉输注盐酸肾上腺素、地塞米松、碳酸氢钠及甘露醇等急救药物。

（4）心肺复苏成功后尽快行手术治疗，术后转入重症监护室继续治疗。

（王智楠　张　杰）

参考文献

1. 中华医学会耳鼻咽喉头颈外科学分会小儿学组. 中国儿童气管支气管异物诊断与治疗专家共识. 中华耳鼻咽喉头颈外科杂志, 2018, 53 (5): 325-338.

2. 王可为, 仇君, 李小松, 等. 2010—2014 年湖南省儿童医院儿童气管、支气管异物流行病学特征调查. 伤害医学 (电子版), 2016,(4): 37-41.

3. FOLTRAN F, BALLALI S, PASSALI FM, et al. Foreign bodies in the airways: a meta-analysis of published papersJ. Int J Pediatr Otorhinolaryngol, 2012, 76(Suppl 1) : S12-19.

4. JUGPAL TS, GARG A, SETHI GR, et al. Multi-detector computed tomography imaging of large airway pathology: A pictorial review. World J Radiol, 2015, 7 (12): 459-474.

5. 张杰, 张亚梅. 降低小儿气管支气管异物并发症及病死率的诊断和治疗方案分析. 中华耳鼻咽喉科杂志, 2004, 39 (11): 658-662.

6. SCHRAMM D, LING K, SCHUSTER A, et al. Foreign body removal in children: Recommendations versus real life-A survey of current clinical management in Germany. Pediatr Pulmonol, 2017, 52 (5): 656-661.

7. 中华医学会麻醉学分会. 中国麻醉学指南与专家共识 (2017 版). 北京：人民卫生出版社, 2017, 57-65.

8. HEIMLICH HJ. A life-saving maneuver to prevent food-chokingJ. JAMA, 1975, 234 (4): 398-401.

9. 杨学芳, 刘玺诚, 江沁波, 等. 儿童钡剂误吸病例分析及儿科纤维支气管镜治疗临床效果评估. 中华妇幼临床医学杂志 (电子版), 2008, 4 (5): 52-55.

10. 张亚梅, 张振英. 特殊类型的小儿气管支气管异物的处理. 中华耳鼻咽喉科杂志, 2001, 36 (3): 231-234.

第九章
食 管 异 物

外源性异物吞咽后嵌顿于食管不能下行入胃，造成食管梗阻即为食管异物。食管异物（esoghageal foreign body）是儿童常见急症之一，儿童进食注意力不集中，食物未经仔细咀嚼而咽下等均可引起食管异物，此外，口内含物玩耍等不良习惯也是引发食管异物的重要原因。异物嵌顿最常见于食管入口处，其次为食管中段，发生于下段者较少见。一般是食管异物损害的严重性往往与异物性状有关，不及时取出可能出现局部感染、穿孔、大出血等严重并发症。

一、食管异物

【流行病学特点】

食管异物的发生与患儿年龄、性别、饮食习惯、进食方式、食管有无病变、精神及神志等因素有一定关联。

1. 10 岁以下的儿童易发生食管异物，发病年龄集中在幼儿至学龄期。

2. 性格急躁的男性患儿更容易发生食管异物。节假日发病率较平时增高。

3. 异物以动物骨刺入鱼刺、肉骨、鸡鸭骨等最为常见，其次为金属类异物如硬币、纽扣式电池、拉链头等。

4. 我国南方及沿海城市发病率较其他地区高，也主要与这些地区喜食家禽、鱼类相关。中西部地区异物则以枣核最为常见。

【病因学】

食管异物的发生常因儿童进食匆忙或注意力不集中，食物未经仔细咀嚼而咽下导致。儿童喉咽反射未发育完全，对口中含物不敏感，且磨牙发育不全，食物未经充分咀嚼或有口含小玩物的不良习惯，也是儿童发生食管异物常见原因。另外，儿童性格易激惹，进食活动不断，哭吵笑闹，喜欢用口感知事物，随手捡的物品都喜欢放入口中，这也增加了食管异物的发病率。食管本身的疾病如先天性食管狭窄、食管闭锁术后引起管腔变细，也是食管异物发生的原因。

【临床表现】

食管异物的临床症状与异物种类、大小、形状、异物嵌顿部位、患儿年龄、异物停留时间及有无继发感染相关。轻者食管壁稍充血水肿，重者出现食管穿孔、颈部皮下气肿或纵隔气肿、食管周围或颈部脓肿、纵隔脓肿、气管食管瘘、假性动脉瘤或大动脉破裂出血等危及生命的严重并发症。昌盛等将食管异物对胸段食管的损伤归纳成四级（表5-9-0-1）。

表 5-9-0-1　食管异物对胸段食管的损伤分级

分级	对胸段食管的损伤
Ⅰ级	食管壁非穿透性损伤(食管损伤达黏膜、黏膜下层或食管肌层,未穿破食管壁全层),伴少量出血或食管损伤局部感染
Ⅱ级	食管壁穿透性损伤,伴局限性食管周围炎或纵隔炎,炎症局限且较轻
Ⅲ级	食管壁穿透性损伤并发严重的胸内感染(如纵隔脓肿、脓胸),累及邻近器官(如气管)或伴脓毒症
Ⅳ级	濒危出血型,食管穿孔损伤,感染累及主动脉,形成食管-主动脉瘘,发生难以挽救的致命性大出血

食管异物的常见临床表现包括以下几个方面:

1. **吞咽困难**　食管异物的患儿多有不同程度的吞咽困难　异物较小、刺激性小的患儿多可进食少量流质及半流质;异物较大、尖锐以及合并感染的患儿多出现吞咽困难,甚至进水困难,常有口腔唾液潴留、流涎、干呕、呕吐不适。

2. **吞咽疼痛**　异物比较小、光滑,一般只有下咽阻塞感,疼痛不明显。异物大,尖锐不规则,嵌顿于颈段食管时,疼痛部位多在颈根部或胸骨上窝处,颈外局部有压痛。异物嵌顿于食管中段者,疼痛放射至胸骨后或背部。食管异物合并感染时甚至出现食管穿孔时,疼痛更为严重,并伴发热。

3. **呼吸道症状**　食管异物较大,异物嵌顿于颈段食管,可向前压迫气管,出现呼吸困难;异物未完全入食管,部分压迫喉部,也可以出现呼吸困难;异物导致食管气管瘘时,进食可以引起阵发性呛咳;食管穿孔可能发生皮下气肿、纵隔气肿、气胸,出现呼吸困难。

4. **颈部运动受限**　异物嵌顿于颈段食管,出现局部疼痛或局部肌痉挛导致颈部活动受限,不敢转头,感染严重出现食管周围炎或局部脓肿时,颈部常处于被动体位。

5. **异物导致食管穿孔进而感染**　发生食管周围脓肿、纵隔脓肿、脓胸,则可出现胸痛,吐脓。异物直接损伤或感染侵蚀血管则可有呕血、黑便、便血等,尖锐异物嵌顿在食管第二狭窄导致主动脉弓大出血。

【辅助检查】

1. **纤维喉镜或电子喉镜检查**　异物位于食管上段或有吞咽困难的患儿,纤维喉镜或电子喉镜常发现梨状窝分泌物潴留。

2. **X 线检查或 CT 检查**　不显影的食管异物患儿可通过上消化道造影(碘油或泛影葡胺)检查明确异物是否存留及其嵌顿部位;显影的食管异物患儿可通过普通平片或 CT 检查明确诊断;对于怀疑有食管穿孔者应该完善上消化道 CT 检查。通过影像学检查还可以了解食管异物并发症的情况(图 5-9-0-1、图 5-9-0-2)。

3. **食管镜或胃镜检查**　对于有异物史伴有吞咽困难、吞咽疼痛的患儿,上述检查未能确诊的情况下可通过食管镜或胃镜检查明确诊断并同时取异物。本方法是食管异物最确切及有效治疗手段。

【治疗】

发生食管异物后应尽早取出异物,预防并发症是治疗食管异物的最主要原则。但异物取出的时机应根据异物性状、大小、并发症情况及患儿全身一般情况综合评估选择。引起完全性食管阻塞的异物、尖锐异物或电池滞留于食管时最好 2 小时内行急诊手术取出;未引起完全阻塞的其他食管异物最好 24 小时内手术取出。

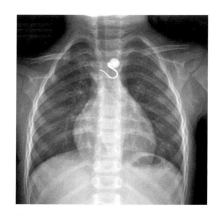

图 5-9-0-1　食管异物的食管泛影葡胺
造影表现

可见 T_4 水平食管不规则充盈缺损，下缘
见食管狭窄（食管闭锁术后患儿）（取出
异物为橡胶奶嘴）

图 5-9-0-2　食管异物的胸部正位 X
线表现

可见 T_2 水平高密度异物影（取出异物
为珍珠耳环）

视频 16　食管异物
取出术

1. **术前需关注患儿水、电解质平衡**　合并食管及邻近部位组织感染时需加强抗感染治疗；食管壁损伤严重，或怀疑存在食管穿孔时，需留置胃管及空肠管，暂停经口进食。

2. 对于术前吞咽疼痛、吞咽困难消失的患儿需再次行影像学检查，了解异物是否已下行入胃。

3. 对于硬币一类表面光滑、扁平异物，可在局麻下经 Foley 管取出。

4. 儿童食管异物多在全麻下经硬性食管镜取出。

（1）如异物尖锐，应在明视下将尖端退出食管壁，然后夹住尖端，使其进入食管镜内，再行取出，避免对食管壁造成损伤。

（2）如果发现尖锐异物嵌顿于食管第 2、3 狭窄处，并刺破食管壁，取异物有可能引发大出血时应立即请胸外科会诊处理。

（3）对于巨大异物经食管镜无法取出或鱼刺等尖锐异物刺破颈段食管进入颈旁可行颈外切开取异物。

（4）光滑异物尤其位于食管下段时，取异物时有可能滑入胃内，甚至给予麻醉后即可进入胃内，术前需向患儿家长说明。

（5）食管上端异物合并食管周围脓肿时，需同时经颈外切开排脓。

（6）确诊为食管穿孔，并发纵隔脓肿或存在引发大血管破溃出血者、巨大食管异物无法经食管镜取出者均须尽早请胸外科会诊治疗。对于可能存在主动脉食管瘘的风险时，术前应多科联合讨论治疗方案，经食管镜下取异物的同时可能需介入治疗或体外循环开胸带蒂网膜修复瘘口等。

5. **直达喉镜下取异物**　对于年龄较小的婴幼患儿（≤ 2 岁），不规则或尖锐的较大的异物如枣核、梅核等一般嵌顿在环咽肌肉之上，可表面麻醉后直达喉镜下取异物。

6. **纤维食管镜下取异物**　较小的异物如鱼刺、骨刺、针等，可选用纤维食管镜下取异物。较大的圆形异物可以配合网状钳取异出异物。纤维食管镜下取异物可以充气或注水，有利于清洁术野和扩张食管，便于异物暴露和松脱。但对食管入口周围的黏膜保护不如硬性食管镜，异物也容易在这个部位挂脱。此外，如确诊或怀疑食管已穿孔，不建议纤维食管镜下取异物,避免出现纵隔气肿、气胸。纤维食管镜下取异物临床使用不如硬性食管镜下取异物广泛。

【随访和预后】

食管异物经及时诊断及治疗多预后良好。对于未及时就诊,异物巨大、尖锐以及电池等具有腐蚀性的食管异物患儿常发生食管穿孔、气管食管瘘、致命性大出血、食管狭窄等严重并发症,严重影响患儿健康,需积极治疗,长期随访。

二、纽扣电池食管异物

纽扣电池是一种特殊而又损害严重的异物,占食管异物的 0.06%~0.165%,纽扣电池在食管内停留时间超过 2 小时,就会对患儿造成不可逆的严重损伤,甚至死亡,死亡率约为 0.04%。

【病理生理特点】

纽扣电池主要从以下 3 方面直接损伤食管:

1. 电池产生微电流灼伤食管黏膜,电池停留食管时间长短及纽扣电池电压高低与食管的损伤程度成正相关。

2. 电池的直接压迫食管黏膜,压迫时间一长,局部易缺血坏死。

3. 电池表面腐蚀,电池密封圈被破坏,重金属锌、汞、锰以及氢氧化钾、氢氧化钠等碱性物质外泄对食管造成碱烧伤,组织液化坏死、神经损伤(尤其是喉返神经损伤)。当异物取出后,碱烧伤损害持续,术后食管穿孔、致命性大出血、食管狭窄的发生率很高。

【诊断】

误吞纽扣式电池后,需尽快明确诊断,X 线检查可见典型的"双环征"。CT 检查有助于并发症的诊断(图 5-9-0-3)。

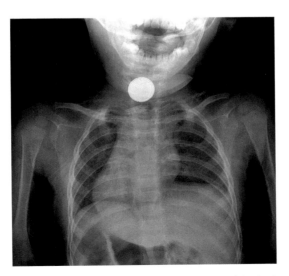

图 5-9-0-3　纽扣电池食管异物的胸部 X 线片表现
可见食管入口"双环征"高密度影

【治疗】

一旦明确食管内异物为纽扣式电池,应尽早急诊全麻下取出异物。异物进入时间短的患儿可选择纤维食管镜下取出,异物进入时间超过 2 小时的患儿全麻下硬性食管镜下取出异物更安全。如果异物停留食管过长,甚至出现反复发热、胸痛、便血、气促等症状时,应高度怀疑血管腐蚀、食管穿孔等可能性,术前应与胸外科、介入科等科室讨论,做好可能开胸、介入栓塞血管、胸腔闭式引流等手术治疗准备。异物取出后,清除焦痂,可予生理盐水维生素 C 稀释液反复冲洗食管内创面中和残留碱性物质。术后应视食管碱烧伤程度经鼻留置胃管至少一周以上,促食管创面愈合,避免食管狭窄闭锁。碱性电池取出后因为碱烧伤持续性腐蚀而致的迟发性出血并不少见,时间长者可在术后22 天后出现大出血而致死,所以碱性电池食管异物的患儿需严密观察生命体征,观察大便以及是否出现呕血等情况。

(赵斯君)

参考文献

1. LITOVITZ T, WHITAKER N, CLARK L, et al. Preventing batteryingestion: an analysis of 8648 case. Pediatrics, 2010, 125 (6): 1178-1183.

2. JATANA K R, LITOVITZ T, REILLY J S, et al. Pediatricbutton battery injuries: 2013 task force update. In J PediatricOtorhinolaryngol, 2013, 77 (9): 1392-1399.

3. HARJAI M M, RAMALINGAM W, CHITKARA G, et al. Corrosive tracheo-esophageal fistula following button batteryingestion. Indian Pediatrics, 2012, 49 (2): 145-146.

4. SOCCORSO G, GROSSMAN O, MARTINELLI M, et al. 20 mmlithium button battery causing an oesophageal perforation in atoddler: lessons in diagnosis and treatment. Arch Dis Child, 2012, 97 (8): 746-747.

5. 卢华君, 赵忠艳. 纽扣电池所致儿童食管损伤的临床特征及治疗. 中国内镜杂志, 2017, 23(006): 98-101.

6. ELIASON MJ, RICCA RL, GALLAGHER TQ. Button battery ingestion in children. Curr Opin Otolaryngol Head Neck Surg, 2016, 25 (6): 520-526.

7. VARGA A, KOVÁCS T, SAXENA AK. Analysis of complications after button battery ingestion in children. Pediatric Emergency Care, 2018, 34 (6): 443-446.

第十章
气管、食管肿瘤

第一节　气管肿瘤

气管内罕见实体肿瘤，只占所有儿童喉气管畸形的 2%。儿童气道肿瘤中良性肿瘤占 98%，恶性肿瘤占 2%，良性肿瘤中以复发性乳头状瘤和声门下血管瘤最为常见。临床症状与其他上气道狭窄相似，但病程渐进性发展。影像学评估方面增强 MRI 检查优于增强 CT 检查，可评估肿瘤及其延伸至周围软组织结构。软管或硬管支气管镜检查也是诊断的主要依据之一。虽然良性肿瘤的比例远远超过恶性肿瘤，但由于是生长在气管内或从周围组织侵及气管内，对耳鼻咽喉头颈外科医生来说是仍具有很大的挑战性。

【病因学】

儿童气道肿瘤来源主要分成二大类：

1. 原发于气管内的肿瘤，气管内的任何一种结缔组织都可形成肿瘤，包括良性或恶性，如横纹肌瘤、横纹肌肉瘤、软骨瘤、软骨肉瘤、纤维瘤、纤维肉瘤、血管瘤、神经源性肿瘤等。

2. 由咽喉、气管旁直接生长，侵及气管内，如颈部和纵隔多发脉管畸形、复发性呼吸道乳头状瘤、甲状腺恶性肿瘤、胸腺的恶性肿瘤等。或全身其他脏器肿瘤转移至气管内，如恶性淋巴瘤、神经母细胞瘤、腺样囊性癌等。

【组织病理学特点】

儿童气道肿瘤(tumor of trachea)中良性肿瘤占 98%，恶性肿瘤占 2%。在良性肿瘤中，最常见的是复发性乳头状瘤(recurrent respiratory papillomatosis，RRP)和声门下血管瘤(subglottic haemangiomas，SGH)。其他血管或淋巴管畸形和神经源性肿瘤。几乎任何一种结缔组织肿瘤(脂肪瘤、横纹肌瘤、软骨瘤和纤维瘤)和上皮性肿瘤、单形和多形性腺瘤等都可以生长在气管内，但相比前两种，都是罕见的。极不常见的原发性恶性肿瘤大多属于肉瘤和恶性上皮性肿瘤。

【临床表现】

表现方式取决于占位性病变的位置，但以胸廓外气道阻塞症状为主。喉部肿瘤可引起发音困难、声音嘶哑、瘤体逐渐增大，则有吸气性喘鸣、喉阻塞表现。在气管内，吸气和 / 或呼气性喘息、喘鸣是典型的特征。事实上，气道内肿瘤症状除进展缓慢和持续的过程外，与其他先天性的或后天性的上气道疾病症状并无区别，甚至上呼吸道阻塞的频率更高。

【辅助检查】

1. **内镜检查**　全麻下经鼻纤维喉镜或直接喉气管支气管镜检查仍为首选(图 5-10-1-1A)。其目的:首先了解肿瘤的位置、堵塞气道的程度、与气管壁等重要解剖标志的关系;其次是在评估整个气道的同时,取活检标本进行组织病理学检查。关于取活检标本,在某些情况下,使用 CO_2 激光、冷器械或喉气管微操作器(用于喉和气管的全导纤维)可以去除有蒂肿块,这一过程有助于立刻缓解气道阻塞的症状,并得到一个大样本进行精确的病理组织学评估。而很小的活检标本可能会造成组织学评估困难和不准确。

2. **影像学检查**　为了确定喉部和气管肿瘤的确切范围,MRI 比 CT 扫描更适合婴幼儿。在 CT 扫描图像上,儿童喉软骨很难看到,因此难以描述喉部或气管空气柱以外的肿瘤扩展,但 CT 增强 + 气道三维重建对肿瘤的定位是必需的。影像学检查可先于内镜检查前做只需要镇静。如果 CT 扫描所提供的信息不足,则进行增强 MRI 以检测肿瘤是否已扩展到周围软组织结构、是否有近距离的转移。通常情况下,CT 和 MRI 的检查同时进行(图 5-10-1-1B、图 5-10-1-2、图 5-10-1-3)。

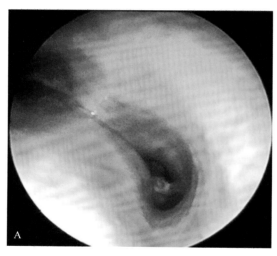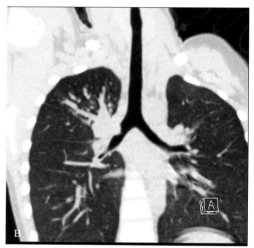

图 5-10-1-1　右支气管开口处神经母细胞瘤的内镜表现和 CT 表现

A. 气管镜表现:右侧上支气管口外侧可见新生肿物堵塞管口;B. 冠状位 CT 表现:右侧上支气管开口处有软组织影像,堵塞管口,现局性气管闭塞

【治疗】

治疗应追求三个主要目标:提高嗓音质量、提供足够的气道、促进疾病的缓解。根据肿瘤的病理性质、自然过程和侵略性,治疗方案必须针对每个特定患者"个性化"治疗。临床医生必须考虑以下问题:除复发性喉乳头状瘤(RRP)、声门下血管瘤(SGH)和某些只能部分切除并可从辅助治疗中受益的血管或淋巴管畸形外,所有其他良性气道肿瘤首先考虑通过内镜下切除。当肿瘤较大且基底宽、侵及气管壁内内镜下无法完全切除时,则行开放手术完全切除,包括局部肿瘤切除或病变区域节段性气管切除端 - 端吻合等。对于所有其他良性气道肿瘤,完全切除是基本原则,尽管实现这一目标的方法差别很大,取决于手术瘤体的部位、病理类型和气道阻塞程度。对于婴幼儿,微创的内镜手术仍为首选。但内镜手术成功的关键在于内镜下可否完全暴露肿瘤和适当麻醉技术的选择。原则应该是在手术过程中,如果瘤体阻塞的程度不严重、麻醉可以保留自然呼吸为佳。

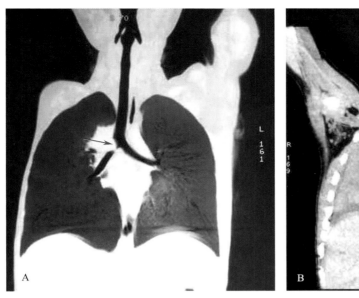
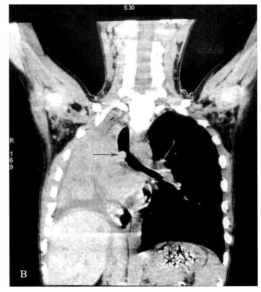

图 5-10-1-2 右支气管口恶性淋巴瘤冠状位 CT 表现

A. 入院时 CT 检查冠状 CT 表现可见：右支气管口软组织占位（自纵隔侵入）并右侧肺气肿，蓝箭所指肿物处；B. 入院后 4 天 CT 检查可见：右支气管口软组织占位，并右侧肺不张，蓝箭所指肿物处（术后病理为淋巴瘤）

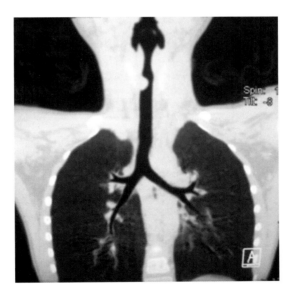

图 5-10-1-3 总气道肌纤维母细胞瘤冠状位 CT 表现，
气管上段右侧壁可见突出腔外软组织占位

有蒂病变可以用 CO_2 激光完全切除，但必须根据病灶的血供程度选择合适的参数。高血管化肿瘤可能需要使用与 SGH 相同的参数（CW 单波模式，输出功率为 3w，400mm 焦距的轻微离焦光束，冲击时长 100ms），然后再转换成更精确的切割效果。超脉冲模式：几乎不可能为所有情况提供精确的激光参数，但血管化程度差的肿瘤（脂肪瘤、软骨瘤和一些纤维瘤）可以在连续波、单波模式下用 250m 光斑大小的强聚焦激光束切除，如果病变附着于声带这部分肿瘤，激光打击为 30ms。对于气管肿瘤，CO_2 或 KTP 激光可以与合适的激光纤维配合使用。KTP 激光是高血管化肿瘤的首选。CO₂激光治疗血管不全的肿瘤,其原理与喉癌相同:首先切除肿瘤基底部(血供部分),然后用激光纤维切除肿瘤,这可以通过改变纤维顶端到靶的距离来实现。在保持相同的激光参数的同时,激光束在纤维顶端的发散导致组织的功率密度发生了显著的变化,与纤维尖端到目标的距离有关。在激光工作之前,必须通过设置固定的激光参数并观察与激光相关的组织效应,测试所需的功率密度。当使用柔性激光光纤时,KTP激光器的输出激光功率为10~15W,CO_2激光器的输出功率为10~18W。

需要提醒的是激光对远至气管隆嵴的病变进行治疗是危险的,因为这可能会在心脏和全身循环中产生明显的空气栓塞。位于主支气管内的肿瘤必须使用无同轴气流的磷酸钾钛(KTP)激光进行治疗,其波长是0.532μm。

对于气管内恶性肿瘤,主要是横纹肌肉瘤,需要多学科讨论后制订综合治疗方案。尽管对恶性肿瘤进行化疗或/和放疗后生存率有所提高,但与喉气管生长有关的晚期严重后遗症以及诱发亚时性第二原发肿瘤的风险不能低估。对于恶性肿瘤,应认真考虑手术,特别是要在尽可能保留功能的情况下,多科协作手术治疗。

【随访和预后】

随着微创肿瘤切除的概念广泛传播,对于儿童气管内肿瘤这一特殊而有极其重要的疾病,耳鼻咽喉头颈外科医生积极寻找既能有效治疗气管内肿瘤,又能减少对正常组织破坏的方法。尽管内镜下的激光治疗已有大量的关于其安全性、有效性的报道,并且在耳鼻咽喉头颈外科也有广泛的应用,但对于适应证的选择、激光器的选择还有很多问题值得探讨。减少创伤、保留功能、降低并发症或后遗症、多学科协作是临床医生诊疗过程中必须遵循的原则(图5-10-1-4)。

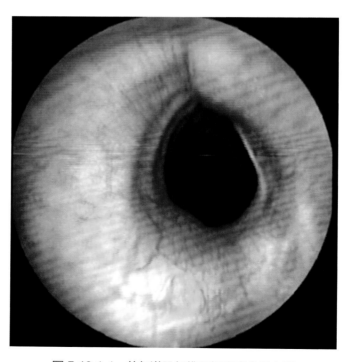

图5-10-1-4 总气道肌纤维母细胞瘤术后内镜

第二节 食管肿瘤

儿童食管肿瘤(tumor of esophagus)极其罕见。由于在这一年龄段发病率低,全世界各地的报道也是个案报道,至2014年累计报道案例少于20例,所以一直以来缺乏大样本的数据,更缺乏临床多中心的研究。至今也没有一个国家儿童肿瘤科医生制订出适合儿童食管肿瘤诊断和治疗的指南。目前非常需要成人和儿科的肿瘤学、病理学、外科专家共同努力,建立协作诊断和治疗方案,以便成功地治疗这一罕见的疾病。

【流行病学特点】

儿童和青少年时期的食管肿瘤,无论良性或恶性均属于罕见的儿童肿瘤,其特征是年发病率低于2/1 000 000,没有具体的大样本的、多中心临床研究数据。即使肿瘤发病原因不清楚,大多数食管肿瘤以良性多见。在目前所有的病例报告中恶性的占1.5%~2.7%。这点与成人的临床特点不同。

【病因学】

世界各地的文献数据都支持这样一种假说,即食管上皮性肿瘤是由多种已知的环境致癌物和慢性反流中的胃内容物引起的慢性刺激性疾病,在长期刺激过程中经过潜在的1~3年的癌变期后演变成肿瘤,这一事实可能是儿童罕见发生的原因之一。

其他危险因素有:Barrett食管,是指食管下端的鳞状上皮被增生的柱状上皮取代;吸烟、滥用药物、暴饮暴食、胃食管反流病(GERD)和慢性萎缩性胃炎等。

【临床表现】

常见的症状有渐进性吞咽困难、体重减轻伴消化不良、胸痛、恶心、呕吐等。其他一些症状与食管肿瘤的位置有关,另一些可能来自非典型的体质症状,如反复发热、咳嗽、萎靡不振、贫血等。较大的肿瘤压迫或侵及喉返神经则可出现声音嘶哑。

【辅助检查】

食管胃十二指肠镜检查、食管造影、胸主动脉CT血管造影、胸部、腹部和骨盆的增强CT、胸部的MRI增强的检查都有助于诊断。上消化道内镜下的组织活检是诊断的金标准。

【诊断】

依据病史和各种辅助检查可以诊断,确诊需病理和免疫组化。临床上将食管肿瘤分为良性和恶性,其中良性肿瘤罕见。食管良性肿瘤分为两型:①壁内型,这类肿瘤一般没有瘤蒂,最常见的为单发或多发的平滑肌瘤;②腔内型,这类肿瘤多有蒂,其中纤维血管息肉最为多见,其次是脂肪瘤、纤维瘤、黏液瘤,较少的为血管瘤、淋巴瘤和颗粒细胞性肌纤维母细胞瘤。有些学者将食管的血管瘤和颗粒细胞性肌纤维母细胞瘤称为黏膜下型肿瘤。Nemir等根据食管良性肿瘤的病理学特点,将其分为三型:①上皮型,包括乳头状瘤、息肉、腺瘤和囊肿;②非上皮型,包括纤维肌性、血管性、间胚组织及其他;③异位组织型包括胃黏膜、黑色素母细胞、颗粒细胞性肌纤维母细胞瘤、胰腺组织和甲状腺结节。内镜检查、放射学检查结合病理学检查能够鉴别食管壁的肿块,但精确地分类诊断往往容易混淆。对极端罕见、黏膜下型的、不同的食管位置的肿瘤,其诊断的难易程度也不一样,尤其是黏膜下型肿瘤,内镜下活检往往不易明确。食管的恶性肿瘤常见的有:

鳞癌、腺癌,其他少见的有恶性黑色素瘤、平滑肌肉瘤。对于儿童则有恶性淋巴瘤、横纹肌肉瘤(图 5-10-2-1)等,但也极为罕见。

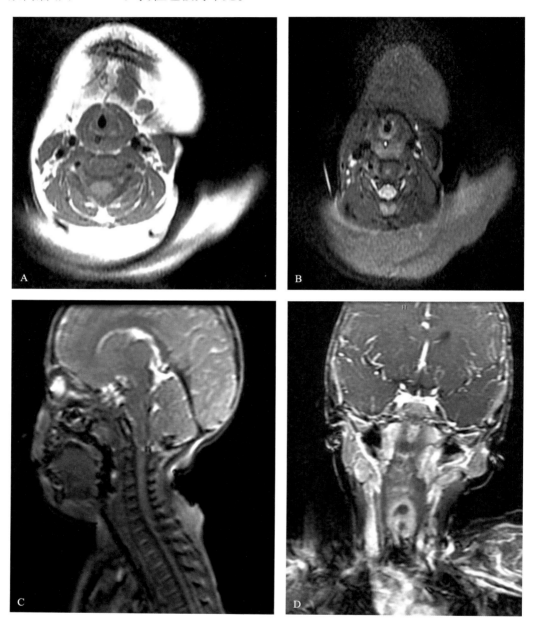

图 5-10-2-1　食道上段横纹肌肉瘤 MRI 表现

患儿男,1 岁

A. T_1 加权相水平位表现;B. T_2 加权相水平位表现;C. T_1 加权相矢状位表现;D. 冠状位增强表现

【治疗】

1. 一般而言,食管的良性肿瘤,包括腔内型、壁内型和黏膜下肿瘤都需要经外科手术切除。手术途径取决于肿瘤的部位和食管受累的范围。(1)腔内型肿瘤,个别的可经内镜下切除,其适应证是肿瘤小且内镜下可以处理瘤蒂根部。肿瘤大、瘤蒂处理有困难则需根据瘤蒂的起始部位选择颈部切口或胸部切口,腔内型肿瘤一般不需要食管切除。(2)壁内型和黏膜下肿瘤,一般需经胸部切口,但对食管上段的肿瘤可选用颈部切口。对于直径 <10mm,无恶性特征的肿瘤,采用常规内镜随访,保守治疗。对于直径 >20mm

的肿瘤、有症状的患者或疑似恶性肿瘤的病例,需要手术或内镜下切除。内镜黏膜切除术(endoscopic mucosal resection EMR)是最近报道的一种有效的治疗方法,内镜超声检查(endoscopic ultrasonography EUS)是确定肿瘤是否是内镜下切除的最有效的方法,其参数包括:肿瘤大小 <20mm 和无肌层侵犯。

2. 食管的恶性肿瘤治疗最常用的方法为部分食管切除术、食管胃吻合术、结肠或空肠代食管术等。除了部分食管上段的肿瘤可通过颈侧径路进行,大部分的手术将由胸外科医师完成。Privette 等人建议,无论是部分还是完全食管切除术,都应该是肿瘤直径 >25mm 或阻碍食管或累及固有肌层的首选术式。

3. 化疗和放疗由于这些肿瘤在这个儿童中是罕见的,因此对于这些肿瘤的诊断和治疗,儿科肿瘤学家没有明确的指导方针。对儿童来说和成人同样病理类型的肿瘤,转移率高且对化疗有的不敏感,需要儿童肿瘤专家和成人肿瘤专家协同治疗。

【随访和预后】

儿童食管肿瘤极其罕见。由于在这一年龄段发病率低,治疗方案的制订大多是在与熟悉食管肿瘤治疗的成人肿瘤学家协商后作出的。需要开展国家和国际合作努力,这些合作努力有助于为每一种罕见的儿童肿瘤制订诊断和治疗建议,并建立一个网络,以确保与负责管理这些疾病的其他专家:儿童和成人的肿瘤医生、外科医生、病理学家合作。国外文献回顾表明:①儿童食管肿瘤极为罕见;②严重体重减轻和进行性吞咽困难是儿童食管肿瘤最常见的临床表现;③早期诊断和选择恰当的手术治疗提高患儿的生存率。

(黄 琦)

参考文献

1. CROCKETT DM, REYNOLDS BN. Laryngeal laser surgery. Otolaryngol. Clin North Am. 1990, 23(1) : 49-66.
2. HEALY GB. Neoplasia of the pediatric larynx. Otolaryngol. Clin North Am. 1984, 17(1) : 69-74.
3. HOLINGER PH, BROWN WT. Congenital webs, cysts, laryngoceles and other anomalies of the larynx. Ann Otol Rhinol Laryngol. 1967, 76(4) : 744-752.
4. OHLMS LA, MCGILL T, HEALY GB. Malignant laryngeal tumors in children: a 15-year experience with four patients. Ann Otol Rhinol Laryngol. 1994, 103(9) : 686-692.
5. RAVUSSIN P, FREEMAN J. A new transtracheal catheter for ventilation and resuscitation. Can. Anaesth. Soc. J. 1985, 32(1) : 60-64.
6. GANGOPADHYAY AN, MOHANTY PK, GOPAL SC, et al. Adenocarcinoma of the esophagus in a 8 year old boy. J Pediatr Surg. 1997. 32(8) : 1259-1260.
7. SINGH O, GUPTA S, BAGHEL P, et al. Esophageal carcinoma in a 16-year-old girl 8 years after gastrotomy. J Clin Oncol. 2010, 28(1) : e1-e3.
8. SASAKI H, SASANO H, OHI R, et al. Adenocarcinoma at the esophageal gastric junction arising in an 11-year-old girl. PatholInt. 1999, 49(12) : 1109-1113.
9. KAYE M, WILLIE R. Caustic ingestions in children. Curr OpinPediatr. 2009, 21(5) : 651-654.
10. FERRARI A, BISOGNO G, DE SALVO GL, et al. The challenge of very rare tumors in childhood: the Italian TREP project. Eur JCancer. 2007, 43(4) : 654-659.
11. PAPPO AS, KRAILO M, CHEN Z, et al. Infrequent tumor initiative of the Children's Oncology Group: initial lessons learnt andtheir impact on future plans. J Clin Oncol. 2010, 28(33) : 5011-5016.

第十一章
食管腐蚀性烧伤及其继发性狭窄

食管腐蚀性烧伤（corrosive burn of esophagus）是指误吞或吞服强酸、强碱等腐蚀剂后引起的食管灼伤。若处理不当，可引起食管穿孔、食管瘢痕狭窄或食管闭锁。近年来，食管腐蚀性烧伤发病率呈明显下降趋势，但本病仍是耳鼻咽喉头颈外科危急重症之一。

【流行病学特点】

美国每年发生 5 000~15 000 例，但绝大多数不严重，很少需行食管重建手术治疗。我国虽无确切统计，但临床并不少见。

【病因学】

除强碱、强酸外，常见的腐蚀剂还有农药、过氧乙酸、纽扣电池及其他化学制品或药物。儿童主要是由于误服所致，因此，加强这类化学物质的保管非常重要。

食管腐蚀伤的严重程度取决于吞服化学腐蚀剂的种类、浓度、剂量、性状、食管的解剖特点、伴随的呕吐情况及腐蚀剂与组织接触的时间等因素。强碱可造成严重的溶解性坏死，可引起食管蛋白溶解、脂肪皂化。

纽扣电池近年来备受关注，引起组织损伤的原因可能与放电引起的组织液化坏死、电流烧灼伤、电池内氧化汞引起的组织损伤及电池本身对组织压迫引起的损伤相关。

强酸产生蛋白凝固性坏死，食管损伤一般较浅表。吞服液态腐蚀剂很快通过食管，损伤面广，大多食管损伤严重，瘢痕狭窄较重；固态腐蚀剂如结晶或粉末，易黏附于口腔黏膜，服入后立即发生剧痛，迫使停止继续吞服，故损伤多局限于口腔和咽喉部，食管以下损伤较轻。化学腐蚀剂通常与食管的三个生理狭窄接触时间最长，因此常在这些部位发生较严重的灼伤。

【临床表现】

1. 症状　吞服腐蚀剂后的临床表现与吞服化学腐蚀剂的种类、浓度、剂量、性状、吞服方式、损伤部位、范围及严重程度均有一定关系。病程常分为急性期、缓解期和瘢痕形成期。

（1）急性期：指吞服腐蚀剂后 1~2 周。

1）疼痛与呕吐：吞服腐蚀剂后多立即感到唇部、口腔、咽部、胸骨后疼痛。合并胃腐蚀伤时可表现为上腹痛、呕吐等。

2）吞咽困难：食管腐蚀伤后典型的吞咽困难表现为"马鞍型"，即早期因疼痛和局部

788

肿胀,出现不同程度的拒食或吞咽困难,10天左右可逐渐恢复经口进食,如果造成食管严重损伤,因瘢痕组织增生挛缩,可再次出现进行性加重的吞咽困难。

3)咳嗽、声音嘶哑及呼吸困难:病变累及喉部时可引起局部黏膜水肿,导致声音嘶哑、呼吸困难、呼吸急促等。

4)其他并发症:吞服强酸、强碱量多且浓度高者可引起发热、昏迷、休克等中毒症状,严重的可导致死亡;累及食管、胃时,可出现呕血、黑便等消化道出血表现,严重者出现可以发生食管穿孔,继发纵隔炎、液气胸、吸入性肺炎、弥漫性腹膜炎等表现。

(2)缓解期:指急性期后1~2周,未发生并发症,疼痛逐渐消失,吞咽功能有所恢复,创面愈合,食量增加,患者自觉症状减轻。

(3)瘢痕形成期:当病变累及食管肌层时,经过以上两期,在第3~4周因结缔组织增生,瘢痕挛缩从而发生食管狭窄,再度出现吞咽障碍,症状多逐渐加重,难以进食,导致营养障碍及脱水,可迅速出现衰竭,儿童生长发育多受到影响。

食管腐蚀性烧伤按其损伤程度分为三度,见表5-11-0-1。

表 5-11-0-1 食管腐蚀性烧伤损伤分度

分度	损伤表现
Ⅰ度损伤	损伤局限于黏膜或黏膜下层,组织充血水肿或轻度上皮脱落,一般不造成瘢痕狭窄
Ⅱ度损伤	累及食管肌层,黏膜严重充血、出血、渗出,表层坏死、深度溃疡,食管纤维增生,大多愈合后形成瘢痕导致狭窄
Ⅲ度损伤	累及食管全层及周围组织,食管坏死穿孔、大出血,可导致纵隔炎、败血症,常致休克、中毒甚至死亡,幸存者产生严重的食管瘢痕狭窄

2. 体征 咽喉查体可见腐蚀剂接触的黏膜充血肿胀,上皮脱落后假膜形成,可继发感染,呈糜烂样外观。当喉部受累时,喉镜检查可发现会厌、杓状软骨等处黏膜水肿。

【辅助检查】

1. X线检查 当怀疑发生并发症时,应尽快行X线胸腹部透视或摄片、CT检查。食管钡餐或碘油造影一般在急性期后进行,有助于了解食管受损性质、部位以及程度。当怀疑食管穿孔时,应禁用钡剂。

2. 食管镜检查 食管镜检查是一种重要检查方法,可直接观察食管内受损情况,但必须把握检查的适宜时机,以免继发穿孔。一般于受伤后2周左右进行食管镜或胃镜检查。

【治疗】

急性期首要是抢救生命,预防食管瘢痕狭窄形成;瘢痕期主要是施行食管扩张。

1. 食管腐蚀伤的急救处理 食管腐蚀伤后应采集病史,了解患者吞服腐蚀剂的种类、时间、浓度和量。急性期患者就诊时,最关键的是迅速判断患者一般情况后,应立即与内科医生协同进行急救处理。

(1)全身治疗:禁食、抗感染、镇静、止痛,纠正低血压和低血容量,保持水电解质及酸碱平衡,早期营养支持。

(2)保持呼吸道通畅,必要时行气管切开及机械辅助呼吸。

（3）针对腐蚀剂性质不同采用相应中和治疗：以弱酸中和强碱,常用橘子汁、柠檬汁和食醋；以弱碱中和强酸,如肥皂水、氧化镁、蛋清和植物油等。胃管予以保留,可早期鼻饲饮食,同时对食管腔起着支撑作用,避免食管完全闭锁。

治疗腐蚀剂摄入的初始步骤为支持治疗和密切观察,重点在于防止呕吐、窒息和误吸。不能诱导呕吐,因为如果呕吐使得胃内容物接触食管黏膜,则可能会造成额外的食管损伤。同样,也不推荐尝试稀释或中和腐蚀剂、服用活性炭或洗胃。

（4）对吞服腐蚀剂量大、浓度高的患者,并发上消化道的广泛坏死、穿孔、严重出血时,需急诊手术。视损伤情况可分别施行胸腔闭式引流术、纵隔扩清术、食管切除、颈部食管外置、食管胃切除术或空肠造瘘术等。

2. 食管腐蚀伤后瘢痕狭窄的预防

（1）药物预防：糖皮质激素有抗炎、减轻组织水肿,促进上皮化及抑制纤维组织增生的作用,对中等程度食管腐蚀伤有效,但单用激素治疗有可能加重感染。因此,最好联合广谱抗生素同时应用,这样可提高治疗效果。

（2）食管扩张：对瘢痕狭窄较轻或病变较短的病例,早期采用探条式或循环式食管扩张可获较肯定的疗效,但严重、多发及广泛狭窄则效果不佳。扩张多在食管腐蚀伤后10天开始进行。

（3）食管腔内置管：食管腔内置管预防食管腐蚀伤后瘢痕狭窄。

3. 食管腐蚀伤后瘢痕狭窄的外科治疗
若上述药物或扩张、支架等方法疗效不佳,行手术治疗,尽可能选择微创手术方式,以帮助患者恢复经口进食。手术时机一般选择在腐蚀伤后半年、瘢痕稳定后。手术适应证包括：①广泛食管狭窄,扩张治疗有导致食管穿孔危险者；②短而硬的狭窄经扩张疗效不佳者；③伴幽门梗阻者。

（1）局限性食管、幽门瘢痕狭窄多行局部成形手术即可。

（2）广泛食管狭窄扩张无效者需手术治疗。现多采用胃或结肠替代食管,少数用空肠代胃者。

（3）胃代食管多采用管状胃经食管床或胸骨后隧道与颈部食管吻合,而管状胃具有长度足够、血供好、无反流等优点,较以往常用的全胃延长5~6cm,将胃上提至颈部甚至咽部吻合均无困难。

（4）结肠代食管、空肠代胃术适用于食管广泛狭窄伴胃挛缩者。

【随访和预后】

必须重视食管腐蚀伤的随访工作。患儿服药后如果出现发热、持续性胸腹部疼痛、腹胀、呕吐等情况需及时复诊。如果出现呕吐咖啡色物质、突发胸痛、黑便,应当立即就诊。儿童食管腐蚀伤并发食管狭窄的概率很高,损伤14天以后结缔组织收缩,瘢痕形成,需警惕狭窄形成,因此嘱家长密切观察患儿饮食情况,如出现吞咽困难,及时复诊。

（赵斯君）

参考文献

1. 阎承先. 气管食管学. 2版. 上海：上海科学技术出版社,2001.

2. 孔维佳, 周梁. 耳鼻咽喉头颈外科学. 3 版. 北京：人民卫生出版社, 2015.

3. 黄选兆, 汪吉宝, 孔维佳. 实用耳鼻咽喉头颈外科学. 2 版. 北京：人民卫生出版社, 2008.

4. 张亚梅, 张天宇. 实用小儿耳鼻咽喉科学. 北京：人民卫生出版社, 2011.

5. 钟微, 王俊, 汪健, 等. 先天性食管闭锁诊断及治疗 (专家共识). 中华小儿外科杂志. 2014, 35 (8): 623-626.

6. 马美丽. 新生儿先天性食管闭锁的早期识别及护理. 中华护理杂志, 2007, 42 (8): 711-712.

第十二章
气管食管疾病围术期护理

气管食管疾病常会出现危机状况,多数需要手术治疗,围术期护理,对术前的安全及手术的保障和预期效果都至关重要。

第一节　常规护理

一、术前护理

1. 了解病情,与患儿及家长建立良好的沟通,取得患儿及家长的理解和信任,做好心理护理工作。

2. 密切观察生命体征,做好患儿呼吸、脉搏、血压的记录。

3. 呼吸困难的给予氧气吸入,尽量使患儿安静,避免哭闹,保持合适体位,慎用镇静剂以防掩盖病情。

4. 气管异物患儿尽量避免剧烈哭闹和跑动,避免异物移位引起窒息。交代家属气管支气管异物可能发生的突发情况,并积极做好术前准备。床头准备喉镜、气管插管及吸引器、急救药品等。

5. 术前患者严格禁食补液,以维持水电解质酸碱平衡及补充热量。

6. 做好术前准备工作,建立静脉通路。

7. 术前不同种类食物的禁食时间详见表 5-12-0-1。

表 5-12-0-1　术前不同种类食物的禁食时间

食物种类	禁食时间 /h
水	2
母乳	4
配方奶、软食	6
普食	8

8. 呼吸困难,需要立即手术的病例,备好转运途中的用物,包括氧气袋、复苏气囊、氧气面罩、便携式吸痰器、急救药品等。

二、术后护理

1. 全麻术后护理常规

(1)吸氧:应用氧气面罩给予适当流量的氧气吸入,防止患儿缺氧。

(2)体位:根据术式选择合适体位,减轻吻合口张力,对于不能配合患儿可采取适当制动。

(3)保持呼吸道通畅,及时吸痰,防止痰液堵塞气道引起缺氧。

(4)监测生命体征并做好记录,注意有无声音嘶哑、有无失音、有无呼吸困难及呼吸困难程度。

(5)饮食:术后无并发症发生,麻醉清醒4小时后可进少量糖水,无呕吐,婴儿可给予母乳或配方奶。较大年龄患儿可给予半流质,第二天进软食或普食

2. 观察患儿有无皮下气肿、气胸、纵隔气肿等并发症的发生。

3. 若术后出现呼吸困难进行性加重,经治疗不缓解,除吸氧外,应立即通知医生,积极查找原因。

第二节 气管切开术围术期护理

一、一般护理

1. **环境** 温湿度适宜,室内温度维持在20~24℃,湿度以60%~70%为宜。

2. **体位** 平卧位,勤翻身,协助病人翻身时应使头、颈、躯干处于同一轴线,防止颈部过度后仰、扭曲而导致套管脱出。

3. 术后遵医嘱监测生命体征,并详细记录痰液性质、量和呼吸情况。

4. **饮食** 如病情稳定,无吞咽困难,无呛咳,可给予配方奶、半流质、软食,注意加强蛋白质的摄入,以提高机体抵抗力。

二、急救物资准备

1. 术后3~4天内气管窦道尚未形成床边应备地灯、复苏囊、气管切开用物(气管切开包、适合型号的气管套管)。

2. 床边常规备吸痰器、铺一无菌盘(内备有无菌血管钳、吸痰管、另一副同号气管套管)。吸引器、复苏囊、气管切开包、喉镜、气管插管等急救用物,以防意外脱管。

三、并发症的观察与护理

1. 观察颈、胸部有无皮下气肿发生,有无并发气胸、纵隔气肿,必要时床旁摄X线片确诊后请胸外科医生治疗。

2. 预防脱管

(1)必须每日常规检查套管是否在气管内,系带过松可致脱管,因此系带必须打死结,随时检查套管系带松紧,以能容纳一小指为宜。

(2)如果患儿烦躁、年幼或不合作,则需要适当约束患儿双手。

(3)气管切口过宽、过低和颈部肿胀等,可导致套管脱出,如果颈部肿胀,每日应根据肿胀消退情况,调节固定套管绳子的松紧。

3. 防止堵管

(1)套管口不能被衣服、被子遮盖,随时擦去咳出套管口的分泌物。

(2)注意湿化气道:气管切开后,气体未经鼻咽部加温湿化就直接进入肺部,因此应注意湿化吸入气体,超声雾化吸入有利于雾滴在终末细支气管沉降,利于痰液排出,降低肺部感染发生率,且有利于痰液排出,如果痰液黏稠,要增加超声雾化吸入的次数,防止因痰液结痂堵塞套管。雾化药物中可加入盐酸氨溴索以稀化痰液。

(3)按需吸痰:吸痰是保持气道通畅的关键,吸痰前应选择合适的吸痰管及调节吸引负压。

(4)防止痰液结痂阻塞导管:①如为金属气管套管,内套管每4小时清洁消毒1次,取下后先清洗干净后高温消毒,内套管取出时间不能过长,以免外套管被分泌物阻塞;②如为无内套管的硅胶套管,发现痰液结痂阻塞套管,无法清除时需要立即更换气管套管。

4. 吸痰的护理

(1)吸痰管直径一般为气管套管内径的1/2~2/3。

(2)吸痰指征,在床旁听到患儿咽喉部有痰鸣音或患儿出现咳嗽,使用呼吸机的患儿呼吸机气道压力升高有报警、或血氧饱和度突然下降。

(3)吸痰前充分吸氧。

(4)吸痰时要注意无菌操作原则,吸痰管用无菌镊夹取。

5. 切口护理

(1)切口换药2~3次/日,保持切口敷料的清洁与干燥,如敷料污染随时更换。

(2)观察切口敷料有无渗出,切口周围皮肤有无红、肿、热、痛。

6. 脱管的观察与护理

(1)脱管的判断:①取出内套管检查是否通畅;②吸痰管不能插入外套管的下端;③棉花丝在气管套管口不能随呼吸上下飘动,气管套管口无气流通过;④气管套管的位置明显向外移动;⑤患儿再次出现呼吸困难、烦躁不安、发绀;⑥患儿突然能发出哭声和声音。

(2)脱管的处理措施:

1)患儿取仰卧位重新插入原气管套管,若有阻力不成功取床旁血管钳或气管扩张器沿切口插入并撑开气管切口软组织直至到达气管环。

2)将备用气管套管,安上内芯,再次将气管套管插入气管,迅速取出内芯放入内套管,系好气管套管固定带。

3)如果是术后3~4天内,气管窦道尚未形成,不易插入,先经口气管插管,解除呼吸困难后,再行切口处插管。

(3)脱管的处理原则:①在抢救中一定有专人进行有效的人工呼吸;②如患儿有脑缺氧、脑水肿应给予脱水治疗;③在抢救过程中要保持有效的氧供给。

7. 感染的监测

气管切开的感染常见的有:切口感染、肺部感染。主要监测以下方面:①体温的变化;②口腔黏膜的变化;③切口有红、肿、热、痛、脓性分泌物;④观察呼吸道分泌物的颜色、量、有无异味;⑤观察呼吸、脉搏、血压,是否有呼吸急促、脉搏加快;⑥肺部呼吸音,有无干湿啰音;⑦全身情况,观察患儿有无神志改变、咳嗽加重、痰液增多、黏稠并伴有颜色改变,呼吸增快。

第三节　食管腐蚀伤和食管异物的护理

一、食管腐蚀伤的护理

（一）急救护理

1. 吞服腐蚀剂后应立即吞服植物油或蛋清液，以保护食管和胃黏膜，无条件时吞服 0.9% 氯化钠溶液或清水稀释。适当选择酸碱中和剂，以免出现化学反应产热加重损伤。

2. 严重患儿立即进行抗休克治疗。应给予静脉输液、禁饮食、止痛、解痉。保持呼吸道通畅，有喉及会厌损伤呼吸困难者，应立即做气管切开。

3. 对吞服腐蚀剂量多、浓度高的患儿，可有上消化道的广泛坏死、穿孔、严重出血，常需要急症手术治疗，需配合医生积极做好术前准备。

（二）术前护理

1. 询问患儿吞食腐蚀剂的种类、性质、浓度和吞服的剂量，吞食腐蚀剂的时间，吞食腐蚀剂后已进行何种处理。

2. 严格禁食补液，以维持水电解质及酸碱平衡及补充热量，若病史超过 24 小时要行全身抗感染治疗。

3. 向家长讲解手术前后注意事项，交代严格禁食的重要性。

4. 观察患儿有无呼吸困难或加重。

5. 积极完善术前准备，按要求术前禁食。

（三）术后护理

1. 全麻术后护理常规，监测生命体征。

2. 饮食

（1）早期留置胃管，通过胃管进食，必要时可给予静脉营养或经空肠造瘘管行胃肠内营养。

（2）拔除胃管后经口进食后注意保持口腔清洁，进食后应及时漱口，如有口腔疾病应积极治疗。

（3）进食期间应观察患儿有无胸痛、呛咳、呼吸困难等，发现异常及时报告医生。

3. **并发症的护理**　密切观察有无纵隔气肿、皮下气肿、气胸等并发症的发生。注意预防食管狭窄，余同食管异物。

二、食管异物取出术术后护理

（一）一般护理

1. 麻醉术后护理常规，监测生命体征。去枕平卧，做好心电监测，并注意观察呼吸情况、观察有无口内分泌物以及性状、注意液体补充。

2. 饮食

（1）钝性异物嵌顿时间不超过 24 小时，食管镜下见食管黏膜无明显损伤及炎症反应的患儿，术后 4 小时以后即可以试饮水，术后流质饮食 2~3 天，完全无不适 2~3 天后改为普食。

（2）粗糙尖锐的异物或异物嵌顿超过 24 小时，食管镜异物取出术后需要留置胃管给予鼻饲营养液 1~2 天，同时给予静脉补液对症处理，留置胃管期间若无明显疼痛，拔出胃管改为流质饮食，若有疼痛，则适当延长留置胃管时间，待颈部或胸骨后疼痛消失后，试饮少量温开水，试饮水无疼痛、无吞咽困难，可进流质。

（3）若术中见主动脉弓段食管黏膜充血肿胀，糜烂明显，术后至少禁食 5~7 日。

（4）食管穿孔者，术后禁食 8~10 日，无不适后行碘油造影，确认穿孔已愈合后方可进流质食物。

（5）腐蚀性食管异物术后，应延长保留胃管时间，推后经口进食时间，同时注意观察大便情况，评估术后有无出血表现。

（二）并发症的护理

1. 黏膜擦伤　口咽、前后弓黏膜擦伤，应用漱口液漱口。

2. 食管穿孔或损伤性食管炎

（1）观察：术后很快出现颈痛（颈段食管）、胸骨后疼痛（胸段食管），胸痛剧烈，应高度怀疑食管穿孔，立即碘油造影以确诊。

（2）护理：禁食，大剂量抗生素控制感染，穿孔小者可自愈；穿孔大者感染控制后若仍无愈合责需行手术修补。

3. 纵隔感染

（1）观察：术后胸痛、高热、寒战、呼吸困难，X 线检查示纵隔影增宽。

（2）护理：需行纵隔切开引流术，见纵隔切开引流术护理常规。

4. 食管营养血管出血

（1）观察：异物取出术后 1~2 日内即出现呕血或胃管内抽出咖啡样内容物，为取异物时未能将异物尖端完全保护在食管镜内，异物划伤所致。

（2）护理：立即静脉给予止血剂治疗，必要时输血以补充血容量，严密观察生命体征，保守治疗多可治愈。

5. 主动脉瘘　多因感染致假性动脉瘤破裂。

（1）观察：发病 7 日以后出现先兆性出血，需与营养血管出血相鉴别。出现先兆性出血症状后，立即与胸外科联系，尽快确诊，需立即手术以挽救患儿生命。

（2）此并发症的潜伏期可以很长，甚至出院后几个月仍可能出现。

（3）对于食管主动脉弓段黏膜糜烂的患儿，术后抗生素至少足量应用两周，不能缩短用药时间及用量。

三、健康教育

由于儿童咀嚼功能发育不完全，防御反射尚未完善，喜欢把抓到的任何东西放入口中，故气管异物、食道异物较多见。家长要做好以下几点，避免异物发生：

1. 避免幼儿在吃东西时哭闹、嬉笑、跑跳，吃饭要细嚼慢咽。

2. 不要给幼儿吃豆类、花生、瓜子等不易咬嚼的食物。

3. 不要强迫喂药，容易造成误吸发生。

4. 在幼儿的活动范围内应避免存放小物品，如小纽扣、图钉等，防止出现意外。

5. 教育儿童非食物不要放入口中。

（李　兰　姚婷婷）

6

第六篇
头颈科学

第一章
头颈的发育和解剖

第一节　头颈的胚胎发育

　　胚胎发育到第3周时，外形似一盾形盘状，称为胚盘。其一端较大，以后发育为头部，故称头端；另一端较小，称为尾端。胚盘平铺在腹侧的卵黄囊上，由三个胚层构成，从背侧向腹侧依次称为外胚层、中胚层（包括间充质）和内胚层。到第3周末，头端及尾端生长较快，胚盘边缘生长相对较慢，于是逐渐形成圆柱形的胚胎（图6-1-1-1）。

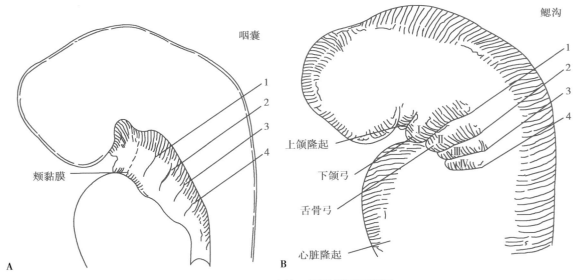

图 6-1-1-1　胚胎第 5 周的鳃弓示意图
A. 胚胎第 5 周头端的矢状切面（大约 6mm），显示沿肠道侧壁咽囊的开口，虚线表示颊黏膜附着的大致位置；
B. 胚胎 5 周的鳃弓和鳃沟
（经许可引自：Langman J. 医用胚胎学：人体的正常和异常发育 .3ed.Baltimore：Williams & Wilkins，1975 :262.）

　　胚胎第 4 周时，头端内有脑泡，以后发育为脑。头端两侧有眼泡，眼泡的尾侧、胚胎头端的腹外侧，中胚层组织局部增殖，形成 5~6 对棒状隆起，从头侧向尾侧按顺序依次排列，为鳃弓（图6-1-1-1）。每两鳃弓间，外胚层形成凹陷，形成浅沟，分隔同侧两个鳃弓，称鳃沟。内胚层在两鳃弓之间形成凹陷，朝向相应的鳃沟，形成咽囊，鳃沟的外胚层和咽囊的内胚层接近，两者间有少量间充质，共同构成闭锁膜。在鳃弓内有软骨形成支架，鳃弓中软骨与其对应鳃弓同时分化为各个器官及组织。

　　第 1 鳃弓分叉形成上颌突和下颌突,位于原口两侧。左右下颌突在中线上连接成下颌弓,因而五个凸起围绕原口周围,头侧有包含前脑泡的额突,左右两侧及尾侧为双侧上颌突和下颌突图 6-1-1-2。

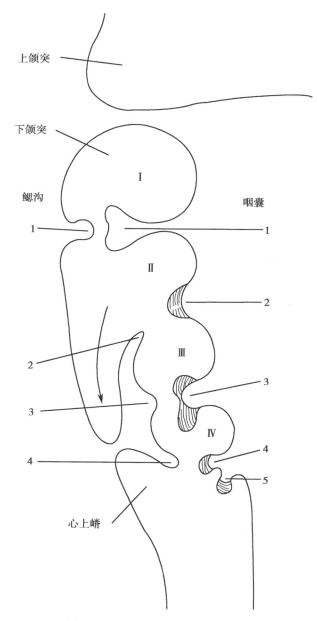

图 6-1-1-2　鳃沟和咽囊发育示意图

图中显示第 2 鳃弓是如何在发育过程中覆盖第 2 鳃弓、第 4 鳃弓,并以此遮盖住第 2、3、4 鳃沟
(经许可引自:Langman J. 医用胚胎学:人体的正常和异常发育 .3ed.Baltimore:Williams & Wilkins,1975:266.)

　　胚胎发育至第 4 周时,颊黏膜破裂,前肠与原口相通。这时前肠头端和原口共同构成原始口腔,腔顶为额突,额突的下缘两侧形成鼻窝,两侧和尾侧为上颌突和下颌突。以上组织结构生长发育形成面部、鼻部及颌面部。余下的鳃弓和咽囊也逐渐发育为面颈部的一部分。此时消化管的颊泡发育成一憩室状结构,称 Rathke 囊袋。胚胎第11~12 周时随着囊袋前后壁增生,形成垂体前部和中部。但垂体的中部可残留一小腔隙,日后在发育过程中此腔隙逐渐被上皮磁暴充填,少数人该腔隙一直留存。当腔隙内分泌物显著增加,该腔隙可扩大形成较大的囊肿,即 Rathke 囊肿。Rathke 囊袋内胚层和神经外胚层异常下降并包围邻近内胚层和中胚层成分可导致鼻咽部畸胎瘤的形成。

第二节 头颈的应用解剖

颈部呈圆筒形,连接头、躯干和上肢,颈部正前方有气管、食道的上段,正后方有颈椎及胸椎上段,两侧有大血管、神经、淋巴组织,颈根部有胸膜顶和肺尖。上界为下颌骨下缘、下颌角、乳突尖、上项线和枕外隆突的连线。下界为胸骨颈静脉切迹、胸锁关节、锁骨、肩峰至第 7 颈椎棘突的连线。颈部有疏松结缔组织分隔形成若干层次的筋膜和筋膜间隙。

一、颈部分区

颈部以两侧斜方肌前缘为界分为颈部和项部。胸锁乳突肌将颈部分为颈前三角、胸锁乳突肌区和颈部三角区(图 6-1-2-1)。

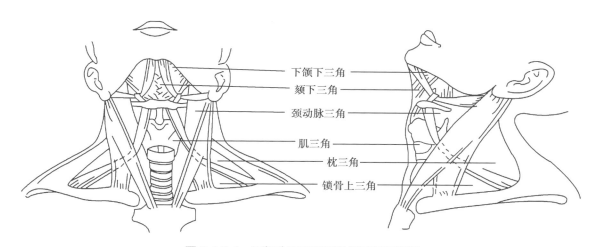

图 6-1-2-1 颈部分区正面观和侧面观示意图

1. 颈前三角区 颈前三角区上界为下颌骨下缘,外界为胸锁乳突肌前缘,内界颈正中线。以舌骨为界分为舌骨上区和下区。上区包括颏下三角和下颌下三角,下区包括颈动脉三角和肌三角。

(1)颏下三角:位于两侧二腹肌前腹和舌骨体间,内有淋巴结。

(2)下颌下三角:下颌骨下缘和二腹肌前、后腹之间。内有颏舌骨肌、颏舌肌、咽中缩肌、下颌舌骨肌、茎突舌骨肌、茎突咽肌、舌动脉、舌静脉、舌神经、舌咽神经、舌下神经、下颌下神经节。

(3)颈动脉三角:位于胸锁乳突肌上部前缘、肩胛舌骨肌上腹和二腹肌后腹间。内含以下重要血管及神经。

1）颈动脉：于平甲状软骨上缘水平分为颈内动脉和颈内动脉，颈内动脉位于颈外动脉的后外侧。颈总动脉末端稍膨大，为颈动脉窦，为压力感受器。颈总动脉分叉处后有扁平的颈动脉小体，为化学感受器。颈内动脉在颈外无分支；颈外动脉在颈部向前发出甲状腺上动脉、舌动脉、面动脉，向内发出咽升动脉，向后发出耳后动脉、枕动脉。

2）颈静脉：在颈总动脉外侧，胸锁乳突肌前缘深面，有面总静脉、甲状腺上、中静脉、舌静脉汇入。

3）迷走神经：在颈总动脉、颈内静脉后方并共同包于颈动脉鞘内。

4）舌咽神经及舌下神经：二腹肌后缘处呈弓形跨过颈内、颈外动脉浅面。

（4）肌三角：肩胛舌骨肌上腹、颈前正中线、胸锁乳突肌前缘之间。有喉、气管颈段、食管颈段、甲状腺、甲状腺旁腺、喉上神经和喉返神经等重要组织结构。

2. 胸锁乳突肌区　胸锁乳突肌起于胸骨柄前面、锁骨上缘内 1/3，向后止于乳突外侧面。后缘中点有枕小神经、耳大神经、颈横神经、锁骨上神经由深筋膜浅出，深处有颈襻、颈动脉鞘、颈丛等结构。

3. 颈后三角区　颈后三角区分为枕三角和锁骨上三角。

（1）枕三角：胸锁乳突肌后缘、肩胛舌骨肌下腹和斜方肌前缘之间。底为椎前筋膜覆盖的颈深部肌肉，顶为颈筋膜浅层。

（2）锁骨上三角：位于胸锁乳突肌下外侧深部与颈椎的前方。内含锁骨下动脉、锁骨下静脉损、胸导管颈段、肺尖、臂丛。

二、颈部分层

1. 颈浅筋膜　颈浅筋膜含脂肪，浅层有颈阔肌。

2. 颈深筋膜　颈深筋膜按深浅层次可分为浅、中、深三层。（图 6-1-2-2）

（1）颈深筋膜浅层又称封套筋膜，包绕胸锁乳突肌、斜方肌，腮腺、颌下腺。

（2）颈深筋膜中层又称内脏筋膜：①气管前筋膜包绕甲状腺；②颊咽筋膜包绕颊肌、咽缩肌；③颈动脉鞘包绕颈总动脉，颈内静脉，迷走神经。

（3）颈深筋膜深层又称椎前筋膜，位于颈深肌群浅层。

3. 颈筋膜间隙　由颈筋膜各层之间或血管神经组织周围之间的潜在间隙，内含疏松结缔组织，主要包含

（1）胸骨上间隙：位于胸骨柄上缘，由封套筋膜一分为二层而形成，内含颈前静脉弓。

（2）锁骨上间隙：位于锁骨上缘，由封套筋膜一分为二层而形成，内含颈前浅静脉和颈外静脉。

（3）气管前间隙：位于气管前筋膜与颈深筋膜浅层之间，内含甲状腺最下动脉、头臂干、左头臂静脉、甲状腺下静脉、甲状腺奇静脉丛、小儿胸腺，是颈部最危险局部区域。

（4）咽后间隙：位于颊咽筋膜与椎前筋膜之间，此间隙感染可蔓延至后纵隔。咽后间隙从矢状位看位于椎间筋膜与颊咽筋膜之间，上起颅底，下至上纵隔，相当于第 1、2 胸椎平面。横断面可以看到咽后间隙两侧以薄层筋膜与咽旁间隙相隔，中线处被咽缝分为左右两部分。每侧的咽后间隙中主要的结构是疏松结缔组织和咽后淋巴结（图 6-1-2-2A、图 6-1-2-3）。

（5）椎前间隙：位于椎前筋膜与颈、胸椎之间，上达颅底，下至第 3 胸椎，该间隙感染除局限于此范围外，还可向两侧蔓延至颈外侧区。这些间隙的存在有利于吞咽时咽腔

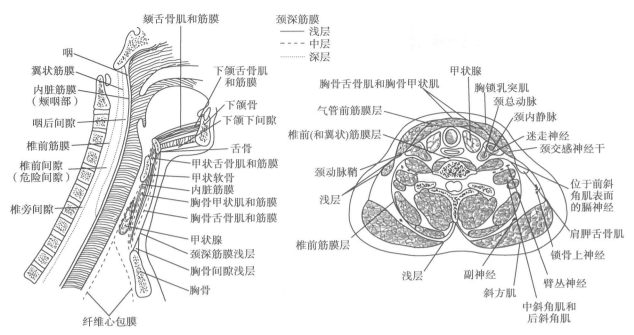

A. 矢状位颈部间隙与筋膜示意图，翼状筋膜将内脏筋膜后的间隙分成了咽后间隙和椎前间隙（引自：SHUMRICK KA SHEFT SA.Deep neck infections./PAPARELLA MM,SHUMRICK DA,GLUCKMAN JL,et al.Otolaryngology:3 Vol.Head and Neck.3 ed.Philadelohia:Saunders，1991:2547）

B. 位于喉水平以下的横截面处颈深筋膜示意图（引自：ROSSE C，GADDINN-ROSSE P.Hoilings bead's Textbook of Anatomy.5 ed.Philadelohia：Lippincott-raven，1997）

图 6-1-2-2　颈部筋膜示意图

的运动,并可协调头颈部的活动。咽周围间隙既可限制某些病变的发展,将病变局限于一定范围之内,又可为某些病变的扩散提供途径。临床上发生问题最多,最重要的是咽后间隙和咽旁间隙。

咽后间隙从矢状位看位于椎间筋膜与颊咽筋膜之间,上起颅底,下至上纵隔,相当于第 1、2 胸椎平面。横断面可以看到咽后间隙两侧以薄层筋膜与咽旁间隙相隔,中线处被咽缝分为左右两部分。每侧的咽后间隙中主要的结构是疏松结缔组织和咽后淋巴结(图 6-1-2-3)。

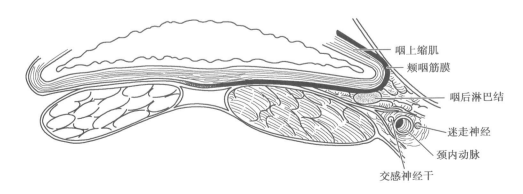

图 6-1-2-3　咽后间隙与咽旁间隙解剖示意图

三、颈部淋巴结分区

2013 年 ESTRO 发布了新的颈部淋巴结分区标准(图 6-1-2-4)。

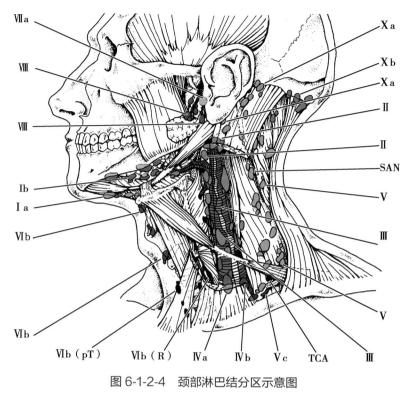

图 6-1-2-4　颈部淋巴结分区示意图

(1) Ⅰ区:以二腹肌为界分两部分,内下方为Ⅰa区,颏下区;外上方为Ⅰb区,颌下区。收纳颏、唇、颊、口底部、舌前、腭、舌下腺和颌下腺的淋巴液。

(2) Ⅱ区:为颈内静脉淋巴结上区,即二腹肌下,相当于颅底至舌骨水平,前界为胸骨舌骨肌侧缘,后界为胸锁乳突肌后缘。以副神经为界分两部分,其前下方为Ⅱa区,后上方为Ⅱb区。

(3) Ⅲ区:为颈内静脉淋巴结中区,从舌骨水平至肩胛舌骨肌与颈内静脉交叉处。

(4) Ⅳ区:为颈内静脉淋巴结下区,位于肩胛舌骨肌、锁骨和胸锁乳突肌侧缘所围成的区域。Ⅱ、Ⅲ、Ⅳ区共同构成颈内静脉淋巴结链,收纳腮腺、颌下、颏下、咽后壁及颈前淋巴结的淋巴液,因此是颈廓清术中的重点区域。

(5) Ⅴ区:颈后三角淋巴结。Ⅴ区以环状软骨下缘为界分为Ⅴa上颈后三角淋巴结和Ⅴb区下颈后三角淋巴结,其中Ⅴb区主要见于鼻咽癌、口咽癌、发生于枕部的头皮癌和甲状腺癌。锁骨上淋巴结即属于Ⅴc区。

(6) Ⅵ区:位于两侧颈总动脉和颈内静脉,舌骨,胸骨上窝所围成的区域。包括环甲膜淋巴结、气管周围(喉返神经)淋巴结、甲状腺周围淋巴结,其中喉前淋巴结位于环甲膜部,收容声门下区淋巴液,在临床中具有重要意义。

(7) Ⅶ区:即椎前淋巴结,其中咽后淋巴结为Ⅶa区,茎突喉淋巴结属于Ⅶb区。

(8) Ⅷ区:腮腺淋巴结。

（9）Ⅸ区：面颊淋巴结。

（10）Ⅹ区：颅底后组淋巴结群，Ⅹa为耳后耳下淋巴结，Ⅹb为枕淋巴结。

四、甲状腺及唾液腺相关解剖

1. 甲状腺

（1）甲状腺的被膜：甲状腺的外膜，称为真被膜，包绕甲状腺即纤维囊。甲状腺鞘又称假被膜，即颈内筋膜脏层，包绕于甲状腺真被膜外。假被膜在侧叶内侧和峡部后面，与甲状软骨、环状软骨和气管软骨环的软骨膜形成甲状腺悬韧带以固定甲状腺。

（2）甲状腺的血管神经：甲状腺上极有甲状腺上动脉、甲状腺上静脉及与其伴行的喉上神经。在甲状腺外侧缘中份，可见甲状腺中静脉，直接汇入颈内静脉。在甲状腺下极有甲状腺下动脉、甲状腺下静脉及与其相交的喉返神经。在腺体下面，有起于主动脉弓的甲状腺最下动脉和注入左无名静脉的甲状腺奇静脉丛（图6-1-2-5）。

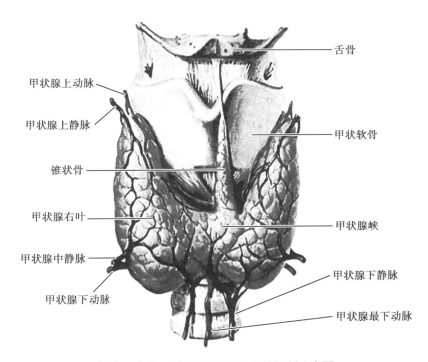

图6-1-2-5　甲状腺及其相关血管解剖示意图

2. **甲状旁腺**　甲状旁腺位于甲状腺真假被膜间的囊鞘间隙，上下两对，定位于腺体后面上、中1/3交界处和下1/3处。

3. **腮腺**　腮腺为最大的唾液腺，略呈三角楔形，位于前下方，咬肌后部的表面，腺体后部肥厚，深入到下颌后窝内。腺体前端靠近上缘处发出腮腺导管，在距颧弓下方约一横指处经咬肌表面前行，绕过咬肌前缘转向深部，穿过开口于颊部黏膜，形成一个黏膜乳头，和上颌第二磨牙相对。

4. **下颌下腺**　下颌下腺略呈卵圆形，位于下颌下三角内，下颌骨体和舌骨之间。由腺的内面发出下颌下腺管，沿口底黏膜深面前行，开口于舌下肉阜。

5. **舌下腺**　舌下腺细长而略扁。位于口底黏膜深面。其排泄管有大小两种小管有 5~15 条,直接开口于口底黏膜;大管另一端常与下颌下腺管汇合或单独开口于舌下阜。

(姚红兵　李晓艳)

参考文献

GRÉGOIRE V, ANG K, BUDACH W, et al. Delineation of the neck node levels for head and neck tumors: A 2013 update. DAHANCA, EORTC, HKNPCSG, NCIC CTG, NCRI, RTOG, TROG consensus guidelines[J]. Radiotherapy & Oncology Journal of the European Society for Therapeutic Radiology & Oncology, 2014, 110(1) : 172-181.

第二章
头颈部检查

第一节　头颈部一般检查

对于年龄大、能配合的患儿，取坐位，不能坐位者，可取卧位，充分暴露整个颈部及上胸部，在光线充分的诊室依次进行视、触、听诊。对于年龄小、不能配合的患儿，可坐在父母的腿上检查，可使父母的参与最大化。配合好的情况下给予适当鼓励，有助于下次检查。儿童的头颈部检查不拘泥于固定顺序，需视年龄和配合程度灵活掌握，容易检查且不易引起不安的放在前面，引起不适的放在后面。主要从以下几个方面进行：

1. **视诊**　观察颈部位置，有无斜颈或强迫头位，双侧是否对称，有无肿块隆起，有无静脉充血及血管异常搏动；颈部有无活动受限；注意喉结的位置及外形，喉体有无膨大；还应注意皮肤有无局限性或弥漫性充血、肿胀、溃疡、皮疹、瘢痕等；注意腮腺、颌下腺及甲状腺是否肿大。

2. **触诊**　是颈部一般检查中最主要的检查方法。检查者站在患儿的前方或后方，按一定顺序对每个区域进行系统触诊。

患儿头微低，放松颈部。检查者站在患儿后方以双手指尖触诊。先行颏下区和下颌下区的检查，由颏下区、下颌下区滑行至下颌角。注意此区内淋巴结及颌下腺有无肿大。然后双手指尖深入胸锁乳突肌前缘深面，向下触摸至胸骨，分别检查颈深上、中、下淋巴结。再行颈后三角检查，注意枕后淋巴结、副神经淋巴结有无肿大。最后检查锁骨上区，检查者拇指放在患儿肩上，用另外四个手指触摸锁骨上窝。行甲状腺触诊时，一手食、中指施压于一侧甲状软骨，将气管推向对侧，另一手拇指在对侧胸锁乳突肌后缘向前推挤甲状腺，食、中指在其前缘触诊甲状腺。应注意其肿大的程度、性质、对称性、硬度、表面光滑性、有无压痛、对气管的影响等。

检查者也可站在患儿对面，一只手放在患儿的后枕部协助患儿转动头部，使受检侧充分松弛，以另一只手指尖按上述顺序在颈部各区进行触诊。行甲状腺触诊时用一只手的拇指将患儿的甲状软骨推向检查侧，使检查侧的甲状腺腺叶突出，另一只手食、中指在检查侧的胸锁乳突肌后缘推挤甲状腺，拇指在胸锁乳突肌前缘触诊。让患儿做吞咽动作，重复检查。

对于年龄大能配合的患儿可采用前方或后方两种触诊方法，对于年龄小不能配合患儿一般予以固定后从前方触诊。

3. **听诊** 甲状腺功能亢进患儿因腺体内血流增加,可在甲状腺区听到一持续性静脉"嗡鸣"音。颈动脉瘤,可听到收缩期杂音。咽和颈段食管憩室者,吞咽时可在颈部相应部位听到气过声。喉阻塞者可听到喉鸣音。

4. **透光试验** 在暗室内以手电筒从肿块侧面照射,用不透明圆筒的一端紧贴肿块,观察有无红色透光现象。阳性者多为囊性淋巴管畸形。

其他特殊体征:Tinel 征是指叩击神经损伤(仅指机械力损伤)或神经损害的部位或其远侧,而出现其支配皮区的放电样麻痛感或蚁走感,代表神经再生的水平或神经损害的部位。

第二节 头颈部影像学检查

一、超声检查

由于超声检查无放射性损伤,简单、无创,在儿童头颈部的诊断中发挥着重要作用。主要用于:①确定病变的部位、形态、大小及结构改变;②根部病变的图像特征,结合其他临床资料和检查结果、判断病变的物理性质(囊性、实质性与含气性),做出比较准确的诊断;③在超声引导下取活检,摄取病变标本、进行实验室或病理学检查,获得包括细菌学、生化、细胞学或组织学等方面的可靠诊断依据,以指导临床医生选择合理的治疗方案。

在儿童颈部肿瘤的诊断中超声检查非常有价值,它准确鉴别囊性或实性肿物,了解肿物与周围组织解剖关系,明确是单发肿物还是多发病灶。例如确定甲状舌管囊肿的囊性病变特征,确定是否存在甲状腺组织;先天性肌性斜颈,明确实性包块及与胸锁乳突肌的关系。对于急性感染性包块,探查脓肿及是否为多房性,同时帮助穿刺吸脓。在甲状腺结节诊断中,超声检查是首选及必做检查。颈部实质性占位,尤其是甲状腺结节可疑恶性者,均可在超声引导下行细胞学或组织学检查以鉴别良、恶性。

由于超声下穿刺活检准确性高,创伤小,越来越广泛的应用于儿童头颈部肿瘤的诊断,超声监视下穿刺避免了损伤重要脏器及穿刺途径上的大血管及主要属支,提高介入超声的安全性、减少并发症,同时操作迅速,费用低。

二、X 线检查

颈部正、侧位片用于观察颈部骨骼、气道的形态,颈部软组织异常钙化、骨化、异物、积气等。例如咽后间隙增宽或空气 - 液体平面在咽后蜂窝织炎或脓肿中可以出现。对可疑颈部结核感染,胸片可提供肺部病变信息。颈部恶性病变如淋巴瘤,需行胸片了解肺部情况。

三、CT 检查

颈部横断面 5mm 连续扫描,选择软组织窗观察颈部各种软组织结构,必要时选择骨窗观察颈椎或颈部软骨结构。螺旋扫描可进行三维重建及咽、喉腔、颈部血管内镜检查。增强扫描可以区别颈部的肌肉、血管或淋巴结等(图 6-2-2-1~ 图 6-2-2-3)。颈部 CT

在评价涎石病、炎性颈部肿块、颈部外伤、评价骨组织方面具有优势。CT 检查能提供肿块及与周围解剖结构的关系。对于要求外科切除的颈深部肿块的术前评估,CT 检查优于超声检查。相对于 MRI,增强 CT 具有操作时间短、使用普遍、价格便宜的优势。但对于唾液腺结石患者,可疑或明确甲状腺癌患者(可能需行 ^{131}I 放射治疗),碘过敏患者不宜进行增强扫描。

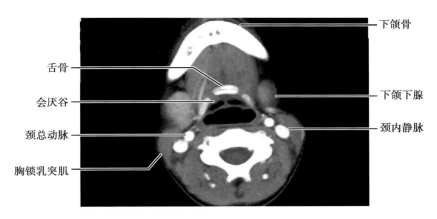

图 6-2-2-1 颈部增强 CT 水平位经舌骨体层面

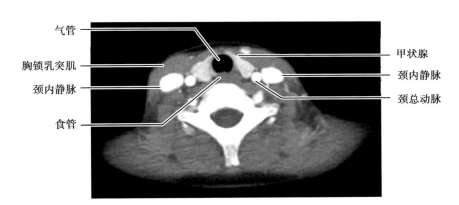

图 6-2-2-2 颈部增强 CT 水平位经甲状腺层面

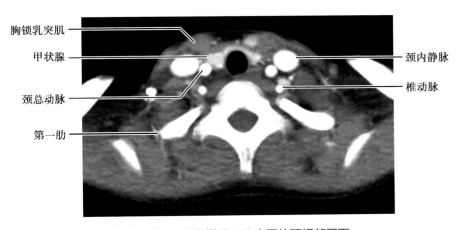

图 6-2-2-3 颈部增强 CT 水平位颈根部层面

CT血管造影（CT angiography,CTA）是将CT增强技术与薄层、大范围、快速扫描技术相结合,通过合理的后处理,清晰显示全身各部位血管细节,具有无创和操作简便的特点,对于血管变异、血管疾病以及显示病变和血管关系有重要价值。

由于CT检查具有一定的辐射作用,对于儿童头颈部疾病的诊断,应谨慎选择。

四、MRI检查

由于其无放射性损伤,广泛应用于儿童头颈部疾病的诊断,能提供更广泛的软组织解剖结构信息,尤其对于侵袭性病变更佳。骨组织显示不如CT,但血管病变及软组织优于CT。MRI检查的临床价值高于其他检查形式,软组织显示良好,多平面显示。但检查时间较长,操作过程中要求患者不动,所以儿童需镇静。另外,行MRI检查,应注意伪影的鉴别,通常包括运动伪影（主要来自于生理性血流运动、吞咽或呼吸）和金属伪影。在患儿及家属进入MRI检查室前,应仔细检查,尽可能避免将金属异物带入影像检查。

采用颈部线圈、SE序列,矢状面、横断面、冠状面 T_1WI 和横断面或冠状面的 T_2WI（见图6-2-2-4、图6-2-2-5）,根据需要层厚4~7mm。发现病变时行增强检查,经肘静脉注射Gd-DTPA后行横断面、冠状面、矢状面的 T_1WI。 T_1WI 提供精细的解剖结构和软组织对比 T_1 加权像,脂肪为高信号密度,液体（包括正常的脑脊液和玻璃体）为低信号密度。 T_2WI 快自旋回波（fast spin echo,FSE）序列,脑脊液为亮/白信号,脂肪也为亮/白信号。肌肉在 T_1WI 和 T_2WI 序列均为中等信号,显示为灰色。脂肪抑制技术使脂肪信号消失,应用于 T_2WI 中FSE和增强 T_1WI,以改进 T_2 高密度病灶,强化临近脂肪组织的病灶。最常见的脂肪抑制技术包括短 T_1 反转恢复序列（STIR）,可抑制在 T_1WI 上脂肪的高信号（短 T_1）。

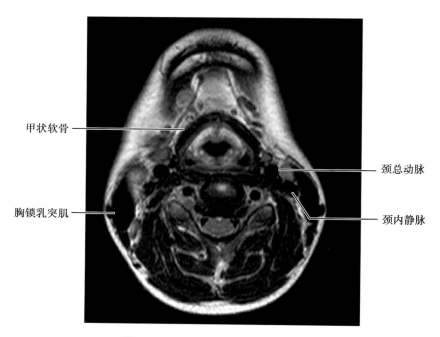

图6-2-2-4 颈部水平位MRI表现

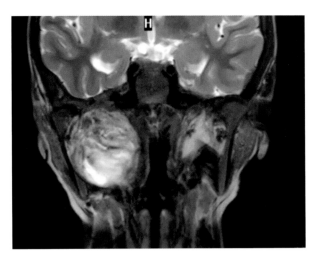

图 6-2-2-5　颈部冠状位 MRI 表现, 右侧咽旁可见内有不规则占位, 密度欠均匀
可清楚显示肿瘤范围及其与周围结构关系

　　磁共振血管成像 (magnetic resonance angiography, MRA) 可以精细的评价血管病变, 安全有效。MRA 不仅是对血管腔内结构的简单描述, 更是反映了血流方式和速度的血管功能方面的信息。MRA 与 CTA、DSA 比较更具有无创性、安全性, 其优点是无需注射造影剂, 检查者无创伤、无辐射性损害, 造影剂反应和并发症显著减少。MRA 主要用于儿童头颈部血管病变的评估及术前血管栓塞治疗。

五、核素扫描

　　目前已极少用于儿童颈部包块。以往, 甲状腺核素扫描常规用于评价甲状舌管囊肿, 但由于其检测价值低, 镇静的潜在风险及低阳性率使该检查不理想, 现在超声更适用于此病的诊断。但是颈部肿块如考虑为异位甲状腺时, 可使用核素扫描。目前, 在儿童头颈部疾病方面, 核素扫描主要应用于判断甲状腺结节是否有自主摄取功能。

(倪　鑫　李艳珍)

参考文献

1. 孔维佳. 耳鼻咽喉头颈外科学. 北京: 人民卫生出版社, 2005.
2. 张亚梅, 张天宇. 实用小儿耳鼻咽喉科学. 北京: 人民卫生出版社, 2011.

第三章
颈部感染性疾病

第一节　普通感染

一、淋巴结炎

颈部淋巴结炎（cervical lymphadenitis）是由淋巴结所属引流区域的急、慢性炎症累及淋巴结所引起的非特异性炎症，如头、面、口腔、颈部和肩部感染，引起颌下及颈部的淋巴结炎。根据起病缓急、病程长短，淋巴结炎可分为急性和慢性淋巴结炎。

颈部急性淋巴结炎常见于儿童，多由上呼吸道感染、扁桃体炎、龋齿、咽炎、口腔炎、外耳道炎等炎症引起，通过淋巴引流途径引起颈部淋巴结感染。慢性淋巴结炎常因急性淋巴结炎治疗不彻底，原发灶未解除或机体抵抗力差演变而来。

【相关因素及病因学】

颈部淋巴结炎的病原菌主要是金黄色葡萄球菌及溶血性链球菌。致病菌从损伤破裂的皮肤或其他感染病灶侵入相应的区域淋巴结引起急性淋巴结炎。淋巴结充血、肿胀，白细胞浸润，炎性渗出。病变的淋巴结增大后，中心坏死化脓。感染继续发展，可向周围扩散形成淋巴结周围炎，多个淋巴结粘连成硬块，可形成双腔或多腔脓肿。感染来源有牙源性及口腔感染，头、面、颈部皮肤的损伤、疖和痈和上呼吸道感染及扁桃体炎等。

【临床表现】

1. **急性化脓性淋巴结炎**　初期局部淋巴结肿大变硬，自觉疼痛或压痛；淋巴结尚可移动，边界清楚，与周围组织无粘连。全身反应甚微或有低热，体温一般在38℃以下。化脓后局部疼痛加重，包膜溶解破裂后可侵及周围软组织而出现炎性浸润块；浅表皮肤充血、红肿、质硬，此时淋巴结与周围组织粘连，不能移动。脓肿形成时，局部皮肤有明显压痛点及凹陷性水肿，浅在的脓肿可查出明显波动感。此时全身反应加重、高热、寒战、头痛、全身无力、食欲减退，儿童可烦躁不安；白细胞总数急剧上升，如不及时治疗，可并发毒血症、败血症，甚至出现中毒性休克。

2. **慢性淋巴结炎**　多发生在患者抵抗强而细菌毒力较弱的情况下。临床常见于慢性牙源性及咽部感染，或急性淋巴结炎控制不佳而转变成慢性。病变常表现为慢性增殖性过程。临床特征是淋巴结内结缔组织增生形成微痛的硬结，淋巴结活动、有压痛，但全身无明显症状；如此可持续较长时间，但机体抵抗力下降，可反复急性发作。即使原发感染病灶清除,增生长大的淋巴结也不可能完全消退。

【辅助检查】

1. 实验室检查

(1)血常规检查:白细胞计数的变化取决于病菌的毒性和感染程度,常与原发的感染有密切关系。白细胞分类计数:一般情况下中性粒细胞与白细胞计数呈正相关。

(2)C 反应蛋白:细菌性感染时 C 反应蛋白值可以增高。

(3)细菌学检查及药物敏感性试验。

2. 其他辅助检查　结核菌素试验可作为鉴别淋巴结核的参考。颈部 B 超检查有助于了解淋巴结的部位、大小、数目以及与周围组织的关系。必要时可行淋巴结病理活检检查。

【治疗】

1. 急性淋巴结炎的治疗

(1)原发感染病灶的治疗:积极处理原发感染病灶是治疗急性淋巴结炎的重要措施,可局部热敷,并全身应用抗生素。清除了原发感染病灶,局部淋巴结病变常可逐渐消退。

(2)早期应用抗生素:首选青霉素及二代头孢菌素,疑有厌氧菌感染时加用抗厌氧菌药物(如甲硝唑等)。然后根据临床疗效和药敏报告调整药物。

(3)局部处理:急性淋巴结炎未成脓时,可局部热敷或以莫匹罗星、鱼石脂等药物外敷。脓肿形成后,先试行穿刺吸脓,以鉴别血管瘤和血肿,及时行切开引流。

(4)全身症状严重、高热不退者,可加用糖皮质激素。

2. 慢性淋巴结炎的治疗　慢性淋巴结炎一般不需治疗,但有反复急性发学者应寻找病灶,予以清除,如淋巴结肿大明显或需鉴别诊断,也可采用手术摘除并行病理检查。

【随访和预后】

仅有局部淋巴结肿大和略有压痛者,积极治疗原发感染病灶后,淋巴结炎常能自愈。原发感染病灶治疗不彻底,急性淋巴结炎可迁延为慢性淋巴结炎。

(姚红兵、李晓艳)

二、颈部间隙感染

颈部间隙感染(deepneckspace infection)是指颈深筋膜浅层深面组织发生脓肿或蜂窝织炎的总称,是耳鼻咽喉头颈外科的一种急危重症之一。感染不局限于单个间隙,可向邻近间隙和组织扩散引起气道梗阻、肺炎、颈部坏死性筋膜炎、下行性纵隔炎、败血症、脓毒血症等高危并发症。处置不当会引起严重并发症,甚至危及生命。主要包括咽后隙感染、咽旁隙感染、气管前间隙感染、下颌下间隙感染等。

颈部间隙感染以链球菌和厌氧菌为主要致病菌,混合性感染为主。但我国细菌培养阳性率不高的原因可能有:①因条件限制,厌氧菌培养重视不足;②培养前抗生素使用;③取材不当及送检不及时。因此将厌氧菌与需氧菌检查列为临床细菌学常规检验,提高厌氧菌培养的阳性率,可更好用于指导临床用药。

颈部间隙感染的途径以咽源性与腺源性、牙源性为主,与急性中耳炎、上呼吸道和上消化道创伤及食道异物、头颈部外伤、颈部瘘管及囊肿感染等也有一定关系。

(一) 咽后脓肿

咽后脓肿(retropharyngeal abscess)为咽后隙的化脓性炎症,依发病机制不同,有急性与慢性两型。急性型为咽后淋巴结化脓感染扩散导致,占咽后脓肿的 90% 以上,较为常见,多发于 1 岁以内的婴儿。慢性型由颈椎结核引起者常见。

【病因学】

1. **急性型** 婴幼儿多见,最常见于咽后淋巴结化脓性感染,婴幼儿因咽后隙每侧有 3~8 个淋巴结,由于淋巴回流的原因,口、咽、鼻腔及鼻窦的感染可引起淋巴结炎,进而化脓,蓄积在咽后隙的一侧,形成脓肿。咽后壁异物或外伤也可引起炎症的侵入及扩散。

2. **慢性型** 咽后隙淋巴结结核或颈椎结核形成寒性脓肿,成年人多见,早期在椎前间隙,逐渐向前穿破椎前筋膜进入咽后隙。

【临床表现】

1. **急性型** 起病较急,有高热、咳嗽、烦躁不安,吞咽困难、食欲下降,吸奶时易呛入鼻腔或呛咳,说话及哭声含混不清,如同口中含物。常有呼吸困难,睡眠时有鼾声,若脓肿压迫喉入口或并发喉炎,则出现明显的喉梗阻表现。局部检查可见咽后壁一侧隆起、充血,脓肿较大者可使患侧腭咽弓和软腭向前推移,伴患侧淋巴结肿大。

2. **慢性型** 起病缓慢,有结核病的全身症状。起病隐匿,病程较长,无咽痛,随着脓肿的增大可出现咽部、喉部阻塞症状,如吞咽困难、呼吸困难。局部检查可见咽后壁中央隆起,黏膜色泽较淡,伴患侧淋巴结肿大。

【辅助检查】

1. **纤维/电子喉镜检查** 由外伤或异物引起的咽后脓肿,需用喉镜检查时才能发现,有时能见异物。检查时,操作宜轻柔,避免患儿哭闹挣扎,检查器械接触脓肿导致破裂;如发生意外,应将患儿头部迅速倒下,以防脓液流入气管,发生窒息或引起吸入性肺炎。

2. **颈部 X 线侧位片** 可检查有无异物或颈椎骨质破坏。CT 检查有利于脓肿与蜂窝织炎的鉴别,也可见大血管位置。

3. **CT 检查** 水平位 CT 检查显示咽后肿局限在咽后间隙的某一段或贯通全部颈前间隙,在颈椎前与咽后壁之间形成肿块。平扫 CT 显示软组织密度肿块,边界往往模糊不清,占位效应显著,其间可见低密度坏死化区。增强后,病变呈环状强化,脓肿壁厚,可以不均匀或含有分隔。

4. **MRI 检查** 显示脓肿 T_1WI 为等或低信号和 T_2WI 稍高或高信号,脓肿内伴有出血时可以出现 T_1WI 高信号。病变可压迫腔,气道向前受压移位并变小,感染向下扩散至纵隔可引起纵隔炎,脓肿压力过高时可扩散至咽旁间隙,使相应受扩散的间隙消失,出现病理信号(图 6-3-1-1)。

【治疗】

急性型咽后脓肿一经确诊,应及时切开引流脓液。全麻插管下取仰卧头低位,用直接喉镜或麻醉喉镜挑起舌根暴露口咽后壁,显示脓肿部位,在脓肿最隆起处用长粗针穿刺针抽脓,尽量抽吸,使脓肿减压。然后用尖刀纵行从脓肿最隆起处至脓肿最低处切开,用血管钳扩大切开脓肿,吸出脓液,防止下流,边吸脓边用血管钳扩大切口直至排尽脓液。术腔可放置细纱条引流,并从鼻腔导出固定于面部,每日抽除 2mL 左右,分 2~3 天完全抽除,以起到彻底引流作用(婴幼儿每日经口扩张创口困难)。术后使用广谱抗生素控制感染。

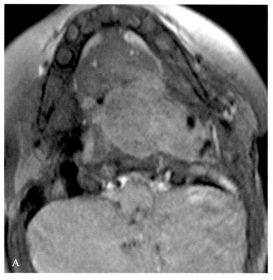
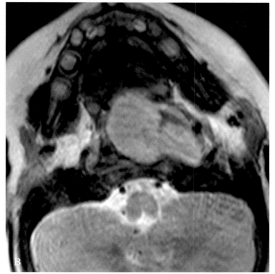
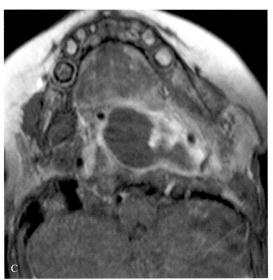

图 6-3-1-1 咽后脓肿的 MRI 表现

患儿,女,9 月龄,发热 8 天并发现左颈部包块 2 天。MRI 示左侧颈部、咽后及咽旁间隙大片状 T_1WI 等信号及 T_2WI 稍高信号,且边缘明显强化,邻近气道受压变形

A. T_1WI 平扫水平位;B. T_2WI 平扫水平位;C. T_1WI 增强水平位

【并发症】

1. **呼吸困难** 脓肿增大,压迫喉腔或发生喉水肿所致。

2. **肺部感染与窒息** 脓肿破裂,脓液涌入下呼吸道引起吸入性肺炎甚至是窒息。

3. **咽旁脓肿** 脓肿向外侧扩散流入咽旁隙,可沿颈动脉鞘或食管而下,发生纵隔炎或食管周围炎。

4. **出血** 颈部颈内动脉、颈外动脉相邻,若咽后脓肿侵蚀,可发生致死性大出血。

【护理要点】

咽后脓肿在用手指触诊检查时须慎重轻柔,在作穿刺或切开排脓也应有充分应急准备,如吸引器、直达喉镜等,以免脓肿突然破裂,脓液流入呼吸道而致窒息甚或死亡。

（二）咽旁脓肿

咽旁脓肿（parapharyngeal abscess）为咽旁隙的化脓性炎症，由蜂窝织炎发展而成脓肿。致病菌多为溶血性链球菌、金黄色葡萄球菌和肺炎双球菌。扁桃体、腺样体、腮腺、鼻部、咽部淋巴结急性炎症，均可扩散侵袭至咽旁隙，导致咽旁脓肿。

【病因学】

1. 邻近器官或组织化脓性炎症直接扩散到咽旁隙，如急性扁桃体炎、扁桃体周围脓肿、急性咽炎、咽后脓肿及乳突、颞骨颧突或岩部急性感染等。

2. 咽部外伤、异物及医源性感染所引起，咽部和口腔手术、扁桃体切除术的并发症，使致病菌直接侵入咽旁隙，咽部手术将咽上缩肌穿透，咽侧壁损伤也可引起此病。

3. 邻近器官或组织的感染，可经血行和淋巴系累及咽旁隙。

【临床表现】

1. **全身表现** 患儿呈急性重病容，表情痛苦，高热、寒战、头痛及食欲不振。若病情继续恶化，可呈衰竭状态。

2. **局部表现** 主要表现为咽部及颈部剧烈疼痛，吞咽、张口及颈部活动时疼痛加剧。颈部僵直、活动受限。患侧颈部、颌下区肿胀，有压痛，触之坚硬。重者肿胀范围可上至腮腺、下沿胸锁乳突肌而达锁骨上窝。如已形成脓肿，则局部变软且有波动感。脓肿部位较深触诊时，波动感不明显，故波动感不能作为诊断咽旁脓肿的依据。必要时可在压痛最显著处作诊断性穿刺抽脓。

茎突前间隙脓肿累及翼内肌时可导致张口困难，患侧咽侧壁及扁桃体突向咽腔，但扁桃体无红肿，软腭、悬雍垂水肿。出现吞咽困难、语言不清。茎突后间隙脓肿形成时，咽部检查，可见患侧咽侧壁隆起，腭咽弓充血、水肿。炎症侵犯颈交感神经和迷走神经时，可发生颈交感神经麻痹综合征或喉痉挛。

【辅助检查】

1. **血常规** 有典型细菌感染表现，白细胞总数上升，中性粒细胞比例增高。

2. **影像学检查** 颈部 B 超检查对脓肿的诊断有重要意义，若脓肿位于咽旁间隙舌骨以上平面应以 CT 或 MRI 检查为主。

【治疗】

1. **脓肿形成前** 感染初期，应全身使用广谱、足量的抗生素及适量的糖皮质激素等药物，控制感染和防止并发症发生，辅以支持治疗。

2. **脓肿形成后** 除应用抗生素外，应立即行切开排脓，常采用颈外径路。疑似有血管糜烂出血者，应从颈侧切开，以下颌角为中心，在胸锁乳突肌前缘作一纵切口，从颅底顺动脉鞘向下，达到脓腔。排脓后，置入引流条，切口部分缝合。

【并发症】

1. 咽旁间隙脓肿向周围扩散可引发咽后脓肿、喉水肿、纵隔炎。

2. 可沿大血管向下侵蚀颈动脉鞘，可使颈内动脉壁糜烂而引发致命性大出血。颈动脉侵蚀是一种后果可能极其严重的并发症。该并发症由毗邻的炎症引发动脉炎所致，最终形成可能破溃的假性动脉瘤。鼻、口或耳的反复少量出血（"先兆性出血"）可能预示颈动脉侵蚀及破裂。随后，周围组织形成血肿，这是一个持久的临床过程；最后，患者因发生大量失血而休克。若发生大量出血，可能有必要进行颈动脉结扎，但死亡率仍很高，脑卒中的风险也很大。

3. 侵犯颈内静脉 可引起血栓性静脉炎。

(三) 气管前间隙感染

气管前间隙感染(spatium pretracheale infection)位于气管前筋膜与气管之间,向下通上纵隔,内含大量淋巴组织、静脉及静脉丛。

【病因学】

感染常由于喉咽或颈段食管前壁外伤、异物刺破、穿孔,导致感染扩散,若未能及时控制可形成脓肿,严重者可蔓延至上纵隔。

【临床表现】

1. 症状 由于喉部常发生炎性水肿,感染后声嘶常为首发症状,随着炎症水肿范围的扩大和加重,可出现吞咽困难和进食返呛,若炎症继续发展可发生呼吸困难甚至窒息。全身发热,吞咽疼痛,患儿不愿进食,常伴有失水,体质虚弱。若有局部穿孔,可发生皮下气肿。

2. 体征

(1)喉镜检查:见喉咽黏膜充血水肿,可蔓延至梨状窝、会厌、声门区等,检查时应注意有无异物。

(2)颈部查体:可见患侧颈上部舌骨水平肿胀压痛,局部饱满。

【辅助检查】

水平位和冠状位 CT 检查可了解病变范围及脓肿情况,胸部正侧位片可了解感染侵袭纵隔和肺部情况。

【治疗】

对有明显呼吸困难患儿,应及时行气管切开,脓肿局限、明显者,应选择肿胀最突出的部位从颈外侧切开引流,并置引流管。术前术后均应使用足量广谱敏感抗生素。经过上诉治疗若病情仍未能控制,应警惕并发症,常见有上纵隔感染、肺部感染,少数炎症可由气管前间隙扩散至咽后间隙。

【护理要点】

术后患者应禁食,减少咽部吞咽活动,并给以全身支持治疗。

(四) 下颌下间隙感染

下颌下间隙(颌下间隙)感染(submandibular space infection)为颌下区、颏下区感染。下颌下间隙位于颏下间隙的后外侧,内侧为二腹肌前腹,后外侧为二腹肌后腹和茎突舌骨肌,顶为下颌舌骨肌和舌骨舌肌,底为颈深筋膜浅层,上界为下颌骨下缘,间隙内有颌下腺、淋巴结和面动、静脉。

【病因学】

其感染来源大部分起源于牙齿(拔牙后感染)和牙周感染或颌骨感染。常见致病菌为金黄色葡萄球菌、樊尚螺旋体和厌氧菌。

【临床表现】

颌下间隙感染多在牙、口腔及下颌骨感染后发生,炎症向口底扩散,发病早期,口底或颌下区红肿、疼痛,因炎性肿胀将舌推向上方,舌活动障碍,有流涎;炎症若未能控制,感染由舌下间隙穿透蔓延至口底,形成颌下间隙蜂窝组织炎(脓性颌下炎),炎症迅速扩散,产生坏死,伴浆液血性脓性浸润,局部压痛明显,但触之坚硬如板状。

若压迫咽喉部或并发喉水肿可引起呼吸困难,当舌体活动时,可引起剧烈疼痛,炎症向下蔓延可达咽旁隙、颈动脉鞘、纵隔、颈部皮肤呈暗红色,触之坚硬,无波动感,患儿常伴有高热、恶寒、头疼、衰竭等表现。

【治疗】

注意全身支持治疗,应用大剂量广谱有效抗生素控制感染,可予以适量类固醇激素缓解感染中毒症状。在全身治疗时,必要时作颌下间隙切开引流,切开引流切口可在双下颌角间作横切口,然后沿肌纤维方向垂直分开颏舌骨肌,扩大并植入引流管。为了保证引流通畅,可以对下颌舌骨肌作多处切口,切开后引流管放置时间在病情有所改善后应及时拔除,一般不宜超过 72 小时。有呼吸困难者可行气管切开。

【护理要点】

锻炼身体,加强营养,增强免疫力;保持口腔黏膜及头面颈部皮肤清洁,及时发现和积极治疗各种感染性疾病。对存在原发感染性病灶者,如皮肤黏膜伤口、扁桃体炎、龋齿等,应及时处理原发病灶。

(姚红兵　李晓艳　段晓岷)

参考文献

KNOUSE M C, MADEIRA RG, CELANI VJ. Pseudomonas aeruginosa Causing a right carotid artery mycotic aneurysm after a dental extraction procedure. Mayo Clin Proc, 2002, 77 (10): 1125-1130.

第二节　头颈部特异性感染

一、颈淋巴结结核

颈淋巴结结核(tuberculosis of cervical lymph nodes)是由结核杆菌感染颈部淋巴结所致,是最常见的肺外结核感染,原发性者少见。肺结核内的结核菌随血行播散至颈部淋巴结,两侧淋巴结多同时受累。肺门淋巴结结核经纵隔淋巴结上行累及颈部淋巴结,受累者多为颈下淋巴结,患者多以颈部肿块就诊。

【流行病学特点】

传染源主要来源于排菌的肺结核患儿,通过呼吸道传播,在结核病流行较重区域,婴幼儿人群患病率及死亡人数较高,全球有 800 万 ~1 000 万结核感染新病例,其中约 95% 分布于发展中国家。

【病因学】

结核杆菌入侵机体后能否发病,不仅取决于结核杆菌的数量及毒力,还取决于机体的免疫力强弱,抵抗力较弱者,易发病。结核杆菌通过上呼吸道或随食物在口腔或鼻咽部,引起原发病灶。口腔部原发病灶很快愈合,在临床上不易发现。结核杆菌经淋巴管传播先在淋巴结周围引起炎症,逐渐淋巴结可发生干酪样坏死,至穿破淋巴结包膜,向深部感染;可穿破皮肤形成经久不愈的瘘管。淋巴结周围的炎症使邻近的淋巴结相互粘连成为不规则的肿块。若继发肺内结核者,其他浅表淋巴结亦可同时受累,病变主要为增生性,很少发生干酪样坏死。

【临床表现】

起病时症状轻重不一,偶尔被患儿家长发现。随病情进展可有下列表现:

1. **局部表现** 按病理类型可分为四种类型。

(1)结节型:淋巴结可无痛性肿大,体积较小,散在分布,质地较硬,触诊可活动,可有轻度压痛或无压痛。颈部上区一侧或两侧多见。

(2)浸润型:病变部位淋巴结逐渐增大,与周围组织粘连,触诊活动度差,可出现多个淋巴结粘连,触诊可为不规则的肿块,可有压痛。

(3)脓肿型:可形成皮下冷脓肿,受侵袭淋巴结中心干酪样坏死、液化。继发细菌感染时,局部皮肤红肿且有压痛。

(4)溃疡瘘管型:脓肿型继续加重可出现自行破溃,脓液流出,形成经久不愈的瘘管。

2. **全身表现** 若为继发肺结核感染,有低热等全身症状,继发细菌感染者可有高热、乏力等表现。

【辅助检查】

淋巴结穿刺细胞学检查一般可确诊。

【诊断和鉴别诊断】

为防止或减少儿童结核病误诊、漏诊,有以下不能解释的症状时应怀疑本病:①不明原因的发热超过 2 周;②经久不愈的轻咳或有少量痰;③无痛性浅表淋巴结肿大伴有粘连;④不明原因的食欲差、体重不增(特别是婴幼儿);⑤患疱疹性结膜炎、无原因关节疼痛等。故诊断结核病主要通过卡介苗接种史、结核病接触史、PPD 试验、X 线检查等综合判定,必要的可结合胸部 CT 检查或 MRI 检查以确定诊断和鉴别诊断。对一时不能确诊者应随访观察肺部 X 线变化。

【治疗】

1. **全身治疗** 抗结核治疗是本病的基本治疗,应与结核病科专科医师密切合作。用药要足量,疗程足够(至少 12 个月)。

2. **局部治疗** 结节型或浸润型经药物治疗无明显疗效者,可行手术治疗,切除病变淋巴结,已形成瘘管者,应彻底切除瘘管。

3. **结核性咽后脓肿** 需全身抗结核治疗,同时口内穿刺抽脓,脓腔内注入 0.25g 链霉素液,但不可行咽部切开,若脓肿反复形成,可再次注入链霉素治疗。有颈椎结核者,宜与骨科医师共同处理,应行颈外进路切开排脓,切开后放置异烟肼纱条引流。

【随访和预后】

应提高对儿童结核病流行、预防、早期诊断以及合理治疗的认识,掌握确诊手段。

【护理要点】

根据结核病患儿的心理特点,进行相应的护理干预,充分理解、尊重患儿及家属,加强对患儿及家属的心理咨询和卫生宣教,使之充分认识只有坚持合理、规律、全程治疗才可完全康复,并了解医师为其"量身定制"的治疗方案,鼓励增强自信心。帮助患儿尽快适应自己实际的身体状况,消除紧张、恐惧心理,保持乐观情绪,以充分调动自身免疫力,提高治疗效果。

(姚红兵 李晓艳)

二、猫抓病

猫抓病(cat-scratch disease,CSD)是由汉赛巴尔通体(Bartonella henselae)经猫抓或咬后侵入人体而引起的感染性疾病,临床表现多变,主要表现为局部皮损以及引流区域淋巴结肿大,病程呈自限性。

【流行病学特点】

近年来,随着家庭宠物饲养者不断增加,其发病率呈不断上升趋势,并呈家庭集中分布,多数为 2~14 岁的儿童,90% 的患者曾接触过猫,温暖季节较寒冷季节多见。男性多于女性。CSD 呈散发分布在世界各地,美国每年有新增病例 22 000,荷兰每年发病数约为 2 000。我国南方血清学阳性率为 2.00%~32.38%。

【病因学】

汉赛巴尔通体为纤细、形态多样的棒状小杆菌,革兰染色阴性、氧化酶阴性,是一种营养条件要求苛刻的需氧杆菌,该菌嗜血性强,寄生于红细胞内,主要存在于猫科动物和跳蚤中,跳蚤是猫群的传播媒介。人通过猫的抓伤、咬伤或人与猫密切接触而转移到人体从而引起感染。特别是 1 岁以内的小猫为该病的主要传染源。病原体进入人体后,可通过淋巴系统或血源播散,引起全身多器官损害。其致病机制尚不清楚,可能与汉赛巴尔通体随猫蚤的粪便侵入人体破损的皮肤,继而感染淋巴结,汉赛巴尔通体的某些成分使机体产生迟发性变态反应有关。主要的病理改变是肉芽肿样和化脓,包括淋巴结肉芽肿、淋巴结被膜增厚、淋巴结纤维细胞增生、淋巴结脓肿。

【相关因素及研究进展】

据文献报道,通过检测 HIV 阳性患者、HIV 阴性患者以及健康志愿者 IgG 和 IgM 的血清反应性,HIV 阳性患者的 IgG 和 IgM 比例分别为 14% 和 32%,相比之下,HIV 阴性患者的比例均为 18%,健康志愿者的比例为 17% 和 19%,提示 HIV 感染是猫爪病的一个重要的相关危险因素。

【临床表现】

该病临床表现呈多样化,严重程度与宿主机体免疫状态相关。大多数临床表现轻微,临床表现如下:

1. **原发皮损** 通常在感染后 3~10 天,局部出现无瘙痒性红斑、丘疹、脓疱或硬结,疼痛不显著,消失后无瘢痕形成。常见发病部位手,前臂,足,小腿,颜面,眼部等处,可因症状轻微而被忽视。

2. **局部淋巴结肿大** 经 2~4 周潜伏期后出现引流区域淋巴结肿大,以头颈部、腋窝、肘部、腹股沟等处常见,初期质地较硬,局部疼痛和压痛。淋巴结化脓,偶尔穿破形成窦道或瘘管。肿大淋巴结一般在 2~4 个月内自行消退,少数持续数月,邻近甚至全身淋巴结也见肿大。

3. **全身症状** 患儿通常表现出全身感染的症状,发热、寒战、乏力、厌食、头痛、恶心、呕吐等。约有半数患者体温升高,但很少超过 39℃,同时可伴有全身不适,患者会发展成一种轻度到中度流感样疾病,绝大多数急性病例在数月内痊愈,而慢性病例可长达几十年。

4. **临床少见的表现和并发症** 机体免疫力低下者可累及眼部、骨骼、中枢神经系统、肝脾等。非典型猫抓病的症状包括扁桃体炎症,脑炎,脑动脉炎,横脊髓炎,肉芽肿性肝炎,脾脏炎症,骨质溶解,肺炎,胸腔积液和血小板减少性紫癜。

【辅助检查】

1. 病原体培养和分离 从患者血液、淋巴结脓液和原发皮肤损害处可分离培养出汉赛巴尔通体,则诊断肯定。该菌在淋巴结早期检出率较高,尤其是伴有广泛坏死的病例。尽管组织中的巴尔通体的分离培养需要苛刻的条件,而且生长缓慢,但也可以在含 5% 去纤维蛋白的兔血或羊血的琼脂平板上培养成功,培养条件为 $5\%CO_2$、35℃和高的湿度。

2. 免疫学检查 分离巴尔通体通常既耗时又不易成功,确诊临床可疑 CSD 最实用的诊断方法是血清学检测。

(1)间接免疫荧光抗体试验:本试验是一种简便、快速、灵敏及特异性较好,是确诊本病最广泛应用的方法。测定患者血清中的汉赛巴尔通体特异性抗体,其效价 ≥ 1:64 为阳性。病程早期及 4~6 周以上两份血清效价有 4 倍以上增长,对诊断也有意义。

(2)酶联免疫吸附试验(ELISA-IgM):该试验检测抗汉赛巴尔通体 IgM 抗体,敏感性强,特异性较好,有临床诊断价值。ELISA-IgG 抗体敏感性较低,不能作为实验室诊断标准。

(3)皮肤试验:采用从淋巴结穿刺液经加热杀菌后作抗原,取抗原 0.1mL 前臂掌侧皮内注射,48 小时出现直径 ≥ 5mm 的硬结者为阳性,周围有 30~40mm 水肿红晕,此红晕一般存在 48 小时,硬结可持续 5~6 天或 4 周。皮肤试验为迟发型变态反应,较灵敏与特异,其假阳性约在 5%。间隔 4 周反复 2 次均阴性可除外猫抓病诊断。感染后皮肤试验阳性反应可保持 10 年以上。

3. 分子生物学检测 通过 PCR 方法,从淋巴结活检标本、脓液中检出汉赛巴尔通体 DNA,阳性率可达 96%。从而进行确诊。但这种特异性及敏感性高的方法实验条件要求较高,难以作为临床常规检查。

4. 病理组织学检查 对于活检组织作 Warthin-Starry 和 Brown-Hopps 组织染色或组织电镜检查,在组织细胞中发现多形性革兰阴性的病原体有助诊断。但组织染色不能区别巴尔通体的不同菌型或其他病原体。

【诊断和鉴别诊断】

1. 诊断 该病诊断基于临床表现和实验室检查。具备以下 4 个临床表现中的 3 个即被诊断为 CSD:①与猫接触史;② CSD 抗原阳性皮肤测试阳性;③可疑淋巴结;④未能分离出其他细菌作为可能导致淋巴结病的原因。

2. 鉴别诊断

(1)神经源性肿瘤:常表现为与神经走行一致的椭圆形肿块,包膜完整,边缘清晰,常不伴有周边软组织炎性改变,有文献报道靶征、神经出入征、脂肪分离征对诊断神经源性肿瘤较具特征性。

(2)转移性淋巴结肿大:常有原发肿瘤史,淋巴结易于坏死,伴融合趋势,同时肿大淋巴结周围少有渗出改变。于弥散加权成像测量表观弥散系数可鉴别,恶性淋巴结肿大 ADC 明显小于良性淋巴结肿大。

(3)淋巴瘤:常表现为多发淋巴结肿大,边界清晰,无周边炎性渗出改变,信号均匀,T_2wI 呈略高信号,增强后均匀强化,与猫抓病不难鉴别。

(4)淋巴结结核:亦为炎性肉芽肿性淋巴结肿大,临床结核菌素试验阳性,累及肘部淋巴结少见。影像学表现因淋巴结所处病理分期不同而不同,周边亦可出现不同程度炎性渗出改变,病变晚期内部出现钙化时支持淋巴结结核诊断。

【治疗】

目前尚无特效治疗药物。一旦出现症状,应尽早就医,进行对症处理。当疾病处于急性期或者出现全身症状时可应用抗生素。

1. 对症及局部治疗 根据不同的病情,可适当进行对症治疗,如应用些退热、止痛等药物。用消毒液清洗受损皮肤处,被抓挠后应用肥皂和清水清洗挠伤处。

2. 对因治疗 猫抓病巴尔通体对多种抗菌药物敏感。常用的有庆大霉素及磺胺甲恶唑/甲氧苄啶(复方磺胺甲恶唑),其他药物如阿米卡星、妥布霉素、氨苄西林、头孢类、环丙沙星、利福平、红霉素、多西环素等均对猫抓病有治疗作用。但一般病例无应用抗菌药物的指征,而对重症病人如有高热的伴有脑炎者,以及免疫缺陷等,如 HIV 感染的,可以采取抗生素的联合治疗,临床一般为 2 周以上。

3. 手术治疗 如果淋巴结明显肿大、疼痛、化脓,可进行手术引流。淋巴结肿大 1 年以上未见缩小者可考虑进行手术摘除。此外,用药物治疗结合手术切除肿大淋巴结的方法,可以大大缩短疗程。

【随访和预后】

多数病程呈良性自限性发展,一般 2~4 个月内自愈,预后良好。有严重并发症时应用抗感染药物治疗及结合手术治疗多能治愈。当机体有免疫功能障碍时,预后较差,甚至可因免疫功能障碍严重时引起死亡。整体而言本病病死率低,约在 1% 以下。淋巴结肿大直径 >5cm 时,其肿大常可持续 1~2 年。

(李晓艳 沈晨凌)

三、川崎病

川崎病(Kawasaki disease)又称皮肤黏膜淋巴结综合征(mucocutanenous lymph node syndrome),是一种以全身血管炎为主要病变的急性发热出疹性儿童疾病。川崎病最早由日本川崎富作医师于 1967 年首先发表,经过三十多年的研究,至今仍无法了解其病因,可能和感染或免疫反应有关。其为自身免疫性血管炎综合征,临床特点为发热,伴皮疹,手指、脚趾红肿、脱屑,口腔、眼黏膜充血,颈部淋巴结肿大,最严重者发生冠状动脉损害。

【流行病学特点】

川崎病好发于 5 岁以下的幼童,在我国台湾地区 5 岁以下儿童的发病率约为万分之一,在我国大陆地区各省份中,北京市的川崎病发病率居于首位,男孩患病率约为女孩的 1.5 倍。研究报道双胎同时患川崎病的比例略高,川崎病全年均可发病。

【病因学】

发病机制不明,与感染、遗传易感性及免疫反应等有关。

1. 流行病学资料提示可能为感染导致,EB 病毒、溶血性链球菌、葡萄球菌等感染可能诱发。

2. 亚裔儿童发病率较高,同胞兄弟发病率高于普通儿童,遗传易感性可能对该病有重要作用。

3. 异常免疫反应,由细菌、病毒等以超抗原介导引起的。T 细胞异常活化是川崎病免疫系统激活导致血管免疫损伤的关键环节。

【相关因素及研究进展】

近年来,在我国、日本及美国川崎病已逐步成为儿童后天获得性心脏病的主要病因,鉴于川崎病的冠状动脉损伤对儿童健康的危害,提醒广大医务工作者对川崎病的早期诊断、规范治疗及长期随访应给予越来越多的重视。

【临床表现】

1. 主要表现

(1)发热:稽留热或弛张热,通常高达 38~40℃,持续 1~2 周,抗生素治疗无效。

(2)球结膜充血:起病 3 天出现,双侧眼球结膜充血明显,无分泌物,退热时充血减退。

(3)口腔及唇表现:口腔、唇红肿及皲裂,舌充血,口腔及咽部黏膜充血,鲜红色。

(4)皮疹:躯干及四肢出现弥漫性多形性充血性皮疹,无水泡,肛周皮肤潮红、脱皮。

(5)手足硬性水肿和红斑:恢复期手足末梢指甲与皮肤交界处出现膜样脱皮。为本病特征性表现。

(6)颈淋巴结肿大:单侧颈部淋巴结肿大多见,有时出现双侧淋巴结肿大,质硬,有触痛,表面无红肿、化脓,偶有枕后、耳后淋巴结病肿大者,初时出现,热退时消散。

(7)心脏病变:30%~50% 病例伴冠状动脉扩张,其中约 15%~20% 发展为冠状动脉瘤,多侵犯左冠状动脉。冠状动脉损害多发生于病程 2~4 周,但也可见于恢复期,冠状动脉瘤破裂可导致心源性休克甚至致死。同时也可能出现心肌炎、心包炎、心内膜炎、心律失常等。

【辅助检查】

1. 实验室检查 血常规白细胞升高,中性粒细胞为主。发病 2~3 周时血小板升高,血沉加快,C 反应蛋白升高,高密度脂蛋白减少。

2. 免疫学检查 血清 IgG、IgM、IgA、IgE 及血循环免疫复合物增高。

3. 心电图和心脏彩超检查 广泛 ST 段抬高和低电压,心肌梗死时相应导联 ST 段明显抬高,T 波倒置,异常 Q 波。心脏彩超可见心包积液,左室增大;可有冠状动脉扩张、冠状动脉瘤或冠状动脉狭窄。

4. 冠状动脉造影 多发性冠状动脉瘤或心电图提示心肌缺血者,应行冠状动脉造影,了解冠状动脉病变程度。

【诊断】

排除其他疾病,发热 5 天以上,下述 5 种临床表现中满足 4 种以上者可确诊:①急性期手足掌侧红斑、手足硬性水肿,恢复期膜状脱皮;②多形性红斑;③双侧非渗出性结膜炎;④口唇充血皲裂,口腔黏膜充血,杨梅舌;⑤颈部淋巴结肿大,大于 1.5cm。

若上述临床表现不足 4 种但有冠状动脉损害者,亦可确诊。

【治疗】

1. 控制炎症 阿司匹林,每日 30~50mg/kg,退热后 3 天逐渐减量,维持治疗 6~8 周。有冠状动脉病变时延长用药时间至冠状动脉恢复正常。丙种球蛋白输注,早期应用丙种球蛋白,可迅速退热,减少冠状动脉病变发生率。若丙种球蛋白治疗无效时,可加用肾上腺皮质激素。

2. 抗血小板聚集 双嘧达莫防止血小板聚集。

3. 根据病情对症及支持治疗,补液、纠正心律失常等。

4. 冠状动脉严重者需行外科手术治疗。

【随访和预后】

本病预后大多良好,大部分的患儿可自行恢复,我国不同地区川崎病患儿冠状动脉损伤的发生率存在显著差异。近 20 年的调查资料显示,以吉林省川崎病患儿的冠状动脉损伤发生率最高(63.26%),5%~9% 的川崎病患儿可发生冠状动脉瘤。由于冠状动脉瘤破裂、血栓闭塞、心肌梗死或心肌炎而死亡。目前国际上普遍认为川崎病复发率为1%~3%。近年来,川崎病患儿的病死率显著下降。我国川崎病患儿病死率(0.2%~1.0%不等)地区差异显著,以陕西省病死率最高。

【护理要点】

川崎病患儿由于会出现发热,口腔黏膜充血、溃疡,口唇皲裂,因此往往会影响食欲。稍大的患儿应鼓励进食,予以高热量、高维生素、营养丰富且易消化的流质或者半流质,勿食过热、过咸、过硬或辛辣食物,以减少对口腔黏膜的刺激。

(姚红兵)

第四章
颈部先天性囊肿瘘管

第一节　甲状舌管囊肿及瘘

甲状舌管囊肿及瘘（thyroglossal cyst and fistula）是颈部最常见的先天性疾病，是在胚胎早期甲状腺发育过程中甲状舌管退化不全、不消失而在颈部遗留形成的先天性囊肿或瘘。

【流行病学特点】

甲状舌管囊肿及瘘的发生与性别无显著关系，男女均可发生，可发生于任何年龄，但以 30 岁以下青少年为多见，囊肿的发病率远较瘘管多见。

【病因学】

甲状舌管囊肿及瘘的发生与甲状舌管的胚胎发育异常有关。胚胎发育至第 3、4 周时，在原始口腔底部发生甲状舌管，下行至颈部，其下端发生甲状腺。胚胎期第 6 周时，甲状舌管自行退化，仅在其起始点处留下一浅凹，即舌盲孔。如果在甲状腺发育过程中甲状舌管退化不全、不消失而在颈部遗留，而管腔内被覆上皮产生分泌物积聚而形成的先天性囊肿或瘘管。内瘘口位于舌盲孔，囊肿可通过未退化的甲状舌管与舌盲孔相通。由于舌骨发育晚于甲状舌管的形成，而舌骨是由双侧鳃弓在中线融合而成，所以未萎缩的甲状舌管既可以在舌骨后方，又可以在舌骨前方或贯穿于舌骨中。

【相关因素及研究进展】

根据手术中亚甲蓝染色范围，及术中、术后的病理切片分析，可将甲状舌管囊肿分为 5 类：①Ⅰ型为舌骨下囊肿或网状瘘管分枝，舌骨上单个瘘管；②Ⅱ型为舌骨上、下均有囊肿或网状瘘管分枝；③Ⅲ型为舌骨上囊肿或网状瘘管分枝，舌骨下单个瘘管；④Ⅳ型为舌骨下囊肿或网状瘘管分枝，舌骨上瘘管闭合；⑤Ⅴ型为舌骨上囊肿或网状瘘管分枝舌骨下瘘管闭锁。

【临床表现】

甲状舌管囊肿及瘘可位于颈前正中舌盲孔至胸骨切迹之间的任何部位，以舌骨体上下最常见，有时可偏向一侧。囊肿多呈圆形，生长缓慢，多无自觉症状，以偶然发现为多。囊肿质软，边界清楚，与表面皮肤和周围组织无粘连，位于舌骨下方的囊肿，在囊肿与舌骨体之间有时可扪及一坚韧的条索状物，囊肿可随吞咽及伸舌等动作而上下移动；若囊肿位于舌盲孔附近时，当其生长到一定程度可使舌根部抬高，发生吞咽、言语功能

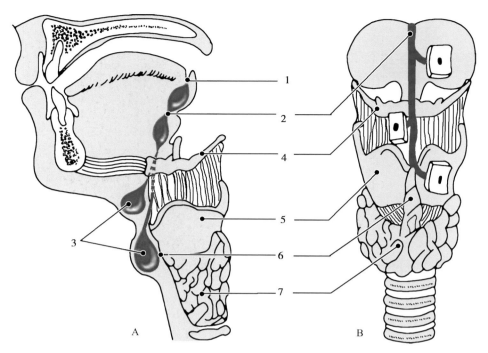

图 6-4-1-1 甲状舌管囊肿及瘘的解剖示意图

1. 舌盲孔，2. 甲状舌管，3. 甲状舌管囊肿，4. 舌骨，5. 甲状软骨版，6. 甲状腺舌叶，7. 甲状腺

A. 头颈侧面观；B. 头颈正面观

障碍。有一部分表现为内生型，临床表现同舌根囊肿（图 6-4-1-2、图 6-4-1-3）。囊肿发生在舌骨与甲状软骨之间的为 60.9%，舌骨上方为 24%，舌骨下方为 12.9%，发生在舌根部的约为 2.1%。

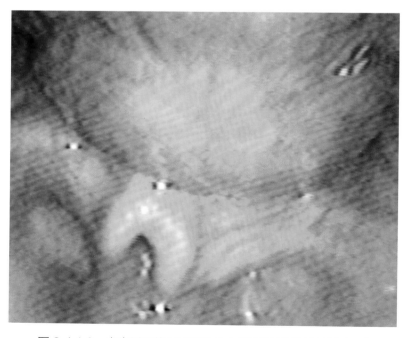

图 6-4-1-2 内生型甲状舌管囊肿的内镜表现（确诊需通过病理）

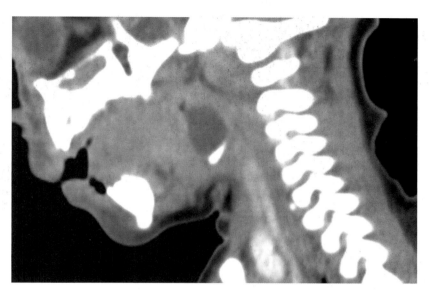

图 6-4-1-3 内生型甲状舌管囊肿 CT 矢状位重建影像

可见囊肿与舌骨关系密切

囊肿可经过舌盲孔与口腔相通而容易继发感染,当囊肿继发感染时,可出现疼痛,吞咽时尤甚。颈部检查可见囊肿表面皮肤发红,界限不清,当囊肿自行破溃或经皮肤切开引流,此时因内容物引流囊肿可消失。临床上亦可见出生后即存在的原发甲状舌管瘘。甲状舌管瘘的瘘口较小,长期流出淡黄色的黏液或脓性黏液,当瘘口被阻塞时可导致瘘管的急性炎症发作。

【辅助检查】

1. B 超检查　超声表现为囊肿包膜完整,边界清楚,形态较规则。囊壁较薄,囊内多为液性暗区,少数有线状分隔回声。合并感染时囊壁可增厚、不光滑,液性暗区内可见细弱光点回声。个别囊壁上可见乳头状结节回声,可能为甲状腺组织的回声。彩色多普勒超声检查显示为囊性无回声暗区,其内未见血流信号,周边可探及血流及频谱,并以此区别肿大的淋巴结及异位甲状腺等。超声还可见甲状舌管之管状无回声或低回声结构与囊肿相连,报道其显示率为 48.4%。

2. CT 检查　可了解肿物的性质、大小及与周围组织的毗邻关系。典型的发病部位位于舌盲孔与甲状腺之间,多分布在舌骨上下,与舌骨关系密切。CT 表现为颈前中线区囊性为主的占位性病变,囊壁较薄,界限清晰,病变多呈均匀低密度含蛋白分泌物较多时密度可升高,合并异位甲状腺时,部分可呈软组织密度,此时应注意观察正常位置甲状腺是否存在或有无发育不良等情况。增强后边缘轻度强化,合并感染时呈显著环形强化。

3. MRI 检查　病变呈均匀的 T_1WI 低信号、T_2WI 高信号,含蛋白分泌物较多时 T_1 信号可升高。增强扫描囊内容物无强化,合并感染时可呈环形强化(图 6-4-1-4)。

4. 放射性核素显像　对本病的诊断也有一定帮助,可评估囊肿或者瘘管的大小,了解有无有活性甲状腺组织的存在,并有利于与甲状腺肿物及异位甲状腺鉴别。

【治疗】

手术彻底切除囊肿或瘘管是根治甲状舌管囊肿或瘘管的主要方法,由于囊肿及瘘管同舌骨体的密切关系,基于甲状舌管囊肿和瘘管的发生学和解剖学特点基础而提出

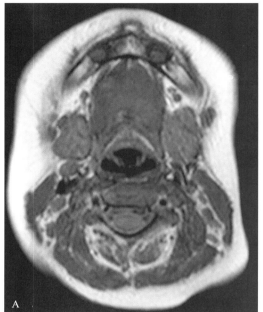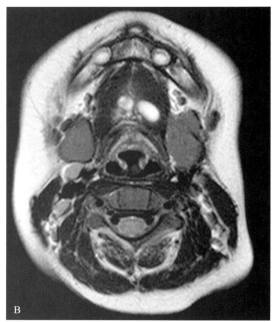

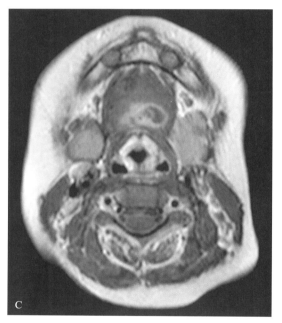

图 6-4-1-4 甲状舌管囊肿的 MRI 表现

患儿,男,2 岁,因发现颈部肿物来诊,MRI 示颌下中线甲状舌骨前区数个大小不等类圆形及条状长 T_1 长 T_2 信号,边缘强化

A. T_1WI 平扫水平位;B. T_2WI 平扫水平位;C. T_1WI 增强水平位

视频 17 甲状舌管
囊肿切除术

Sistrunk 术式,手术时应切除切除舌骨上肌群内的瘘管组织与之相连的舌骨体中份,以防止复发。

做切口前确认舌骨、甲状软骨的位置,如为瘘,则应作包括瘘口皮肤在内的梭形切口,若无瘘孔,沿舌骨下缘颈部皮纹做横行切口。按切口设计分层切开皮肤、皮下组织、颈阔肌、颈前带状肌,显露囊肿或瘘管,再沿其周围分离,注意勿损伤甲状舌骨膜,当至舌骨体下缘时,在其与舌骨体相连部分的两侧,切开舌骨膜及附着肌肉,用骨剪分别剪断舌骨体两侧,将囊肿或瘘管与已切断的部分舌骨体一并去除(图 6-4-1-5)。再向舌根部追踪至舌根盲孔附近,柱状切除包括甲状舌管在内的舌骨后上肌肉组织,近舌盲孔处末端高位荷包或8字缝合舌盲孔。冲洗创腔,彻底止血,缝合舌根部瘘管肌肉以消除无效腔,将舌骨体切除后的骨断端浅面所附着的肌肉及骨膜缝合,并放置引流条。

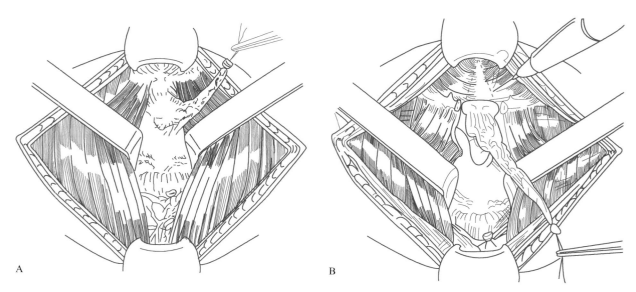

A

B

图 6-4-1-5　甲状舌骨囊肿切除手术步骤示意图

A. 分层切开皮肤、皮下组织、颈阔肌、颈前带状肌,显露囊肿或瘘管;B. 在其与舌骨体相连部分的两侧,切开舌骨膜及附着肌肉,用骨剪分别剪断舌骨体两侧,将囊肿或瘘管与已切断的部分舌骨体一并去除

若为囊肿癌变,伴有颈淋巴结转移时,则需行颈淋巴结清扫术。术后病理类型为乳头状癌或滤泡状癌者,可采用甲状腺素抑制治疗。如为鳞状细胞癌,则术后可行放射治疗。

内生型甲状舌管囊肿或者发生在舌根的囊肿,可经由直达喉镜下进行手术切除,等离子射频消融技术可以在内镜下完整切除囊肿,并暴露舌骨中段进行绕舌骨的瘘管的处理(图 6-4-1-6)。

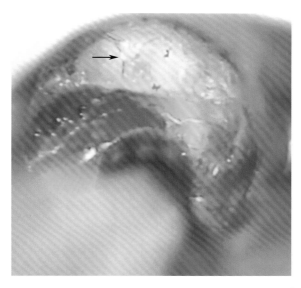

图 6-4-1-6　内镜下完整暴露舌骨中段并切除内生型甲状舌管囊肿(黑箭为舌骨)

【随访和预后】

甲状舌管囊肿及瘘管手术切除后可有一定的复发率,有研究报道 Sistrunk 术式的术后复发率为 3%~5%,单纯肿块摘除复发率高达 55.6%,Sistrunk 术式是减少复发的有效保证。术后复发者其再次复发率可达 33%。甲状舌管囊肿极少概率出现癌变可能,大部分为乳头状癌,也有滤泡状癌、鳞状细胞癌等。但关于其来源仍有争议,有人认为是隐匿性甲状腺癌扩散而来,也有人认为是起源于甲状舌管囊肿壁内的异位甲状腺组织。

(李晓艳　陈佳瑞　段晓岷)

第二节　鳃裂囊肿与鳃裂瘘

人类胚胎鳃器的鳃沟与咽囊永不相通,与鱼类、鸟类等不同,实无鳃裂形成,但 1932 年 Ascherson 命名为鳃源性囊肿(branchiogenous cyst)而广为大家接受并沿用至今。根据来源不同,分为第 1 鳃裂、第 2 鳃裂、第 3 鳃裂和第 4 鳃裂囊肿和瘘,其中第 4 鳃裂囊肿和瘘较为少见。凡在咽内及颈侧皮肤均有开口者称瘘管(fistula),仅在咽内或颈侧皮肤一端有开口者称不完全瘘管或窦道(sinus);若两端均无开口,仅为残留于组织内的上皮腔隙,因分泌物潴留而发展成为囊肿(cyst)。有时三者可以互相转变,例如因反复发炎导致肉芽、瘢痕形成,使瘘管的一端或两端封闭,则可转变为窦道或囊肿;反之,囊肿也可向咽内或颈侧皮肤穿破,形成窦道或瘘管。

【流行病学特点】

本病属先天性疾病,显著症状可发生于任何年龄,一般认为男女发病率相当,其中第三鳃裂囊肿和瘘左侧较多见,其余左右侧无差别。从出生至 85 岁均有报道,可发生于任何年龄,瘘管多在婴儿期被发现,而囊肿则容易在儿童或青少年期发生。

【病因学】

关于鳃裂囊肿的病因学仍有争论,但大多赞同鳃源性器官残留,主要认为:①鳃器上皮细胞的残留;②鳃沟闭合不全;③分隔鳃沟与咽囊的闭膜破裂;④鳃器的发育异常;⑤颈窦存留。以上几种因素也可同时存在。还有学者因囊肿标本大部分有淋巴组织而提出"良性淋巴上皮囊肿学说",认为是一种囊性淋巴结病变或称"良性淋巴上皮囊肿"。鳃源性畸形具有遗传倾向,属于常染色体显性特征的异常,男女均可遗传。

【临床表现】

1. 第 1 鳃裂囊肿和瘘　与外耳道关系密切是第 1 鳃裂畸形的共同特征。表现为耳垂下方进行性增大的囊性包块,有炎症时,可明显增大并伴有疼,形成脓肿时在耳后或耳下区皮肤破溃排脓形成经久不愈的瘘管(图 6-4-2-1)。

该畸形可分为两类:按照 work 分型分为 I 型:完全来自外胚层,表现为膜性外耳道的折叠,通畅位于耳前区。瘘管可开口于外耳道,偶尔可开口于中耳。II 型:来自外胚层和中胚层,与外耳道并行,位于下颌角的后方或下方。此型与面神经关系密切。

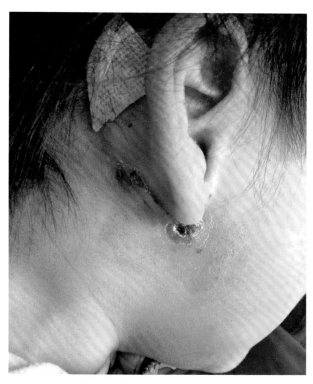

图 6-4-2-1　第 1 鳃裂囊肿与瘘管反复感染外观

2. 第 2 鳃裂囊肿和瘘　其位于第 2 和第 3 鳃弓衍生物之间。外开口可位于下颌角和锁骨上窝处之间胸锁乳突肌前缘的任何部位。穿过深筋膜浅层,行于颈内和颈外动脉之间(第 3 鳃弓动脉)瘘管通过二腹肌后腹的(第 2 鳃弓肌肉)后方和第ⅩⅡ对脑神经和第Ⅸ对脑神经(第 3 鳃弓神经)的前方,并到达咽侧壁开口于咽腔的扁桃体窝内(图 6-4-2-2)。在颈部或咽部发现局部隆起肿块,常有间隙性肿痛或胀痛,尤其是继发感染时更为明显。一些患者述颈部有压迫感,咽部牵拉感等。偶可发生低热,声音嘶哑。检查可见局部突起或饱满,颈部窦道分泌物溢出,逐渐增大的颈肿块。第 2 鳃裂囊肿和瘘多位于颈中部颈深筋膜之下,一般囊肿的位置比外瘘口高一些。囊肿大小不一,所处深浅位置也不同。囊内所含液体为清水样或黏液,故常有压迫或涨满感。外瘘口大多位于颈侧下 1/3 胸锁乳突肌前缘,少数位于颈中 1/3 或颈上 1/3 处。有内瘘口者,多开口于扁桃体窝。

3. 第 3 鳃裂囊肿和瘘　位于第 3 和第 4 鳃弓衍生物之间,外口一般位于胸锁乳突肌前缘前下部,经颈阔肌深面顺颈动脉鞘上行,沿迷走神经行走,越过舌下神经、在舌咽神经或茎突咽肌下方,绕过颈内动脉,穿过舌骨与喉上神经之间的甲状舌骨膜,内口均开口于梨状窝(图 6-4-2-3)。临床上亦称之为梨状窝瘘。多发生于儿童,男女比例均等,大多位于左侧。因内瘘口位于梨状窝,与咽喉及食道相通,较易反复感染,本病常急性起病,表现为一侧颈部(常位于颈前三角区)红肿疼痛,偶有颈部弥漫性肿大,可伴颈部淋巴结肿大,可因上呼吸道感染或口腔内感染而诱发,临床出现发热,咽痛,吞咽困难,绝大多数局部皮温升高,红肿疼痛,压痛明显,偶可因炎症侵及局部喉返神经或喉上神经而出现声带麻痹和区域性交感神经受损的表现,因病灶与甲状腺关系密切,急性感染期间常侵犯甲状腺,临床上易误诊为化脓性甲状腺炎。炎症进展后局部形成脓肿,自行破溃或切开引流后症状

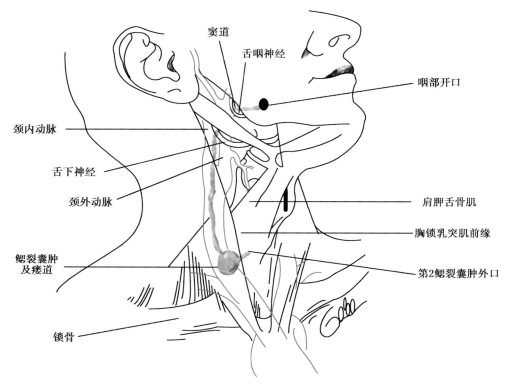

图 6-4-2-2　第 2 鳃裂囊肿和瘘

缓解(图 6-4-2-4)。感染也可形成咽后脓肿,甚至可扩展至纵隔,引起纵隔脓肿和脓胸。新生儿期可表现为颈部进行性增大肿块,伴或不伴呼吸窘迫(图 6-4-2-5)。

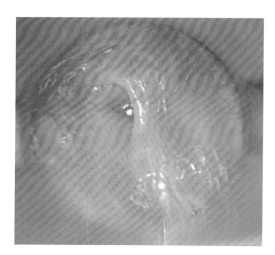

图 6-4-2-3　直达喉镜下梨状窝的内瘘口

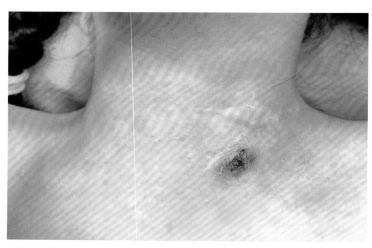

图 6-4-2-4　反复感染切排后的梨状窝瘘颈部伤口

4. 第 4 鳃裂囊肿和瘘　此种畸形发病较少,虽有报道但无确定描述,窦道可能行程在升主动脉弓下方延伸于胸锁乳突肌下缘和颈部之间,并位于喉返神经的后方,开口于梨状窝或者是食道。可以有多种多样的临床表现,包括新生儿喘鸣和颈深部感染。该

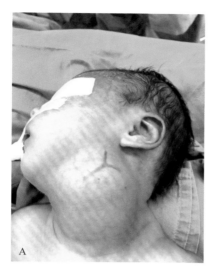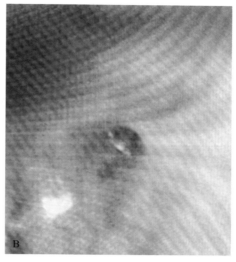

图 6-4-2-5　新生儿期梨状窝瘘伴感染
A. 颈部外观；B. 梨状窝的内瘘口

畸形的残余可表现于颈根部或上纵隔的囊肿，与锁骨下动脉、主动脉弓或肺动脉关系密切，同样，也可表现为甲状腺上级的囊肿或脓肿。如果没有内瘘口，瘘管开口于皮肤，在锁骨附近以及胸锁关节周围的成为胸壁瘘管，以左侧为多见，如果继发感染科反复脓肿形成和肿痛。瘘管的盲端位于颈阔肌深面和胸锁乳突肌肌腱膜浅面，位置低者可位于胸大肌肌膜浅面。

【辅助检查】

1. **CT 检查**　不仅可以准确定位，而且对病变的范围、大小、是否合并感染等都能准确诊断。

（1）鳃裂囊肿的 CT 表现：①特定的好发部位，第 1 鳃裂囊肿位于下颌角水平以上及腮腺区，第 2 鳃裂囊肿位于下颌角水平以下至甲状软骨水平，胸锁乳突肌的前内侧、颈动脉鞘前外方；②病灶呈类圆形或椭圆形边界清楚的囊性肿块，囊内密度均匀，多无分隔，边缘可分叶，增强扫描囊壁薄有轻度强化，内容物无强化；③合并感染时，囊壁增厚不规则，囊内密度稍增高，病变周围可见蜂窝织炎表现，增强时囊壁明显强化。

（2）梨状窝瘘的 CT 表现为患侧梨状窝变浅或消失，一侧（多为左侧）颈部软组织蜂窝组织炎，和或累及同侧甲状腺、颈部囊性占位并气 - 液平面或小气泡、颈部脓肿、甲状腺脓肿等，新生儿期的梨状窝瘘影像表现为颈部囊肿内含有气体影是最具特征性的现象。由于有感染和分泌物堵塞窦道和 / 或瘘管很难直接显示。

2. **MRI 检查**　MRI 对颈部软组织显影（尤其是对炎症显影）优于 CT，且无辐射，显示窦道和 / 或瘘管、甲状腺和颈部炎症改变，并提供病灶与周围组织毗邻关系较 CT 清晰，且更有优势，但 MRI 检查扫描时间长，患儿不配合均是影响成像质量主要原因。根据其囊内容物性状（蛋白含量）不同而呈 T_1WI 和 T_2WI 不同信号值。一般在 T_1WI 呈均匀低信号、边界清楚，T_2WI 呈均匀高信号，感染后可见周围软组织水肿，周围组织间隙欠清，T_1WI 呈稍低信号、T_2WI 呈稍高信号，增强后病变内无强化。反复感染可导致囊壁增厚，呈边缘强化（图 6-4-2-6、图 6-4-2-7）。

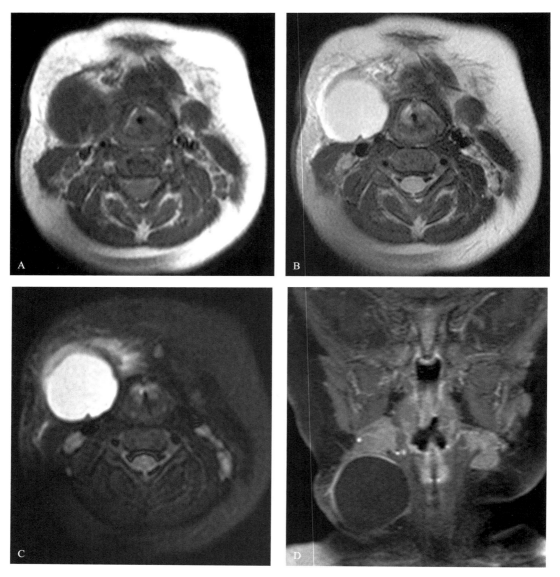

图 6-4-2-6　鳃裂囊肿的 MRI 表现

患儿,男,4 月龄,出生即发现右颈部肿物。MRI 示右颈部胸锁乳突肌的前方、颈动脉鞘前外方类圆形 T_1WI 低信号 T_2WI 高信号,边界较清,其内信号均匀,未见分隔,边缘可见小结节状低信号,右颈部囊性病变边缘可见轻度强化,其内未见明显强化

A. T_1WI 水平位平扫;B. T_2WI 水平位平扫;C. T_2SPIR 水平位平扫;D. T_1SPIR 增强冠状位扫描

3. **B 超检查**　显示内部无回声,后方回声增强;若囊肿合并感染时,囊内呈低弱回声暗区,分布不均。继发感染时,囊壁增厚,毛糙。

4. **针吸穿刺**　对孤立性囊肿或合并囊肿的瘘管可以采用针吸穿刺进行病检。既可了解肿块是否为囊性,又可通过抽出的内容物来判断性质。囊肿的内容物多样化,可为乳白色、灰白色、黄褐色,豆渣样、稀薄或黏稠,含或不含胆固醇结晶。通常穿刺可抽出黄白色或灰黄色黏液或浓稠上皮样分泌物,病理检查常可见胆固醇晶体,如镜下见到鳞状上皮及其角化物或柱状上皮即可确诊。

5. **X 线碘油造影**　经过外瘘口插入探针探查,对于较浅而较短的瘘管较为适用。注入亚甲蓝溶液,观察外耳道内有无亚甲蓝溢出。经瘘口注入 40% 碘油或其他造影剂,

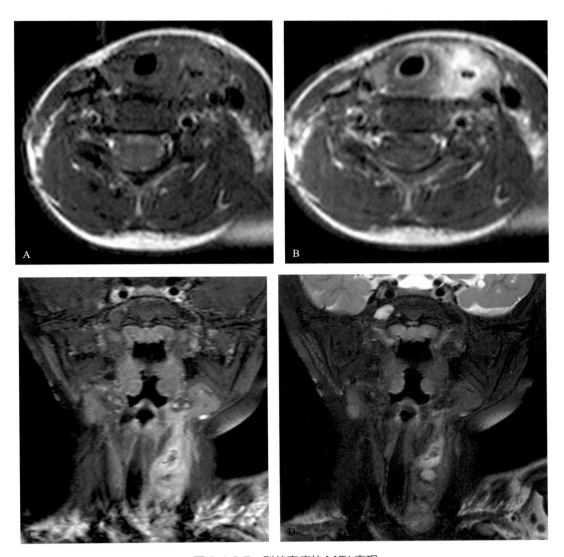

图 6-4-2-7　梨状窝瘘的 MRI 表现

患儿,女,2 岁,发现颈部肿物伴反复红肿 2 个月。MRI 示左侧梨状窝变浅,左颈咽后壁、左侧咽旁及左颈部软组织弥漫性肿胀,其内可见斑片状少许气体信号,增强后明显不均匀强化,甲状腺左叶受累

A. T_1WI 水平位平扫;B. T_1SPIR 增强水平位;C. T_2SPIR 冠状位平扫;D. T_1SPIR 增强冠状位扫描

拍摄 X 线片或 CT 扫描,可显示瘘管的走行部位及内口位置。对于内口在咽部或者梨状窝的完全性瘘管可在喉镜观察下,经外口注入染料,观察其内口,或注入味觉刺激剂(糖水、盐水或醋),患者口内有相应的味觉感。完全性瘘管或外瘘口亦可以注入造影剂行 X 线拍片或扫描,以观察瘘管的行径并确诊。

【治疗】

1. 保守治疗　如有急性感染,应给予抗治疗,采用包括抑制厌氧菌在内的广谱抗生素或根据细菌培养结果选用敏感抗生素。脓肿形成时,部分病例可自然破溃或应及时切开引流,脓肿消退后症状多能缓解。消退后,一般 2 周后可行完整的瘘管切除以避免再次。

2. 手术治疗　目前认为,完整切除囊肿及瘘管是唯一有效的根治方法。对于无症状的患者,可暂观察。若反复感染者,应感染控制后,最好于下次感染发作前或瘢痕形

视频 18　内镜下梨状窝瘘口低温等离子射频烧灼术

成之前进行;切口的选择应尽量便于切除全部病变。孤立性囊肿完整切除不困难,但勿使囊肿破裂,如破裂须彻底切除囊壁,并切除其周围的筋膜等结缔组织,同时应充分冲洗创面,以免有脱落的上皮残余。瘘管或囊肿合并瘘管的切除较难。关键在于彻底切除囊壁包括内外瘘口在内的全部上皮组织。

(1)第1鳃裂囊肿或瘘管切除术应注意以下几点:

1)反复出现感染的病例,应在控制感染及瘢痕形成之前尽快予以手术切除,否则手术中会遇到困难和危险,如损伤面神经。

2)手术切口应考虑既利于全部切除病变,又便于暴露与辨认面神经主干或其相关主要分支,如果应用面神经监护仪则更有助于面神经的辨认和定位。

3)如瘘管或窦道伸展到外耳道时,邻近的外耳道皮肤与软骨也需相应切除,同时修补缺损的外耳道,防止外耳道狭窄。

4)第1鳃裂畸形有侵及中耳的可能,术者应熟悉中耳的解剖,掌握中耳成型手术技巧。

(2)第2鳃裂囊肿或瘘管切除术:术前可在瘘管内注入少量亚甲蓝溶液,便于术中追踪瘘管,第2鳃裂瘘管一般在二腹肌后腹之下进入深处,穿过口咽侧壁到达扁桃体窝。

(3)第3鳃裂囊肿或瘘管切除术:可在梨状窝寻找瘘管内口,直视下于梨状窝内瘘口处注入亚甲蓝示踪剂,然后颈部消毒铺巾于外瘘口周围做梭形切口,直接到达甲状软骨下角后缘,翻转整个喉体,暴露梨状窝,紧贴蓝染的瘘管管壁进行分离,于内瘘口开口于梨状窝处给予完整切除,并修复内瘘口处缺损。

(4)梨状窝瘘微创手术:采用一些腐蚀性药物如高浓度的三氯醋酸、碘酒等烧灼瘘管或电灼,也可注射硬化剂试图使得瘘管或囊肿封闭,此方法效果不稳定,不能根治,且甚容易损伤周围的血管、神经,临床应用需谨慎。近年广泛采用 CO_2 激光和低温等离子射频消融方法在内镜下烧灼和消融内瘘口取得较理想的治疗效果。具体手术方法:全麻下导入支撑喉镜,在显微镜下于梨状窝处找到内瘘口,用稀释的碘伏在瘘口以及管腔内进行消毒,用喉部专用等离子刀于内瘘口处深入消融位于甲状软骨板内的瘘口和瘘管(图 6-4-2-8),退出喉镜,使梨状窝瘘口黏膜自然闭合。

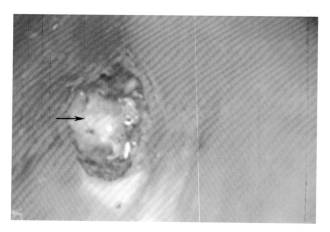

图 6-4-2-8 梨状窝瘘内镜下表现
可见梨状窝内瘘口及甲状软骨板内的瘘管完整消融后见甲状软骨板(黑箭为暴露出的甲状舌骨板)

(李晓艳 段晓岷)

第三节　支气管源性囊肿

支气管源性囊肿(bronchogenic cyst)是一种罕见的先天性疾病,源于原始前肠的发育异常,又称前肠囊肿(foregut cyst)。是指先天性的呼吸系统发育异常所引起的一种囊性肿物。按发病部位分为肺内型、纵隔型和异位型,异位型罕见,可发生于颈部、脑部、硬脊膜、腹腔等。囊肿较小时,可无任何临床表现;当囊肿增大或合并感染时,可对周围组织产生压迫症状或出现感染症状。

【流行病学特点】

第一例支气管囊肿的报道于 1911 年,而首次对颈部支气管囊肿的报道在 1955 年。胚胎时期,气管树的异常发芽,囊肿将形成于颈部中线区域,而支气管树的异常发芽,囊肿将位于颈部的两侧。据报道有 75% 位于颈部中线区域,集中于颈上 1/3 ;而其余 25% 的位于颈部两侧的支气管囊肿集中位于颈部下 1/3。异位型患者多为青、中年,男性发病率高于女性。

【病因学】

本病病因不明。可能与胚胎发育因素有关,胚胎发育期间,呼吸道上皮与气管支气管树分离,从支气管发育部位移行到其他部位,并逐渐增大,其内部黏液不能排出,形成以支气管组织为囊壁、内含黏液的囊肿。

【临床表现】

支气管囊肿一般自幼年起病,但在病灶小、未产生压迫症状、亦未并发感染时,不易被发现。随患者年龄增长,病灶扩大产生压迫症状或并发感染时始被发现,或终生无症状而于体检时偶然发现。本病没有特异性临床症状,术前常难以确诊,误诊率较高。

支气管源性囊肿发生在肺内时,压迫支气管和周围肺组织,出现喘鸣、咳嗽;合并感染时,出现咳嗽、咳痰、低热、偶尔少量咯血等。当囊肿位于纵隔时,表现为胸痛、胸闷;压迫气管、食管或血管时,表现为呼吸困难、咳嗽、吞咽梗阻、大血管受压综合征等。异位支气管囊肿依发生部位不同,可无临床症状或因囊肿增大、囊腔感染出血而表现相应的症状;罕见囊肿位于皮下时,偶可通过窦道向皮肤外引流黏液。

【辅助检查】

1. B超　超声检查因其简便、无创,且可重复进行,故而成为首选的检查方法。应用超声检查可以了解颈部肿块的大小、部位、形态,其与周围组织,特别是邻近血管的关系;明确实质性还是液性等情况。颈部支气管囊肿在超声下往往表现为单房、液性囊性肿块。如果一囊肿样病变在超声下显示为无回声,边界清楚,位于皮下脂肪层,在诊断时应该考虑皮下支气管囊肿的可能。

2. CT及MRI检查　CT 和 MRI 可清晰显示囊肿,有助于病变定位,明确病变性质,尤其是增强扫描能提供囊肿的大小、位置及其与周围组织、颈部大血管的关系,有助于鉴别诊断,并可为术前诊断及制订手术方案提供参考依据(图 6-4-3-1)。若要明确其支气管来源,则依靠病理诊断。

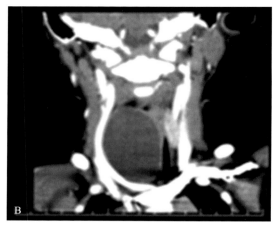

图 6-4-3-1 支气管源性囊肿的 CT 表现
可见气管旁囊性包块,边界清,质地均匀
A. 矢状位;B. 冠状位

3. 组织病理学检查 可见囊肿衬以呼吸道上皮,由充满黏蛋白的杯状细胞和纤毛性假复层柱状上皮构成。囊壁可含平滑肌,个别可见软骨。其中囊壁出现软骨被认为是支气管源性囊肿较有特征的表现。

【治疗】

支气管源性囊肿治疗的唯一方法是手术切除。在囊肿摘除时,囊壁必须完整、彻底切除,避免术后复发。囊壁有软骨样组织可能与气管、食管粘连,经颈外径路摘除肿块时应警惕勿损伤食道造成食道穿孔,如果出现食道穿孔应及时发现并同期行食道修补。以往通过注射无水乙醇或者放射疗法治疗颈部支气管囊肿的病例,最终并未取得期望的治疗效果。

【随访和预后】

有文献报道成人支气管源性囊肿发生恶变者,但尚未见有儿童发生恶变的报道。若术前检查考虑颈部支气管源性囊肿存在恶变可能,治疗手段也应该选择手术切除。

(李晓艳)

第四节 皮样囊肿和表皮样囊肿

表皮样囊肿(epidermoid cyst)和皮样囊肿(dermoid cyst)为皮下组织内的囊肿,属体表良性肿瘤。两者都是常见的颈部肿块,多见于儿童和青少年,好发于口底、颏下、眼睑、额、耳下等部分。

【病因学】

表皮样囊肿又名角质囊肿、漏斗部囊肿、表皮包涵囊肿,是常见的皮肤囊肿之一,囊壁中无皮肤、附属器。由胚胎期间埋入深部的外胚叶组织未发生退变而继续发育所致,部分起源于破坏的毛囊结构或外伤植入性上皮。

皮样囊肿是一种错构瘤,囊壁较厚,壁由结缔组织构成,内面衬有与皮肤相同的鳞状上皮,囊腔内有脱落的上皮细胞毛发、皮脂腺、汗腺和毛发等组织。为胚胎发育时便遗留于组织中上皮细胞发展而形成的囊肿,胚胎期间埋入深部的外胚叶组织未发生退变而继续发育所致。

【临床表现】

1. **皮样囊肿** 可发生在身体许多部位如皮下、软组织内,骶尾部、卵巢、纵隔以及椎管内等。面部尤以眼周,眉外鼻根处。囊腔内含有淡黄色油状液体,包括皮脂、脱落的上皮及毛发。肿物多单发,发生在皮下软组织深层,圆形,与基底部筋膜粘连而不能活动。长期压迫骨面时可使骨凹陷。出生时即有,也有生后不久发生,随年龄增长而缓慢增大,直径一般 1~4cm,无痛感。极少数可恶变。发生在鼻根部时,应与脑膜膨出鉴别。

2. **表皮样囊肿** 表皮样囊肿可发生于皮肤的任何部位,但以面部和躯干上部更为常见。皮损为界限清楚的结节,临床上可见一中央孔,代表了该囊肿所起源的毛囊。囊肿直径从数毫米至数厘米不等。微小表浅的表皮样囊肿称为粟丘疹。表皮样囊肿通常无症状,挤压可挤出具有难闻气味的囊内容物。囊壁破裂或继发感染可导致剧烈的疼痛性炎症反应,这是患者就医的常见原因。囊肿所处位置深浅不等,表皮样囊肿多较浅,一般与表皮粘连,与皮下组织不粘连,可活动。

【治疗】

继发感染的表皮样囊肿可能需要切开引流,同时给予抗生素治疗。手术切除是其唯一的治疗手段。囊肿完整摘除后常遗留局部凹陷畸形及切口瘢痕,应用局部皮下组织充填可得到良好地矫正,如果按整形外科原则进行仔细缝合,局部切口只遗留较小的切口瘢痕。如有囊壁残留,易于复发。

(李晓艳)

第五节 黏液潴留囊肿

黏液潴留囊肿(mucocele)可发生于 3 对大唾液腺及所有小唾液腺,常发生于舌下腺及小唾液腺,其次为腮腺,下颌下腺囊肿非常少见,是由于导管缩窄,或肿瘤、牙结石、损伤、寄生虫等造成导管阻塞所致,这种情况是一种间断的阻塞,在没有炎症时,导管的近心端腺泡扩张,形成潴留囊肿。

【病因学】

黏液潴留囊肿是由于小唾液腺导管阻塞后分泌液潴留而形成的囊肿。先天性囊肿多见于腮腺,是由于胚胎发育时期遗留于深部组织内的上皮成分发展而成,发生于小唾液腺的潴留囊肿称为黏液腺囊肿,发生于其余唾液腺的囊肿则按其发病部位命名,即舌下腺囊肿、下颌下腺囊肿及腮腺囊肿。

【临床表现】

黏液潴留囊肿好发于下唇及舌尖腹侧。囊肿位于黏膜下,表面仅覆盖一薄层黏膜,故呈半透明、浅蓝色小泡,状似水疱。质地软而有弹性。在口腔黏膜下组织内,分布着数以百计,能分泌无色黏液的小唾液腺,称为黏液腺,以下唇、软腭、舌尖腹面分布最多。其排泄管开口于口腔内,由于排泄管受到创伤,黏液外漏而形成囊肿。常见于下唇,且多发生有咬唇习惯者。囊肿位于黏膜下,呈半透明状小泡,表面覆盖正常黏膜,出现数日后可因食物等摩擦,囊膜破裂而消失,但不久又可出现,多次复发后黏膜产生瘢痕组织,使半透明水泡变成白色硬结。囊肿很容易被咬伤而破裂,流出蛋清样透明黏稠液体,囊肿消失。破裂处愈合后,又被黏液充满,再次形成囊肿。口腔黏液囊肿虽无明显原因可寻,常因轻度外伤致黏液腺导管破裂,并使唾液黏蛋白溢入黏膜下组织或固有层而引起本病。也可见于腺性唇炎,系由于唇黏膜腺体和导管增生所致。

1. **黏液腺囊肿** 发生于口腔黏膜下,常为黄豆大小,边缘清晰,呈透明小泡状,无痛。多有损伤史(局部咬伤最常见)。破溃后流出黏稠白色液体,肿物暂时消失,但破溃处很快愈合,肿物重新出现。

2. **大唾液腺囊肿**(舌下腺、下颌下腺及腮腺)为发病部位的肿胀,可有阻塞症状(即进食时肿胀感加剧,进食后逐渐缓解),唾液腺导管口不能挤出分泌液,或排出变色变味液体。穿刺可抽出黏稠白色液体。

【治疗】

本病的治疗以手术治疗效果较好,主要方法是囊肿摘除术和造口术。因其发病原因就是腺体导管的损伤或阻塞,如果手术后遗留有受损腺体,则难免再次出现涎液潴留,囊肿复发。必要时可将发病之腺体同时摘除。

【随访和预后】

本病的预防主要是避免损伤,保持口腔卫生。

【护理要点】

婴幼儿术后需注意颈部术腔血肿形成导致呼吸困难,严密观察呼吸情况及颈部伤口情况,如有颈部血肿形成需及时发现并尽早打开伤口引流积血并妥善止血。引流条放置 24 小时以上,术后静脉用抗生素 48 小时以上预防感染的发生。

(李晓艳　陈佳瑞)

参考文献

1. MICHINOBU O, YUTAKA K, KOTARO T, et al. Congenital cutaneous fistula at the sternoclavicular joint-Not a dermoid fistula but the remnant of the fourth branchial (pharyngeal) cleft?International Journal of Pediatric Otorhinolaryngology, 2015, 79 (12): 2120-2123.
2. LI WP, XU HM, ZHAO LM, et al. Branchial anomalies in children: A report of 105 surgical cases. Int J Pediatr Otorhinolaryngol. 2018, 104: 14-18.

第五章
颈部良性实体瘤

第一节　畸胎瘤

【流行病学特点】

畸胎瘤（teratoma）是最常见的新生儿肿瘤（包括所有良、恶性肿瘤），大约占婴儿肿瘤的25%，同时它也是最常见的儿童性腺外生殖细胞肿瘤。最常发生的部位是骶尾部，大约每40 000个新生儿中就有一例。头颈部畸胎瘤主要发生在颈部，占所有先天性畸胎瘤的2%~9%。女性发病率比男性高，二者比例大约为3∶1。总的说来，头颈部生殖细胞瘤在婴儿和儿童中极其罕见，文献报道中多数为个案报道。

【病因学】

畸胎瘤的具体发病机制还不清楚，但已有多种假说。1964年有学者提出，该病源于胚胎发育过程中分化出来的多能干细胞。1994年有学者指出，畸胎瘤起源于胚胎发育过程中未能正确分化的胚胎组织。研究发现，头颈部畸胎瘤的发生部位大多是胚胎分化迁移过程中三个胚层相互紧邻的区域。颈部畸胎瘤常常包含甲状腺组织，甚至取代部分甲状腺，因此很多人都在推测，究竟这些组织只是畸胎瘤的一种高分化成分，还是畸胎瘤实际上起源于甲状腺本身。2005年有学者指出，这两种情况都存在，因为很多病例的组织病理学显示，畸胎瘤和甲状腺实际上是被包膜或假包膜明显隔开的。

【临床表现】

畸胎瘤多发于婴幼儿及少年，女性多见，可发生于口咽、颅底、颌骨、颧骨、腭、舌、口底、颌下区及颈部等区域。位置不同，表现不一。肿物可以包含机体的每一种组织，由于不同组织混杂在一起，形态、结构、大小差异很大。颈部畸胎瘤多为良性，无明显疼痛，生长缓慢。多数有包膜，与周围组织分界清楚。发生于软组织者多为囊性，发生于颌骨者以实性居多，部分肿物同时含有实性及囊性成分。实性肿物表现为质地较硬的包块。

呼吸困难和吮吸困难是儿童咽部畸胎瘤两大主要症状，其中呼吸困难的发生率为43%。腭畸胎瘤患儿常出现呼吸不畅，吸气时喉喘鸣，睡眠时打鼾。儿童颈部畸胎瘤多在出生或2岁前被诊断，临床常表现为颈部的无痛性肿块，多为单侧单发，生长缓慢，多有包膜，界清，当肿瘤较大压迫呼吸道时，常引起呛咳、致命性呼吸困难。

【辅助检查】

1. 实验室检查　畸胎瘤的生物学特征之一是产生甲胎蛋白（alpha fetoprotein,

AFP）。AFP是儿童头颈部恶性畸胎瘤的一种敏感度和特异性极高的肿瘤标志物，恶性畸胎瘤92%有甲胎蛋白增高，而良性畸胎瘤仅有4% AFP异常，因此AFP测定在诊断、治疗观察及预后判断中有一定作用。

2. 影像学检查

（1）超声检查：囊实性肿块，包膜完整，囊壁较厚，内部无回声与强回声团块及弧形光带混合存在，并伴有声衰减。囊性肿物囊壁薄而光滑，囊肿内为均匀的细小强回声光点，浮于无回声区中。实性肿物包膜完整，内呈较均匀的中强回声，与周围界限清楚。应用高分辨力的高频探头超声诊断畸胎瘤，对于鉴别肿块囊性、实性、大小及内部结构特点具有实用价值。检出肿物的敏感性高。

（2）CT检查：畸胎瘤CT表现不尽一致（图6-5-1-1），典型表现CT扫描可见脂肪、毛发和液体混合而成的低密度区，同时见到牙齿、不规则骨骼，少数可见到从囊腔壁突向囊腔内的乳头状突起。因此，如在囊性包块中出现脂肪结构及脂肪—液体平面，或囊性包块中见到弧形钙化影，或者水样密度中含有实性组织成分以及球形钙化，均为畸胎瘤诊断依据。CT检查诊断是婴幼儿头颈部畸胎瘤最重要的影像学手段，源自中胚层的脂肪或骨组织密度影是其重要的影像学特征，囊性、实性或囊实性包块，边界清楚，密度混杂，出现脂肪或骨密度影，均为婴幼儿头颈部畸胎瘤的重要诊断依据，若某一包块中同时见到脂肪和骨密度影，则诊断基本可以确定。但CT不能区别瘤体内骨骼、钙化、牙齿的状态，并经常出现伪影，若为囊性畸胎瘤则缺少脂肪密度及钙化密度，与其他囊肿不易鉴别。

（3）MRI检查：分辨率更高，可清楚的显示肿瘤与周围组织结构的关系。MRI对其脂肪、软组织、液体显示良好，但对骨骼、钙化不敏感，结合CT检查可以提高诊断准确率。T_1WI及T_2WI出现的信号极为混杂，但边界较清楚，呈结节状或分叶状，良性畸胎瘤边界无水肿（T_2WI显示清楚的高信号），如有周边水肿，提示肿瘤为恶变成分或恶性畸胎瘤（图6-5-1-2、图6-5-1-3）。

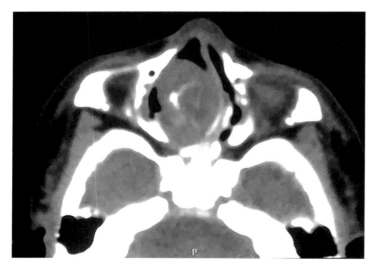

图6-5-1-1 鼻腔畸胎瘤的鼻窦水平位CT表现
可见瘤内同时可见骨密度和脂肪密度影

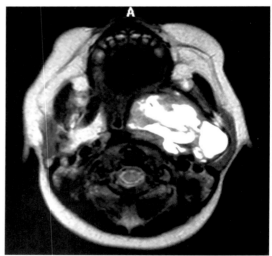

图6-5-1-2 左侧咽旁畸胎瘤MRI的T_2WI表现
显示肿瘤边界清楚，内部混杂信号

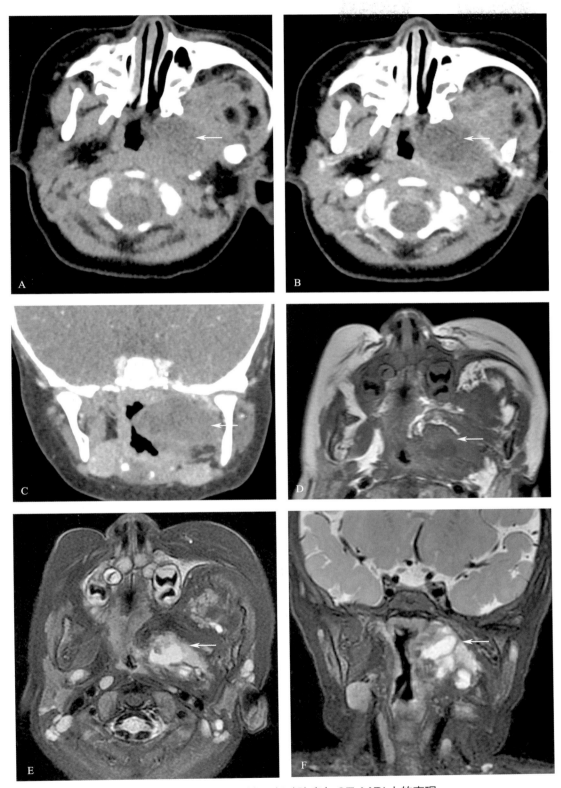

图 6-5-1-3 左侧鼻咽部畸胎瘤在 CT、MRI 上的表现

A. CT 平扫水平位软组织窗，白箭所指鼻咽部颞下窝区可见占位，质地不均匀；B. CT 增强水平位软组织窗，白箭所示 A 图的病变组织在水平位增强 CT 上没有典型强化表现；C. CT 增强冠状位重建软组织窗显示 A 图病变组织位于颅底，占据咽旁间隙，无典型强化；D. MRI 中 T_1WI 水平位平扫，显示 A 图病变组织为等 T_1 信号，内部有不均匀长 T_1 显示；E. MRI 中 T_2WI 水平位平扫，显示长 T_2 信号以及不均匀信号；F. MRI 中 T_1WI 冠状位平扫，显示 A 图病变组织位于颅底局部有强化

【鉴别诊断】

儿童头颈部畸胎瘤颇为罕见,易误诊为其他恶性肿瘤。儿童先天性畸胎瘤应与鳃裂囊肿、脑膜脑膨出、神经母细胞瘤、甲状舌管囊肿等鉴别。颈部畸胎瘤易误诊为甲状腺肿和脉管瘤,通过查体及 B 超可以鉴别。B 超显示畸胎瘤为囊实性包块,组织不均一,间有囊性区域,常常伴有钙化。而先天性甲状腺肿则为均质实体,双叶,对称性分布。

【治疗】

婴幼儿头颈部畸胎瘤的治疗原则是彻底切除肿瘤。一旦确诊,必须争取早期手术,手术的目的是彻底清除病变组织,避免良性畸胎瘤因未切除或未完整切除导致肿瘤恶变率增加,同时可预防肿瘤感染、破裂、出血等并发症的发生。治疗效果受肿瘤的性质、体积和肿瘤与周围组织关系的影响。

带蒂的肿瘤,可沿根蒂起始处切除,创面以等离子刀或双极电凝烧灼。颈部畸胎瘤手术多选择颈侧切开径路,相连的肌肉、腺体、导管应一并切除,表现为瘘管者应彻底切除瘘管及深部囊腔,手术中应注意避免损伤颈部大血管、喉返神经、甲状腺、甲状旁腺等。对于局部畸形及组织缺损的修复,需视具体情况而定。畸形或缺损较为局限时可一期修复。合并悬雍垂裂或肿瘤切除后遗留的小范围软腭缺损,可不予处理。若肿瘤切除后软腭缺损面积较大,建议采取二期修复。

【随访和预后】

头颈部畸胎瘤术后复发率因肿瘤累及部位的不同而不同。为避免复发颈部畸胎瘤切除的同时通常需要同期行甲状腺叶切除术,导致术后甲状腺功能减退和 / 或甲状旁腺功能减退,因此需要监测甲状腺激素和钙水平并适当补充甲状腺激素和钙。口腔巨大畸胎瘤经常会阻止胎儿的腭突融合,导致腭裂及相关病变,包括咽鼓管功能障碍、喂食困难和言语障碍。这种情况下需要在切除肿瘤的同时或二期行腭裂修补术。据文献报道,头颈部良性畸胎瘤完全切除术后复发率很低,且长期预后良好。但也有报道过新生儿期复发和恶性转化,因此建议对患儿进行术后随访。

(倪 鑫 李宏彬 段晓岷)

参考文献

1. RESCORLA FJ, BREITFELD PP. Pediatric germ cell tumors. Curr Probl Cancer. 1999, 16(2) : 257-303.
2. BONET C, PEÑARROCHA-OLTRA D, MINGUEZ JM, et al. Oral teratomas: a report of 5 cases. J Oral Maxillofac Surg, 2012, 70(12) : 2809-2813.
3. SUMIYOSHI S, MACHIDA J, YAMAMOTO T, et al. Massive immature teratoma in a neonate. Int J Oral Maxillofac Surg, 2010, 39(10) : 1020-1023.
4. CARR MM, THORNER P, PHILLIPS JH. Congenital teratomas of the head and neck. J Otolaryngol, 1997, 26(4) : 246-252.
5. BOWYER DJ, WILSON J, SILLARS HA. Mature teratoma of the eustachian tube. Otol Neurotol, 2012, 33(6) : 43-44.

第二节 纤维增生性疾病

一、纤维瘤

纤维瘤(fibroma)是来源于纤维结缔组织的良性肿瘤。因成分不同,可以分为纤维肌瘤、纤维腺瘤、纤维脂肪瘤等,如果肿瘤内毛细血管较多,可称为硬化性血管瘤。根据细胞与纤维成分的多少,又可分成纤维型和细胞型两种。

【流行病学特点】

本病为常见病,无遗传倾向,男女均可发生。

【病因学】

纤维瘤是由分化良好的皮下结缔组织构成的良性肿瘤,既可自然发生,亦可由外伤或昆虫叮咬后发生,是皮肤及皮下组织的肿瘤。

【临床表现】

临床上常呈圆形或椭圆形硬块,直径由几毫米至 1~2cm,正常肤色或呈棕褐色至棕红色。表面光滑或粗糙,常无自觉症状,偶有痒感,受压部位很少引起功能障碍。好发于四肢,尤以小腿,躯干亦有发生,常单发 2~5 个,少数患者可多至百个以上。

【诊断】

结合病史、查体以及 B 超结果,临床可以做出诊断。颈部纤维瘤如生长在重要器官或者重要部位,或者影响呼吸、吞咽等功能,需要行 CT 或者 MR 来判断肿物性质及与周围组织的毗邻关系,确诊诊断需要组织病理检查。

【治疗】

本病的治疗原则是早期手术切除,并适当切除相连之周围组织。术后送病理检查以排除恶性情况,一般不需要用药。

【随访与预后】

本病如尚未予干预,需要定期门诊复查。一般手术疗效好,复发率低。

二、侵袭性纤维瘤病

侵袭性纤维瘤病(aggressive fibromatosis,AF)是一种起源于深部软组织的成纤维细胞克隆性增生性病变,发生于骨骼肌肉系统的纤维组织肿瘤,分为表浅型和深部型,后者又称韧带样纤维瘤病、硬纤维瘤,是 1838 年 Müller 首次提出并命名的一种少见肿瘤。通常手术切除后容易复发,但一些病例可出现疾病稳定和自行消退现象。

【流行病学特点】

侵袭性纤维瘤病较少见,每年每百万人中有 2~4 人发病,占软组织肿瘤的 3%,占所有肿瘤的 0.03%。2013 年美国流行病学调查显示,侵袭性纤维瘤病流行趋势有所增加,其发病率达到 5/ 百万左右。儿童患者中男女发病率相同,且大多数位于腹部以外。青春期至 40 岁的患者女性发病率高于男性,一般男女发病比例为 1:2~2:3。40 岁以后,男女发病率基本相同,无性别差异。各个种族之间的发病率也没有明显差异。

【病因学】

该病病因尚不明。可能是遗传、内分泌和物理等多方面因素共同作用,导致结缔组织生长调节缺陷。

1. 遗传因素 发生于腹壁的侵袭性纤维瘤病不管是腹膜内还是腹膜外与遗传因素关系密切,与家族性结肠腺瘤性息肉具有相关性。在家族性腺瘤性息肉病(famility adenomatous polyposis,FAP)中其发生率可高达 32%,而 Gardner 综合征患者同时发生该病概率高达 29%。

2. 内分泌因素 该疾病可能与内分泌以及结缔组织生长调节的缺陷等有关,由于侵袭性纤维瘤病容易发生在常发生于妊娠期或妊娠后妇女,提示内分泌因素可能参与肿瘤生长过程,因此临床上常采用雌激素受体阻滞剂和芳香化酶抑制剂来治疗。

3. 物理因素 约 25% 的患者局部病灶有创伤史。

【组织病理学特点】

侵袭性纤维瘤病发生于肌肉、腱膜和深筋膜等处的良性肌腱膜,组织学上为良性肿瘤,但具有局部侵袭性,无包膜。肉眼观,肿物形态不规则,质硬,切割时有沙砾感,切面白色,有光泽,有粗大的梁状结构,类似瘢痕组织。显微镜下见典型病变为界限不清,浸润至周围软组织(图 6-5-2-1)。肿瘤有丰富的胶原纤维和极少的纤维细胞构成,镜下病变以一致性长形、梭形细胞增生为特征,周围有胶原性间质和数量不等的血管,血管周围可出现水肿。细胞核通常无特异性,核小,浅染,有 1~3 个小核仁,也可见数个核分裂象散在分布,肿瘤边缘常可见到被肿瘤组织包绕的横纹肌小岛. 有时不易与纤维肉瘤鉴别。后者有明显的核分裂象和有丝分裂活动,较高的核浆比例,胶原纤维较少但血管丰富。

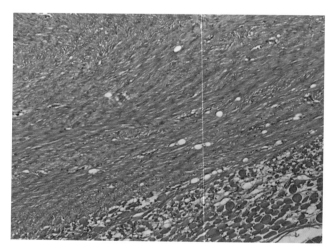

图 6-5-2-1 侵袭性纤维瘤病光镜下表现(×40,HE)

可见梭形瘤细胞沿肌肉浸润性生长

【相关因素及研究进展】

侵袭性纤维瘤病灶内细胞波纹蛋白染色呈强阳性,肌特异性肌动蛋白(MSA)和 α-平滑肌肌动蛋白(α-SMA)染色阳性程度不等,一般不表达 CD34 和 S-100 蛋白。目前 β-catenin、环氧化酶(COX)-2、血小板衍化生长因子受体(PDGFR)、CD117、雌激素受体、孕激素和雄激素受体等也被广泛研究,以期用于侵袭性纤维瘤病的诊治。与家族性腺瘤性息肉病相关的侵袭性纤维瘤病 β-catenin 表达可达 90% 左右。*CTNNB1* 基因突变可能与侵袭性纤维瘤病治疗预后相关。在侵袭性纤维瘤中不能测出雌激素受体 α，而雌激素受体 β 在大部分侵袭性纤维瘤中可被测得，但即使在雌激素受体抑制剂他莫西芬治疗有效的患者中也非 100% 表达雌激素受体 β，其药理学分子机制仍需进一步研究。

【临床表现】

侵袭性纤维瘤可发生于全身各处，上下肢近端和腹部为其好发部位。根据侵袭性纤维瘤病发生部位不同，可分为腹外纤维瘤病、腹壁纤维瘤病、腹腔内和肠系膜纤维瘤病 3 大类。腹外纤维瘤病预后较差，复发率可达 40%~60%，主要发生于肩部和上臂、胸壁和背部、大腿和前臂，头颈部较少见。

典型的腹外纤维瘤病表现为深在、界限不清的质硬肿物，常无明显诱因下发现而就诊，微痛或无痛。有些病变可为多灶性，少数病变可引起关节活动度受限，侵及神经时可引起疼痛或麻木等临床症状。临床上腹外纤维瘤病很少发生恶变及远处转移。

【辅助检查】

侵袭性纤维瘤的临床诊断证据主要来源于影像学检查，确诊诊断需要组织病理学检查。

1. 影像学检查

（1）CT 检查：侵袭性纤维瘤病密度较肌肉密度略低，较少出现液化、坏死及钙化，增强 CT 检查中病灶组织密度可均匀增强，可能与肿瘤内胶原及毛细血管含量有关。

（2）MRI 检查：T_1WI 上呈边界锐利的低信号肿块影，T_2WI 上瘤体中央区为高信号区，信号强度略低于皮下脂肪；在增强 MRI 上肿瘤不均匀增强，STIR 序列上肿瘤内大部分组织信号明显强化，而其内的胶原纤维无明显强化（图 6-5-2-2）。尽管 MRI 检查能准确判断肿瘤与血管神经的关系，但评估术前肿瘤的边界仍需结合病理检查结果来确定肿瘤浸润范围。MRI 检查对于监测病情具有重要作用。

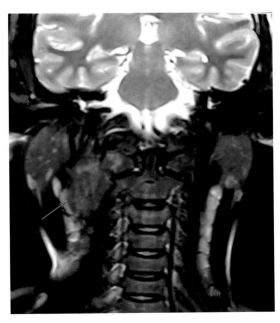

图 6-5-2-2　颈部侵袭性纤维瘤病冠状位 MRI 表现

可见病灶密度不均，界限不清（红箭所指）

（3）B超检查：其主要特征是呈椭圆形或长条状的实质性低回声或中等回声，内部回声均匀或不均匀。部分肿瘤无包膜，形态不规则，边缘不规整，与周围组织境界不清；部分肿瘤有包膜，与周围边界清楚；部分肿瘤可包绕肌腱或神经生长，肿瘤内部可见较强回声光点。应用彩色多普勒血流显像可对瘤体内的血流情况进行明确评估，瘤体内可探及稀疏点状血流信号。

（4）其他：正电子发射计算机断层显像等也可监测侵袭性纤维瘤病治疗效果。基于氨基酸代谢的造影剂也被设计用于侵袭性纤维瘤病的诊断，但目前其临床价值需进一步证实。

2. **组织病理学检查**　以一致性长形、梭形细胞增生为其主要病理学特征，可见周围有胶原性间质和数量不等的血管，血管周围可出现水肿。

【治疗】

1. **手术切除**　手术切除是侵袭性纤维瘤病的一线治疗方法，根据手术方式不同，可分为肿瘤内切除、肿瘤切除和根治性肿瘤切除。年龄大、腹外肿瘤、肿瘤体积大可能是侵袭性纤维瘤病预后不佳的独立危险因素。

2. **放疗**　由于侵袭性纤维瘤手术复发率较高，放疗被用于其临床治疗，尤其对于采用肿瘤内切除及姑息性疗法的患者。放疗在婴幼儿应尤其慎重，它会影响儿童患者干骺端发育。

3. **内分泌治疗**　侵袭性纤维瘤病治疗模式在逐渐转变，药物治疗被广泛应用。因为雌激素被认为与侵袭性纤维瘤病发生有关。雌激素受体调节剂他莫西芬、托瑞米芬等被应用于治疗侵袭性纤维瘤病。

4. **抗炎治疗**　侵袭性纤维瘤病的抗炎治疗通常是单独应用非甾体类抗炎药或与内分泌药物联合应用。非甾体类抗炎药之所以能治疗侵袭性纤维瘤病可能与其表达 COX-2 受体相关，通过改变肿瘤细胞生存的微环境来阻止肿瘤细胞生长。

5. **干扰素治疗**　干扰素对侵袭性纤维瘤病生长具有一定的抑制作用，这种机制可能与肿瘤组织中干扰素 α/β 受体表达有关。

6. **化疗**　侵袭性纤维瘤病化疗最早用于头颈部侵袭性纤维瘤病，目前应用较多的化疗方式是全身静脉化疗，常用的药物有长春新、甲氨蝶呤、环磷酰胺、异环磷酰胺及蒽环类药物（表阿霉素、脂质体阿霉素）。

7. **靶向治疗**　侵袭性纤维瘤病靶向治疗通常采用酪氨酸激酶抑制剂，其主要作用可能是通过与 Bcr-Abl 激酶、PDGFR、巨噬细胞集落刺激因子受体（M-CSFR）结合，抑制肿瘤生长。伊马替尼治疗侵袭性纤维瘤病可延长患者无进展生存期。

8. **其他治疗方法**　"等待观察"治疗是一种新的治疗方法。侵袭性纤维瘤病在生长过程中存在静止期，表明"等待观察"治疗是可行的，但仍需进行随机对照试验研究。

【随访与预后】

侵袭性纤维瘤病行首次治疗后复发比较常见，手术切缘阳性者比切缘阴性者的复发率高 2 倍以上，其复发率分别为 54% 和 27%，即使完全切除仍然可以观察到复发，总复发率从 20%~75% 不等，因此需要长期密切随访。

三、筋膜炎

筋膜炎（fasciitis）又称纤维织炎（fibrositis），是一个综合的概念，为发生于肌筋膜的一种非特异性、无菌性炎症,可发生于全身各个部位,多见于腰部、髂骨后嵴及肩胛区域。临床上筋膜炎主要包括坏死性筋膜炎、嗜酸性筋膜炎和结节性筋膜炎。

(一)坏死性筋膜炎

【流行病学特点】

坏死性筋膜炎是一种广泛而迅速的皮下组织和筋膜坏死为特征的软组织感染,常伴有全身中毒性休克,多原发于腹部及四肢,颈部较为少见。

【病因学】

颈部坏死性筋膜炎病因:牙源性感染、外伤或手术后、咽喉感染、唾液腺及食管等处的感染、放疗后、蚊虫叮咬等,也存在其他不明原因。

【相关因素及研究进展】

颈深筋膜分为气管前层、内脏层和椎前筋膜层,颈部有很多大血管、神经及淋巴结等重要组织,被颈部筋膜分为咽旁间隙、咽后间隙、椎前间隙、颈动脉鞘间隙等,并向下通至纵隔。颈部筋膜在一定程度上可以限制感染的蔓延,但由于筋膜间隙之间相互沟通,颈深部感染亦有沿筋膜间隙相互蔓延扩散的趋势,进而形成多间隙感染。

文献报道 90% 左右的颈部坏死性筋膜炎为几种微生物混合感染,且多为常见菌群,如溶血性链球菌、葡萄球菌、大肠杆菌、产气杆菌、变形杆菌、消化链球菌、真菌等。临床病理学表明,颈部坏死性筋膜炎由需氧菌、厌氧菌或兼性厌氧菌协同致病。随着抗生素的普遍广泛应用,耐药菌也有增多趋势,应进行细菌学检测和药敏试验并规范合理使用抗生素,避免盲目长期使用广谱强效抗生素而增加真菌感染的机会。

【临床表现】

由于颈部组织以疏松结缔组织为主,血供丰富,筋膜间隙较多,感染容易在各筋膜间隙之间广泛蔓延,发生明显的临床症状及体征,如局部肿痛、发热、吞咽困难、张口受限及活动障碍等。但由于颈部坏死性筋膜炎的感染位置较深,一般体表难以触及波动感,多表现为颈部的弥漫性肿胀。

【辅助检查】

颈部坏死性筋膜炎的诊断除依据病史、症状、体征及术中所见,最有价值的是影像学检查,最终依据术后病理诊断。

1.**影像学检查**　CT 扫描不仅可以判断感染的部位、范围、程度及是否有脓肿形成,还可显示颈部大血管与周围组织之间的关系。增强 CT 扫描高度敏感,能较好地将脓肿与蜂窝织炎相区别,蜂窝组织炎表现为低密度组织影周围无强化,而脓肿充分形成后,脓肿壁则表现为均匀完整的环形强化,脓腔内脓液不强化。坏死性筋膜炎 CT 表现为皮肤及皮下组织水肿增厚,颈部受累筋膜增厚,并出现强化,软组织内可见气体影,病变累及多间隙,并见多间隙脓肿形成。

2.**组织病理学检查**　颈部坏死性筋膜炎病理上以皮下小血管栓塞为特征,继发大片组织缺血、坏死。主要侵犯颈部浅筋膜和深筋膜,一般不累及肌肉。

【治疗】

外科手术是治疗颈部坏死性筋膜炎的重点,手术时机的选择是疗效的关键。依据颈部影像学检查,一旦怀疑该病,应尽快行颈部探查,并根据病变范围彻底清创,必要时可采取多次手术。手术原则是根据病变范围,切口要足够大,充分暴露,切开范围一定要到达病变的最边缘,彻底清除坏死组织,钝性分离并充分探查引流每个可能潜在感染间隙,术中反复用过氧化氢液、碘伏及生理盐水进行局部冲洗,因此才能阻断炎症的继续蔓延。手术视野的解剖层次要清晰,分离时最好与主要的颈部血管平行,以避免损伤大血管,也可以保证颈部皮肤的血供,防止切开后颈部皮肤坏死。对可能导致呼吸困难的患者术中可以同时行气管切开术。术中视手术范围,放置多处皮管引流,负压吸引,术后每日换药2~3次,以过氧化氢液、碘伏、生理盐水交替冲洗。如有条件可应用双套管,予以生理盐水持续冲洗及负压吸引,可极大方便术后换药,同时也有助于炎性渗出便于及时清除,避免炎性渗出积聚导致炎症的进一步扩散。

【随访与预后】

颈部坏死性筋膜炎发病急,进展快。多发生于免疫能力低下的儿童,当患者全身状况较差时,感染更易蔓延,其并发症包括颈内静脉血栓形成、纵隔感染、感染性栓子、动脉破裂、心包炎、败血症、肺脓肿、中毒性休克以及气道阻塞等。其死亡原因多为呼吸衰竭、脓毒败血症、多器官功能衰竭等,但危及患者生命的早期严重并发症是颈部肿胀压迫,造成气道阻塞,因此保证呼吸道通畅极为重要。

(二) 嗜酸性筋膜炎

嗜酸性筋膜炎(eosinophilic fasciitis,EF)是一种罕见的硬皮病样疾病,由 Shulman 在 1974 年首次报道,以对称性的四肢肿痛、皮肤硬化、外周血嗜酸性粒细胞增多、高丙种球蛋白血症、血沉加快等为主要临床特征。

【流行病学特点】

嗜酸性筋膜炎在各年龄段均可发病,平均发病年龄多集中在 40~50 岁,男女发病率基本一致。

【病因学】

嗜酸性筋膜炎的病因和发病机制目前尚不清楚。血液系统疾病、感染性疾病、自身免疫性疾病,以及过度运动、实体肿瘤、药物、物理因素等均可能成为 EF 的诱发因素。

【相关因素及研究进展】

由于 EF 患者出现外周血高丙种球蛋白血症,组织活检可发现 IgG 和 C3 在筋膜沉积,因此认为异常的免疫反应是 EF 的主要发病机制。有研究发现 EF 患者筋膜只有 TIMP-1,而无 TIMP-2 聚集,且血清 TIMP-1 水平明显高于正常人,并和血清 γ- 球蛋白和 IgG 水平成正相关,因此认为 TIMP-1 是导致筋膜纤维化的因素之一。

【临床表现】

嗜酸性筋膜炎多在过度运动后诱发,多数为慢性起病,少数为急性起病。EF 临床表现多为对称性的,但也可只出现在一侧,多累及四肢,在面颈部较少。90% 以上的 EF 患者均有皮肤表现,主要为皮肤硬结、凹陷性水肿、橘皮征。早期多表现为四肢远端的僵硬感和凹陷性水肿,逐渐进展为橘皮征和皮肤的硬结。30% 以上的患者出现硬斑病样的皮损,皮肤外的表现主要为乏力、体质量减轻、肌痛、关节挛缩、关节炎、滑膜炎和腕管综合征。

【辅助检查】

1. 实验室检查 外周血嗜酸性粒细胞增多最常见,此外还有血沉加快,C 反应蛋白增高及高丙种球蛋白血症等表现。约 30% 的患者抗核抗体阳性,但抗 DNA 抗体和抗 ENA 抗体为阴性,血清肌酸激酶通常正常,血清醛缩酶可增高,血沉、C 反应蛋白、嗜酸性粒细胞等是判断 EF 活动的指标。

2. **影像学检查**　EF 的影像学检查主要包括超声和 MRI 检查,其中后者 MRI 被认为是辅助诊断 EF 最好的影像学手段,典型的 MRI 表现为受累筋膜的高信号,在 T_2WI 脂肪抑制序列上显示为相对高信号,而非病变筋膜为正常的低信号。

3. **组织病理学检查**　组织病理学检查为诊断 EF 的必备条件,典型的病理改变包括深筋膜的增厚和炎性细胞的浸润。95% 以上的患者肌肉筋膜活检可见到淋巴细胞的浸润,主要为 CD8+ 淋巴细胞(CD4/CD8<1)。

【治疗】

目前糖皮质激素仍是 EF 的主要治疗手段。大多数患者对激素的治疗较好。必要时可结合免疫抑制剂、特异性单抗、光化学疗法等治疗手段。

【随访与预后】

有研究指出具有硬斑病样的皮损、累及躯干、年龄在 12 岁以下、病理提示累及真皮层等均提示预后较差,诊断延误 6 个月以上及未予甲泼尼龙琥珀酸钠静脉给药者,临床治愈率下降。

(三) 结节性筋膜炎

结节性筋膜炎(nodular fasciitis,NF)是一种发生于皮下或浅筋膜的结节状肌成纤维细胞增生性病变。

【流行病学特点】

NF 在儿童患者中发病率低,病变分布范围广,年龄范围从数月大的婴儿至 10 岁以上儿童均可发病。发病部位广泛,最常见的为肩背部,其次为头颈部、四肢,手足末端等少见部位,与报道的成人 NF 以上肢多发不同。

【病因学】

其病因不清,有学者认为与外伤或局部组织的慢性非特异性炎症有关,是一种自限性的反应过程。

【相关因素及研究进展】

关于该疾病的病因和机制尚无定论。有研究检测出结节性筋膜炎患者染色体中存在 15p 11.2、16p 11.2 和 16p 13.3 的克隆性重排,故推测其为一种良性肿瘤而非反应性病变。另有研究使用甲基化特异性 PCR 技术,在黏液性、细胞性、纤维瘤样病变中均检测到结节性筋膜炎的多克隆性细胞构成,认为结节性筋膜炎确实是反应性病变。

【临床表现】

主要表现为质地硬韧的皮下结节,起病迅速,通常在 1~2 个月内增长至最大,直径一般在 2cm 以下,有轻度压痛或无症状,该例尤为少见于儿童颈部的结节性筋膜炎。在家长给患儿洗澡时发现,病程一般小于 3 个月,病变为境界清楚或与周围组织分界不清的肿块。

【辅助检查】

1. 影像学检查

(1) MRI 检查:结节性筋膜炎的 MRI 信号差异与病灶内细胞构成、胶原和胞质的含量和细胞外水分含量及血管化程度有关,病灶周围无水肿。含纤维成分较多则 T_1、T_2 均为低信号（低于周围肌肉信号），增强时强化不明显；含黏液成分较多时信号为等 T_1、长 T_2，增强强化亦不明显；含细胞成分较多时。反映成纤维细胞和肌纤维增生活跃。T_1、T_2 为相对高信号。增强强化相对明显。

（2）超声检查：表现为实性低回声团，应注意与颈部淋巴结肿大相鉴别。后者内部可见淋巴结门回声，常为多发，可有相互融合现象。由于该病具有自限性，超声检查在其随访过程中可发挥重要作用。

2. 组织病理学检查 主要为增生肥胖的梭形成纤维细胞、肌成纤维细胞呈束状、C 形或不典型车辐状排列（图 6-5-2-3），细胞无多形性，核分裂象易见但不见病理性核分裂象；间质疏松，黏液样，含有丰富的血管及红细胞外渗，以及不规则裂隙、微囊。泛素特异性蛋白（ubiquitin-specitic protease）USP6 基因为较为特异性的基因诊断等。

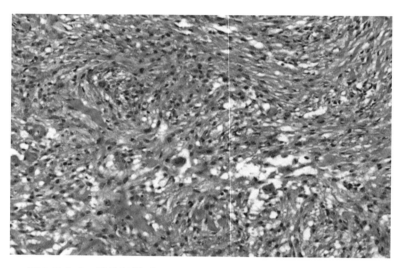

图 6-5-2-3 结节性筋膜炎组织病理学检查光镜下表现（×10,HE）
可见梭形细胞、炎细胞及神经节样细胞

【治疗】

结节性肌膜炎是一种良性病变，手术完整切除后极少复发，无需进一步治疗，因此正确诊断该病变对临床治疗具有重要意义。在婴幼儿及儿童患者中，如有纤维组织增生性病变，需要排除 NF 的可能性。

【预后和随访】

本病手术后复发率低，不超过 1%~2%，少数患者可自行消失。

（倪 鑫 王生才）

参考文献

1. RANA RS, MOONIS G. Head and Neck Infection and Inflammation. Radiol Clin North Am, 2011, 49 (1): 165-182.
2. PINAL-FERNANDEZ I, CALLAGHAN SO, GRAU JM. Diagnosis and classification of eosinophilic fasciitis. Autoimmunity Reviews, 2014, 13 (4-5): 379-382.

第三节　脂肪源性良性肿瘤

一、脂肪瘤

脂肪瘤（lipomyoma）是由成熟的脂肪和少量纤维基质所构成的良性肿瘤，儿童脂肪瘤发病率较低，头颈部脂肪瘤的发生率仅占头颈部肿瘤的 1%~2%。

【病因学】

目前对本病的发病机制尚不完全清楚，通常认为是体内脂肪瘤致瘤因子增强与机体正常细胞中某些基因片断结合，发生基因异常突变，导致机体局部脂肪细胞与其周围组织细胞异常增生。少数患儿有家族史或出生后即有，认为脂肪瘤的发病与脑垂体前叶性腺激素的分泌、全身脂肪代谢障碍以及肠营养不良有关。

【组织病理学特点】

肿瘤大体呈扁圆形，或呈分叶状，质地较软，切面呈淡黄色，有完整薄层纤维性包膜，内有小梁分隔的脂肪小叶，瘤细胞主要为成熟的脂肪细胞，血管一般较少，有时可见灶性黏液性变、钙化或骨化（图 6-5-3-1）。

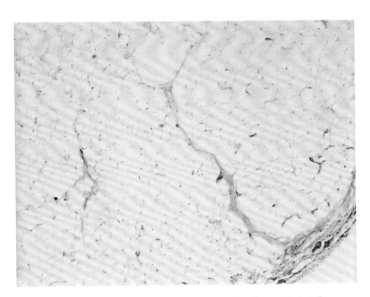

图 6-5-3-1　脂肪瘤的组织病理学表现（×200,HE）
可见空泡状脂肪细胞有小梁分隔的脂肪小叶

【临床表现】

儿童脂肪瘤多为单发，一般病程较长，生长缓慢，早期常无明显自觉症状，随着瘤体增大逐渐出现压迫症状及占位。肿瘤多位于皮下组织内，大多呈扁圆形或分叶，分界清楚；肿瘤质软有弹性，有的可有假性波动感，不与表皮粘连，皮肤表面完全正常，基部较广泛。

【辅助检查】

1. B 超检查　其是首选的影像学诊断方法，可见脂肪瘤内物质呈低回声，回声信号同周围脂肪组织。内部可见特征性高回声分隔带,后方回声无明显改变或稍有增强回声。

2. CT 检查 可见脂肪瘤边界清楚,病灶边缘或内部可有曲线状或点状钙化。增强扫描者可见肿瘤内条索状高密度分隔及包膜轻度强化,脂肪组织无强化。CT 值多为 $-150\sim-50HU$,负值是脂肪成分的特征性改变。

3. MRI检查 MRI 表现为以脂肪信号为主的轮廓较清晰的局限性肿块影,信号强度与皮下脂肪相等。病变边界清楚,信号不均匀,在 T_1WI、T_2WI 上呈高信号,在脂肪抑制序列上,肿瘤信号与周围脂肪组织信号同步下降呈低信号。

【治疗】

手术是目前唯一的治疗方法,多采用瘤体直接切除术,也有医生采用隐蔽切口内镜引导下颌面部脂肪瘤切除。建议对于无压迫症状的脂肪瘤患儿以 1 岁以上为手术较好的年龄阶段,如脂肪瘤巨大出现压迫症状(如呼吸困难和吞咽不畅),应尽早手术切除。对于巨大的脂肪瘤,手术难度增加,但是通常包膜比较完整。术者需熟悉颈部解剖,仔细剥离,密切注意因瘤体压迫而发生移位的重要血管和神经,术中严密止血。手术切除脂肪瘤后,颈部皮肤修整,直接覆盖在胸锁乳突肌及颈前带状肌等组织上,要尽量恢复患儿的颈部解剖形态,如下颌角、颏颈角等曲线。

二、脂肪母细胞瘤

脂肪母细胞瘤(lipoblastoma)是种少见的良性的脂肪组织肿瘤,其他的称谓还有胚胎性脂肪瘤、胎儿脂肪瘤、胎儿细胞脂肪瘤、儿童脂肪母细胞瘤等。主要见于婴幼儿,1 岁以内发病者占所有病例 55%,男性多于女性。

【病因学】

脂肪母细胞瘤的病因尚不明确,但遗传学研究发现患者的 8 号染色体异常,3 号或 7 号染色体与 8 号染色体易位等。一般将局限性病变称为良性脂肪母细胞瘤(benign lipoblastoma),将弥漫性病变称为脂肪母细胞瘤病(lipoblastomatosis)。

【组织病理学特点】

肿瘤标本大体观呈结节状,包膜完整,质软,切面淡黄色、奶油白色或棕黄色,通常比脂肪瘤颜色淡,常有黏液样区域。镜下见未成熟和成熟的脂肪组织小叶由富有毛细血管、小静脉的狭窄纤维间隔分割,每个小叶内小血管丰富呈丛状,成熟的脂肪细胞和透明质酸丰富的黏液样基质成分各不相同。脂肪细胞显示成熟的过程,从原始的星形、梭形间质细胞到多泡性脂肪母细胞、印戒细胞及成熟的脂肪细胞全可看到。一般未见核分裂象,无异常核分裂象。脂肪母细胞瘤的成熟十分明显,大体和镜下呈纤维脂肪瘤样,不同数量的残留脂肪母细胞位于小叶周边黏液样区域内。脂肪母细胞瘤病主要特点为包膜不完整,容易向周围的肌肉、筋膜、神经呈浸润性生长,与周围组织粘连紧密(图 6-5-3-2)。

【临床表现】

脂肪母细胞瘤的临床表现与脂肪瘤没有太大区别,主要表现为生长缓慢的无痛性结节或肿块,脂肪母细胞瘤的肿瘤范围较大,瘤组织可浸润分散到正常组织间。肿瘤压迫、浸润气管食管可出现咳嗽,呼吸困难及吞咽困难,也可出现 Horner 综合征等临床症状。

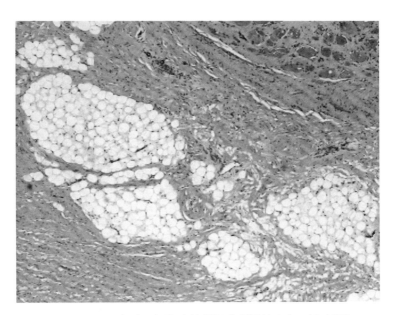

图 6-5-3-2　脂肪母细胞瘤的组织病理学特点（×40,HE）
可见纤维脂肪瘤样,不同数量的残留脂肪母细胞位于小叶周边黏液样区域内

查体时肿块无明显压痛,局部皮温正常,表面光滑,质地软硬不一,脂肪母细胞瘤边界较为清楚。脂肪母细胞瘤病常散发,位置较深,边界多不清。

【辅助检查】

本病缺乏特异性表现,需综合病史、临床表现及影像检查等综合判断,确诊时患儿年龄及病理学检查同样重要。

1. 影像学检查

（1）B 超检查:其主要特征为肿物内部回声分布均匀或欠均匀,以中低回声为主,内可见稍强回声的条状样结构,部分表面呈分叶状,肿块内或周边可见少量条状血流分布,血流速度较低。B 超对于未成熟脂肪母细胞瘤的诊断较 MRI/CT 更有意义,但对较成熟者主要通过病理与脂肪瘤鉴别。

（2）CT 检查:有助于了解肿物的位置及与周围组织的关系。CT 影像特点为与皮下脂肪类似的低密度团块影,内可见分隔。

（3）MRI 检查:可见不同程度非增强囊性改变的大量分叶状脂肪团块,其间有轻到中度的纤维分隔,混杂一些小的增强软组织结节。

2. 病理学检查　组织病理学检查是诊断的关键,镜下主要可见隔膜相对隔离的未成熟脂肪细胞、较多的脂肪母细胞及血管供应网,一般无核分裂象及异常核分裂象。

【治疗】

对于没有症状的患儿不需要早期手术,可考虑随诊观察及 B 超定期复查。对于有临床症状或肿瘤增长快者,如肿瘤所在位置表浅,应尽量完整切除肿块,而对于肿瘤广泛分布,手术时间较长,容易损伤周围神经、血管及脏器等,风险较大者,可及时手术治疗,但不需要过分追求把瘤体完全切除,定期复查,必要时可以分次手术。考虑到本病属良性病变,可能为多病灶来源,扩大切除并不一定可以减少复发的可能,故并不主张扩大切除。

【随访和预后】

目前主张患儿随访年限不少于 5 年,每半年至 1 年复查 1 次 B 超。本病为良性病变,预后较好,无恶变及转移报道,本病复发率较高,多在术后 4 个月~10 年,平均约 3 年,但也有间隔 1 个月复发的报道,考虑与术中残留有关。

(张 彬 李晓艳)

第四节 神经源性良性肿瘤

一、神经纤维瘤

神经纤维瘤(neurofibroma)来源于神经组织(神经外膜、神经束膜、神经内膜和神经鞘细胞)的良性肿瘤,是良性的周围神经疾病。该瘤常侵犯皮肤、皮下组织,并可向肌肉、骨骼等深部组织扩展,发生于神经干、神经支或神经末梢等任何部位,可呈单发性或多发性(神经纤维瘤病)。儿童面颈部神经纤维瘤多发生于三叉神经、面神经和颈部皮神经。其为常见的神经皮肤综合征之一。

【病因学】

儿童颈部单发的神经纤维瘤比较少见,患病率为 1/4 560,在幼儿至青春期发病,病因不明确。多发性神经纤维瘤又称为神经纤维瘤病(neurofibromatosis,NF),根据临床表现和基因定位分为神经纤维瘤病 1 型(NF1)和 2 型(NF2),NF 为常染色体显性遗传,目前已知 NF1 型基因定位在 17 号染色体上(17q11.2);NF2 型在 22 号染色体(22q12.2)。儿童颈部纤维瘤以 1 型为主。

【相关因素及研究进展】

神经纤维瘤由施旺细胞、成纤维细胞、神经束膜细胞、肥大细胞和神经元构成,这些细胞包埋于细胞外胶质基质中。30%~50% NF1 患者为丛状神经纤维瘤。丛状神经纤维瘤病有丰富的血液供应,且常累及多个神经,也可侵犯周围结构导致疼痛、畸形、出血和神经功能障碍。神经纤维瘤病累及多个神经或神经束,向周围结构延伸从而导致相应的功能障碍以及软组织和骨结构的增生。丛状神经纤维瘤恶变为恶性周围神经鞘瘤的概率是 8%~13%。约有 50% 的 NF1 患者并无家族史,为自发性基因突变。

在神经纤维瘤的生长中,RAF/MEK/ERK 通路的异常信号扮演着关键的作用。在患有 NF1 的儿童和青年人群以及无法手术的丛状神经纤维瘤人群中,应用 MEK1/2 抑制剂可有效缩小丛状神经纤维瘤的体积。

【组织病理学特点】

临床上常呈单发或多发的皮下结节样肿物,生长缓慢,分界较清楚但无包膜形成,形状不规则。一般无压痛,外观上难以与神经鞘瘤相鉴别,但它无包膜,神经轴索穿行于肿瘤中,并呈扭曲变形状,这些都可与神经鞘瘤相鉴别(图 6-5-4-1A)。镜下可见纤维组织内较多排列紊乱的神经纤维束,周围可见增生的神经鞘膜细胞、神经束膜细胞,部分区域可见黏液样变及间质胶原化,骨小梁纤维增生(图 6-5-4-1B)。

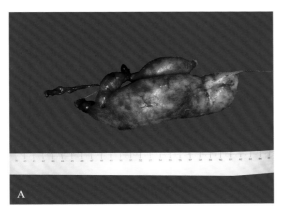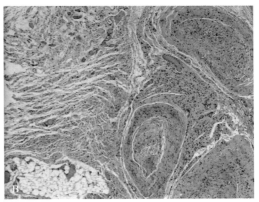

图 6-5-4-1 神经纤维瘤的大体和病理学表现

A. 神经纤维瘤病理大体观;B. 神经纤维瘤组织在光镜下表现(×40,HE),可见纤维组织内较多排列紊乱的神经纤维束,周围可见增生的神经鞘膜细胞、神经束膜细胞,部分区域可见黏液样变及间质胶原化,骨小梁纤维增生

【临床表现】

单发的儿童颈部神经纤维瘤主要表现为皮下或颈深部梭形肿物,边界清楚,可活动,质地坚硬,一般无压痛。神经纤维瘤病为全身性疾病,触诊可扪及呈念珠状或丛状的瘤性结节,皮肤和皮下组织增生而呈松弛、下垂或重叠状,质地柔软,但无压缩性,最显而易见的是身体上多发大小不等的皮肤咖啡斑和多发性疣,疣表面的皮肤有色素沉着,可有触压痛,可导致患儿面、头颈部严重畸形,出现眼、耳等器官的功能障碍,并可恶性变。儿童颈部的神经纤维瘤只是该病的临床表现之一。

【辅助检查】

1. 超声检查 初步判断肿瘤性质及大小。

2. 增强 CT 检查 明确肿瘤位置,深部浸润程度,与周围组织的关系。神经纤维瘤在 CT 上表现不增强(图 6-5-4-2)。脑或视神经 CT 扫描排除颅内或视神经肿瘤,疑为神经纤维瘤病的患儿还需行 X 线检查,判断是否存在骨骼畸形,椎管造影有助于发现中枢神经系统的肿瘤。

3. MRI 检查 T_1WI 可见肿瘤边界清楚,信号均匀;冠状位 $T_2 WI$ 可见瘤体边缘强化,征象不均一(图 6-5-4-3)。

【诊断】

符合有以下两项以上表现者即可诊断 NF1 :

(1)6 个或以上咖啡斑,青春期前最大直径 5mm 以上,青春期后 15mm 以上。

(2)2 个或以上任意类型神经纤维瘤或 1 个丛状神经纤维瘤。

(3)腋窝或腹股沟褐色雀斑。

(4)视神经胶质瘤。

(5)2 个或以上 Lisch 结节,即虹膜错构瘤。

(6)明显的骨骼病变,如蝶骨发育不良,长管状骨皮质菲薄,伴有假关节形成。

(7)一级亲属中有确诊 NF1 的患者。

【治疗】

1. 手术治疗 凡已确诊为神经纤维瘤者,均应在充分准备的条件下及早手术切除,以免其发展为不易整复的巨大畸形和恶性变。儿童局限的神经纤维瘤可一次切除;

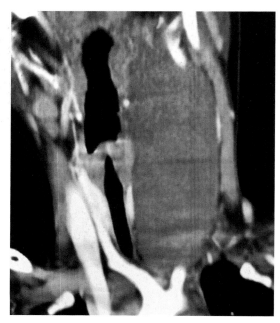

图 6-5-4-2 神经纤维瘤的矢状位增强 CT 表现

可见瘤体无明显强化,位于左颈胸交界处

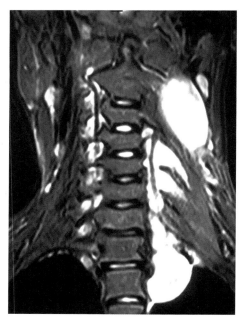

图 6-5-4-3 神经纤维瘤的冠状位 MRI 表现

T_2WI 为瘤体边缘强化

巨大的肿瘤可全部或部分切除。丛状神经纤维瘤病变部位多有丰富的血管网,术中应该注意在病变周围正常组织处切口,彻底切除肿瘤及其周围组织,术后可用激光照射,防止复发。患面颈部神经纤维瘤的患儿,大都有不同程度的颌面部的畸形,术前应作详细的局部检查,确定组织缺损(肿瘤破坏)、增生(肿瘤侵犯)的部位、大小和性质。考虑手术方案及整复方法,做出科学、准确的设计。单侧眶板缺如可修补。由于肿瘤与载瘤神经较难分离,故术后往往造成神经功能的缺失,可在显微外科技术的协助下切除肿瘤,尽量减少损伤载瘤神经,载瘤神经无法保留,则应行术后神经重建手术。

2. 放疗和化疗 可以作为不完全切除和高级别病变的补充治疗手段。

3. 分子靶向治疗 目前一些研究正在验证生物靶向治疗的效果,包括雷帕霉素(mTOR)靶蛋白抑制剂(如依维莫司)和丝裂原活化蛋白激酶激酶(MEK)抑制剂(如伊马替尼)。

【随访和预后】

单发的神经纤维瘤为良性病变,手术彻底切除后可治愈。多发的神经纤维瘤病手术治疗只能缓解症状,目前尚无有效的治疗措施能阻止或逆转 NF1 的病程;NF2 患者手术治疗效果差,容易复发。目前尚无有效的措施能阻止或逆转 NF1 的病程。NF1 疾病本身多仅影响面容,不影响正常寿命,除非良性肿瘤影响了重要脏器的功能。

(李晓艳 张 彬)

二、神经鞘膜瘤

神经鞘膜瘤又名施旺细胞瘤(Schwannomas),是由周围神经的 Schwann 鞘(即神经鞘)所形成的肿瘤,为良性肿瘤。儿童的颈部神经鞘膜瘤比较罕见。

【病因学】

儿童神经鞘膜瘤可以自然发生,也可能为外伤或其他刺激的结果,具体病因尚有争论。本病也可与多发性神经纤维瘤伴发。头颈部神经鞘瘤主要发生于脑神经,如听神经、面神经、舌下神经、迷走神经;其次可发生于头面部、舌部的周围神经,发生于交感神经的最为少见。

【组织病理学特点】

神经鞘膜瘤常发生于感觉性的脑神经、脊神经后根或外周粗大神经根的腹侧。肿瘤生长缓慢,大小不一,实性,呈圆形或椭圆形,都有良好的包膜,将载瘤神经推向一旁,与载瘤神经粘连而不侵犯神经纤维束,可引起压迫症状,肿瘤较大时可有囊变。

切面上见肿瘤均匀、光滑,呈黄色橡胶样韧性,内含较多胶原纤维。囊性者囊壁由纤维组织形成,有囊壁结节,囊内有黄色黏稠液体,可自行凝固。显微镜下示典型的神经鞘膜细胞,为薄层的纤维包膜包裹(图6-5-4-4)。

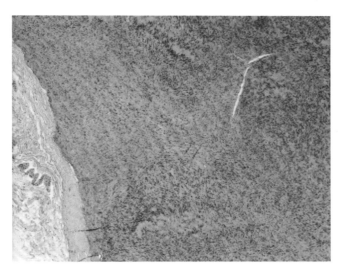

图6-5-4-4 神经鞘膜瘤的病理学特点(×40,HE)
可见较多的神经鞘膜细胞,其外为薄层的纤维包膜包裹

【临床表现】

发生于儿童颈部的神经鞘膜瘤常无明显症状,主要表现为受累神经干途径上触及圆形或椭圆形的实质性包块,压痛明显,质韧,包块表面光滑,界限清楚,与周围组织无粘连。在与神经干垂直的方向可以移动,但纵行活动度小,Tinel征阳性。肿瘤较大时可有不同程度的受累神经支配区感觉运动异常。肿瘤邻近脑神经时,可发生神经损害,一般以三叉神经及面神经损害多见,表现为患侧周围性面瘫,或患侧面部麻木、咬肌无力或萎缩。

【辅助检查】

1. B超 表现为实质型肿物,内部回声以低回声或中等回声为主,部分伴有斑点状或小块状强回声。如果在肿物长轴的两端探及低回声的神经干与肿物相延续,则可明确为神经鞘瘤,且可以判断来源的神经。

2. CT 肿物为等密度或是密度偏低、均匀的肿物,增强扫描后可见密度呈现均匀一致。

3. MRI 表现为颈部单一孤立性软组织肿物,圆形或类圆形,位于神经走行区域,T_1WI呈均匀的等信号,T_2WI部分呈混杂信号,部分呈稍高信号,增强扫描均明显强化。

【诊断】

临床上较难做出诊断,但此种神经鞘瘤损害具有疼痛,特别是阵发性疼痛,需与纤维瘤、神经纤维瘤及脂肪瘤等进行鉴别。临床上诊断主要应注意以下几个特点:生长缓慢的无痛性肿物;圆形或卵圆形,质地坚韧,与周围组织无粘连,多数可活动;肿物能随神经轴向两侧摆动而不能上下移动,因发病神经部位不同而出现相应的神经激惹症状及体征。

【治疗】

儿童颈部神经鞘瘤是一种良性肿瘤,非手术治疗无效,其包膜完整,边界清楚,且载瘤神经被推向一侧,而不是包埋在肿瘤内,手术治疗效果最佳,肿瘤较小时可做到肿瘤全切而不损伤神经,肿瘤较大时神经功能会受到不同程度的影响。儿童神经较细,进行切除时需仔细谨慎,防止损伤神经。

【随访和预后】

儿童颈部神经鞘膜瘤是一种良性肿瘤,早期彻底切除后预后良好,神经功能不受影响,肿瘤较大时切除会在一定程度上影响神经功能。

(张 彬 李晓艳)

三、副神经节瘤

副神经节瘤(paraganglioma,PGL)是罕见的神经内分泌肿瘤,源自交感或副交感神经的副神经节,10%~20% 的病例在儿童期得到诊断,男童稍多,头颈部是儿童副神经节瘤好发部位之一。

【病因学】

PGL 常为散发性,亦可为遗传性肿瘤综合征的一部分,如家族性 PGL 综合征、多发性内分泌瘤病(multiple endocrine neoplasia MEN)2A 和 2B、Von Hippel-Lindau(VHL)病等。一般说来,多中心肿瘤常高度提示家族性疾病,在 PGL 患儿中较常见。关于 PGL 遗传方面的研究较丰富,至今已报道如下易感基因:*RET*、*VHL*、*NF1*、*SDHD/C/B/A*、*EGLN1/PHD2*、*KIF1*、*SDH5/SDHAF2*、*IDH1*、*TMEM127*、*MAX* 以及 *HIF2* 等与 PGL 有关。*SDHD* 基因突变主要与头颈部副交感 PGL(也称为血管球瘤或化学感受器瘤)有关;*SDHC* 基因突变很少见,几乎必定伴有头颈部副交感 PGL。

【组织病理学特点】

肉眼观:标本为卵圆形、略呈分叶状,表面光滑,有弹性,切面灰红至棕红色,见出血。镜下肿瘤细胞呈巢状排列,异型性不明显,未见明显核分裂象,被丰富而扩张呈血窦状的纤维血管性间质所分隔,嗜银纤维染色呈特征性的网格状结构(图 6-5-4-5)。

【临床表现】

头颈部 PGL 绝大多数无功能,无分泌功能的副交感神经肿瘤可伴有耳聋、耳鸣和其他肿瘤压迫症状如声音嘶哑、咽部饱满、吞咽困难、咳嗽及疼痛。儿童交感或功能性 PGL 可分泌儿茶酚胺,其临床表现主要取决于儿茶酚胺的分泌和释放量,以及个体对儿茶酚胺的敏感性。

功能性 PGL 所导致的症状和体征主要包括:高血压(大多为持续性),阵发性发作(如头痛、心悸、出汗三联征),面色苍白,体位性低血压及晕厥,震颤和焦虑等。PGL 偶尔也可同时分泌其他激素,导致巨人症、库欣综合征、高钙血症、抗利尿激素分泌不适当综合征、分泌性腹泻(血管活性肠肽)等异位激素综合征。

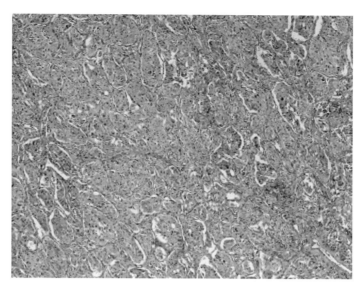

图 6-5-4-5 副神经节瘤的组织病理学特点(×40,HE)

可见肿瘤细胞呈巢状排列,异型性不明显,未见明显核分裂象,被丰富而扩张呈血窦状的纤维血管性
间质所分隔,嗜银纤维染色呈特征性的网格状结构

【辅助检查】

1. 影像学检查

(1)B超检查:可对肿物进行初步定位,确定肿物的大小、形状等。超声显示弱回声团块,体积较大者为混合性回声,圆形及椭圆形常见,包膜完整、边界清晰:CDFI显示其内血流较丰富、动脉样低阻高速频谱,结合临床症状可以提出倾向性诊断。

(2)CT检查:可行多平面成像,可明确肿物的内部成分,有利于鉴别。CT可见肿瘤呈圆形或类圆形,密度不均,边界清楚,因肿物内有坏死、出血、钙化和囊性变,增强后肿物内密度差异更明显,动脉期可达到血管强化程度。位于颈总动脉分叉处的副神经节瘤(又称为颈动脉体瘤),颈内外动脉对肿瘤环抱,称"抱球征",为其典型特征。

(3)MRI检查:用于肿瘤的准确定位以及术后随访。T_2加权影像上可表现为典型的高信号病灶。

目前本病常用的其他检查方法有:^{131}I-MIBG显像、奥曲肽显像放射性示踪剂奥曲肽 SSTR 特异受体瘤显像、^{18}F-FDG PET-CT 等。

2. 实验室检查 生化测定对于功能性 PGL 的诊断及治疗均有重要意义,首选的诊断试验为分别测定血浆及/或尿液中的肾上腺素和去甲肾上腺素水平,其敏感性接近 100%。嗜铬粒蛋白 A 是与肿瘤大小有关的十分重要的肿瘤标志,能提高诊断试验的敏感性,改善对预后的评估。凡因 PGL 而就诊的患儿,不管有无家族史,均应进行基因检测。

【诊断】

儿童通常因为儿茶酚胺分泌过多产生症状、肿瘤占位效应、影像检查时的意外发现,或因遗传性综合征接受家系筛查而就诊。儿童头颈部 PGL 的诊断需要结合影像学检查,生化测定及基因检测结果综合判断。

【治疗】

副神经节瘤首选手术治疗。早期手术彻底清除肿瘤组织是治疗 PGL 的最有效途径。

儿童头颈无功能性副神经节瘤可直接手术切除,但位于颈总动脉分叉处的颈动脉体瘤行手术治疗时风险较高,术中需严密监测血压,备足血量。

功能性 PGL 手术治疗前需充分准备:对有高血压的患儿,术前降压、扩容、纠正心律失常等措施极其重要;备足血量,并应用止血措施。术中切除肿瘤时,应尽量避免挤压和搬动瘤体,以免诱发儿茶酚胺释放发生高血压危象。按层次从周边向内逐渐解剖游离瘤体,保护大血管及重要器官,随时做好吻合血管的准备,有包膜者应完整切除其包膜,可降低复发风险。肿瘤切除后注意观察血压变化并予以及时处理等,均是避免术中和术后患者死亡的根本措施,必须予以重视。

【随访和预后】

儿童头颈部无功能性 PGL 彻底切除,预后良好。由于功能性 PGL 在病程后期可产生无法预测的变化和转移,而且儿童特别容易发生异时性肿瘤,因而需长期随访,定期进行生化和图像检查。对于有基因突变而易于罹患 PGL 的儿童,应每年检查,开始检查的年龄取决于突变基因的种类。嗜铬粒蛋白 A 可能是一个有价值的复发指标,特别是在最初诊断时其基线值已增高的患者。

(张 彬 李晓艳)

参考文献

1. GHOSH P, DAS RN, GHOSH R, et a1. Lipoblastoma and lipoblastomatosis: A clinicopathological study of six cases. J Cancer Res Ther, 2015, 11 (4): 1040.
2. CARR MM, THORNER P, PHILLIPS JH. Congenital teratomas of the head and neck. J Otolaryngol, 1997, 26(4) : 246-252.
3. SUMIYOSHI S, MACHIDA J, YAMAMOTO T, et al. Massive immature teratoma in a neonate. Int J Oral Maxillofac Surg, 2010, 39(10) : 1020-1023.
4. EVANS DG, BOWERS NL, TOBI S, et al. Schwannomatosis: a genetic and epidemiological study. J Neurol Neurosurg Psychiatry. 2018, 89(11) : 1215-1219.
5. TAIEB D, TIMMERS HJ, HINDIE E, et al. EANM 2012 guidelines for radionuclide imaging of phaeochromocytoma and paraganglioma. Eur J Nucl Med Mol Imaging, 2012, 39 (12): 1977-1995.

第六章
颈部恶性实体瘤

第一节 横纹肌肉瘤

横纹肌肉瘤(rhabdomyosarcoma,RMS)是一组形态和临床表现各异的恶性肿瘤,因其病理结构和发育中的骨骼肌相似,故称横纹肌肉瘤。头颈部横纹肌肉瘤约占所有儿童横纹肌肉瘤的三分之一。组织学上,可根据其与未受神经支配的正常胎儿肌肉相似程度进行分类。因此该疾病可分为胚胎型(60%)或腺泡型(20%)以及多形型和梭形细胞型(共占20%)。临床上,头颈部该类疾病可划分为三种类型,分别为:眼眶型、脑膜型和非眼眶非脑膜型。一般头颈部横纹肌肉瘤的预后良好,但脑膜区肿瘤的预后一般较差。根据发病部位、组织学类型和手术切除的可行性,治疗包括化疗和手术等方法。

【流行病学特点】

头颈部横纹肌肉瘤的整体发病率达0.041/10万人,年增长率为1.16%。横纹肌肉瘤是一种来源于未分化骨骼肌的恶性肿瘤,可发生于各个部位,所有横纹肌肉瘤中,约35%位于头颈部区域,其中75%局限于眼眶或脑膜。其中头颈部区域是胚胎型最常见发生部位,腺泡型更易在四肢发病,但仍有近22%的腺泡型肿瘤累及头颈部。

【病因学】

目前横纹肌肉瘤病理分型为胚胎型、腺泡型、多形型和梭形细胞型,前两者为较常见的病理类型,其病因学研究比较详细。其中,胚胎型横纹肌肉瘤和11号染色体短臂特定位点的杂合性缺失(11p15)以及胰岛素样生长因子2过度表达相关;另外,胚胎型横纹肌肉瘤的DNA含量介于二倍体和超二倍体之间。DNA倍数对横纹肌肉瘤预后具有意义,超二倍体的预后好于四倍体。腺泡型横纹肌肉瘤的病因与13号染色体长臂FKDR基因和2号染色体的PAX家族基因(主要为PAX3基因)或1号染色体的PAX7基因出现易位相关。PAX3是在胚胎发育过程中表达的转录调节蛋白,是间充质前体发育成肌细胞的重要因子,该易位导致PAX3编码的神经肌肉发育转录因子的DNA结合结构域,和转录激活区FKHR(一种较常见的转录因子)融合,引起肿瘤的发生。

【组织病理学特点】

横纹肌肉瘤是一种发生于儿童期的小圆蓝色细胞肿瘤。横纹肌母细胞沿肌细胞发育过程而呈现出多样分化。光学镜下可见明显的肌肉横纹。具有预后意义的病理分组如下:胚胎型、梭形细胞型及腺泡型(图6-6-1-1)。

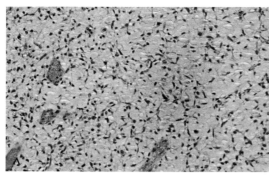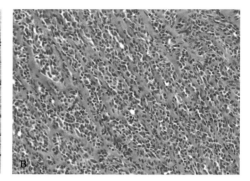

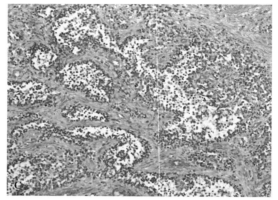

图 6-6-1-1 横纹肌肉瘤的组织病理学表现(×100,HE)

A.胚胎型:显示黏液间质及原始间充质细胞;B.梭形细胞型:显示瘤细胞被红染玻璃样间质分隔;C.腺泡型:显示瘤细胞被纤维组织分隔呈腺泡状排列

【相关因素及研究进展】

目前研究提示 *TP53* 蛋白突变,*N-myc* 基因以及 *N-ras* 和 *K-ras* 基因点突变与横纹肌肉瘤的发生发展相关。抑癌蛋白(如 *TP53* 或 *P21*)变异对于肿瘤的预后影响更大,会降低肿瘤患儿的生存率,缩短其生存时间。一些遗传综合征和横纹肌肉瘤的早期发展相关。

【临床表现】

具体临床症状因确诊肿瘤的部位而异,头颈部横纹肌肉瘤分为三个亚型:眼眶型、脑膜型和非眼眶非脑膜型。

1. **眼眶型** 眼眶横纹肌肉瘤的典型症状是突发的单侧眼球突出,眼球向下移位或向颞侧移位。患儿也可出现逐渐加重的眼睑或结膜水肿及红斑、可触及的肿物、眼肌麻痹(患眼无法内收)或睑下垂(上睑下垂)。约 11% 的患儿在意外伤害后出现症状;仅10%~20% 的患儿出现眼痛或眼眶痛症状。

2. **脑膜型** 鼻咽和鼻窦是脑膜型肿瘤的最常见发病部位。65%~80% 的脑膜型患儿呈高危特征,包括颅内受累、颅底浸润及脑神经麻痹(出现临床症状时):动眼神经、滑车和外展神经受累引起复视。某些情况下,Horner 综合征可作为仅有的临床表现。如颅内受累,可出现头痛和视乳头水肿。7% 的患儿出现临床症状时已发生淋巴结受累。

3. **非眼眶/非脑膜亚型** 该亚型可在浅表位置(颊部、外耳和头皮等)或深部位置(腮腺、咽、腭、喉和颈部等)发病。浅表肿瘤呈无痛性肿物,深位(如口咽和喉部)肿瘤可引起吞咽困难、发音困难和 / 或呼吸道阻塞症状。腮腺肿瘤可致面神经麻痹（Ⅶ）。除脸颊和头皮具有腺泡型肿瘤的倾向外,非脑膜亚型肿瘤多为胚胎型。甲状腺和甲状旁腺也可发病,但较罕见。

【辅助检查】

1. 实验室检查

（1）全血细胞计数、肝功能检查、电解质检查可无特异性变化。

（2）鉴别诊断时,如考虑可能存在其他病因,则可行乳酸脱氢酶、血沉、CRP 检查(以除外感染性包块。

（3）儿童的眼眶或脑膜患儿,如颅底侵蚀或颅内扩散,则应行腰穿,了解颅内是否存在中枢神经系统感染。

（4）双侧骨髓穿刺活检,排除是否存在血液系统肿瘤。

2. 影像学检查

（1）MRI 检查:MRI 检查对头颈部横纹肌肉瘤的诊断意义重大(图 6-6-1-2、图 6-6-1-3)。瘤灶呈等或稍低 T_1 信号,及不均匀的稍高 T_2 信号,瘤体内可见流空血管信号,瘤灶血供丰富,增强后呈明显不均匀强化,强化程度高于邻近肌肉。动态对比增强 MRI 可检查体内肿瘤血管,并可评估是否存在治疗后肿物残留。随访首选影像学检查手段为 MRI 检查。

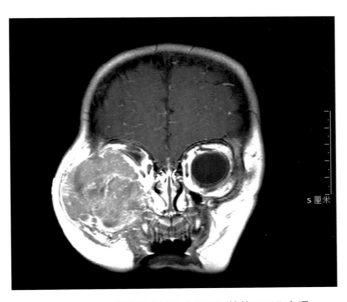

5 厘米

图 6-6-1-2　横纹肌肉瘤的 MRI 冠状位 T_1WI 表现
可见信号不均匀的分叶状肿物,边界欠清晰

（2）CT 检查:诊断原发部位病变首选 CT 检查,可见瘤体呈软组织密度,浸润生长,CT 值略低于肌肉密度,密度欠均匀(化疗前多无明显坏死、出血),其内无钙化,增强后肿块强化显著,强化程度高于肌肉而低于邻近血管。头颈部 RMS 容易侵犯破坏邻近骨质,且破坏范围广,CT 上表现为溶骨性骨破坏,无明显骨质增生硬化,肿块沿间隙或孔道生长,边缘可出现压迫性骨吸收,常伴有引流区域淋巴结肿大。影像学检查须了解原发肿瘤的起源和局部范围、其大小、肿瘤是否延伸至颅底外、是否存在颅前窝、颅中窝和颅后窝受累、硬脑膜强化和周围神经强化。

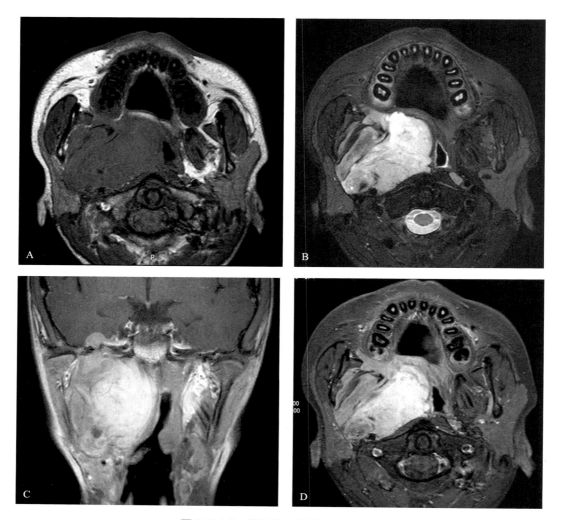

图 6-6-1-3 横纹肌肉瘤的 MRI 表现

患儿,男,13 岁,口齿不清伴吞咽困难 5 个月余。MRI 示右侧咽旁、颞窝、颞下窝及颌下见巨大不规则形软组织肿块,T_1WI 为等低信号,T_2WI 为不均匀高信号,增强后瘤体不均匀强化,肿块向上生长侵入颅内右颞部,周围脑膜可见强化。邻近组织结构受压移位,咽腔变窄向左侧移位,右侧颈内动脉被包绕,右侧翼内肌、翼外肌受累,呈 T_2W 高信号

A. T_1WI 水平位平扫,右侧咽旁可见等 T1WI 信号巨大占位,并包绕右侧颈内动脉;B. T_2WI 水平位平扫,右侧咽旁长 T_2WI 信号巨大占位,其内密度不均;C. T_1WI 增强冠状位,T_1 强信号,其内密度不均;D. T_1WI 增强水平位,T1 强信号,其内密度不均

（3）PET 检查:PET 检查与原发肿瘤、局部淋巴结和骨转移进行分期的准确性相同。文献报道,PET/CT 对远端转移、淋巴结转移的检查优于传统影像学检查手段。对于儿童头部和颈部横纹肌肉瘤,PET 尚不属于常规检查,但可作为近似标准手段。

3. 组织病理学检查 组织病理学检查是明确诊断的金标准。

【分期】

1. 临床分期 分期的依据是肿瘤的位置和大小及是否发生转移（表 6-6-1-1、表 6-6-1-2）。

表 6-6-1-1 横纹肌肉瘤的 TNM 肿瘤分期

TNM		临床意义
肿瘤	T_1	局限于原发位置的解剖学结构内
	T_2	向周围组织延伸和 / 或固定于周围组织。
		a. 直径 ≤ 5cm。
		b. 直径 > 5cm。
区域淋巴结情况	N_0	临床无区域淋巴结受累
	N_1	临床区域淋巴结未受肿瘤累及
	N_x	区域淋巴结的临床状态不明确
远处转移情况	M_0	无远处转移
	M_1	存在远处转移

表 6-6-1-2 横纹肌肉瘤治疗前临床分期

分期	位置	T	大小	N	M
I	眼眶、头颈部(不含脑膜型)	T_1 或 T_2	a 或 b	N_0 或 N_1 或 N_x	M_0
II	脑膜型	T_1 或 T_2	a	N_0 或 N_x	M_0
III	脑膜型	T_1 或 T_2	a	N_1	M_0
			b	N_0 或 N_1 或 N_x	M_0
IV	所有类型	T_1 或 T_2	a 或 b	N_0 或 N_1	M_1

2. 术后病理分期 术后病理分期依据为手术切除后的肿瘤状态及肿瘤切缘(表 6-6-1-3)以及危险程度(表 6-6-1-4)。

表 6-6-1-3 术后病理分期(根据手术切除范围)

分组	手术切除范围	术后肿瘤状态及肿瘤切缘
I 组	局部病变,全切	局限于肌肉 / 原发器官内
		邻近结构受累 / 浸润肌肉 / 原发器官外,出筋膜表面
II 组	大体全切,存在区域扩散证据	镜下病灶残留
		区域性病变,淋巴结受累,全切,无镜下残留
		淋巴结受累的区域性疾病,大体全切,但存在残留病灶和 / 或远端淋巴结(源自原发位置)组织学受累的证据

续表

分组	手术切除范围	术后肿瘤状态及肿瘤切缘
Ⅲ组	不完全切除,大体残留病灶	仅活检后
		原发病变大体切除后
Ⅳ组	发病时即存在远端转移病变	肺、肝、骨、骨髓、脑、远端肌肉/淋巴结
		CSF、胸膜或腹腔积液细胞学检查阳性以及胸膜或腹膜表面种植

表 6-6-1-4 疾病 COG-STS 风险分组(根据组织学类型、分期和手术分组)

风险分组	组织学类型	分期	分组
低危(35%)[a]	胚胎型	Ⅰ	Ⅰ、Ⅱ、Ⅲ
	胚胎型	Ⅱ、Ⅲ	Ⅱ、Ⅲ
中危(50%)[b]	胚胎型	Ⅱ、Ⅲ	Ⅲ、Ⅳ[b]
	腺泡型	Ⅰ、Ⅱ、Ⅲ	Ⅰ、Ⅱ、Ⅲ
高危(15%)[c]	胚胎型或腺泡型	Ⅳ	Ⅳ[c]

注:[a] 低危组有两种亚型:亚型1(危险性最低):1期或2期,Ⅰ组或Ⅱ组;或1期Ⅲ组(仅限眼眶型)。亚型2:1期,Ⅲ组;或3期,Ⅰ、Ⅱ组。
[b] 中危组包括:10岁以下的转移胚胎型横纹肌肉瘤患儿。
[c] 高危组包括:10岁以上的转移胚胎型横纹肌肉瘤患儿。

【治疗】

手术切除是治疗横纹肌肉瘤最核心的治疗方法,但因儿童肿瘤累及范围较大,头颈部解剖复杂,完整切除困难,因此,化疗是横纹肌肉瘤的重要治疗方法。长春新碱、放射菌素 D 和环磷酰胺(VAC)或异环磷酰胺(VAI)已成为联合化疗的金标准。低危患儿经标准 VAC 化疗,结局良好(存活率大于90%)。多数中危组患儿(头颈部)则须使用较强的烷化剂治疗,可采用 VAC 或 VAI 方案;与放疗相结合,该组患儿的存活率接近60%~70%。转移性肿瘤患儿预后较差,需强化治疗。

非脑膜部位的肿瘤更适合使用全切术切除;适用部位包括耳、颧骨、软腭、舌、声门上侧喉部。脑膜型肿瘤的手术难度较大;多数患儿不适用于全切术,即使在牺牲主要功能或外表影响的情况下也很难完整切除肿瘤。一些新术式可根除原发肿瘤和残余病灶,包括颅面和颅底手术、微血管术和神经移植等。也可采用颅内/颅外手术方法切除整块肿瘤。如切缘较窄,则可对周围组织进行活检,检查是否存在局部残留病灶。阴性切缘全切术的存活率最高,并可避免放疗。

【随访和预后】

儿童横纹肌肉瘤的治疗结局取决于下述因素:解剖位置、患儿年龄、分期和组织学表现(风险分组的依据)。不良预后因素包括:年龄、转移性疾病、肿瘤较大、腺泡型横纹肌肉瘤(表 6-6-1-5)。据文献,低危、中危和高危患儿的 3 年无事件生存率分别为 88%、55%~75%

表 6-6-1-5 儿童横纹肌肉瘤的不良预后因素

不良预后因素
1. 确诊年龄 ≥ 10 岁或 ≤ 1 岁
2. 腺泡型
3. 侵犯脑膜
4. 直接颅内肿瘤扩展
5. 肿瘤较大(直径 >5cm)
6. 侵犯颅底
7. 脑神经麻痹

和 <30%。最不利的预后因素是确诊时即发生转移：即使采取积极治疗,已发生转移患儿的长期生存率仅为 20%。

1/3 患儿会发生局部或转移性复发,虽然进行积极治疗,预后仍较差；尽管进行手术和放疗,其中仍有 50%~95% 的患儿因疾病进展而死亡。虽然肿瘤复发时已难以完整切除,但是经手术治疗的患儿预后更好（其 5 年存活率为 54%；非手术组的 5 年存活率为 24.7%）。

（倪 鑫 张雪溪 段晓岷）

参考文献

1. RUDZINSKI ER, ANDERSON JR, HAWKINS DS, et al. The World Health Organization classification of skeletal muscle tumors in pediatric rhabdomyosarcoma: a report from the Children's Oncology Group. Arch Pathol Lab Med, 2015, 139 (10): 1281-1287.
2. KASHI V P, HATLEY M E, GALINDO L. Probing for a deeper understanding of rhabdomyosarcoma: insights from complementary model systems. Nature Reviews Cancer, 2015, 15 (7): 426.

第二节　脂肪肉瘤

肉瘤（sarcomas）为间充质起源的恶性肿瘤,非横纹肌软组织肉瘤约占儿童恶性肿瘤的 3% 左右。脂肪肉瘤（liposarcoma）为脂肪源性的软组织肉瘤,为成人最常见的间叶来源软组织肉瘤之一,在儿童罕见。好发于下肢深部软组织及腹膜后,头颈部少见。

【病因学】

脂肪肉瘤的病因尚不明确。目前认为放射性辐射为非横纹肌软组织肉瘤的环境危险因素。

【组织学分型】

1. 中间型（局部浸润）　非典型脂肪瘤样肿瘤 / 高分化脂肪肉瘤；

2. 恶性　黏液型、去分化型、多形性及未分类脂肪肉瘤。根据儿童肿瘤组织（Pediatric Oncology Group,POG）危险度分级系统：黏液型及高分化脂肪肉瘤属于 I 级,多形性脂肪肉瘤则归于 III 级（图 6-6-2-1）。

关于儿童非横纹肌肉瘤的软组织肉瘤组织学分级见表 6-6-2-1

表 6-6-2-1　儿童非横纹肌肉瘤的软组织肉瘤组织学分级

病理分级	肿瘤
I 级（分化良好,低度恶性）	黏液性和高分化脂肪肉瘤 ≤ 4 岁的婴儿型纤维肉瘤 ≤ 4 岁的婴儿型血管周细胞瘤 血管瘤样恶性纤维组织细胞瘤 位置较深的隆突性皮肤纤维肉瘤 骨外黏液软骨肉瘤

续表

病理分级	肿瘤
Ⅱ级(中等分化,中度恶性)	肿瘤符合以下特点: 不属于Ⅰ或Ⅲ级 其中肿瘤表面坏死区域小于15%; 核分裂计数≤5/10高倍视野(40倍); 核异型不显著; 肿瘤细胞密度不高;
Ⅲ级(分化差,高度恶性)	肿瘤符合以下特点: 多形性或圆形脂肪肉瘤 间叶软骨肉瘤 恶性蝾螈瘤 腺泡状软组织肉瘤 血管肉瘤 滑膜肉瘤 恶性周围神经鞘瘤 恶性纤维组织细胞瘤 任何不属于Ⅰ或Ⅱ级的肉瘤、其中肿瘤表面坏死区域>15%或核分裂≥5/10个高倍镜视野(40倍)或显著的核异型或细胞质成分不定,可归为此类

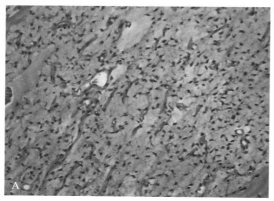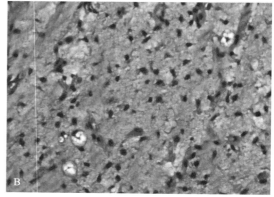

图 6-6-2-1　黏液型脂肪肉瘤的组织病理学表现

A. 可见丰富血管、黏液基质、脂肪母细胞及原始深染的瘤细胞(×100,HE);B. 可见丰富血管、黏液基质、脂肪母细胞及原始深染的瘤细胞(×200,HE)

【临床表现】

在儿童患者中,脂肪肉瘤多表现为局部生长特点。临床表现主要取决于对周围器官结构的压迫。位于头颈部的肿瘤增大及浸润周围解剖结构时,如喉腔、咽腔、气管、食管等,可出现相应的呼吸道、消化道梗阻症状。

脂肪肉瘤淋巴转移并不常见,大部分转移至肺。

【辅助检查】

可用超声检查作为首选影像学检查,评估儿童颅外以及头颈部肿物。CT及MRI检查脂肪肉瘤具有一定特异性。并且据肿瘤中脂肪细胞分化程度、黏液基质及纤维组织成分的不同,各组织亚型之间存在多样性。高分化脂肪肉瘤多表现为以脂肪密度为主的肿物；黏液型多含有黏液密度区域；去分化型则表现为实性肿物，可含有或多或少脂肪组织成分表现；多形性及未分类脂肪肉瘤表现为实性肿物，同时无脂肪组织成分表现。胸部CT检查评估有无肺部转移。PET-CT检查能够更加精确的定位远处转移病灶，但并非常规检查。

【治疗】

一般情况下，头颈部肉瘤的治疗应遵循下述准则：手术切除应作为首选方案。当首次手术不能完全切除肿瘤时，可以进行二次手术以达到尽可能大部切除。肿瘤较小（≤5cm）的患者，全切后无需后续治疗。对于有微小残留病灶的患者，应行辅助放疗（5 580cGy）。当肿瘤较大（>5cm）时行切除手术时，因存在局部和全身复发的风险，应考虑辅助放疗（5 580cGy）和化疗（异环磷酰胺和阿霉素6个疗程）。无法行手术切除的患者应先接受化疗，而后手术和放疗。也可术前同时放化疗，有利于手术切除。

目前已有血管生成素及雷帕霉素靶蛋白（mammalian target of rapamycin，mTOR）抑制因子应用于成人软组织肉瘤的治疗，但并未应用于儿童。近期也有研究报道，在成人复发脂肪肉瘤的治疗中瑞戈非尼（regorafenib）能够有效地改善无进展生存期，同样缺乏儿童数据。

【随访和预后】

中间型原发部位肿瘤及分化差的高级别肿瘤病死率高。5年生存率与肿瘤分级、分型、原发部位相关，为42%~78%。

（倪 鑫 龙 婷）

参考文献

1. SMITH MA, ALTEKRUSE SF, ADAMSON PC, et al. Declining childhood and adolescent cancer mortality. Cancer, 2014, 120 (16): 2497-2506.
2. SPUNT SL, MILLION L, COFFIN C. The nonrhabdomyosarcoma soft tissue sarcoma. // PIZZO PA, POPLACK DG, eds.: Principles and Practice of Pediatric Oncology. 7th ed. Philadelphia, Pa: Lippincott Williams and Wilkins, 2015: 827-854.

第三节 神经母细胞瘤

神经母细胞瘤（neuroblastoma，NB）是一种交感神经系统的实性肿瘤，在儿童常见恶性肿瘤中排名第三位。主要临床表现为腹部肿物（65%），但肿瘤可沿交感神经系统的任何部位存在。约50%的肿瘤可通过血液或淋巴系统扩散，累及骨、骨髓和/或其他器官。头颈部的原发或转移灶并不罕见。虽然一些病变可自行消退，但仍有一些病变需要治疗，一般采取局部控制和系统治疗，后者更常用，如化疗、自体干细胞移植以及视黄酸和单克隆抗体治疗。

【流行病学特点】

神经母细胞瘤约占15岁以下儿童期肿瘤的8%~10%，死亡病例约占所有儿童期肿瘤死亡病例的15%。颈部原发性神经母细胞瘤较罕见，占所有神经母细胞瘤的

2%~5%。

【病因学】

来源于外胚层神经嵴的肿瘤包括神经母细胞瘤、基质丰富型节细胞性神经母细胞瘤和神经节细胞瘤（良性病变，由成熟神经节细胞构成）。

【组织病理学特点】

神经母细胞瘤病理国际分类（International Neuroblastoma Pathology Classification，INPC）建立于 1999 年，2003 年进行修订。该分类以形态学特征为依据，区分预后良好和预后不良的神经母细胞肿瘤组织学类型，其所依据的形态学特征包括 Schwannian 基质发育数量、神经母细胞分化程度和有丝分裂核碎裂指数（mitosis-karyorrhexisindex，MKI）（表 6-6-3-1）。INPC 还纳入诊断时的年龄，但是研究者发现依据形态学特征便可确定神经母细胞瘤的预后情况（图 6-6-3-1）。

表 6-6-3-1 国际神经母细胞瘤病理学分类（岛田指数）

预后	Schwannian 基质发育数量百分比	年龄/岁	神经母细胞分化程度	MKI
预后较好	≥50%	所有	神经节神经母细胞瘤，无结节	
	<50%	1.5~5	已分化	<100
	<50%	<1.5		<200
预后不良	≥50%	所有	结节	
	<50%	>5		
	<50%	1.5~5	未分化	
	<50%	<1.5		

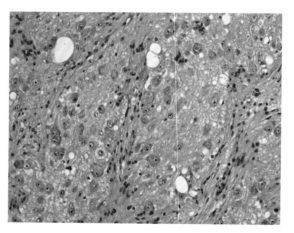

图 6-6-3-1 分化型神经母细胞瘤的组织病理学表现（×100，HE）

可见病灶核大圆、核仁明显，胞质丰富、分化的瘤细胞。

【相关因素及研究进展】

约 20% 的神经母细胞瘤患者的 2 号染色体（2p24）过度表达 MYCN。MYCN 癌基因扩增与疾病预后不良相关。同时，1 号染色体（1p36）杂合性丢失（LOH）和 MYCN 扩增与高风险疾病相关。11 号染色体（11q23）节段性缺失在 MYCN 扩增相关性肿瘤中较罕见，但是该缺失和其他高危因素呈正相关。

已确定间变性淋巴瘤激酶基因突变是家族性神经母细胞瘤的主要病因之一,而家族性神经母细胞瘤相关的先天性中枢低通气综合征和成对样同源序列 2B(*PHOX2B*)的种系突变有相关性,同源序列 2B 作为转录因子在神经嵴发育过程中发挥作用。7%~10%的散发肿瘤可见体间变性淋巴瘤激酶基因突变。

【临床表现】

颈部原发神经母细胞瘤最常见的症状是颈部肿物、眼部症状和呼吸困难。面部骨结构和颅骨转移病灶的主要表现是疼痛。

神经母细胞瘤患者中约 8% 在诊断时即表现出眼部症状,包括 Horner 综合征、斜视眼阵挛和突眼。斜视性眼阵挛是指不受控的眼球运动。人们将斜视眼阵挛和肌阵挛视作一种免疫介导副肿瘤综合征,2%~3% 的神经母细胞瘤患者可发生该综合征。在该综合征患者体内检测到抗肿瘤抗体和小脑的神经细胞发生交叉反应。霍纳综合征的特点是眼、面部交感神经反馈阻滞所致的单侧上眼睑下垂、同侧瞳孔缩小和无汗。患侧眼球可呈虹膜异色。

神经母细胞瘤患者常发生骨转移,主要部位是骨性眼眶后外侧,如发生眼周骨性结构或软组织转移,可出现突眼。

咽后间隙较大肿物或多个肿物可压迫气管,致呼吸窘迫。可合并吞咽困难和声带麻痹等其他症状。

【辅助检查】

1. **实验室检查** 超过 90% 的神经母细胞瘤患者存在尿儿茶酚胺代谢产物 4- 羟基 -3- 甲氧杏仁酸(4-hydroxy-3-methoxymandelic acid,VMA)和高香草酸(homovanillic acid,HVA)升高。常规术前实验室检查(全血细胞计数及差异、凝血时间(PT/PTT)、血库血型和交叉配血(T & C)、血液生化检查。

2. **影像学检查** 头颈部检查包括肿瘤范围内和颈部重要结构的 MRI 检查。MRI 可清楚显示肿瘤的范围及其与周围结构的关系(图 6-6-3-2)。

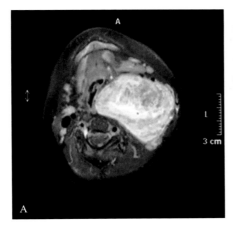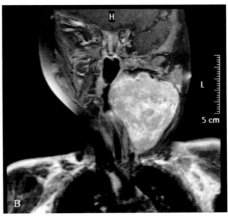

图 6-6-3-2 颈部、咽旁神经母细胞瘤 MRI 表现

A. 水平位 T_2WI 示颈深部膨胀生长肿物,气道受压,将颈鞘推向前外侧;B. 冠状位 T_2WI 示肿物上至颅底,下至颈根部,气道明显受压,肿瘤内部信号不均匀

腹部或肾上腺或沿交感神经链是神经母细胞瘤最常见的原发部位,需要行 CT 和 /

或 MRI 腹部肿瘤负荷检查。通过胸部 X 线检查(后前位和侧位)评估胸部病变。如检查结果为阳性,则应继续行胸部 CT 检查。

需检查颅骨骨质结构,评估是否发生转移。间位碘代苄胍(metaiodobenzylguanidine,MIBG)可在交感神经支配细胞内聚集,90% 的神经母细胞瘤可吸收该物质。因此,MIBG 扫描比骨扫描更具敏感性和特异性。

【治疗】

1. 手术治疗 现行国际神经母细胞瘤协作组(International Neuroblastoma Risk Group,INRG)在预处理风险分级时主要考虑疾病分期、患者年龄、病理组织学分类、*MYCN* 扩增情况以及 1 号染色体或 11 号染色体倍数性和杂合性丢失等因素,然后再根据风险分级确定神经母细胞瘤的后续治疗步骤(表 6-6-3-2)。

极低风险和低风险组病变(如颈部局部神经母细胞瘤)仅需手术治疗。手术治疗无高风险特征的局部肿瘤时,其目标是最大程度降低手术并发症,并在此前提下确诊、确定肿瘤扩散范围、切除肿瘤并提供遗传检查所需的组织样本。

表 6-6-3-2　国际神经母细胞瘤协作组预处理风险分级

INRG 分期	年龄 / 月龄	组织学类型	肿瘤分化级别	*MYCN*	11q 畸变	染色体倍数性	预处理风险组
L₁/L₂		成熟 GN;混合型 GNB					极低
L₁		除成熟 GN 或混合型 GNB 外的任何类型		无扩增			极低
				扩增			高
L₂	<18	除成熟 GN 或混合型 GNB 外的任何类型		无扩增	否		低
					是		中
L₂	≥ 18	结节型 GNB;神经母细胞瘤	有分化	无扩增	否		低
					是		中
			低分化或未分化	无扩增			中
				扩增			高
M	<18			无扩增		超二倍体	低
	<12			无扩增		二倍体	中
	12~18			无扩增		二倍体	中
	<18			扩增			高
	≥ 18						高
MS	<18			无扩增	否		极低
					是		高
				扩增			高

注:L₁ 指局部肿瘤局限于一个体腔,不存在影像学确定的风险因素;L₂ 指局部肿瘤可见一项或多项影像学确定的危险因素;M 指远端转移疾病(除 MS 期外);MS 指转移疾病仅限于皮肤、肝脏和 / 或骨髓,且患者年龄 <18 月龄;未填写空白处指"任意"。

2. 放射治疗 神经母细胞瘤对放射治疗较敏感,但因头颈部肿瘤放疗可引起较多副作用,因此很少采用放射疗法治疗头颈部肿瘤。此外,由于微小转移的存在,因此仅采用放疗很难达到疾病治愈的效果。

3. 化疗　化疗是中高风险神经母细胞瘤的主要治疗方式。中风险组可使用以卡铂为主的化疗方案,常可选择合并使用环磷酰胺、依托泊苷和阿霉素。对于高风险组和转移性疾病患者,化疗方案范围更广;常采用多药物化疗诱导治疗,其次是原发肿瘤局部控制、大剂量化疗和自体造血干细胞移植巩固治疗等。

【随访和预后】

鉴于肿瘤位置不同,局限性颈部神经母细胞瘤的总体预后较好。转移性神经母细胞瘤预后不佳,尤其 18 月龄以上且具有高风险特征(如 *MYCN* 扩增和预后不良组织学分型)的小儿患者,其预后较差,整体存活率为 40%~60%。

(倪　鑫　王生才)

参考文献

1. BRODEUR GM, HM, MOSSE YP, et al. Neuroblastoma. In: Pizzo PA, Poplack DG, editors. Principles and practice of pediatric oncology. 6th ed. Philadelphia: Lippincott Williams & Wilkins; 2011.
2. MOSSÉ YP, LIM MS, VOSS SD, et al. Safety and activity of crizotinib for paediatric patients with refractory solid tumours or anaplastic large-cell lymphoma: a Children's Oncology Group phase 1 consortium study. Lancet Oncol. 2013, 14(6) : 472-80.

第四节　淋巴瘤

血液系统恶性肿瘤是儿童期最常见的恶性肿瘤,主要源于髓细胞系或淋巴细胞系,常影响血液、骨髓和淋巴结,根据骨髓中原始细胞的比例,可分为白血病和淋巴瘤两类。其中淋巴瘤(lymphoma)根据其病理类型以及组织来源不同,进一步被分为霍奇金淋巴瘤(Hodgkin lymphoma,HL)和非霍奇金淋巴瘤(non-Hodgkin lymphoma,NHL)。

一、霍奇金淋巴瘤

【流行病学特点】

霍奇金淋巴瘤(Hodgkin lymphoma,HL)是淋巴网状系统恶性肿瘤,是儿童头颈部最常见的实体肿瘤,2 个发病高峰分别在青少年和 50 岁以上成年,相对于 NHL,霍奇金淋巴瘤少见于青春期前少年,5 岁以下儿童罕见,其发病男女比例为 2:1。确切发病因素不明,社会经济欠发达地区通常与 EBV 感染相关,但社会经济发达地区,EBV 检出率不高。而国内儿童的报告与国外差异较大,儿童 HL 发病年龄明显提前。

【病因学】

霍奇金淋巴瘤的病因尚未完全阐明,目前认识到以下因素与 HL 发病相关:

1. 基因及蛋白质通路　经典型霍奇金淋巴瘤(classic HL,CHL)的 RS 细胞依靠转录因子如 NF-κB 和激活蛋白 1(AP1)的活化提供生存和增殖的路径。NF-κB 在 CHIL 中受到刺激后被不断活化。其可激活产生 IAP、C-FLIP、和 Bcll-2 家族蛋白等各种抗凋亡因子,还可抑制促凋亡因子,这些都促进 HRS 细胞的增殖。

2. EB 病毒感染 美国和日本等发达国家近一半 CHL 病例与 EB 病毒(epstein-barr virus,EBV)相关,发展中国家 90% 以上病例肿瘤细胞中可检出 EB 病毒。EB 病毒阳性 HL 和传染性单核细胞增多症(IM),特别是迟发的首次 EBV 感染更与 HL 相关。EBV 具有转化能力,能够使静止的 B 细胞转化并形成克隆。其进入 B 细胞后很快进入潜伏期,并以潜伏 II 型状态存在。EBV 潜伏期基因产物有核抗原 1-6(EBNA1、2、3A、3B、3C 等),潜伏期膜蛋白 1、2A、2B(LMP1、2A、2B),EBV 编码的小 RNAl、2(EBER1、2)等十余种。这些基因可以调控细胞的生长和分化,其可以通过与 TRAFs 的相互作用,阻断细胞凋亡。还参与上调抗凋亡蛋白质,产生细胞因子以及下调 CD99,使 HRS 细胞免于凋亡从而发生 HL。

3. 细胞因子 HRS 细胞可产生大量细胞因子,包括 IL-13、IL-4、IL-5、IL-6、IL-9、I-17 以及胸腺和活化相关趋势因子(TARC)、IL-10、TGF-β 等许多细胞因子,都在机体缺乏有效的抗肿瘤免疫应答的情况下发挥了重要作用。

【相关因素及研究进展】

2001 年 WHO 重新定义儿童霍奇金淋巴瘤的分类。根据肿瘤细胞的免疫特征分为结节性淋巴细胞为主型霍奇金淋巴瘤(nodular lymphocyte predominant HL,NLPHL)以及经典型霍奇金淋巴瘤(classic HL,CHL)。后者根据不同的炎性背景细胞的情况分为结节硬化型(nodular sclerosis,NSCHL),淋巴细胞丰富型(lymphocyte rich,LRCHL),混合细胞型(mixed cel-hilarity,MCCHL)以及淋巴细胞消减型(lymphocyte depletion,LDCHL)四种不同亚型。

经典型霍奇金淋巴瘤典型的表现是淋巴结肿大,正常结构被肿瘤组织所代替。镜下可见淋巴结被浸润,主要是 Hodgkin Reed-Sternberg 细胞(HRS)所组成的单克隆淋巴系统肿瘤。HRS 细胞最常见免疫表型为表达 CD30、CD15 以及 Fascin,在少数情况下可以表达 B 细胞相关标记 CD20 和 CD79a。在几乎所有的经典型霍奇金淋巴瘤细胞表面均表达 CD30。HRS 细胞中 EBER 及 LMP1 的表达,提示有 EBV 感染。儿童 CHL 的四种亚型中,以混合性细胞最为多见,约占 70% 左右,淋巴细胞消减型最为少见。

结节性淋巴细胞为主型霍奇金淋巴瘤的肿瘤细胞为 L&H 细胞,形态各异,病理细胞形态类似于"爆米花"样细胞,WHO2008 年推荐应用"LP 细胞"命名。L&H 细胞是成熟的 B 细胞,表达 CD45、CD20、CD22、CD79a 和 bcl-6、BOB、OCT-2、CD75 以及 J 链。NLPHL 是一种更加惰性的肿瘤,可见于儿童,一般缺乏非特异性的全身症状,包括不明原因的发热、盗汗、体重减轻、疲乏无力、食欲缺乏及瘙痒症等(即 B 症状),预后相对较好。

【临床表现】

90% 以上的霍奇金淋巴瘤原发于淋巴结,其中颈部和锁骨上淋巴结最常受累,典型表现为不对称淋巴结肿大,质硬、固定及无触痛。腋窝、腹股沟及全身淋巴结肿大少见,原发于结外的罕见。随病变的进展,结外组织可受侵犯,常见的有脾、肝、肺、骨及骨髓。霍奇金淋巴瘤患者咽淋巴环受累罕见,但常有纵隔侵犯,患者可出现上腔静脉综合征,导致呼吸困难、晕厥、头痛、颈部或胸部静脉怒张及面部或手臂肿胀。对于头颈部淋巴瘤的患儿,评估呼吸窘迫时,应注意评估呼吸频率、喘鸣、哮喘及颈胸肿物压迫症状。通过剖腹探查术可在 40% 的患者发现腹膜后及腹部淋巴结受累。

【辅助检查】

1. 实验室检查　非特异的血象异常包括白细胞升高、淋巴细胞减少、嗜酸粒细胞增多以及单核细胞增多。1%~2% 的患儿可以合并副肿瘤综合征,多为自身免疫性疾病。通常活动性 HL 患者细胞免疫功能缺陷,需测定细胞及体液免疫功能。不能通过单纯骨髓穿刺诊断骨髓受累。所有晚期、全身症状明显以及复发需重新分期的患者都应当进行骨髓活检。

2. 影像学检查　B 超为最普遍实用的检查手段,可以观察淋巴结构及肿瘤的范围、大小。有条件要应用增强 CT 扫描颈、胸、腹、盆腔以了解肿瘤浸润范围及计算肿瘤负荷,特别要明确有无巨大瘤块、结外浸润以及播散转移瘤灶。治疗中还要不断复查瘤灶状态以评价治疗反应。PET-CT 检查可应用于初诊临床分期以及治疗中、后期评价治疗反应,较普通影像检查瘤灶检出率高出 15%~20%。

3. 组织病理学检查　霍奇金淋巴瘤的诊断依靠淋巴结活检。应避免应用细针吸淋巴液涂片,最好取较大的整个淋巴结做病理检查。条件不允许手术的,也可以粗针穿刺获取病理组织。鉴于 HL 肿瘤细胞相对较少、异质性强,建议需要有经验的病理专家共同会诊阅片以保证诊断无误。

【治疗】

在制订治疗方案前应全面了解病变的范围。目前仍采用 Ann Arbor 分期(表 6-6-4-1),该分期的前提是霍奇金淋巴瘤源于单一淋巴结,通过淋巴系统侵犯邻近淋巴结以及结外组织,累及的部位可采用记录符号如下:E. 结外;X. 直径 10cm 以上的巨块;M. 骨髓;S. 脾;H. 肝;O. 骨骼;D. 皮肤;P. 胸膜;L. 肺。该分期在估计预后和治疗方案上的意义重大。

表 6-6-4-1　霍奇金淋巴瘤的 Ann Arbor 分期

分期	描述
Ⅰ期	病变局限于一组淋巴结(Ⅰ)或一个结外器官或部位(ⅠE)
Ⅱ期	病变局限于膈肌同侧的两组或两组以上的淋巴结(Ⅱ)或直接蔓延至一个结外器官或部位ⅡE)
Ⅲ期	累及膈肌两侧的淋巴结(Ⅲ)或再累及一个结外器官或部位(ⅢE)或脾脏(ⅢS)或两者(ⅢSE)
Ⅳ期	弥漫性或播散性累及一个或多个结外器官,如骨髓、消化道等

霍奇金淋巴瘤的治疗根据分期不同而异。淋巴结活检是淋巴瘤最常见的诊断方法,其中以颈部淋巴结活检较为多见。在儿童,治疗的趋势是采用多种方式的综合治疗,以减轻单一高剂量放疗或化疗引起的致病率和致死率。化疗一般均采用特定的联合疗法,常包括类固醇、蒽环类抗生素、抗代谢物以及烷基化剂等药物。在现有治疗模式下,无论何期患者,90% 以上初期均可得到完全缓解。远期缓解率和治愈率在早期的Ⅰ期和Ⅱ期患者可接近 90%,在晚期的Ⅲ期和Ⅳ期患者达 35%~60%。组织学分型对预后也有明显的影响,淋巴细胞为主型预后最佳,结节硬化型、混合细胞型、淋巴细胞减少型预后依次下降。

【随访和预后】

随着疗效的提高,霍奇金淋巴瘤患者生存率大为提高,但随之也带来了一些治疗导致的并发症。对于接受放化疗的较大儿童或青少年,可能导致生长抑制、甲状腺功能减退、不育症及肺纤维化。接受脾切除或骨髓移植的患者脓毒血症的发病风险提高。另外,所有霍奇金淋巴瘤患者,特别是接受过多种方式治疗的患者,有发生二次肿瘤的风险,受累器官包括肺、胃肠道、乳腺、甲状腺以及急性非淋巴母细胞性白血病和非霍奇金淋巴瘤。

二、非霍奇金淋巴瘤

【流行病学特点】

非霍奇金淋巴瘤(non-Hodgkin lymphoma,NHL)是来源于淋巴网状系统的一组不同类型的实体原发肿瘤,儿童发病多在 2~12 岁,并且随年龄增加发病率增加,病理亚型多为高分化型,男性多见。

【病因学】

先天性或获得性免疫缺陷疾病均易诱发该病,艾滋病儿童患者发病率显著升高,其他易诱发该病的免疫缺陷疾病包括一般变异型免疫缺陷、复合型免疫缺陷、共济失调性毛细血管扩张、Wiskott-Aldrich 综合征、X 连锁淋巴组织增生以及器官移植造成的免疫抑制。

【相关因素及研究进展】

非霍奇金淋巴瘤的分类比较复杂和混乱。较老的分类标准中分为:淋巴母细胞性淋巴肉瘤、淋巴细胞性淋巴肉瘤和网状细胞肉瘤。随后 Rappaport 及其同事修订了该分类,重视了恶性淋巴瘤细胞与良性淋巴细胞及组织性病变的相似性,将某些不同细胞类型或细胞呈现不同分化潜能的类型合并,临床病理学家认为该分类有利于指导非霍奇金淋巴瘤的治疗和判断预后。随着淋巴细胞亚型的免疫学标志的不断发现,进一步发展了分类标准,将非霍奇金淋巴瘤分为:B 细胞性、T 细胞性和组织细胞性,其中 B 细胞性和 T 细胞性根据形态学改变及淋巴细胞转化成熟程度进一步分为多个亚型。90% 以上的非霍奇金淋巴瘤儿童患者见于以下三种类型:小无裂细胞淋巴瘤(B 细胞源性)、大细胞淋巴瘤(T 细胞源性)和淋巴母细胞淋巴瘤(既可能是 B 细胞源性,也可能是 T 细胞源性)。

【临床表现】

非霍奇金淋巴瘤的临床表现与原发肿瘤的部位及局部和全身病变的范围有关,最常见的始发表现为无症状的淋巴结肿大,其中 45% 患者因颈部淋巴结肿大就诊,腹股沟、腋窝或全身性淋巴结肿大少见。临床症状常与肿瘤部位及其生长扩散速度有关,包括局部肿胀、压迫性神经痛、牙齿松动、鼻出血、鼻塞、吞咽困难和其他神经系统体征。前纵隔淋巴结肿大还可造成上腔静脉综合征、气道压迫引起呼吸困难、胸腔积液。结外原发肿瘤器官包括鼻咽、眼眶、盲肠、皮肤、骨骼、乳腺、腮腺和口腔,其中在儿童咽淋巴环处多见。原发于咽淋巴环的非霍奇金淋巴瘤早期发现困难,因为其和扁桃体、腺样体肥大的症状相似,如果有腺体的不对称增大、颜色改变或全身症状明显,应该行腺样体、扁桃体切除活检。儿童期的非霍奇金淋巴瘤较成人更易弥散性淋巴结受累,易转化为白血病、血源性播散和中枢神经系统受侵犯。晚期患者的全身体征包括发热、体重下降、乏力、全血细胞减少和神经系统受累表现。

【辅助检查】

非霍奇金淋巴瘤的诊断依赖于对可疑颈部淋巴结的活检。临床分期需系统地体检,包括胸片、骨扫描、骨髓活检、脑脊液分析、全面的病史、体格检查、HIV检测、乳酸脱氢酶水平检测和完整的血液学检测。CT或超声可有效评价病灶范围及淋巴结受累的情况（图6-6-4-1）。近来，放射性镓扫描和^{18}FDG-PET也用于非霍奇金淋巴瘤的分期及随访。分期的目的在于指导合适的治疗。影响预后的因素有最大肿瘤的直径、淋巴瘤的免疫学特点、某些特定结外侵犯部位、肿瘤增长速度、患者体质及血清乳酸脱氢酶水平。由于儿童非霍奇金淋巴瘤易于血源性播散，因此Ⅰ期病例少见，接近80%的病例发现时已经是Ⅱ期、Ⅲ期或Ⅳ期病变。

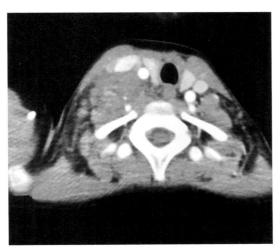

图 6-6-4-1　颈根部非霍奇金淋巴瘤 CT 表现
可见右侧咽侧可见软组织占位，界限不清，双侧颈部可见大小不等淋巴结

【治疗】

由于儿童非霍奇金淋巴瘤确诊时约80%的有全身播散，因此对各期病变治疗均采取全身性化疗。外科手术仅限于有呼吸消化道压迫的肿块摘除或肿瘤溶解综合征患者的肿块切除减负。放疗的作用也极其有限。对复发病例可采取大剂量化疗或骨髓移植。

【随访和预后】

并发症多由于化疗造成，早期并发症是肿瘤细胞快速溶解的结果，主要是电解质异常，远期并发症主要是二次肿瘤的发生。非霍奇金淋巴瘤的5年生存率可达70%。Ⅰ期和Ⅱ期患者无事件生存率可达85%~95%，Ⅲ期和Ⅳ期病例可有50%~85%，这与具体的组织学类型有关。预后主要与疾病的临床分期相关，中枢神经系统受累者预后不良。

（倪　鑫　王生才）

参考文献

1. 江载芳，申昆玲，沈颖.诸福棠实用儿科学.8版.北京：人民卫生出版社，2015
2. GROSS TG, PERKINS SL. Malignant non-Hodgkin lymphomas in children.// Pizzo PA, Poplack DG, editors. Principles and practice of pediatric oncology. 6th ed. Philadelphia: Lippincott Williams & Wilkins, 2011.

第七章
甲状腺及甲状旁腺疾病

第一节 甲状腺腺瘤

甲状腺腺瘤(thyroid adenoma)属于甲状腺良性肿瘤,儿童发病较少见。儿童甲状腺结节有许多特点与成人不同。首先,儿童身体在生长发育,甲状腺也会生长,对电离辐射更敏感。其次,儿童甲状腺结节恶性风险高,与成人(恶性结节比例为 5%~10%)相比,儿童甲状腺结节中有 22%~26% 为恶性。

【病因学】

儿童甲状腺结节的病因未明,可能与性别、遗传因素、射线照射、TSH 过度刺激、地方性甲状腺肿疾病有关。高危因素包括:碘缺乏、放射暴露史、甲状腺疾病家族史及一些遗传综合征等。

【组织病理学特点】

按组织学形态可分为滤泡型、乳头状型和混合型三种,他们的共同特点为:多数为单发结节,包膜完整;肿瘤组织结构与周围甲状腺组织明显不同;肿瘤内部结构具有相对一致性;周围组织有受压现象。但是它们又具有各自不同的病理表现,如滤泡型腺瘤按其滤泡大小和所含胶质的多少又可以进一步分为胚胎型、胎儿型、胶质型和 Hürthle 细胞型(嗜酸细胞瘤)。乳头状腺瘤较少见(现称为乳头型滤泡性腺瘤(图 6-7-1-1、图 6-7-1-2)),多呈囊性,故又称乳头状囊腺瘤。乳头由单层立方或低柱状细胞围绕血管及结缔组织束构成。具有乳头状结构的甲状腺腺瘤有较大的恶性倾向,诊断要慎重。凡有包膜浸润或血管侵犯现象,均应列为乳头状腺癌。如具有 1~2 级乳头分支、瘤细胞排列整齐,异形核很小,分裂象偶见,且包膜完整,可暂时按乳头状腺瘤处理,但是术后需要定期随访有无复发或转移。

【临床表现】

1. 症状 多数患儿无不适感,常为无意中发现颈前肿块,肿物一般生长缓慢,但因囊内血管自发破裂而发生囊内出血时,肿物可突然增大,并伴有胀痛。偶有较大肿物压迫喉或气管出现呼吸困难,或肿物高出于颈部皮肤,影响美观。

2. 体征 肿块多为单个圆形或椭圆形结节,个别为多发性结节,大小不等,与周围组织分界清楚,质地较软,但较周围甲状腺组织稍硬,表面光滑,无压痛,可随吞咽上下活动。

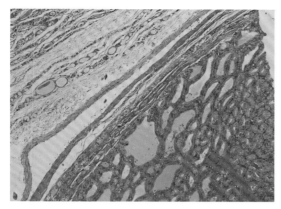

图 6-7-1-1　甲状腺腺瘤组织病理学表现（×40,HE）
示增生的甲状腺滤泡和被膜结构
（首都医科大学附属北京儿童医院病理科供图）

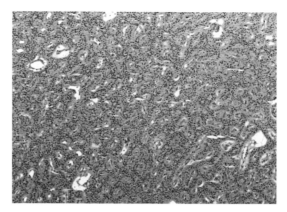

图 6-7-1-2　甲状腺腺瘤组织病理学表现（×100,HE）
示增生的甲状腺滤泡
（首都医科大学附属北京儿童医院病理科供图）

【辅助检查】

1. 影像学检查

（1）B超检查：为首选检查方法，有助于诊断，并可与颈部其他囊实性肿物相鉴别。超声可见低回声或等回声肿物，圆形或椭圆形，呈单个或多个，形态规则，包膜完整，边界清晰，仅在周边显示血流信号，或无血流信号，囊性或囊实性改变，部分可见大的斑片状钙化，部分腺瘤周边可见低回声晕环。

（2）CT检查或MRI检查：两者除了显示甲状腺腺瘤病变的部位、大小、数量、形态及其与周围组织的关系外，CT在增强扫描中，腺瘤可显示瘤周完整强化环和/或瘤内强化结节的特征；在MRI中，甲状腺腺瘤表现为T_1WI略低或等信号，T_2WI高信号，在增强扫描中，实性呈均匀强化，瘤周见较明显的强化环，囊性无强化。

2. 病理学检查　细针穿刺细胞学检查（fine needle aspiration，FNA）：对诊断可疑病例，可进行细针穿刺细胞学检查，诊断准确率可达95%以上，但与穿刺医师的经验有很大关系，经验丰富的医师准确率较高。

【治疗】

1. 随访观察　FNA证实为良性的病变应进行超声随访。出现可疑特征或病变持续增大时应重复行FNA检查，以利于手术方案的制订。直径>4cm的结节FNA敏感性下降，假阴性率高，同时为了简化长期随访，推荐手术。出现下列情况时，推荐腺叶切除术：压迫症状、有美容要求、患儿/父母意愿、结节>4cm、生长迅速、或存在提示恶性的临床特征。

2. 手术治疗　手术治疗甲状腺腺瘤仍是目前的主要手段，对于单发腺瘤，行腺瘤摘除术即可，因腺瘤有完整的纤维包膜，一般只在纤维包膜外沿包膜剥离肿瘤，手术中应仔细剥离，充分止血。对于局限于一侧腺叶的多发腺瘤，可行一侧腺叶切除。腺瘤切除后可行术中冰冻病理检查，若发现恶性病变，则与甲状腺癌切除手术相同。

【随访和预后】

儿童甲状腺腺瘤属于良性病变，手术切除后预后良好。推荐对甲状腺肿瘤高危儿童每年进行体格检查，当触诊发现结节、甲状腺不对称和/或颈部淋巴结异常时再进行影像学检查。对有甲状腺放射暴露史的儿童，既不推荐也不反对常规超声筛查。

（张 彬　李晓艳　陈佳瑞）

视频 19　甲状腺腺
叶切除术

参考文献

1. COURT PM, NYGAARD B, HORN T, et al. US-guided fine-needle aspiration biopsy of thyroid nodules. Acta Radiol, 2002, 43 (2): 131-140.
2. LAWRENCE W Jr, KAPLAN BJ. Dignosis and management of patients with thyroid nodules. J Surg Oncol, 2002, 80 (3): 157-170.

第二节 甲状腺癌

甲状腺癌(thyroid carcinoma)在儿童中少见,可发生于儿童的任何年龄段,包括新生儿,在青春期发病率增加。

【病因学】

放射治疗史是儿童甲状腺癌较明确的致病因素,如霍奇金淋巴瘤等头颈部肿瘤的放疗、反复多次的放射线检查、Graves 病的放射性碘治疗都增加了甲状腺癌的发病风险。被照射的儿童年龄越小,患癌的危险性越高。另外,研究发现女性在进入青春期后,由于雌激素水平的升高,甲状腺癌发病率升高。

【组织病理学特点】

甲状腺癌可分为乳头状腺癌、滤泡状腺癌、髓样癌及未分化癌(图 6-7-2-1,图 6-7-2-2,图 6-7-2-3,图 6-7-2-4)。在儿童甲状腺癌中,乳头状癌约占 90%,此型为低度恶性肿瘤,生长缓慢,病程一般较长。滤泡状腺癌少见,预后也很好。髓样癌恶性程度较高,较少见,以 RET 基因突变的家族遗传性可能较大。未分化癌恶性程度极高,常发生远处转移,此型儿童罕见。与成人分化型甲状腺癌不同的是,儿童分化型甲状腺癌常表现为广泛浸润,因此常出现一侧甲状腺腺叶或整个甲状腺弥漫性肿大,淋巴结转移(图 6-7-2-5)及远处转移的概率均较高。

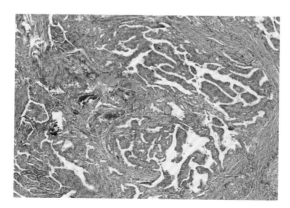

图 6-7-2-1 甲状腺乳头状癌组织病理学表现
(×40,HE)
可见乳头状增生的滤泡和砂粒体样钙化
(首都医科大学附属北京儿童医院病理科供图)

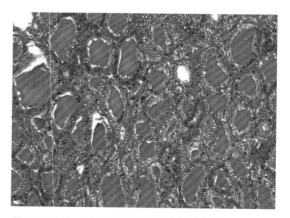

图 6-7-2-2 滤泡型甲状腺乳头状癌组织病理学表现(×40,HE)
可见增生的滤泡,核呈空泡状
(首都医科大学附属北京儿童医院病理科供图)

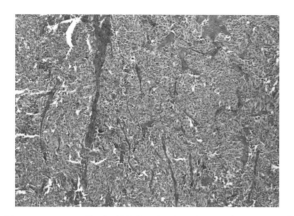

图 6-7-2-3 甲状腺髓样癌组织病理学表现(×40,HE)

可见肿瘤细胞呈实性排列

(首都医科大学附属北京儿童医院病理科供图)

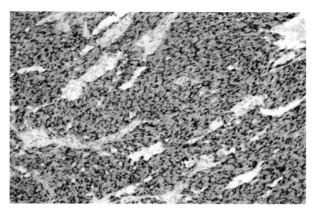

图 6-7-2-4 甲状腺髓样癌免疫组化表现(×100,CgA)

可见示瘤细胞 CgA 染色阳性

(首都医科大学附属北京儿童医院病理科供图)

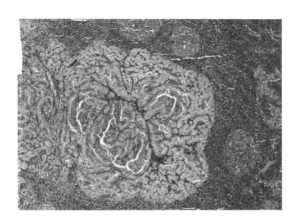

图 6-7-2-5 甲状腺乳头状癌淋巴结转移组织病理学特点(×40,HE)

示转移的肿瘤组织和淋巴滤泡结构

(首都医科大学附属北京儿童医院病理科供图)

【临床表现】

1. **症状** 肿物较小者常无明显不适症状,随着肿物逐渐增大,压迫或侵犯喉返神经、喉、气管、食管或交感神经时,常伴有声音嘶哑、咳嗽、呼吸和吞咽困难或 Horner 综合征。少数患儿因肿瘤已转移至颈淋巴结而以颈部淋巴结肿大就诊。初诊时 45%~75% 的患儿可触及颈淋巴结转移,以前接受过放疗的患者比例更高,15% 有肺转移,5% 有骨转移。源于多发性内分泌瘤病的髓样癌患者还有嗜铬细胞瘤和甲状腺功能亢进的表现。

2. **体征** 颈前肿物为最常见的体征,多数病例表现为孤立的甲状腺结节,少数为多发结节,肿物质地较硬,边界不清,多无疼痛,可随吞咽上下活动,有时肿物可在短期内迅速增大,伴有坏死或囊性变。

【辅助检查】

1. 儿童甲状腺结节的评估和成人基本一致,但以下方面有所区别:

(1)成人对小于 1cm 的结节,除非有高危因素,如放射暴露史或病理性淋巴结,否则不建议穿刺。但儿童甲状腺的体积可能只有成人的一半,且会随着年龄增大,而单独结节大小也并不反映良恶性病理。因此,儿童甲状腺结节不能单纯依据大小判断是否需细针穿刺细胞学检查,而应根据结节超声特征和临床资料综合判断。

(2)成人推荐超声引导下 FNA 的情况是:发生非诊断性细胞学及取样误差可能性增大的病变。而儿童因恶性结节比例高,重复获取标本较困难,故推荐所有儿童患者都在超声引导下行 FNA,避免重复穿刺。

(3)成人对高功能结节不需行 FNA,儿童也同样不建议术前 FNA,但是基于所有儿童的高功能结节都将行手术切除的情况下。儿童乳头状癌的一项独特之处是可呈现为弥漫性浸润性,因此对弥漫增大的甲状腺,特别是可触及颈部淋巴结时,应进一步行影像学检查。成人对穿刺细胞学不确定的结节,可选择重复穿刺,但儿童不确定细胞学的结节恶性风险明显升高,因此推荐确切的手术(腺叶加峡部切除)以获取病理诊断。

2. 实验室检查

(1)血清促甲状腺激素(TSH):甲状腺结节患者应首先进行血清 TSH 检测。如果 TSH 低于正常,应进行甲状腺核素扫描。如果 TSH 值正常或偏高,不建议立即进行甲状腺核素扫描。

(2)血清甲状腺球蛋白:血清甲状腺球蛋白(Tg)不是甲状腺癌的敏感、特异性指标,在大多数甲状腺疾病中均会升高。不推荐对甲状腺结节患者常规检查 Tg。

3. 影像学检查

(1)B 超检查:对于已知或怀疑存在甲状腺结节的所有患者,均应进行甲状腺及颈部淋巴结超声检查。超声显示肿瘤边界不清,内部呈不均质的低回声区。癌瘤内沙砾样钙化点,具有特异性。彩色多普勒显示,血流丰富,有新生血管及动静脉瘘形成。颈部转移淋巴结主要表现为淋巴结变圆、微钙化、周边血流、皮髓质分界消失、未见淋巴门结构等。超声还可以描述转移淋巴结的位置,指导手术治疗。

(2)CT 检查:甲状腺癌在 CT 上多表现为低密度影,病变密度不均匀,边缘模糊不规则,包膜中断,可见钙化,增强扫描后可见瘤体实性部分不均匀强化,但强化程度低于正常甲状腺组织。CT 可直观描述肿瘤的范围,是否侵犯气管,是否有甲状软骨的破坏等征象。颈部转移淋巴结在 CT 上主要表现为边缘强化明显,较规则,伴有囊性变或细颗粒样钙化。

(3)^{18}FDG-PET 扫描:经超声确诊的甲状腺结节如果对 ^{18}FDG-PET 呈局灶性摄取,提示甲状腺癌风险增加,建议对其中大于 1cm 的结节行细针穿刺活检。如果 ^{18}FDG-PET 呈弥散性摄取,再加上慢性淋巴细胞性甲状腺炎的超声和临床证据,无需再进行影像学检查或细针穿刺。

4. 细针穿刺细胞学检查

由于儿童甲状腺结节恶性率较高,因此对于儿童可疑甲状腺结节均应行细针穿刺细胞学检查(fine needle aspiration,FNA)明确性质。只要符合临床应用指征,FNA 是评估甲状腺结节的推荐方法。但下列情况不建议甲状腺 FNA:①超声下结节最大直径 <1cm,或超声提示极低恶性风险;②单纯囊性结节。如果甲状腺结节的细胞学检查呈良性,无需立刻进行更多诊断检查及治疗。如果细胞学检查结果为原发性甲状腺恶性肿瘤,通常建议手术治疗。对于多次细胞学检查未能确诊的结节,如果合并超声高危表现、或在超声监测期间结节持续增大(两个径增长超过 20%)、或存在临床恶性肿瘤危险因素,应考虑手术治疗并进行组织病理学检查。

几种特殊细胞学检查结果如下：

(1)意义不明的滤泡性病变/不典型性病变(AUS/FLUS)：对于AUS/FLUS检查结果，在参考临床、超声不良特征后，应重复进行FNA或分子检测，进一步评估结节恶性风险，以此取代长期监测或诊断性手术。临床决策时应考虑到患者个人意愿及可行性。如果未重复进行FNA细胞学检查和/或分子检测，或者检查结果不明确，应根据临床危险因素、超声形态，以及患者个人偏好，对AUS/FLUS的甲状腺结节进行长期监测或手术切除。

(2)甲状腺滤泡肿瘤/可疑滤泡性肿瘤(FN/SFN)：一直以来，诊断性手术切除是处理FN/SFN细胞结节标准处理方法。然而，结合临床和超声特点，也可通过分子检测进行结节恶性风险评估，以取代直接手术。临床决策还应考虑到患者个人意愿以及可行性。如果未进行分子检测检查，或者检查结果不明确，应通过外科手术切除FN/SFN结节，并进行明确诊断。

(3)可疑恶性(SUSP)：如果细胞学检查疑为乳头状癌，应根据临床危险因素、超声特征、患者意愿，以及突变测试结果，采取同恶性细胞学的手术治疗方法。对于SUSP甲状腺结节，如果突变测试结果有望改变手术决策，结合临床、超声特征，可考虑对BRAF或7-基因突变标记物组(*BRAF、RAS、RET/PTC、PAX8/PPARγ*)进行突变测试。对于通过FNA细胞学检查未能明确性质的结节(*AUS/FLUS，FN，SUSP*)，不推荐常规进行^{18}FDG-PET检查评估良恶性。

【治疗】

手术治疗仍是目前儿童甲状腺癌的首选治疗方法。依据甲状腺癌灶的大小、数量、侵犯范围，是否有淋巴结转移或远处转移选择合适的手术方案。多项研究显示儿童双叶癌和多灶癌发生率较高(分别为30%、65%)。长期随访也显示全甲状腺切除与腺叶切除相比可降低病变持续存在或复发的风险。因此，对大多数儿童分化型甲状腺癌推荐行全甲状腺切除术。部分单侧、小的局限于腺体内的肿瘤，也可选择甲状腺次全切除手术以降低喉返神经损伤和甲状旁腺损伤风险。

对有明显腺体外侵犯和/或术前或术中发现存在中央区转移的分化型甲状腺癌患儿，应行治疗性中央区淋巴结清扫，以减少再次手术的风险。与成人指南不同，腺外侵犯也是儿童分化型甲状腺癌治疗性中央区清扫的指征之一。儿童预防性中央区清扫则是根据肿瘤数目、大小、术者经验而定。对单灶病变患儿，推荐先行单侧清扫，根据术中发现决定是否再行对侧清扫，如此可较好地平衡手术风险与收益。颈侧淋巴结清扫与成人指南一致，推荐术前行FNA检查，证实颈侧淋巴结存在转移时再行颈侧清扫；不推荐预防性颈侧淋巴结清扫，当FNA失败导致细胞学诊断存在争议时，推荐检测FNA洗脱液Tg水平。

^{131}I治疗适用于手术不能切除的局部摄碘病变(局部残存病变或转移淋巴结)及确诊或可疑的摄碘远处转移病灶。对^{131}I治疗之后仍持续存在的病变，是否再次进行^{131}I治疗，应根据临床及初次^{131}I治疗反应进行个体化评估，即权衡潜在风险和获益。

所有患者术后均应给予左旋甲状腺激素替代及抑制治疗，以维持甲状腺功能正常，防止影响儿童的生长发育，最大性抑制TSH分泌，抑制甲状腺癌的复发转移。每1~3个月复查T_3、T_4及TSH，根据化验结果调整药物剂量，以防止因用药剂量偏大致甲状腺功能亢进或因用药剂量不足而致甲状腺功能低下。

【随访和预后】

甲状腺癌患者术后随访包括每年定期行超声、CT 或 MRI、及甲状腺球蛋白水平检测以监测有无局部复发或全身转移。据报道，儿童 DTC 初始治疗 40 年后出现复发。因此，儿童 DTC 应当终生随访。儿童甲状腺乳头状癌预后很好，有研究报道，即便是伴有淋巴结转移的患者，经治疗后 10 年生存率仍可达 90%，即使出现肺转移，也很少因肿瘤死亡。其余病理类型的肿瘤预后不佳。

（张 彬 李晓艳 陈佳瑞）

参考文献

1. BAŞ VN, AYCAN Z, CETINKAYA S, et al. Thyroid nodules in children and adolescents: a single institution's experience. J Pediatr Endocrinol Metab, 2012, 25 (7-8): 633-638.
2. ATABEK ME. What is the safe and accurate procedure for thyroid nodules in childhood?. Horm Res Paediatr, 2011, 76 (1): 72.
3. HANLEY P, LORD K, BAUER AJ. Thyroid disorders in children and adolescents: a review. JAMA Pediatr, 2016, 170 (10): 1008-1019.
4. SHIRIAN S, DANESHBOD Y, HAGHPANAH S, et al. Spectrum of pediatric tumors diagnosed by fine-needle aspiration cytology. Medicine, 2017, 96 (6): 5480.
5. VERBURG FA, SANTEN HMV, LUSTER M. Pediatric papillary thyroid cancer: current management challenges. Onco Targets Ther, 2016, 10: 165-175.

第三节 甲状旁腺肿瘤

甲状旁腺肿瘤（parathyroid tumor）在儿童中罕见，临床表现为甲状旁腺功能亢进。儿童甲状旁腺肿瘤中以腺瘤多见，甲状旁腺癌罕见。腺瘤的发病率女孩明显多于男孩。

【病因学】

甲状旁腺肿瘤的病因目前仍未明确，部分甲状旁腺癌患者有头颈部放射史，甲状旁腺癌还好发于曾患有腺瘤或甲状旁腺增生及继发性甲状旁腺功能亢进者。甲状旁腺肿瘤因分泌过多的甲状旁腺激素，钙从骨骼中游离出来，并抑制磷被肾脏的再吸收，从而导致高血钙及低血磷，高血钙使神经、肌肉的应激性降低，因而出现一系列临床症状。

【组织病理学特点】

大体见肿物呈圆形或卵圆形，深橙黄色，包膜完整，质地较软。镜下见腺瘤多以甲状旁腺主细胞组成，常有局灶性坏死，纤维化及中性变，有时可见含铁血黄素沉着。80% 的甲状旁腺肿瘤为单个腺体受累，少数有 2 个或 2 个以上受累。

【临床表现】

有症状的甲状旁腺肿瘤患者通常因高血钙而引起一系列症状，早期的症状有肌肉无力、食欲缺乏、腹胀、便秘、多尿、口渴等，严重者有恶心、呕吐、腹痛、精神异常及嗜睡。但这些症状很难使医师做出正确的诊断，临床医师一般常见到的多为慢性期，伴有肌肉骨骼或泌尿系并发症的患儿。肌肉骨骼方面的症状常有骨及关节疼痛、动作迟缓,患儿骨骺部肿大,多有全身性或局限性骨骼压痛,骨骼受累严重的病例常伴有多发陈旧性病理性骨折及骨纤维囊性变,以及关节钙化等,多处骨折使身材明显缩短或明显畸形,骨髓被纤维结缔组织充填,可继发贫血。肾结石、肾钙化则是甲状旁腺肿瘤最严重的并发症。可有肾绞痛、血尿或肾功能减退,晚期则可致肾衰竭和尿毒症。

　　无症状的甲状旁腺肿瘤指没有经典的高血钙、高 PTH 的临床表现和体征,但实验室检查中提示血钙轻微升高,或在正常上限,同时伴有异常的血清 PTH 升高。在甲状旁腺腺瘤中,无症状患者已占 80% 以上,而在甲状旁腺癌患者中,无症状者相对较少,95% 以上患者都有症状,其症状较腺瘤患者严重得多。甲状旁腺癌多有肾脏表现,包括出现肾结石、肾钙沉着症及排除其他病因引起的肾功能不全。此外,还可能出现骨表现,如纤维性骨炎、骨膜下再吸收及弥漫性的骨质减少,更严重的还会出现甲状旁腺危象,甚至导致死亡。

【辅助检查】

1. 实验室检查

　　(1)钙、磷水平测定:患儿的临床症状、体征均由高血钙所致,因此,测定血清钙、血清磷水平为诊断甲状旁腺肿瘤的首选指标,血清钙高于 2.5mmol/L(10mg/dL),血清磷低于 0.97mmol/L(3mg/dL),可考虑本病,甲状旁腺癌患者的血钙升高程度明显高于甲状旁腺腺瘤患者。尿钙的测定有助于诊断。

　　(2)甲状旁腺激素测定:测定甲状旁腺素(PTH)为最可靠的诊断依据。血 PTH 值在甲状旁腺癌中为参考值水平的 3~10 倍,腺瘤患者仅为 2~3 倍。

　　(3)碱性磷酸酶测定:血碱性磷酸酶(ALP)水平通常也升高。检测碱性磷酸酶有时可与甲状旁腺增生相鉴别,增生时,碱性磷酸酶正常。

2. 影像学检查　甲状旁腺肿瘤通常较小,不易触及,因此影像学检查对于肿瘤的发现及定位有着非常重要的意义。X 线检查可见骨质疏松,部分晚期病例可见多发陈旧性骨折或因骨折所致畸形。颈部超声只能探及直径大于 1cm 的肿瘤,甲状旁腺腺瘤超声诊断的特点为位于甲状腺背面的圆形或椭圆形有包膜的均匀低回声区,甚至整个腺瘤均呈囊性。直径在 1cm 以内的肿瘤,可行 MRI 检查,易于发现。为了与甲状腺肿瘤相鉴别,用 ^{99m}Tc、^{201}T$_l$ 消影法进行核素扫描,其阳性率和特异性均相当高,同时可明确肿瘤位置,并有助于发现异位甲状旁腺肿瘤。

【治疗】

　　手术切除甲状旁腺肿瘤是唯一可靠有效的治疗方法。甲状旁腺腺瘤在行手术治疗时,主要以控制临床症状为目的,原则为将整个包膜连同腺体一并完整切除。若只有 1 个肿大的甲状旁腺,其余 3 个腺体大小正常,则只切除肿大的甲状旁腺并做冰冻切片证实诊断,若找到 2 个腺瘤,均应切除。甲状旁腺癌患者行手术治疗时,还应将同侧甲状腺及其峡部切除,同时切除与肿瘤组织相粘连的邻近组织。

　　甲状旁腺术后,血清钙通常在 24~48 小时降至正常,但有些患儿可因低血钙发生手足抽搐,甚至癫痫发作。这主要是因为术后血中 PTH 的浓度骤降,大量的钙和磷迅速沉积于骨中,加上剩余的甲状旁腺组织因长期高血钙而功能减退所致,多为暂时性症状,症状的轻重与血清钙的下降速度有关。症状轻微者一般口服钙剂即可,症状严重者需静脉输注 10% 的葡萄糖酸钙溶液。

【随访和预后】

甲状旁腺腺瘤的预后较好,手术切除腺瘤后,甲状旁腺素的水平一般可恢复正常。甲状旁腺癌的预后难以预测,早期发现、诊断,初次手术时肿物的完全切除及术后血钙的控制和监测,对于取得良好的预后非常重要。

(张 彬 李晓艳 陈佳瑞)

参考文献

1. JOHNSON SJ. Changing clinicopathological practice in parathyroid disease. Histopathology, 2010, 56 (7): 835-851.
2. LEE YS, HONG SW, JEONG JJ, et a1. Parathyroid carcinoma: a 16-year experience in a single institution. Endocr J, 2010, 57 (6): 493-497.
3. NAKAMURA Y, KATAOKA H, SAKODA T, et a1. Nonfunctional parathyroid carcinoma. Int J Clin Oncol, 2010, 15 (5): 500-503.
4. FEMANDEZ-RANVIER GG, KHANAFSHAR E, JENSEN K. et a1. Parathyroid carcinoma, atypical parathyroid adenoma, or parathyromatosis?Cancer, 2007, 110 (2): 255-264.
5. MARCOCCI C, CETANI F, RUBIN MR, et a1. Parathyroid Carcinoma. J Bone Miner Res, 2008, 23 (12): 1869-1880.

第八章
唾液腺疾病

第一节　唾液腺炎性疾病

唾液腺（salivary glands）包括腮腺、下颌下腺和舌下腺 3 对大唾液腺和为数众多、主要分布于口腔和口腔黏膜下层组织的小唾液腺。唾液腺炎症性疾病根据感染性质可以分为化脓性、病毒性、特异性、感染性、涎石病相关、老年性及放射性唾液腺炎，其中以化脓性腮腺炎、流行性腮腺炎、涎石病所致的下颌下腺炎最为常见。

一、急性化脓性腮腺炎

急性化脓性腮腺炎（acute pyogenic parotitis）是在机体抵抗力下降的情况下，各种原因使唾液分泌减少，口腔内致病菌逆行侵入导管所致。

【病因学】

急性化脓性腮腺炎较少见，为化脓性致病菌所引起，常见的病原菌是金黄色葡萄球菌、链球菌。多数并发于一些患有严重疾病（如急性传染病）或大手术后的患者。

【临床表现】

发病急骤，多数患者有高热、寒战、全身不适、白细胞增多等全身症状，少数患者由于机体状况衰竭，全身反应可不明显。出现单侧或双侧同时或先后急性腮腺肿大、胀痛或持续性跳痛，张口受限。局部表现为以耳垂为中心的腮腺肿大，皮肤发红，皮温增高，明显压痛，由于腮腺包膜致密，故扪之较硬。口内腮腺导管口红肿，分泌减少，病变后期当挤压腮腺管口时，可有淡黄色黏稠的脓性分泌物溢出。

【辅助检查】

周围血可见白细胞总数增加，中性多核白细胞比例明显上升，核左移，可出现中毒颗粒。但急性化脓性腮腺炎不宜作腮腺造影，以免促使感染扩散，而唾液的生化检测也无助于诊断。

【治疗】

急性化脓性腮腺炎的治疗应针对发病原因及时处理，选用大剂量有效抗生素控制感染，如脓肿形成，应及时切开引流。切开时要注意防止损伤面神经。一般在耳屏前作切口，切开皮肤、皮下组织、暴露腮腺，用小血管钳沿面神经走行方向行钝性分离，对分散的小脓灶作多处引流。

【随访和预后】

本病虽少见,但病情常较严重,应积极预防。对重病及大手术后的患者,应特别加强口腔护理,保持口腔卫生,鼓励咀嚼运动,给酸性饮料或食物刺激唾液分泌,增强冲洗自洁作用。

二、流行性腮腺炎

流行性腮腺炎(epidemic parotitis)是儿童和青少年期常见的呼吸道传染病。常见的并发症为病毒脑炎、睾丸炎、胰腺炎及卵巢炎。

【流行病学特点】

流行性腮腺炎四季流行,以冬、春季常见。患儿是传染源,通过直接接触、飞沫、唾液的吸入为主要传播途径。接触患儿后 2~3 周发病。

【病因学】

它是由腮腺炎病毒引起的急性、全身性感染,以腮腺肿痛为主要特征,有时亦可累及其他唾液腺。

【临床表现】

流行性腮腺炎前驱症状较轻,主要表现为一侧或两侧以耳垂为中心,向前、后、下肿大,肿大的腮腺常呈半球形,边缘不清,表面发热,有触痛。7~10 天消退。

【辅助检查】

1. 常规检查 白细胞计数正常或稍低,有肾炎并发症者可出现蛋白尿及红、白血细胞。

2. 血清和尿淀粉酶测定 90% 患者的血清淀粉酶有轻度和中度增高,有助诊断。淀粉酶增高程度往往与腮腺肿胀程度成正比。

3. 免疫学检查 补体结合实验或酶联免疫吸附试验检测补体结合抗体:即抗 S 和抗 V 抗体,抗 S 抗体可作为早期感染证据,6~12 个月逐渐下降消失;抗 V 抗体在发病 1 个月达高峰,6 个月后逐渐下降,2 年后达低水平并持续存在。恢复期双份血清测定 V 抗体效价 4 倍以上升高,也可确诊。

4. 病毒分离 早期患者可在唾液、尿、血、脑脊液中分离到病毒。

【治疗】

本病为自限性疾病,目前尚缺乏特效药物,抗生素治疗无效。

【随访和预后】

1. 管理传染源 早期隔离患者直至腮腺肿胀完全消退。接触者一般检疫 3 周。

2. 被动免疫 给予腮腺炎高价免疫球蛋白可有一定作用,但不易获取,推广困难。

3. 自动免疫 生后 14 个月常规给予腮腺炎减毒活疫苗或麻疹、腮腺炎和风疹三联疫苗免疫效果好。免疫途径皮下注射,还可采用喷鼻或气雾吸入法,接种后可出现一过性发热,偶有在接种后 1 周发生腮腺炎者。

三、慢性复发性腮腺炎

慢性复发性腮腺炎(chronic recurrent parotitis)又称慢性化脓性腮腺炎(chronic recurrent parotitis),儿童可发生于任何年龄,但以 5 岁左右最为常见。男性多于女性。可突发,也可逐渐发病。

【临床表现】

腮腺区反复肿胀,伴不适,肿胀不如流行性腮腺炎明显,仅有轻度水肿,皮肤可潮红。挤压腺体可见导管口有脓液或胶冻状物体溢出,少数有脓肿形成。间隔数周或数月发作一次不等。年龄越小间隔时间越短,越易复发。随着年龄增长,间歇期延长,持续时间缩短。

【辅助检查】

腮腺造影显示末梢导管呈点状、球状扩张,排空迟缓,主导管及腺内导管无明显异常。

【治疗】

若有急性炎症表现,可用抗生素。

【随访和预后】

儿童复发性腮腺炎具有自愈性,大多在青春期后痊愈。

【护理要点】

增强抵抗力、防止继发感染、减少发作为原则。嘱患儿多饮水,每天按摩腺体帮助排空唾液,用淡盐水漱口,保持口腔卫生。咀嚼无糖口香糖,刺激唾液分泌。

四、慢性阻塞性腮腺炎

慢性阻塞性腮腺炎(chronic obstructive parotitis)又称腮腺管炎,大多数为局部原因所致,中年人发病率高,多为单侧受累,临床主要表现为阻塞症状和腮腺反复肿胀。以前与复发性腮腺炎一起,统称慢性化脓性腮腺炎。

【病因学】

大多数患者由局部原因引起。如智齿萌出时,导管口黏膜被咬伤,瘢痕愈合后引起导管口狭窄。少数由导管结石或异物引起。由于导管狭窄或异物阻塞,使阻塞部位远端导管扩张,唾液淤滞。腮腺导管系统较长、较窄,唾液易于淤滞,也是造成慢性阻塞性腮腺炎的原因之一。

【临床表现】

主要临床表现为进食时腮腺肿胀。

【辅助检查】

主要是根据临床表现及腮腺造影。腮腺造影显示主、叶间、小叶间导管部分狭窄、部分扩张,呈腊肠样改变。

【治疗】

治疗为去除阻塞因素,有涎石者,先去除涎石。导管口狭窄,可用钝头探针扩张导管口。也向导管内注入药物,如碘化油、抗生素等,具有一定的抑菌和抗菌作用。也可用其他的保守治疗,包括自后向前按摩腮腺,促使分泌物排出。咀嚼无糖口香糖,促使唾液分泌。用温热盐水漱口,有抑菌作用,减少腺体逆行性感染。近年来,一些学者采用唾液腺镜冲洗导管并灌注药物,效果良好。经上述治疗无效者,可考虑手术治疗,行保留面神经的腮腺腺叶切除术。

【随访和预后】

(1)中年人发病率高,多为单侧受累,儿童也可发生。

(2)本病预防的关键是消除病因,减少感染。

（3）多饮用酸性饮料,促进唾液分泌,有一定疗效。

五、唾液腺结石病和下颌下腺炎

下颌下腺炎(sialadenitis of submandibular gland)多由于腺体导管内结石阻塞导管导致唾液排除受阻而继发炎症。

【临床表现】

主要表现为进食时下颌下腺反复肿胀,有时可有针刺样剧烈疼痛。进食停止后不久,腺体肿胀自行缓解,疼痛也随之消失。检查可见下颌下腺导管口处黏膜红肿,挤压腺体可见脓性分泌物从导管口溢出。如有导管内结石,触诊时可及硬块,有压痛。

【辅助检查】

怀疑下颌下腺炎的患儿,需做 X 线检查来确诊是否有结石。钙化程度高的结石可在 X 线片上显示出高密度影像。对于钙化程度低的结石,在 X 线片上难以显示,可以在急性炎症消退后行造影检查。

【治疗】

下颌下腺导管前部结石可采取口内切开取石术。下颌下腺导管后部和腺体内结石以及反复感染、继发慢性硬化性下颌下腺炎者需作下颌下腺切除术。唾液腺内镜、激光碎石等新的治疗方法也可取得一定效果。

（周 梁 李晓艳）

第二节 唾液腺肿瘤和瘤样病变

儿童唾液腺肿瘤(salivary gland tummor)比较少见,多发于较大儿童或青春期少年。与成人相比,儿童唾液腺肿瘤更多是血管来源的肿瘤,而成人多为实质性肿瘤,在儿童的实质性肿瘤中,恶性肿瘤比在成人中更多见,接触过放射线的患儿更易发生恶性肿瘤。儿童唾液腺肿瘤中最常见的上皮来源的肿瘤为多形性腺瘤,最常见的恶性肿瘤为黏液表皮样癌和腺泡细胞癌。

【流行病学特点】

唾液腺肿瘤很少发生于儿童,文献报道不到 5% 的唾液腺肿瘤发生在 16 岁以下的患者。唾液腺肿瘤仅占儿童头颈部肿瘤的 8%。除血管来源的肿瘤以外,大约 50% 的儿童唾液腺肿瘤是恶性的。儿童和成人一样,腮腺是唾液腺中最常发生肿瘤的腺体。

【相关因素及研究进展】

病理上唾液腺肿瘤以上皮性肿瘤多见,约占 90% 以上。

一、腮腺肿瘤和瘤样病变

在儿童,腮腺肿瘤(parotid tumor)以脉管来源的肿瘤最多见,包括血管瘤、淋巴管畸形和血管畸形等。除血管来源的肿瘤外,最常见的唾液腺良性肿瘤是多形性腺瘤,或称混合瘤。80% 的唾液腺实性肿瘤发生在腮腺,其中 80% 为良性,在这些良性肿瘤中 80% 为混合瘤。好发的年龄是 10 岁左右的儿童。在儿童中其他良性肿瘤罕见,包括脂肪瘤、基底细胞腺瘤、神经纤维瘤、畸胎瘤、腺淋巴瘤(Warthin 瘤)等。

黏液表皮样癌和腺泡细胞癌是儿童上皮来源的唾液腺恶性肿瘤中最常见的病理类型,约占 69%。腺泡细胞癌约占儿童唾液腺恶性肿瘤的 12%。其他唾液腺的恶性肿瘤包括腺癌、未分化癌、腺样囊性癌、恶性混合瘤等非常罕见。发生在唾液腺的肉瘤也非常少见,如果发生,多为横纹肌肉瘤。

【临床表现】

1. 唾液腺血管瘤 80% 发生在腮腺,腮腺血管瘤多发生在出生后第一年,以女性多见,多伴有其他部位皮肤的血管瘤。表现为单侧腮腺局部肿大,一般界限不清,无痛,可随患儿哭吵或者发热等而增大明显。

2. 腮腺淋巴管瘤 淋巴管畸形好发的部位,多发生在 1~2 岁的婴幼儿。一般都和下颌口底淋巴管畸形并存,以微囊型为主。肿瘤增大或者伴囊内出血可扩展到颈部。

3. 多形性腺瘤 多表现为缓慢生长,1~3cm 大小的实质性肿瘤,质地较韧,呈结节状。以发生在面神经浅叶者居多,约占 80% 以上。绝大多数患者在无意中发现耳垂前下或后下方无痛性肿块,生长缓慢。如为混合瘤,肿块多呈结节状,硬度不一,活动度可。约 10% 左右腮腺肿瘤发生在腮腺深叶,由于位置隐蔽,常不易被发现。当达到一定体积时,肿瘤可向咽侧壁生长,引起软腭隆起,可见患侧扁桃体后上方软腭膨出,有时可在下颌骨升支后缘内侧触及肿块。

4. 腮腺恶性肿瘤 较少,一般病程较短,生长较快,局部常有疼痛或麻木感,常侵犯周围组织或与深层组织发生粘连,肿瘤活动度差。如肿瘤侵犯面神经,则出现面神经麻痹。

【辅助检查】

1. B 超 对于区分肿块为囊性或实性,炎性或肿瘤以及良恶性有参考价值。良性者呈界限清楚、回声均匀、后壁反射增强的声像图,而恶性者恰呈相反表现。B 超的优点是检查费用低、无创无痛、可重复,并能显示 1cm 以下的占位病变。B 超特别适用于腮腺浅叶病变,深叶者则由于下颌支的影响而显示不足。对深部肿物及其与周围组织的关系的了解也不满意。

2. 增强 CT 及增强 MRI 能区分肿物发生于腺内或腺外,且能较准确地显示出肿物的大小,形态及与周围组织的关系,特别对发生于腮腺深叶及咽旁的肿瘤的检查有优势,已成为临床上常规的检查方法。CT 和 MRI 在肿瘤的定位诊断方面显示极大优点,但在定性方面却显示不足。增强 CT 和 MRI 对多形性腺瘤诊断非常有用。

3. 唾液腺造影(主要是腮腺造影和颌下腺造影) 虽在鉴别良恶性上有一定价值,但作用是有限的,直径 <2cm 的肿瘤难以检出,同时低度恶性的肿瘤和未穿破包膜的腺内淋巴结炎与良性肿瘤不易区分,因此不作为常规检查。

4. 活检 大多数唾液腺肿瘤无论良、恶性均生长缓慢,除有明显的特征性表现外,临床上鉴别诊断较难。为了防止肿瘤包膜破裂而造成种植性播散,一般情况下,不允许行术前切取活检,而肿块细针穿刺行细胞学检查则有助于在术前明确肿瘤的性质。

5. 术中冰冻病理检查 由于唾液腺肿瘤的组织学类型较多,不同组织学类型的肿瘤,其生物学行为,手术方式和预后都不一样。为了达到最佳的治疗效果,应尽可能在术中对肿块作冰冻切片检查,并根据冰冻切片的结果来确定手术范围。

【治疗】

1. **腮腺血管瘤的治疗** 唾液腺血管瘤有自愈倾向,50% 在 5 岁前自行消退,70% 在 7 岁前自行消退,90% 在 9 岁前自行消退,越早开始消退,消退得越完全。因此,多数血管瘤可以采取观察的策略。如果肿块明显引起双侧面部不对称可以口服普萘洛尔或者局部注射硬化剂。手术只适应于血管瘤增长迅速、出现功能障碍、感染、出血的病例。

2. **腮腺淋巴管瘤的治疗** 与血管瘤不同,淋巴管畸形一般不会自行消退。局限在腮腺部位的淋巴管畸形由于手术难以在保留腮腺的前提下完整切除,故以硬化剂治疗为主。但是当肿瘤累及颈部压迫气道引起呼吸困难,手术切除是最常用的治疗方法,可同时配合硬化剂瘤内注射。

3. **腮腺良性肿瘤的治疗** 腮腺良性肿瘤以手术治疗为主。其手术原则是在保护好面神经的基础上,完整彻底切除肿瘤。腮腺多形性腺瘤的切除术式尚不完全一致,由于本病80%发生在腮腺浅叶,目前多主张在保留面神经的情况下,行浅叶合并肿瘤切除。由于行肿瘤摘除术复发率高达 13.6%~42%,因此目前不主张。也有学者主张对直径 4cm 以下的多形性腺瘤行部分浅叶切除术,强调肿瘤周围必须包括足够的切缘。若肿瘤位于腮腺深叶者,则应行保留面神经的全腮腺切除术。

4. **腮腺恶性肿瘤的治疗** 对于术前已有面神经麻痹者,应将受累的面神经连同肿瘤一并切除;对临床上无面神经麻痹者,如术中面神经可与肿瘤分离,或虽然面神经和肿瘤紧贴而非穿通,只要面神经和肿瘤之间有正常组织可分离,则应尽可能在不影响彻底切除肿瘤的情况下保留面神经,必要时术后辅以放射治疗。但如面神经变粗或色泽变暗紫,或见神经穿过瘤体,则应切除受累的面神经,并对神经缺损进行神经移植,耳大神经、舌下神经降支及腓肠神经是最常被选用的修复材料。原则上面神经总干和颞面干能保留则尽量保留,以保证术后眼睑能正常闭合,防止角膜损伤。

二、下颌下腺肿瘤

唾液腺肿瘤大约 10% 发生在下颌下腺,其中 50% 为良性肿瘤,最常见为多形性腺瘤,另外 50% 则为恶性肿瘤。

【临床表现】

颌下区缓慢生长的肿块是下颌下腺肿瘤(submandibular gland tumor)最常见的主诉症状。无痛性肿块多为良性肿瘤,恶性者可表现为疼痛或肿块生长较快,质硬而活动度差。腺样囊性癌发展快,病程短,伴有疼痛,可与下颌骨粘连,1/3 患者可有颈淋巴结转移,肿瘤可沿舌下神经、舌神经扩展侵犯颅底,可侵犯舌下神经引起舌偏斜,半侧舌肌萎缩。有些早期下颌下腺腺样囊性癌可仅表现为舌下神经瘫痪症状,而无肿块发现。

【治疗】

下颌下腺良性肿瘤和未累及下颌骨的恶性肿瘤,一般行下颌下腺切除术。如临床检查恶性肿瘤紧贴下颌骨但尚有一定活动度,是否切除下颌骨则取决于术中探查所见。如肿瘤切除后见骨皮质色泽及质地正常,没有穿凿样小孔,可保留下颌骨。同时将下颌骨下缘及舌侧骨膜送冰冻切片检查,如发现有癌细胞,应考虑切除患侧下颌骨,尤其是腺样囊性癌病例。若临床检查发现肿瘤包绕下颌骨并凸向舌下区则是行肿瘤及下颌骨切除术的适应证。腺样囊性癌,应将舌神经一并切除,至于面神经下颌缘支及舌下神经,则应视肿瘤与其关系而定。

三、舌下腺肿瘤

舌下腺肿瘤(sublingual gland tumor)较少见,约占唾液腺肿瘤的 1%。其中恶性肿瘤占 90% 以上,以腺样囊性癌为最多,其次为黏液表皮样癌。

【临床表现】

舌下腺恶性肿瘤不易为患者察觉。表现为口底一侧局部隆起,伸舌偏斜,可伴有说话口齿不清。

【治疗】

舌下腺肿瘤恶性肿瘤,如瘤体不大,仅限于腺体内,只需做舌下腺切除术。如肿瘤突破腺体或紧贴下颌骨,其处理原则同颌下腺恶性肿瘤涉及下颌骨的处理。

四、小唾液腺肿瘤

小唾液腺肿瘤约占唾液腺肿瘤的 10% 左右。恶性稍多于良性。发生部位依次为腭、唇及颊,其他部位较少。

【临床表现】

表现为缓慢生长的无痛性肿块,腭腺肿瘤常发生于软硬腭交界处。可以表现为疼痛和局限于上腭、眶下区或上唇感觉异常和麻木。肿块区黏膜常完整,恶性程度高的肿瘤发展快,常溃破。

根据组织学上的异常程度,肿瘤被分为 G_1、G_2、G_3、G_4 等几个级别。

G_1 肿瘤为低级别肿瘤,细胞和组织形态接近于正常,这些肿瘤往往生长和扩散缓慢。与此相反,G_3 和 G_4 肿瘤的组织学形态看起来与正常细胞和组织差异更大,称为高级别肿瘤,通常比低级别肿瘤生长和扩散更迅速。G_2 肿瘤则为中级别肿瘤。

非特定类型肿瘤通常的通用分级系统为:G_X. 级别无法评定(未定级);G_1. 高分化(低级别);G_2. 中度分化(中级别);G_3. 低分化(高级别);G_4. 未分化(高级别)。

【治疗】

1. 腭部良性肿瘤(如混合瘤)的切口可在肿瘤边缘外 0.5cm 处,不保留骨膜。

2. 腭部恶性肿瘤的切口应离肿瘤外 1cm 的正常黏膜处切开,直达骨质。用骨膜剥离器从骨面上整块剥离,不保留骨膜。肿瘤侵犯骨膜者,应用骨凿凿去局部骨质。如病变未破坏骨质,则可保留鼻侧黏膜。如肿瘤已侵犯骨质或恶性程度较高的肿瘤,应行部分上颌骨切除。

【随访和预后】

儿童唾液腺恶性肿瘤的预后主要决定于肿瘤的病理类型。低度恶性肿瘤患者,如 I 级、II 级黏液表皮样癌、高分化腺癌和腺泡细胞癌预后较好;高度恶性肿瘤患者,如 III 级黏液表皮样癌、低分化腺癌和未分化癌则预后较差。其中儿童黏液表皮样癌和腺泡细胞癌预后最好,5 年生存率在 90% 以上。在复发病例中,远处转移占 60%,这组患者生存率仅 22%。

(周 梁 李晓艳)

参考文献

1. LEWIS AG, TONG T, MAGHAMI E. Diagnosis and management of malignant salivary gland tumors of the parotid gland. Otolaryngol Clin North Am, Apr 2016, 49 (2): 343-380.

2. GANDOLFI MM. Parotid gland tumors and the facial nerve. Otolaryngol Clin North Am, 2016, 49 (2): 425-434.

3. DESCHLER DG, EISELE DW. Surgery for primary malignant parotid neoplasms. Adv Otorhinolaryngol, 2016, 78: 83-94.

4. GILLESPIE MB, IRO H. Surgery for benign salivary neoplasms. Adv Otorhinolaryngol, 2016, 78: 53-62.

5. GUNTINAS-LICHIUS O, GENTHER DJ, BYRNE PJ. Facial reconstruction and rehabilitation. Adv Otorhinolaryngol, 2016, 78: 120-131.

第九章
颈部脉管性疾病

　　儿童脉管性疾病是胚胎发育阶段的"原始血管系统发育异常"引起的几乎累及循环系统的所有组成部分,包括动脉、静脉、毛细血管和淋巴管的复杂病变。病变可发生于人体任何位,头颈部多见。这类病变多出生时即存在,但进展缓慢,有时到青春期或更晚才发现。一些病例病变复杂,或者病灶部位过大、过深,或者累及重要血管神经和器官,或者出现严重并发症,不仅常规治疗难以见效,甚至可能危及生命。脉管性疾病主要包括脉管肿瘤和脉管畸形,两者的本质区别在于前者有血管内皮细胞的异常增殖,而脉管畸形没有。在 1996 年国际脉管性疾病研究学会(The International Society for the Study of Vascular Anomalies,ISSVA)制定了一套较为完善的分类系统,将脉管性病变被分为脉管肿瘤和脉管畸形。其中脉管畸形依血流动力学的差异,又被分为低流量和高流量脉管畸形。

　　脉管肿瘤包括:①婴幼儿血管瘤(infantile hemangioma)旧称草莓状血管瘤、先天性血管瘤(congenital hemangiomas),分迅速消退型(rapid involuting congenital hemangiomas,RICH)和不消退型两种(non-involuting congenital hemangiomas,NICH);②卡波西形血管内皮瘤(Kaposiform hemangio endothelioma,KHE);③丛状血管瘤(tufted angioma,TA);④梭形细胞血管内皮瘤;⑤其他罕见的血管内皮瘤(上皮样血管瘤、Dabska 肿瘤);⑥皮肤源性血管肿瘤(化脓性肉芽肿、微静脉型血管瘤、肾小球样血管瘤)。

　　脉管畸形包括:①毛细血管畸形;②静脉畸形(venous malformation)旧称海绵状血管瘤,由异常沟通的薄壁静脉扩张充盈而形成;③动静脉畸形(arteriovenous malformation),旧称蔓状血管瘤,是由动脉和静脉直接沟通形成的迂曲扩张的血管团;④淋巴管畸形(lymphatic malformation),旧称淋巴管瘤,由异常扩张的淋巴管道构成,依囊腔大小,可分为大囊型、微囊型和混合型。

第一节　血管瘤

一、婴幼儿血管瘤

　　婴幼儿血管瘤(infantilehemangioma)是指胚胎期间的血管内皮细胞异常增生而形成的,发生在皮肤和软组织的良性肿瘤。

【流行病学特点】

出生后一周左右出现,女婴更为常见,男女比约 1:3。发病率约为 5%。早产儿和低体重儿更易发病。

【病因学】

目前病因和发病机制尚不明确。高风险因素包括早产、宫内缺氧、胎盘功能异常等。多种遗传因素与血管瘤的发生、发展有关。缺氧在发病机制中起重要作用,如先兆子痫、妊娠高血压疾病和妊娠糖尿病均可导致宫内缺氧环境,缺氧促进血管瘤生长因子如 VEGF 的分泌。缺氧与雌激素的协同作用,促进了血管瘤内皮细胞增生,这一机制可能与女性患儿多于男性患儿有关。

【相关因素及研究进展】

血管瘤细胞来源于血管瘤干细胞和内皮祖细胞。婴幼儿血管瘤形成中涉及的血管增生有两种形式,一种是由祖细胞和干细胞发育而来的新生血管(也称血管新生);另一种是从成熟的血管发出新血管(血管发生)。血管瘤细胞与人胎盘内皮细胞相同的免疫组化表型说明,血管瘤细胞可能是胎盘起源或向胎盘微血管细胞分化。

信号转导通路在血管瘤的发展中起重要作用。在正常内皮细胞中,β_1 整合蛋白可形成肿瘤内皮细胞标志物 8 和 VEGF 受体 2,VEGFR-2 与 VEGF 结合可强烈刺激内皮细胞的增生。

在部分婴幼儿血管瘤患儿中发现编码 TEM8 和 VEGFR-2 的基因存在错义突变。突变导致整合蛋白 -NFAT 信号通路抑制,VEGFR1 表达下降,NFAT 活性降低。部分家族性血管瘤与 5q 染色体变异相关,变异区间存在于 5q31-33 区域。

【临床表现】

最早期表现为充血性、擦伤性或毛细血管扩张性斑块,6 月龄时肿瘤可迅速增大,局部隆起明显,形成草莓样斑块和肿瘤,以后逐渐生长缓慢甚至自行消退。好发部位在头面部以及腮腺区(图 6-9-1-1),亦常见于咽喉声门区而引起相应的呼吸、吞咽障碍。未经治疗者可在病灶处残留下瘢痕、萎缩、色素减退、毛细血管扩张和皮肤松弛。

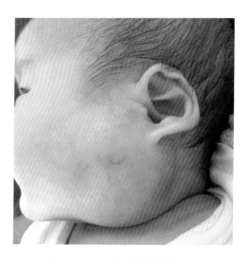

图 6-9-1-1　婴幼儿血管瘤外观

【辅助检查】

1. B 超检查　90% 的婴幼儿血管瘤 B 超即可确诊,并且根据特有的血流特征可以和实体瘤以及淋巴管畸形相鉴别。

2. **CT 检查** 平扫表现为均匀或不均匀的低密度病灶,增强呈明显强化。

3. **MRI 检查** T_1WI 呈等、低信号,T_2WI 呈等、高信号,增强呈不均匀显著强化,并可以明确瘤体范围以及与周围器官的关系,是否有侵犯等。

【治疗】

以局部外用和系统用药为主,可以配合激光和局部注射治疗。发生在头颈部的婴幼儿血管瘤在风险等级评估中属于中高风险的,应给予积极治疗,而且以系统治疗为主。

1. **系统治疗**

(1)普萘洛尔:1.5~2mg/(kg·d),分 2 次服用,对于校正年龄(校正年龄 = 实际年龄 – 早产周数)小于 3 个月的患儿,给予 1.5mg/(kg·d),对于校正年龄 3 个月以上者给予 2mg/(kg·d)。治疗前进行常规体检,尤其是心、肝、肾、甲状腺功能,血糖,胸部 X 线检查等。治疗第 1 天建议以 1mg/(kg·d)为开始,并行心电监护,12 小时无异常;第 2 天可以加到维持治疗剂量,如果不能耐受建议维持起始剂量或减量。每月随访行心、肝、肾、甲状腺功能检查,血糖检测,胸部 X 线检查等,3 个月后可每 2 个月复查一次。建议治疗时间至少 1 年。治疗期间的药量可以根据瘤体缩小的情况而定,临床上观察大多数患儿随着年龄体重的增加不需要加量,原则是以最小剂量获得最有效的瘤体控制,以防止药物带来的不良反应,此用法在停药时也不必逐渐减量可以直接停药而病情不反复。

(2)糖皮质激素:对于具有全身用药适应证又不能耐受普萘洛尔的患儿可以选用。12 周为一个疗程,两个疗程间隔 4~6 周。泼尼松龙 3~5mg/kg,隔日早上口服,持续 8 周,第 9 周减半量,第 10 周每次 10mg,第 11 周 5mg,第 12 周停药。

2. **局部外用治疗**

(1)β 受体阻滞剂类:普萘洛尔软膏、噻吗洛尔软膏等。

(2)免疫调节剂类:2.5% 咪喹莫特等。

3. **局部注射治疗**

(1)博来霉素、平阳霉素等。

(2)糖皮质激素。

(3)局部脉冲染料激光。

4. **手术治疗** 对于以上治疗效果不明显的且可能出现严重并发症如呼吸困难,外观畸形,出血等可以考虑手术治疗。另外对于病灶局限,手术切除疗效确切没有可能引起明显并发症的亦可首选手术,以免长期服药或局部注射带来的副作用和疗效不确切。

【随访和预后】

婴幼儿血管瘤在 1 岁以内属于增殖期,一岁后逐渐消退,消退率约为 10%,5 岁时的消退率为 50%,7 岁时为 70%。婴幼儿期手术瘢痕较儿童期不明显。

二、血管内皮瘤

血管内皮瘤(hemangioendothelioma)包括卡波西型血管内皮瘤、丛状血管瘤、梭形细胞血管内皮瘤等。可引起 Kasabach-Merritt 现象(Kasabach-Merritt phenomenon,KMP),即血管瘤伴有血小板减少,微血管溶血性贫血和消耗性凝血功能障碍而预后不佳。发病率低,无年龄和性别差异。

【相关因素及研究进展】

目前普遍认可发生 KMP 的病理机制是异常增殖的血管内皮细胞对血小板的"捕获"作用,促使血小板粘附、聚集和活化,进而在局部激活凝血级联反应,纤维蛋白大量沉积形成微血栓,使得包括血小板在内的血液成分大量潴留,加剧了血小板和凝血因子的消耗。纤溶系统的相应亢进造成瘤内出血,肿瘤快速增大,并引起新一轮的凝血物质消耗,最终诱发弥散性血管内凝血。另外超微结构显示其内皮细胞基底膜薄弱,缺乏连续性,为凝血因子和胶原蛋白的相互作用创造了条件,可以一定程度上解释血小板减少和水肿、血栓形成等现象。瘤体的特殊组织结构决定了其异常的血流动力效应(高流量和切应力),即细小而迂曲的毛细血管直接从大血管分出,容易形成湍流,导致血小板滞留和活化。血小板减少与凝血因子减少最终导致肿瘤内出血,表现为血管瘤快速增大伴紫癜,血小板计数迅速降低,凝血功能低下。

【临床表现】

临床表现同婴幼儿血管瘤,大多伴有 KMP,即血小板减少的表现,出血倾向,凝血功能紊乱表现,甚至出现败血症和脏器损害。主要表现为迅速增长的血管肿瘤常伴有不同程度的出血及炎症样表现。血管肿瘤多在出生时即存在,可位于皮肤、肌肉。肿瘤可在短期内突然迅速增大并向周围扩散,表面紫红、温热,质硬有触痛,局部有淤斑。

【辅助检查】

1. 影像学检查

(1)彩色超声检查:可检测病灶内血流量,与其他低流量和高流量脉管畸形鉴别。

(2)CT 和 MRI 检查:可以明确病灶范围以及与周围组织的关系。

2. 实验室检查　血小板水平异常,凝血功能异常。血小板明显减低,常低至 $20 \times 10^9/L$。发生 DIC 时,纤维蛋白原明显降低、纤维蛋白降解产物(FDP)或 D- 二聚体增高,同时有一定程度的微血管病性溶血性贫血。

3. 组织病理学检查　大多数血管瘤是不主张活检的,但是对于卡波西性血管瘤只有通过病理确诊。最特征性的表现为病灶由许多实性的边界不清的结节构成,结节之间由结缔组织分隔。每一个结节由小的毛细血管和内皮细胞团组成,呈肾小球样结构。

【治疗】

1. 观察随访　仅限于没有临床表现不伴有 KMP 的患儿。

2. 药物治疗　不伴有 KMP 的病灶较大且有临床症状的可以口服泼尼松龙 2~3mg/kg/day。阿司匹林可作为辅助治疗,剂量为 2~5mg/kg/day。普萘洛尔疗效不佳不建议单独使用。

伴有 KMP 的患儿糖皮质激素联合长春新碱已成为首选治疗。长春新碱与环磷酰胺联合应用。在危重病例治疗中,应用 VAC 联合方案(长春新碱 + 更生霉素 + 环磷酰胺)和 VAC 联合氨甲蝶呤方案。

3. 手术治疗　病灶局限、表浅的可以手术切除。病灶大者由于肿瘤高浸润性常造成界限不清,并累及重要的血管神经甚至内脏器官,手术风险大,建议在药物有效控制病灶体积后,再行手术根治。但当药物治疗无效或起效前即出现病危的患者,姑息性手术切除后再辅以药物治疗,术中可先行缝合以减少肿瘤血供。

【随访和预后】

伴有 KMP 的血管瘤如果疾病得不到控制,患儿往往因凝血功能紊乱、败血症以及重要脏器损害,严重者可导致颅内或消化道出血等严重并发症,最终引起患者死亡。

(李晓艳)

第二节 脉管畸形

　　脉管畸形(vascular malformations,VM)是胚胎发育阶段的"原始血管系统发育异常"引起的几乎累及循环系统的所有组成部分,包括动脉、静脉、毛细血管和淋巴管的复杂病变。病变可发生于人体任何位,头颈部多见。这类病变多出生时即存在,但进展缓慢,有时到青春期或更晚才发现。一些病例病变复杂,或者病灶部位过大、过深,或者累及重要血管神经和器官,或者出现严重并发症,不仅常规治疗难以见效,甚至可能危及生命。

一、血管畸形

【流行病学特点】

　　血管畸形(vascular malformation)是儿童常见的先天性软组织良性病变,可发生于身体的任何部位,以头颈、口腔颌面部多见,占全身脉管疾病的 40%~67%,男女发病率略有差异。约半数患儿在出生时即有病灶,绝大多数患儿在 3 岁前可发现,表现不一,多为无痛性包块,形成形态不规则的占位。常侵犯面部皮肤"口唇、眼、耳、鼻"等部位,部分病变呈现膨胀性生长,造成严重的面颈部畸形,可能会压迫邻近组织结构并呈跨越性生长,因此对于患儿的外观及相关区域功能会造成一定的影响。

【病因学】

　　血管畸形的病因、发病机制目前未明确,目前认为是血管的先天发育畸形,其发生是由于胚胎发育时期"血管生成"过程的异常,从而导致血管结构的异常。部分类型血管畸形的发病因素可能与先天因素有关,在基因研究中得到了证实。毛细血管畸形也称为葡萄酒色斑或鲜红斑痣。目前也有研究证实了 *RASA* 基因突变可特异性地造成毛细血管畸形 - 动静脉畸形综合征、葡萄酒色斑患者体细胞中 *GNAQ* 基因的单个碱基突变。而对于静脉畸形,仅家族遗传性静脉畸形的发病机制研究已较为透彻。皮肤黏膜静脉畸形是由定位于染色体 9p21 的 *TEK* 突变引起,该突变为细胞内激酶区域的精氨酸被色氨酸替代(R849W),在散发型 VM 患者中 50% 患者(28/57)能检测到 *TEK* 基因突变,但其中 80% 突变表现为激酶区域的亮氨酸被苯丙氨酸替代(L914F)。

【相关因素及研究进展】

　　近年脉管畸形分类不断更新,最新分类分为低流量脉管畸形(毛细血管畸形、静脉畸形、淋巴管畸形)、高流量脉管畸形(动脉畸形、动静脉畸形、瘘)和复杂混合型脉管畸形。

【临床表现】

　　1. 毛细血管畸形(capillary malformation)　　最常见的表现为葡萄酒色斑,又称鲜红斑痣,常在出生时出现,好发于头面颈部。表现为边缘清楚而不规则的红斑,压之褪色或不完全褪色。红斑颜色常随气温、情绪等因素而变化,随着年龄的增长,病灶颜色逐渐加深增厚,并出现结节样增生,部分严重的病变可伴有软组织甚至骨组织的增生,导致患部增大变形等。

2. 静脉畸形(venous malformation) 临床表现不一,从独立的皮肤静脉扩张或局部海绵状肿块到累及多组织和器官的混合型,出生时即存在,头颈颌面为好发部位,四肢躯干次之。其生长速度与身体生长基本同步。覆盖在静脉畸形上皮肤可以正常,如累及皮肤真皮层,则表现为蓝色或深蓝色。毛细血管静脉畸形的皮肤为深红色或紫色,淋巴-静脉畸形混合型表现为皮肤淋巴小滤泡(常伴有过度角化),局部为柔软、压缩性、无搏动的包块,包块体积、大小可随体位改变或静脉回流快慢而发生变化。如静脉畸形在面颈部者在低头屏气或压迫颈浅静脉时充盈增大,儿童表现为哭闹或用力挣扎时膨大,血栓形成表现为反复的局部疼痛和触痛,也可因血液淤滞于扩张静脉腔内,造成消耗性凝血病。瘤体逐渐生长增大后可引起沉重感和隐痛。位于眼睑、口、唇、舌、口底、咽壁等部位的瘤体,常影响外观并可引起相应的视力吞咽语音呼吸等功能障碍。

3. 动静脉畸形(arteriovenous malformation) 是一种高流量的先天性血管畸形,由扩张的动脉和静脉组成,异常的动静脉之间缺乏正常毛细血管床。AVM发生率低,无性别差异。40%~60%的患者出生时即发现,易被误诊为毛细血管畸形或血管瘤。头颈部相对好发,病灶表现为皮肤红斑皮温高可触及搏动或震颤,局部可出现疼痛溃疡或反复出血严重者,因长期血流动力学异常可致心力衰竭。血管畸形可引起感染、破溃和出血等并发症发生于眶周、眶内、耳部、耳周的病变可影响视觉和听觉;发生于舌体、软腭、咽旁的病变可造成言语吞咽和呼吸困难;部分病例合并凝血功能障碍、充血性心力衰竭等,严重的脉管性疾病可危及患者生命。

【辅助检查】

1. 实验室检查 绝大部分脉管性疾病独立存在,血液学检查无明显异常。

2. 影像学检查 脉管性疾病常位于皮肤、皮下、肌层,形态特征明显。临床上可通过观察、物理检查、穿刺超声、CT、MRI对软组织及深部组织的病灶做出明确诊断,显示病变范围,评估病变对周围解剖结构的侵及情况,并可与其他疾病相鉴别。影像学检查及在影像引导下治疗脉管疾病已成为脉管性疾病明确诊断及合理治疗的重要组成部分。多普勒彩色超声可检测出局部肿块大小、结构、性质、血供情况,从而做出精确判断,若辅以穿刺可与表皮囊肿、纤维瘤、脂肪瘤等疾病鉴别,是国际脉管性疾病研究学会(International Society for the Study of Vascular Anomalies, ISSVA)提出目前脉管性疾病病变主要的影像诊断方法。

3. 组织病理学检查 脉管性疾病较少采用病理活检来明确诊断。绝大多数的脉管性疾病通过物理检查或影像学检查可基本明确诊断。对于临床物理检查与影像学检查不相符或多种影像诊断间相互矛盾的病例,可采用病理活检来明确诊断。

【治疗】

1. 非手术治疗 非手术治疗包括冷冻、激光、口服药物、激素和或硬化剂注射等。

(1)药物治疗:平阳霉素与博来霉素为国内广谱抗肿瘤抗生素且无免疫及骨髓抑制作用,适于儿童,对异常增生的脉管内皮细胞具有抑制作用。瘤内注射是治疗脉管性疾病的常用方法,但临床医生在使用该方法治疗疾病的同时,不仅要注重疗效,还需注意药物不良反应。

(2)激光治疗:因激光穿透力有限,故主要适用于位置表浅的血管畸形,尤其是伴局部感染的脉管异常的治疗,激光治疗仪种类较多,用于治疗脉管疾病的激光主要有 CO_2

激光及 YAG 激光等。可每 2~4 周重复治疗。

（3）栓塞治疗：应用计算机数字减影造影技术（DSA），在荧光屏上控制操作可准确地释放栓塞剂到特定部位。常作为切除手术的重要辅助措施，在栓塞后立即手术，可大大减少术中出血。常用的栓塞剂包括氰基丙烯酸类化合物（BICA 和 NBCA）、聚乙烯醇颗粒（VPA）、丝线线段、气囊、金属圈、无水乙醇、纤维蛋白、明胶海绵等。

2. **脉管性疾病的药物治疗**　药物治疗主要包括普萘洛尔、皮质类固醇激素、干扰素 a、抗癌药物（环磷酰胺、长春新碱、PYM）、咪喹莫特等。适用于特殊部位的血管瘤、全身多发性血管瘤、快速增殖的血管瘤累及重要器官并伴严重并发症或危及生命的血管瘤。

3. **手术治疗**　对于未自行消退、药物治疗、局部注射治疗及其他非手术治疗效果不佳者，瘤体不大、不影响外观，宜采取手术治疗。压迫气道及重要脏器或非手术治疗效果不佳，严重影响功能的脉管性疾病，是手术治疗的绝对指征。主要有手术切除、手术环扎、手术加微波、手术介入栓塞和显微手术等治疗方式。经非手术治疗后效果不明显，且病变较为局限者；为进一步改善局部外观和重要结构功能者；脉管性疾病反复出血者，亦为手术治疗的适应证。手术治疗不作为治疗脉管性疾病的首选治疗方式。

【随访和预后】

儿童脉管畸形患者尚处于生理发育期，病变的临床特点、生物学行为、发生发展都有其特殊性，预后、复发情况与血管畸形的类型、发生部位及累及范围及选择的治疗方案等相关。

（马　静　李晓艳）

二、淋巴管畸形

淋巴管畸形（lymphatic malformation，LM）过去称囊状水瘤、囊性淋巴管瘤等，是淋巴管和组织发育畸形所致，是常见的一种先天性脉管畸形疾病。淋巴管畸形常见于儿童，好发于颈颌面部。虽然组织学上是良性肿瘤，但具有浸润性生长特性，因瘤体与周围组织界限不清，常包绕颈部大血管和神经如颈总动脉、颈内静脉、迷走神经、副神经、舌咽神经和舌下神经等。

【流行病学特点】

淋巴管畸形好发于婴幼儿，约 75% 发生于头颈部，国外统计出生时占 50%~65%，2 岁以前发病占 80%~90%，男女发病比例相当，无性别、种族差异。单纯淋巴管畸形发生率约占所有脉管畸形的 11.6%，另有 10% 的淋巴管畸形可与其他脉管畸形同时存在。淋巴管畸形在儿童的发病率约为 1/20 000。

【病因学】

淋巴管畸形是一种少见的淋巴系统先天性发育异常，发病机制尚未明确。瘤体中常混有血管畸形，病理上称为血管淋巴管瘤。主要由淋巴系统异常发育所致，在胚胎期，静脉丛中的中胚层首先形成原始淋巴囊，再逐渐形成有功能的毛细淋巴管，毛细淋巴管相互吻合成网，逐渐汇集成一系列由小到大的各级淋巴管。在此过程中，由于某种原因可使淋巴管系统紊乱，造成淋巴管非恶性的异常生长和扩张，即形成淋巴管畸形组织。现有三种理论认为可解释其异常的起源：胚胎形成过程中原始淋巴管正常生长的阻滞或停止引起;原始淋巴囊不能到达静脉系统导致;胚胎形成时淋巴组织定位到错误的地方。通常与染色体组型畸形、各种畸形综合征和致畸剂有关。

【相关因素及研究进展】

最新研究显示淋巴管畸形患者的淋巴管内皮细胞中检测出突变的磷脂酰肌醇激酶 -3 催化亚单位 α 基因,其突变与细胞体积增大,组织过度增长及一些恶性肿瘤有关,可以用来解释淋巴管畸形病变,但准确机制尚不明确。在淋巴管畸形的发展过程中,其内皮细胞数量无增加,且形态和功能也表现正常,仅表现为淋巴管管腔直径发生变化。

治疗方面国内外有学者应用西地那非治疗淋巴管畸形,疗效尚在观察当中。

妊娠 30 周前发生的淋巴管畸形,预后较差。相比之下,妊娠后期的淋巴管畸形预后较好。

【临床表现】

淋巴管畸形 90% 发生在 2 岁以前,成年后出现者较少,约 50% 患者出生时即发现罹患此病。淋巴管畸形可发生在身体具有淋巴管网的任何部位,约 75% 的病变发生在头、颈部,其次为腋窝、纵隔及四肢。

淋巴管畸形根据淋巴管囊腔的大小分为大囊型、微囊型和混合型,颈部常出现大囊型,而在舌部或颊部表现为微囊型,临床上淋巴管畸形常为大囊和微囊的混合型。淋巴管畸形的临床表现受病变的类型、范围和深度的影响差异很大,可表现为皮肤黏膜上充满液体的小泡,如微囊型,或表现为巨大的肿物,如大囊型。颈部淋巴管畸形通常表现为颈部无痛性肿块,囊肿质软,弹性,常见多房;囊壁薄,囊内液体清亮,透光试验阳性。囊肿常随年龄增长逐渐增大,个别患者也可自愈,外伤后囊内可有出血,并发感染时可导致囊内实变并伴有疼痛。

病变多位于颈后三角副神经区,囊肿大小不一,较小时,无症状而不被发现,较大时可占据整个颈侧部,向上达颊部及腮腺区,向前超过颈正中线,向下达锁骨下窝和腋窝,向后达肩部。儿童头颈部淋巴管畸形除了影响美观(图 6-9-2-1),主要是对邻近的气管、食管、血管和神经造成压迫从而危及患儿的呼吸(图 6-9-2-2)。

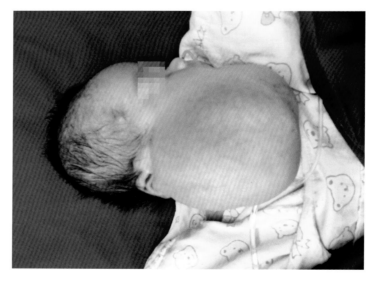

图 6-9-2-1 大囊型淋巴管畸形

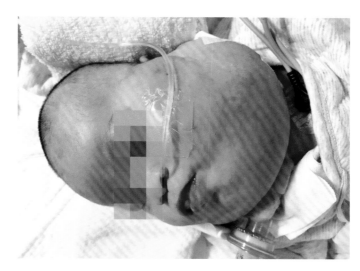

图 6-9-2-2　因巨大淋巴管畸形压迫气道呼吸困难而行气管切开

【辅助检查】

1. B 超检查　显示为囊性无回声包块,液体透声好,边界清晰,内部可见分隔。彩色多普勒血流成像示病灶内无血流信号。部分病灶周边可显示有少量的彩色血流信号。淋巴管畸形伴部分出血可表现为多个大小不等的无回声区,有分隔,厚薄不均,囊壁欠光滑,合并局部小的不规则的低回声区,形成囊实混合性病变。B 超检查能提供实时影像,安全无损伤,但是 B 超对空间分辨和微血管影响显示欠佳。

2. MRI 检查　MRI 对于淋巴管畸形的显示优于 CT,虽然 T_1 信号随囊肿内成分的不同可呈现不同的信号强度,但 T_2WI 无论囊肿内成分如何,均表现为特征性的高信号。MRI 检查可鉴别淋巴管畸形的范围和周围组织的毗邻关系。但 MRI 检查耗时,不能提供实时影像,对微血管显示欠佳。

3. CT 检查　CT 增强扫描表现为囊内液体无强化,囊壁及分隔轻度强化(图 6-9-2-3、图 6-9-2-4)。

4. 诊断性穿刺检查　可抽出草黄色透明不易凝固的液体,含有胆固醇结晶可诊断。若抽出陈旧性血液结合细胞学检查,则可诊断为淋巴管畸形伴出血。

【诊断】

结合临床表现、影像学检查和 / 或穿刺结果,大多可以明确诊断。典型病例临床表现为颈部无痛性肿块,呈分叶状,触之囊性,透光试验阳性。影像学检查应常规先行超声检查,以明确瘤体的部位、性质、大小及其与周围组织的关系,为手术或药物注射治疗提供依据,并可用于监测预后情况。

【治疗】

淋巴管畸形虽为良性病变,但是等待自行消退的可能性极小,在遭受撞击或者感染时会突然增大而引起外貌畸形或者功能障碍,故还是需要积极治疗。目前没有一种治疗方法是可以完全治愈淋巴管畸形的。最常用的为硬化剂注射治疗、手术治疗、射频消融和激光治疗等。如何选择合适的治疗方法需要考虑多种因素,包括发病部位、深度、发病年龄、病变类型及对于周围正常组织功能的影响等。

1. 硬化剂注射治疗　适用于巨囊型和混合型淋巴管畸形。常用的硬化剂有博来霉素、溶血性链球菌制剂 OK-432K、无水乙醇和泡沫硬化剂。

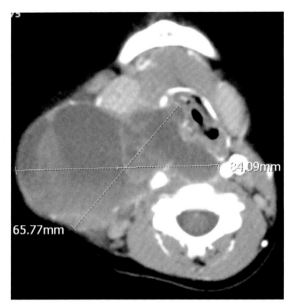

图 6-9-2-3　淋巴管畸形的 CT 表现
右胸锁乳突肌内侧见一不规则稍低密度灶,CT 值约
为 5~28Hu,边界清,其内呈分隔状,病灶上界起至颌
下腺下方,下至锁骨上窝,大小约 6.6cm × 8.4cm,增强
后病灶未见强化

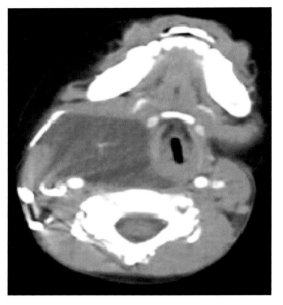

图 6-9-2-4　淋巴管畸形的 CT 表现
右侧颈内侧区胸锁乳突肌前内侧可见一不规则稍低
密度灶,CT 值为 22~−37Hu,边界尚清,其内呈分隔
状,病灶上界起至腮腺下方水平,下至锁骨上窝,大小
约 3.8cm × 5.4cm × 7.0cm,增强后病灶未见强化

（1）博来霉素和平阳霉素（博莱霉素 A5）:抗肿瘤药物,能抑制 DNA 的合成,诱导内皮细胞的炎症反应,促进局部成纤维细胞和胶原纤维增殖,抑制淋巴内皮细胞的生长,并使其肿胀和空泡性变,从而使淋巴管闭塞和硬化而达到缩小病变的目。适用于大囊型和微囊型淋巴管畸形,对于静脉畸形及大囊型淋巴管畸形,对于巨囊型淋巴管畸形,抽净囊液后保持针头原位再行注射;微囊型淋巴管畸形的可在 B 超引导下进行,间隔2~4 周,视病变变化后再决定是否重复注射。

（2）无水乙醇:作为硬化剂多用于高流量脉管畸形的硬化治疗中,但也有一些单位用于治疗淋巴管畸形。其侵蚀性强,可使原生质沉淀、管壁内皮细胞层剥脱、弹性膜层节段性损坏,迅速引起病灶组织坏死。对于正常组织无水乙醇进入可导致的正常组织坏死。如使用经验不足,可能导致严重的并发症或高并发症率,甚至灾难性后果。所以必须超选择抵达淋巴管畸形病灶做好术中监测密切随访疗效和制订后续治疗计划。

（3）OK-432:是 A 群化脓性链球菌和青霉素 G 的冻干混合物,主要是诱导各种细胞因子引起局限而又充分的炎症反应,损伤内皮细胞,使囊腔纤维化后明显缩小囊腔容积,它对大囊型淋巴管畸形效果满意,但该药存在过敏反应。

（4）聚桂醇注射液:一种泡沫硬化剂,化学成分为聚氧乙烯月桂醇醚。药物泡沫注入病变淋巴管后造成内皮细胞炎症受损而促使结缔组织增生纤维化,使血管闭塞、瘤体萎缩消退。与传统硬化剂比较,具有疼痛及局部反应轻,瘢痕不明显,副作用小、安全、方便等优点。

可 DSA 透视或 B 超引导下经皮硬化治疗,具有定位准确,损伤小,并发症少的优点,不影响外观和功能(图 6-9-2-5)。对于侵犯口底、咽旁、气道周围的病例,建议慎用注射治疗,必须仔细评估呼吸情况做好出现呼吸困难的救治预案,必要时气管切开。

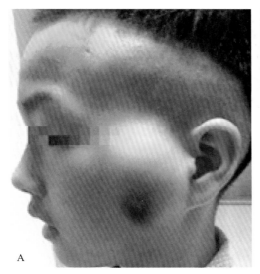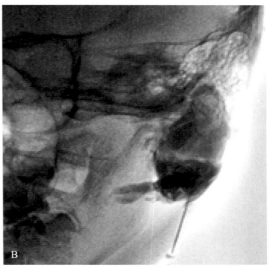

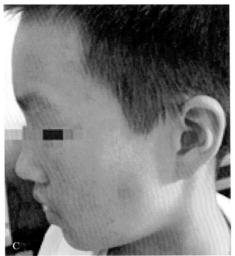

图 6-9-2-5　面部淋巴管畸形手术前后及术中所见
A. 术前面部淋巴管畸形伴出血外观；B. DSA 透视下注入硬化剂治疗；
C. 硬化剂治疗 2 次，随访 1 年术后外观

视频 20　咽部淋巴管瘤低温等离子切除术

视频 21　咽后壁淋巴管瘤低温等离子切除术

　　2. 手术切除　目前普遍认可的手术适应证如下：①病灶较小，位置较好可完全切除；②有症状的微囊型淋巴管畸形；③硬化治疗后仍有症状的巨囊型及混合型淋巴管畸形；④有危及生命的并发症；⑤对外观影响较大。尽管完全切除是完美的结果，考虑到病灶区重要神经、血管的保护，大部分情况次全切除或部分切除更为恰当，术中可用硬化剂冲洗，或术后残留的病灶可通过注射硬化剂进一步治疗。手术切除淋巴管畸形的难点是：淋巴管畸形与周围组织界限不清；淋巴管畸形的管壁薄，容易受损；术中如何保护重要组织如神经、血管；常见并发症如面神经损伤、Horner 综合征、术后淋巴液漏及切口愈合不佳等。所以需要准确把握手术适应证和手术范围，选择手术时机和谨记手术的注意事项，尽可能减少复发。

　　【随访和预后】

　　对于Ⅰ级和Ⅱ级淋巴管畸形通常能够治愈，对于较大的病变，周密的计划和长期的治疗需要被讨论。舌骨下颈后区的巨囊型淋巴管畸形治疗效果满意，而对于舌骨上微

囊型、大囊型淋巴管畸形和舌骨下微囊型淋巴管畸形治疗困难,双侧舌骨上淋巴畸形需要注意预防气道梗阻等并发症。

【护理要点】

术后要密观察生命体征、面色,口唇颜色、有无烦躁和不安出现,及时清理口腔分泌物。密切观察呼吸是否平稳、频率是否正常、呼吸道是否通畅及血氧饱和度的变化。给予持续吸氧,床边备气管切开包,尤其是口底和咽喉部淋巴管畸形,如出现呼吸困难,及时行气管切开术。

(马 静 李晓艳)

参考文献

1. MACINTOSH PW, YOON MK, FAY A. Complications of intralesional bleomycin in the treatment of orbital lymphatic malformations. Semin Ophthalmol, 2014, 29 (5-6): 450-455.
2. FRAULIN FO, FLANNIGAN RK, SHARMAV K, et al. The epidemiological profile of the vascularbirthmark clinic at the Alberta Childrens Hospital. Can J Plast Surg, 2012, 20: 60-67.
3. MOUSAVI SR, MORADI A, SOBHIYEH MR. A patient with cystic lymphangioma in pancreas. Gastroenterol Hepatol Bed Bench, 2013, 63: 159-164.
4. PERKINS JA, MANNING SC, TEMPERO RM, et al. Lymphatie malformations: review of currenttreatment. Otolaryngol Head Neck Surg, 2010, 142: 795-803.
5. 马静, 张渝华, 祖金艳, 等. DSA 透视下硬化治疗儿童面颈部淋巴管畸形的临床观察. 临床耳鼻咽喉头颈外科杂志, 2016, 30 (6): 464-467.

第十章
颈部先天性畸形

第一节　颈正中裂

先天性颈正中裂（congenital midline cervical cleft）表现为颈部腹侧中线,在下颌骨及胸骨之间任意位置的纵行萎缩性皮肤缺损。病损的头侧多有皮肤突起结节,另一端可伴有瘘管,皮下有纤维组织条索或瘢痕。该病可以单独发生,也可合并其他的中线发育畸形。

【流行病学特点】

先天性颈正中裂最初由德国解剖学家卢施卡报道,世界范围内仅有不到 200 例的可靠报道。其中以 1984 年加根于报道的病例数最多,30 年间发现 12 例患儿。由于颈正中裂是一种罕见疾病,其发病率较难统计,目前估计其发病占总颈部畸形的 1.7%~2%。

大多数的先天性颈正中裂在出生时即出现了临床表现。有报道显示,女性发病率高于男性,但尚无定论。

【病因学】

先天性颈正中裂的胚胎形成目前仍存在争议。多数学者认为与两侧的鳃弓在中线处的中胚层融合不全有关,而第 2 鳃弓的融合不全对该病的发生更为重要。有观点认为,在两侧鳃弓融合以前,中胚层组织需在其中间移行并将外胚层组织推向外侧,展平后覆盖颈部腹侧的裂隙。如果这个过程出现了断裂,就可能导致颈正中裂。也有学者认为羊膜粘连或脉管畸形可以导致鳃弓局部组织缺血、坏死,引起融合不全。

【相关因素及研究进展】

近期有研究利用比较基因组杂交和外显子测序的方法对三例先天性颈正中裂基因学发病机制进行了探索。结果发现 一例患儿的 *PAPPA* 基因缺失,外显子测序发现另一例颈正中裂患儿的 *SIX5* 基因存在突变。但现有证据仍不足以说明特定基因同颈正中裂的发生存在相关关系。

【临床表现】

颈正中裂的临床表现包括以下几点:

(1)颈部腹侧中线纵行皮肤萎缩性缺损。

(2)缺损处缺乏皮肤附件。

（3）缺损头侧皮肤缺损结节。

（4）缺损尾侧有存在盲端的瘘管。

（5）颈正中处皮下纤维条索。

（6）缺损可随患儿年龄增大而增大。

瘘管中大多有黏液分泌。瘘管的长度一般在 3~12cm，且随着患儿年龄增加而增长（图 6-10-1-1）。颈正中处皮下纤维条索亦可随年龄有所增粗，影响颈部的活动。病损发生感染时可伴有局部的红肿热痛表现。

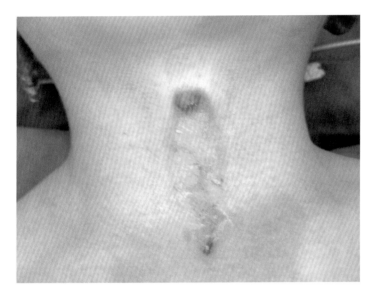

图 6-10-1-1　颈正中裂外观

【辅助检查】

颈正中裂多可经由自出生即发现的典型的临床表现加以诊断。颈部彩超、增强 CT 和增强 MRI 检查可以用于明确病损和舌骨、甲状软骨及甲状腺之间的关系。纤维鼻咽喉镜可以用于评估病损是否累及咽喉部，同咽喉部相通。

【治疗】

颈正中裂首选的治疗方法是完整切除所有纤维瘢痕组织及瘘管。手术切除病损一方面是因为颈部美观的需要，更重要的原因是防治颈部的挛缩。切除后将病损两侧的皮肤直接对位缝合很可能在颈正中部造成比较大的张力，造成瘢痕收缩，甚至颈部活动受限。采用多个 Z 行交错皮瓣修复缺损可以有效地解决了缺损切除后，直接垂直拉拢缝合造成的术后瘢痕挛缩所致的肥厚性瘢痕的问题。

对于手术时机的选择，多数学者认为应尽量早期手术，可尽量避免对患儿颈部美容及发育的影响。Achard 等选择在患儿 6 月龄时进行手术，也有学者认为在婴儿期即进行手术治疗有利于避免瘢痕的过度增生。

【随访和预后】

颈正中裂通过手术切除和皮瓣修复，多可以取得较好的效果。设计良好的 Z 行交错皮瓣可以在术后有效避免颈部的挛缩，患儿下颌及颏部的发育一般不会受到影响。如果患儿接受手术时的年龄偏大，则成年后需接受下颌及颏部整形的概率增大。

（李晓艳　徐宏鸣）

第二节　颈蹼

颈蹼(webbedneck)是一种先天性颈部畸形,表现为颈部皮肤、皮下组织呈蹼状增宽,蹼的前面皮肤一般无毛发生长,后面皮肤常常有低平的发际线,甚至延伸到颈项部(图6-10-2-1)。

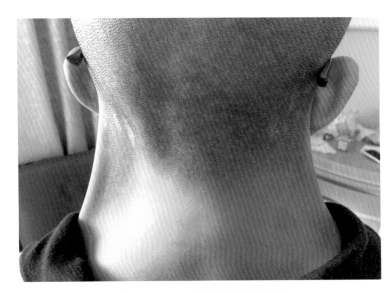

图 6-10-2-1　先天性颈蹼后面观

【流行病学特点】

颈蹼在 1883 年由 Kobylinski 第一次报道。颈蹼常是先天性畸形综合征的临床表现之一,包括 Turner 综合征、Noonan 综合征和 Klippel-Feil 综合征等,其中最为常见的是 Turner 综合征。Turner 综合征仅发生于女性,其发病率为 1/2 500~1/2 000,而其中约有 15% 的 Turner 综合征患儿合并有颈蹼。Noonan 综合征的发病率为 1/2 500~1/2 000,仅有部分病例合并有颈蹼。

【病因学】

颈蹼的具体形成过程存在争议,目前较为普遍认可的假说是在胎儿期如果胸导管和颈静脉发生回流阻塞,将会导致全身淋巴系统的淋巴液的积聚和颈淋巴囊的膨胀,膨胀的颈淋巴囊使得其覆盖的皮肤过度生长,颈后发际线低位。如果在胎儿期一直回流阻塞,那么该畸形是致命的,可能造成 Turner 综合征胎儿流产或者死胎。如果胸导管和颈静脉回流再通,则膨胀的颈淋巴囊消失,遗留了残余覆盖皮肤的皱褶形成颈蹼。

【相关因素及研究进展】

Turner 综合征 1938 年由 Turner 第一次报道,该病患儿只有 45 条染色体,缺乏 1 条性染色体,是导致颈蹼的最常见的原因,主要发生在女性。Noonan 综合征是常染色体显性遗传性疾病,好发于男性,且染色体数目正常。大约一半以上的 Noonan 综合征的患者存在 PTPN11 基因突变。Klippel–Feil 综合征是遗传性染色体异常性疾病,部分病例有家族性,可能与胚胎期第 3~7 周时中胚层分节缺陷有关。

【临床表现】

1. 颈部表现 颈蹼可表现为颈部皮肤、皮下组织呈蹼状增宽,蹼的前面皮肤一般无毛发生长,后面皮肤常常有低平的发际线,甚至延伸到颈项部。颈蹼的患者很少发生颈部活动功能受限,但是其严重的外观缺陷容易产生自卑心理,影响情感的发展。患者主要是由于颈部美观问题而来就诊。因此恢复正常的颈部外观和抬高颈后低平的发际线是手术治疗的目的。

2. 综合征表现 Turner 综合征三个重要的临床表现,包括了颈蹼、肘外翻和发育幼稚综合征。此综合征还可表现为形态学、心血管、泌尿系统、生殖系统的异常。眼距宽、内眦赘皮、眼睑下垂并下斜,肺动脉缩窄,智力低下等头颈、心血管、神经系统等表现。Klippel-Feil 综合征,主要有短颈、低发际线和颈椎活动受限三大临床表现,部分患者中存在颈蹼。

【辅助检查】

可行颈部 CT 检查以明确颈蹼的具体形态以及累及范围,同时可以明确蹼体同颈部大血管的关系,术中避免损伤。

【治疗】

颈蹼的治疗以手术为主。手术的主要目的是切除皮下粘连的组织,松解蹼部,恢复正常的颈部外观,提高发际线,避免在颈前和颈侧留下明显瘢痕影响美观。手术方法包括了颈外侧径路方法和颈后侧径路。

1. 颈外侧径路 传统上多采用双侧 Z 成形术,该方法是以蹼颈缘为中轴线设计 Z 字形切口,Z 的两臂长度以蹼的宽度而定,按设计的切口形成的两三角瓣,将三角瓣互相移位,分层缝合。但是单独的采用 Z 成形术不能取得理想的美容效果,长有毛发的皮瓣前移,使得发际线变得不规则,往往需要二期手术移除毛发。同时在颈侧区可以看到明显手术瘢痕。改良的 Z 成形术在一定程度上解决了上述问题。该方法先在蹼部切除一大块梭形的带发的皮肤,然后再做 Z 成形术,以避免二次手术去除毛发。但是该术式颈侧伤口范围大,可从乳突下方到达肩峰。此外还有一些基于上述术式的改进方法,在一定程度上调整了发际线的位置,但颈外侧径路法修复颈蹼很难避免在颈侧区留下较为明显的瘢痕。

2. 颈后侧径路 颈后侧径路方法的原理是切除颈后部的部分皮肤,将双侧蹼体多余的皮肤向颈后牵拉,起到重塑颈侧外观的目的。切除方法有颈后方蝴蝶形的切口、以颈后中线为对称的椭圆形切口等。切除颈后皮肤的同时亦可去除异常毛发、修正发际线,且手术切口常可隐藏于发际线内,相较颈外侧径路法更为美观。然而该方法没有处理蹼体本身,仅利用皮肤张力修正颈侧外观,易造成复发。从上述方法改良形成的弧形皮瓣成形术(图 6-10-2-2、图 6-10-2-3),在蹼体后面沿正常发际线位置切除半月形皮瓣,切除的同时修正发际线并将其太高。然后,将蹼体的前面连同颈深筋膜浅层游离,并将筋膜向后牵拉与斜方肌表面的筋膜缝合牢固,利用筋膜和皮肤共同的张力重塑颈侧外观,复发概率较小。

【随访和预后】

采用颈后侧径路弧形皮瓣成形术的方法修复颈蹼后可以取得良好的治疗效果。由于利用了筋膜和皮肤共同的张力重塑颈侧外观,术后不易复发。

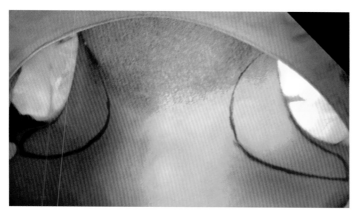

图 6-10-2-2　颈蹼行弧形皮瓣成形术切口设计

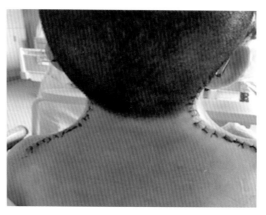

图 6-10-2-3　颈蹼术后外观

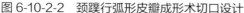

（李晓艳　徐宏鸣）

第三节　先天性肌性斜颈

先天性肌性斜颈（congenital muscular torticollis,CMT）是一侧胸锁乳突肌发生纤维化挛缩而导致头部持续性向患侧屈曲扭转,面部及下颌转向健侧的一种婴幼儿常见先天性疾病。

【流行病学特点】

先天性肌性斜颈的发病率 0.4%~1.9%。其中 1/4 发生在右侧,1/5 伴有先天性髋关节脱位。先天性肌性斜颈与髋脱位、马蹄足并称为三大骨骼肌肉系统先天性畸形。

【病因学】

本病病因目前尚不完全清楚。目前的学说有:①宫内姿势不正,血运受阻,肌纤维水肿坏死而纤维增生,引起肌肉痉挛;②遗传学说,部分患儿有家族史,多伴其他畸形,表明先天性肌性斜颈与遗传因素有关;③间室综合征后遗症学说,胎儿在宫内或经产道分娩时,头颈的屈曲转动导致胸锁乳突肌的动脉受压缺血引发间室综合征;④胸锁乳突肌先天性发育不良学说;⑤分娩损伤学说,由于生产时肌肉撕裂,造成血肿,最后发生纤维性挛缩而导致本病,但剖宫产的婴儿亦有患肌性斜颈者,此学说仍存在争议。实际上各学说不是孤立的,彼此间的发病机制相互关联。

【临床表现】

1. 患儿出生后检查并不见任何畸形,头部亦无异常。在出生后 2~3 周时,颈部胸锁乳突肌中份可出现一硬质、椭圆形肿块,该肿块可上下左右移动,患儿常有哭闹,触压无疼痛,局部无红肿,颈部淋巴结无肿大。肿块出现迅速,不论治疗与否在 6~8 周之间逐渐自行消失。

2. 3~6 月龄检查可发现胸锁乳突肌锁骨端较硬而紧张,颈部行旋转活动时不见减退,但在进行极度旋转时患侧肌肉紧张而隆起。

3. 6~12 月龄时患侧肌肉明显挛缩,头歪向患侧、下颌转向对侧,侧向旋转明显受限。生长发育中,患侧前额变狭,脸部削平,对侧额部宽,脸较丰满。随着年龄增长,面部发育愈发不对称,颈胸椎也相继出现发育畸形以及斜视复视等异常情况。

【分度和分型】

根据胸锁乳突肌挛缩程度将 CMT 分为 3 度(表 6-10-3-1)。

表 6-10-3-1　先天性肌性斜颈分度

分度	颈部活动受限情况	表现
轻度	受限	患侧胸锁乳突肌挛缩长度与健侧对比 <2.5cm
中度	明显受限	有轻微面部不对称,挛缩长度 2.5~3.5cm
重度	明显受限	面部不对称畸形,挛缩长度 >3.5cm

【诊断和鉴别诊断】

1. 诊断依据

(1)症状:头部歪向患侧,颜面转向健侧,颈部活动受限。

(2)体征:可在胸锁乳突肌中下段触及梭形包块,伴痛或不痛。

(3)辅助检查:颈部彩超示胸锁乳突肌内文理紊乱,伴团块样低回声区。

2. 鉴别诊断

(1)眼性斜颈:眼性斜颈患儿的胸锁乳突肌检查正常,而眼肌麻痹,眼科检查可排除。

(2)先天性椎体缺陷:包括先天性脊椎侧弯及孤立的椎体缺陷,如半椎体、楔形椎体,需行 B 超、CT 及 MRI 检查以排除。

(3)产伤骨折:X 线检查示骨折线或骨痂。

(4)颈椎结核:X 线检查见椎骨破坏、椎前肿胀。

(5)急性斜颈:冷风侵袭、感染、创伤所致,此类斜颈平时头颈不斜,突然起病,患侧颈部肌肉保护性紧张,或有触痛,无包块。

(6)痉挛性斜颈:此为中枢异常放电导致颈部肌群阵发性不自主收缩所致,肌电图检查为完全干扰波或不完全干扰波。

(7)颈部淋巴结炎:多发于较大儿童,局部有压痛、发热,可鉴别。

【辅助检查】

颈部彩超示胸锁乳突肌内纹理紊乱,伴团块样低回声区。根据彩超结果可分为以下两型。

1. **局部肿块型**　患侧胸锁乳突肌较健侧缩短,胸锁乳突肌中下段局部隆起呈圆形或梭形肿块,无明显包膜,内部肌纹理排列紊乱、中断或消失,回声不均匀。临床上以肿块型多见。

2. **均匀增厚型**　患侧胸锁乳突肌较健侧缩短,胸锁乳突肌呈均匀性增厚,包膜完整,内部肌纹理增粗,排列存在欠清晰,回声欠均匀。

【治疗】

先天性肌性斜颈的治疗目的是避免胸锁乳突肌的挛缩,以及由此引起头面以及颈部的继发畸形,早期干预效果显著,约 90% 的患儿可自然恢复。

1. **保守治疗** 出生后 1 周～1 岁患儿及 1～3 岁畸形不严重者,以早期手法牵伸、局部按摩及康复理疗,佩戴偏心软垫颈托或自制矫正头帽连体衣与矫枉过正位等保守治疗为主。

(1)手法局部按摩及牵拉:是治疗胸锁乳突肌血肿和肌性斜颈最常用的方法

(2)物理疗法:包括磁疗、超声波联合碘离子导入、摩擦或加热等物理因子作用于局部,促进血液循环,改善局部供氧,使挛缩包块软化。

(3)药物局部注射:局部注射醋酸氢化泼尼松可以抑制炎症细胞浸润,防止粘连以及瘢痕形成。

(4)家庭康复训练:通过有声玩具使得患儿头部左右转动,训练患儿向患侧上后方抬头;纠正睡姿、抱姿,尽量使患儿头部向健侧屈曲。

2. **手术治疗** 手术时机应根据保守治疗效果及患儿病情严重程度而定。轻中度肌性斜颈一般采用胸锁乳突肌切断松解术,重度肌性斜颈一般采用胸锁乳突肌双极切断松解术。

(1)1～12 岁患儿及部分出生后 6 周～1 岁畸形严重者可行胸锁乳突肌下端切断术。

(2)12～18 岁及部分 3～12 岁儿童畸形严重,经前述方法矫正不满意者,可行胸锁乳突肌松解后加牵引。

【随访和预后】

影响先天性肌性斜颈预后的因素很多,如包块大小和软硬程度、旋转受限程度、向患侧的倾斜程度、干预时机等。早发现、早诊断、早期综合干预尤为重要。病情严重或保守治疗效果不佳者,积极进行手术治疗,一般可获得满意的效果。

【护理要点】

术后注意双侧颈部过度运动造成手术切口张力过大,导致术后瘢痕增生。此外,由于手术创面较大,术后患儿疼痛感较重,需加强护理密切观察,必要时可使用镇痛治疗。

斜颈患儿术后注意心理护理、病情观察、康复理疗以及功能锻炼和支具佩戴牵引治疗。

功能锻炼可有效防止手术切口结缔组织粘连,使得肌肉重新恢复正常功能并保持应有弹性。

（李晓艳　陈　芳）

参考文献

LEE K, CHUNQ E, LEE BH. A comparison of outcomes of asymmetry in infants with congenital muscular torticollisaccording to age upon starting treatment. J Phys Ther Sci. 2017, 29 (3): 543-547.

第十一章
颈 部 外 伤

颈部包含颈椎、咽、喉、气管、食管及重要血管和神经,有下颌骨、胸骨、锁骨、肩、颈椎等给予支撑保护,颈部创伤通常分闭合性创伤与开放性创伤两类。不论闭合性或开放性损伤,头颈颌面部骨组织易发生骨折或碎骨片,早期症状有出血、呼吸、吞咽及发声困难、听力及平衡障碍以及合并伤等症状,中期主要表现为继发性出血、局部感染、肺部及颅内感染等并发症,后期多有瘢痕狭窄,可发生呼吸及吞咽功能障碍或神经功能障碍等后遗症。

第一节　颈部开放性损伤

颈部开放性损伤(open injury of neck)常可致喉气管、咽食管、颈脊等部分或完全断裂,并引发颈部气肿、气胸、血胸甚至心包压塞和大出血休克等,受伤后可发生大出血、窒息、瘫痪和昏迷,甚至迅速死亡。

【病因学】

切割伤和穿入伤最为常见。儿童还可能被动物咬伤(图 6-11-1-1)。多发生于甲状软骨和环状软骨区,穿入伤则以颈侧为最多见(图 6-11-1-2)。颈部损伤按解剖部位可分为 3 个区:①Ⅰ区为胸骨上窝至环状软骨;②Ⅱ区为环状软骨至下颌角之间;③Ⅲ区为下颌角至颅底。损伤部位不同,病理改变亦有区别,常见病理改变有:

1. 喉气管、咽食管连续性中断,连续性被破坏,可有喉软骨骨折移位,并致喉前后径变短,声门闭合异常。喉气管、咽食管软组织水肿,或黏膜下血肿。从喉气管或咽食管破口逸出的空气未能顺利排出,或因刺激性咳嗽可致气体直接进入颈部结缔组织间隙及皮下组织,发生皮下气肿、纵隔气肿甚至心脏压塞。

2. **胸膜顶破裂**　若破口未能迅速被凝血块、结缔组织或破裂肌片所闭塞,则空气将进入胸膜腔,影响肺的呼吸运动。进入气体不多,呼吸运动部分受限,呼吸困难不明显或很轻微。若胸膜顶破口未闭塞呈活瓣状,吸气时空气易进入胸膜腔,呼气时空气不能逸出,则胸膜腔内压力逐渐增高,形成张力性气胸,压缩肺组织并发生纵隔向健侧移位。此时气体交换严重障碍。发生大量出血时,还会导致血胸。

3. 颈椎脱位和脊髓神经损伤。

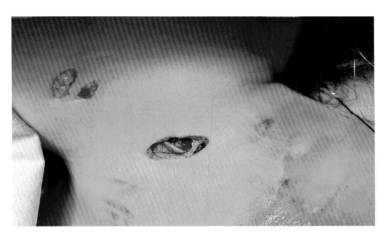

图 6-11-1-1 动物咬伤颈部外观

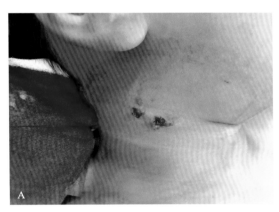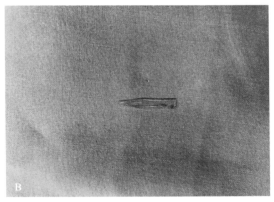

图 6-11-1-2 颈部穿入伤外观和穿入物

A. 颈部穿入伤颈部外观;B. 穿入物

【临床表现】

根据颈部伤口位置、大小、深浅所表现不同。

1. 喉气管损伤 颈前中线或靠近中线的开放性损伤,都有损伤喉气管的可能性。

(1)逸气、失声:损伤时伤口有气泡逸出,或有声嘶、失声的表现。若喉软骨骨折移位,则喉正常轮廓不清,喉前后径变短,可立即发生声嘶或失声。因骨折片重叠,声带移向外侧,声门闭合不全或完全不能闭合,致大量空气漏失,失去声门下足够气压,此时只能发出气息性语音。

(2)吞咽困难、转头受限:杓状软骨脱位及声门或声门上下血肿也有声嘶或失声现象,有时在吸气时出现喉鸣。患者常诉吞咽疼痛,吞咽困难,咳嗽无力,不能转动头部。

(3)呼吸困难:因吸入血液、唾液、呕吐物和破碎组织片等,或因异物阻塞,喉、气管软骨骨折移位,喉水肿,喉黏膜下血肿等,均可出现呼吸困难,有时为进行性。

(4)皮下气肿和纵隔气肿:颈部肿胀,可扪及捻发音。严重者颈部皮下气肿可向上、下扩展。向上可至发际,向下可至胸壁、腹壁,甚至整个躯干,直至上、下肢。颈部组织间隙内的气体,可扩展至纵隔,形成纵隔气肿及气胸。严重的纵隔气肿可阻碍腔静脉血液的回流,影响血液循环,继而发生呼吸困难。

触诊颈部无捻发音,叩诊胸骨前实音消失;胸骨侧位 X 线片可见胸骨后有空气存在。

(5)心脏压塞:纵隔内空气亦可进入心包腔,引起心脏压塞。此时患者静脉压升高,心音变弱,血压下降,脉搏变慢,心脏亦变大。

(6)体征

1)喉气管软骨骨折移位的早期,可见喉软骨变平或一侧塌陷,喉的正常标志消失;触诊时甲状软骨上切迹和喉结消失;有时可扪到折断软骨的摩擦音,或可摸清骨折移位情况。

2)皮下气肿时颈部肿胀,可扪及捻发音。凡遇有颈部皮下气肿者,应警惕有无纵隔气肿的发生。

3)判断喉气管伤情。如系切割伤,应从敞开的伤口,了解软骨受伤程度、喉气管断离程度及气管断端的退缩情况等。

气管有时可完全断离,向上下退缩。气管向下收缩,则呈现重度呼吸困难与发绀。喉气管损伤者,吞咽时出现呛咳,可能为食物坠入呼吸道,或为气管食管瘘所引起的。喉气管损伤时常有气泡逸出,或有声音嘶哑或失声表现。喉软骨骨折移位时,喉前后径变短,可立即发生声音嘶哑或发声困难。自觉吞咽疼痛,吞咽困难,咳嗽无力,不能转动头部,可有喉水肿,喉黏膜下血肿体征。

2. 咽食管损伤 咽食管损伤易并发颈深部或纵隔感染。

(1)呕血、吞咽困难:咽食管破裂时可有吐血、呕血、吞咽疼痛和吞咽困难。

(2)漏物、漏气:吞咽时唾液、食物或空气可自咽食管破口处漏出。亦可出现颈部皮下气肿、气胸和纵隔气肿。

(3)继发感染:咽食管损伤易并发颈深部或纵隔感染。

(4)体征:快速明确咽食管损伤情况。视诊不能明确咽食管有无破裂时,可用无菌生理盐水灌入颈部软组织伤口,令患者大口吞气。颈部伤口中有气泡逸出,即表示有咽食管破裂。亦可用甲紫或亚甲蓝稀液,使患者吞下,如发现颈部伤口有染料颜色,即表示有咽食管破口。行纤维食管镜检查可直接观察咽食管损伤情况。

在切割伤中,易发现破口,有时食管完全被切断,向上下退缩可在切口深处看到颈椎体。但颈部穿入伤所致咽食管破口,有时易被忽视,甚至需做颈部切开探查术,才能发现。

3. 颈部血管和神经损伤 动脉伤多见于颈总与颈外动脉,出血猛烈;颈部大静脉损伤也能引起大量出血,主要危险是空气栓塞;神经损伤多见于喉上神经、喉返神经、迷走神经与膈神经等。颈部大血管的损伤往往是致命的,需要紧急处理。

4. 甲状腺损伤 切割伤患者中,易于查出甲状腺损伤。腺体可能被切破,也可能被切去一部分,甲状腺血管丰富,受伤后失血较多,且容易形成血肿,甚至引起窒息。

5. 胸膜顶损伤 主要表现为呼吸道通畅,但存在呼吸困难。检查即可发现气胸或血气胸。肺呼吸运动部分受限,呼吸困难可不明显,只需密切观察,暂不做特殊处理。如进入胸膜腔的空气甚多,呼吸困难很明显,应即抽出胸膜腔内的空气或血液。形成张力性气胸伴纵隔移位时,患者呼吸极度困难,发绀脉微,情况十分危急,须立即抽气抽血,随后作封闭式胸腔引流,以挽救患者生命。

6. 颈椎损伤 轻者可无症状,或诉轻微颈痛,头颈保持固定位置,运动受障碍,颈椎可能有压痛、叩痛或畸形。颈椎损伤较重者,可出现高位截瘫(四肢瘫痪),或在损伤以下脊神经分布区有感觉障碍。

对疑有颈椎损伤的患者,要谨慎搬动。搬运时应固定头位,不可过度仰头,以免增加脊髓的损伤,致突然发生高位截瘫或死亡。

7. 唾液腺损伤 可伤及下颌下腺或腮腺。伤口内有唾液,但无泡沫。

8. 胸导管损伤 胸导管起于第 2 腰椎体前方的乳糜池,由左、右腰干和肠干汇合而成,向上穿膈入胸腔,在奇静脉和胸主动脉之间沿脊柱前面上行,渐向左斜到左颈根部,汇入左静脉角。因此胸导管在第 5 胸椎以上破裂时,发生左侧乳糜胸,第 5 胸椎以下破裂时,则出现右侧乳糜胸。

左颈根部损伤时,易合并胸导管损伤。此时伤口可有乳糜液流出,或在胸膜穿刺时抽出乳糜液确诊,或在颈部切开探查术时发现有胸导管损伤。胸导管损伤的乳糜液逸出量,在 24h 内可达 1~3L 之多,含高脂肪和高蛋白质,常引起患者严重脱水和营养不良。胸膜腔内大量积蓄乳糜液,可以导致严重的呼吸困难。

9. 舌骨或锁骨骨折 有局部肿胀、淤血或畸形等,扪之有压痛,有骨摩擦感或骨折重叠现象。吞咽时剧烈疼痛,伸舌时疼痛加重,是舌骨骨折的特征。

【辅助检查】

1. 影像学检查

(1)胸部侧位片:纵隔气肿时,胸骨侧位 X 线片可见胸骨后有空气存在。

(2)颈椎 X 线片:可以协助排除是否有颈椎移位和骨折等情况。

(3)头颈 X 线片:疑有舌骨骨折时,头颈 X 线片可协助诊断。

(4)CT 检查。

(5)必要时作颈部血管造影。

2. 内镜检查 咽食管损伤时可行纤维食管镜检查,直接观察咽食管损伤情况。

疑有喉气管断裂、喉软骨骨折和皮下气肿等情况,可进行间接喉镜、纤维喉镜、气管镜等检查,以协助诊断。

3. 实验室检查 血液检查:血常规;凝血功能;电解质,肝肾功能等。

【治疗】

颈部开放性损伤主要危险为出血、休克、窒息、截瘫及昏迷等。急救处理应执行创伤复苏 ABC 原则,即首要注意气道(airway),出血(bleeding)和循环(circulation)状况。

1. 紧急处理 纵隔气肿、气胸或心脏压塞可致患者迅速死亡,应及早发现,及时抽气或引流前上纵隔,并请胸外科急会诊,做出恰当处理,以挽救患者生命。

(1)解除呼吸道的阻塞:立即解除勒缢,清除压迫气管的血肿,清除气管内血液等阻塞物,必要时可紧急行气管切开术,同时给氧。

1)排除气道异物:用吸引器或注射器抽吸口腔、喉咽或喉气管破口内的血液和分泌物等。如发现异物,应立即取出。

2)防止舌后坠:舌后坠者,应用舌钳将舌体牵出口外。或托起下颌骨,或插入通气管,以解除呼吸困难。

3)气管插管与断端缝合:喉气管破裂时,可经破口处暂时插入气管套管,或适宜的塑料管和橡皮管等。如喉气管断离,应立即将向下退缩的气管向上拉起并做暂时缝合固定,在断口内暂时置入适当的管子,以维持呼吸道通畅。

4)低位气管切开:待患者运抵有条件的医疗机构后,应立即进行低位气管切开术,以免伤口内长期置管,造成喉气管瘢痕性狭窄。

5)环甲膜切开:在紧急情况下,也可作环甲膜切开术,插入气管套管或塑料管、橡皮管等,以暂时解除患者呼吸困难。待情况稳定后,再行低位气管切开术。

此外,Mosher 急救管、麻醉喉插管或气管镜,如能迅速插入,可有效解除呼吸困难,但有些颈部开放性损伤的喉腔黏膜或颈部软组织高度肿胀,或颈部有大血肿,无法仰头致不易插管,此时须立即施行紧急气管切开术或环甲膜切开术。

若呼吸道通畅后,仍有呼吸困难,应想到气胸或血胸的可能,需立即进行胸部检查及处理。

6)急诊喉部探查术:颈部开放性损伤波及喉部,应视情况行急诊喉部探查术及低位气管切开术。

A. 喉部探查术适应证:呼吸道阻塞和颈部皮下气肿进行性加重者;喉腔内可见大块粉碎撕裂的喉软骨片者;喉软骨塌陷或骨折致喉部严重变形者;双侧喉返神经损伤者。

B. 气管切开的作用:解除呼吸困难,创造抢救和进一步诊断治疗的机会,避免死亡;若发生突然窒息(如血液或血块进入呼吸道)时,易行紧急处理,减少上呼吸道无效腔;易于呼吸道分泌物经短路(气管套管)无阻碍地咳出,或经气管套管抽吸,减少颈部感染和气肿发生的概率;方便有效的给氧;减轻咳嗽时的气道内压力,减小伤口的缝合张力,促进伤口愈合,防止破裂;促进伤喉的休息和功能的恢复。

(2)止血:颈部开放性损伤常伤及颈部大血管,出血快而多,是颈部损伤最重要的致死原因。

1)紧急局部压迫止血法:用于颈总动脉紧急止血。紧急情况下可用拇指直接压迫血管主干。如颈总动脉或其分支出血,以拇指在胸锁乳突肌的前缘,齐环状软骨平面,向第 6 颈椎横突施压,可闭合颈总动脉。亦可将手指伸入伤口内紧压出血血管。或用纱布直接填塞创口压迫止血,然后用不环绕颈部的胶布固定。颈部伤口不能用环形包扎,因为有可能压迫静脉回流,加重局部水肿,引起呼吸困难。鼻出血可用凡士林纱条填压。

2)臂颈加压包扎止血法:用于单侧小血管出血。将健侧上肢举起,贴于头侧。以举起的手臂为支柱,将举起的手臂和颈一起加压包扎。此法不致压迫呼吸道,有压迫止血作用。加压包扎止血时切不可单独将绷带围绕颈部加压包扎,以免压迫呼吸道,造成呼吸困难。小血管出血,亦可采用填塞止血法。

3)加压包扎:颈部大静脉破损时,应立即加压包扎。因为颈部大静脉与筋膜密切相连,静脉破裂后,破口不能闭合,反而张开。当吸气时,胸腔负压可将空气吸入静脉破口中,发生空气栓塞。故伤后应立即加压包扎,严密观察患者的呼吸情况。

注意:初步处理时,忌用止血钳盲目钳夹止血。特别是颈总和颈内动脉出血时,盲目钳夹会导致同侧大脑供血不足。此外,出血点不明时切勿盲目钳夹止血。因易损伤颈部重要的血管、神经等,造成不良后果。

4)手术探查:初步处理无效,须立即手术,进行气管插管术及颈部切开探查术止血。有学者认为,颈部大血管损伤的处理,可按颈部 3 区分别对待。

A. 血流动力学不稳定者,病情危急,无论损伤何区,均需即刻手术探查止血。

B. 血流动力学稳定者,可行选择性处理: Ⅰ区邻近胸腔,Ⅲ区邻近颅底,解剖复杂,处理较难,多需辅助检查(血管造影、内镜检查等)确定损伤部位和性质,决定手术进路和措施。Ⅱ区损伤,以往多采取立即手术探查血管,由于阴性率较高,近年主张亦行选择性处理,效果较好。

(3)抗休克

1)出血虽已止住,但因失血过多,出现或即将出现休克时,应立即测量血压。收缩压低于 12.0kPa(90mmHg),脉搏高于 100 次/min,应考虑休克的存在。应迅速双侧静脉输液。给予乳酸林格液 2 000mL,一般可使丢失 10%~20% 血容量的成年人恢复血容量。严重血容量降低、重症休克或婴幼儿休克及原有肝脏功能损害者,可改用碳酸氢钠林格液或碳酸氢钠与等渗盐水的混合液,或葡萄糖加碳酸氢钠溶液。

2)严重血容量不足或中等血容量不足而有继续出血者,必须加输全血,使血红蛋白达到 100g/L 以上,以维持正常血容量及重要器官的生理功能。然后继续输入平衡电解质溶液。

3)动脉输血能迅速恢复血压,对大量失血性休克者确为有效的方法。

4)其他:如给予吸氧、镇痛、镇静、保暖和头低位等。

(4)头部制动:如有颈椎疼痛、压痛、血肿或畸形,应想到颈椎损伤(骨折和移位)的可能性。若患者高位截瘫,说明脊髓受到损伤。急救时切忌伸屈和扭转头颈;搬运时用双手托起肩部和头部;静卧时应去枕平卧或俯卧,头部两侧应置沙袋等。

忌行气管切开术、麻醉喉插管和内镜手术。必须时,应在不仰头的情况下施行。

(5)昏迷的处理:昏迷提示合并有颅脑损伤或失血过多,应立即急救,并请神经外科及内科医生协助处理。

(6)异物的处理:在急救时一般可以不取出伤口内异物,除非异物造成呼吸障碍,而且又容易取出。还须注意取出异物是否会发生再度大出血,如有出血可能,可留待手术处理时再摘取异物。

(7)合并伤的急救:头面、胸腹、四肢损伤一并予以急救,并请相关专科医生协助。为了避免血液、唾液、呕吐物吸入呼吸道,造成呼吸困难,在运送时,应将头部转向患侧,亦可采取俯卧位。若患者昏迷或下呼吸道分泌物较多,应行气管切开术后再转诊,但颈椎骨折者,气管切开要特别慎重。

2. 手术治疗

(1)血管及神经:重要血管,有条件可以显微镜下断端吻合,保证血供;没有条件,较大较粗的血管需缝扎,避免脱落再次出血;充分游离神经,减压,避免过分牵拉或术中缝扎或损伤。

(2)肌肉断端吻合:断端肌肉因滋养血管丰富,缝扎后断端缝合,应尽可能避免渗出而影响伤口愈合。

3. 动物咬伤的狂犬病暴露者的处理 暴露后处置是预防狂犬病的唯一有效手段,因此规范操作非常重要。暴露后处置有两个主要目标:一是预防狂犬病的发生,二是预防伤口发生继发细菌感染,促进伤口愈合和功能恢复。伤口处理包括对每处伤口进行彻底的冲洗、消毒以及后续的外科处置。

(1)第一时间伤口处理:判定为Ⅲ级暴露者,应立即处理伤口,并按照相关规定使用狂犬病被动免疫制剂及接种狂犬病疫苗。狂犬病被动免疫制剂的作用机理是在主动免疫诱导的保护力空白区,通过在暴露部位即刻提供所需的中和抗体,中和伤口处理时残留在伤口内部的病毒,发挥快速保护效果。所有首次暴露的Ⅲ级暴露者,以及患有严重免疫缺陷、长期大量使用免疫抑制剂、头面部暴露的Ⅱ级暴露者均应使用狂犬病被动免疫制剂。被动免疫制剂应尽早使用,最好在伤口清洗完成后立刻开始。

狂犬病被动免疫制剂应严格按照体重计算剂量,一次性足量使用。人源免疫球蛋白(human rabies immune globulin,HRIG)按照20IU/kg,马抗狂犬病血清(Equine rabies antiserum,ERA)按照40IU/kg计算。如所用总剂量不足以浸润注射全部伤口,可用生理盐水适当稀释。ERA注射前必须严格按照产品说明书进行过敏试验。

如果解剖结构允许(但应避免因注射引起骨筋膜室综合征),应当按照计算剂量,仔细地将狂犬病被动免疫制剂全部浸润注射到伤口周围,所有伤口无论大小均应进行浸润注射,当全部伤口进行浸润注射后尚有剩余时,应将其注射到远离疫苗注射部位的肌肉。对于黏膜暴露者,可将狂犬病被动免疫制剂滴/涂在黏膜上。如果解剖学结构允许,也可进行局部浸润注射。剩余狂犬病被动免疫制剂参照前述方法进行肌肉注射。

(2)后续外科处置:在伤口清洗、消毒,并根据需要使用狂犬病被动免疫制剂至少2小时后,根据情况进行后续外科处置(包括外科清创、组织修复和伤口关闭/延期缝合及抗生素使用)。与普通创伤伤口相比,动物致伤伤口具有病情复杂、软组织损伤严重、并发症多、细菌感染率高等特点。因此,严重、复杂的动物咬伤伤口的后续外科处置,最好由专科医生或在专科医生协助下完成。

【随访和预后】

死亡率2%~10%。病死率的高低与止血关系极大,如能及时止血,常可以挽救患者生命。同时及时预防和治疗休克。据报道入院时收缩压<90mmHg者,病死率约20%,收缩压>90mmHg者,病死率约5%。休克愈深,持续时间愈长,病死率亦愈高。

(李晓艳　赵利敏)

第二节　颈部闭合性损伤

颈部闭合性创伤(closure traumatic injuries of neck)可由勒缢、拳击、车祸、地震灾害及各种钝器撞击等引起,虽颈部皮肤无伤口,但可波及颈动脉、咽喉、气管、食管、舌骨、肌肉及颈椎等,而发生皮下气肿、颈部神经、血管及咽喉与气管的损伤。临床上常见喉钝挫伤、气管闭合性损伤、咽部及食管闭合性损伤、舌骨骨折、颈动脉创伤性栓塞与椎动脉创伤性栓塞等。

一、喉气管闭合性损伤

闭合性喉气管外伤是耳鼻咽喉头颈外科的急症,比开放性损伤更具危险性,多是由于直接钝性打击、挤压及过度牵引所致。支气管完全离断常见,而气管离断很少见。由于颈部没有明显伤口,部分患者伤时无明显呼吸困难,故常被忽视,气管闭合性损伤不多见,但如气管一旦遭受挫伤,则影响呼吸功能,将危及生命,或形成气管狭窄。气管撕裂伤或断离如不及时处理,严重者可立即死于呼吸道阻塞或胸腔重要器官功能衰竭,如气胸、心包填塞等。

【临床表现】

1. **症状** 表现为不同程度的颈部肿胀、疼痛或皮下淤血、皮下气肿及呼吸困难。黏膜或软骨环撕裂,血液流入气管,引起刺激性咳嗽,阵发性咳出带泡沫血痰。任何一个颈部外伤的患者如出现下列情况:①呼吸困难及喘鸣;②声音改变或失音;③咳嗽、咯血或呕血;④颈部疼痛;⑤吞咽困难或吞咽痛;⑥检查发现有颈部畸形,包括外形改变和肿胀,皮下气肿、骨擦音等,提示有喉结构的紊乱,应考虑到气管的损伤。

2. **体征** 主要有皮下气肿,气肿呈局限和非进行性,或经数小时后发展迅速,严重者波及全身。可伴有纵隔气肿,张力性气胸,而出现呼吸困难、缺氧、发绀。气管创伤处有疼痛与压痛,合并食管损伤,患者觉吞咽疼痛。已撕破食管,可并发气管食管瘘,重者可引起纵隔炎。

【辅助检查】

间接喉镜、纤维喉镜、直接喉镜检查,可以观察喉内黏膜有无肿胀、淤血、撕脱、环杓关节脱位、声带运动情况,及声门下有无出血、断裂。

CT 检查以了解损伤范围及骨折情况,进一步决定是否手术。情况紧急时可在纤维支气管镜的引导下行气管插管,避免加重损伤或误插。

【治疗】

处理原则是立即恢复和维持呼吸道通畅,早期行气管修补术,防止气管狭窄形成;后期气管狭窄轻度者进行扩张治疗;重度者需行狭窄部切除及气管成形术。

1. **喉气管断裂的急救** 应把抢救生命放在首位,维持呼吸道通畅是挽救患者生命的关键。有学者认为闭合性喉损伤的最佳手术探查时机是在伤后 24~48 小时内。

2. **轻度损伤** 是指小的喉腔黏膜血肿、水肿或黏膜撕裂,但没有明显软骨骨折;喉腔内黏膜血肿、水肿或黏膜撕脱但没有软骨暴露,CT 显示没有错位骨折。可以反复、动态地观察病情变化情况。

3. **较重损伤** 喉腔出现较大的黏膜血肿、黏膜撕脱、错位骨折、软骨暴露和/或声带固定;合并两处或以上骨折或喉腔黏膜巨大创伤。由于出现呼吸困难,加上喉部解剖结构变形及出血等因素影响检查,应尽早在 24-48 小时内行气管和/或喉探查术,尽量修复气管或(和)喉结构和功能的完整性,这是防止喉气管狭窄的关键。

4. **手术探查** 应尽量将喉腔撕裂的黏膜对位严密缝合,不遗留创面,以免肉芽生长和术后渗血,错位骨折的软骨复位后,务必缝合软骨膜,以利于骨折的恢复,必要时可加用皮瓣或肌瓣修复或放置喉膜,以恢复喉功能。手术结束后应在纤维支气管镜下检查吻合口对合情况及有无出血。术后随时用纤维支气管镜吸痰,防止因"去神经化"导致的呼吸道分泌物潴留和肺不张。

【随访和预后】

降低病死率和病残率的关键是尽早诊断与手术。

【护理要点】

应广泛开展安全生产和交通安全的宣传,只有全民安全意识普遍提高,严格遵守安全生产操作规范及交通法规,才有可能降低工伤事故、交通意外的发生。虽然在何时、何地发生何种强度的外伤是不以人们的意志为转移的,但可以通过各种预防措施想方设法降低外伤的强度。

二、咽及食管闭合性损伤

误吞异物或锐器可引起食管穿孔,外伤可导致食管壁破裂。高压气流冲入咽部及食管,或食管被强力牵拉,超过食管本身弹性限度,均可引起黏膜撕裂。

【临床表现】

1. 局部疼痛明显,吞咽时加重,拒绝进食,甚至连唾液也不能咽下。呕吐物为带血唾液或血液。

2. 皮下气肿与纵隔气肿是食管破裂重要体征。

3. 呼吸困难和发绀是并发纵隔气肿、气胸和纵隔感染所致。下咽部或食管挫伤穿孔,唾液与食物进入颈深筋膜间隙,不及时处理,将发生颈深部感染和下行性纵隔炎。

【辅助检查】

CT 检查可见颈部软组织内有空气阴影。若有感染,可发现咽后壁或纵隔增宽及气管移位等。食管造影剂 X 线摄片可显示食管破裂部位。内镜检查有助于了解损伤部位和范围。

【治疗】

积极预防感染,早期缝合裂孔,感染后应早期彻底引流。

1. 绝对禁食 嘱患者将唾液和口腔分泌物吐出,注意口腔和咽部卫生,防止继发或加重伤口感染。

2. 输液维持营养,应用有效抗生素 病情严重需较长时间恢复者,考虑营养因素,可使用十二指肠球部的胃管进行肠内营养。必要时行胃造瘘术。

3. 在伤期未超过 24 小时时,应急诊手术治疗,争取 I 期治愈;伤期超过 24 小时时,因外伤及分泌物刺激,手术成功率降。

4. 如已有感染,尽早切开,充分引流,行二期缝合术。

5. 纵隔气肿或感染出现呼吸困难,早期行气管切开术。

6. 气管、食管同时断裂时裂口往往在同一水平部位,因此,两吻合口之间应置带蒂颈阔肌瓣分隔,防止气管 - 食管瘘发生。

【随访和预后】

注意随访食道有无继发狭窄。

三、颈动脉创伤性栓塞

颈部挫伤可直接挤压颈动脉管壁;颈部过度后伸或扭转,或外力使脑组织移位,则上端固定于海绵窦的颈内动脉突受牵拉;颅颈外伤和颅底骨折;挫伤后粥样硬化块脱落发生栓塞。

【临床表现】

1. 颈部血肿形成 颈动脉受挫伤后,颈前三角区可有血肿形成。

2. Horner 综合征 伤及颈内动脉邻近的上颈交感链和第 1 颈神经节所致。

3. 短暂性大脑缺血性发作 与颈动脉粥样硬化狭窄及血栓形成所发生大脑缺血性发作的机制相同。

4. 存在中间清醒期,这是颈动脉挫伤的特征之一。中间清醒期是指自受伤到出现严重神经系统病征之间患儿有一个清醒的间隔期。

5. 神智清醒患者出现单个肢体瘫痪或偏瘫因血管痉挛或血栓形成使大脑缺血软化,出现单瘫或偏瘫。

【辅助检查】

颈总动脉或颈外动脉已有栓塞,可使面动脉或颞浅动脉搏动消失,手指触诊诊断意义是有限的。可靠诊断方法是颈动脉造影术,可见到颈外动脉或颈内动脉闭塞的典型表现,血管呈带捆形或圆锥形变狭窄。视网膜动脉压力测定,经颅多普勒检查对颈内动脉血栓形成有一定诊断意义。应与脑外伤后颅内血肿(如硬脑膜外血肿、硬脑膜下血肿)相鉴别。

【治疗】

治疗原则为解除血管痉挛,防止血栓形成,制止血栓扩展,维持最大的侧支循环。可用解痉药物如妥拉苏林等。为防血栓形成,酌情用抗凝剂治疗如肝素等。患者须绝对卧床休息和限制头部运动。颈内动脉内血栓呈进行性发展,预示将出现颅内严重病变,多主张进行手术清除血肿,取出血栓,修复血管,可能比消极等待效果为好。

(李晓艳　赵利敏)

附录

附录1 医院焦虑抑郁量表

情绪在大多数疾病中起着重要作用,如果医生了解您的情绪变化,他们就能给您更多的帮助,请您阅读以下各个项目,在其中最符合你过去一个月的情绪评分上画一个圈。对这些问题的回答不要做过多的考虑,立即做出的回答往往更符合实际情况。

姓名:_____ 填写日期:_____ 得分:_____

1)我感到紧张(或痛苦)( ):

根本没有——0分 有时候——1分

大多时候——2分 几乎所有时候——3分

2)我对以往感兴趣的事情还是有兴趣( ):

肯定一样——0分 不像以前那样多——1分

只有一点——2分 基本上没有了——3分

3)我感到有点害怕好像预感到什么可怕的事情要发生( ):

根本没有——0分 有一点,但并不使我苦恼——1分

是有,不太严重——2分 非常肯定和十分严重——3分

4)我能够哈哈大笑,并看到事物好的一面( ):

我经常这样——0分 现在已经不这样了——1分

现在肯定是不太多了——2分 根本没有——3分

5)我的心中充满烦恼( ):

偶然如此——0分 时时,但并不轻松——1分

时常如此——2分 大多数时间——3分

6)我感到愉快( ):

大多数时间——0分 有时——1分

并不经常——2分 根本没有——3分

7)我能够安闲而轻松地坐着( ):

肯定——0分 经常——1分

并不经常——2分 根本没有——3分

8) 我对自己的仪容失去兴趣(　　):

我仍然像以往一样关心——0 分　　　　我可能不是非常关心——1 分

并不像我应该做的那样关心我——2 分　肯定——3 分

9) 我有点坐立不安,好像感到非要活动不可(　　):

根本没有——0 分　　　　　　　　并不很少——1 分

是不少——2 分　　　　　　　　　却是非常多——3 分

10) 我对一切都是乐观地向前看(　　):

差不多是这样做——0 分　　　　　　并不完全是这样做的——1 分

很少这样做——2 分　　　　　　　　几乎从不这样做——3 分

11) 我突然发现有恐慌感(　　):

根本没有——0 分　　　　　　　　　并非经常——1 分

非常肯定,十分严重——2 分　　　　确实很经常——3 分

12) 我好像感到情绪在渐渐低落(　　):

根本没有——0 分　　　　　　　　　有时——1 分

很经常——2 分　　　　　　　　　　几乎所有时间——3 分

13) 我感到有点害怕,好像某个内脏器官变化了(　　):

根本没有——0 分　　　　　　　　　有时——1 分

经常——2 分　　　　　　　　　　　一直——3 分

14) 我能欣赏一本好书或意向好的广播或电视节目(　　):

常常如此——0 分　　　　　　　　　有时——1 分

并非经常——2 分　　　　　　　　　很少——3 分

总分＿＿＿＿＿＿

评分标准:

本表包括焦虑和抑郁 2 个亚量表,分别针对焦虑(A)和抑郁(D)问题各 7 题。

焦虑和抑郁亚量表的分值区分为:

0~7 分属无症状;8~10 分属可疑存在;11~21 分属肯定存在;在评分时,以 8 分为起点,即包括可疑及有症状者均为阳性。

附录 2　耳鸣残疾评估量表

患者姓名　　　　性别　　　年龄　　　编号　　　日期

以下问卷将有助于我们了解您耳鸣的程度,从而为您提供更好的服务。请逐条回答问题。

		有	没有	有时候有
1	耳鸣使你注意力难以集中吗?	4	0	2
2	因为耳鸣的响声,使你难以听清别人讲话吗?	4	0	2

3	耳鸣使你生气吗？	4	0	2
4	耳鸣使你烦恼或困惑吗？	4	0	2
5	耳鸣使你有绝望的感觉吗？	4	0	2
6	你总是抱怨耳鸣吗？	4	0	2
7	耳鸣使你晚上入睡困难吗？	4	0	2
8	你有不能摆脱耳鸣的感觉吗？	4	0	2
9	耳鸣影响你的社交活动吗？	4	0	2
	（如外出用餐,看电影,打牌,朋友聚会）			
10	耳鸣使你沮丧吗？	4	0	2
11	耳鸣会让你觉得自己得了可怕的疾病吗？	4	0	2
12	耳鸣使你难于享受生活吗？	4	0	2
13	耳鸣干扰你的工作或家务吗？	4	0	2
14	耳鸣使你经常烦躁易怒吗？	4	0	2
15	耳鸣使你阅读出现困难吗？(不能静下心做事吗？)	4	0	2
16	耳鸣使你心烦意乱吗？	4	0	2
17	耳鸣给你在亲友关系方面造成压力吗？	4	0	2
18	注意力从耳鸣转移到其他事情有困难吗？	4	0	2
19	你感到不能控制你的耳鸣吗？	4	0	2
20	耳鸣使你经常感到疲惫吗？	4	0	2
21	耳鸣使你情绪低落吗？(做事情提不起兴趣？)	4	0	2
22	耳鸣使你焦虑不安吗？	4	0	2
23	你有拿耳鸣没办法的感觉吗？	4	0	2
24	有压力时耳鸣会加重吗？	4	0	2
	（如考试、考核、晋升、孩子上学或结婚急需花钱等）			
25	耳鸣使你有不安全感吗？(不稳定,无保障)	4	0	2

总分

完成时间 分钟　　　　　　　调查人:

评分标准:

0~16 :一级,轻微(仅在安静环境中有耳鸣)　18~36 :二级,轻度(易为环境声掩盖,活动时常不觉得耳鸣)

38~56 :三级,中度(在噪声下也有耳鸣,但仍能进行日常活动)　58~76 :四级,重度(总耳鸣,影响睡眠和日常活动)　78 ~ 100 :五级,极重度(始终耳鸣,严重干扰睡眠,难于进行任何活动)

汉英对照索引

F

G

H

Z